Franz-Xaver Reichl

Taschenatlas der
Toxikologie

Franz-Xaver Reichl

Taschenatlas der Toxikologie

Substanzen · Wirkungen · Umwelt

2., aktualisierte Auflage

Unter Mitarbeit von
Jochen und Monika Benecke,
Klaus-Gustav Eckert, Barbara Erber,
Ines C. Golly, Helmut Kreppel, Bernhard Liebl,
Harald Mückter, Franz-Xaver Reichl,
Ladislaus Szinicz und Thomas Zilker

145 Farbtafeln von Ruth Hammelehle

NIKOL
VERLAG

Wichtiger Hinweis: Wie jede Wissenschaft ist die Medizin ständigen Entwicklungen unterworfen. Forschung und klinische Erfahrung erweitern unsere Erkenntnisse, insbesondere was Behandlung und medikamentöse Therapie anbelangt. Soweit in diesem Werk eine Dosierung oder eine Applikation erwähnt wird, darf der Leser zwar darauf vertrauen, daß Autoren, Herausgeber und Verlag große Sorgfalt darauf verwandt haben, daß diese Angabe **dem Wissensstand bei Fertigstellung des Werkes** entspricht.

Für Angaben über Dosierungsanweisungen und Applikationsformen kann vom Verlag jedoch keine Gewähr übernommen werden. **Jeder Benutzer ist angehalten**, durch sorgfältige Prüfung der Beipackzettel der verwendeten Präparate und gegebenenfalls nach Konsultation eines Spezialisten festzustellen, ob die dort gegebene Empfehlung für Dosierungen oder die Beachtung von Kontraindikationen gegenüber der Angabe in diesem Buch abweicht. Eine solche Prüfung ist besonders wichtig bei selten verwendeten Präparaten oder solchen, die neu auf den Markt gebracht worden sind. **Jede Dosierung oder Applikation erfolgt auf eigene Gefahr des Benutzers.** Autoren und Verlag appellieren an jeden Benutzer, ihm etwa auffallende Ungenauigkeiten dem Verlag mitzuteilen.

Geschützte Warennamen (Warenzeichen) werden nicht besonders kenntlich gemacht. Aus dem Fehlen eines solchen Hinweises kann also nicht geschlossen werden, daß es sich um einen freien Warennamen handele.

Franz-Xaver Reichl
Taschenatlas der Toxikologie

Genehmigte Lizenzausgabe für
Nikol Verlagsgesellschaft mbH & Co. KG
Hamburg, 2008

Satz: Druckhaus Götz GmbH, Ludwigsburg
Gesetzt auf CCS Textline (Linotronic 630)
Zeichnungen: epline
Ruth Hammelehle, Austr. 12, 73230 Kirchheim
Covergestaltung: Thomas Jarzina, Köln
Titelabbildung: Geoff Brightling
Printed in Slovenia

ISBN: 978-3-86820-005-8

www.nikol-verlag.de

Aus dem Vorwort zur 1. Auflage

Im Zeitalter zunehmender Umweltbelastungen rückt die Lehre von den Giften und Vergiftungen (Toxikologie) immer mehr in den Vordergrund. Wohlstand wird oft nur um den Preis der Umweltbelastung erreicht. Beispiele dafür gibt es genügend: Die ungehemmte Produktion von Fluorchlorkohlenwasserstoffen (FCKW) führt z.B. zur Verringerung der Ozonschicht, schädliche Strahlen können deshalb ungefiltert die Erde erreichen und dann vielfältige Wirkungen in der Umwelt auslösen. Ein Bumerang für die Menschheit.

Im „Taschenatlas der Toxikologie" werden die Wirkungen von Substanzen erklärt und illustriert, die in der Umwelt Veränderungen bewirken und so für Pflanze, Tier und Mensch eine Gefährdung darstellen können. Es werden aber auch die Gifte im Haushalt bis hin zu den Naturgiften (z.B. aus Pflanze, Tier und Bakterien) behandelt, die den Menschen bei Kontakt oder unsachgemäßem Umgang in lebensbedrohliche Situationen bringen können.

Ich danke Kollegen und Mitarbeitern für die Anregungen, Herrn Prof. Dr. W. Forth, Ordinarius und Vorstand des Walther-Straub-Instituts für Pharmakologie und Toxikologie der Ludwig-Maximilians-Universität München, für die Unterstützung und insbesondere Frau Margarete Hieber vom Thieme Verlag sowie der Graphikerin Frau Ruth Hammelehle für die gute Zusammenarbeit während der Entstehung des Buches. Mein Dank gilt auch den Diplom-Ökotrophologinnen Frau Monika Benecke und Frau Barbara Erber für die umfassenden Recherchen und hilfreichen Arbeiten bei der Erstellung der Kapitel „Gifte und Schadstoffe im Haushalt" sowie „Gifte und Schadstoffe in Lebensmitteln" und „Farb- und Zusatzstoffe in Arznei- und Lebensmitteln".

Für die Bearbeitung einiger Kapitel konnten fachkompetente Autoren gewonnen werden, denen ich für ihre Mühe und ihr Engagement besonders danke.

München, Juni 1997 Franz-Xaver Reichl

Vorwort zur 2. Auflage

Die Toxikologie ist ein Fach, das sich in einer expansiven Entwicklung befindet. Zwar werden diagnostische Verfahren in der Medizin ständig verfeinert und therapeutische Möglichkeiten verbessert, doch Giftstoffe enthüllen ständig neue Gefahren und fordern immer neue Behandlungsstrategien für Patienten bei Vergiftung oder Belastung. Immer wieder werden Fälle aufgedeckt, in denen z. B. Lebensmittel mit den verschiedensten Schad- bzw. Giftstoffen kontaminiert werden oder durch Fehlverhalten oder menschliches Versagen schwere Unfälle ausgelöst werden, die zu Umweltkatastrophen führen, die wiederum für ganze Populationen mit gesundheitlichen Gefährdungen verbunden sind. Nach wie vor sorgen Themen wie z. B. Ozon, Zahnamalgam, Dioxine, Tabakrauch oder elektrische Felder für erhebliche Verwirrung aufgrund der in den Medien kontrovers diskutierten Berichterstattung, die häufig einer wissenschaftlichen Analyse entbehrt.

Sensationsaufbauschende Panikmacher in den Medien scheinen oft nicht an Wissensbildung, sondern an Meinungsbildung interessiert zu sein. Eine falsche Risikoeinschätzung der Bevölkerung ist oft die Folge – Ängste werden ausgelöst. Fachjournalisten sind gefordert, auf der Ebene der allgemeinen Verständlichkeit die Mißverständnisse frühestmöglich abzuwenden. Der *Taschenatlas der Toxikologie* will zur Wissensbildung beitragen. Denn: Wissen über Schad- bzw. Giftstoffe ist das Grundelement für eine objektive, wissenschaftlich fundierte Risikoanalyse.

Im neubearbeiteten und erweiterten *Taschenatlas der Toxikologie* werden die Wirkungen von Substanzen erklärt und illustriert, die in der Umwelt Veränderungen bewirken und so für Pflanze, Tier und Mensch eine Gefährdung darstellen können. Hier wird von vielen Stoffen, aufgrund neuester Erkenntnisse, das erweiterte Wirkungsspektrum dargestellt. Fachkompetente Risikoabschätzungen mit den aktualisierten Grenzwerten bei (Schad-)Stoffexpositionen für Betroffene werden angegeben. Somit ist es auch dem interessierten Normalbürger möglich, umweltbedingte Gefährdungen selbst richtig einzuschätzen.

Besonders hervorzuheben sind die neuen Einfügungen im aktualisierten *Taschenatlas*, z. B. die Entdeckungen giftiger Vögel und Säugetiere sowie deren Giftwirkungen.

Das bewährte Grundkonzept des *Taschenatlas der Toxikologie* wurde beibehalten.

Im ersten Teil (Allgemeine Toxikologie) werden aktualisierte grundlegende Kenntnisse wie Toxikokinetik, Toxikodynamik, Testmethoden, Aspekte der Klinischen Toxikologie sowie die Erkenntnisse der Umweltmedizin und Umwelttoxikologie vermittelt.

Im zweiten Teil (Spezielle Toxikologie) werden die verschiedenen Schad- und Giftstoffgruppen, einschließlich der Wirkungen von Strahlen und Lärm, dargestellt. Hier werden aktuelle Grenzwerte für (Schad-)Stoffe und Umweltfaktoren angegeben, die eine Risikoabschätzung bei einer Exposition erleichtern.

Der *Taschenatlas* bietet eine kurzgefaßte Darstellung der Toxikologie in Wort und Bild. Leicht lesbare Texte sowie farbige Tafeln mit brillanten Farbfotos machen die toxikologischen Sachverhalte einsehbar und vor allen Dingen einprägsam. Sämtliche chemischen Formeln sind dem „Römpp-Status" angepaßt.

Der *Taschenatlas* soll in erster Linie der Übersicht dienen und schnelle, bildliche Informationen über zentrale Themen der Toxikologie geben. Die z. T. komplexen Grafiken zwangen zur Reduzierung. Angestrebt wurde eine einfache, aber einprägsame visuell-ästhetische Umsetzung der wichtigsten wissenschaftlichen Fakten. „Nicht Masse, sondern Klasse" lautete der Leitsatz bei der Überarbeitung dieses Buches.

Dieser *Taschenatlas* soll Studierenden der Human-, Zahn- und Tiermedizin, Pharmazie, Biologie, Chemie, Lebensmittelchemie und anderen Naturwissenschaften dienen, sich die grundlegenden Kenntnisse über Giftstoffe, Wirkungen und Therapien von Vergiftungen rasch anzueignen. Der neue *Taschenatlas* wurde nach dem aktuellen Gegenstandskatalog angefertigt. Er umfaßt alle medizinischen toxikologischen Themata und stellt somit eine ideale Vorbereitung für pharmakologische und toxikologische Prüfungen dar. Der *Taschenatlas* soll aber auch praktizierenden Ärzten, Apothekern und Naturwissenschaftlern eine Hilfe sein, schon Gewußtes in Erinnerung zu rufen und die toxikologischen Zusammenhänge sofort auf einen Blick zu erfassen. Nicht zuletzt kann jeder durch die übersichtlichen Farbtafeln sein Wissen auf dem Gebiet der Gifte und Vergiftungen schnell und problemlos erweitern und aktualisieren.

Die bewährten in alphabetischer Reihenfolge angefügten Kurz-Definitionen (Glossar) wurden um die relevanten umweltmedizinischen Fachausdrücke erweitert.

Mit der Kombination des *Taschenatlas der Toxikologie* und des *Taschenatlas der Umweltmedizin* erhält der Leser eine komprimierte und doch umfassende Information über das gesamte Spektrum der toxikologisch umweltmedizinischen Problematik, die die Themen Umweltschutz, Verbraucherschutz und Gesundheitsschutz einschließt.

Ich danke Autoren und Kollegen für die Anregungen und den Mitarbeitern Dr. Mario Seiss für die Durchsicht der chemischen Formeln sowie Frau Sabine Domes und Herrn Stefan Schulz für die Recherchen, insbesondere Frau Margarete Hieber vom Thieme Verlag und der Graphikerin Frau Ruth Hammelehle für die ausgezeichnete Zusammenarbeit während der Entstehung des Buches.

München im
August 2002

Franz-Xaver Reichl

Anschriften

Herausgeber

Prof. Dr. Dr. Franz-Xaver Reichl
Walther-Straub-Institut für Pharmakologie und Toxikologie
Ludwig-Maximilians-Universität München
Nussbaumstraße 26
80336 München
Email: reichl@lrz.uni-muenchen.de

Graphik

Ruth Hammelehle
Austraße 12
73230 Kirchheim
Email: rh@epline.de

Mitarbeiter

Prof. Dr. Jochen Benecke und
Monika Benecke
Sollner Institut
Waldmüllerstraße 22
81479 München
Email: monika.benecke@sollner-institut.de

Priv.-Doz. Dr. Dr. Klaus-Gustav Eckert
Walther-Straub-Institut für Pharmakologie und Toxikologie
Ludwig-Maximilians-Universität München
Nussbaumstraße 26
80336 München
Email: EKMuenchen1978@aol.com

Dr. Barbara Erber
Kinderklinik und Kinderpoliklinik im Dr. von Haunerschen Kinderspital
Lindwurmstr. 4
80337 München
Email: Barbara.Erber@muenchen.de

Prof. Dr. Dr. Ines C. Golly
Walther-Straub-Institut für Pharmakologie und Toxikologie
Ludwig-Maximilians-Universität München
Nussbaumstraße 26
80336 München
Email: igolly@t-online.de

Prof. Dr. Dr. Helmut Kreppel
Amt für Militärkunde – AMK
Heidemannstraße 50
Bayernkaserne
80939 München
Email: helmutkre@hotmail.com

Priv.-Doz. Dr. Dr. Bernhard Liebl
Bayer. Staatsministerium für Gesundheit, Ernährung und Verbraucherschutz (StMGEV)
Schellingstr. 155
80797 München
Email: bernhard.liebl@stmgev.bayern.de

Priv.-Doz. Dr. Dr. Dr. Harald Mückter
Walther-Straub-Institut für Pharmakologie und Toxikologie
Ludwig-Maximilians-Universität München
Nussbaumstraße 26
80336 München
Email: mueckter@lrz.uni-muenchen.de

Prof. Dr. Ladislaus Szinicz
Institut für Pharmakologie und Toxikologie der Akademie des Sanitäts- und Gesundheitswesens der Bundeswehr – BSW
Ingolstädter Landstr. 100
85748 Garching
Email: SanAkBw-IPT@t-online.de

Prof. Dr. Thomas Zilker
Klinikum Rechts der Isar
Technische Universität München
Toxikologische Abteilung
Ismaningerstraße 22
81675 München
Email: t.zilker@lrz.tum.de

Dank

Für die freundliche Erteilung der Abdruckerlaubnis für einige Fotos möchte ich mich bei den folgenden Verlagen, den Institutionen und den Personen bedanken:

Blackwell-Verlag, Berlin (Pflanzenfotos aus dem Buch „Giftpflanzen in Natur und Garten" von W. Buff und K. von der Dunk).

Deutsches Museum München, Bildarchiv (historische Aufnahmen).

F. K. Schattauer Verlagsgesellschaft mbH, Stuttgart, New York (klinische Fotos aus dem Buch „Der diagnostische Blick" von Tischendorf).

Gräfe und Unzer Verlag GmbH, München (Pilzfotos aus dem Buch „Kompaß Pilze" von Edmund Garweidner).

Harenberg Verlag, Dortmund (historische Aufnahmen aus dem Buch „Personenlexikon zur Weltgeschichte" von Bodo Harenberg).

Parey Buchverlag, Berlin (Pflanzenfotos aus dem Buch „Giftpflanzen" von W. Buff und K. von der Dunk).

Wissenschaftliche Verlagsgesellschaft mbH, Stuttgart (Pilzfotos aus dem Buch „Giftpilze" von Bresinsky und Besl und Tierfotos aus dem Buch „Gifttiere" von Dietrich Mebs) sowie Pflanzenfotos aus dem Buch „Giftpflanzen" von Dietrich Frohne und Hans-Jürgen Pfänder.

Fa. Henkel, Düsseldorf (Bilder zum HET-CAM-Test).

Dr. Alfred Czarnetzki, Osteologische Sammlung, Universität Tübingen (Bild zur Amalgam-Zahnfüllung).

Prof. Dr. K.-H. Schulz, Hamburg, emeritierter Direktor der Dermatologischen Universitätsklinik (Abbildung „Chlorakne").

Prof. Dr. Dieter Szadkowski und Priv.-Doz. Dr. Dennis Nowak, Zentralinstitut für Arbeitsmedizin der Universität Hamburg (Fotos zu Mineralfasern).

Prof. Dr. Hartmut Rabes, Pathologisches Institut der Universität München (Bilder von Diethylnitrosamin induzierten Lebertumoren der Ratte).

Die Grafik „Zusammensetzung des Siedlungsabfalls" wurde nach Daten von Prof. Dr. E. Thomanetz, Institut für Siedlungswasserbau, Wassergüte und Abfallwirtschaft der Technischen Universität Stuttgart, erstellt.

Die Abbildungen „Lebensdauer organischer Verbindungen in der Atmosphäre" und „Immissionskonzentrationen in Deutschland" wurden nach Vorlagen der Folienserie Nr. 22 (Umweltbereich Luft) des Fonds der Chemischen Industrie, Frankfurt, erstellt und ergänzt.

Die Abbildung „Reduktion von Schadstoffen in Deutschland" wurde nach der Vorlage des Buches „Daten zur Umwelt 2000" des Umweltbundesamtes, E. Schmidt Verlag, Berlin 2001, erstellt.

Franz-Xaver Reichl

Benutzungshinweise

Für ständig wiederkehrende Begriffe (z. B. Resorption, Toxizität, Therapie) werden immer bestimmte Farbzuordnungen beibehalten, so daß sich die Sachverhalte noch schneller überblicken und erfassen lassen.

Folgende Begriffe werden immer mit gleicher Farbzuordnung dargestellt:

- Resorption
- Verteilung und Anreicherung
- Elimination mit dem Urin
- Elimination mit den Fäzes
- akute Toxizität
- chronische Toxizität
- Therapie, Erste-Hilfe-Maßnahmen sowie Prophylaxe und Vorsichtsmaßnahmen

Charakteristische Symptome sind wie folgt dargestellt:

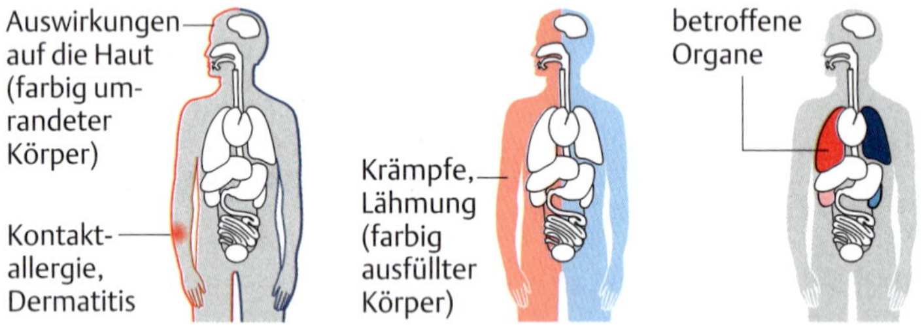

Wird eine biochemische Reaktion durch einen Stoff stimuliert, ist dies mit einem grünen Pfeil (→) markiert, wird sie gehemmt, mit einem roten Balken (⊥).

Für häufig wiederkehrende Begriffe werden folgende Symbole verwendet:

Erhöhung der Herzfrequenz (Tachykardie)	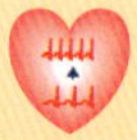	Erhöhung der Atemfrequenz (Tachypnoe)	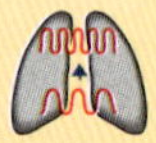
Erniedrigung der Herzfrequenz (Bradykardie)	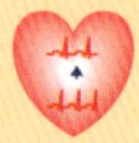	Erniedrigung der Atemfrequenz (Bradypnoe)	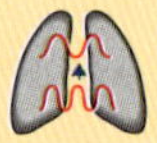
Kanzerogenität	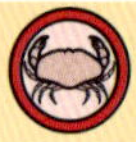	Reproduktions-toxizität	

Für die Farbdarstellung von Atomen gilt:

- Sauerstoff
- Stickstoff
- Chlor
- Fluor
- Kohlenstoff

Inhaltsverzeichnis

Allgemeine Toxikologie 1

Geschichte der Toxikologie *(Reichl)* .. 2
Grundlagen der Toxikologie *(Mückter)* **4**
Allgemeines ... 4
Toxizität ... 6
Toxikodynamik ... 8
Toxikokinetik ... 12
Biometrie ... 18
Testmethoden *(Mückter)* ... 20
Grundlagen ... 20
In-vivo-Methoden ... 20
In-vitro-Methoden ... 22
Klinische Toxikologie *(Zilker)* ... 24
Erste Hilfe bei Vergiftungen (Laienhilfe) ... 24
Erstversorgung von Vergifteten durch den Arzt ... 24
Umweltmedizin *(Zilker/Reichl)* ... 28
Grundlagen ... 28
Weiterbildung zum Umweltmediziner ... 30
Biomonitoring ... 32
Umweltgifte und psychische Störungen ... 34
Umwelttoxikologie *(Reichl/Eckert)* ... 40
Toxikologische Beurteilung ... 40
Luft ... 42
Wasser und Boden ... 46
Abfall ... 48
Bedarfsgegenstände ... 50
Risiko und Epidemiologie ... 52
Ökotoxikologie ... 54
Ökoterrorismus ... 54
Schadstoffe in Lebensmitteln (LM) .. 56
Informationssysteme *(Reichl/Mückter)* **58**
Grundlagen ... 58

Spezielle Toxikologie 61

Arzneimittel *(Golly)* ... 62
Alkaloide ... 62
Barbiturate ... 68
Benzodiazepine ... 68
Eisen ... 70
Herzglykoside ... 72
Paracetamol ... 74
Rausch- und Suchtmittel *(Zilker/Reichl)* **76**
Suchtstoffe ... 76
Morphine ... 76
Alkohol ... 78
Chronischer Alkoholismus ... 80
Cocain ... 82
Amphetamine ... 84
Halluzinogene ... 86
Khatamine ... 86
Cannabis ... 86
Aliphatische, alizyklische und zyklische Kohlenwasserstoffe *(Eckert/Reichl)* ... 88
Aliphatische und alizyklische Kohlenwasserstoffe ... 88
Zyklische Kohlenwasserstoffe ... 90
Halogenierte aliphatische Kohlenwasserstoffe *(Eckert/Reichl)* ... 96
Trichlormethan (Chloroform) ... 96
Tetrachlormethan (Tetrachlorkohlenstoff) ... 98
Chlormethan (Methylchlorid) und Dichlormethan (Methylenchlorid) (D) ... 98
Trichlorethen ... 100
Tetrachlorethen ... 100
Andere halogenierte Ethane und Ethene ... 102
Fluorchlorkohlenwasserstoffe (FCKW) ... 104
Halogenierte zyklische und polyzyklische Kohlenwasserstoffe *(Eckert)* ... 106
Halogenierte zyklische Kohlenwasserstoffe ... 106
Halogenierte polyzyklische Kohlenwasserstoffe ... 108

Staub und partikelgebundene Emissionen *(Eckert)* ... 116
Quellen und Wirkungen partikelförmiger Luftverunreinigungen ... 116

Nitrosoverbindungen *(Kreppel)* ... 118
Bedeutung und Einteilung ... 118
N-Nitrosamide ... 118
N-Nitrosamine ... 118

Aromatische Amino- und Nitroverbindungen *(Reichl)* ... 124
Grundlagen ... 124
Arylamine ... 124
Nitroaromaten ... 126

Gasförmige Verbindungen *(Kreppel)* 128
Luftbelastung und Smog ... 128
Stickstoffoxide ... 130
Aldehyde ... 130
Atemgifte ... 130
Blausäure (HCN) und Cyanide ... 134
Schwefelwasserstoff (H_2S) ... 136
Begasungsmittel ... 136

Autoabgase *(Reichl)* ... 138
Grundlagen ... 138
Funktion eines Abgaskatalysators ... 138
Treibhauseffekt ... 138

Sauerstoffspezies und freie Radikale *(Reichl)* ... 140
Bildung und Wirkung ... 140
Schutzmechanismen ... 142
Ozon (O_3) ... 144
Ozondepletion („Ozonloch") ... 146

Tabakrauch (Aktiv- und Passivrauchen) *(Reichl)* ... 148
Historie ... 148
Haupt- und Nebenstromrauch ... 148
Nicotin ... 148
Schäden durch Tabakrauch ... 150

Mineralfasern *(Reichl)* ... 152
Verwendung ... 152
Natürliche und künstliche Mineralfasern ... 152

Metalle *(Reichl)* ... 154
Aluminium (Al) ... 154
Arsen (As) ... 156
Blei (Pb) ... 158
Cadmium (Cd) ... 160
Chrom (Cr) ... 162
Edelmetalle ... 164
Kupfer (Cu) ... 166
Nickel (Ni) ... 168
Quecksilber (Hg) ... 170
Thallium (Tl) ... 172
Zinn (Sn) ... 174
Radioaktive Metalle ... 176

Kunststoffe *(Kreppel)* ... 178
Grundlagen ... 178
Hilfsstoffe ... 178
Zusatzstoffe ... 180
Kanzerogene Wirkung von Kunststoffimplantaten ... 182
Allergische Wirkungen ... 182
Verbraucherschutz ... 184
Recycling ... 184
Toxizität von Spaltprodukten; Therapie bei Vergiftungen ... 184

Biozide *(Liebl)* ... 186
Grundlagen ... 186
Chlorierte zyklische Kohlenwasserstoffe ... 188
Pentachlorphenol (PCP) ... 192
Organophosphate ... 194
Carbamate ... 196
Pyrethroide ... 198
Dithiocarbamate und chlorierte Phenoxycarbonsäuren ... 200
Bipyridiliumverbindungen ... 202

Gifte und Schadstoffe in Lebensmitteln *(Reichl/Erber)* ... 204
Toxine in Lebensmitteln ... 204
Toxische Verbindungen, die erst im Lebensmittel oder im menschlichen Verdauungstrakt entstehen ... 206
Allergien durch Lebensmitteln ... 206
Natürliche in Lebensmitteln vorkommende Schadstoffe ... 208
„Novel Food" ... 208
Lebensmittel-Bestrahlung ... 210
Rückstände aus Verpackungsmaterialien, Reinigungs- und Desinfektionsmitteln ... 210
Durch Zubereitung von Lebensmitteln entstehende Schadstoffe ... 212
Rückstände in Lebensmitteln von Stoffen, die bei Tieren und Pflanzen angewendet werden ... 212

Farb- und Zusatzstoffe in Arznei- und Lebensmitteln *(Erber/Reichl)* ... 214
Grundlagen ... 214

Kosmetika *(Reichl)* ... 216
Kosmetika und ihre Anwendungen ... 216
Wichtige Kosmetika-Wirkstoffgruppen ... 218

Kosmetische Farb- und Formveränderungen ... 220

Gifte und Schadstoffe im Haushalt *(Benecke/Reichl)* ... 222
Grundlagen ... 222
Gesetzliche Regelungen ... 222
Gesundheitsgefährdungen durch Chemikalien im Haushalt ... 224
Toxikologisch relevante Inhaltsstoffe von Haushaltschemikalien ... 226

Chemische Kampfstoffe *(Szinicz)* ... 232
Grundlagen ... 232
Phosphororganische Verbindungen . 234
Alkylanzien ... 236
Arsenhaltige Verbindungen ... 238
Blausäure (HCN) ... 238
Lungenschädigende Gifte ... 240
Halluzinogene ... 240
Reizstoffe ... 240
Pflanzenvernichtungsmittel ... 240

Zahnrestaurationsmaterialien *(Reichl)* ... 242
Grundlagen ... 242
Kunststoffe (Komposite) ... 242
Goldfüllungen ... 242
Keramik ... 242
Amalgam ... 244

Tiergifte *(Reichl)* ... 246
Grundlagen ... 246
Aktiv giftige Meerestiere ... 246
Passiv giftige Meerestiere ... 250
Giftige terrestrische Tiere ... 250

Pflanzengifte *(Reichl)* ... 256
Grundlagen ... 256
Alkaloide ... 256
Triterpen-Glykoside ... 262
Zyanogene Glykoside ... 262
Andere Giftstoffe ... 264

Pilzgifte *(Reichl)* ... 270
Grundlagen ... 270
Parenchymgifte ... 270
Nervengifte ... 272
Gastrointestinale Reizstoffe und anders wirkende Gifte ... 274

Bakterielle Gifte *(Reichl)* ... 276
Grundlagen ... 276
Extrazellulär wirkende Toxine ... 276
Intrazellulär wirkende Toxine ... 278

Strahlungen *(Reichl)* ... 284
Grundlagen ... 284
Ionisierende Strahlung ... 286
Nichtionisierende Strahlung ... 290

Lärm *(Reichl)* ... 292
Grundlagen ... 292
Wirkungen von Lärm ... 292
Maßnahmen zur Verringerung von Lärm ... 292

Glossar *(Reichl)* ... 294

Weiterführende und ergänzende Literatur ... 320

Sachverzeichnis ... 321

Allgemeine Toxikologie

Geschichte der Toxikologie

Der Terminus Toxikologie ist etymologisch aus dem griechischen „Toxikon" (Gift) und „Logos" (Lehre) im 17. Jahrhundert gebildet worden.

Bereits Urmenschen benutzten Heilmittel (z. B. Pflanzen) für die Genesung, erkannten aber auch die Gefährlichkeit von Giften (z. B. Schlangenbisse).

In China ist schon vor mehr als 3000 Jahren die spezielle Giftwirkung von Eisenhut, Arsen und Opium bekannt gewesen.

1500 v. Chr. wird im alten ägyptischen medizinischen Dokument „Papyrus Ebers" die Giftwirkung der Pflanze Safran *(„Crocus sativus")* erwähnt.

Die Opiumsaftgewinnung durch Anritzen der Mohnkapsel war auch im griechischen Altertum bereits 1400 v. Chr. bekannt: Kritikos fand 1936 in der Nähe von Heraklion eine Tonskulptur, die ein mit skarifizierten Mohnkapseln geschmücktes und im Trancezustand befindliches Frauengesicht zeigt, das als „Göttin des Mohns" in die Archäologie eingegangen ist (**A**).

Sokrates (470 – 399 v. Chr.). Er wurde von den Athenern wegen Gottlosigkeit zum Tode durch Trinken des „Schierlingbechers" *(Conium maculatum)* verurteilt.

Hippokrates (460 – 355 v. Chr.). Der Eid des griechischen Arztes beinhaltet, daß niemandem ein tödliches Gift, auch nicht zur Vernichtung keimenden Lebens, verabreicht werden darf.

Dioskurides (ca. 40 – 90 n. Chr.). Der römische Arzt beschreibt in dem 60 n. Chr. verfaßten Werk „De materia medica" die toxische Wirkung der in der Antike als Narkotikum verwendeten atropinhaltigen „Liebespflanze" Mandragora (deutscher Name = Alraune) (**B**).

Plinius d. Ä. (23 – 79 n. Chr., **C**) und **Galen** (129 – 199 n. Chr.) erwähnen in ihren Arbeiten die Giftwirkungen von Opium, Bilsenkraut, Schierling und Quecksilber.

Die Geschichte der Toxikologie ist verbunden mit der Geschichte der forensischen Toxikologie (Lehre von der Aufklärung von Vergiftungen am Menschen einschließlich des Rechtspflegeaspekts). Die richtige Diagnose war und ist an den Giftnachweis gebunden. Im Altertum waren aus religiösen und mystischen Gründen Obduktionen generell untersagt. Sie wurden erst im 15. Jahrhundert von der katholischen Kirche erlaubt.

Theophrastus Bombastus von Hohenheim (**1493 – 1541, D**). Er wurde Paracelsus genannt und gliederte die Giftlehre in die Medizin ein. Er gilt als erster Vertreter naturwissenschaftlicher Denkweisen. Aus seinen Untersuchungen zu Wirkungsmengen von Substanzen entwickelte er das in der Allopathie (Schulmedizin) gültige Paradigma: „dosis sola facit venenum – die Dosis allein macht das Gift".

Agricola. = Georgius Agricola = Georg Bauer (1494 – 1555). Er beschreibt 1556 die Toxikologie und Prävention der Bleivergiftung (**E**). Sie ist die älteste Berufskrankheit.

Die aus Arabien stammende und im Mittelalter dominierende Alchemie setzte auf den Einsatz von „Lebenselixieren", die meist aus Metallsalzen und verschiedensten Ingredienzen bestanden (**F**).

Die Entwicklung von neuen Methoden erlaubten in der Folgezeit genauere Experimente und trugen zur Anerkennung naturwissenschaftlicher Betrachtungsweisen bei. Analytik und Chemie bildeten fortan die tragenden Säulen in der Toxikologie.

James Marsh (1794 – 1846). Er wies 1832 bei einem Giftmordprozeß in England mit Hilfe des „Marsh-Apparats" erstmals eine Arsenvergiftung nach (**G**).

Die Wichtigkeit von Ursachen- und Wirkungsforschung wurde von Justus von Liebig (1803 – 1873), der 1831 das Chloroform entdeckte, erkannt. 1847 führte Rudolf Buchheim Tierversuche in der Medizin ein. Max v. Pettenkofer (1818 – 1901) erforschte die Wirkungen von Gasen und führte erste Grenzwerte „Erträglichkeitswerte" ein.

Louis Levin (1850 – 1929) beschäftigte sich u. a. mit der Verhinderung von gewerblichen Vergiftungen. Er gilt als der Begründer des Arbeits- und Gesundheitsschutzes.
Der Schädigung ionisierender Strahlung fiel Marie Curie 1934 zum Opfer.

Erst 1960 entstanden an deutschen Universitäten eigenständige Institute für Toxikologie.

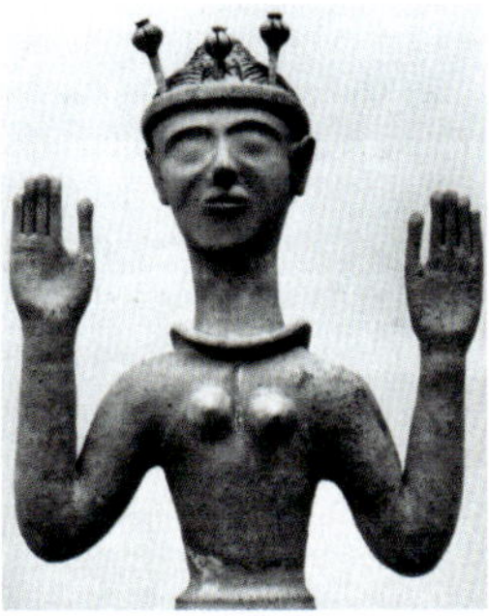

1400 v. Chr. Museum Heraklion Kreta. Dieses Gesicht zeigt leblose Lippen und Lächeln, augenscheinlich stellt das Gesicht einen unter der Einwirkung eines Narkotikums (Opium, Kokablätter) stehenden Menschen dar

A. Göttin des Mohns

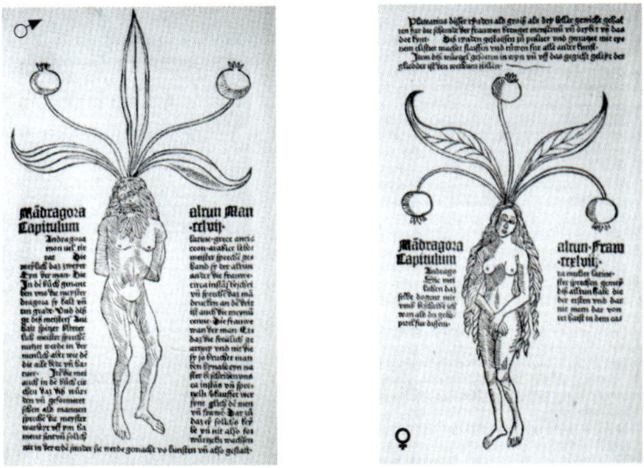

Peter Schöffer, Hortus sanitatis, Mainz 1485. Bayerische Staatsbibliothek, München

B. Die „Liebespflanze" Mandragora (Alraune)

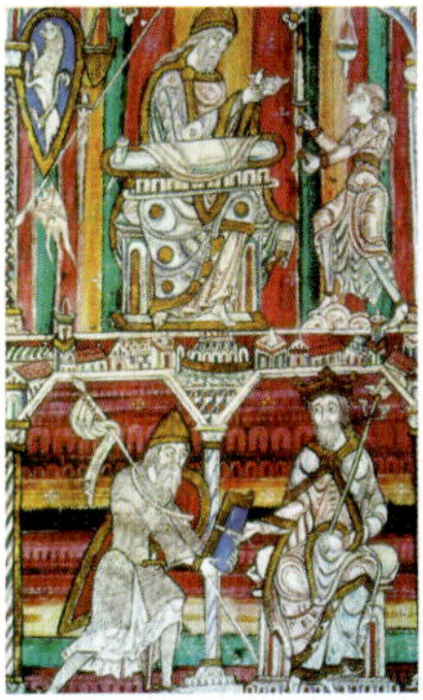

Plinius d. Ä. beim Schreiben, unten überreicht er Kaiser Titus sein Werk. Miniatur aus einer französischen Handschrift der Naturalis Historia, um 1150

C. Plinius d. Ä.

Dosis sola facit venenum

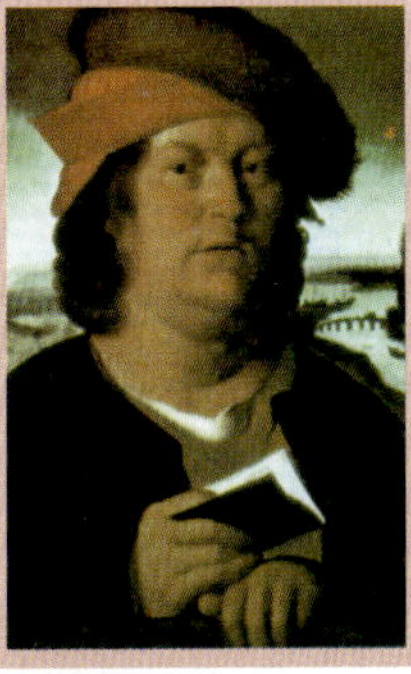

(1493 bis 1541)

D. Paracelsus

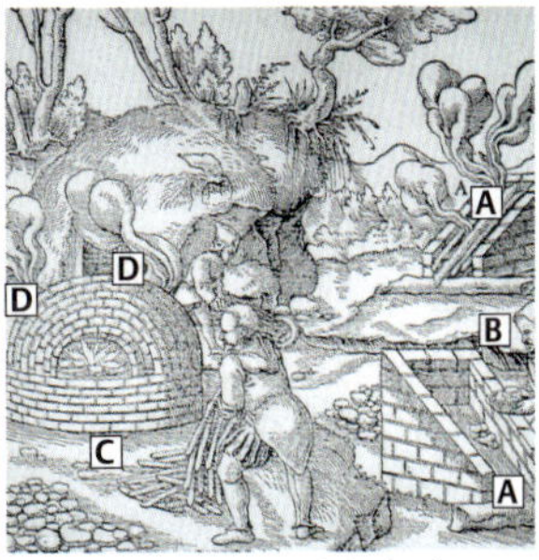

A brennender Röststadel mit Bleierz
B ein Arbeiter trägt Bleierz ein
C Röstofen
D Öffnungen, aus denen der Rauch herausdringt (Stich um 1550)

E. Blei-Verhüttung

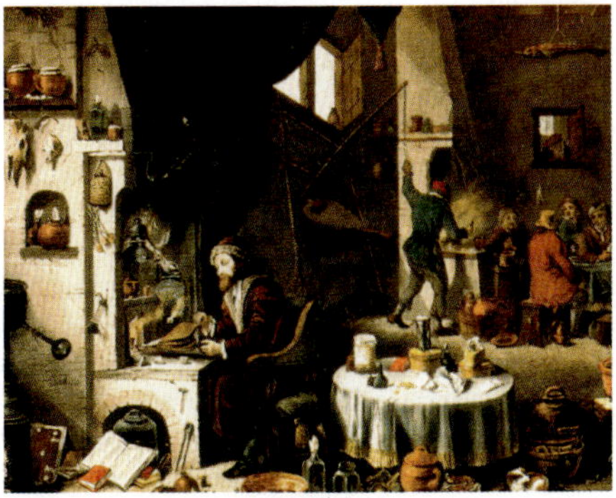

Photo Deutsches Museum München

F. „Alchemisten"-Küche

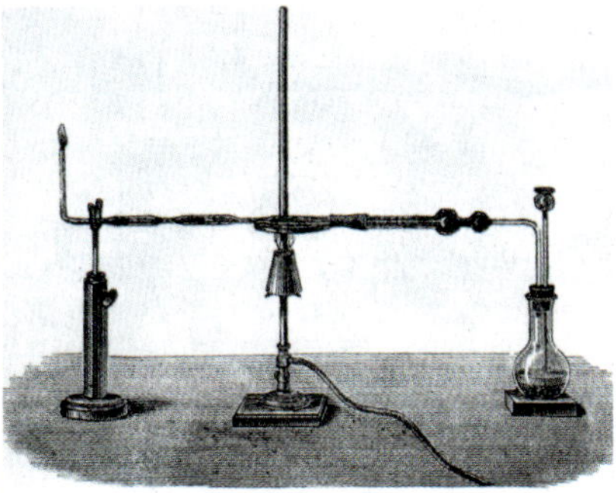

Marsh-Apparat zum Nachweis von Arsen, in Form von arsenig- oder arsensaueren Salzen (Photo Deutsches Museum München)

G. Marsh-Apparat

Allgemeines

Aufgaben der Toxikologie

Die Toxikologie beschäftigt sich mit schädlichen oder unerwünschten Wirkungen von Substanzen oder Umweltfaktoren auf lebende Organismen, insbesondere auf den Menschen. Ursachen sind meist Stoffe, die entweder im Organismus physiologisch nicht vorkommen (Xenobiotika) oder in unphysiologisch hohen Konzentrationen einwirken. Auch Wechselwirkungen von Stoffen mit Schall, elektromagnetischen Wellen, ionisierenden Strahlen können Gegenstand der Untersuchungen sein. Die Toxikologie versucht, die Ursachen toxischer Wirkungen zu charakterisieren, Ausmaß und Gefährlichkeit zu erfassen, Mechanismen aufzuklären und rationale Gegenmaßnahmen zu entwickeln. Dabei benutzt sie auch Methoden anderer Wissenschaften (**A**).

Gift, Exposition, Intoxikation, Gefahr, Risiko

Gift. Eine allgemein akzeptierte Definition für Gift gibt es nicht. Traditionell wird als Gift ein Stoff bezeichnet, der bei lebenden Organismen, insbesondere beim Menschen, gesundheitliche Schäden hervorrufen kann. Die Wirkung eines Gifts ist immer spezies- und dosisabhängig. Nach Herkunft unterscheidet man *synthetische Gifte* und *natürliche Gifte* (Toxine) aus Mikroorganismen, Pflanzen oder Tieren (**B**).

Exposition. Jeder Vergiftung geht eine Exposition voraus. Als *äußere Exposition* bezeichnet man die Gifteinwirkung aus Umweltmedien (Wasser, Boden, Luft) oder Lebensmitteln. Aus einer Matrix oder einem Stoffgemisch muß das Gift erst freigesetzt werden bzw. in Lösung gehen (**C**). Die Geschwindigkeit der Freisetzung und Solvatation wird durch eine hohe spezifische Oberfläche begünstigt und von der Löslichkeit in Wasser- bzw. Lipidphasen beeinflußt. Gute Lipidlöslichkeit begünstigt die Permeabilität eines Gifts durch biologische Membranen und seine Verteilung.

Auf die äußere Exposition folgt die Giftaufnahme durch die Haut, durch die Verdauungsorgane (*Ingestion*) oder über die Atemwege (*Inhalation*). Damit beginnt die *innere Exposition*, die mit der Verweildauer des Gifts im Organismus zusammenfällt. Von der aufgenommenen Dosis ist die biologisch wirksame Dosis abzugrenzen, die den Schaden setzt (s. auch S. 9, **A**).

Intoxikation. Mit Intoxikation wird sowohl die Giftaufnahme als auch die klinisch manifeste Vergiftung bezeichnet. Das Potential eines Stoffs, eine Vergiftung herbeizuführen, ist durch die Summe aller Eigenschaften definiert, die für eine Intoxikation wesentlich ist. Es wird „Gefährlichkeit“ oder „Giftigkeit“ genannt. „Empfindlichkeit“ bezeichnet die Reaktionsbereitschaft des Organismus.

Gefahr. Aus der Anwesenheit eines gefährlichen Stoffs in einer definierten Situation resultiert eine „Gefahr“ oder „Gefährdung“. Beispiele: Gesundheitsgefährdung durch Alkoholabusus, Gefährdung des ökologischen Gleichgewichts durch Rückstände von Pestiziden.

Risiko. Darunter versteht man die Wahrscheinlichkeit pro Zeiteinheit, mit der unter anzugebenden Bedingungen nach Exposition und Giftaufnahme toxische Wirkungen zu erwarten sind. Es wird als Prozentzahl oder als „unit risk“ (1 : 1 Mio.) ausgedrückt.

Habersche Regel

Für die meisten toxischen Stoffe gilt, daß ihre Wirkung abhängt von der Einwirkzeit und der Dosis bzw. Konzentration. Für eine bestimmte Wirkung W eines Stoffes kann das *Produkt aus Konzentration (c)* und Einwirkzeit (t) näherungsweise als konstant angesehen werden. Man erhält im c-t-Diagramm eine *Hyperbel*, deren Scheitel mit steigender Wirkungsintensität weiter vom Koordinatenursprung entfernt liegt (**D**). Für manche Stoffe ist unterhalb einer bestimmten Konzentration auch bei beliebig langer Einwirkzeit keine Wirkung auszulösen. Diese Konzentration wird als *Schwellenkonzentration* (c_s) bezeichnet. Ein solcher Stoff zeigt im c-t-Diagramm eine Verschiebung der Hyperbelschar in y-Richtung.

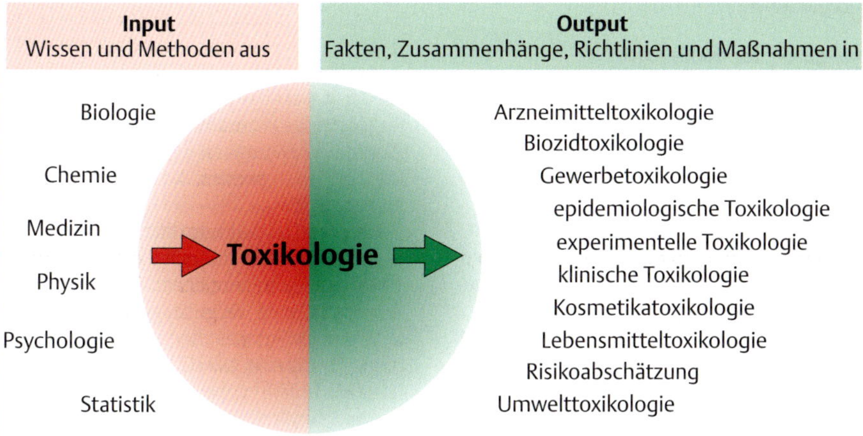

A. Der interdisziplinäre Charakter der Toxikologie

natürliche Gifte	Herkunft	min. tödl. Dosis (µg/kg)
Botulinustoxin A	Clostridien	0,00003
Tetanustoxin	Clostridien	0,0001
Ricin	Ricinusstaude	0,02
Tetrodotoxin	Kugelfisch	10
Aflatoxin B1	Schimmelpilze	10
Strychnin	Brechnußbaum	500
Nicotin	Tabakpflanze	1000

B. Tödliche Dosis beim Menschen

Art der Mischung		Beispiel
Gasgemisch	(gas/gas)	Leuchtgas
Nebel	(fl/gas)	Sn IV an der Luft
Stäube	(fest/gas)	Asbeststaub
Emulsionen	(fl/fl)	Tenside
Suspensionen	(fest/fl)	Eisen„hydrat"
Pulver	(fest/fest)	Ruß

C. Mischungen und ihre Bestandteile

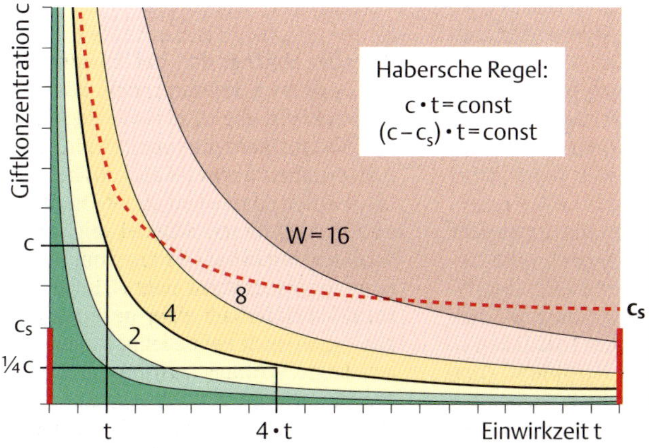

Erläuterungen

Eine Wirkung W (im Diagramm mit der willkürlichen Intensität „4") entsteht durch ein Gift bei einer Einwirkzeit t der Konzentration c. Die gleiche Wirkung läßt sich durch eine vierfach längere Einwirkzeit mit einem Viertel der Konzentration oder bei 4facher Konzentration in einem Viertel der Zeit erreichen.

Für Stoffe mit Wirkschwelle kann unterhalb der Schwellenkonzentration c_s keine Wirkung mehr ausgelöst werden.

D. Abhängigkeit toxischer Wirkungen von Einwirkzeit und Wirkkonzentration

Toxizität

Akute und chronische Toxizität

Je nach Dauer der Anwendung des Gifts unterscheidet man verschiedene Arten der Toxizität (**A**). Entsprechend der Haberschen Regel (vgl. S. 5, **D**) sind die interessierenden Dosisbereiche dabei unterschiedlich.

Akute Toxizität. Zur akuten Toxizität einer Substanz gehören alle spezifischen Phänomene, die bald nach Verabreichung auftreten, üblicherweise nach einer Einzeldosis.

Chronische Toxizität. Der Begriff chronische Toxizität ist weniger exakt genormt und impliziert üblicherweise die Verabreichung multipler, nichtletaler Dosen.

Die Gefährlichkeit einer Substanz ist nicht nur von Dosis und Einwirkzeit, sondern auch von der Art ihrer Anwendung und der exponierten Spezies abhängig. Für eine bestimmte Dosis kann die erwartete Wirkung sofort oder verzögert auftreten. Im letzteren Fall verstreicht zwischen Giftanwendung und Manifestation die sog. Latenzzeit. Sie spielt besonders bei der Krebsentstehung eine Rolle und kann mehrere Jahrzehnte betragen (z. B. Hautkanzerosen nach Arsenexposition), so daß manchmal die Lebenserwartung eines Individuums die Beobachtungszeit limitiert (**B**).

Toxizitätsuntersuchungen

Spezielle Tests dienen der Charakterisierung der Toxizität. Typische Endpunkte sind der Tod (z. B. LD_{50}-Test), das Eintreten oder Ausbleiben einer bestimmten Wirkung. Tests auf akute Toxizität beim Versuchstier dauern üblicherweise ca. 24 Stunden bis 14 Tage. Eine Prüfung der Unbedenklichkeit (z. B. no observed effect level = NOEL) braucht dagegen lange Beobachtungszeiten. Außer der Prüfung auf akute und chronische Toxizität werden die *Genotoxizität* (Mutagenität), die *Reproduktionstoxizität* sowie bestimmte *Organtoxizitäten* (darunter Irritationstests, die Reizwirkungen am Auge und Kontaktsensibilisierungen der Haut erfassen) untersucht. Die Prüfung auf Kanzerogenität wird oft zu den genotoxischen Tests gezählt, obwohl einige Stoffe (Phenobarbital → Lebertumoren; Ascorbat, Saccharin → Blasentumoren) nicht als Mutagene wirken.

Mutagenitätstest werden überwiegend mit In-vitro-Methoden ausgeführt. Allerdings ist der Nachweis mutagener Eigenschaften in diesem System oft nur ein Hinweis auf eine genotoxische Gefahr, da die vielfältigen Reparatur- und Kompensationsmöglichkeiten komplexer Organismen bei einigen Modellen nicht miterfaßt werden. Umgekehrt schließt ein negatives Resultat im Mutagenitätstest nicht sicher aus, daß ein Stoff beim Menschen doch zum Anstieg der Tumorinzidenz beiträgt. Einige Substanzen wirken nämlich nicht direkt mutagen, sondern werden erst zu aktiven Metaboliten umgewandelt oder behindern die Reparatur von Mutationen. Neben der Mutagenität einer Substanz wird immer auch die Kanzerogenität untersucht, wenn die Stoffe beim Menschen angewendet werden sollen oder ein deutliches Expositionsrisiko besteht (z. B. Produktion >1000 t/a).

Fortpflanzungsschäden werden bei Teratogenitätsstudien (einschließlich Embryo- und Fetotoxizität), aber auch bei Mehrgenerationentests als Fertilitätstoxizität (z. B. Azoospermie bei 1,2-Dibrom-3-chlorpropan-Exposition) sowie als peri- und postnatale Toxizität erfaßt. Teratogene Wirkungen treten nur in bestimmten Entwicklungsperioden auf (**C**).

Organtoxizität

Für einige Stoffe ist eine organselektive Wirkung bekannt (**D**). Organtoxizitäten können bei therapeutisch angewendeten Zellgiften (z. B. Zytostatika) dosislimitierend sein. Die Ursache kann in einer besonderen Empfindlichkeit spezialisierter Strukturen liegen, die in anderen Organen fehlen, oder in einer physiologisch bedingten Belastung (z. B. Nierenbelastung bei renal ausgeschiedenen Stoffen).

Prüfung auf	Dosis	Dauer	Beispiel	Endpunkt
akute Toxizität	einmal	24 h – 14 d	LD_{50}-Test Draize-Test	Tod Reizzustände
subakute Toxizität	mehrfach	<1 m		Organschäden
subchronische Toxizität	mehrfach	<10% LE*	no observed effect level (NOEL)	
chronische Toxizität	mehrfach	>10% LE*	Kanzerogenitätstest	Neoplasien

*LE = Lebenserwartung

A. Wichtige Toxizitätsbegriffe bei toxikologischen Prüfungen

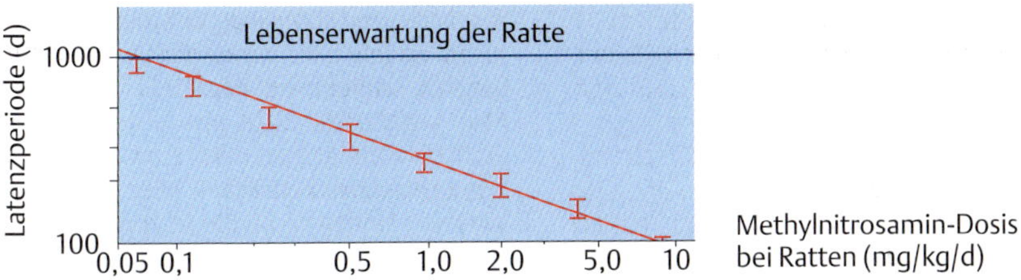

B. Latenzzeit bis zur Entstehung von Leberkarzinomen bei Ratten

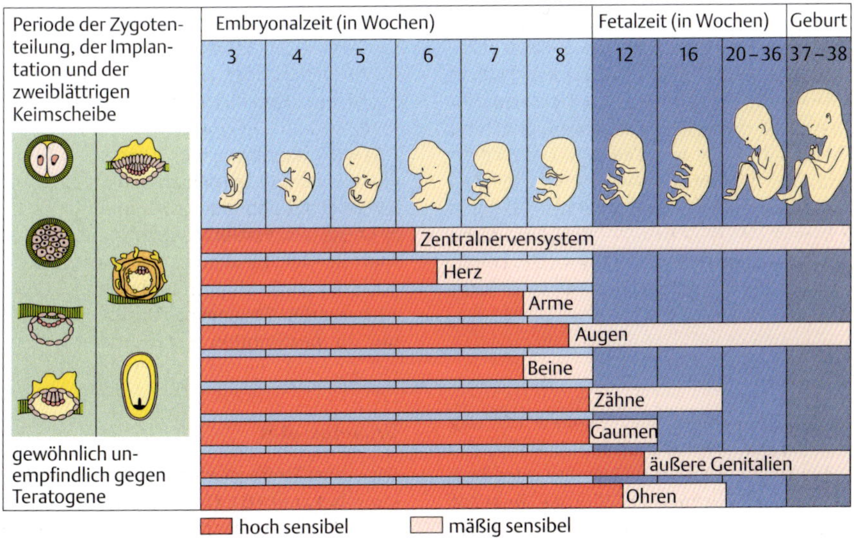

C. Teratogene Empfindlichkeiten der menschlichen Leibesfrucht

Organtoxizität	Zielorgan	Beispiel
hepatotoxisch	Leber	Tetrachlorkohlenstoff
immunotoxisch	Immunsystem	Organozinnverbindungen
kardiotoxisch	Herz	Digitalisglykoside
myelotoxisch	Knochenmark	Platinzytostatika
ototoxisch	(Innen)Ohr	Aminoglykoside
nephrotoxisch	Niere	Cadmiumsalze
neurotoxisch	Nervensystem	Acrylamid
pulmotoxisch	Lunge	Paraquat

D. Wichtige Organtoxizitäten

Toxikodynamik I

Von der Freisetzung eines Giftes bis zum Auslösen einer toxischen Wirkung können verschiedene Phasen unterschieden werden (**A**). Die Giftquelle liegt bei Vergiftungen durch Xenobiotika meist außerhalb des Organismus, so daß Umweltfaktoren (Temperatur, Luftfeuchte) bei der Exposition eine Rolle spielen. Die Biotransformation ist wesentlicher Bestandteil der Entgiftung, kann aber gelegentlich auch zur Giftung beitragen (Beispiel: Umwandlung von Parathion in das stärker giftigere Paraoxon).

Konzentrations-(Dosis-) Wirkungs-Beziehungen

Zur Charakterisierung der (akuten) Toxizität einer Substanz werden quantitative Dosis-Wirkungs-(D/W-)Beziehungen aufgestellt, die über einen weiten Dosis- bzw. Konzentrationsbereich den Zusammenhang zwischen der wirksamen Konzentration einer Substanz und der Intensität oder Häufigkeit der untersuchten Wirkung (grafisch) wiedergeben. Daraus kann man informative Kennzahlen (z.B. LD_{50}-Werte) erhalten. Typische D/W-Kurven, linear, nach *Logit-* oder *Probit-Transformation* aufgetragen, sind in (**B**) gezeigt. Je größer die Unsicherheit der an die Daten angepaßten D/W-Kurve ist, desto größer ist der 95%-Vertrauensbereich (VB), in dem der geschätzte Parameter mit 95%iger Wahrscheinlichkeit liegt. Aus dem VB wird die sog. „benchmark"-Dosis abgeleitet (Risikoabschätzungen): Man fährt von der 5%-Marke der Probit-Geraden aus zu niedrigeren Dosen bis zur 95%-VB-Linie und liest am Schnittpunkt den zugehörigen Dosiswert ab.

Neben LD_x (letale Dosis) sind Kenngrößen wie LC_x (letale Konzentration), ED_x bzw. EC_x (effektive Dosis bzw. Konzentration) und IC_x (Hemmkonzentration) gebräuchlich. Obwohl die 50%-Werte bei Regressionsanalysen den engsten VB aufweisen, werden auch andere Niveaus benutzt (z.B. LD_5, ED_{95}).

Mischintoxikationen

Wirken zwei oder mehr Stoffe auf dasselbe Zell- oder Organsystem, dann kann es zu einer Abschwächung oder Verstärkung der Wirkung kommen. (Beispiel: Krämpfe durch DDT, Sedation durch Barbiturate: Die Gabe von Pentobarbital nach einer DDT-Intoxikation führt zur Sedation.) Dieser Zusammenhang ist in einem Isobologramm dargestellt (Isobole = Kurve der Dosen gleicher Wirkung, **C**). Eine Verstärkung kann additiv oder (selten) potenzierend (synergistisch) sein. Statt „Synergismus" wird „Potenzierung" empfohlen, da bisweilen auch simple Additivität als Synergismus bezeichnet wird.

Biochemische Mechanismen

Auf molekularer Ebene können toxische Wirkungen oft als Störungen vitaler Reaktionsabläufe beschrieben werden (**D**). Eine Hemmung der Zellproliferation kann Folge einer Hemmung der Proteinbiosynthese, der Nucleinsäuresynthese, des Energiestoffwechsels, der Homöostase (Elektrolytgleichgewichte etc.) und membranassoziierter Strukturen sein. Bevorzugte Angriffspunkte toxischer Stoffe sind Enzyme und andere funktionelle Proteine (Carriermoleküle, Rezeptoren), die reversibel oder irreversibel blockiert oder auch aktiviert werden können. Auch die Entkopplung biochemischer Reaktionssequenzen (ATP-Gewinnung, Glutathionbereitstellung, Photosynthese) durch Dissipation von Stoffgradienten, Depletion von Kofaktoren (Metallionen, ATP, NAD[P] etc.) kann die Vitalität der Zellen gefährden. Eine Reaktion toxischer Stoffe mit Nucleinsäuren kann zu zytostatischen Effekten (Immunsuppression) führen, aber auch zu Mutationen und (malignen) Tumoren. Bedeutsam sind auch Störungen der Dynamik an Grenzschichten, wie sie durch lipophile (Lösemittel) oder oberflächenaktive Substanzen (Detergentien) an der Plasmamembran und anderen intrazellulären Membranen ausgelöst werden.

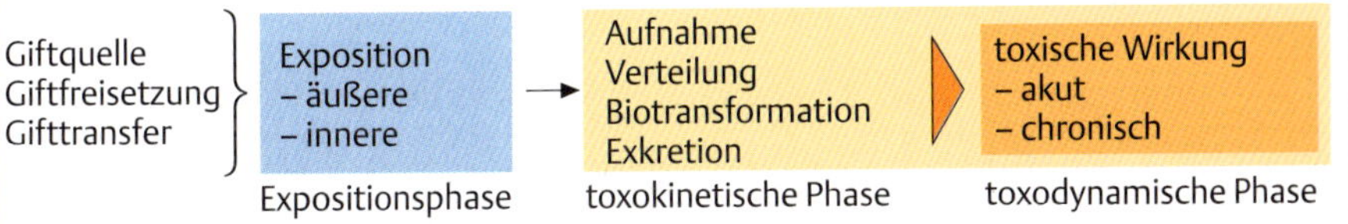

A. Verschiedene Phasen bei einer Vergiftung

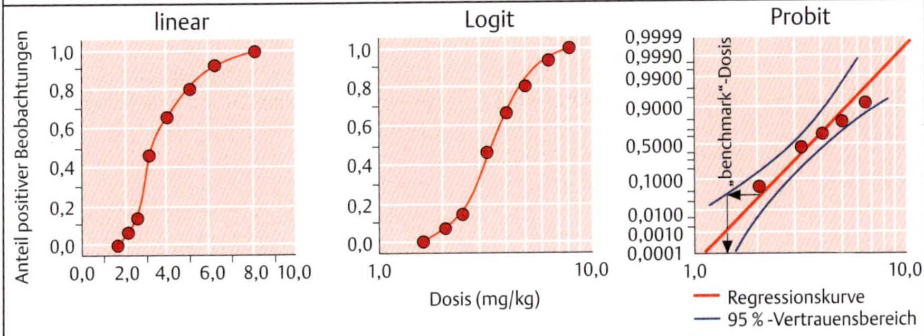

B. Dosis-Wirkungs-Kurven in linearer und transformierter Darstellung

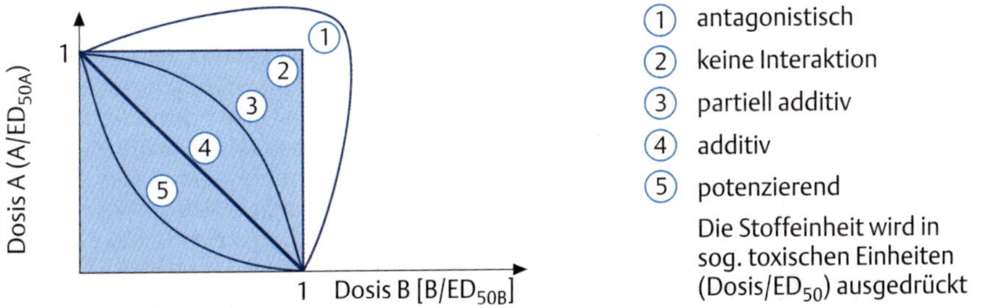

C. Interaktion zweier Stoffe A und B im Isobolen-Diagramm

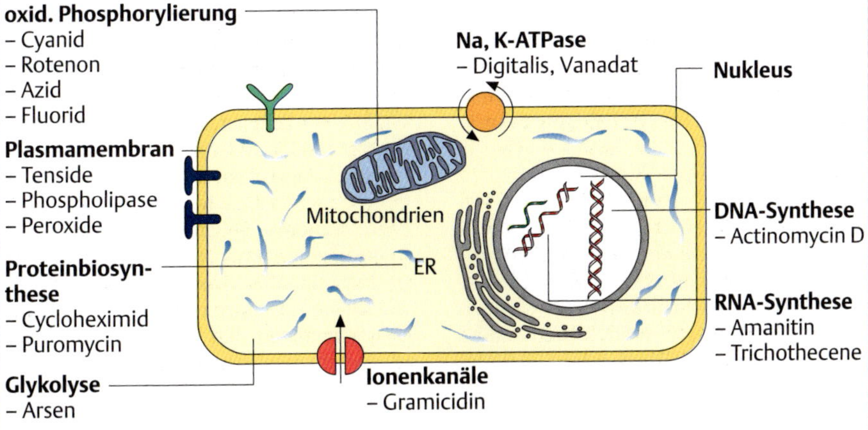

D. Biochemische Angriffspunkte toxischer Stoffe

Toxikodynamik II

Zelluläre Wirkungen

Auf zellulärer Ebene sind toxische Wirkungen häufig als eine **Hemmung der Zellproliferation** erkennbar. Praktisch alle Gifte zeigen ab einer bestimmten Konzentration eine Hemmwirkung auf Zellwachstum und -teilungsaktivität, ohne daß daraus unbedingt Rückschlüsse auf den Mechanismus gezogen werden können.

Von einer **Störung der Zellreifung/-differenzierung** besonders betroffen sind Gewebe mit hohem Turnover wie das Knochenmark, dessen Stammzellen zu Erythrozyten, Leukozyten (Granulozyten und Lymphozyten) sowie Thrombozyten heranreifen (**A**). Empfindlich gegenüber ionisierenden Strahlen und Chemikalien sind die Stammzellen. Eine Schädigung kann bei den betroffenen Klonen zum Absterben oder zu unkontrolliertem Wachstum von Zellen führen, deren Differenzierung gestört ist (Leukämien). Bei den reifen Zellen des Blutes kann eine immunologische Selektion, bedingt durch zirkulierende Antigen/Antikörper-Komplexe, eine Verkürzung der Lebensdauer oder eine vollständige Auslöschung bestimmter Klone oder Vorläuferstadien bewirken. Bekannt ist die Beeinträchtigung der Blutzellreifung durch Folsäureantagonisten (z.B. Methotrexat), die zur Erythropenie oder aplastischen Anämie führt. Phenothiazine und Thyreostatika werden mit seltenen Agranulozytosen in Verbindung gebracht. Durch Thiaziddiuretika, Antiphlogistika u.a. können Thrombozytopenien hervorgerufen werden.

Andere Gifte rufen funktionelle Störungen eines Zellverbandes durch **Hemmung der Zelladhäsion** oder **Zellaggregation** hervor. Biochemisch erfolgt die mechanische und elektrochemische Kopplung der Zellen untereinander durch Proteine, die in der Plasmamembran verankert sind (Cadherine, ICAMs, Connexine, Selectine, Integrine) oder im Cytosol (Mikrofilamente, Mikrotubuli) als Formfaktoren einem dynamischen Umbau unterliegen (**B**). Auch Calciumionen sind essentiell an der Zellaggregation und der Organisation des Zytoskeletts beteiligt. Bei einer Störung gehen der Zusammenhalt, die Polarität oder gar die Vitalität einzelner Zellen verloren. Bekannte Beispiele sind Komponenten tierischer Gifte, z.B. hydrolytische Aktivitäten in Schlangengiften (Kollagenasen, Hyaluronidasen). Komplexbildner stören das Calciumgleichgewicht. Amanitine, Cadmium, Thalidomid wirken auf das Zytoskelett bzw. den Zusammenhalt von Zellen.

Einige Giftwirkungen lassen sich am besten als **Hemmung der Signalübertragung** beschreiben (**C**): Zwischen benachbarten Zellen erfolgt die Kommunikation parakrin (durch Mediatoren, Zytokine) oder über Gap Junctions, zwischen entfernten Organen endokrin (durch Hormone) oder synaptisch (durch Transmittersubstanzen). Die Mechanismen der Singalübertragung unterscheiden sich durch ihre Selektivität, Reichweite, Ausbreitungsgeschwindigkeit und Dauer des Effektes. Bei Gap Junctions besteht direkte Kontinuität zwischen Sender und Empfänger, so daß diese Art der Übertragung nur zwischen direkt benachbarten Zellen möglich ist. Viele Botenstoffe binden als „first messenger" an spezielle Strukturen (Rezeptoren) der Plasmamembran des Empfängers, von wo aus die Signalweiterleitung in die Zelle erfolgt. Die Bindung an Rezeptoren kann die Funktion von Ionenkanälen, G-Proteinen oder Enzymen beeinflussen (**D**). Für die Signalweiterleitung in die Zelle stehen sog. „second messenger" zur Verfügung, z.B. cAMP und Ca^{2+}. Andere Botenstoffe wie Steroidhormone, Thyroxin, NO und CO können die Plasmamembran passieren und wirken intrazellulär. Gifte können auf vielen Stufen der Signalverarbeitung eingreifen und eine Blockade oder Verfälschung des Signals bewirken. Beispiele: Ouabain, Curaregifte, Forskolin, Nicotin, Calcimycin.

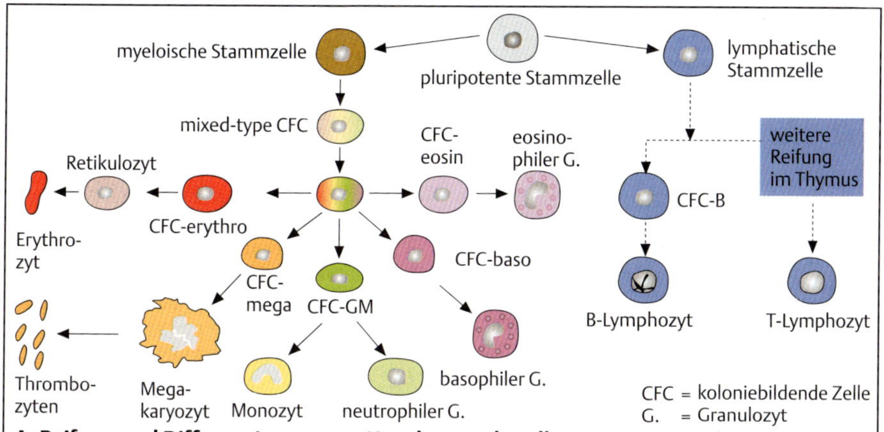

A. Reifung und Differenzierung von Knochenmarkszellen

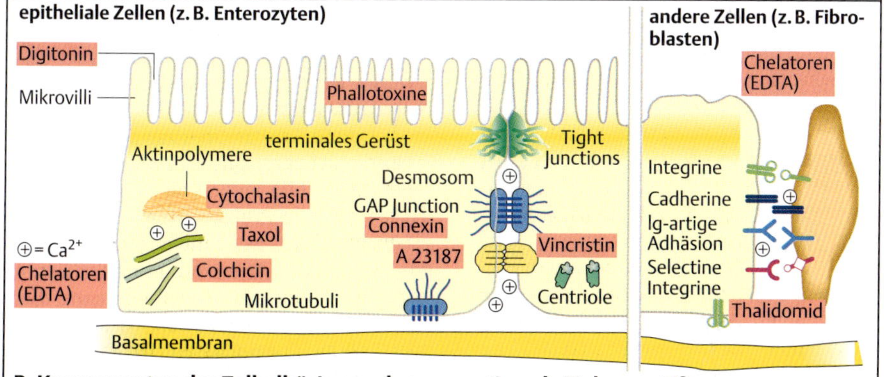

B. Komponenten der Zelladhäsion und -aggregation als Ziele von Giften

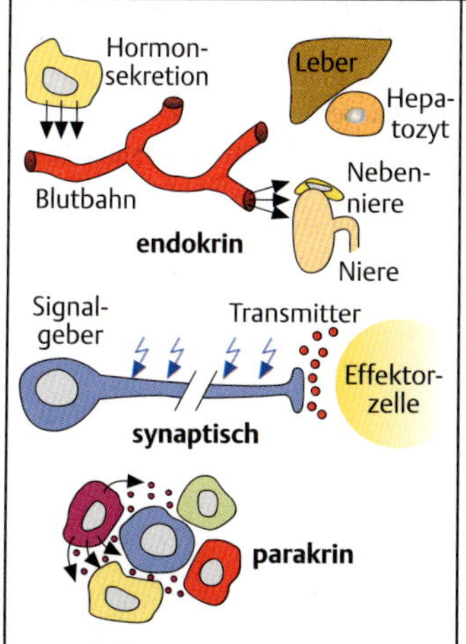

C. Zelluläre Signalübertragung

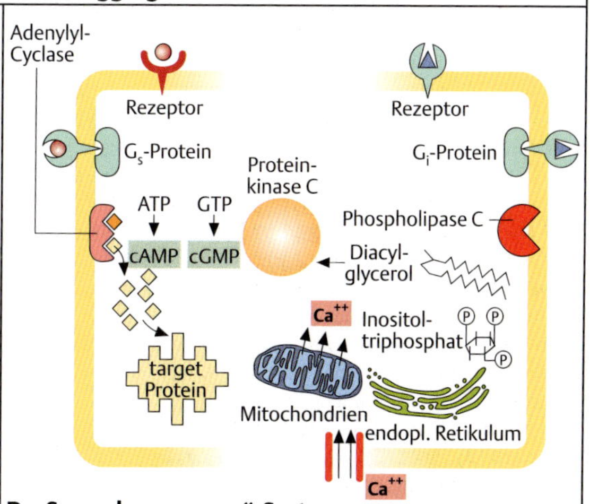

D. „Second messenger"-Systeme

Toxikokinetik I

Die Wirkung einer toxischen Substanz hängt davon ab, in welchem Ausmaß und mit welcher Geschwindigkeit sie im Organismus am Wirkort (Rezeptor) erscheint. Die Toxikokinetik liefert eine quantitative Beschreibung (zeitlich, örtlich) der wichtigen Vorgänge **Aufnahme, Verteilung, Wechselwirkungen, Biotransformation** und **Ausscheidung.** Da die Konzentration am Wirkort nicht exakt bestimmt werden kann, wird aus praktischen Gründen die Konzentrationsbestimmung in Blut, Plasma, Liquor und anderen Körperflüssigkeiten durchgeführt. Die nach oraler Aufnahme eines Gifts gemessenen Plasmaspiegel lassen sich bei vielen Stoffen durch eine Exponentialfunktion mit den Kenngrößen C_{max}, t_{max} und AUC (Fläche unter der c-t-Kurve) beschreiben (**A**).

Eine Unterteilung in „Invasion" (Freisetzung des Gifts aus seiner Matrix und Resorption) und „Evasion" (Biotransformation und Exkretion) ist problematisch, da bereits während des Anflutens eines Gifts die Mechanismen der Elimination wirksam sind. Mit **Elimination** ist die Entfernung eines Gifts aus dem Organismus durch metabolischen Umbau (Biotransformation) und seine Ausscheidung (Exkretion) gemeint. Die Verteilung des Gifts in verschiedene Kompartimente (Rück-, Umverteilung) findet gleichzeitig während der Resorption und Elimination statt.

Mit **Bioverfügbarkeit** eines Gifts bezeichnet man in der Kinetik Ausmaß und Geschwindigkeit, mit der das Gift nach Resorption unverändert am Wirkort erscheint. Unter praktischen Gesichtspunkten versteht man darunter den resorbierten Bruchteil einer ingestierten Giftmenge, der im Plasma bzw. Blut nachgewiesen werden kann. Definitionsgemäß ist ein Stoff nach intravenöser Injektion zu 100% bioverfügbar, so daß Bioverfügbarkeit vereinfacht als Quotient der AUC nach extravasaler (oral, subkutan etc.) und intravenöser Applikation, angegeben in Prozent, ausgedrückt werden kann. Dieser Prozentwert wird in der Literatur auch als *absolute* Bioverfügbarkeit bezeichnet. In der Ökologie kann Bioverfügbarkeit aber ebenso den Anteil eines Gifts bedeuten, der aus der Matrix freigesetzt werden kann und so für eine Resorption zur Verfügung steht. Schließlich wird damit auch die Eigenschaft funktioneller Gruppen oder Atome einer Substanz bezeichnet, für Biosynthesereaktionen verfügbar zu sein.

Resorption

Die Aufnahme von Xenobiotika kann durch Ingestion (über Mund und Magen-Darm-Trakt), durch Inhalation (Einatmen über die Luftwege) oder perkutan (über die Haut) erfolgen. Die Resorptionsgeschwindigkeit wird entscheidend beeinflußt durch den Aggregatzustand (flüssig bzw. gelöst > fest), den Dispersionsgrad (klein dispers > grob dispers) und die Löslichkeit eines Wirkstoffes. Andere Faktoren sind Ionisationsgrad (pH-Wert), Teilchengröße, Geschwindigkeit der Magen-Darm-Passage, gleichzeitige Einnahme von Nahrung. Der Organismus selbst beeinflußt durch die Resorptionsoberfläche der verschiedenen Organe (Lunge, Magen-Darm-Trakt) die Resorption (**B**).

Der Durchtritt lipophiler Stoffe durch die Epithelien der Haut und Schleimhäute erfolgt überwiegend passiv durch Diffusion (**C**). Für einige Stoffe existieren Carriersysteme, die eine Diffusion entlang des Konzentrationsgradienten erheblich beschleunigen. Beim aktiven Transport gegen einen Konzentrationsgradienten wird Stoffwechselenergie verbraucht, oder eine andere energetisch begünstigte Reaktion ist mit dem „Bergauf"-Transport gekoppelt. Größere Partikel werden durch *Phagozytose* oder *Pinozytose* (Flüssigkeiten) aufgenommen oder gelangen durch *Persorption* (z.B. Kohlestaub, Eisenoxidpartikel) auf die andere Seite der Epithelbarriere.

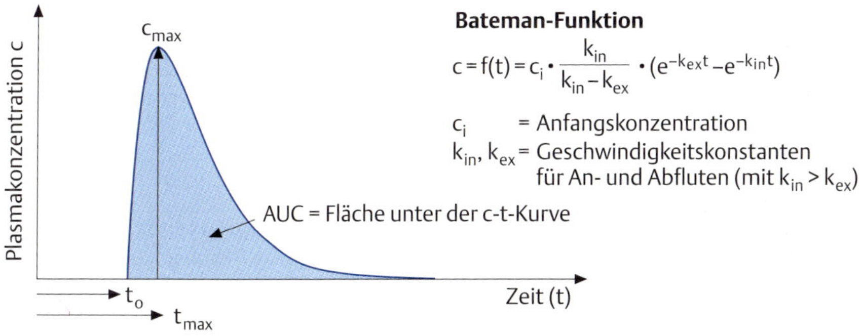

A. Zeitlicher Verlauf des Plasmaspiegels eines Pharmakons nach oraler Applikation

Eintrittspforte	Oberfläche (m^2)
Mundhöhle	0,02
Magen	0,1 – 0,2
Dünndarm	100 – 200
Dickdarm	0,5 – 1,0
Rektum	0,04 – 0,07

Eintrittspforte	Oberfläche (m^2)
Alveolarraum	100 – 140
Haut	1,5 – 2,0
zum Vergleich:	
Kapillarstrombahn	6000 – 8000

B. Resorptionsoberflächen wichtiger Eintrittspforten

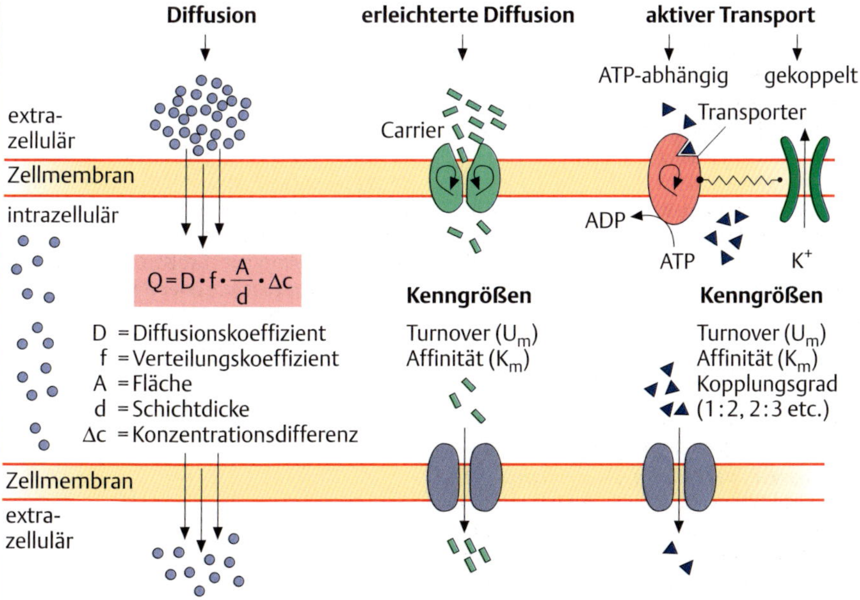

C. Mechanismen zur Aufnahme von Xenobiotika in Zellen

Toxikokinetik II

Distribution (Verteilung)

An die Resorption eines Gifts schließt sich seine Verteilung im Organismus an. Einige Substanzen liegen überwiegend frei gelöst in Blut, Plasma oder Lymphe vor, andere sind dagegen vor allem an Eiweißmoleküle oder Lipoproteine gebunden, die als Vehikel dienen, oder sie reichern sich in lipophilen Phasen an. Die Lage des Gleichgewichts (frei ↔ gebunden) beeinflußt die Geschwindigkeit des Stoffaustauschs (**A**). Eine stabile Bindung an Plasmaproteine wirkt nicht nur im intravasalen Raum als Depot, da viele Zellen auch Plasmaproteine internalisieren. Als *kinetisches Verteilungsvolumen* V_k bezeichnet man das Volumen, das sich aus der Menge der im Körper vorhandenen Substanz und der (im Steady-state) gemessenen Plasmakonzentration ergibt. Es kann bei Stoffen, die im Gewebe angereichert werden, hohe Werte annehmen. Dabei zeigt ein Vergleich dieser Werte mit den real unterscheidbaren Verteilungsräumen (**B**), daß einige Stoffe den Plasmaraum offenbar nicht verlassen, andere sich im gesamten Körperwasser verteilen. Der Transport mit dem Blut ins Kapillarstromgebiet der Gewebe bietet auf einer Gesamtlänge von ca. 95 000 km eine riesige Austauschfläche (ca. 6000 – 8000 m^2). Einige Kapillargebiete zeigen eine selektive Stoffdurchlässigkeit und können als Barrieren wirken (z. B. die Blut-Hirn-Schranke). Andere sind durch Fenster in der Basalmembran relativ durchlässig. An manchen Orten können die Komponenten des Bluts frei vagabundieren, da die Endothelzellen keinen geschlossenen Zellverbund bilden (z. B. Lebersinus). Einige Organe sind besonders gut durchblutet, so daß hier die Verteilung rasch erfolgt, in anderen flutet der Giftstoff viel langsamer an. Bei einer (toxischen) Schädigung der Kapillaren erfolgt der Austritt ins Gewebe viel rascher als bei intaktem Endothel.

Biotransformation

Biotransformation ist die metabolische Umwandlung von Xenobiotika. Sie findet hauptsächlich in der Leber, teilweise auch in Niere, Lunge, Haut und im Plasma statt. Viele Stoffe werden bereits bei der Resorption in der Darmmukosa, vor allem aber in der Leber, nahezu vollständig metabolisiert (sog. „First-Pass-Effekt"). Man unterscheidet Phase-I-(Funktionalisierung) und Phase-II-Reaktionen (Konjugation), bei denen die Stoffe zusätzliche funktionelle Gruppen bzw. hydrophile Partner erhalten. Sie sind dann polarer und besser ausscheidbar (**C**). Obwohl die Biotransformation häufig eine Entgiftung bewirkt, können gerade Phase-I-Reaktionen über reaktive Zwischenstufen scheinbar harmlose Stoffe aktivieren. Hauptorte dieser Funktionalisierung sind die Enzyme der Cytochrom-P450-Familie. Eine Zunahme der Enzymaktivität durch eine vermehrte Neusynthese von Enzym wird *Enzyminduktion* genannt. Partner für eine Konjugation sind hydrophile Moleküle (z. B. Glucuronsäure), die gleichzeitig auch das Molgewicht erhöhen und somit das Konjugationsprodukt gallengängig machen. Aus der Konjugation mit Glutathion entstehen durch weitere enzymatische Schritte sog. *Merkaptursäuren*. Methylierung oder Acylierungen führen im allgemeinen nicht zu besser wasserlöslichen Verbindungen, können aber durch Maskierung von -SH-, -OH- und -NH-Gruppen deren Reaktivität herabsetzen.

Polymorphismen und Defekte

Die metabolische Kompetenz kann zwischen verschiedenen Spezies, aber auch zwischen Individuen einer Spezies große Unterschiede aufweisen. Tritt eine solche Abweichung von der Norm mit einer Häufigkeit $<1\%$ auf, spricht man von einem genetischen Defekt, im anderen Fall von Polymorphismus. Bekannte Polymorphismen zeigen Alkoholdehydrogenase, Glutathion-S-Transferase μ oder Acetyltransferase AT2.

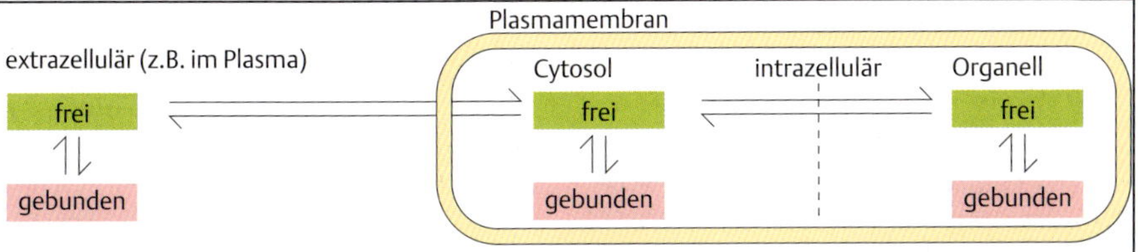

unspezifisch (extrazellulär)	spezifisch (extrazellulär)	unspezifisch (intrazellulär)	spezifisch (intrazellulär)
– α_1-Glykoprotein	– TBG (Thyroxin)	– Membranlipide	– Ferritin (Eisen)
– Albumin	– Transferrin (Eisen)	– Albumin	– Hämosiderin (Eisen)
– Lipoprotein	– SHBG (Steroide)	– Actin	– Macrocortin (Steroide)
	– Coeruloplasmin (Kupfer)		

A. Gleichgewichte, die den Stoffaustausch beeinflussen

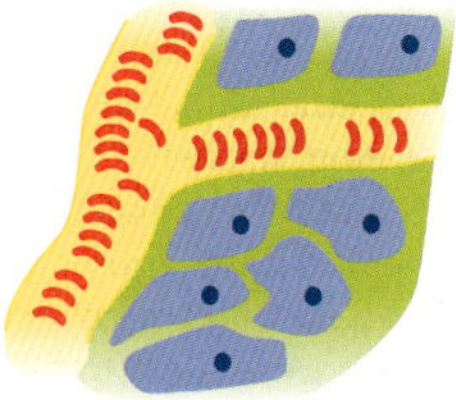

	Blutzellen	4 %	(2,8 % d. KG)
+	Plasma	6 %	(4,2 % d. KG)
=	Blut	10 %	(7,0 % d. KG)
+	Interstitium	25 %	(18,0 % d. KG)
=	Extrazellulärraum	35 %	(25,0 % d. KG)
+	Intrazellulärraum	65 %	(45,0 % d. KG)
	Gesamtkörperwasser	100 %	(70,0 % d. KG)

Substanz V_d	(l/kg KG)
Acetylsalicylsäure	0,15
Cocain	0,54
Paracetamol	0,95
Chinin	1,8
Ethanol	2,0
Morphin	3,3

B. Reale Verteilungsräume und Verteilungsvolumina (V_d)

Phase-I-Reaktionen (Funktionalisierung)

Oxidation

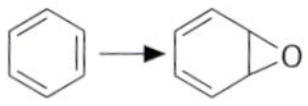

$R-CH_2OH \longrightarrow R-CHO$

Cytochrom-P450-Familien
Aldehyd- und Alkohol-dehydrogenasen

Reduktionen $(H_3C)_3C-OOH \longrightarrow (H_3C)_3COH + H_2O$ — Glutathionperoxidase

Hydrolysen

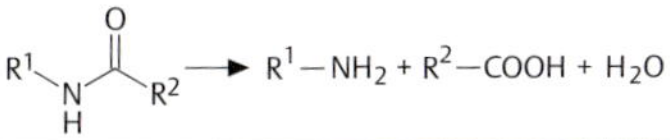

Glucosidasen
Peptidasen
Esterasen

Phase-II-Reaktionen (Konjugation)

Glucuronidierung

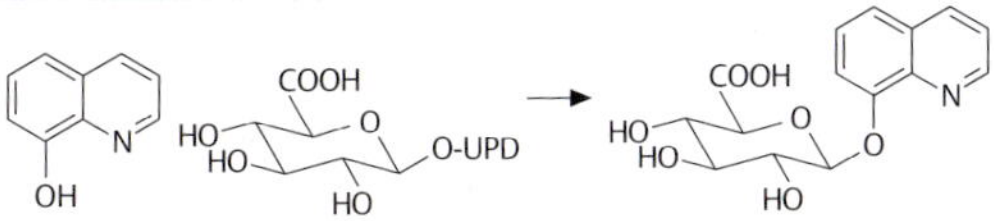

UDP-Glucuronyltransferasen

Sulfatierung

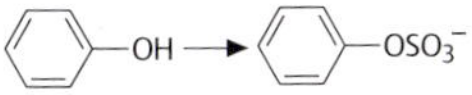

Sulfotransferasen

Glutathionylierung

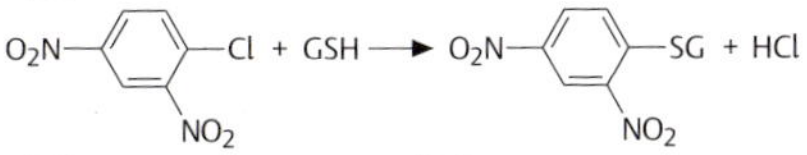

Gluthathion-S-Transferasen

Methylierung

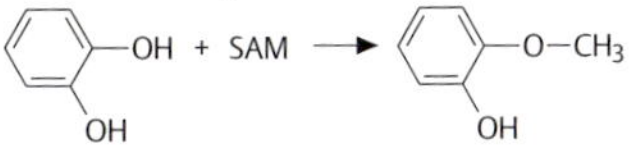

Catechol-O-Methyltransferase

Acetylierung

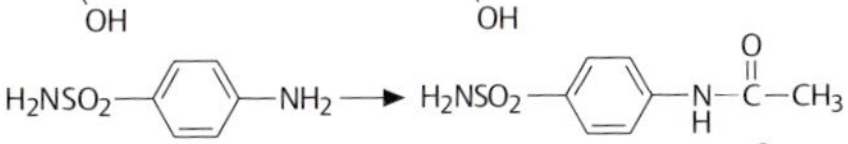

Acetyltransferase 1 und 2

Aminoacetylierung

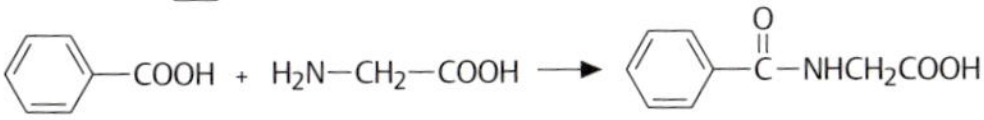

Aminosäure-N-Acetyltransferase

C. Wichtige Biotransformationsreaktionen

Toxikokinetik III

Exkretion

Auch wenn manche Stoffe den Organismus über die Haut (Exsudation oder Desquamation) oder die Atemluft verlassen können, wird die Mehrzahl mit dem Urin oder den Fäzes ausgeschieden. Die renale Exkretion ist vor allem für wasserlösliche Stoffe wichtig und erfolgt in der Regel zunächst passiv durch **Ultrafiltration** (freie Filtration bis zu einem Molekulargewicht von ca. 5000 Da, Ausschlußgrenze bei ca. 6 nm ≈ 60000 Da). Die Zusammensetzung des Ultrafiltrats wird durch Reabsorptionsvorgänge, in einigen Fällen auch durch Sekretionsleistungen des Tubulusepithels drastisch verändert (**A**).

Für Substanzen mit einer Molmasse >300–500 Da (speziesabhängig) ist die Ausscheidung in die Galle wichtig. Von dort verlassen die Substanzen entweder mit den Fäzes den Körper oder werden in distal gelegenen Darmabschnitten u. U. nach bakterieller Biotransformation wieder rückresorbiert. Erscheint die Substanz dann erneut zur Elimination, spricht man von einem **enterohepatischen Kreislauf (B)**.

Die Elimination über die Atemwege spielt für volatile Stoffe, z. B. FCKW, organische Selen-Verbindungen eine Rolle.

Clearance und Halbwertzeit (HWZ)

Clearance ist ein Maß für die Ausscheidungsleistung des Organismus. Die Gesamtkörper-Clearance als Summe von renaler (Ausscheidung über die Niere) und extrarenaler Clearance (andere Ausscheidungswege wie Fäzes, Schweiß etc.) gibt die Geschwindigkeit an, mit der ein Fremdstoff bei einer bestimmten Plasmakonzentration eliminiert wird. Die Halbwertzeit entspricht der Zeit, in der die Konzentration einer Substanz (z. B. im Plasma) auf 50% des Ausgangswerts abgesunken ist. Sie ist nur bei Vorgängen, die durch eine Kinetik 1. Ordnung beschrieben werden können, unabhängig von der Ausgangskonzentration (**C**). Diese Bedingung ist für die meisten Fälle wenigstens in einem bestimmten Konzentrationsbereich erfüllt. Eine Kinetik nach 0. Ordnung liegt vor, wenn pro Zeitintervall nur eine konstante Stoffmenge eliminiert werden kann (z. B. wenn das geschwindigkeitsbestimmende Enzym oder Transportsystem mit maximalem Durchsatz arbeitet).

Kompartimentmodelle

Zur Beschreibung des zeitlichen Verlaufs der Konzentration von Xenobiotika im Blut, Plasma etc. werden sog. Kompartimentmodelle herangezogen (**D**). Das einfachste Modell benutzt ein offenes Kompartiment mit definiertem Volumen V und bekannter Geschwindigkeitskonstante k_a bzw. k_e für An- und Abfluten der Substanz. Für Stoffe, die sich praktisch ausschließlich im Intravasalraum aufhalten (z. B. Heparin), liegt eine gute Übereinstimmung vor. Findet ein Stoffaustausch mit dem Gewebe statt, wird häufig ein Zwei-Kompartimentmodell angepaßt, bei dem außer dem zentralen Kompartiment (mit Zu- und Abfluß) noch ein „peripheres" mit eigenen Geschwindigkeitskonstanten für den Stofftransfer berücksichtigt wird. In diesem Fall wird die Eliminationsgeschwindigkeit durch die Exkretion und die Umverteilung beeinflußt, so daß typischerweise zwei Halbwertzeiten gefunden werden (initiale HWZ α und terminale β). Praktische Bedeutung hat eine solche Analyse z. B. bei der Beschreibung von Stoffen, die u. a. im Fettgewebe angereichert werden und daher üblicherweise lange Verweilzeiten im Organismus zeigen (z. B. DDT ≈ 1 Jahr, Retinoide ≈ 100 Tage).

Mathematische Beziehungen. Einige einfache mathematische Beziehungen reichen im allgemeinen aus, um die Toxikokinetik einer Substanz zu beschreiben. Die wichtigsten Formeln sind in (**E**) zusammengestellt und vermitteln den Zusammenhang zwischen Dosis D, Bioverfügbarkeit F, Plasmakonzentration c, AUC, Halbwertzeit $t_{1/2}$ und Clearance CL.

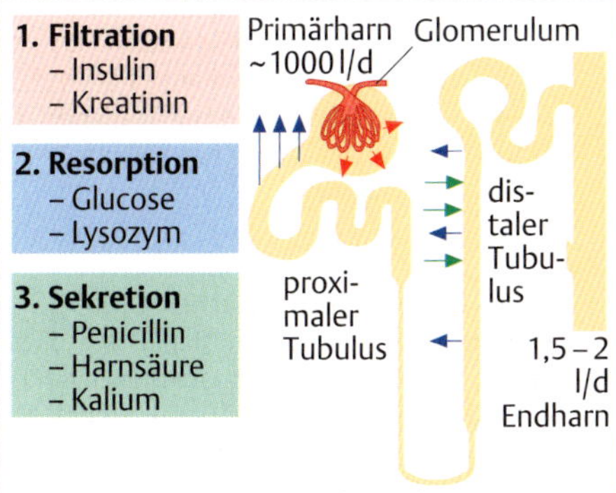

A. Prozesse bei der renalen Exkretion

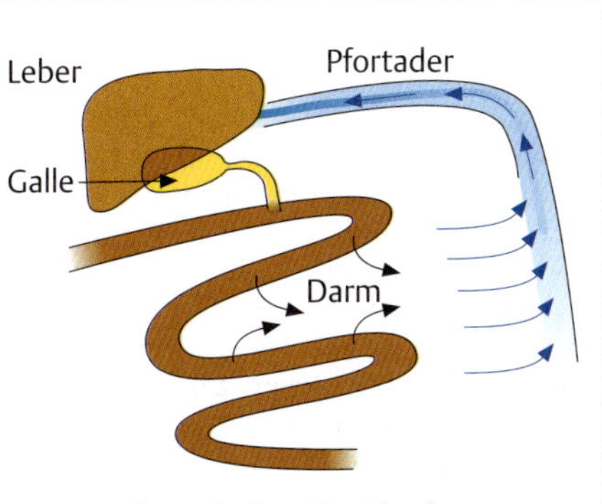

B. Enterohepatischer Kreislauf

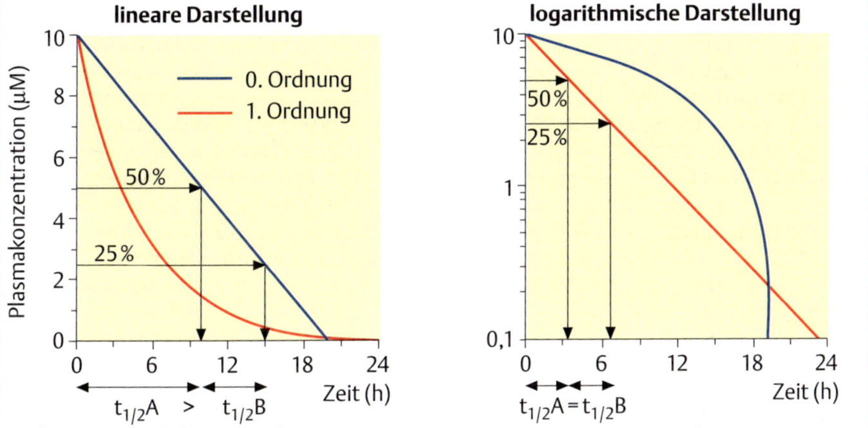

C. Eliminationsordnung und -HWZ

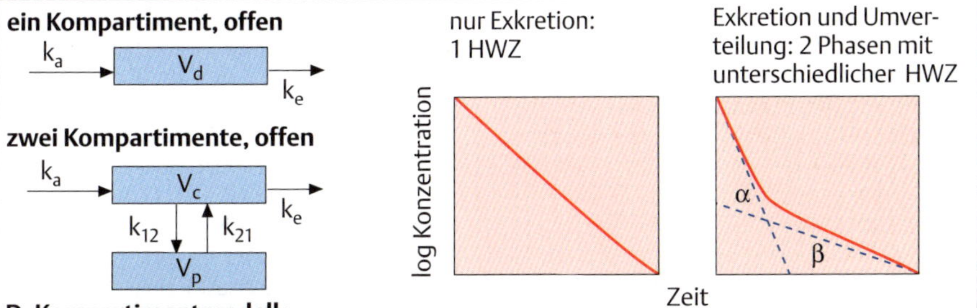

D. Kompartimentmodelle

$$CL = M/AUC$$

$$M/t = CL \cdot c$$

$$HWZ = \ln 2 \cdot \frac{V_d}{CL} = 0{,}693 \cdot \frac{V_d}{CL}$$

AUC = Fläche unter der Konzentrations-Zeit-Kurve
CL = Clearance
HWZ = Halbwertzeit
M = in den systemischen Kreislauf gelangte Stoffmenge
M/t = pro Zeiteinheit eliminierte Stoffmenge
V_d = Verteilungsvolumen

E. Drei wichtige pharma- und toxikokinetische Beziehungen

Biometrie

Biometrie ist die Anwendung mathematischer und statistischer Methoden auf biologische Fragestellungen.

Richtigkeit und Genauigkeit

Das Problem der Zuverlässigkeit von Meßwerten wird häufig mit dem Schießen auf eine Zielscheibe verglichen (**A**).

Richtigkeit und Genauigkeit. Sie sind zwar stets zu fordern, aber *systematische* und *zufällige Fehler* limitieren die Erfüllung in der Praxis. Letztere lassen sich nach wiederholter Messung durch Streumaße (s. u.) abschätzen, aber die Richtigkeit eines Mittelwerts oder Medians kann allein mit Mitteln der Statistik nicht entschieden werden, sondern verlangt die Zuhilfenahme von Referenzwerten bzw. -methoden.

Deskriptive Statistik

Am Anfang jeder statistischen Auswertung steht die Beschreibung der Daten durch Angabe von Durchschnittswert (Median, Mittelwert) und Streumaß (Semiquartilenabstand, Varianz oder Standardabweichung). Die Wahl ergibt sich aus der Natur der Daten, die kontinuierlich (z. B. Längenangaben), diskret (z. B. Anzahl von Todesfällen) oder kategorial (z. B. Farbangaben) sein können.

Hypothesentestung

Hat die Versuchsauswertung eine plausible Antwort auf die Fragestellung gegeben, ist immer nach der Gültigkeit des Testergebnisses zu fragen. Dazu wird das Resultat der Testpopulation mit dem einer Referenz- oder Kontrollpopulation verglichen.

Nullhypothese. Sie geht davon aus, daß zwischen beiden Populationen kein signifikanter Unterschied besteht.

Alternativhypothese. Diese besagt das Gegenteil. Üblicherweise prüft man mit einem statistischen Test die Nullhypothese, um sie zu verwerfen. Die Alternativhypothese wäre dann mit einer zuvor festgelegten Irrtumswahrscheinlichkeit akzeptiert. Das richtige Prüfverfahren hängt außer von der Art der Meß- bzw. Prüfdaten ab von ihrer Verteilung (normal, log-normal, nicht-normal), der Anzahl der Prüfgruppen und der Homogenität der Varianzen in den Prüfgruppen (**B**). Verteilungsunabhängige Tests können immer eingesetzt werden, benötigen aber größere Stichprobenumfänge.

Fehler 1. und 2. Art

In der Praxis ist es wichtig, ob ein gefundener Unterschied nur statistisch signifikant ist oder auch biologische Signifikanz hat. Zwei Fälle sind problematisch:

a) Der Test liefert einen signifikanten Unterschied, der aber in Wahrheit gar nicht existiert. Dieser Fehler 1. Art wird auch Produzentenrisiko genannt: Die Konsequenzen der Aussage (Irrtum, Falschaussage, falscher Alarm) gehen zu Lasten des Urhebers.

b) Der Test findet keinen signifikanten Unterschied, der aber in Wahrheit vorliegt. Dieser Fehler 2. Art stellt ein Verbraucherrisiko dar, da die Konsequenzen der Fehleinschätzung zu Lasten des Konsumenten der Aussage gehen.

In der Praxis ist daher sorgfältig zu prüfen, ob es wichtiger ist, den Fehler 1. Art oder 2. Art möglichst klein zu halten. Der Preis für diese Vorsicht ist ein größerer Stichprobenumfang.

Sensitivität, Spezifität

Oft wird eine statistische Prüfung für Voraussagen benutzt. Allerdings besteht bisweilen eine Diskrepanz zwischen dem Ergebnis toxikologischer Stichprobenuntersuchungen und der Realität. Die Wahrheitstafel möglicher Ausgänge ist in (**C**) gezeigt.

Sensitivität. Sie bezeichnet den Prozentwert, mit dem im Test ein vorhandenes Merkmal richtig erfaßt wird.

Spezifität. Darunter versteht man den Anteil, mit dem ein tatsächlich gar nicht vorhandenes Merkmal auch als negativ erkannt wird. Eine ideale Methode besäße eine Sensitivität von 100% (d. h. keine falsch negativen Ergebnisse) und eine Spezifität von 100% (d. h. keine falsch positiven Ergebnisse).

Von einer zuverlässigen Methode erwartet man außerdem einen hohen *Vorhersagewert:* Sie sollte vorhandene Merkmale immer richtig erkennen und keine falsch positiven Resultate liefern.

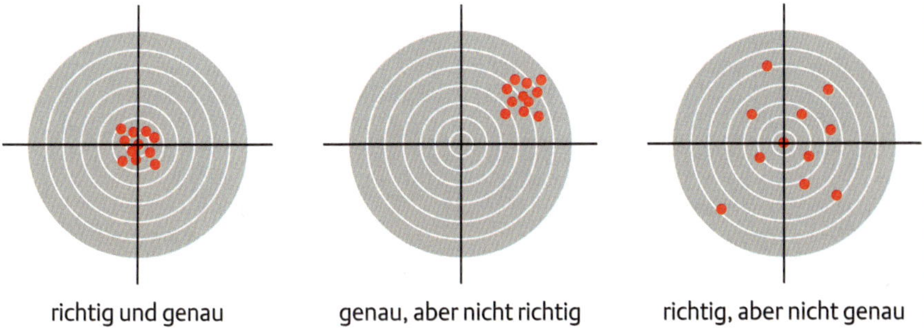

A. Richtigkeit und Genauigkeit von Analysenverfahren

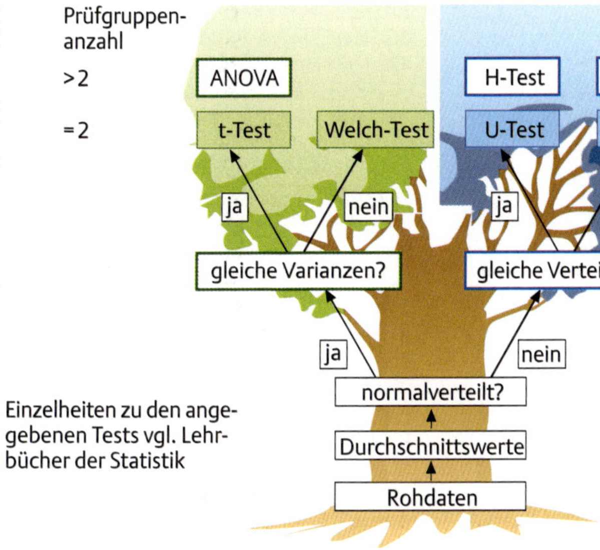

B. Entscheidungsbaum zur Auswahl statistischer Prüfverfahren

		Testergebnis	
		positiv	negativ
Wirklichkeit	positiv	I	II falsch negativ
	negativ	III falsch positiv	IV

ΣN = I + II + II + IV

Sensitivität = I/(I + II)

Spezifität = IV/(III + IV)

Vorhersagewert = I/(I + III)

Prävalenz = (I + II)/ΣN

Konkordanz = (I + IV)/ΣN

C. Wahrheitstafel zur Diskrepanz von Testergebnissen und Realität

Grundlagen

Die Untersuchung toxischer Wirkungen am Versuchstier war lange Zeit Ausgangspunkt der experimentellen Toxikologie (*„Tiermodell“, In-vivo-Modell:* vivus [lat.] – lebendig). Heute werden Tierversuche durch Verfahren ergänzt, die mehr auf die biochemischen Ursachen einer Giftwirkung abzielen. Anstelle eines komplexen Organismus benutzen solche *In-vitro-Modelle* (vitrum [lat.] – [Reagenz-]Glas) isolierte Organe oder Gewebestücke, isolierte Zellen, Zellextrakte oder Zellkomponenten (Organellen, Enzyme). Dazu gehören auch Untersuchungen an Mikroorganismen. (Die Nomenklatur ist nicht einheitlich: Ein Genetiker wird z. B. bei intakten Bakterienzellen von „in vivo“ sprechen – im Gegensatz zu Zellextrakten.) Zugrunde liegt die Annahme, daß alle toxischen Wirkungen sich letztendlich auf zellulärer Ebene ereignen.

Einige In-vitro-Assays sind als Ergänzung oder als Ersatz für bestimmte In-vivo-Tests offiziell zugelassen. Für etliche Wirkungen (z. B. auf Kreislauf, Verhalten) existieren keine akzeptierten In-vitro-Modelle. Auch Langzeitwirkungen lassen sich an Zellkulturen noch nicht zuverlässig prüfen.

In-vivo-Methoden

In-vivo-Methoden benötigen lebende Organismen. Der Gesetzgeber schreibt toxikologische Untersuchungen mit Versuchstieren vor, bevor neue Arzneimittel für den Einsatz beim Menschen zugelassen werden. Bevorzugt sind Maus, Ratte, Meerschweinchen und Kaninchen aus Inzuchtstämmen, in einigen Fällen auch andere Säugetiere. Seit Inkrafttreten des Tierschutzgesetzes (1972) ist der Verbrauch von Versuchstieren rückläufig (**A**).

LD_{50}-(Dosis letalis-)Test

Der LD_{50}-Test wurde 1927 entwickelt. In moderner Definition ist die LD_{50} die Einzeldosis einer Substanz, bei der ein Absterben von 50% der Versuchstiere erwartet wird. Abgesehen davon, daß zur statistisch abgesicherten Feststellung viele Tiere erforderlich sind (z. B. mehr als 400 bei ± 20% Genauigkeit), haben Ringversuche eine mangelhafte Übereinstimmung und Reproduzierbarkeit ergeben. In modifizierter Form gelingt eine Einstufung in die *drei EG-Giftklassen* („mindergiftig – giftig – sehr giftig“) mit 25 Tieren.

„Acute Toxic Class“-Test

Die Prüfung auf *akute Toxizität* erfolgt sequentiell (**B**): An jeweils drei Tiere pro Substanz wird zunächst eine Orientierungsdosis verabreicht, deren Wirkung die Wahl der nächsten Dosierung bestimmt. Sterben weniger als zwei Tiere, so wird im zweiten Schritt 10fach höher dosiert, andernfalls wird die Dosis verringert. Im zweiten Schritt gelingt dann oft schon die Einstufung, so daß im Mittel sieben bis acht Tiere ausreichen.

Draize-Test

Der Draize-Test aus dem Jahr 1944 dient der Identifizierung von Reizstoffen (Irritationstest), die nach Auftragung auf die Haut eines Kaninchens oder nach Einbringung in den Bindehautsack am Kaninchenauge typische Reaktionen hervorrufen (Rötung, Quaddel-, Blasenbildung, Nekrose, Hornhauttrübung, Irisreaktionen, Bindehautinfiltration, Tränenproduktion, **C**). Die Beurteilung mit einer Punktskala umfaßt fünf Schweregrade: nicht reizend – leicht reizend – mäßig reizend – stark reizend – extrem reizend. Auch hier ergaben Ringversuche eine beträchtliche Unsicherheit in der Einstufung.

Hühnerei-Test (HET-CAM)

Dieser Test wird auch zur Feststellung einer Reizwirkung eingesetzt (**D**). Bebrütete Hühnereier werden am stumpfen Pol geöffnet, so daß die Prüfsubstanz in gelöster oder fester Form auf die Chorionallantoismembran (CAM) aufgebracht werden kann. Nach wenigen Minuten können die Reaktionen des Eiweißes beurteilt, typische Gefäßveränderungen wie Hämorrhagien, Nekrosen erkannt werden. Der Test ist als Ergänzung zum Draize-Test (s. o.) in der Erprobung.

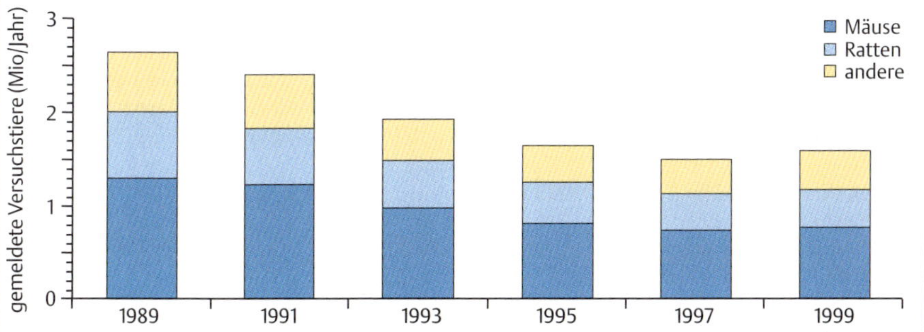

A. Veränderungen bei den Versuchstierzahlen 1989 – 1999

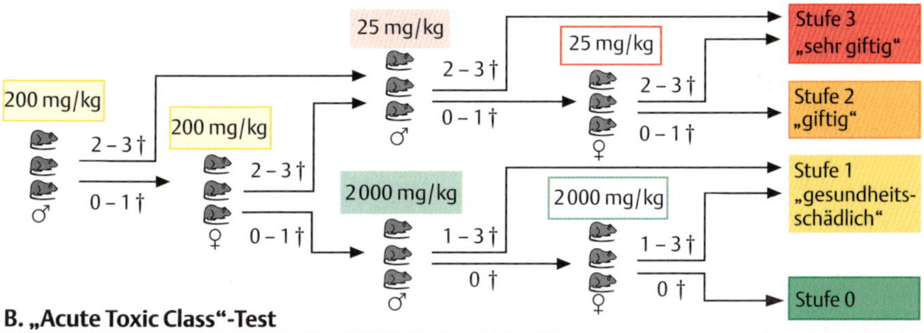

B. „Acute Toxic Class“-Test

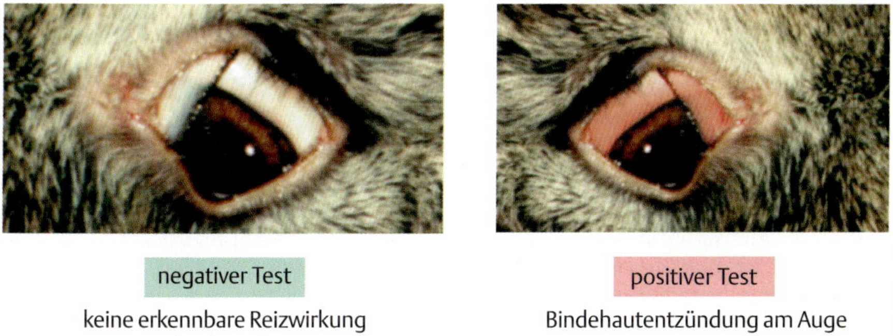

C. Draize-Test am Kaninchenauge

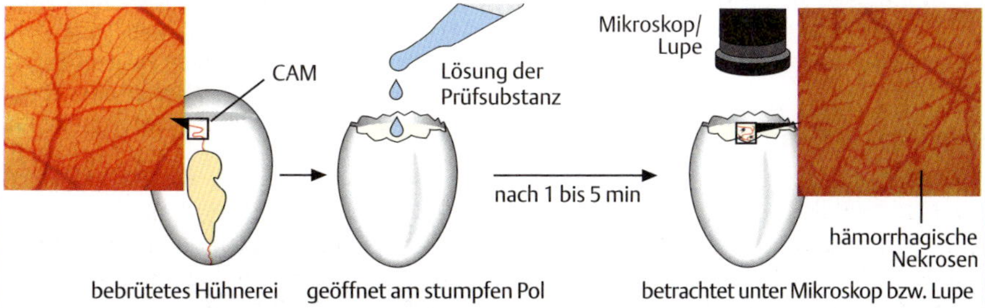

D. Hühnereitest (Chorionallantoismembran) – HET-CAM

In-vitro-Methoden

Man unterscheidet Tests auf Zytotoxizität, Mutagenität, Teratogenität etc.

Farbstofftests

Farbstofftests dienen zur Erfassung der Zytotoxizität. Farbstoffe wie *Neutralrot* werden nur von lebenden Zellen aufgenommen. Der aufgenommene Farbstoff wird gemessen.

Andere Farbstoffe werden erst nach Aufnahme von Vorläufern in die Zelle durch Einwirkung zellulärer Enzyme gebildet. In Gegenwart von Prüfsubstanz und *XTT* (einem Tetrazoliumsalz) entsteht nur in vitalen Zellen durch zelluläre Dehydrogenasen ein *Formazan*, das photometrisch bestimmt wird (**A**). Farbstoffe wie *Trypanblau* können die Zellmembran intakter Zellen nicht passieren, sondern gelangen nur in geschädigte Zellen, in denen sie eine im Mikroskop sichtbare Anfärbung verursachen.

Ames-Test

Der Ames-Test ist ein *Mutagenitätstest* mit Bakterien. Gezielt veränderte Salmonellen oder Kolibakterien enthalten ein abnormes Gen und sind nur auf speziellen Nährböden zum Wachstum befähigt, während der Wildtyp auch auf normalem Agar wächst (**B**). Nach Einwirkung eines Mutagens erlangen einige der veränderten Bakterien wieder die ursprüngliche Fähigkeit des Wildtyps (sog. Rückmutation) und wachsen auf normalem Agar. Solche *Revertanten* wachsen zu leicht auszählbaren Kolonien aus. Da viele Mutagene erst nach erfolgter metabolischer Aktivierung wirken, wird in der Inkubationsphase ein *Aktivator* (S9-Mix = Mikrosomenfraktion aus Leberhomogenat) zugesetzt.

HG-PRT-Test

Der HG-PRT-Test mit Säugerzellen (z.B. V79 Hamsterfibroblasten), die eine Veränderung im Bereich des *H*ypoxanthin-*G*uanin-*P*hosphoribosyl*t*ransferase-Gens tragen, die sie gegen Thioguanin (TG) resistent macht, wird zur Prüfung auf Kanzerogenität eingesetzt.

Inkubiert man TG-resistente mit Wildtyp-Zellen, so kommt es in Gegenwart von TG durch Zell-Zell-Kommunikation zur metabolischen Kooperation, bei der auch die resistenten Zellen absterben. Tumorpromotoren wie Phenobarbital, DDT, unterdrücken die Kommunikation: Die resistenten Zellen überleben (**C**).

Limulus-Test

Der Limulus-Test ist ein *Pyrogentest* mit wäßrigen Amöbozytenextrakten aus dem Süßwasserkrebs *Limulus polyphemus*. Im Gegensatz zum Kaninchentest (Temperaturanstieg nach parenteraler Applikation von Pyrogenen) reagieren nur Pyrogene gramnegativer Keime (Endotoxine). Endpunkt ist eine Gelbildung im Reagenzglas (positiver Test; **D**).

Schwesterchromatidenaustausch (SCE)

Dieser Austausch tritt bei der Zellteilung spontan, besonders aber unter dem Einfluß von Klastogenen auf. Der SCE-Assay gelingt mit teilungsaktiven Zellen. In einer ersten Mitose erfolgt die Markierung des (neugebildeten) DNA-Fadens durch Bromdesoxyuridin (BrdUrd). Nach der nächsten Mitose sollte dann die Markierung nur auf dem markierten Faden erscheinen. Bei Klastogen-induzierten SCE wird eine abnorme Markierungsverteilung beobachtet (**E**).

„Limb bud/whole embryo culture"-Test

Der Test wird zur Erkennung von Schäden in der Embryonal- und Fetalphase meist mit Ratten- oder Mausembryonen ausgeführt. Nach Explantation aus dem Uterus kann eine isolierte Extremitätenanlage („limb bud") oder der ganze Embryo („whole embryo") bis zu 4 Tage den Prüfsubstanzen ausgesetzt werden. Endpunkte sind Vitalität, Wachstum oder morphologische Anomalien.

Mikronukleus-(M-Kern-)Test

Der Test benötigt kultivierte Zellen oder bioptisches Material. Mikrokerne entstehen vermehrt in Gegenwart genotoxischer Stoffe durch fehlerhafte Zellteilung, wobei die Chromosomen nicht richtig auf die Tochterzellen verteilt werden. Im Mikroskop sieht man extranukleäres DNA-Material (**F**).

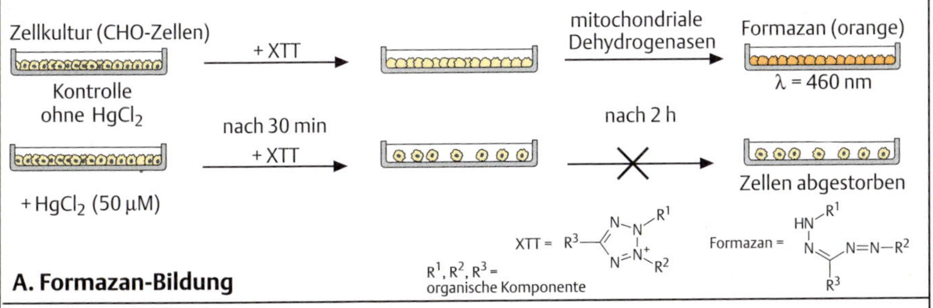

A. Formazan-Bildung

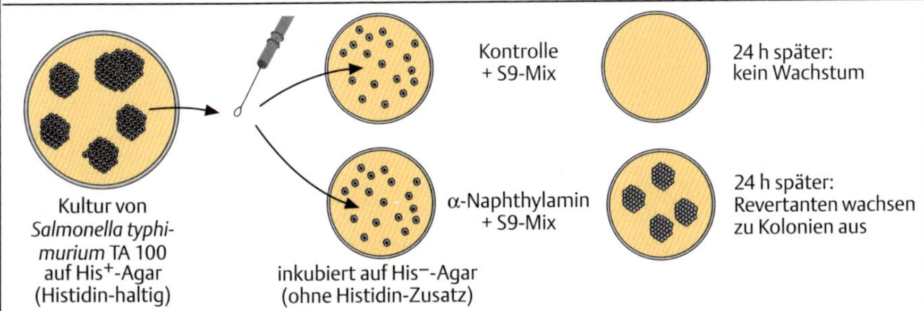

B. Ames-Test mit α-Naphthylamin

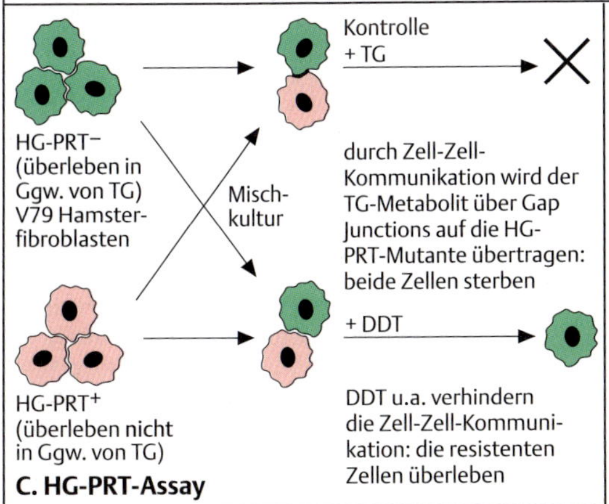

C. HG-PRT-Assay

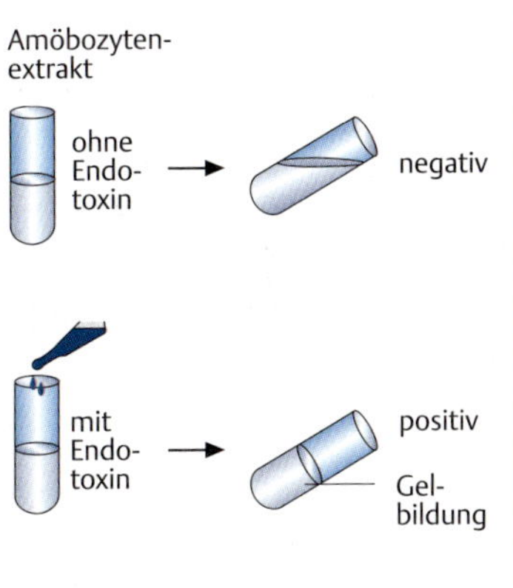

D. Limulus-Test

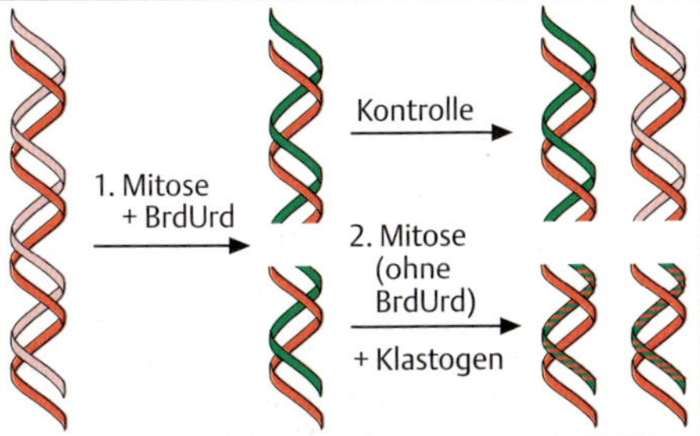

E. Schwesterchromatidenaustausch (SCE)

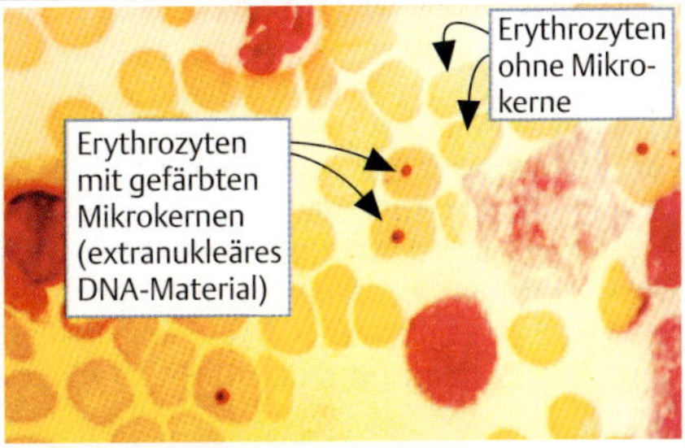

F. Mikronukleus-Test

Erste Hilfe bei Vergiftungen (Laienhilfe)

Eine Erste Hilfe bei Vergiftungen durch Laien ist meist nicht indiziert. Das Auslösen von Erbrechen nach oraler Aufnahme darf nur in sehr seltenen Ausnahmefällen durch Laien ausgeführt werden. Das Auslösen von Erbrechen ist nur innerhalb der ersten Stunde nach Giftaufnahme sinnvoll und sollte auf Gifte wie Paraquat, Arsenik, Alkylphosphate und Amatoxin beschränkt bleiben. Es muß immer eine Giftnotrufzentrale (vgl. S. 58) eingeschaltet werden, die auch Hinweise auf die Erste Hilfe geben kann. Insbesondere bei Kindern ist das Auslösen von Erbrechen eher gefährlich als nützlich, da von Kindern meist nur geringe Mengen aufgenommen werden. Dies gilt insbesondere auch für die Aufnahme von Zigaretten. Da bei vielen Vergiftungen spontanes Erbrechen auftreten kann, ist der Patient auf die Seite zu lagern und in Kopftieflage zu bringen (**A**). Dadurch kann eine Aspiration vermieden werden. Besonders wichtig ist diese Maßnahme bei bewußtlosen oder bewußtseinsgetrübten Patienten. Bei Hautkontakt mit giftigen oder ätzenden Substanzen sollte sofort eine ausreichende Spülung mit Wasser erfolgen. Anschließend wird durch Abwaschen mit Seife entgiftet. Eine völlige Entkleidung des Patienten ist notwendig, um eine weitere Kontamination durch die Kleidung zu verhindern. Wenn Säure oder Laugenspritzer ins Auge gelangen, sollten die Augen unter fließendem Wasser oder durch das Ausdrücken eines mit Wasser getränkten Taschentuches in den Lidspalt hinein erfolgen (**B**). Diese Maßnahmen können bereits vor Eintreffen des Arztes von Laien eingeleitet werden. Bei der versehentlichen Aufnahme von ätzenden Substanzen muß der Patient aufgefordert werden, Wasser zur Verdünnung zu trinken.

Erstversorgung von Vergifteten durch den Arzt

Bei der Erstversorgung von Vergifteten durch den Arzt oder das ärztliche Assistenzpersonal ist die **Fünf-Finger-Regel** zu beachten. Sie besteht aus der *Elementarhilfe*, der *Giftentfernung*, der *Antidottherapie* (sofern Gegenmittel bekannt sind), dem *Transport* in eine geeignete Klinik und der *Asservierung* (**C**).

Elementarhilfe (D)

Für die Elementarhilfe gilt die **ABC-Regel.** *A* steht für *A*temwege freimachen, *B* für *B*eatmung (wenn notwendig), *C* für *C*irculation-Aufrechterhaltung; diese kann in einer Unterstützung der Kreislaufverhältnisse durch Volumengabe und/oder Katecholamine bestehen. Im äußersten Falle besteht sie in der Herz-Lungen-Wiederbelebung. Die Wiederbelebung erfolgt dann nach der **DEF-Regel.** *D* für *D*rugs zur Kreislaufstützung bzw. Wiederherstellung, *E* für *E*KG zur Diagnose der Asystolie bzw. des Kammerflimmerns, *F* für *F*ibrillationsbehandlung beim Flimmern. Bei den meisten Vergiftungen können durch eine endotracheale Intubation zur Freihaltung der Atemwege und u.U. anschließender Beatmung die Vitalfunktionen gesichert werden. Bei Kindern kann Fremdinhalt aus den oberen Luftwegen durch freies Hängen in Pendelhaltung entfernt werden, wenn gleichzeitig der Thorax von vorn und hinten zusammengepreßt wird. Bei Kreislaufstillstand hat eine Herzmassage im Verhältnis 5 : 1, d. h. 60 Herzmassagen und 12 Beatmungsstöße/min, zu erfolgen (Voraussetzung sind zwei Helfer, die in der Regel anwesend sind). Zur medikamentösen Wiederbelebung werden Adrenalin, Natriumhydrogencarbonat, Atropin und nach erfolgreicher Defibrillation als Antiarrhythmikum Lidocain eingesetzt. Zur Blutdruckstabilisierung findet Dopamin Verwendung.

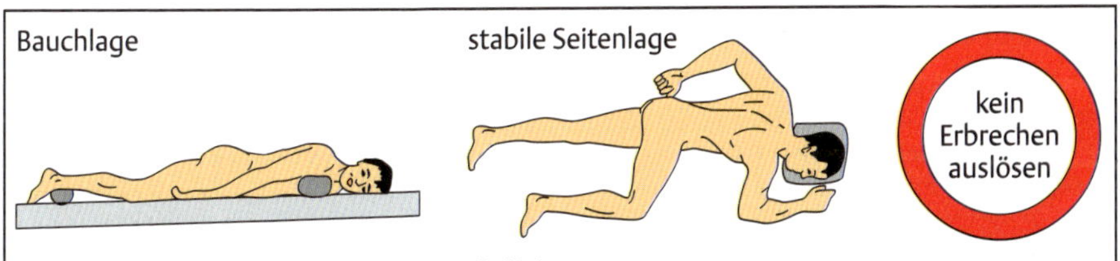

A. Erste Hilfe bei Vergiftungen (Laienhilfe)

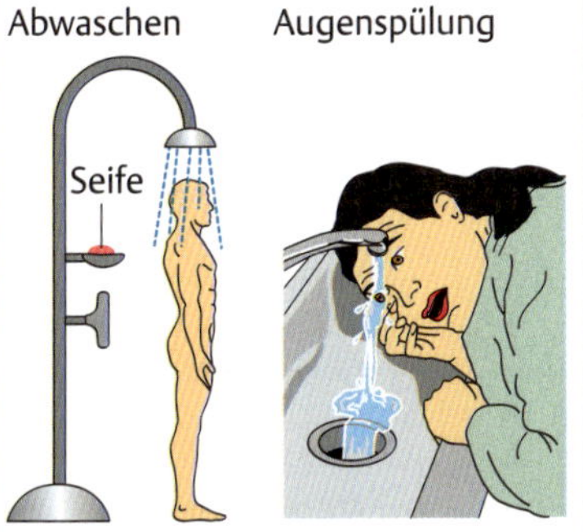

B. Wichtige Laienhilfen

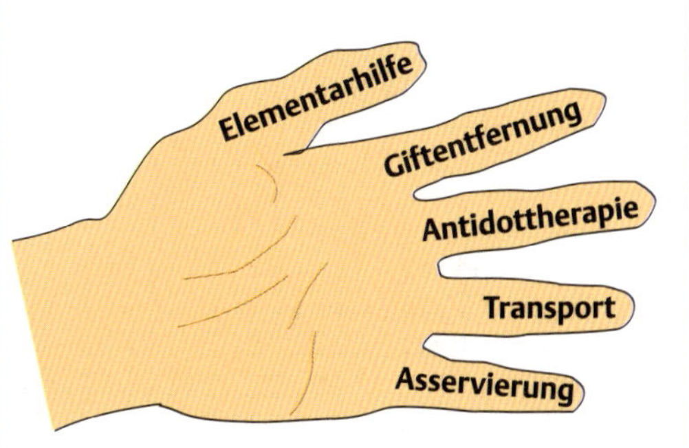

C. Fünf-Finger-Regel

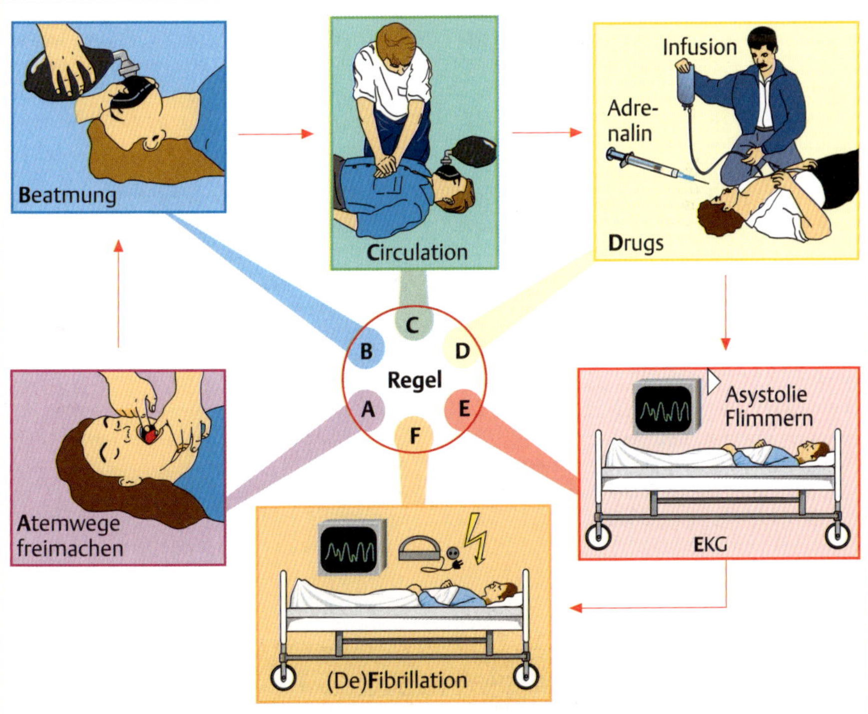

D. Elementarhilfe

Giftentfernung (A)

Bei oral aufgenommenen Giften kann die Entfernung des Giftes aus dem Magen durch das Auslösen von Erbrechen oder eine Magenspülung erfolgen. Diese Maßnahme ist nach der Einnahme von Medikamenten nur noch innerhalb der ersten Stunde nach Giftaufnahme sinnvoll. Erbrechen sollte nur durch die Gabe von Sirup Ipecacuanha induziert werden und darf nur bei Patienten mit vollem Bewußtsein und nicht nach der Aufnahme von Schaumbildnern, Lösungsmitteln, Säuren oder Laugen hervorgerufen werden. Die Magenspülung wird bei bewußtseinsklaren Patienten nach entsprechender Fixierung in Bauchlage durchgeführt. Bewußtseinsgetrübte oder bewußtlose Patienten werden nach Intubation der Trachea und anschließender Abdichtung der Trachea (Cuff) in Rückenlage magengespült. Bei Erwachsenen wird mit körperwarmem Leitungswasser gespült. Die Spülmenge sollte 10–20 l in Portionen von 0,5 l betragen. Kinder werden mit isotoner NaCl-Lösung magengespült. Im Anschluß an die Magenspülung wird Aktivkohle (1 g/kg KG) zur Bindung der verbleibenden Gifte im GIT über den Magenschlauch oder über eine Magensonde instilliert. Die Kohle wird meist zusammen mit einem Laxans verabreicht. Dieses Laxans dient der beschleunigten Darmpassage und somit der forcierten Ausscheidung des an Kohle gebundenen Giftes. In der Regel wird für diese Abführmaßnahme Natriumsulfat bei Erwachsenen in einer Dosis von 0,4 g/kg KG und bei Kindern 0,5 g/kg KG verwendet. Als sekundäre Entgiftungsmaßnahmen, d. h. nach bereits erfolgter Resorption, stehen die forcierte Diurese, die Hämodialyse, die Hämoperfusion und die Plasmapherese zur Verfügung. Alle diese Verfahren haben eine sehr eingeschränkte Indikationsbreite. Eine Giftnotrufzentrale ist vor Durchführung einer solchen Maßnahme immer einzuschalten.

Antidottherapie

Antidota. Dieses sind Stoffe, die spezifisch in den Wirkmechanismus des Giftes eingreifen und dadurch die Giftwirkung mildern bzw. aufheben oder zur beschleunigten Giftelimination beitragen: Z. B. ist DMAP (Dimethylaminophenol) ein lebensrettendes Antidot, das über eine Methämoglobinbildung zur Cyanidentgiftung führt. Es muß im Notarztwagen immer zur Verfügung stehen (**B**); Kohle bindet z. B. im GIT das Gift und verhindert so seine Rückresorption, oder Chelatbildner führen zur forcierten renalen Schwermetall-Elimination bei entsprechender Vergiftung. Auf eine ausreichende Bevorratung von Antidota auf Intensivstationen und im Notarztwagen ist zu achten (TOX-BOX, **B**).

Transport

Für den Verlauf einer akuten exogenen Intoxikation ist neben der unmittelbar therapeutischen Maßnahme oft auch die Logistik (z. B. Transport) von entscheidender Bedeutung. Der Transport ist nur nach Stabilisierung der Kreislaufverhältnisse und unter Sicherung der Atemwege, d. h. bei bewußtseinsklaren Patienten in Bauch- oder Seitenlage, bei bewußtseinsgetrübten Patienten nach Intubation aufzunehmen.

Asservierung

Die Asservierung dient der Sicherung der Diagnose bei Vergiftungen. Folgende Asservate sind immer zu gewinnen: Urin, Blut in EDTA-Röhrchen, Blut nativ zur Gewinnung von Serum. U. U. muß Stuhl (wie bei Lebensmittel- oder Pilzvergiftungen) oder bei Vergiftungen durch Gase Ausatemluft im Atemballon gewonnen werden. Die Probe muß durch genaue Beschriftung identifizierbar bleiben (z. B. Personalien, Asservate, Entnahmezeit; vgl. Biomonitoring, S. 32). Vor jeder Antidotgabe sollte eine Asservierung von Blut und Urin erfolgen, da durch die Verabfolgung des Gegengiftes, z. B. durch Bindung des Giftes, die Bestimmungsmethode gestört werden kann.

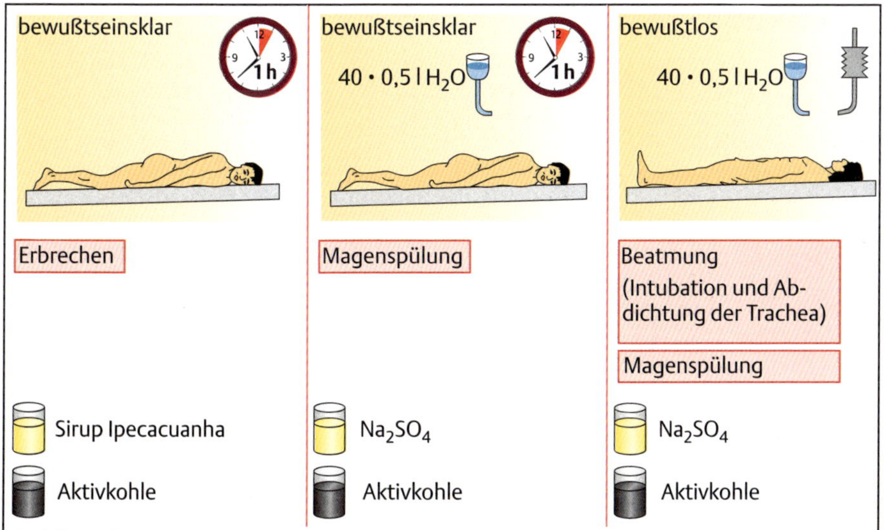

A. Giftentfernung

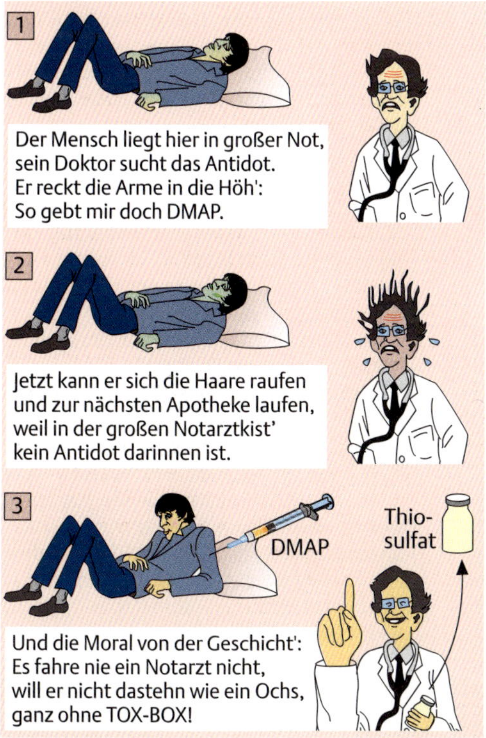
1
Der Mensch liegt hier in großer Not,
sein Doktor sucht das Antidot.
Er reckt die Arme in die Höh':
So gebt mir doch DMAP.
2
Jetzt kann er sich die Haare raufen
und zur nächsten Apotheke laufen,
weil in der großen Notarztkist'
kein Antidot darinnen ist.
3
DMAP
Thio-sulfat
Und die Moral von der Geschicht':
Es fahre nie ein Notarzt nicht,
will er nicht dastehn wie ein Ochs,
ganz ohne TOX-BOX!

4

TOX-BOX

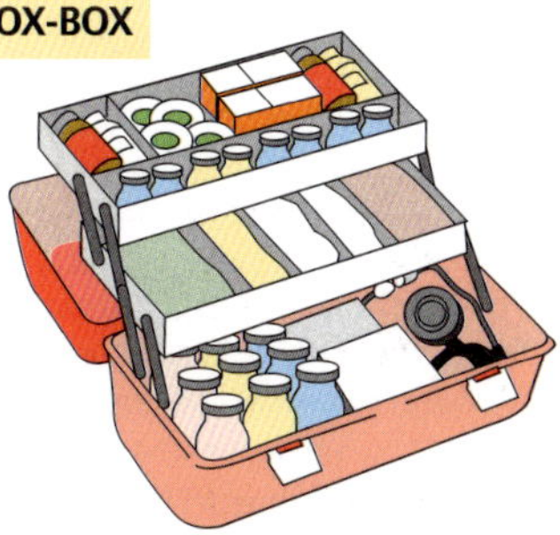

Toxikologische Notfallausrüstung
(Beispiele)

Antidot	Gift
Atropin, Toxogonin	Alkylphosphate
DMAP, Thiosulfat	Cyanide
Diazepam	Chloroquin
Toluidinblau	Methämoglobinbildner
Auxiloson	Reizstoffe
Kohle	Metalle

B. Antidottherapie

Grundlagen

Definition

Umweltmedizin. Diese ist eine fachübergreifende Disziplin. Sie beschäftigt sich mit den Auswirkungen der mit Schadstoffen kontaminierten Umwelt, dem Lärm oder der Einwirkung von z. B. Korpuskularstrahlung elektromagnetischer Felder auf die menschliche Gesundheit.

Umweltmedizinische Disziplinen (A)

Man kann unterscheiden zwischen den eher *präventiv tätigen Disziplinen* wie der Umwelthygiene und der Umwelttoxikologie, die sich mit der Erfassung der Schadstoffe in unserer natürlichen Umgebung beschäftigt, und den *am Patienten tätigen Ärzten der Disziplinen* wie klinischer Toxikologie, Dermatologie (Allergologie), HNO-Heilkunde, der inneren Medizin (Pneumonologie) und der Pädiatrie. Außer diesen beiden Hauptgruppen sind die Arbeitsmedizin und der öffentliche Gesundheitsdienst mit umweltmedizinischen Fragen befaßt: Die Arbeitsmedizin, weil sie große Erfahrung bezüglich der im arbeitsmedizinischen Bereich auf den Arbeitnehmer einwirkenden Schadstoffe gesammelt hat. Der öffentliche Gesundheitsdienst, weil er sich als Hüter der allgemeinen Gesundheit der Bevölkerung versteht. Die Arbeitsmedizin hat in der Liste der Berufskrankheiten durch chemische Einwirkungen verursachte Krankheiten bereits definiert und auf entsprechende Vorsorgemaßnahmen bzw. auf den Verzicht dieser toxischen Arbeitsstoffe hingewirkt.

Alternative Disziplinen

Im Rahmen der ökologischen Bewegung haben sich auch viele alternativ eingestellte Ärzte um umweltmedizinische Probleme bemüht. Die Bandbreite dieser Ärzte reicht von der Homöopathie bis zur sog. Außenseitermedizin, die wissenschaftlich nicht belegte Methoden zur Diagnose von Umweltvergiftungen und zur Entgiftung anbieten (z. B. Bioresonanz, Elektroakupunktur). Diese Ärzte haben ihre eigene Gesellschaft gegründet und sind politisch aktiv.

Belastung des Menschen durch Umweltmedien

Umweltmedien Luft, Wasser oder Boden. Sie können mit Schadstoffen belastet sein. Die in dieser Umwelt gewachsenen Pflanzen, die als Lebensmittel Verwendung finden, können deshalb ebenfalls kontaminiert sein. Insbesondere können sich auf/in den Pflanzen Rückstände von Herbiziden und Pestiziden befinden. Auch tierische Lebensmittel können belastet sein, wenn die Tiere, die zur Fleischgewinnung gehalten werden, kontaminierte Pflanzen verfüttert bekommen oder mit wachstumsfördernden Medikamenten behandelt werden.

Emittierende Quellen. Belastungen gehen auch von emittierenden Quellen aus. Entsprechend der Verteilung, Ausbreitung und Verdünnung führen Emissionen zu Immissionen in der Luft, im Wasser und im Boden. Starke Emittenten sind der *Kraftfahrzeugverkehr, Verbrennungsanlagen aller Art* bzw. die Emissionen *Abluft* und *Abwässer chemischer Betriebe.* Zwischen den Medien erfolgen Stoffübergänge, z. B. durch Ablagerung, Niederschlag, Auswaschung oder Ausgasung. In den Menschen gelangen diese Schadstoffe über die Atemwege als Gas und an Staub gebunden, über den GIT als Lebensmittel und als Staub-(Partikel-)Ingestion oder durch die Haut meist durch direkten Kontakt mit Chemikalien bzw. über Textilien.

Weitere Belastungen (B). Für den Menschen stellen Emissionen von Schallwellen (Lärm), elektrische und magnetische Felder (z. B. durch Stromleitungen, Handys), Radaranlagen (z. B. durch Meßanlagen), Strahlungen durch radioaktive Strahlen (α-, β-, γ-Strahlung) und ultraviolette Strahlen (UV-A, -B, -C; z. B. durch Sonnenlicht, Solarien) zusätzliche Belastungen dar. (Vgl. auch die Kapitel Lärm, S. 292 und Strahlungen, S. 284.)

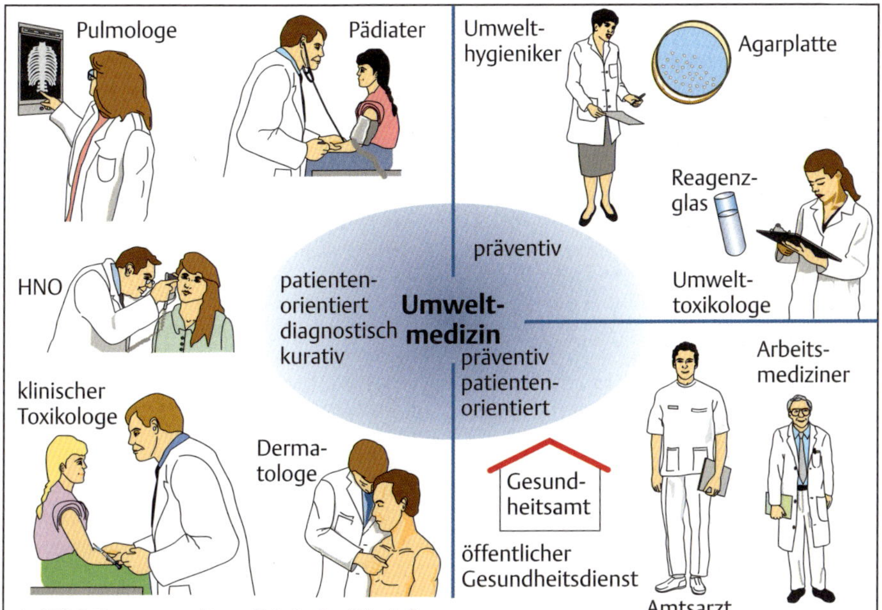

A. Wichtige umweltmedizinische Disziplinen

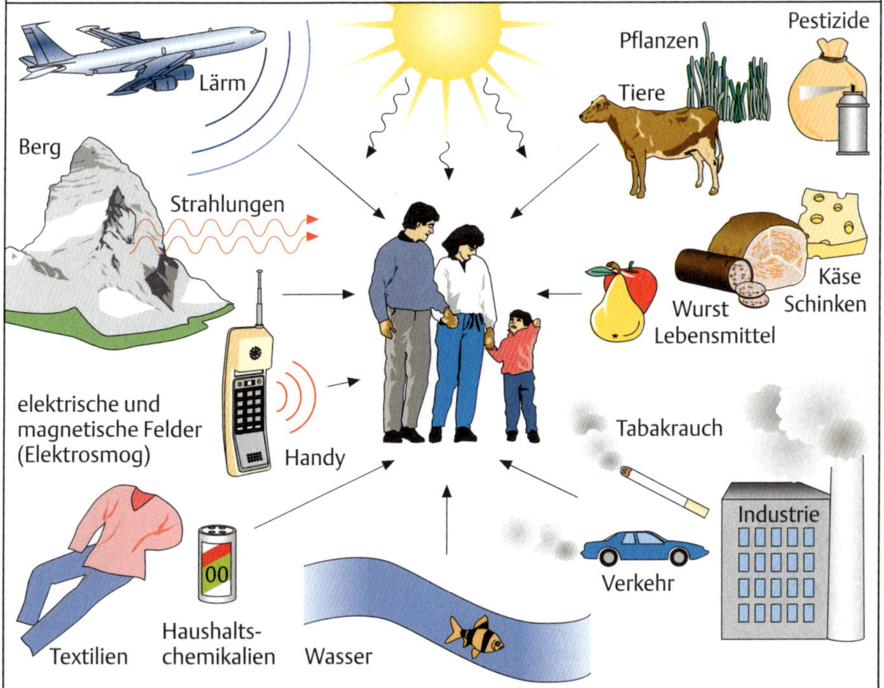

B. Wichtige Emissionen und Schadstoffbelastungen für den Menschen

Invasion und Evasion

Aufgenommene Schadstoffe können renal, fäkal, mit dem Schweiß, der Muttermilch, den Haaren oder durch Hautabschilferung eliminiert werden bzw. schon im Körper (zumeist in der Leber) metabolisiert werden. Wenn die Ausscheidungsmechanismen überfordert werden oder wenn Schadstoffe eine starke Affinität zu bestimmten Strukturen haben wie z. B. Schwermetalle zu Enzymen oder lipophile Stoffe zum Fettgewebe, so kommt es zur Anreicherung im Körpergewebe *(Akkumulation)*. Die Anwesenheit eines Fremdstoffes im Körper bedeutet nicht, daß es immer zur schädigenden Wirkung kommt. So können aus der Umwelt aufgenommene Stoffe auch wichtig für physiologische Prozesse sein, wie z. B. die Biometalle Kupfer, Eisen und Zink oder auch das Jod. Von einer schädigenden Wirkung ist nur dann zu sprechen, wenn durch die Schadstoffe nach kurzer oder langer Zufuhr vorübergehende oder bleibende negative Veränderungen normaler physiologischer Prozesse herbeigeführt werden. In der Regel können Schadstoffe Enzyme, Membranbestandteile oder auch das Genom schädigen. Voraussetzung ist allerdings, daß der Schadstoff nicht rasch ausgeschieden wird, so daß er seine Wirkung entfalten kann. Die ständige Einwirkung eines Stoffes kann u. U. zur Überladung des Systems führen, so daß es erst mit Latenz zur Schädigung kommt.

Die Wahrscheinlichkeit einer schädigenden Wirkung steigt mit der Konzentration im Körper an (Dosis-Wirkungs-Beziehung). Außer bei kanzerogenen Stoffen ist bisher keine Ausnahme von dieser Regel bekannt. Bei den meisten Dosis-Wirkungs-Beziehungen findet man Dosisschwellen, unterhalb derer keine Wirkung beobachtet wird (no observed effect level = NOEL; **A**). Für die meisten Schadstoffe ist ab einer bestimmten Dosis eine spezifische Giftwirkung bekannt (lowest observed effect level = LOEL; **A**). Es gibt keinen wissenschaftlichen Beweis, daß unspezifische Befindlichkeitsstörungen ohne meßbare Organmanifestation durch Schadstoffe im Niedrigdosisbereich auslösbar sind.

Weiterbildung für Mediziner

Von den meisten Landesärztekammern können Ärzte mit einer abgeschlossenen Gebietsbezeichnung und einer 1,5jährigen Tätigkeit in einem Fach, das sich mit der Umweltmedizin befaßt, die Zusatzbezeichnung „Umweltmedizin" erhalten, wenn sie einen Kurs (200 Stunden) in Umweltmedizin absolvieren. Die Weiterbildungsinhalte umfassen (**B**):

1. Grundlagen und Methoden der Umweltmedizin: Information über umweltmedizinische Institutionen, Informationsbeschaffung, Umweltanalytik, Toxikologie, Epidemiologie, Biomonitoring, Risikoabschätzung und Grenzwertableitung.

2. Umweltbelastung durch umweltmedizinisch relevante Stoffgruppen: Außen- und Innenluftverunreinigungen, iatrogene Belastungen, Belastungen aus Bedarfsgegenständen, durch Nahrungsmittel, Trinkwasser und Badewasser, Abwasseraufbereitung bzw. -beseitigung, Schadstoffe in Böden und Gewässern, Abfallwirtschaft, Belastungen mit Lärm und Strahlungen, sinneswirksame Umweltfaktoren, Wetter/Klimakunde und Ökobilanzen.

3. Klinische umweltmedizinische Aspekte: Anamneseerhebung, diagnostische Verfahren, Differentialdiagnose, Therapiemöglichkeiten, Außenseitermethoden, Begutachtungen, Risikogruppen in der Umweltmedizin, Umweltpsychologie mit Psychotherapie und Beratertätigkeit, Prävention.

4. Umweltgesetzgebung: Folgende Gesetze, Verordnungen usw. haben einen Umweltbezug: Umwelt- und Gesundheitsrecht, Gesetze für Bundes-Immissionsschutz, Benzinbleigesetz, Chemikalien, Umweltverträglichkeitsprüfungen und Gesundheitsdienst; Verordnungen über Gefahrstoffe, Giftinformation, Landesbau und Berufskrankheiten; Technische Anleitung zur Reinhaltung der Luft.

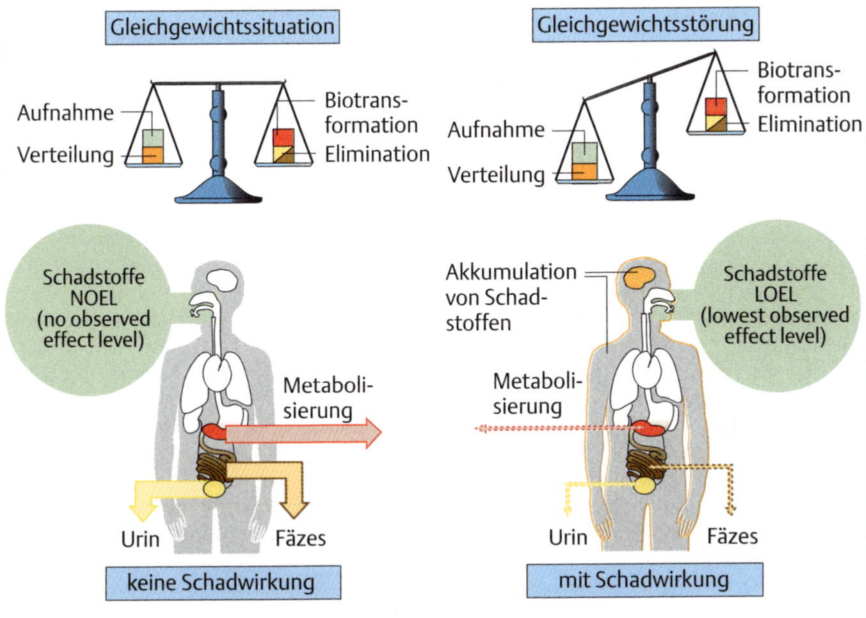

A. Wirkungsentfaltung von Schadstoffen

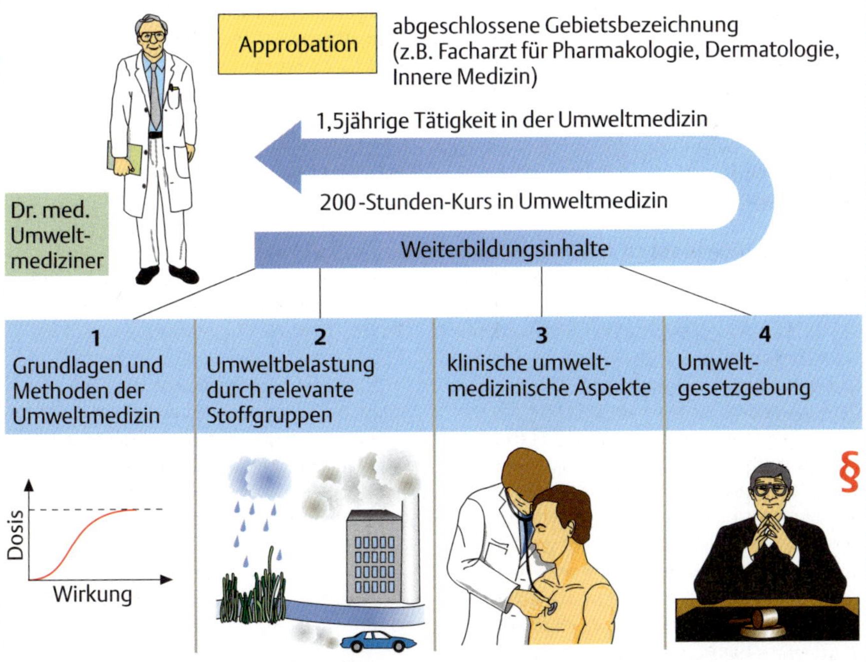

B. Weiterbildung zum Umweltmediziner

Biomonitoring

Grundlagen. Als Biomonitoring bezeichnet man die Messung der Konzentration von Schadstoffen und/oder ihrer Metaboliten in biologischem Material. Wenn es sich dabei um menschliches Material handelt, spricht man von *Human-Biomonitoring.* Folgende Materialien können untersucht werden: Blut, Serum, Fäzes, Urin, Atemluft, Muttermilch, Haare, Zähne, Sperma. Das Human-Biomonitoring dient der Erfassung der Belastung von Schadstoffen in bestimmten Bevölkerungsgruppen zu einem bestimmten Zeitpunkt. Es werden hiermit Stoffe erfaßt, die aus der Umgebung des Menschen in den Organismus übergegangen sind, ohne daß sie natürlicherweise im menschlichen Organismus vorhanden wären. Damit können auch keine Normalwerte, sondern nur Referenzwerte angegeben werden. Diese werden durch Schadstoffuntersuchungen bei nichtbelasteten Personen in einer bestimmten geographischen Region ermittelt. Sie geben nur die Grundbelastung wieder (**A**). Eine Überschreitung des Referenzbereiches ist deshalb nicht gleichbedeutend mit „toxisch" oder „gefährlich". Zur Interpretation der Ergebnisse sind Kenntnisse über Aufenthaltsort, den Zeitraum der Aufnahme und über den Metabolismus notwendig.

Umweltmedien

Schadstoffe können durch *Inhalation, Ingestion* oder *perkutane Resorption* aufgenommen werden (**B**). Sie stammen aus den Umweltmedien *Wasser, Boden, Luft* sowie aus *Lebensmitteln,* die Schadstoffreste enthalten, oder aus *Verbraucherprodukten* und *Bedarfsgegenständen* wie Möbeln oder Kleidung. Während die Konzentration im Blut oder Serum eher die akute, kurz zurückliegende Belastung anzeigt, können im Urin Stoffe gefunden werden, die über einen mittelfristigen Zeitraum im Körper verweilen und u.U. durch Testung, z.B. durch Mobilisation mit Chelatbildnern, zur Ausscheidung gebracht werden. Eine lang zurückliegende Belastung durch Schadstoffe wird am besten durch die Haar- und Zahnanalyse oder in seltenen Fällen durch die Analyse im Gewebe erfaßt. Von Bedeutung ist die Erfassung der Konzentration in der Muttermilch für Stoffe, die besonders im Fettgewebe angereichert werden (Bioakkumulation). Sie dient der Erkenntnis über die Belastungssituation des Säuglings (**C**).

Asservierung

Bei der Asservierung der Proben für das Biomonitoring muß auf die richtige Probenentnahme geachtet werden. Blut muß in schadstofffreien Gefäßen, die mit K-EDTA als Antikoagulanz beschichtet sind und mittels Einmalkanülen gewonnen werden. Bei der Blutgewinnung zur Untersuchung von Lösemitteln und halogenierten Kohlenwasserstoffen müssen Glasgefäße mit einer teflonbeschichteten Verschlußkappe verwendet werden. Damit keine Mikrokoagulation stattfinden kann, muß die Blutprobe sofort nach der Entnahme geschüttelt werden. Urin wird in Polyethylengefäßen gesammelt. Bei speziellen Fragestellungen, z.B. der Schwermetallanalytik, müssen die Gefäße vorher mit Säure behandelt werden und mit destilliertem Wasser gespült werden. 24-Stunden-Urin ist repräsentativer als Spontanurin. Der Bezug auf die Creatinin-Ausscheidung trägt den unterschiedlichen Urinvolumina Rechnung. Haare dienen der Zeitpunktbestimmung, zu der eine Belastung stattgefunden hat. Um zwischen inkorporierten und von außen aufgebrachten Giftstoffen zu unterscheiden, müssen die Haare gewaschen werden. Die Asservate müssen ausreichend beschriftet werden (**D**). Der Zeitpunkt der Asservierung ist vor allem bei Schadstoffen von Bedeutung, die sehr flüchtig sind (z.B. Lösemittel). In Umweltambulanzen ist die häufigste Frage von Patienten, ob sie durch Quecksilber aus Amalgamfüllungen, durch Innenraumgifte aus Holzschutzmitteln (z.B. Pentachlorphenol, Hexachlorcyclohexane) oder Formaldehyd belastet sind.

Schadstoffe	biologisches Material	Durchschnittswerte	Obergrenze
Blei	Blut	50 – 70 µg/l Blut	150 µg/l Blut
γ-HCH (Lindan)	Blut	0,2 – 0,5 µg/l Blut	1,0 µg/l Blut
PCB	Blut	0,01 – 2,0 µg/l Blut	3,0 µg/l Blut
PCDD/PCDF (Dioxine)	Blut	1 – 500 pg/g Blutfett	900 pg/g Blutfett
PCP	Urin	2 – 5 µg/g Creatinin	12 µg/g Creatinin
Hg (ohne Amalgamfüllungen)	Urin	0,1 – 0,3 µg/l	1 µg/l
Hg (mit 8 Amalgamfüllungen)	Urin	0,3 – 1,0 µg/l	5 µg/l

A. Referenzbereiche für einige Umweltschadstoffe in humanbiologischem Material

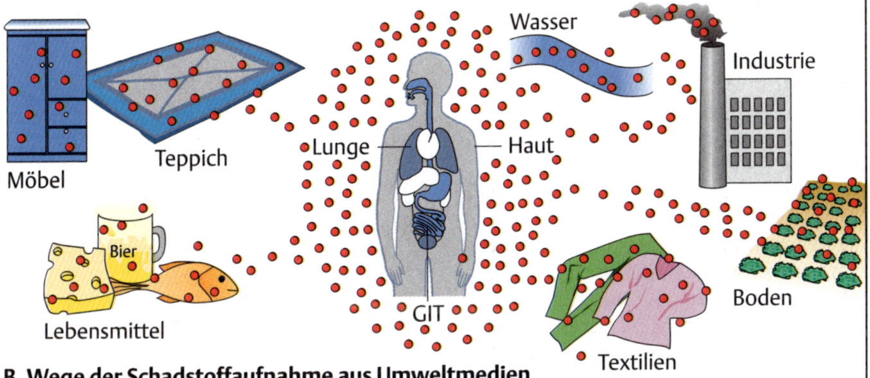

B. Wege der Schadstoffaufnahme aus Umweltmedien

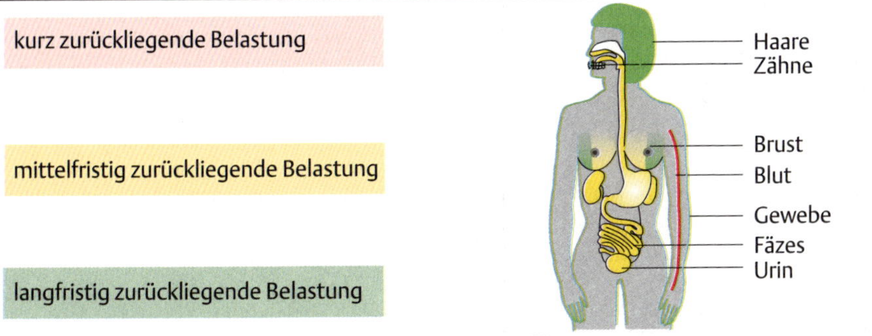

C. Asservierung von Körpermaterialien zur Schadstoffbestimmung

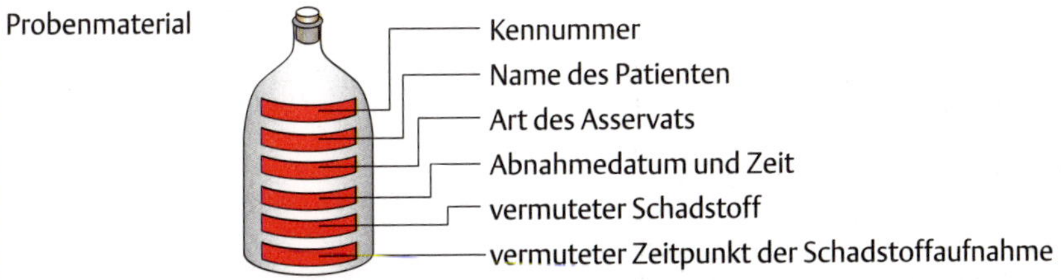

D. Empfohlene Kennzeichnung des biologischen Probenmaterials

Umweltgifte und psychische Störungen

„Doctorshopping"

In zunehmendem Maße werden unspezifische Beschwerden von Teilen der Bevölkerung auf Umwelteinflüsse zurückgeführt. In den Medien werden Einzelfälle von Personen, die sich durch Wohngifte oder Amalgam geschädigt fühlen, generalisiert, so daß eine Verunsicherung und ein Bedrohungsgefühl in der Allgemeinheit entsteht. Dies führt dazu, daß ängstliche Menschen plötzlich bei jedem Mißempfinden Umweltgifte dafür verantwortlich machen. Andererseits finden viele Patienten, die schon lange unter Befindlichkeitsstörungen leiden, eine entlastende Erklärung für ihre Beschwerden.

Einerseits macht also die Angst vor dem Umweltgift krank, andererseits bedingen Umweltschadstoffe psychische bzw. psychosomatische Krankheiten. Diese Fixierung wird unglücklicherweise von manchen verständnisvollen und nicht gerade „billigen Ärzten" gefördert. Dies führt jedoch dazu, daß diese Patienten einer notwendigen psychotherapeutischen Behandlung nicht zugeführt werden. Sie suchen viele Ärzte verschiedener Fachgebiete auf („Doctorshopping"). Dabei werden sie mit unterschiedlichen Diagnosen konfrontiert. Diese reichen von organisch ganz gesund bis unrettbar chronisch vergiftet oder von Simulant bis Psychopath (**A**).

Häufig wird ein Biomonitoring durchgeführt, und es werden Meßwerte erzielt, die im Referenzbereich liegen oder diesen etwas überschreiten. Werte, die man bei akuten Vergiftungen oder Überschreitungen der Biologischen Arbeitsstoff-Toleranz (BAT) erhält, werden niemals gefunden. Die Bedeutung dieser Befunde fällt je nach der Ideologie des Arztes unterschiedlich aus: Entweder werden sie als eine chronische Vergiftung interpretiert oder als ungefährliche Grundbelastung gedeutet. Eine Dosis-Wirkungs-Beziehung, wie sonst in der Pharmakologie und Toxikologie üblich, und das Paradigma von Paracelsus, wonach die Dosis für die Giftwirkung entscheidend ist, werden von manchen Ärzten nicht mehr anerkannt. Auffällig ist allerdings, daß diese Patienten immer eine unspezifische Symptomatik angeben, unabhängig davon, welche Gifte dafür verantwortlich gemacht werden. Die Symptomatik gleicht dem Symptomenkomplex, der auch für die Somatisierungsstörung von Psychiatern definiert wurde (**B**).

Ein weiteres Argument, daß es sich bei Umweltvergiftungen häufig um eine psychische Störung handelt, kann darin gesehen werden, daß früher dieselbe Symptomatologie bereits bestanden hatte, bevor gewisse Stoffe (z. B. das Pentachlorphenol) in die Umwelt kamen. Damals wurde sie als Spinaleritation (19. Jahrhundert), als Neurasthenie (Anfang des 20. Jahrhunderts) oder als chronische Brucellose (in den 30er Jahren des 20. Jahrhunderts) gedeutet.

Fünf Entwicklungsstufen bei „Umweltopfern"

Bei den „Umweltvergifteten", deren stärkste Ausprägung das sog. „Chemical Sensitivity Syndrom" (MCS) oder „Idiopatic Environmental Intolerance" (IEI) ist, kann man phänomenologisch fünf Entwicklungsstufen unterscheiden (**C**):

1. **Flexible Orientierungssuchende.** Dieses sind Patienten, die sich krank fühlen und die als Ursache eine äußere Krankheit suchen.
2. **Fixierte Orientierungssuchende.** Sie sind schon sicher, daß eine äußere Noxe schuld ist, lassen aber neben der Vergiftung noch Allergien oder Infektionen als Ursache zu.
3. **Vergiftungsorientierungssuchende.** Sie sind sich der Giftgenese sicher und suchen nur noch nach dem Gift, das für ihren Zustand verantwortlich ist.
4. **Vergiftungsoptimisten.** Diese glauben durch Maßnahmen wie Entgiftung oder Sanierung der Wohnwelt geheilt werden zu können.
5. **Vergiftungsopfer.** Sie fühlen sich chronisch erkrankt und sind ohne Hoffnung auf Heilung. Ihr ganzes Leben passen sie der Krankheit an.

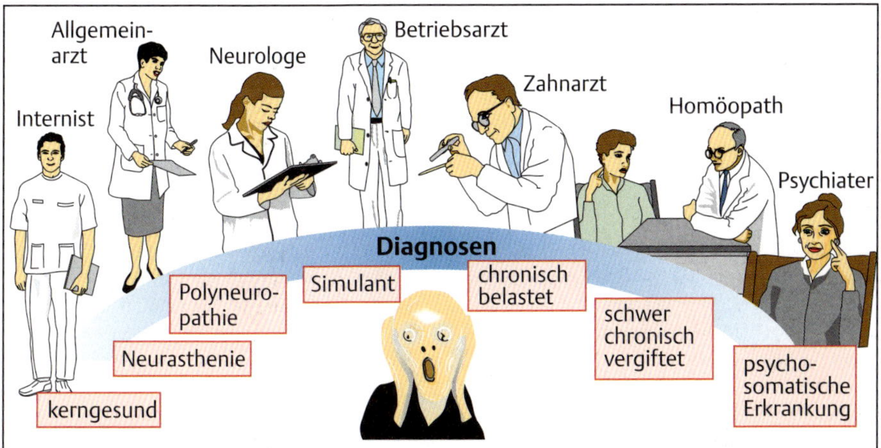

A. Odyssee („Doctorshopping") eines „Umweltvergiftungsopfers"

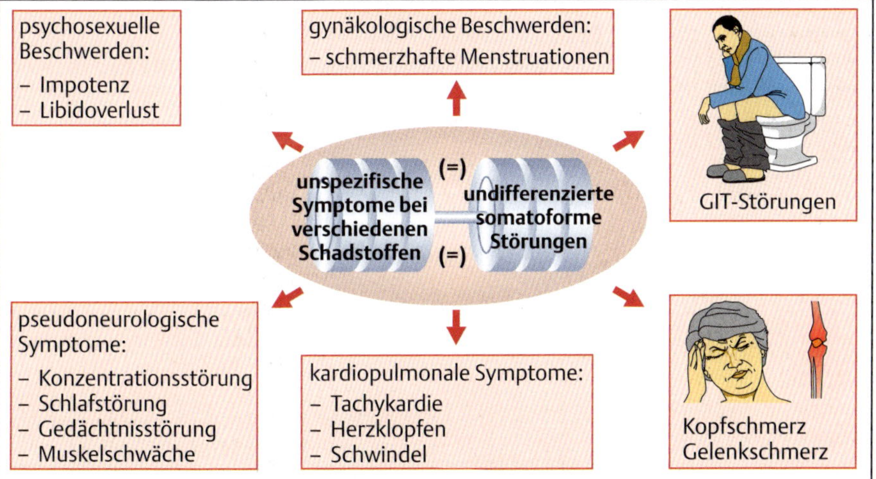

B. Unspezifische Symptome (= undifferenzierte Störungen)

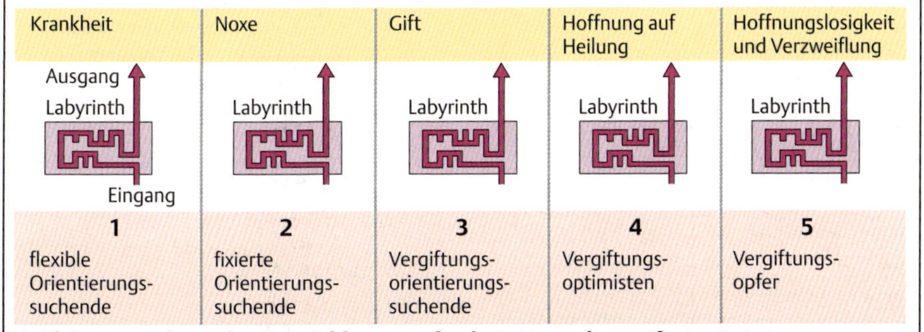

C. Phänomenologische Entwicklungsstufen bei „Umweltvergifteten"

Psychosoziale Auswirkungen auf die „Umweltvergifteten"

Durch die Überzeugung von „Umweltvergifteten", ständig durch Schadstoffe bedroht zu sein, kommt es zu Verhaltensstörungen mit entsprechend psychosozialen Auswirkungen (**A**). Die durch die Umweltschadstoffe bedingten psychischen Störungen sind i.d.R. nicht einheitlicher Genese. Nach den modernen diagnostischen Kriterien bei psychischen Störungen können sie bei den affektiven Störungen, Angststörungen, somatoformen Störungen oder selten bei den psychotischen Störungen angesiedelt sein. Sollten die Gifte selbst wirklich die psychischen Störungen verursachen, müßte man sie den organisch bedingten psychischen Störungen zuordnen. Im Bereich der affektiven Störungen handelt es sich bei den „Umweltvergifteten" meist um Personen mit Anpassungsstörungen mit depressiver Verstimmtheit (früher neurotische Depression).

Externalisierung von Problemen

Die Störung wird durch die „Umweltvergiftung" ausgelöst. Zugrunde liegen kann ein unbewußter, verdrängter Konflikt, der eigentlich gelöst werden müßte. Er kann jedoch nicht gelöst werden, weshalb seine Ursache im Umfeld gesucht wird. Hierfür ist das „Umweltgift" besonders geeignet. Man externalisiert sein Problem und steckt seine ganze Energie in die Bekämpfung dieses „Umweltgifts". Dadurch kann die depressive Verstimmung kurzzeitig verdrängt werden (**B**).

Toxikophobie, somatotrophe Störung und hypochondrische Neurose

Toxikophobie. Bei den Angststörungen kommt es zur Angst vor Vergiftung, obwohl diese nicht vorliegt. Sie kann chronischer Natur sein oder plötzlich, z.B. ausgelöst durch Gerüche, in Form von Panikattacken auftreten (**C**).

Somatotrophe Störung. Bei dieser Störung besteht das klinische Bild aus körperlichen Beschwerden oder einer irrationalen Angst vor Krankheit.

Hypochondrische Neurose. Wenn die Angst besonders uneinfühlbar ist und der Patient ständig alle körperlichen Empfindungen als schwere Krankheit deutet, liegt eine hypochondrische Neurose vor (**D**).

Somatoforme Störungen

Werden multiple körperliche Beschwerden über mindestens mehr als 6 Monate beklagt und ist der Patient unter 30 Jahre alt, so liegt der Verdacht auf eine Somatisierungsstörung nahe. Bei Erstmanifestation über dem 30. Lebensjahr spricht man von undifferenzierten, somatoformen Störungen. Diese somatoformen Störungen machen den größten Anteil der „Umweltvergiftungsopfer" aus. Für diese Patienten, die ihre Beschwerden auf Umweltschadstoffe beziehen (Attribution) ist die Krankheitsursache subjektiv vollkommen klar (fixiertes Krankheitskonzept). Die Kardinalsymptome dieser Somatisierungsstörung sind Beschwerden im GIT. Erst an zweiter Stelle stehen andere Syndrome (vgl. Umweltgifte, S. 34).

Tiefenpsychologisch betrachtet, können diese Somatisierungsstörungen ihre Ursache bereits in der frühen Kindheit haben:

1. Die Mutter verhält sich gegenüber dem Kind sehr *besitzergreifend* und *überfürsorglich*, so daß das Kind (das von der Mutter ja ursprünglich während der Schwangerschaft wirklich besessen wurde) keine Möglichkeit hat, sich abzugrenzen und seinen eigenen Körper zu erleben.
2. Ein Beziehungsmuster, das als *Nichtbeziehung* zu bezeichnen ist: Das Kind wird nicht beachtet, mißachtet oder sogar verachtet. Die dadurch im Kind entstandenen Konflikte sind so ausgeprägt, daß sie mit großer Energie verdrängt werden müssen.

Deshalb ist es sehr schwierig, Patienten mit einer Somatisierungsstörung einer Therapie zuzuführen. Für diese Patienten ist es meist besser, sie an ihrem fixierten Krankheitskonzept festhalten zu lassen, als sie mit den psychogenen Ursachen der Krankheit zu konfrontieren.

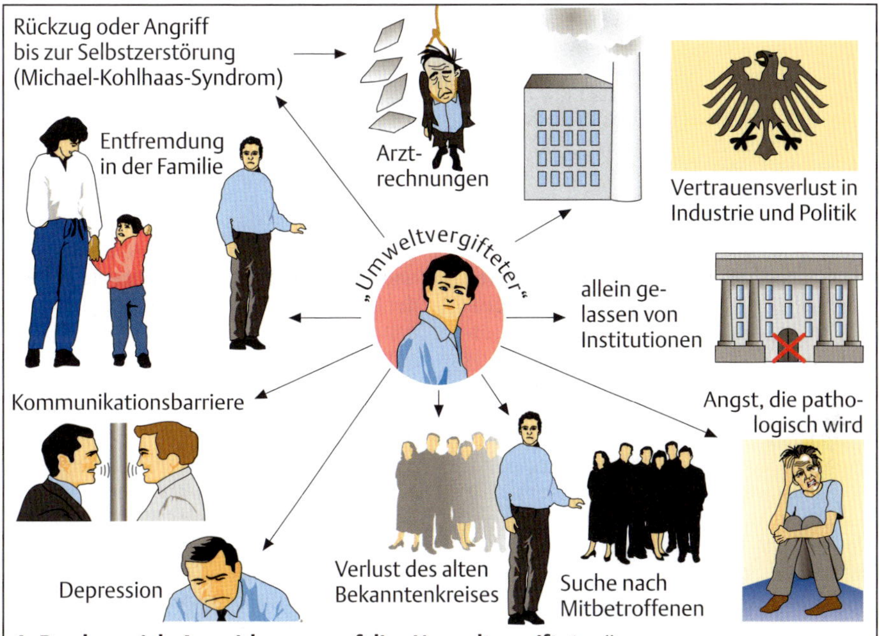

A. Psychosoziale Auswirkungen auf die „Umweltvergifteten“

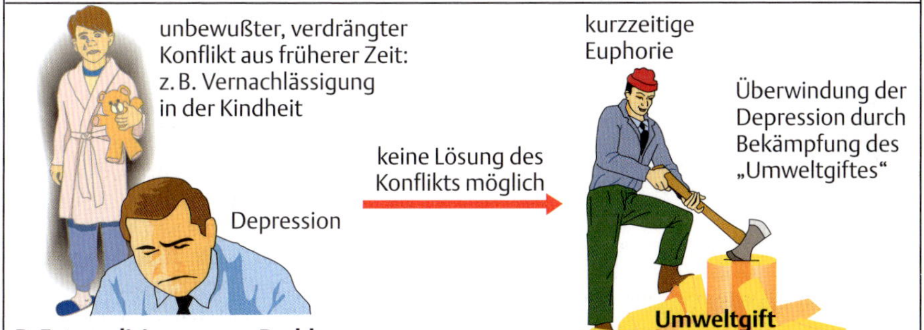

B. Externalisierung von Problemen

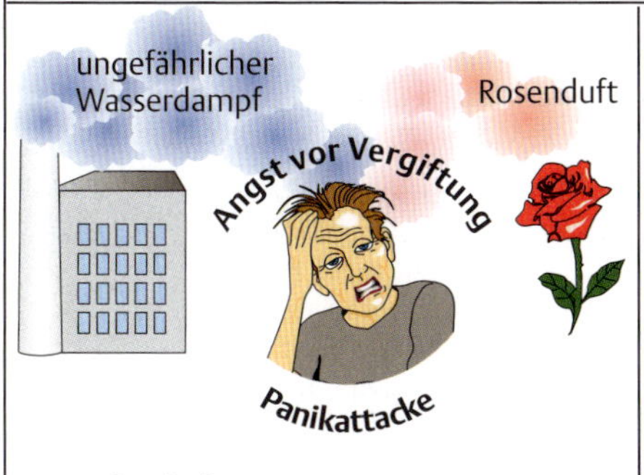

C. Toxikophobie

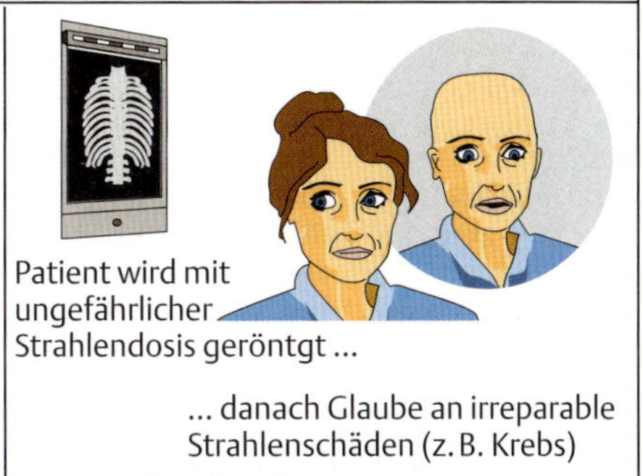

D. Hypochondrische Neurose

Umweltgifte als Krankheitsverursacher

Bei psychosomatischen Erkrankungen passen die Patienten ihre Symptomatik an den jeweiligen Zeitgeist an. Vor allem versuchen sie solche Symptome darzubieten, die in der gängigen Schulmedizin häufig sind, um so ihre Glaubwürdigkeit zu erhalten (vgl. Unspezifische Symptome, S. 34). Deshalb ist es möglich, daß diese Patienten immer wieder einen Arzt finden, der die somatische Ursache der Erkrankung bestätigt. Die Umweltgifte sind besonders geeignet, als Erkrankungsverursacher angesehen zu werden, weil die Möglichkeit besteht, sie im Körpermaterial im Niedrigkonzentrationsbereich zu messen (vgl. Biomonitoring, S. 32). Durch das Meßergebnis fühlen sich die Patienten bestätigt, auch wenn es noch so niedrig ausfällt.

Umweltwahn

Störungen aus dem psychotischen Formenkreis. Darunter versteht man eine weitreichende Beeinträchtigung des Realitätsbefindens mit Wahn und Halluzinationen. Diese Störungen sind selten, aber in der Regel differentialdiagnostisch gut abzuklären. Die Erkrankten verdächtigen meistens in uneinfühlbarer Weise eine bestimmte Institution oder Person, sie zu vergiften. Die Art und Weise der Giftbeibringung ist dabei nicht nachzuvollziehen und oft physikalisch gar nicht möglich. Oft handelt es sich um ältere Patienten, wobei der Wahn isoliert ist, also nicht mit sonstigen psychotischen Störungen oder desorganisiertem Verhalten einhergeht (**A**).

Manchmal ist es schwierig, bei Personen, bei denen noch keine Wahngewißheit besteht und die somatische Reaktionen auf die vermutliche Giftbeibringung angeben, diese von somatoformen Störungen zu unterscheiden (vgl. Unspezifische Symptome, S. 34).

Organische Psychosen

Organisch bedingte psychische Störungen. Sie können auch bei wirklich chronisch Vergifteten auftreten (**B**). Es werden in der Regel auffällige Persönlichkeitsveränderungen wie Affektlabilität, Aggression, Wutausbrüche, Apathie, Gleichgültigkeit oder Argwohn beobachtet. Ferner kann es zu Störungen des Kurz- und Langzeitgedächtnisses, Delir, Demenz, Wahn, Halluzinose und affektiven Störungen kommen.

In der Regel treten diese Störungen aber nur nach schweren Intoxikationen und bei Alkohol- bzw. Drogenentzug sowie nach Hypoxämien oder Hypoglykämien auf. Sie sind temporärer Natur, sehr auffällig und ausgeprägt. Die Noxe ist meist bekannt.

Dennoch beanspruchen viele „Umweltvergiftete" diese Störungen für sich und werden darin noch von manchen Neurologen und Psychiatern unterstützt. Obwohl die Theorie, daß Umweltnoxen zu organisch bedingten psychischen Störungen führen, (noch) nicht zu beweisen ist, finden viele Patienten so eine gute Erklärung für ihre oft als psychogen charakterisierten Störungen. Man ist zwar psychisch erkrankt, aber hat daran keinen eigenen Anteil, sondern wurde vergiftet. Eine Heilung ist nicht möglich, da man die Noxe meist nicht meiden kann. Wenn man die Noxe doch eliminieren kann, war der Schaden, der gesetzt wurde, aber bereits zu groß und ist nicht mehr zu beheben. Dies mag entlastend für den Patienten sein. Einer Heilung mit psychotherapeutischen Maßnahmen steht diese Auffassung jedoch im Wege.

Solche Patienten organisieren sich häufig in Geschädigtengruppen und werden lobbyistisch aktiv. Es werden Prozesse geführt, die von den „Umweltopfern" z.T. sogar gewonnen werden (**C**). Der Gesamtheit entsteht dadurch ein großer Schaden. Dies ist aber der Preis, den die moderne Gesellschaft für die zunehmende „Chemisierung" und „Energisierung" unseres Lebens bezahlen muß.

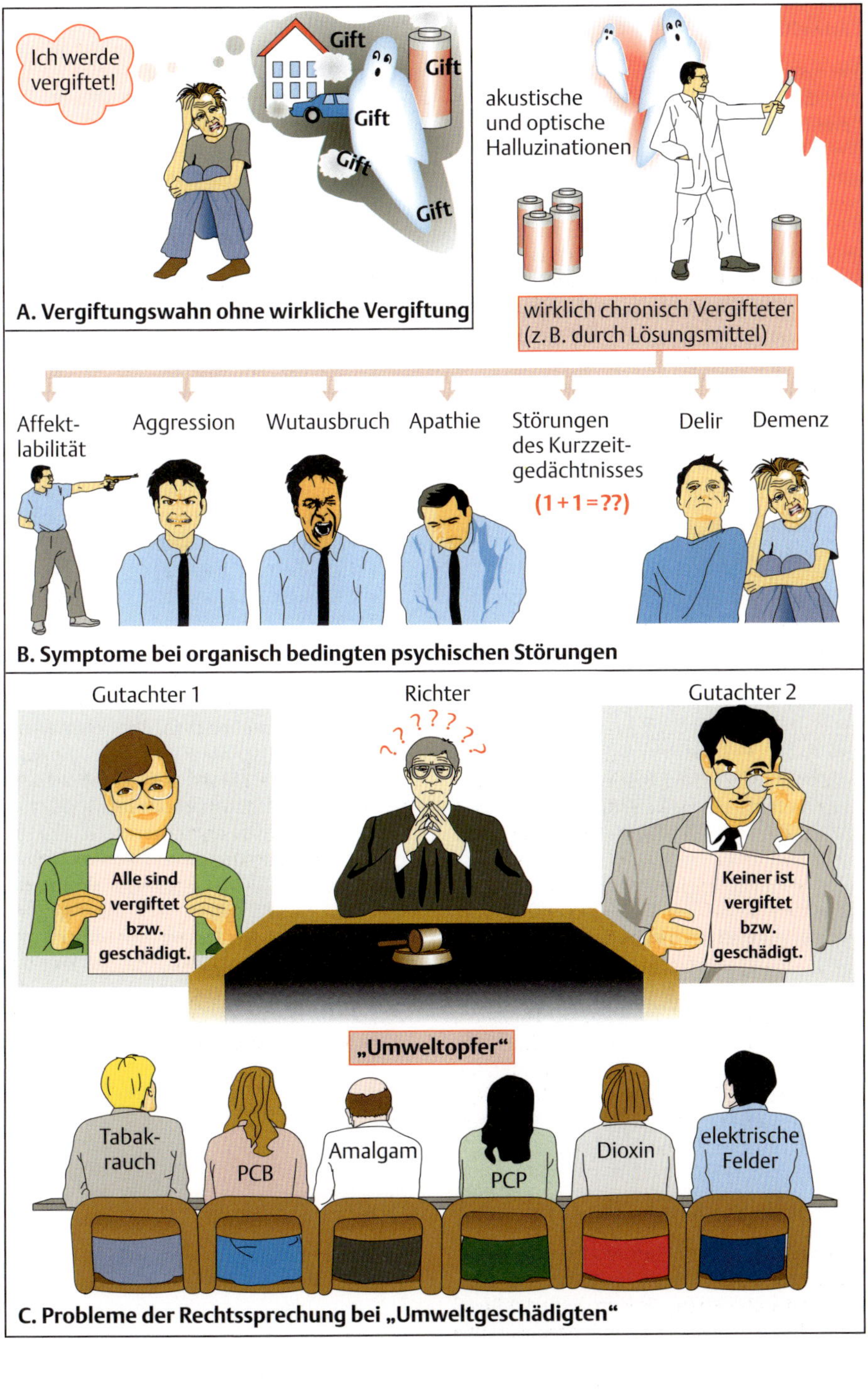

A. Vergiftungswahn ohne wirkliche Vergiftung

B. Symptome bei organisch bedingten psychischen Störungen

C. Probleme der Rechtssprechung bei „Umweltgeschädigten“

Toxikologische Beurteilung

Umweltbelastungen des Menschen werden häufig durch Schadstoffgemische hervorgerufen, deren toxikologische Bewertung schwierig ist. Im Einzelfall werden zudem die individuellen Expositionsbedingungen, die zu einem Kontakt mit den Umweltmedien Luft, Wasser und Boden über die Belastungspfade der Inhalation und der Nahrungsmittelingestion führen können, verschieden sein und die toxikologische Beurteilung erschweren. Nur die tatsächlich vom Menschen aufgenommene bzw. die auf ihn einwirkende Stoffmenge ist medizinisch relevant (**A**).

Inzwischen sind eine Vielzahl von Methoden entwickelt worden, um zu einer Quantifizierung des durchschnittlichen Gesundheitsrisikos zu gelangen bzw. eine obere Risikoabschätzung der Schadstoffe vorzunehmen („Risk Assessment"). Dazu werden toxikologisch begründete Grenzwerte herangezogen, die den Wirkungscharakter und die Dosis-Wirkungs-Beziehungen der einwirkenden Stoffe (soweit bekannt) nach dem wissenschaftlichen Erkenntnisstand berücksichtigen. Als Vorsorgewerte für eine eventuelle Exposition des Menschen werden Grenzwerte für Stoffkonzentrationen festgelegt, z.B. für Trinkwasser, Lebensmittel oder die Luft am Arbeitsplatz (**B**). Für bestimmte Stoffe werden außerdem „duldbare tägliche Aufnahmemengen" (DTA- oder ADI-Werte: „acceptable daily intake") für den Menschen ermittelt, ausgehend von der höchsten Dosis eines Stoffes im Tierversuch, bei der gerade noch kein (schädlicher) Effekt nachweisbar ist („no observed [adverse] effect level", NO[A]EL). Entsprechend der biologischen Bedeutung der Stoffe und dem jeweiligen Kenntnisstand werden bestimmte Sicherheitsfaktoren einbezogen. Je mehr die Dosis-Wirkungs-Beziehungen, Wirkmechanismen und das toxikokinetische Verhalten bei Tier und Mensch übereinstimmen, desto geringer kann der Sicherheitsabstand zwischen NO(A)EL und ADI angesetzt werden. Unter günstigsten Bedingungen wird der Faktor 10 benutzt. Stehen keine oder nur unzureichende Informationen über die Wirkung und Elimination beim Menschen zur Verfügung, wird ein Faktor von 100 angewandt, da der Mensch auf den Stoff empfindlicher als die Versuchstierspezies reagieren kann. Auch innerhalb der menschlichen Population kann die Empfindlichkeit um den Faktor 10 variieren. Aufgrund der eingerechneten Sicherheitsfaktoren ist jedoch auch bei Überschreitung dieser Werte nicht zwangsläufig eine Gefährdung der menschlichen Gesundheit anzunehmen.

Epidemiologie, Risikoabschätzung. Da toxikologische Experimente am Menschen nicht durchgeführt werden können, muß zur Bewertung und Risikoabschätzung auf Erfahrungen am Arbeitsplatz und aus Vergiftungsfällen zurückgegriffen werden. Neben Einzelfallberichten (Kasuistiken) über Symptomatik und Verlauf wird versucht, durch epidemiologische Untersuchungen an exponierten Gruppen im Vergleich zur Kontrollgruppe ursächliche Stoffwirkungen aufzudecken. Der Zusammenhang von Tabakrauch und Lungenkrebs wurde so gefunden.

Eine quantitative Risikoabschätzung für den Menschen aufgrund eines Bioassays hat alle verfügbaren Daten einzubeziehen, z.B. die Epidemiologie, Studien über Mutagenität, Toxikokinetik, Metabolismus, den Wirkungsmechanismus und Strukturbeziehungen.

Kombinationswirkungen. Wenn verschiedene Stoffe am Wirkort denselben Wirkungsmechanismus aufweisen und dadurch physiologische Faktoren in gleicher Weise beeinflussen, kann daraus eine Wirkungsverstärkung (additiv oder überadditiv), als sog. „Kombinationswirkung", resultieren. Auch die Behinderung der normalen Elimination eines Stoffes durch einen zweiten kann zur Kumulation und dadurch zu einer erhöhten oder verlängerten Wirkung führen, z.B. durch Hemmung von Enzymsystemen oder die Behinderung von Transportvorgängen durch Zellmembranen (**C**).

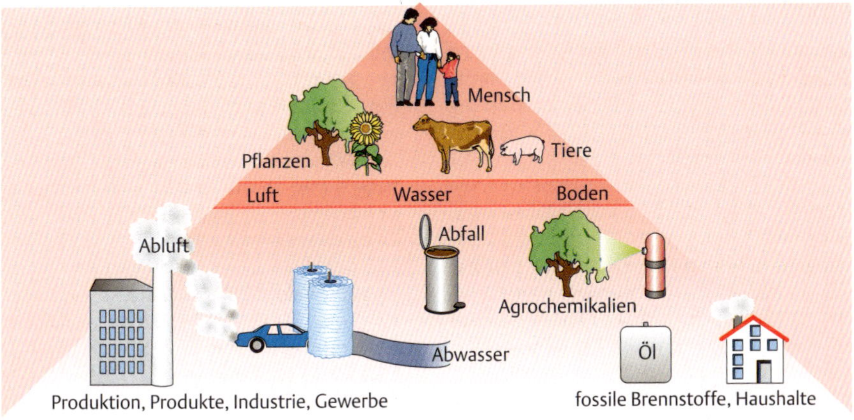

A. Anthropogene Beeinflussung von Umweltmedien

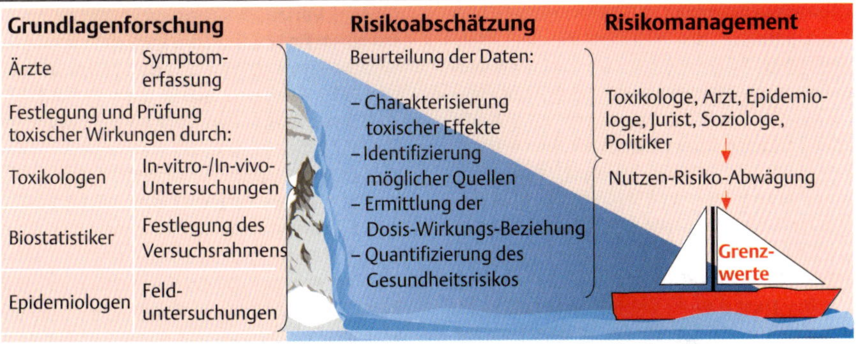

B. Wege zur Risikoabschätzung und Bewertung von Umweltschadstoffen

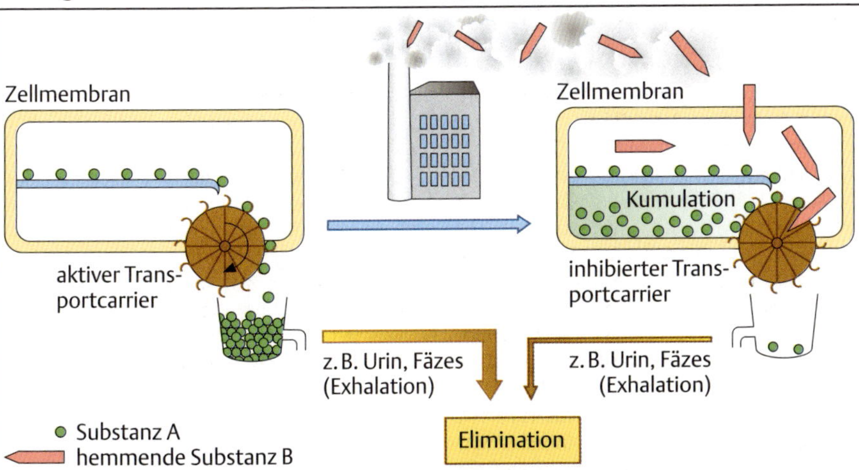

C. Kumulation eines Stoffes durch Behinderung von Transportvorgängen

Luft

Grundlagen. Die Luft und ihre Belastung ist unter den verschiedenen Umweltmedien besonders intensiv untersucht worden, da ihr der Mensch wie andere Lebewesen unmittelbar und lebenslang ausgesetzt ist. Inhaltsstoffe der Luft wie die natürlich vorhandenen Gase (**A**) und Partikel und die anthropogen verursachten Emissionen wirken *direkt* auf das bronchopulmonale System ein. Zusätzlich können durch gesteigerte Atemvolumina trotz gleicher Luftkonzentration unterschiedliche (Schad-)Stoffmengen in Abhängigkeit von der körperlichen Leistung aufgenommen werden. Diese Immissionen können akut oder verzögert nach langzeitiger Exposition zu funktionellen und morphologischen Veränderungen im Organismus führen. Zur Überwachung der Belastung und Reinhaltung der Luft werden daher in Deutschland Immissionsmessungen nach dem Bundes-Immissionsschutzgesetz durchgeführt. Die Meßstellen werden staatlich oder von beauftragten Instituten nach festgelegten Verfahren betrieben, die in der Technischen Anleitung zur Reinhaltung der Luft (Technische Anleitung Luft = TA Luft) niedergelegt sind.

Emissionen und Stofftransport. Luftgetragene Emissionen werden durch vertikale und horizontale Luftbewegungen verteilt und verdünnt. Da der vertikale Austausch von Stoffen durch Transportbarrieren, wie sie Inversionsschichten (Luft mit gleicher Dichte und Temperatur) darstellen, gestört wird, kann es bei austauscharmer Witterung in bodennahen Schichten zu Smogbildung mit erhöhten Konzentrationen von Schwefeldioxid, Stickoxiden, Staub und organischen Spurenstoffen aus Industrieabgasen kommen, die lokal oder (nach Aufsteigen von Rauchgasen in höhere Schichten durch Konvektion) weitab der Quelle deponiert werden. Insbesondere persistente Stoffe (z. B. Tetrachlormethan) werden global verteilt. Durch verschiedene photochemische Reaktionen in der Atmosphäre können gasförmige und partikelgebundene organische Stoffe aber auch abgebaut werden; Reaktionen in der Gasphase und an Oberflächen bestimmen die chemische Lebensdauer eines Stoffes: Ein ungefährer Überblick läßt sich anhand der Reaktionsmechanismen abschätzen (**B**). Bei einer Lebensdauer von über einem Jahr wird der Stoff global verteilt.

Inhaltsstoffe der Immissionen. Als anthropogen bedingte Massenschadstoffe fallen insbesondere Schwefeldioxid, Stickoxide, Chlor- und Fluorwasserstoffe und Staub an, daneben organische Verbindungen aus der Industrie und aus Verbrennungsvorgängen, die z. B. durch den Hausbrand, den Kraftfahrzeugverkehr, Kraftwerke und Abfallentsorgungsverfahren bedingt sind (vgl. S. 48). Diese Schadstoffe treffen in den verschiedenen Siedlungsräumen in sehr unterschiedlichen Immissionskonzentrationen auf den Menschen (**C**). Auch natürlich vorkommende Aerosole, Pollen und Pilzsporen können eine Luftbelastung darstellen und z. B. zu aerogenen Infektionen beitragen. Die Belastung der Innenraumluft kann durch verschiedene Emittenten im Vergleich zur Außenluft stark erhöht sein und zu Störungen der individuellen Befindlichkeit, gelegentlich auch zu Störungen der Gesundheit führen.

Grenzwerte. Im Bundes-Immissionsschutzgesetz sind Grenzwerte für die Emissionen und Immissionen von bestimmten Stoffen festgelegt. Entsprechend der Toxizität eines Stoffes gelten für kurz- und langzeitige Belastungen unterschiedliche Grenzwerte; sie sind in der Technischen Anleitung Luft (TA Luft) veröffentlicht (**C**) (IW1 = Jahresmittelwert, IW2 = Kurzzeitwert). Die kurzzeitige Überschreitung eines Grenzwerts bedeutet in der Regel keine akute Gesundheitsgefährdung. Für bestimmte Schadstoffe und Emittenten (z. B. Schwermetalle, Dioxine und Furane) gelten besondere Grenzwert-Verordnungen. Wegen des besonderen Wirkcharakters einzelner Stoffe wird deren Minimierung (z. B. in der Produktion) angestrebt.

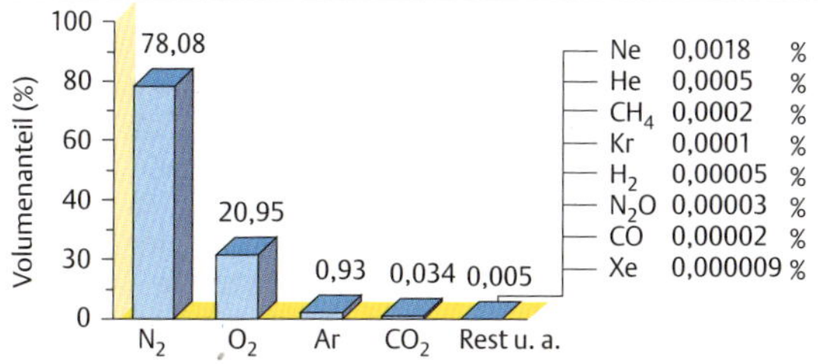

A. Zusammensetzung der Luft auf Meereshöhe

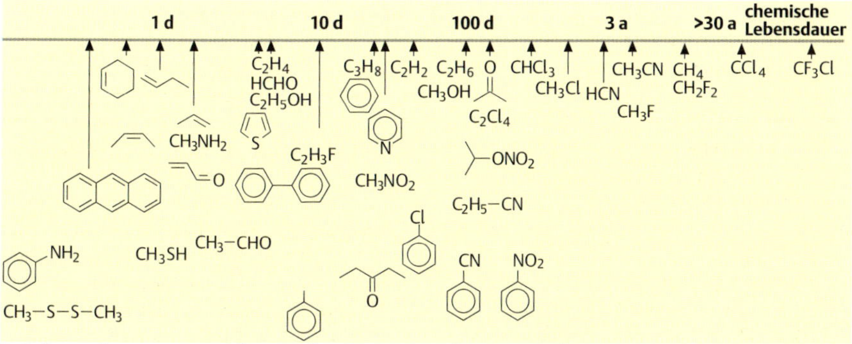

B. Lebensdauer organischer Verbindungen in der Atmosphäre

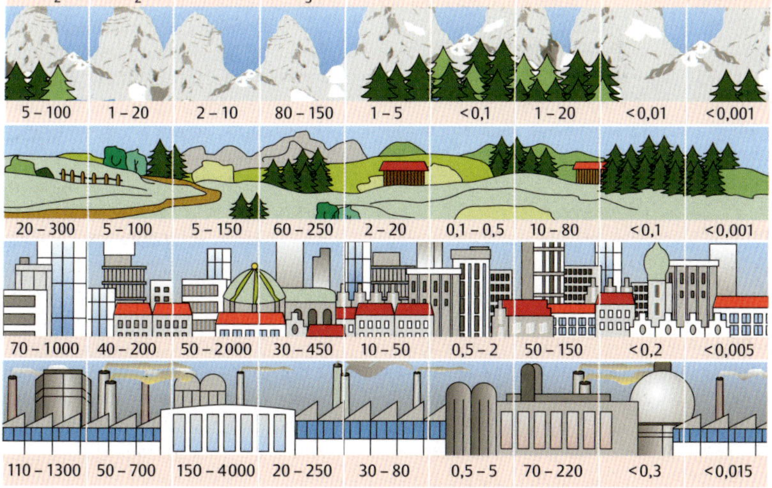

	SO_2	NO_2	CO	O_3	HCl	HF	Staub	Blei im Schwebstaub	Cadmium im Schwebstaub
Reinluftgebiete	5 – 100	1 – 20	2 – 10	80 – 150	1 – 5	<0,1	1 – 20	<0,01	<0,001
ländliche Gebiete	20 – 300	5 – 100	5 – 150	60 – 250	2 – 20	0,1 – 0,5	10 – 80	<0,1	<0,001
Ballungsräume	70 – 1000	40 – 200	50 – 2000	30 – 450	10 – 50	0,5 – 2	50 – 150	<0,2	<0,005
Industriegebiete	110 – 1300	50 – 700	150 – 4000	20 – 250	30 – 80	0,5 – 5	70 – 220	<0,3	<0,015

Immissionsgrenzwerte nach TA Luft *(langfristige Belastung), **(kurzfristige Belastung)

	SO_2	NO_2	CO	O_3	HCl	HF	Staub	Blei	Cadmium
IW 1 *	140	80	10000	–	100	1	150	2	0,04
IW 2 **	400	200	20000	–	200	3	300	–	–

C. Immissionskonzentrationen in Deutschland (in Mikrogramm pro Kubikmeter)

Toxikologie. Eine Gesundheitsgefährdung kann durch gas- und partikelförmige Emissionen gegeben sein; schon vorhandene Erkrankungen (z.B. Asthma) können das Beschwerdebild verstärken. Wirkungen der Schadstoffe erstrecken sich nach inhalativer Zufuhr zunächst auf die Lunge, nach Aufnahme und metabolischer Umwandlung der Fremdstoffe z.B. in der Leber können jedoch auch weitere Zielorgane und Organfunktionen betroffen sein (**A**).

Experimentelle Studien bieten Anhaltspunkte für Schwellenkonzentrationen von bestimmten Schadstoffen. Gesunde Personen zeigten z.B. erst nach sehr hoher SO_2-Exposition (>14 mg/m^3 über 5 min; das entspricht dem ca. 100fachen IW1-Grenzwert nach TA Luft, vgl. S. 42) eine Erhöhung des Strömungswiderstandes in den Atemwegen; Asthmatiker reagierten auf akute Reize empfindlicher, jedoch wurden nach einschleichender Gabe auch hohe SO_2-Konzentrationen ohne pathologische Reaktionen vertragen. Unterhalb von 1,35 mg SO_2/m^3 (ca. 0,5 ppm, etwa das 10fache des IW1-Grenzwertes) kam es zu keinen Reaktionen. Bei besonders empfindlich reagierenden Patienten wurden auch nach leichter körperlicher Arbeit, kalter Luft, Zigarettenrauch und Dieselabgasen Symptome gefunden. Hinweise auf eine überadditive oder potenzierende Wirkung verschiedener Stoffe ergaben sich nicht.

Epidemiologie. Einzelbeobachtungen und Untersuchungen über Zusammenhänge zwischen Luftschadstoffen und Erkrankungen der Atem- und Lungenwege in industriellen Kernzonen reichen bereits Jahrzehnte zurück; Immissionskonzentrationen wurden meist nur lückenhaft räumlich oder zeitlich erfaßt. Auch die Nichtbeachtung von Störgrößen in epidemiologischen Analysen führte zu widersprüchlichen bzw. nicht aussagekräftigen Ergebnissen, z.B. bei der ursächlichen Zuordnung von Luftkontaminanten in retrospektiven Studien. Störgrößen müssen kontrolliert, d.h. bekannt und sowohl in der Testwie der Kontrollgruppe gleichmäßig verteilt sein, um zu einer verwertbaren Aussage zu kommen: z.B. Unterschiede in der Alters- und Sozialstruktur, individuelle Rauchgewohnheiten oder zusätzliche Belastungspfade; eine unterschiedliche Aufenthaltsdauer im belasteten Gebiet und spezielle Expositionen am Arbeitsplatz können die Ergebnisse verzerren. Studien ergaben, daß Beeinträchtigungen des Befindens sich nicht bestimmten Kontaminanten in der Außenluft zuordnen lassen, da oft gleichzeitig in Innenräumen erhebliche Immissionen einwirken (Aktiv- und Passivrauchen, Feuerstellen wie Gasherde, Hausbrand). Eindeutig belegt ist das bei Rauchern vielfach erhöhte Risiko, an chronischer Bronchitis und Asthma zu erkranken. Andere Luftinhaltsstoffe in Innenräumen können zu weiteren Krankheitsbildern beitragen, z.B. Lösemittel in Farben und Klebstoffen.

Präventive Maßnahmen. Zur Begrenzung des Schadstoffausstoßes sind aufwendige Abgasreinigungsmaßnahmen in der Industrie und beim Kraftfahrzeugverkehr erforderlich, da alte Anlagen lokal bedeutsame Emittenten darstellen (**B**). Die hochkonzentrierten Rückstände müssen gesondert behandelt werden. In Innenräumen sollten zusätzliche Schadstoffquellen (offene Feuerstellen) eliminiert werden; die Vermeidung des Rauchens ist anzustreben.

Luftreinhaltung in Deutschland. Bis auf die Stickoxide konnten alle wesentlichen Luftschadstoffe und v.a. Stäube (**C**) in den letzten Jahren deutlich reduziert werden. Smog-Situationen, wie sie früher bei Inversionswetterlagen regelmäßig in Ballungsräumen auftraten, sind daher in den letzten Jahren selten geworden (vgl. S. 116).

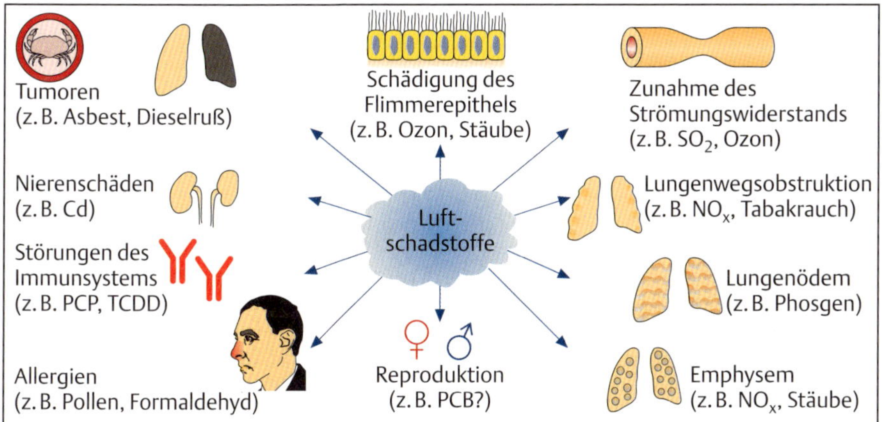

A. Toxizität von luftgetragenen Schadstoffen (Beispiele)

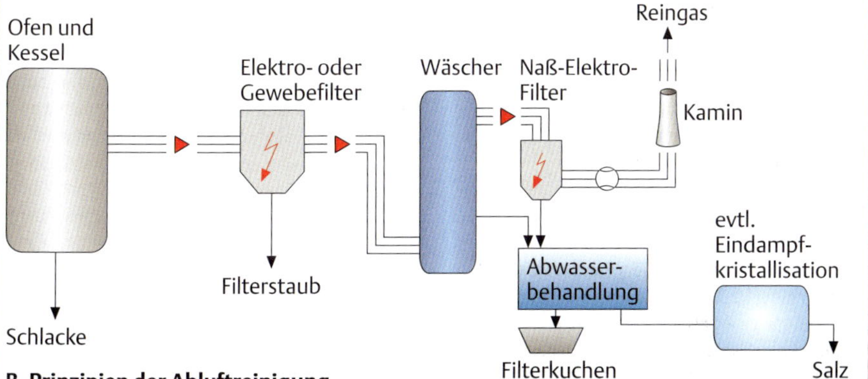

B. Prinzipien der Abluftreinigung

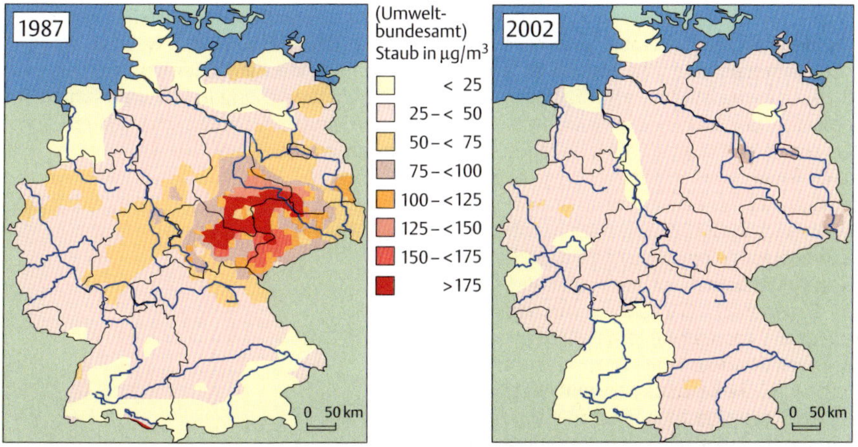

C. Reduktion von Luftschadstoffen in Deutschland: Beispiel Schwebstaub

Wasser und Boden

Grundlagen. Wasser und Boden können wie die Luft mit anthropogenen Schadstoffen kontaminiert sein und durch orale Aufnahme zu einer Belastung des Menschen führen; während eine Ingestion von Fremdstoffen im Boden jedoch nur durch direkten Kontakt (bei Kleinkindern häufig durch direkte Aufnahme) oder mittelbar durch Transfer von Schadstoffen in Nahrungsmittel erfolgen kann, kann Trinkwasser als Lebensmittel direkt zu akuter Gesundheitsgefährdung beitragen. Vorschriften des Gesetzgebers zur Sicherung einer guten Wasserqualität enthalten daher Grenzwerte, die sich in der Regel an der analytischen Nachweisgrenze der Inhaltsstoffe orientieren; sie stellen also keine Schwellenwerte für toxische Wirkungen dar.

Emissionsquellen und Belastungspfade. Viele Quellen der Fremdstoffbelastungen in Wasser und Boden sind erst durch die moderne Analytik aufgedeckt worden. Wichtige Verursacher waren frühere industrielle Produktionsanlagen, bei denen gesundheitsgefährdende Stoffe direkt oder über das Abwasser in die Umwelt gelangten. Durch geschlossene Herstellungskreisläufe werden Belastungen mit gefährlichen Stoffen inzwischen weitgehend unterbunden. Ein erhebliches Gefährdungspotential stellt die intensivierte Landwirtschaft dar, die durch den Eintrag von Dünger, Insektiziden und anderen Pflanzenschutzmitteln zur Belastung von Wasser und Boden beiträgt. Auch die Abfallentsorgung hat durch umweltbelastende Ablagerung und nicht sachgemäße Beseitigung der Abwässer und sonstiger Rückstände ihren Anteil (vgl. S. 48). Diese und andere „Altlasten" mit gesundheitsgefährdendem Potential sind noch heute in Deutschland in großer Anzahl vorhanden, z. B. an Standorten mit früherer Nutzung als Gerberei oder Tankstelle. Hier kann eine Gesundheitsgefährdung durch Versickerung von Chemikalien in das Grundwasser oder auch durch flüchtige Stoffe im Boden gegeben sein, wenn z. B. aufsteigende Dämpfe zu Immissionen in Innenräumen von Wohngebieten führen. Ferner kann jede Luftbelastung via Staub- und Aerosolabscheidung mit den Niederschlägen zu erhöhtem Schadstoffeintrag in Wasser und Boden beitragen (**A**).

Inhaltsstoffe und Wirkungen. Grund- und Oberflächenwasser sind in unterschiedlichem Ausmaß mit Fremdstoffen belastet; wegen der zunehmenden Inanspruchnahme für die Trinkwasserbereitung haben beide jedoch ähnliche Bedeutung für die Gesundheit. Wesentlich ist im Trinkwasser der Gehalt an Nitraten, der sich direkt gesundheitsgefährdend für Säuglinge auswirken kann. Andere Kontaminanten im Wasser und im Boden (v. a. Schwermetalle, organische Stoffe wie PAK, halogenierte Verbindungen wie PCB und PCDD/PCDF) können im menschlichen Organismus akkumulieren und dadurch zu chronischen Wirkungen führen.

Präventive Maßnahmen. Wenn eine Gesundheitsgefährdung beim Anbau von Nahrungsmitteln durch Rückstände gegeben sein kann, sind Nutzungsbeschränkungen für Wasser und Boden notwendig. Auch die Nutzung einer Bodenfläche als Spielplatz kann infolge erhöhter Schadstoffgehalte eingeschränkt werden müssen (z. B. bei Belastung mit Schwermetallen oder PCDD/PCDF, **B**). Ein Nutzungskriterium ist z. B. die Angabe von Toxizitätsäquivalentfaktoren (TEF), s. Glossar; (**B**) und auch S. 110. Durch Maßnahmen des Gesetzgebers wird versucht, künftige Verschmutzungen von Gewässern und Böden zu vermeiden. Kläranlagen können die meisten Fremdstoffe heute ausreichend entfernen, wobei allerdings eine Verlagerung der Schadstoffe in den Klärschlamm (und somit oft in den Boden) stattfindet. Aufwendig sind biologische, chemisch-physikalische oder thermische Verfahren zur Bodensanierung, die bei erhöhten Schadstoffkonzentrationen (z. B. auf Altlastflächen) durchzuführen sind (**C**).

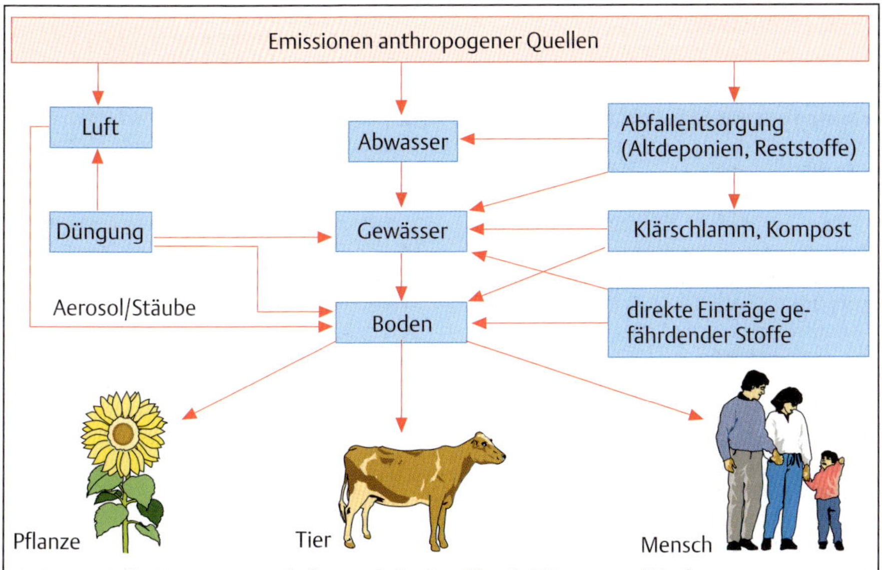

A. Potentielle Eintragungspfade von Schadstoffen in Wasser und Boden

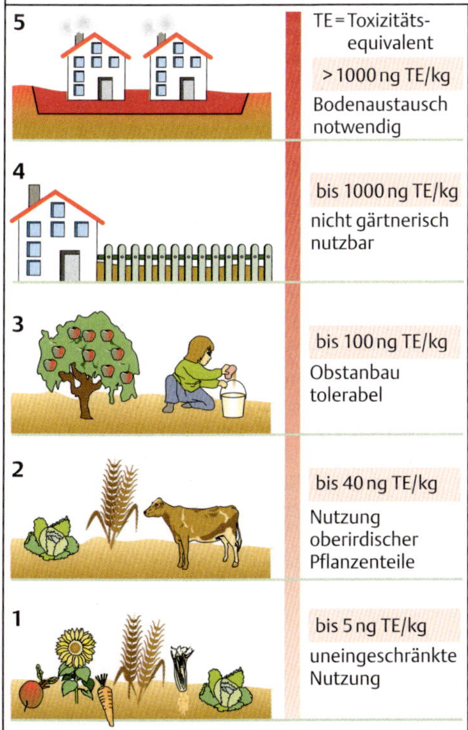

B. Nutzungskriterien Dioxin-belasteter Böden

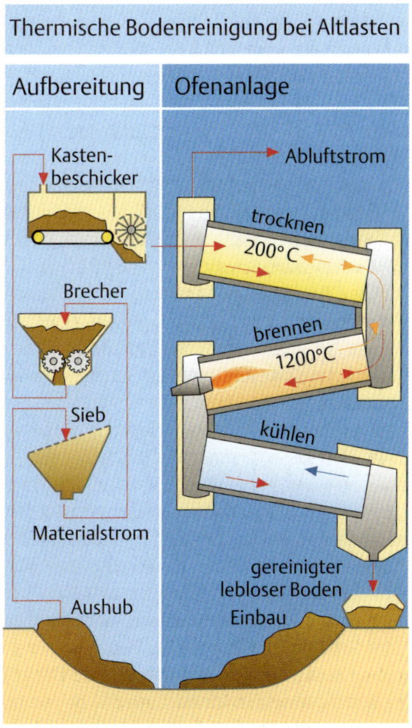

C. Bodenreinigung

Abfall

Grundlagen. Nachdem in der Flugasche von Müllverbrennungsanlagen toxische Stoffe wie Dioxine und Furane (s. S. 110) nachgewiesen worden waren, wurde die Abfallbeseitigung in der Bevölkerung häufig mit einer Gesundheitsgefährdung durch derartige Emissionen gleichgesetzt. Tatsächlich gelangen toxikologisch bedenkliche Verbindungen in den Siedlungsabfall: Quecksilber mit Batterien und Leuchtstoffröhren, Cadmium in Akkumulatoren, polychlorierte Stoffe in Altölen usw.; Problemstoffe sind daher getrennt zu erfassen. Das Aufkommen an Siedlungsabfall pro Einwohner liegt bei 500–700 kg/a (**A**). Von toxikologischer Bedeutung sind auch die Entsorgungsverfahren selbst durch Abgase, Schlacke und Rückstände aus der Rauchgasreinigung (bei Verbrennungsanlagen) oder durch Sickerwässer (aus Deponien).

Emissionen aus der Abfallentsorgung (**B**). Auch bei Müllvermeidung und -verwertung können Emissionen des verbleibenden Restmülls nur durch eine sachgemäße Beseitigung minimiert werden: Entsprechend der Zusammensetzung des Mülls gelangen Fremdstoffe über Gas- und Partikelemissionen sowie über Sickerwässer in die Umwelt. Um Gesundheitsgefahren durch die Abfallbeseitigung zu vermeiden, dürfen künftig nach der Technischen Anleitung Siedlungsabfall (TA Si, 1993) nur weitgehend mineralisierte Abfälle abgelagert werden. Diese Anforderungen bedingen eine Vorbehandlung und sind bisher praktisch nur durch thermische Verfahren einzuhalten. Durch fehlende Abdichtung von Altdeponien werden dagegen noch heute viele (auch krebserzeugende) Stoffe emittiert. Künftige Deponien müssen mit mehrfachen Sicherheitsbarrieren versehen sein. Sickerwässer und Deponiegas müssen einer Aufbereitung zugeführt werden, ebenso werden überwachungsbedürftige Abfälle, z. B. PCB, Krankenhausabfälle, Klärschlamm, gesondert erfaßt. Biologisch-mechanische Vorbehandlungsverfahren wie die Kompostierung werden ebenfalls angewandt, um organische Bestandteile abzubauen; da jedoch Schadstoffe entsprechend des Eintrags im Kompost verbleiben, können sie sich im Boden anreichern.

Emissionen aus Deponien und Müllverbrennungsanlagen beinhalten außer Kohlenmonoxid (wie bei jeder unvollständigen Verbrennung) weitere Reaktionsprodukte als anorganische und organische Verbindungen (z. B. PAK, PCB, PCDD/PCDF, **B**). Wichtige, toxikologisch bedeutsame Komponenten werden direkt im Abgas bestimmt. Als Indikator für die Vollständigkeit des Verbrennungsprozesses wird Kohlenmonoxid herangezogen. Als ungefähres Maß für die Menge unbekannter Verbindungen im Abgas kann der Staubgehalt dienen, sofern es sich um schwerflüchtige und partikelgebundene Stoffe handelt.

Exposition und Toxikologie. Eine Belastung des Menschen kann in der direkten Umgebung von Entsorgungsanlagen über Luft-, Boden- und Wasserimmissionen gegeben sein. Ubiquitär verteilte Luftschadstoffe tragen zu einer Zusatzbelastung bei Nahrungsmitteln über Anreicherung in Pflanzen, Futtermitteln, fetthaltigen Nahrungsmitteln wie Fleisch, Butter, Eiern, Milch bei (**C**). Mit Ausnahme von Altstandorten ist durch die zeitgemäße Abfallentsorgung in Deutschland mit keiner Gesundheitsgefährdung durch Atemluft und Nahrungsmittel zu rechnen. Der Gehalt an organischen Verbindungen oder Schwermetallen in der Muttermilch weicht in der Umgebung von Abfallentsorgungsanlagen nicht von ubiquitär vorhandenen Konzentrationen ab. Im Einzelfall sind Summationen durch andere Belastungspfade (z. B. für Kinder über den Boden) zu überprüfen (**C**).

Präventive Maßnahmen zum Gesundheitsschutz. Emissionsbegrenzung bei Entsorgungsanlagen; sichere Lagerung bzw. Aufbereitung von Rückständen und Filterstäuben.

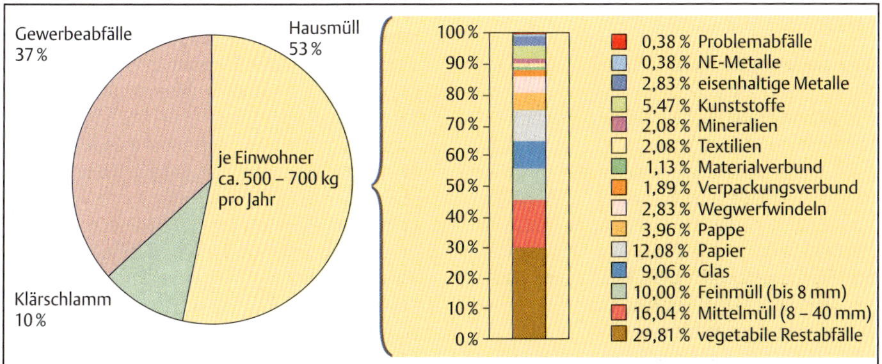

A. Zusammensetzung des Siedlungsabfalls in Deutschland (1999 – 2002)

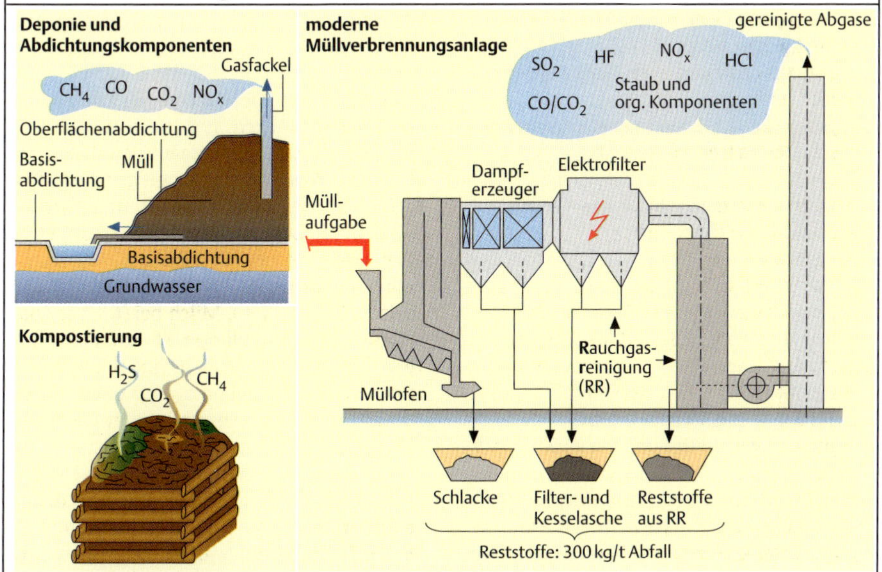

B. Entsorgungsverfahren und wichtige Emissionen

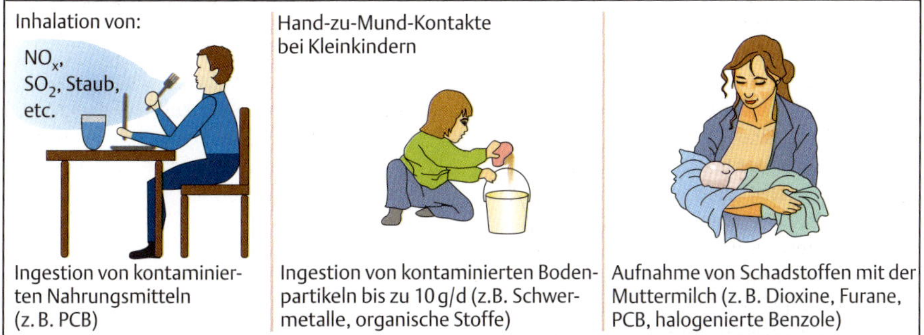
Inhalation von:
NO_x, SO_2, Staub, etc.
Hand-zu-Mund-Kontakte bei Kleinkindern
Ingestion von kontaminierten Nahrungsmitteln (z. B. PCB)
Ingestion von kontaminierten Bodenpartikeln bis zu 10 g/d (z.B. Schwermetalle, organische Stoffe)
Aufnahme von Schadstoffen mit der Muttermilch (z. B. Dioxine, Furane, PCB, halogenierte Benzole)

C. Potentielle Gesundheitsgefährdung durch unsachgemäße Abfallbeseitigung

Bedarfsgegenstände

Da Bedarfsgegenstände oft Substanzen enthalten, die toxikologisch nicht unbedenklich sind, können beim Menschen bei häufigem Kontakt gesundheitliche Beeinträchtigungen nicht ausgeschlossen werden. Quellen für Schadstoffe sind z. B. Baumaterialien, Möbel, Fußbodenbeläge, Raumpflegeprodukte, Desinfektionsmittel, Dichtungsmassen, Elektronikartikel, Geschirr (z. B. Al), Schmuck (z. B. Ni), Kosmetika und das Rauchen.

Folgende Schadstoffe können auftreten (**A**):

Asbest. Es wurde zur Verstärkung in Kunststoffen und zur Dämmung (Lärm, Hitze) und als Baumaterial verwendet. Es kann nach Inhalation Lungenkrebs bzw. Asbestosen auslösen.

Formaldehyd. Dieses kommt in Spanplatten, in Holzleimen, Lacken und Tabakrauch vor. Bei häufigem Kontakt können Schleimhautreizungen, Kopfschmerzen und allergische Reaktionen die Folge sein.

Isocyanate. Sie sind in Bodenbelägen und in Polyurethan-Schäumen enthalten. Starke Inhalation kann zu Augenreizungen, Schädigungen der Lungenbläschen und sogar zum Isocyanat-Asthma führen. Isocyanate gelten als Allergene.

Lösemittel (z. B. Kohlenwasserstoffe). Diese werden für die Herstellung von Klebstoffen, Textilien, Lacken, Kunstleder u. a. verwendet und führen bei häufigem Kontakt zu verschiedenen gesundheitlichen Störungen.

Ozon. Es wird z. B. aus Laserdruckern freigesetzt. Es kann Augenreizungen verursachen.

Phenole. Sie kommen in Kunstharzen (z. B. auf Holzspielzeug) vor. Häufiger Kontakt kann zu Leber- und Nierenschädigungen führen.

Die kanzerogenen **polyzyklischen aromatischen Kohlenwasserstoffe** finden sich im Tabakrauch und in Verbrennungsgasen.

Polychlorierte Biphenyle. Sie kommen in PVC-Fußbodenbelägen und Dichtungsmassen vor und können bei längerem Kontakt Leberschäden verursachen.

Radon. Das aus Gestein (z. B. Baumaterialien) austretende radioaktive Edelgas Radon wird zwar in niedriger Dosierung bei der Behandlung von Rheumatismus, Gicht u. a. eingesetzt. Bei hohen Dosen können jedoch GIT-Beschwerden und sogar Bronchialkarzinome ausgelöst werden.

Zur Schadstoffminderung in Räumen ist es wichtig, regelmäßig zu lüften. Dem Schadstoffträger Schwebstaub ist durch feuchtes Wischen am besten beizukommen, da das Staubsaugen nur zur Aufwirbelung feiner Stäube führt.

Schadstoffe können auch aus Textilien über die Haut in den Körper gelangen. Die Hautverträglichkeit eines Stoffes ist durch das Material bestimmt sowie durch die Substanzen, mit denen die Faser behandelt wurde (**B**). Bei starkem Schwitzen oder mechanischer Beanspruchung verstärkt sich die Gefahr von gesundheitlichen Beeinträchtigungen durch fremde Substanzen (z. B. Kontaktallergien durch Azofarbstoffe). **Azofarbstoffe,** die als Dispersionsfarbstoffe verwendet werden, stehen im Verdacht, kanzerogene aromatische Amine (z. B. das Benzidin) abzuspalten. Um bei längerem Lagern den Befall durch Schimmelpilze (Stockflecken) oder Mottenfraß zu verhindern, werden Textilien oft mit **Salicylsäure, Formaldehyd, Metallsalzen** oder **Sulfonamiden** behandelt. Schon mit Insekten befallene Textilien können ohne Chemikalien behandelt werden, wenn sie einen Tag in den Kühlschrank gelegt werden. Die Kälte tötet die Eier und Larven ab. Empfindliche Personen (z. B. Allergiker) können gesundheitliche Beeinträchtigungen vermeiden, wenn sie z. B. keine gefärbte Unterwäsche tragen, Kleidung vor dem ersten Tragen waschen oder keine kaufen, die den Hinweis trägt „färbt aus". Lederbekleidung, die aus Nicht-EG-Ländern importiert wurde, kann zum Gerben mit **Chromsalzen** und **Azofarbstoffen** oder zur Konservierung mit **PCP** behandelt worden sein. **Paraffin**emulsionen machen die Textilien wasserabweisend, können aber bei längerem Kontakt Hautirritationen auslösen.

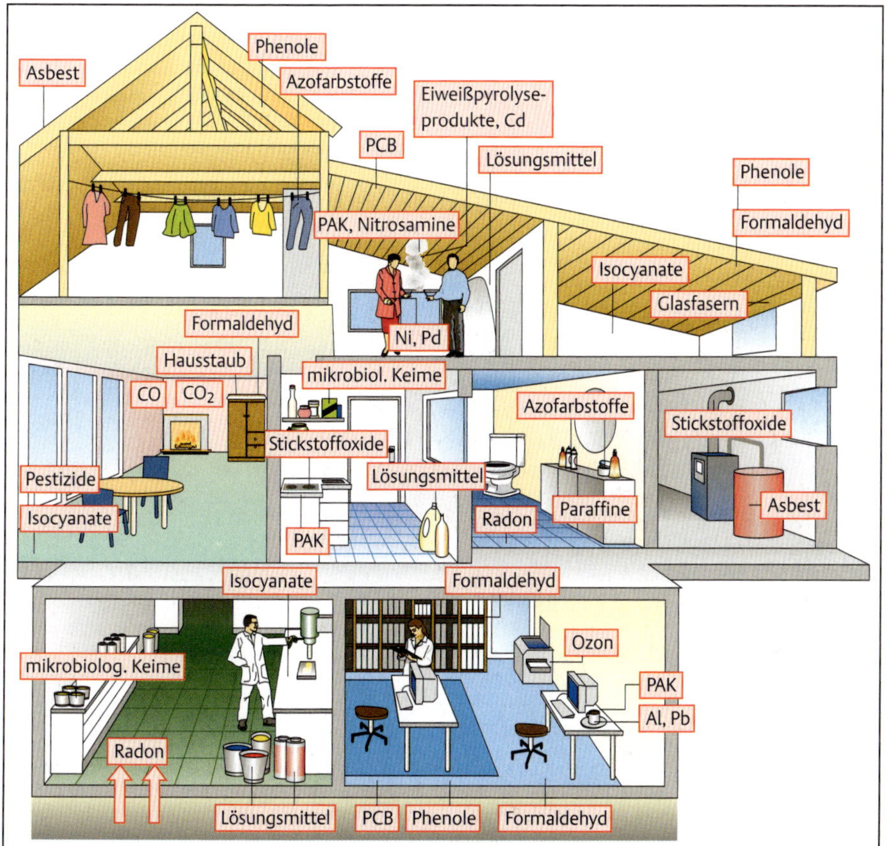

A. Schadstoffe in Bedarfsgegenständen und in Wohn- bzw.

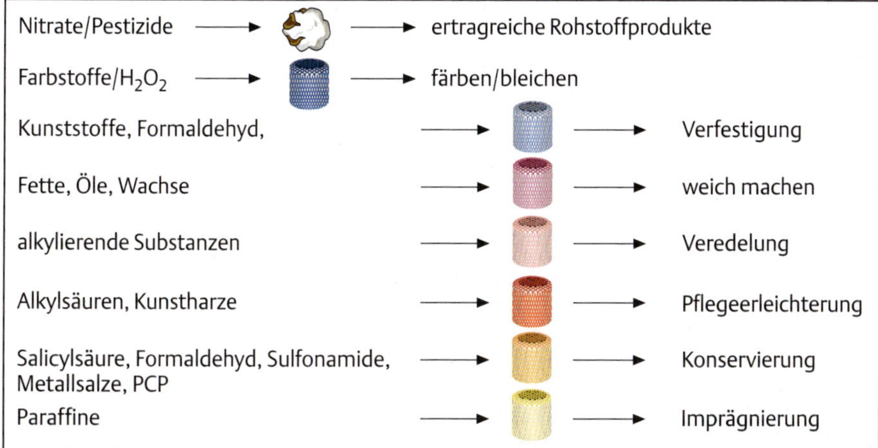

B. Behandlungsmöglichkeiten von Baumwolle bis zum fertigen Produkt

Risiko und Epidemiologie

Risiko. Das Wort Risiko ist etymologisch aus dem italienischen „risco“ (Wagnis, Gefahr) im 16. Jahrhundert gebildet worden.

Das *absolute Risiko* ist bei einer gleichbelasteten Personengruppe das Verhältnis der Zahl der Erkrankungen zur Gesamtzahl der Personen. Das *relative Risiko* ist das Verhältnis des absoluten Risikos der belasteten zu jenem der unbelasteten Gruppe. Die *Risikoabschätzung* (Risikobeschreibung) ist die quantitative Bestimmung der möglichen Gesundheitsgefährdung durch Chemikalien oder Strahlung in Abhängigkeit von Wirksamkeit, Expositionsdauer und Expositionshöhe bzw. der aufgenommenen Dosis. Die *Risikobewertung* ist die Beurteilung eines Risikos hinsichtlich der Duldbarkeit unter gesellschafts- und gesundheitspolitischen Aspekten.

Die Assekuranz definiert das Risiko als Produkt aus Eintrittswahrscheinlichkeit und Schadenshöhe und kalkuliert danach die Prämie. Ob also ein kleiner Schaden häufig oder ein großer Schaden selten eintritt, das Risiko bleibt gleich. Das Berechnen von Risiken birgt oft Gefahren in sich. Experten unterliegen nämlich genau wie Laien der „kognitiven Dissonanz“, jenem Phänomen, nach dem Erkenntnisse, die etablierte Lebensgewohnheiten stören, einfach nicht wahrgenommen werden. So veröffentlichte z. B. die NASA 1985 eine Risikostudie zum Spaceshuttle, nach der die Absturzwahrscheinlichkeit für die Raumfähre 1 : 100 000 betrug. Studien anderer Gremien gingen jedoch von einem Risiko von 1 : 270 bis 1 : 57 aus. Tatsächlich explodierte eine Raumfähre bei ihrem 25. Flug.

Nach neueren Studien ist es etwa 650mal unwahrscheinlicher, durch einen Blitzschlag umzukommen, aber fast 10mal wahrscheinlicher, an den Folgen des Zigarettenrauchens zu Tode zu kommen, als an den Folgen von Alkohol zu sterben (**A**). Das Risiko, bei einem Meteoritenabsturz umzukommen, ist sogar größer, als bei einem Flugzeugabsturz zu sterben. Zwar ist die Wahrscheinlichkeit für den Einschlag eines Himmelskörpers astronomisch klein, aber dabei könnten Millionen von Menschen sterben, ein erhöhtes Risiko ist also die Folge.

Verschiedene Risiken tragen zur Verringerung der Lebenserwartung bei: z. B. zigarettenrauchende Männer im Mittel um fast 7 Jahre (**B**). Die Akzeptanz von Risiken in der Bevölkerung ist ein komplexes und unberechenbares Phänomen:

1. Seltene Gefahren (z. B. ein Schlangenbiß) werden überschätzt, häufige Bedrohungen (z. B. Herzinfarkttod durch Übergewicht und Bewegungsmangel) unterschätzt.
2. Fehlerhaftes Abschätzen von Wahrscheinlichkeiten (z. B. Auto fahren ist zwar gefährlicher als fliegen, dennoch wird von Flug-Angst und nie von Fahr-Angst gesprochen).
3. Menschen überschätzen ihre eigenen Fähigkeiten (z. B. glauben sie, gegen Krankheiten immun zu sein oder ein langes Leben zu haben).
4. Dinge, die man selbst steuern zu können glaubt, werden trotz ihrer objektiven Risiken leichter akzeptiert (z. B. Rauchen, Alkohol trinken).
5. Dinge, die vom Individuum als nicht selbst beeinflußbar erlebt werden, schüren Ängste (z. B. Sondermülldeponien, Schadstoffe in Lebensmitteln).

Epidemiologie. Sie untersucht die Häufigkeit von Krankheiten, die physiologischen Variablen und sozialen Krankheitsfolgen in menschlichen Bevölkerungsgruppen sowie die Faktoren, die diese Häufigkeit beeinflussen.

Zur Aussage von statistisch signifikanten Risikoveränderungen muß eine Mindestzahl pathologischer Fälle vorliegen (**C**). Bei einer Spontanrate von 0,05 % Einzelfehlbildungen in der Bevölkerung wird bei 4 pathologischen Fällen von 100 in utero exponierten Kindern ein 80faches Risiko erkennbar, bei 400 Exponierten jedoch ein 20faches Risiko. Dagegen wird bei einer Fehlbildungsrate von 0,8 % (z. B. Herzdefekte) und 7 pathologischen Fällen von 100 exponierten Kindern ein 9faches, bei 400 Exponierten (13 pathologische Fälle) ein 3fach erhöhtes Risiko erkennbar.

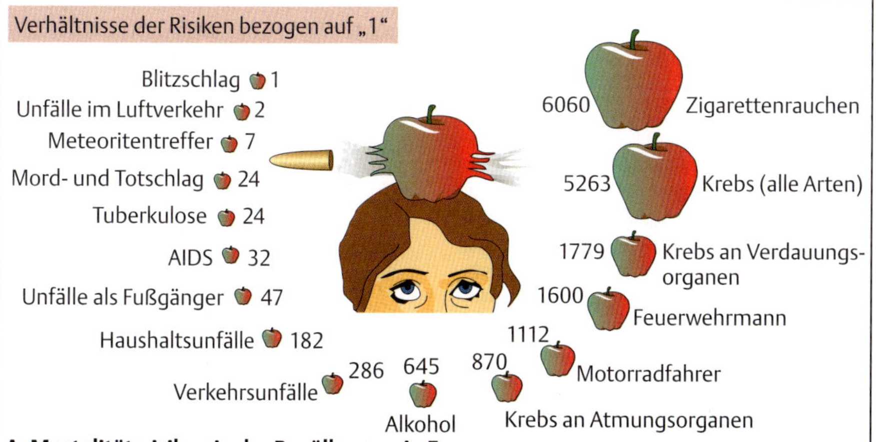
Verhältnisse der Risiken bezogen auf „1“
Blitzschlag 1
Unfälle im Luftverkehr 2
Meteoritentreffer 7
Mord- und Totschlag 24
Tuberkulose 24
AIDS 32
Unfälle als Fußgänger 47
Haushaltsunfälle 182
Verkehrsunfälle 286
Alkohol 645
Krebs an Atmungsorganen 870
Motorradfahrer 1112
Feuerwehrmann 1600
Krebs an Verdauungsorganen 1779
Krebs (alle Arten) 5263
Zigarettenrauchen 6060

A. Mortalitätsrisiken in der Bevölkerung in Europa

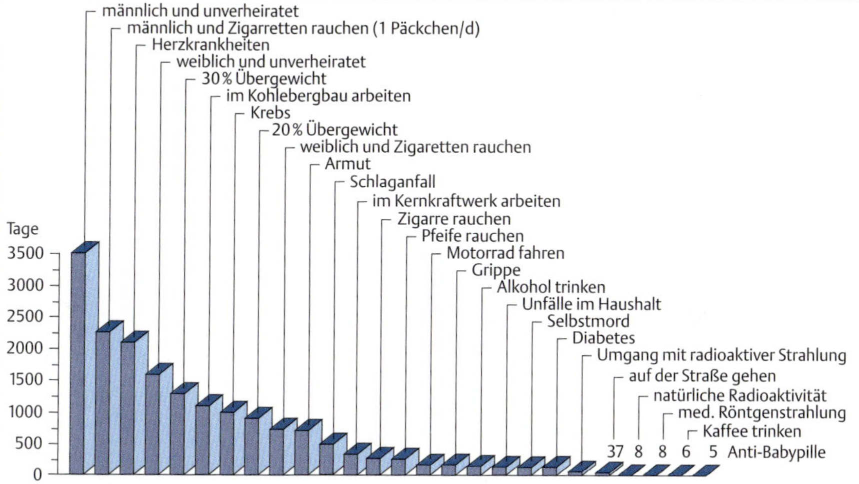

B. Verringerung der Lebenserwartung durch verschiedene Risiken

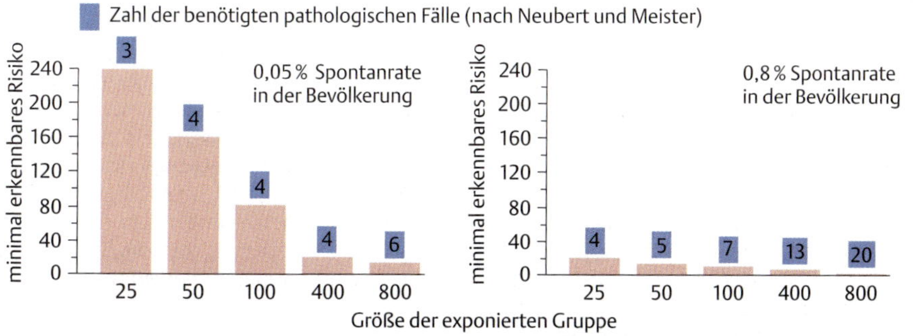

C. Mindestzahl pathologischer Fälle zur Verifizierung eines induzierten Effektes

Ökotoxikologie

Ökotoxikologie ist die Wissenschaft, die eine Prognose zur Wirkung, Interaktion und dem Verbleib von Umweltchemikalien in bestehenden Ökosystemen gibt. In der Toxikologie steht im allgemeinen die menschliche Gesundheit im Vordergrund, in der Ökotoxikologie dagegen der Schutz der Struktur und Funktion von Ökosystemen und gefährdeter Arten.

Während chemische Stoffe beim Menschen spezifische gesundheitliche Schäden verursachen, liegen für den Umweltbereich (noch) keine festen Beurteilungskriterien vor. Schwierigkeiten bereiten (noch) die Bedeutung von Effekten auf der Ebene eines Einzelindividuums für die Gesamtpopulation, die Übertragbarkeit von Laborergebnissen auf das Freiland oder von bestimmten Tierspezies auf andere Arten (**A**).

Die wichtigsten Charakteristika zur Beurteilung der Gefährlichkeit einer Substanz (Umweltgefährdungspotential) sind:

- Die Kenntnis der Verteilung der Substanz zwischen Luft und Wasser bzw. Wasser und Boden/Sediment,
- Mobilität,
- Akkumulation,
- biologische Verfügbarkeit,
- Metabolismus und
- Dosis-Wirkungs-Beziehungen.

Zur Abschätzung des Gefährdungspotentials einer Chemikalie auf die Umwelt bzw. auf Ökosysteme dienen „ökotoxikologische" In-vitro- und In-vivo-Tests: z. B. kontrollierte suborganismische Tests (auf zellulärer und subzellulärer Ebene, z. B. Enzymtests), Tests an Einzelspezies (z. B. verändertes Schwimmverhalten bei Fischen oder verminderte Fortpflanzung bei Daphnien und Algen) sowie kontrollierte Multispezies-Tests bis hin zu Umweltbeobachtungen (**B**). Vorteile von In-vitro-Verfahren sind: gute Reproduzierbarkeit, Standardisierbarkeit, hohe Ziel- und Kosteneffektivität. Für die Bewertung eines Umweltgefährdungsrisikos bleibt jedoch das In-vivo-Experiment unverzichtbar.

Für die Abschätzung der „no observed effect concentration" (NOEC) werden z. B. bei Fischen die Aktivität von Enzymen (z. B. ATPase) in Gegenwart von Umweltchemikalien (z. B. PCBs) nach akuter und chronischer Gabe untersucht.

Für die Prognose des Gefährdungspotentials von Chemikalien in Umweltmedien werden außerdem folgende Organismen eingesetzt: Zuckmücke *(Chironomus riparius)* für das Sediment, Springschwanz *(Collembole)* für den Waldboden und Regenwurm *(Lumbricus)* für den Ackerboden.

Für die Wirkungsabschätzung von Umweltchemikalien werden „Extrapolationsgrößen" verwendet (**C**): z. B. HC-Wert (Hazardous Concentration; ökologisch akzeptierbare Konzentration) und Concern Level (Konzentration einer Chemikalie, bei der mit einer Schädigung von Populationen im Freiland zu rechnen ist). Die Extrapolation erfolgt auf der Basis von NOEC-Daten aus Freilandökosystemen und aus Einzelspeziestests. Beim Vorliegen von mindestens drei chronischen NOEC wird die niedrigste NOEC durch den Sicherheitsfaktor 10 dividiert. Liegen nur Daten über letale oder effektive Konzentrationen (LC_{50}/EC_{50}) für Fisch, Wirbellose und Alge vor oder nur ein Wert des Akuttests (LD_{50}/ED_{50}) bei einer einzigen Spezies, muß sogar der Faktor 100 bzw. 1000 verwendet werden. Das Verfahren hat den absoluten Schutz der Organismen bei einer bestimmten Umweltkonzentration zum Ziel.

Ökoterrorismus

Ökoterrorismus ist das gezielte und bewußte Schädigen von Ökosystemen; z. B. führt das bewußte Abfackeln von Erdöl zu hoher Rußentwicklung in der Atmosphäre und so zu Schädigungen von Mikro- und Makro-Flora/Fauna (z. B. im Irak/Kuwait-Krieg 1991 durchgeführt). Das gezielte Einleiten von Öl, Chemikalien oder Radioaktivität ins Meer kann aquatische und terrestrische Ökosysteme vernichten (**D**).

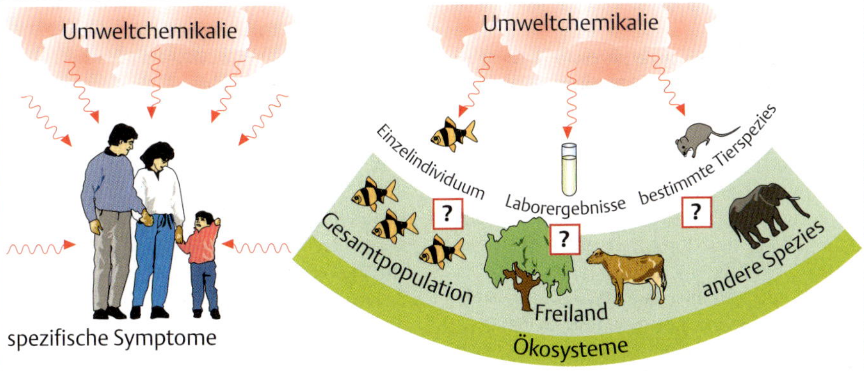

A. Schwierigkeiten bei der Prognose von Störungen in Ökosystemen

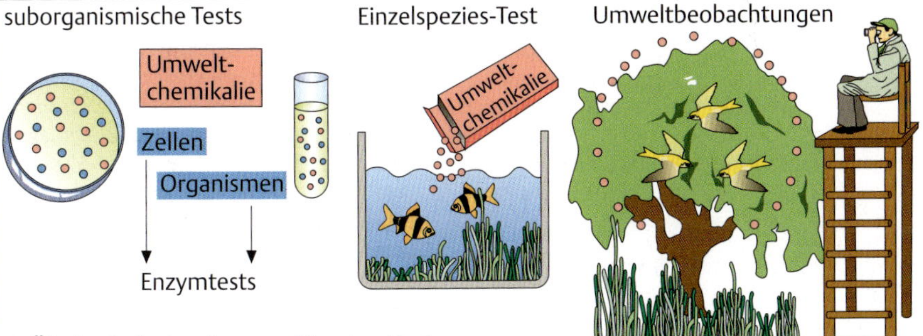

B. Ökologische In-vitro- und In-vivo-Tests

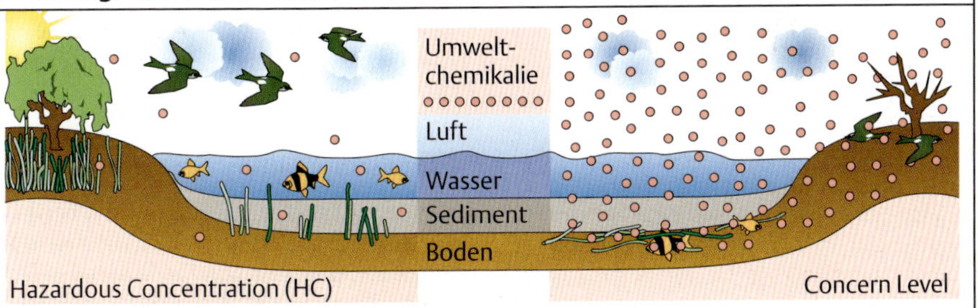

C. Wirkungsabschätzung von Umweltchemikalien

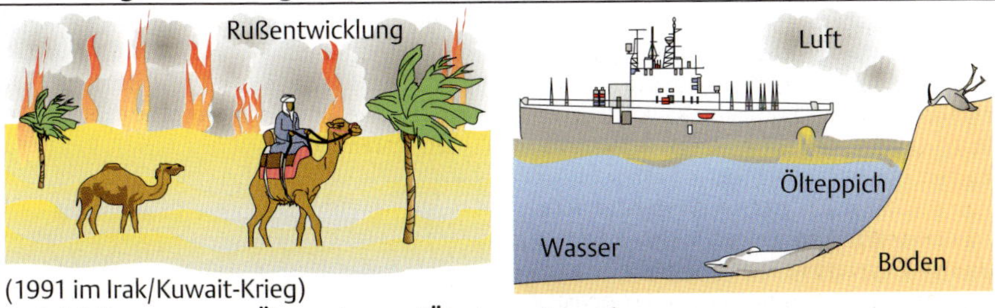

(1991 im Irak/Kuwait-Krieg)

D. Schädigungen von Ökosystemen (Ökoterrorismus)

Schadstoffe in Lebensmitteln (LM)

Native Schadstoffe (SS). Darunter versteht man alle natürlich vorkommenden Inhaltsstoffe in eßbaren Pflanzen oder Tiergeweben, die, oral aufgenommen, der Gesundheit des Menschen schaden können. Durch jahrtausendelange Erfahrung hat der Mensch aus dem reichen Angebot der Natur die für seine Ernährung geeigneten LM ausgewählt. Daher enthalten LM für den Erwachsenen im allgemeinen unschädliche Mengen an nativen SS. Schadwirkungen können allerdings bei Kindern, alten Menschen, Kranken oder sehr empfindlichen Personen auftreten. Native SS finden sich in pflanzlichen und tierischen LM (**A** und **B**).

Native Schadstoffe in Pflanzen. Das sind z. B. Hämagglutinine in Bohnen und Getreide, Saponine in Roter Beete und Spargel, Oxalsäure in Rhabarber und Spinat. Bittermandeln enthalten z. B. das blausäurefreisetzende Glykosid Amygdalin, grüne Kartoffeln Solanin, Süßholz, Lakritze (Glycyrrhetinsäure) (**A**). Viele dieser Toxine werden durch die traditionellen Zubereitungsmethoden wie gründliches Waschen, Einweichen, Kochen usw. zerstört. Phytinsäure (in Weizen) wird z. B. durch die heute nur noch wenig übliche „lange Teigführung“ beim Brotbacken abgebaut (**C**). Auch die wichtigen Vitamine A und D können beim Verzehr von großen Mengen als native SS wirken (Hypervitaminosen).

Native Schadstoffe in Tieren. Sie kommen in Abhängigkeit von der Tierernährung z. B. in fast allen Muschelarten (Saxitoxin), manchen Krabben (Anatoxin A) und Fischen des Pazifiks, z. B. Seebarsch (als komplexes Maitotoxin), vor (**B**). Diese Stoffe werden meist von Mikroorganismen, die sich auf oder im Wirtsorganismus befinden, produziert. Anatoxin stammt aus dem Cyanobakterium *Anabaena flosaquae*. Im Zweifelsfall schützt nur der Nichtverzehr dieser LM.

Anthropogene Schadstoffe. Sie gelangen z. B. durch Verderben oder ungeeignete Zubereitung in die LM (**D**). Durch falsche Lagerung gelangen z. B. Schimmelpilz-Metabolite aus manchen Aspergillus-Arten (Aflatoxine) und bakterielle Toxine, z. B. aus Salmonellen, oder das sehr giftige Botulinustoxin aus Clostridien in LM. Anthropogene SS, wie Benzpyrene (in geräucherten und gegrillten LM), erhitzte, oxidierte Fette und Schwermetalle, die z. B. durch ungeeignetes Kochgeschirr oder Wasserleitungen freigesetzt und in LM gelangen, können schließlich vom Menschen aufgenommen werden (Bioakkumulation, **D**). LM-Zusatzstoffe wie Farbstoffe (Tartrazin), Konservierungsstoffe (Nitritpökelsalz, Schwefel), Säuerungsmittel (Phosphate), Aromastoffe, Emulgatoren, Antioxidantien, Verdickungs- und Geliermittel werden LM aus technologischen und kosmetischen Gründen zugesetzt.

Als anthropogene SS in LM finden sich auch Rückstände von Düngemitteln (Nitrat), Arznei- (Antibiotika) und Pflanzenschutzmitteln (Pestizide) aus Land- und Forstwirtschaft sowie Inhaltsstoffe von Abgasen, Abfällen und Abwässern aus privaten Haushalten, Verkehr und Industrie (**D**).

Eine schädigende Wirkung von gentechnisch produzierten LM wie Tomaten, Kartoffeln, Bäckerhefe u. a. und daraus hergestellten Produkten („Novel Food“) (s. S. 208) auf die Gesundheit des Menschen ist nicht belegt. Für die Bestrahlung von LM gilt ähnliches. In Deutschland ist die Bestrahlung von LM noch verboten. In einigen Ländern der EG wird sie bereits in sieben LM-Gruppen angewandt: Gewürze und Kräuter, Getreideflokken, Hülsenfrüchte, Trockengemüse, vorbehandelte Garnelen, Geflügelfleisch und Gummiarabikum. Die Konzentrationen der meisten anthropogenen SS sind gesetzlich festgelegt. Hingegen gibt es für den Gehalt in LM für viele Schwermetalle zur Zeit in Deutschland nur Richtwerte ohne gesetzlich bindenden Charakter.

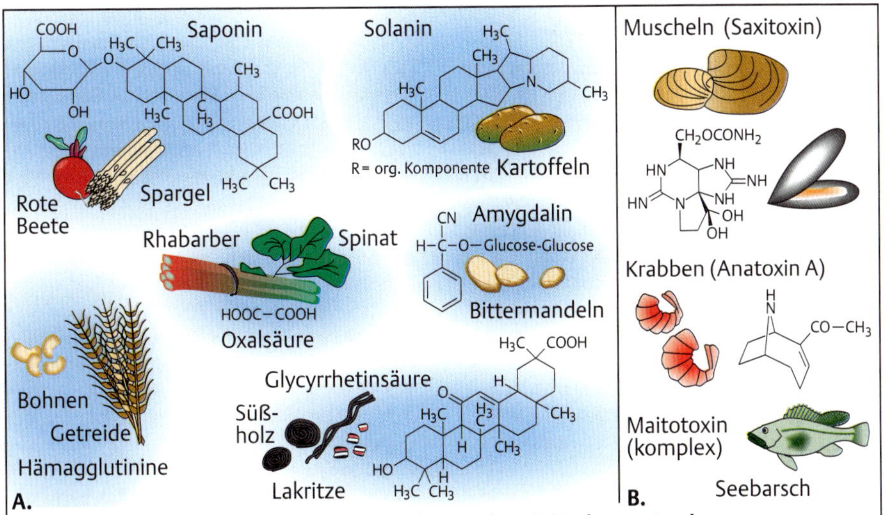

Native Schadstoffe in pflanzlichen (A) und tierischen (B) Lebensmitteln

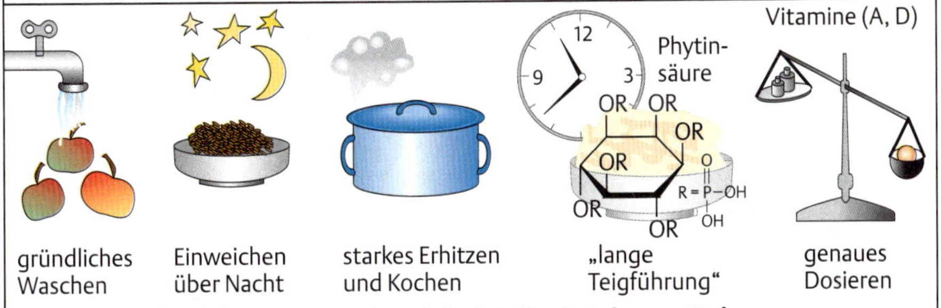

C. Zerstörung (Reduktion) von nativen Schadstoffen in Lebensmitteln

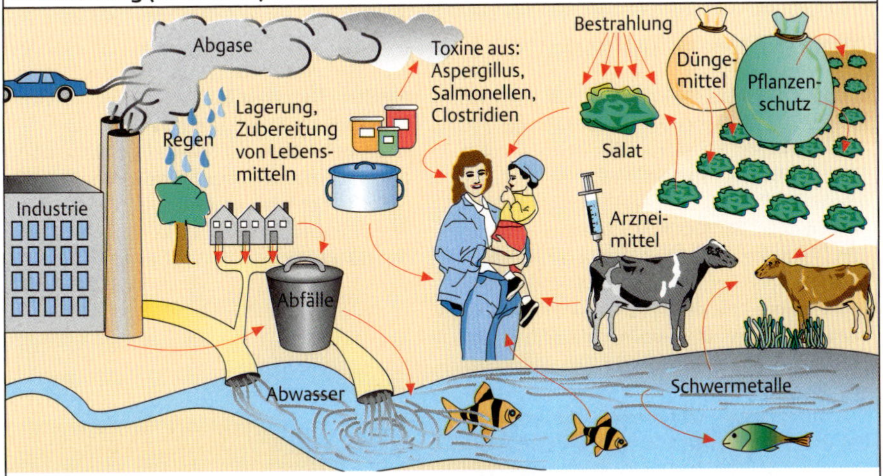

D. Bioakkumulation von anthropogenen Schadstoffen

Grundlagen

Wichtige Daten und Fakten der Toxikologie sind heute dank verbesserter Informationstechniken prinzipiell jedermann zugänglich.

Giftnotrufzentralen. Hilfe bei toxikologischen Problemen durch Lebensmittel und Bedarfsgegenstände, am Arbeitsplatz, durch Umwelteinflüsse oder Arzneimittel bieten in Deutschland die Giftnotrufzentralen, die rund um die Uhr telefonisch erreichbar sind (**A**).

Bei weniger akuten Fragestellungen findet man Fakten zur Gefährlichkeit chemischer Stoffe, ihren Wirkungen und den erforderlichen Gegenmaßnahmen in umfangreichen Datensammlungen. Sie stehen in gedruckter Form, auf Datenträger (CD-ROM) oder online zur Verfügung. An dieser Stelle kann nur eine Auswahl vorgeführt werden.

Datensammlungen in gedruckter Form. Im Lebensmittel- und Bedarfsgegenständegesetz *(LMBG)* mit einer Reihe verwandter Gesetze, Zusätze und Verordnungen findet man Angaben über zulässige Rückstände von Pflanzenschutzmitteln in Lebensmitteln, zur Kennzeichnungspflicht bei Lebensmitteln, zur Trinkwasserqualität oder über verbotene Inhaltsstoffe von Kosmetika. Die Sicherheit am Arbeitsplatz ist hinsichtlich der Gefahren durch gefährliche Stoffe im Chemikaliengesetz *(ChemG)* mit seinen zahlreichen Verordnungen geregelt. Die sog. MAK-Liste (MAK = Maximale Arbeitsplatzkonzentration) der Senatskommission zur Prüfung gesundheitschädlicher Arbeitstoffe der Deutschen Forschungsgemeinschaft enthält für viele gesundheitsgefährdende Stoffe die am Arbeitsplatz geltenden Grenzwerte mit einer wissenschaftlichen Begründung für ihre Festsetzung. Sie ist eingearbeitet in „Technische Regeln für Gefahrstoffe“ *(TRGS 900).* Physikochemische und toxikologische Fakten von Chemikalien findet man in den Merkblättern „Gefährliche Stoffe“ (hrg. von Kühn, R., Birett, K.; Verlag Moderne Industrie, Landsberg/Lech). Probleme der Anwendung von Arzneimitteln fallen unter die Zuständigkeit des Arzneimittelgesetzes *(AMG)*, das mit seinen Zusatzverordnungen und Anhängen auch den Umgang mit Opioiden (Betäubungsmittel) regelt. Die genannten Gesetze sind als gedruckte Textsammlungen erhältlich. Nützliche Informationen über Chemikalien enthält auch die Sammlung „Toxikologische Bewertungen“ (Hrg. Berufsgenossenschaft der chemischen Industrie, Heidelberg). Hinzu kommen Datensammlungen von der Europäischen Gemeinschaft (z.B. *ECDIN* = European Chemicals Data and Information Network), US-amerikanischen Behörden wie EPA (Environmental Protection Agency) oder *NIOSH* (National Institute of Occupational Safety and Health, z.B. *RTECS* = Registry of Toxic Effects of Chemical Substances) sowie von weltweit tätigen Organisationen wie der WHO (z.B. Publikationen der IARC = International Agency for the Research on Cancer) oder der UNO (z.B. *IRPTC* = International Register of Potentially Toxic Chemicals, Genf, Schweiz), die in gedruckter Form oder auf Datenträger erscheinen.

Elektronische Datenbanken. Sehr aktuell sind die elektronischen Datenbanken, die oft nicht in gedruckter Form, sondern nur über Online-Dienste zugänglich sind (z.B. *INTOX* = Datenbank über Vergiftungsfälle). Beim Deutschen Institut für Medizinische Dokumentation und Information *(DIMDI,* Postfach 420580, 50899 Köln, Tel. (0221) 4724-1, E-Mail [helpdesk@dimdi.de]) kann der Inhalt dieser Datenbanken mit Hilfe eines Personalcomputers und eines Modems gebührenpflichtig abgefragt werden. Dort besteht u.a. Zugang zu den Faktendatenbanken ECDIN, INTOX, RTECS, SIGEDA etc. und den Literaturdatenbanken wie MEDLINE (Hrg. National Library of Medicine, Bethesda, USA), EMBASE (Hrg. Elsevier Science B.V., Amsterdam, NL) oder Biosis Previews (Hrg. Biosis, Philadelphia, USA), die bibliographische Angaben (teilweise mit Kurzfassungen) von Beiträgen zahlreicher Fachjournale bereithalten und wöchentlich aktualisiert werden.

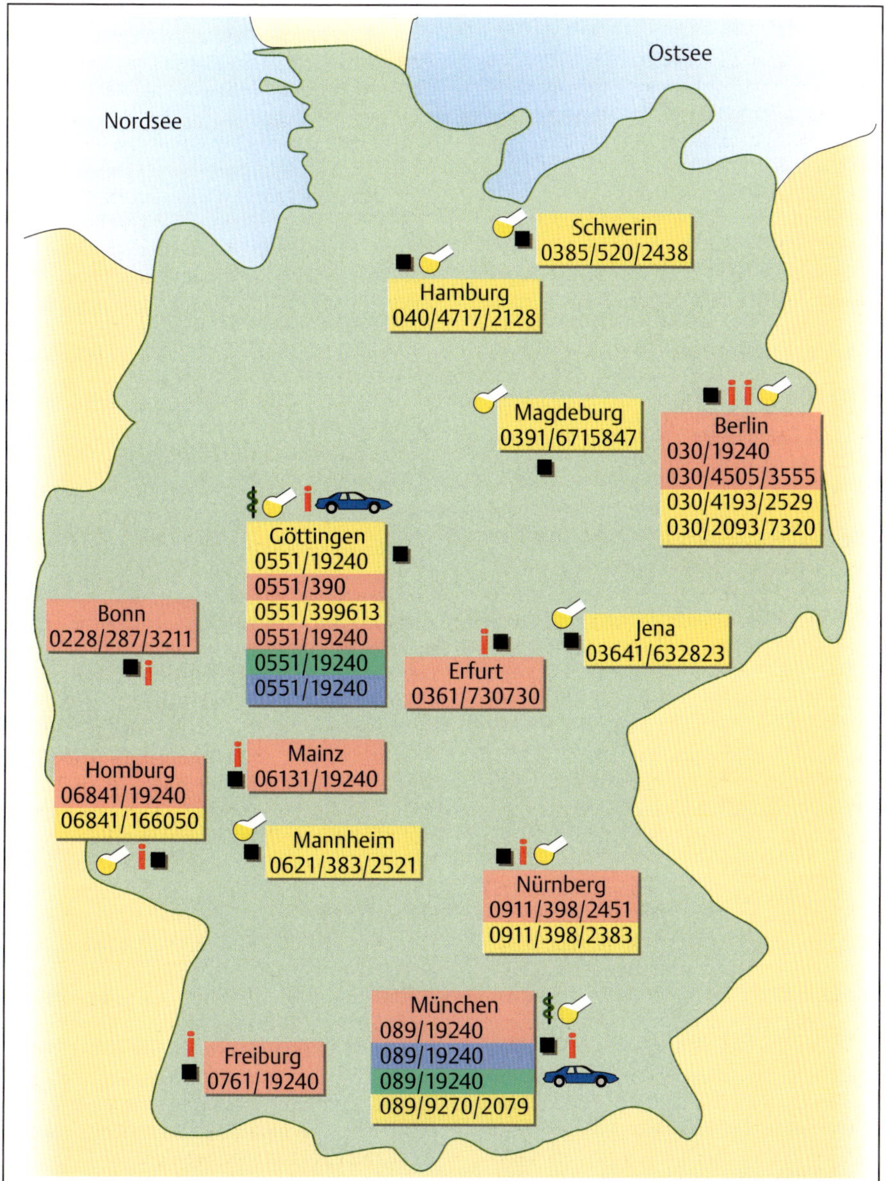

- Informationszentren für Vergiftungsfälle mit durchgehendem 24-h-Dienst
- Toxikologische Laborzentren mit 24-h-Dienst
- Mobile Gegengift-Depots
- Antiseren (Tiergifte)

A. Giftnotrufzentralen in Deutschland (Stand 2002)

Spezielle Toxikologie

Alkaloide

Atropin

Die tertiäre Stickstoffverbindung Atropin (**A**) findet als Arzneimittel Anwendung als Antidot bei Parathion-(E605-)Vergiftung, Anticholinergikum, Broncho-/Spasmolytikum, Antiparkinsonmittel und Mydriatikum.

Eine Vergiftung kann durch den Genuß von 3 – 5 (für Kinder) bzw. 10 – 20 (für Erwachsene) Tollkirschen, den Früchten von *Atropa belladonna* (**A**), bereits letal ausgehen. Häufiger werden Intoxikationen durch Verwechslung mit Augentropfen, die Atropin enthalten, besonders bei Kindern verursacht. Aufgrund des charakteristischen Vergiftungsbildes, einer großen therapeutischen Breite und guter Behandlungsmöglichkeiten gibt es trotz dramatischer Symptomatik selten Zwischenfälle mit letalem Ausgang.

Das Alkaloid Hyoscyamin (s. S. 258) racemisiert zu Altropin, weshalb sich beide Vergiftungen gleichen. Hyoscyamin kommt in einigen Nachtschattengewächsen (s. S. 258) vor.

Vergiftungssymptome. Typische Vergiftungssymptome (**B**) äußern sich in Abhängigkeit der zugeführten Dosis in parasympatholytischen peripheren und zentralen Effekten. Bei 0,5 – 1,0 mg werden leichte Bradykardie, Trockenheit im Mund und der Haut sowie minimale Pupillenerweiterung beobachtet. Bei Dosen ab 2,0 mg folgen Tachykardie, Pulsbeschleunigung, starkes Durstgefühl, Mydriasis und Akkommodationsstörungen. Ab 5,0 mg sind die o. g. Symptome noch ausgeprägter, und durch die Hemmung der Drüsensekretion treten Heiserkeit, Schluckbeschwerden und Sprachstörungen, ferner Unruhe und Kopfschmerz auf. Als Folge einer beeinträchtigten Schweißsekretion kann die Körpertemperatur ansteigen (Hyperthermie); verknüpft mit zentralen Regulationsstörungen erscheint eine trockene, heiße, scharlachrote Haut, vor allem im Gesicht. Die Auswirkungen auf die Darmmuskulatur können sich in einer reduzierten intestinalen Peristaltik (Obstipation) bzw. Atonie oder/und am Urogenitaltrakt in erschwertem Harnlassen bis zur Harnverhaltung manifestieren. Mengen von 10 mg an verursachen überdies zentralnervöse Veränderungen wie motorische Unruhe, klonische Krämpfe, Tobsucht, Verwirrtheit, Delirien und Halluzinationen. Diese Phase der Erregung kann in einen Erschöpfungszustand mit tiefer Bewußtlosigkeit übergehen. Der Tod tritt infolge einer zentralen Atemlähmung ein.

Bei p. o. Einnahme von etwa 100 mg Atropin beginnt bei Erwachsenen Lebensgefahr. 10 – 20 mg/kg KG gelten als sicher tödlich; die LD für Kinder beträgt 1 – 10 mg.

Therapie. Die Therapie der Vergiftung (**C**) besteht zunächst in einer allgemeinen Behandlung wie Magenspülung und Gabe von Carbo medicinalis, um eine weitere Giftresorption zu unterbinden. Ferner müssen Vitalfunktionen wie Atmung, Körpertemperatur und Blasenentleerung durch künstliche Beatmung, wärmeableitende physikalische Maßnahmen wie kalte Bäder und forcierte Diurese bei liegendem Blasenkatheter aufrechterhalten werden. Die Schleimhäute des Mundes und der Augen sind zu befeuchten. Zur Sedierung werden kleine Dosen entweder von Benzodiazepinen (Diazepam) oder von kurzwirksamen Barbituraten i. v. verabreicht. Die Gabe eines indirekten Parasympathomimetikums in Form des Physostigminsalicylats (Anticholium) gilt als das wirksamste Antidot. Dieser Cholinesterasehemmer kann i. m. oder langsam i. v. appliziert in Dosierungen von 0,5 bis 2,0 mg für Erwachsene und 0,02 mg/kg KG bei Kindern die peripheren und im Gegensatz zu Pyridostigmin und Neostigmin auch die zentralen Symptome aufheben. Da der Antagonist rasch verstoffwechselt wird, ist bei anhaltender Vigilanzminderung eine wiederholte Gabe von 1 mg/20 min vorzugsweise als Kurzinfusion angezeigt.

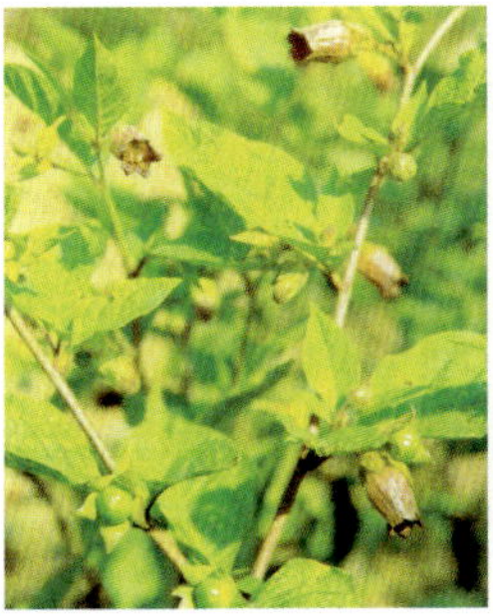

Tollkirsche
Atropa belladonna

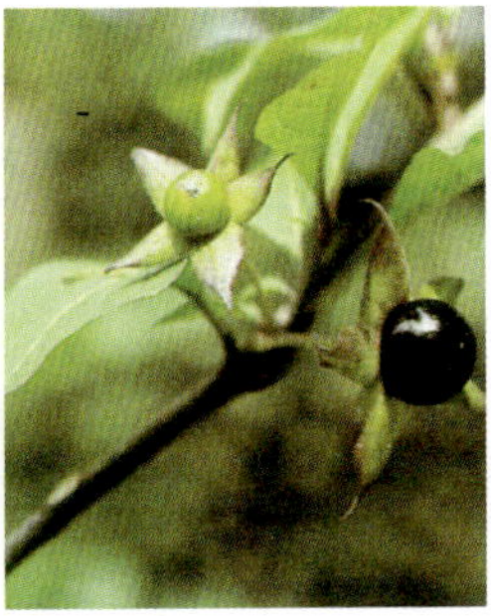

reife Beere

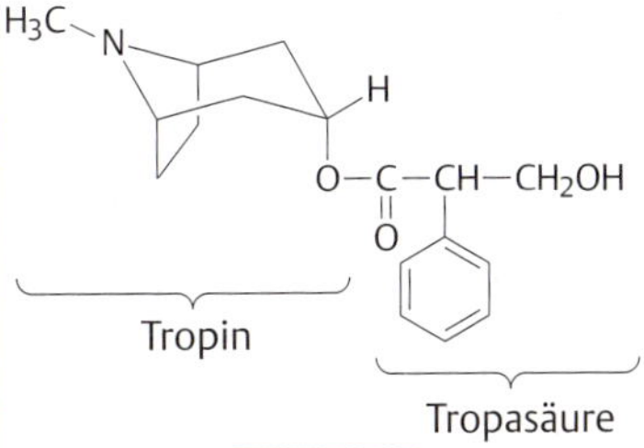

Atropin
(Alkaloid)

A. Vorkommen von Atropin

peripher

Mundtrockenheit, Durst, Schluckbeschwerden, Heiserkeit (gehemmte Drüsensekretion)

Tachykardie (anfänglich oft leichte Bradykardie)

Hyperthermie

trockene, rote, heiße Haut

Obstipation

Harnverhaltung

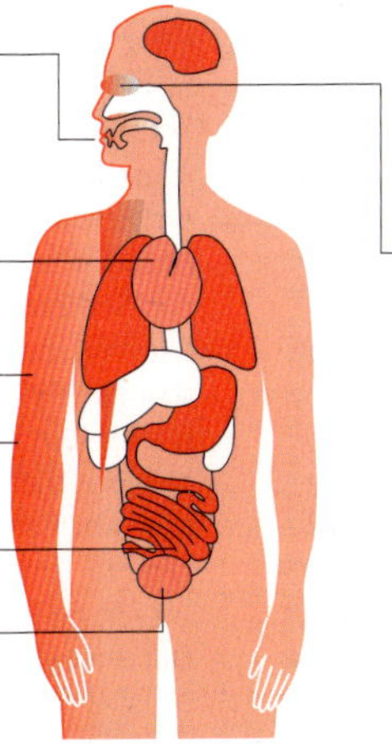

zentral

- motorische Unruhe, Tobsucht Verwirrtheit, Halluzinationen
- klonische Krämpfe
- Koma
- Atemdepression,
- Tod durch Atemlähmung

Mydriasis und Akkomodationsstörungen

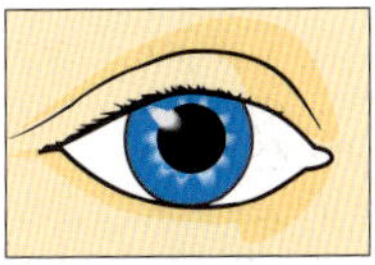

normales Auge

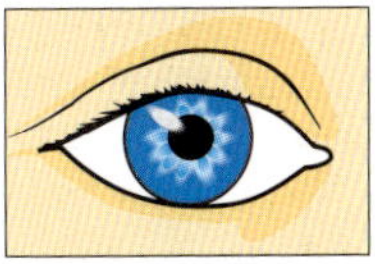

B. Akute Toxizität von Atropin

Antidot:

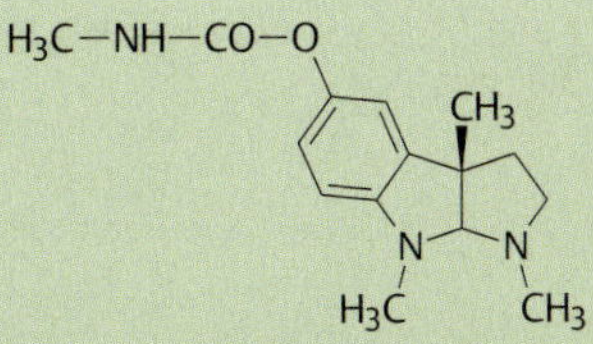

Physostigmin

zur Sedierung:

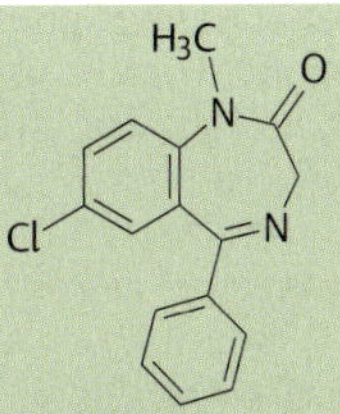

Diazepam

C. Therapie bei Vergiftung mit Atropin

Colchicin

Zur Therapie eines akuten Gichtanfalls ist das Alkaloid der Herbstzeitlosen *(Colchicum autumnale,* **A***)* als sog. „Mitosegift" Mittel der Wahl. Die meisten Vergiftungen kommen daher nicht durch das akzidentelle Verschlukken von Samen und Blättern, sondern durch therapeutische Überdosierungen zustande.

Die letale Dosis für Erwachsene ist 20 mg (5 g Samen) und für Kinder 5 mg Colchicin (1,25 g Samen).

Vergiftungssymptome. Der nach peroraler Aufnahme bis zu 6stündigen symptomfreien Latenz folgen akute Vergiftungserscheinungen (**B**) wie gastroenterische Probleme (blutige Durchfälle, kolikartige Leibschmerzen, Übelkeit, Erbrechen). Diese choleraähnlich verlaufenden Brechdurchfälle werden von Symptomen begleitet, die sich zunächst im Mund- und Rachenraum in Brennen, Kratzen und Schluckbeschwerden und darüber hinaus in Erstickungsgefühl und Zyanose (**C**) äußern. Im weiteren Verlauf der Vergiftung treten Knochenmarksdepression, Blutgerinnungsstörungen, Nierenschädigung, Leberzellnekrosen, Exsikkose, Elektrolytstörungen, generalisierte Krämpfe und aufsteigende Lähmung auf. Der Tod tritt infolge Herzstillstand, Lungenversagen oder Sepsis nach etwa 2 bis 3 Tagen ein.

Therapie. Die Sofortmaßnahmen bestehen in der Giftentfernung durch Auslösen von Erbrechen, Gabe von Aktivkohle und Magenspülung. Um den enterohepatischen Kreislauf zu unterbrechen, wird über eine duodenale Verweilsonde fortlaufend Duodenalsaft abgesaugt. Zur Schockbehandlung werden Plasmaexpander verabreicht.

Morphin und Opioide

Diese zentral angreifenden Arzneimittel (**D**) sind stark wirksame Analgetika, die wegen potentieller Gefahr der Suchtauslösung heute der Betäubungsmittelverschreibungsverordnung (BtMVV) unterstelllt wurden.

Vergiftungssymptome. Die Leitsymptome der akuten Vergiftung (**E**) sind extreme Miosis, Somnolenz oder Koma und Atemdepression (2 – 4 Atemzüge pro Minute). Der meist nach 7 – 12 Stunden zu beobachtenden zentralen Atemlähmung (Hypoxie) geht häufig eine Cheyne-Stokes-Atmung mit Zyanose voraus. Hinzu kommen die Symptome eines Kreislaufschocks, Hypotension, Bradykardie, Hypothermie, Tonusverlust, Areflexie, „Flush", Lungenödem. Oberhalb einer Plasmakonzentration von 0,1 mg/l beginnt der toxische Bereich, oberhalb von 0,5 mg/l besteht erhebliche Gefahr. Die letale Dosis von Morphin beträgt beim Erwachsenen >0,1 g bei parenteraler, 0,3 – 1,5 g bei p. o. Applikation (Tageshöchstdosis = 200 mg). Säuglinge reagieren wesentlich empfindlicher (LD = 30 mg).

Unter einer chronischen Morphinvergiftung (**E**) versteht man den Morphinismus, d. h. die physische und psychische Abhängigkeit. Opioidabhängige leiden an einer spastischen Obstipation, an Miktionsstörungen und haben enge Pupillen. Weitere charakteristische Veränderungen sind Abmagerung, Potenzverlust, alle Arten von Infektionen sowie körperlicher und geistiger Verfall.

Therapie. Die Sofortmaßnahme besteht im akuten Vergiftungsfall mit Morphin, -derivaten sowie Substanzen der Pethidin-, Methadongruppe und des Pentazocins in künstlicher Sauerstoffbeatmung und Schockbehandlung. Durch die Zufuhr des spezifischen Antidots Naloxon (Narcanti, 0,4 mg/ml, **D**) soll der Sauerstoffmangel möglichst schnell beseitigt werden. I. v. gegeben werden die zentral dämpfenden und peripheren Wirkungen der Opioide innerhalb von Minuten durch den nur kurz wirkenden Opioid-Antagonisten aufgehoben. Dessen Anfangsdosis liegt bei 0,4 mg (für Kinder bei 10 µg/kg KG) i. v. oder i. m. alle 2 – 3 Minuten wiederholbar bis zur Aufhebung der Atemdepression und einer Maximaldosis von insgesamt 2 – 4 mg. Da die Morphinantagonisten bei Morphinisten lebensgefährliche Entzugssyndrome (Kammerflimmern, Kollaps) auslösen, sollte hier die Dosis des Agonisten reduziert und das Dosierungsintervall verkürzt werden. Die Stimulation zentraler α_2-Rezeptoren durch Clonidin (Catapresan, 17 µg/kg KG pro Tag) schwächt Noradrenalin-vermittelte Entzugserscheinungen ab.

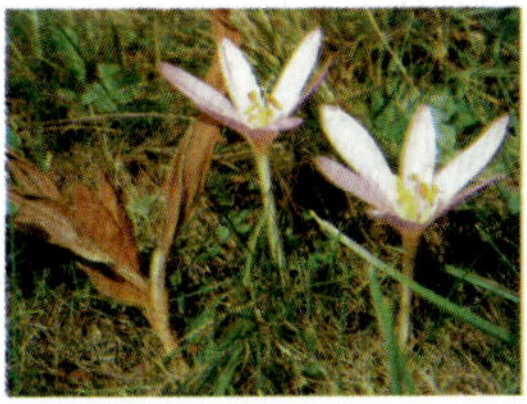

Herbstzeitlose
Colchicum autumnale

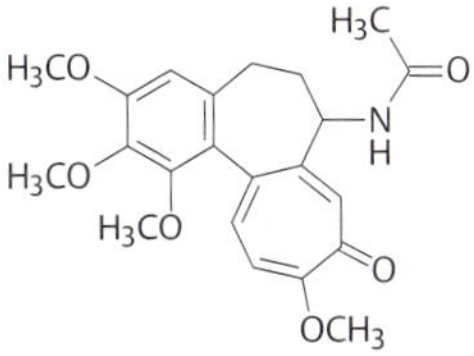

Colchicin (Alkaloid)

A. Vorkommen von Colchicin

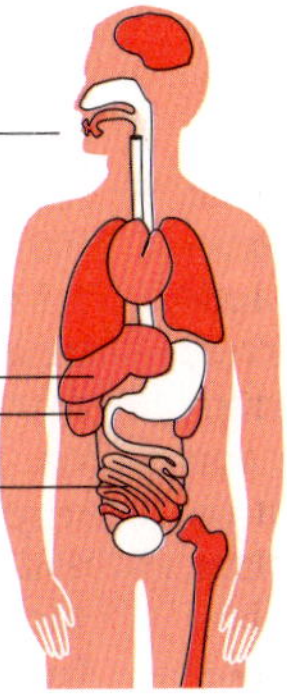

Brennen, Kratzen, Schluckbeschwerden

Lebernekrose, Leberversagen

Nierenschädigung

Koliken, hämorrhagische Enteritis, choleraähnliche Durchfälle, (Exsikkose, Elektrolytverlust)

Exitus
Herzstillstand, Lungenversagen, Sepsis, Atemlähmung

Granulozytopenie, Thrombozytopenie

Blutgerinnungsstörungen (intravasale Koagulation)

Schock (Kreislauf- und Gefäßregulationsstörung, Koma)

Krämpfe, aszendierende Lähmungserscheinungen, Myopathie, Herzschwäche, Atemnot (Zyanose)

bei Überleben der Vergiftung:
nach 10 – 14 Tagen Haarausfall

B. Akute Toxizität von Colchicin

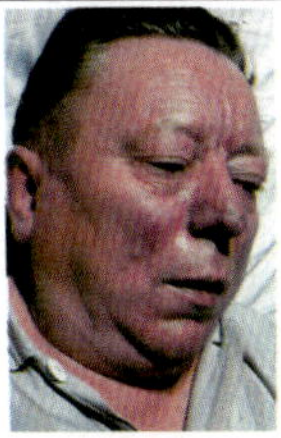

C. Zyanose

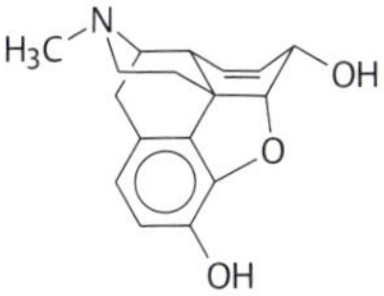

D. Morphin

Antidot:

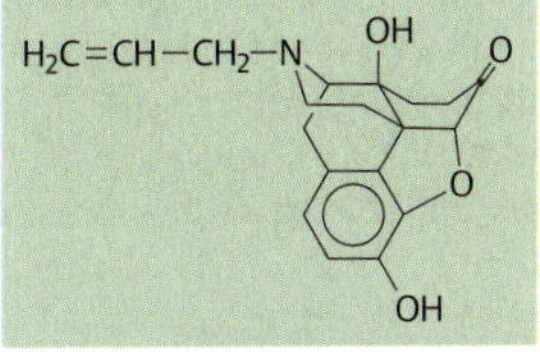

Naloxon

akute Toxizität

Somnolenz → Koma

extreme Miosis

Atemdepression
Zyanose → Hypoxie → Atemstillstand

Schock → Hypotonie, Bradykardie, Lungenödem

Tonusverlust der Skelettmuskulatur, Areflexie

Hypothermie

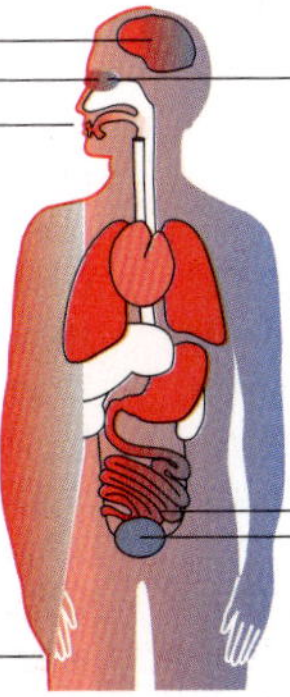

chronische Toxizität

enge Pupillen (Miosis)

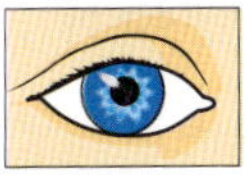

normales Auge

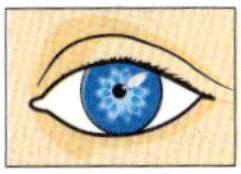

Miosis

Infektionen, Potenzverlust, Abmagerung, physischer und psychischer Verfall

spastische Obstipation

Miktionsstörungen

E. Toxizität von Morphin

Mutterkornalkaloide

Sie gehören zu den Mykotoxinen, die im Mutterkorn *(Secale cornutum,* **A***)* vorkommen, welches das Dauermyzel des auf Getreideähren schmarotzenden Pilzes *Claviceps purpurea* darstellt. Als Arzneimittel finden die isolierten Alkaloide u.a. Anwendung bei der Therapie von Durchblutungsstörungen, Kopfschmerzen, Migräne und bei der Hemmung von Nachgeburtsblutungen.

Epidemieartige Massenvergiftungen mit Mutterkorn kontaminiertem Getreide führten im Mittelalter häufig zu Ergotismus mit Gangrän und ZNS-Störungen. Durch periphere Vasokonstriktionen starben hierbei Hände und Füße unter brennenden Schmerzen ab.

Vergiftungssymptome. Die akute Vergiftung (p. o.) mit dem stärksten durchblutungshemmenden Alkaloid Ergotamin (ein Lysergsäurederivat (**B**), s.S. 86) ist durch Übelkeit, Erbrechen, Leibschmerzen, Diarrhöen, Parästhesien (Kribbeln in den Akren), Kälte- und Taubheitsgefühle in den Extremitäten sowie zentralnervöse Symptome wie Kopfschmerz, Schwindel, Angst, Krämpfe, Atemnot und Mydriasis gekennzeichnet (**C**). Bei Überschreiten der *Maximal-Tagesdosis* (>10 mg) Ergotamin wurden Kreislaufkollaps und Bewußtlosigkeit beobachtet. Atemlähmung und Herzstillstand können hierbei zum Tode führen. Als Folge einer Langzeitanwendung *(chronische Vergiftung)* mit höheren Dosierungen treten irreversible Gefäßschäden auf; das Gewebe wird gangränös. Hierfür sind jedoch ausgedehnte Gefäßspasmen, Ischämie, Nekrosen und Endothelschädigung mit Thrombenbildung die Voraussetzung (**C**).

Therapie. Die Therapie der oralen akuten Vergiftung besteht in der Giftentfernung durch Gabe von Aktivkohle und Magenspülung mit Natriumsulfat sowie in hämostaseologischen Maßnahmen wie Dextraninfusion und Heparinverabreichung. Bei *Ergotismus* können die arteriellen Gefäßspasmen durch organische Nitrite (z.B. Amylnitrit), Nitroglyzerin 0,4 mg s.l. oder Papaverin (30–60 mg i.m., i.v.) behandelt werden. Bei Krämpfen wirkt Diazepam (5 – 10 mg i.v.) antikonvulsiv. Der Atemlähmung sollte durch künstliche Beatmung entgegengewirkt werden.

Physostigmin (Eserin)

Dieses Alkaloid ist zu 0,1 % in der Kalabarbohne, dem Samen der westafrikanischen Leguminose *Physostigma venenosum* (**D, E**), enthalten. Als indirektes Parasympathomimeticum wird dieser Carbaminsäureester in der Augenheilkunde lokal in 0,25- bis 1 %iger Lösung bei Glaukom, ferner bei Darm- und Blasenatonie, Myasthenia gravis und das Salicylat in der Toxikologie als Antidot systemisch bei Vergiftungen mit Atropin (s.S. 62), Antidepressiva, trizyklischen Antihistaminika und als Curare-Antagonist angewandt. Aufgrund der Nutzung von Cholinesterase-Inhibitoren als Insektizide und bei Antidot-Überdosierung sind Vergiftungen wegen der hohen akuten Toxizität für den Menschen häufig. Die LD liegt p. o. bei ca. 6 – 10 mg, parenteral niedriger.

Vergiftungssymptome. Durch Hemmung der Cholinesterase wird das Neurotransmitterangebot an cholinergen Nervenenden, Ganglien und motorischer Endplatte erhöht. Daraus resultieren Symptome einer Muskarin- bzw. Nicotinrezeptorenaktivierung, die sich in Speichelfluß, Übelkeit, Erbrechen, Durchfall durch Darmerregung und einer Hemmung der Herzfunktion äußern. Für das Vergiftungsbild (**F**) charakteristisch sind überdies faszikuläre und fibrilläre Muskelzuckungen, die nach der Vergiftung lange anhalten. Da Physostigmin als tertiäres Amin ins ZNS eindringt und dort cholinomimetisch wirkt, manifestiert sich eine Überdosierung auch in zentralen Erscheinungen wie Krämpfen, Delirien, Koma, Zyanose; der Tod tritt letztlich durch Versagen der Atmung ein, ausgelöst durch starke Bronchialsekretion und -konstriktion bis hin zur zentralen Atemlähmung.

Therapie. Die Therapie besteht primär in der Giftentfernung mittels Magenspülung und Aktivkohle. Gegen die peripheren muskarinartigen Symptome wirkt parenteral das Antidot Atropinsulfat (1–2 mg i.m., 10 mg/ml, s. S. 63), bei Krämpfen Diazepam; bei beginnender Atemlähmung wird künstlich beatmet.

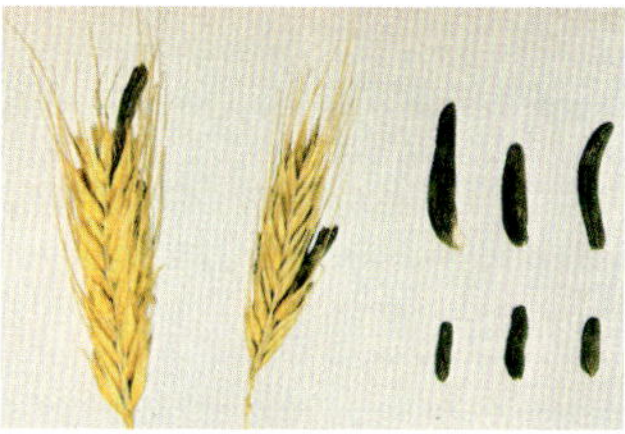

A. Mutterkorn *Secale cornutum*

Mutterkornalkaloide:

Synonyma:
Secale-, Ergot-, Indol- Alkaloide

Grundgerüst und zyklischer Peptidteil

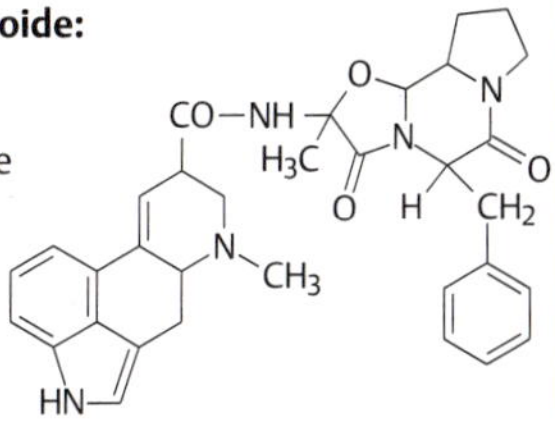

B. Ergotamin

akute Toxizität

ZNS:
Kopfschmerz, Schwindel, Übelkeit, Erbrechen, Krämpfe (tonisch-klonische), Angst, Konfusion, Parästhesien, Atemnot, Lähmungen; Bewußtlosigkeit, Atemlähmung

Auge (Mydriasis)

Herz (Herzstillstand)

Magen-Darm-Trakt (Leibschmerzen, Diarrhoe)

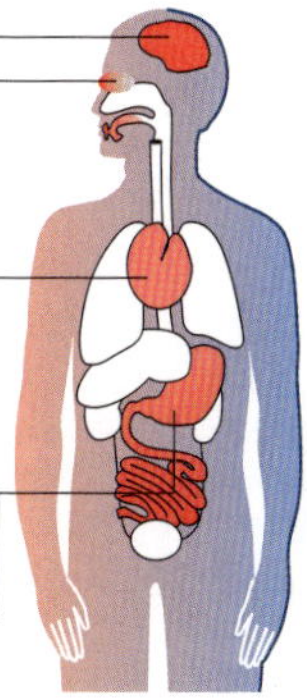

Blutgefäße: Vasokonstriktion, Kälte- u. Taubheitsgefühl in den Extremitäten, Endothelschädigung (→ Thrombus)

chronische Toxizität

Konvulsionen (Ergotismus convulsivus)

Gefäßspasmen, Ischämie, Nekrosen

Gangrän der Extremitäten, später auch Gehirn und Koronarien (Ergotismus gangraenosus)

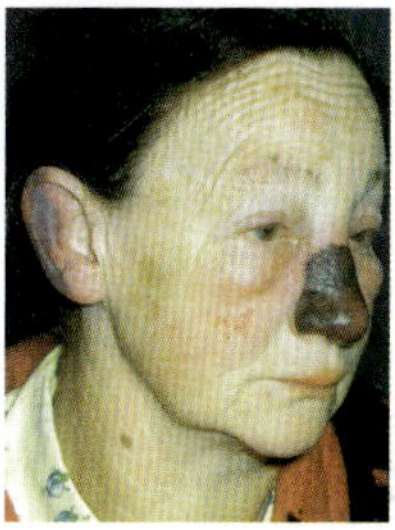

Gangrän der Nase und der rechten Ohrmuschel

C. Toxizität von Ergotamin

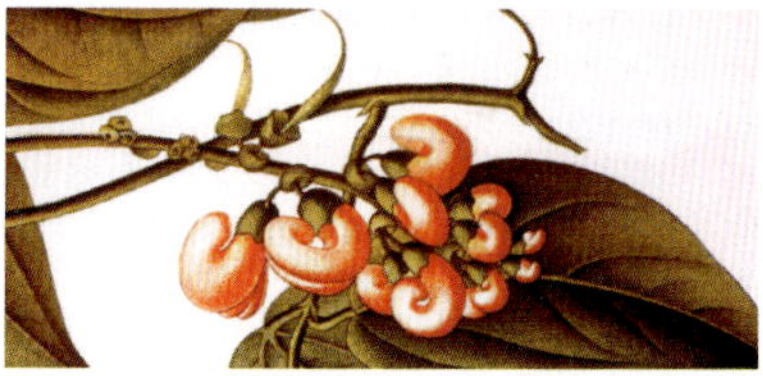

D. Kalabarbohne

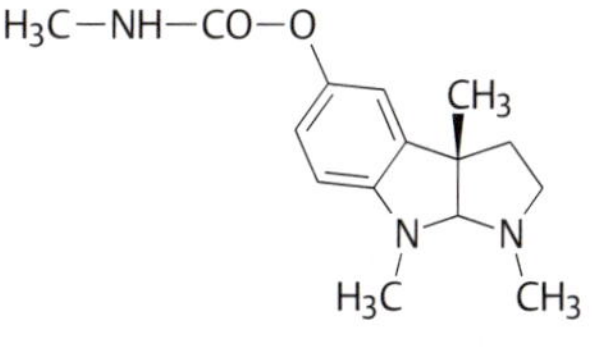

E. Physostigmin

peripher

Speichelfluß,
Übelkeit,
Erbrechen,
Durchfall,
Bradykardie,
Muskelzuckungen (fibrillär, faszikulär)

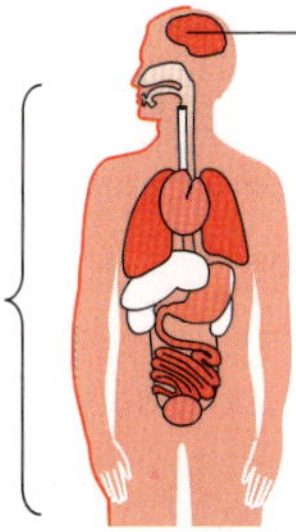

zentral

Delirien,
Krämpfe,
Koma,
Zyanose,
Atemlähmung

F. Akute Toxizität von Physostigmin

Barbiturate

Der häufige Mißbrauch wegen ihres Abhängigkeitspotentials und der Gefahr der Verwendung als Suizidmittel hat barbiturathaltige Hypnotika und Sedativa mit geringer therapeutischer Breite zugunsten der Benzodiazepine weitgehend verdrängt (**A**). Dadurch verringerte sich im Rahmen von Schlafmittelintoxikationen einerseits die Vergiftungsschwere, und andererseits ist eine rückläufige Vergiftungshäufigkeit genannter Arzneimittelgruppe zu beobachten.

Vergiftungssymptome. Das akute Vergiftungsbild zeigt die typischen Symptome wie Bewußtseinstrübung bis zur Bewußtlosigkeit (Null-Linien-EEG, **B**), Areflexie, weite reaktionslose Pupillen, Gewebshypoxie infolge zentraler Atemhemmung, Azidose, Blutdruckabfall, Hypothermie, Niereninsuffizienz. Der Tod kann durch zentrale Atemlähmung eintreten oder nach 2–4 Tagen durch sekundäre Störungen wie Herz-, Kreislauf-, Nierenversagen, Bronchopneumonie oder Schocklunge verursacht werden (**C**). Toxische Plasmakonzentrationen liegen bei 5–20 mg/l und letale bei 50–100 mg/l; die Letaldosis beträgt ab 5–10 g.

Therapie. Erste Maßnahmen der symptomatischen Therapie der schweren Vergiftung bestehen in Beatmung und Schockbehandlung. Die beschleunigte Ausscheidung der Barbiturate kann durch forcierte Diurese bei gleichzeitiger Alkalisierung des Harns durch Natriumbicarbonat-Infusion sowie Hämodialyse oder Hämoperfusion gefördert werden. Erst nach endotrachealer Intubation darf eine Magenspülung bis zu 24 Stunden nach Ingestion durchgeführt werden, um nicht resorbiertes Gift zu entfernen. Die anschließende Instillation von 30 g Aktivkohle und nachfolgendem salinischen Abführmittel (15 g Natriumsulfat) tragen ebenfalls zur Giftelimination bei.

Die Barbituratsucht ist eine *chronische Intoxikation,* bei der Dosissteigerungen den Faktor 15 gegenüber der Norm überschreiten. Da abrupter Entzug u.a. zu Krämpfen und Psychosen führt, erfolgt die stationäre Behandlung mit ausschleichender Dosierung.

Benzodiazepine

Die Einnahme therapeutischer Dosen kann ab 10–14 Tagen zu psychischer und physischer Abhängigkeit führen *(low dose dependence);* deshalb unterliegen diese Tranquilizer den Bestimmungen des Betäubungsmittelgesetzes (BtMG), jedoch nicht der Betäubungsmittelverschreibungsverordnung (BtMVV). Der Trend eines Anstiegs suizidaler Vergiftungen von 13 auf 16% in den 90er-Jahren beruht auf der Einführung von Benzodiazepin-Analoga.

Vergiftungssymptome. Die akute Vergiftung äußert sich in Symptomen wie Benommenheit, Ataxie, Verwirrung, Koma (**D**).

Eine *chronische Intoxikation* zeigt sich in einem Indolenzsyndrom (Gleichgültigkeit, Desinteresse). Der Patient ist mißgelaunt, reizbar und neigt zu aggressiven Ausbrüchen. Agitiertheit, Verwirrtheit, Angst und Schlafstörungen zählen zu den *paradoxen* Folgeerscheinungen der Dauereinnahme (**D**).

Toxische Dosen liegen bei ca. 1–3 mg/kg KG. Tödliche Vergiftungen durch orale Einnahme von Benzodiazepinen sind aufgrund der großen therapeutischen Breite, bis zu 1 g, literaturunbekannt. Wechselseitige Wirkungsverstärkungen mit anderen zentral dämpfenden Pharmaka und Alkohol sind jedoch beschrieben. Als Hauptgefahren einer derartigen schweren Polytoxikomanie sind die zentrale Atemdepression, Bewußtlosigkeit und die Areflexie mit einhergehender Schockproblematik zu nennen.

Therapie. Sofortmaßnahme: Sicherung der Vitalfunktionen durch Beatmung und Kreislaufbehandlung zur Regulierung von Pulsfrequenz und Blutdruck. Die zentral dämpfende Wirkung der Benzodiazepine wird stationär derzeit mit dem spezifischen Antagonisten Flumazenil (Anexate) aufgehoben. Initialdosis: 0,2 mg i.v. innerhalb 15 Sekunden. Als Nachdosierung werden im Abstand von 60 Sekunden weitere Einzeldosen von 0,1 mg injiziert. Bei Bedarf wird dies bis zu einer Maximaldosis von 1 mg Flumazenil wiederholt. Die übliche Dosis liegt im Bereich von 0,3–0,6 mg. Zu beachten ist die HWZ <1 Stunde bei Intoxikation mit langwirkenden Benzodiazepinen, wodurch Nachinjektionen erforderlich werden. Bei oraler Aufnahme kann in weniger lebensbedrohlichen Fällen eine Magenspülung und Aktivkohle genügen.

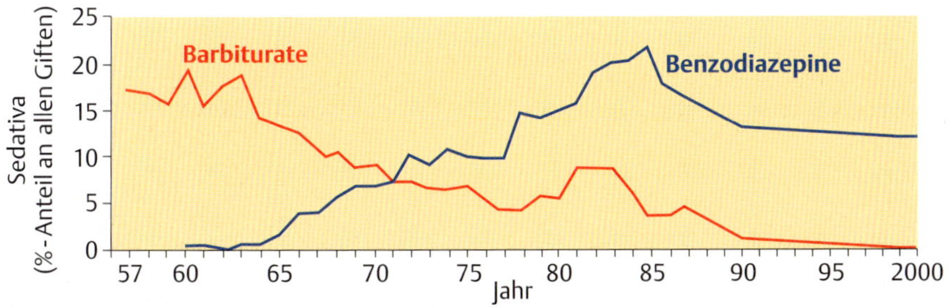

A. Vergiftungshäufigkeit aller registrierten Giftstoffe

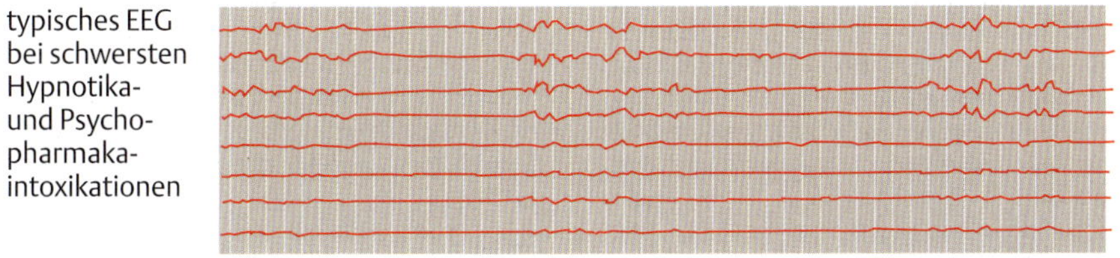

B. Null-Linien-EEG

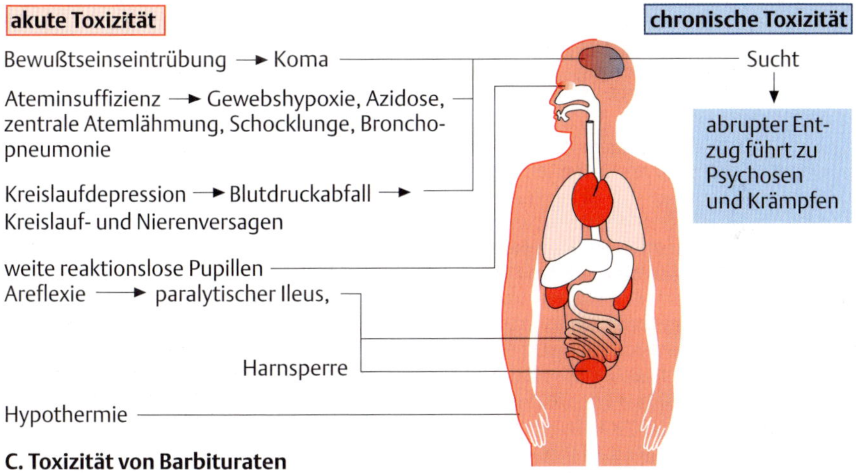

C. Toxizität von Barbituraten

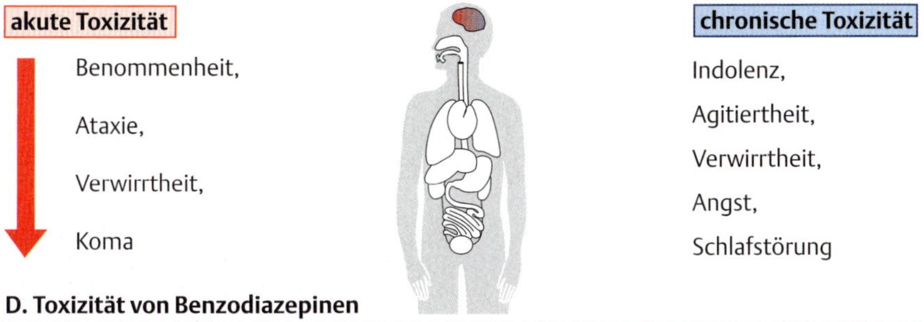

D. Toxizität von Benzodiazepinen

Eisen

Eisenverbindungen werden zur oralen oder parenteralen Behandlung des Eisenmangels bei einem Hämoglobinwert unter 12 g Hb/dl Blut angewendet.

Exzessive Dosen können zu akuter oder chronischer Eisenvergiftung führen, wobei erstere bei Erwachsenen gelegentlich suizidal und bei Kindern akzidentell p. o. vorkommt.

Vergiftungssymptome. Nach einer akuten Überdosierung zeigt die Vergiftungssymptomatik (**A**) folgenden zeitlichen Ablauf: Innerhalb der ersten sechs Stunden (Stadium 1) werden Erbrechen, Diarrhoe, hämorrhagische Gastroenteritis, Kreislaufkollaps oder Schock mit Todesfolge beobachtet. Sofern der Patient diese Phase überlebt, zeichnet sich zunächst eine kurze Erholungsphase ab (Stadium 2). Bei Vergiftung mit zu hohen Dosen und nicht rechtzeitig eingeleiteter Therapie treten im Stadium 3 weitere Symptome auf wie Fieber, Leukozytose, metabolische Azidose, Gerinnungsstörungen durch Verlängerung der Prothrombin-, Thrombin- und Thromboplastinzeit, zentrale und periphere Lähmungen, Krämpfe, Koma, toxische Hepatitis und Nierentubulusnekrose mit verbleibenden Leber-, Nieren- und ZNS-Schäden. Das Rekonvaleszenzstadium der Vergiftung ist durch narbige Verwachsungen im Gastrointestinaltrakt gekennzeichnet, das mit ileusartigen Beschwerden einhergeht (Pylorus-, Antrumstenose; Stadium 4).

Bei Kindern wirkt 1 g Eisen(II)sulfat peroral lokal ätzend und systemisch toxisch. Die tödliche Dosis für Kinder beträgt ca. 2 g, für Erwachsene 10 – 50 g.

Therapie. Da die Eisenintoxikation mit einer erschöpften Eisenbindungskapazität einhergeht und freies Eisen dabei im Blut ansteigen wird, besteht die Therapie der akuten Vergiftung einerseits in einer Resorptionshemmung und andererseits in einer Beschleunigung der renalen Ausscheidung des Eisens. Ferner ist die Schocksymptomatik zu behandeln. Je nach Bewußtseinszustand kann als Erstmaßnahme Erbrechen ausgelöst werden, um den Magen zu entleeren. Eine Magenspülung mit 1 %igem $NaHCO_3$ senkt die Protonenkonzentration und führt zur Bildung von schwerlöslichem Eisencarbonat. Die Verabreichung von Milch oder rohen Eiern hat die Bildung von Eisenprotein-Komplexen zur Folge, die Eisen jedoch nur vorübergehend binden und daher sogar die Steigerung der Bioverfügbarkeit induzieren. Als Antidot wird der Chelatbildner Deferoxamin (**B**) verwendet, der eine hohe Affinität zu Eisen besitzt und dieses nur aus Ferritin, Transferrin und Hämosiderin bindet und renal ausschleust.

Die Deferoxamin-Therapie (1 g bindet ca. 85 mg Eisen) sollte bei Serumeisenspiegeln $\geq$350 μ g/dl (**C**) durchgeführt werden. Initial beträgt die Dosis 0,5 – 1 g i. m. bzw. 15 mg/kg KG/Std. i. v. in Form einer 5 %igen Glucoselösung (die Tagesdosis maximal 80 mg/kg KG), die Höchstdosis für Erwachsene 1 – 2 g/Tag.

Die Tagesdosis soll nicht überschritten werden, da das Antidot selbst toxisch wirken kann. Bei schneller Infusion wurden Tachykardie und Blutdruckabfall beobachtet. Bei längerer Anwendung desselben werden Linsentrübungen, Hypotonie, Kollapsneigung, Nierenschädigungen und neurotoxische Wirkungen beschrieben. Niereninsuffizienz gilt als Kontraindikation.

Chronische Eisenvergiftungen. Dazu zählen die *Hämosiderose* und *Hämochromatose* (**A**), die sich bei parenteraler Eisenüberladung durch Ablagerung im RES (Retikulo-endotheliales System) und aufgrund genetischer Defekte ausprägen können. Im Fall der *erworbenen Hämochromatose* wird das Eisen mit Deferoxamin ausgeschwemmt, wohingegen bei der *genetischen Hämochromatose* die Aderlaß-Therapie von Nutzen ist.

akute Toxizität

Stadium 1 (1 – 6 h nach Einnahme)
Erbrechen, Diarrhoe, Bauchschmerzen, hämorrhagische Gastroenteritis, Koma, Kreislaufkollaps (Vasodilatation) oder Schock

Stadium 2 (10 – 14 h nach Einnahme)
kurze Erholungsphase mit scheinbarer Besserung

Stadium 3 (12 – 48 h nach Einnahme)
Fieber, Leukozytose, metabol. Azidose, Gerinnungsstörungen, Krämpfe und Lähmungen, Koma, T-Inversion im EKG, toxische Hepatitis, Leberschaden (GPT ↑), Nierentubulusnekrose, Nierenschaden

Stadium 4 (2 – 5 Wochen später)
narbige Verwachsungen im GIT, Pylorus- und Antrumstenosen, intestinale Obstruktion, Leberzirrhose, ZNS-Schädigung

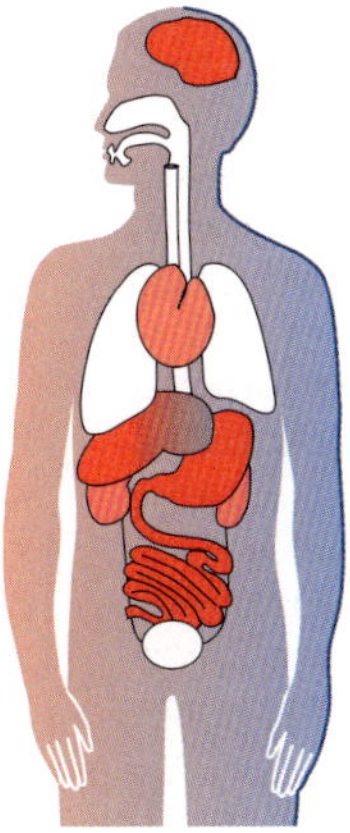

chronische Toxizität

Hämosiderose
Eisenablagerungen bis zu 40 g im RES

Hämochromatose
gleichzeitige Gewebeschädigung wie Leberzirrhose, Diabetes mellitus

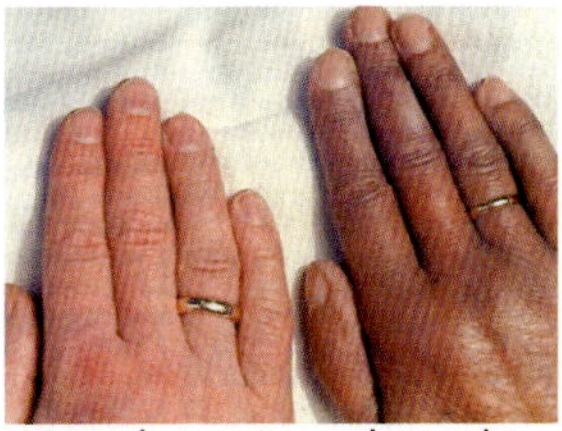

Hämochromatose der rechten Hand

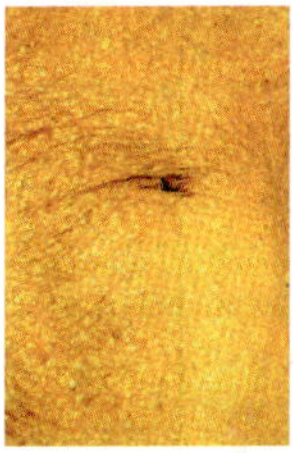

Hämochromatose des Körpers (Bronzediabetes)

A. Toxizität

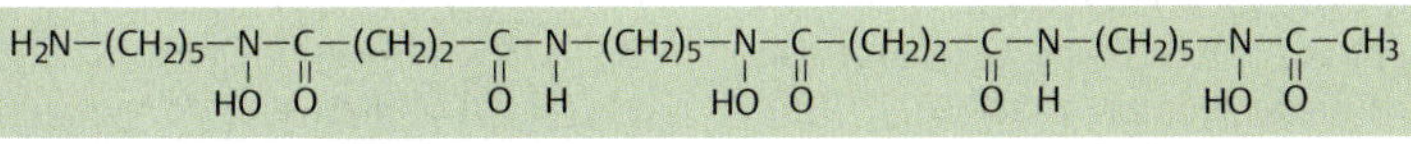

B. Deferoxamin

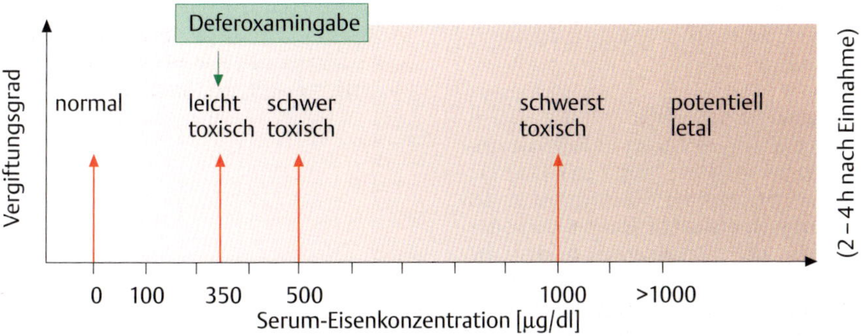

C. Beginn der Therapie bei Vergiftung mit Eisen

Herzglykoside

Digitoxin, Digoxin

Die aus den verschiedenen Stammpflanzen des Fingerhuts (*Digitalis purpurea und lanata,* **A**) extrahierten Glykoside wirken positiv-inotrop, negativ-chronotrop, negativ-dromotrop und positiv-bathmotrop; sie werden daher bei Herzinsuffizienz angewandt. Die wesentlichen Verbindungen Digitoxin und Digoxin (**A**) mit Wirkung auf Herzdynamik und -rhythmik weisen jedoch wie alle herzwirksamen Steroide nur eine geringe therapeutische Breite auf. Die Cardenolide sind die Primärglykoside und tragen neben der Digitoxose noch einen Glukoserest, der nach Abspaltung die Sekundärglykoside (z. B. Digitoxin bzw. Digoxin) ergibt.

Vergiftungssymptome. Frühzeichen einer toxischen Glykosidwirkung können gastrointestinale Reizungen wie Übelkeit, Erbrechen, Durchfälle und Diarrhoe sowie zentrale Symptome wie Kopfschmerzen, Müdigkeit, Schlaflosigkeit, Schwindel, Verwirrtheit sein. Unregelmäßige Atmung kann zu Zyanose führen (**B**). Weitere charakteristische extrakardiale Wirkungen für eine Herzglykosid-Überdosierung sind ferner neurologische Symptome wie Ohrensausen, Sehstörungen (Halo- und Skotombildung, Xanthopsie) sowie Delirien und Halluzinationen. Zu den lebensbedrohlichen Vergiftungssymptomen zählen die Herzarrhythmien, die sich je nach Ausgangszustand des Vergifteten (herzgesund bzw. -krank) in *bradykarden* Formen (Sinusbradykardie, AV-Block, Tod in Asystolie) bzw. *tachykarden* Rhythmusstörungen (ventrikulären Tachyarrhythmien, Vorhofextrasystolen, Tod durch Kammerflimmern) manifestieren können (**B**).

Im Gegensatz zur akuten suizidal oder akzidentell verursachten Vergiftung kann bei einer chronischen Vergiftung infolge Veränderung des Krankheitszustandes (Niereninsuffizienz oder Arzneimittel-Wechselwirkung) eine bisher therapeutisch verabreichte Dosis toxisch wirken. Die optimale Digoxin-(Digitoxin-)Konzentration im Plasma liegt bei 0,8 – 1,4 (10 – 30) ng/ml. Beim Überschreiten der therapeutischen Dosis um das 1,5- bis 3fache ist mit toxischen Symptomen zu rechnen. Über 2,0 ng/ml Digoxin (30 – 40 ng/ml Digitoxin) ist ein in den toxischen Bereich übergehenden Plasmaspiegel. Bei 6,3 ng/ml Digoxin kommt es zu Kammerflimmern (**B**).

Therapie. Die Therapie bei akuter oraler Intoxikation besteht in Magenspülung und Hemmung der enteralen Resorption durch Adsorbentien wie Aktivkohle (20 g) oder Colestyramin (8 g) (**C**). Bei bradykarden Arrhythmien ist Atropin (0,5 mg i. v.) indiziert. Als Therapie der Wahl gilt hierbei ein passagerer Schrittmacher. Bei tachykarden Rhythmusstörungen und Normo- bzw. Hypokaliämie werden unter Elektrolyt- und EKG-Kontrolle Kaliumionen infundiert (10 mmol/h = 0,75 g KCl, 40 – 60 mmol/d). Bei Kontraindikationen wie Hyperkaliämie, AV-Block, Niereninsuffizienz oder Therapieversagen kann Phenytoin (5 mg/kg i. v.) oder Lidocain (initial 50 – 100 mg i. v., dann als Infusion bis 1 g/d) als Antiarrhythmikum der Klasse I verabreicht werden. Da bei Kammertachykardien die i. v.-Gabe von Antiarrhythmika wie Phenytoin oder Lidocain, bedingt durch ein erhöhtes Serumkalium (>5 mmol/l) zum Herzstillstand führen kann, wird die Behandlung von schweren Herzrhythmusstörungen bevorzugt mit spezifischen Digoxin- und Digitoxin-bindenden Antikörper-(Fab-)Fragmenten (Digitalis-Antidot BM) durchgeführt. Diese immunologische Bindung von freien, im Blut und Interstitialraum vorhandenen Herzglykosid-Molekülen führt zu deren Inaktivierung und aufgrund der kleinmolekularen IgG-Verbindung zur renalen Elimination des Giftes. 80 mg der aus Blutserum immunisierter Schafe gewonnenen Antidigoxin-Fab binden 1 mg Glykosid im Körper. Häufig werden bis zu 6 Inj.-Fl. (= 480 mg) des Antidots injiziert.

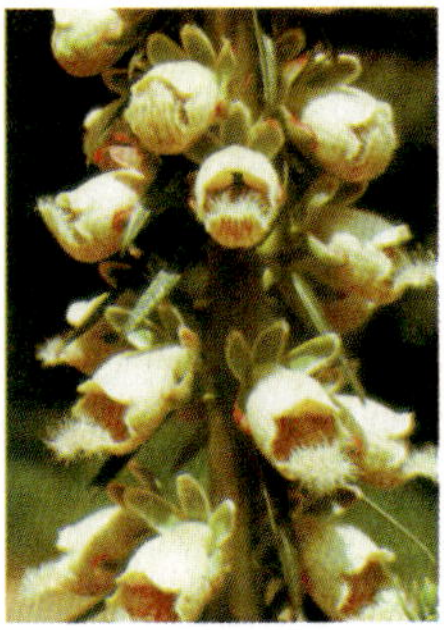

Wolliger Fingerhut
Digitalis lanata

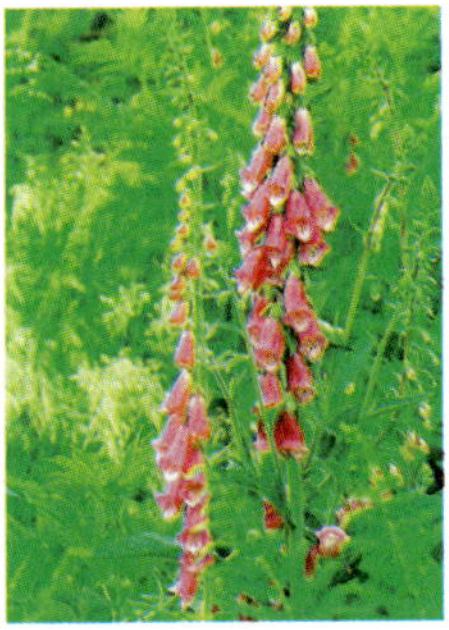

Roter Fingerhut
Digitalis purpurea

Cardenolide
Digitoxin/Digoxin
(fünfgliedriger, ungesättigter Laktonring in Position 17)

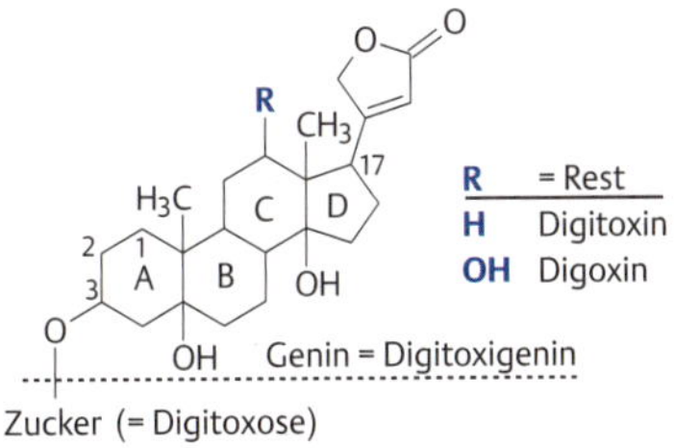

A. Stammpflanzen des Fingerhuts und Formeln von Digitoxin/Digoxin

extrakardial
psychiatrisch
Verwirrtheit, Müdigkeit, Schlaflosigkeit, Halluzinationen, Delirium, Krämpfe

visuell
Sehstörungen (Halo-, Skotombildung)
Störungen des Farbsehens (Xanthopsie, meist Gelbsehen)

respiratorisch
Dyspnoe, Zyanose, erhöhte Ventilation

gastrointestinal
Bauchschmerzen, Durchfall

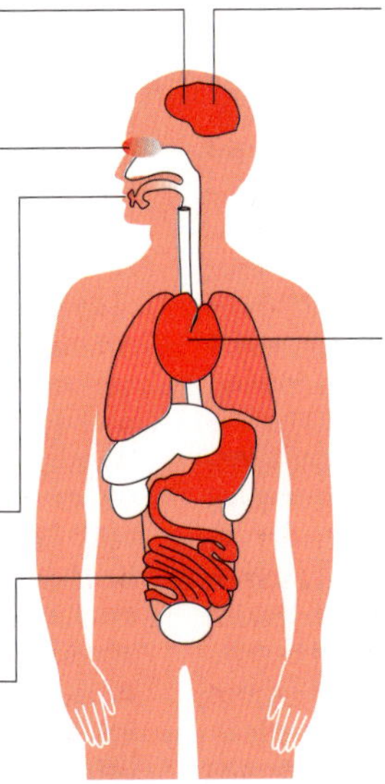

extrakardial
zentralnervös
Übelkeit, Erbrechen, Kopfschmerz, Schwindel, Appetitlosigkeit, Benommenheit, Neuralgien, Parästhesien, Muskelschwäche

kardial
Arrhythmien
- bradykard:
  Sinusbradykardie
  AV-Block II. und III. Grades
- tachykard:
  Vorhoftachykardie
  Vorhofextrasystolen
  AV-Tachykardie
  Ventrikuläre Extrasystolen (Bi-Trigeminie)
  Kammertachykardie
  Kammerflimmern

B. Akute Toxizität von Digitoxin und Digoxin

spezifisch:
- K+-Zufuhr (i.v.)
- Atropinsulfat (i.v.)
- Digitalis-Antidot BM

symptomatisch: z. B.

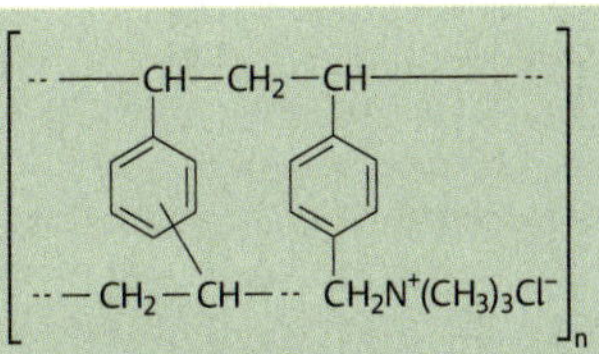

Colestyramin

C. Therapie bei Vergiftung mit Digitoxin und Digoxin

Paracetamol

Mit diesem Analgo-Antipyretikum (**A**) werden Suizide versucht. Die Zufuhr einer einmaligen Gabe von >10 g gilt bei Erwachsenen als toxisch, und infolge ist mit einer Leberschädigung zu rechnen. Bei Einnahme einer Einzeldosis von mehr als 15 g stirbt der Patient. Bei einem gesunden Erwachsenen sind Blutkonzentrationen von Paracetamol über 200 µg/ml als toxisch anzusehen. Für Kinder wird die letale Dosis altersabhängig mit 2–8 g (≥40 mg/kg KG) angenommen, für Säuglinge mit 0,5 g.

Vergiftungssymptome. Das Vergiftungsbild läßt sich in 4 Stadien einteilen (**B**). Innerhalb der ersten 24 Stunden nach Überdosierung beginnt die Symptomatik mit geringgradigen gastrointestinalen Beschwerden wie Appetitlosigkeit, Übelkeit, Erbrechen, Blässe und Oberbauchschmerzen (Stadium 1). Nach 24 Stunden (Stadium 2) sind Zeichen einer Leberschädigung anhand eines pathologischen Funktionstests ableitbar; beobachtet werden ein steiler Anstieg der Transaminasen GOT, GPT als Ausdruck einer Leberzellnekrose, ein Abfall der Gerinnungsfaktoren, wodurch sich die Prothrombinzeit erhöht, und ein Anstieg von Bilirubin im Serum. Das Stadium 3 (3.–4. Tag) ist gekennzeichnet durch erste Anzeichen eines Leberversagens; Ikterus, metabolische Azidose, Hypoglykämie, hämorrhagische Diathese und hepatische Enzephalopathie werden beschrieben. Im Stadium 4 (nach 5 Tagen) können hepatische Funktionen wiederkehren oder fulminante Lebernekrosen, in schweren Fällen Krämpfe, Kollaps, Atemdepression und der Tod im Coma hepaticum eintreten.

Therapie. Die primäre Behandlung der akuten Vergiftung erfolgt innerhalb der ersten 6 Stunden durch Auslösen von Erbrechen und Magenspülung mit Apomorphin 0,07 mg/kg KG s.c. (**C**). Anschließend sollte 1 g Aktivkohle/kg KG p. o. gegeben werden. Eine spezifische Therapie mit SH-Gruppen-Donatoren ist angezeigt, wenn 4 Stunden nach Einnahme einer Überdosis eine Paracetamol-Plasmakonzentration von 150 µg/ml (1000 µmol/l) bestimmt wird (Rumack-Matthew-Nomogramm). Die Infusion des Antidots N-Acetylcystein (NAC) (Fluimucil-Antidot; **C**) sollte dann innerhalb der ersten 10 Stunden eingeleitet werden, um das Ausmaß des Leberschadens durch Bindung der zytotoxischen Paracetamol-Metaboliten verringern zu können. Die Behandlungsdauer mit der derzeit im Handel zur Verfügung stehenden 20%igen Injektionslösung richtet sich nach dem klinischen Bild. Ein Therapieabbruch ist nur bei ersten Anzeichen einer anaphylaktischen Reaktion erforderlich. Die Dosierungsanleitung sieht für die NAC-Anwendung vor, daß initial über 15 Minuten 150 mg/kg KG verdünnt in 200 ml einer 5%igen Glucoselösung i.v. appliziert werden, daran anschließend über 4 Stunden 50 mg/kg KG in 500 ml und daraufhin bis zu einer Gesamtbehandlungszeit von 20 Stunden 15 Minuten weitere 100 mg/kg KG in 1000 ml der 5%igen Glucoselösung bis zu einer Gesamtdosis von 300 mg/kg KG infundiert werden. Im Gegensatz zur forcierten Diurese stellt bei sehr schweren Vergiftungsfällen die Kunstharz-Hämoperfusion besonders bei Niereninsuffizienz eine sinnvolle zusätzliche Maßnahme dar.

Der akute Intoxikationsmechanismus beruht auf der Bildung verschiedener reaktiver Paracetamol-Metaboliten (**A**) durch das Cytochrom-P-450-System der Leber. Bei Erschöpfung der dort lokalisierten Glutathion-(GSH-)Reserven können diese Metabolite nicht mehr entgiftet werden und führen durch kovalente Bindung an Leberzellproteine zu Schädigungen und letztlich zu Nekrosen der Leber. In-vivo-Untersuchungen bei Hamstern bestätigten, daß die irreversible Metabolitenbindung an Makromoleküle mit dem Ausmaß der Zellnekrose korreliert. Eine Proteinbindung trat vermehrt auf, sobald der GSH-Spiegel weniger als 30% des Normalwertes betrug (**D**).

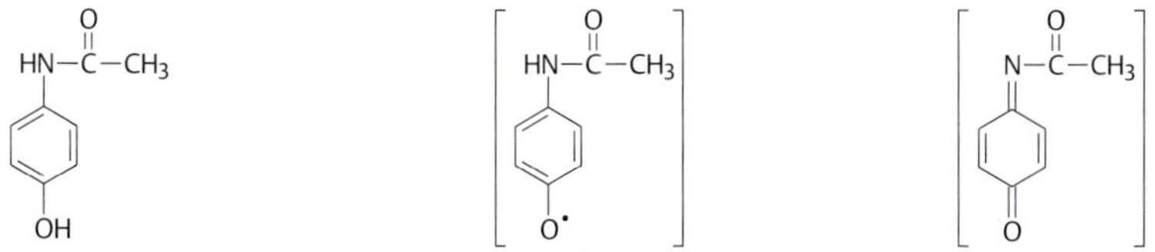

Paracetamol (N-Acetyl-4-aminophenol) — N-Acetyl-4-amino-phenoxyl — N-Acetyl-4-benzo-chinonimin

A. Strukturformeln von Paracetamol und reaktiven Paracetamol-Metaboliten

Stadium 1 (bis 24 h)
GIT (Übelkeit, Appetitlosigkeit, Erbrechen, Blässe, Oberbauchschmerzen)

Stadium 2 (nach 24 h)
Leberschädigung (GOT, GPT ↑), Abfall der Gerinnungsfaktoren, Bilirubin ↑

Stadium 3 (3. – 4. Tag)
Leberversagen, Ikterus, metabolische Azidose, Hypoglykämie, hämorrhagische Diathese und hepatische Enzephalopathie

Stadium 4 (nach 5 Tagen)
Lebernekrosen, Krämpfe, Kollaps, Atemdepressionen, Coma hepaticum

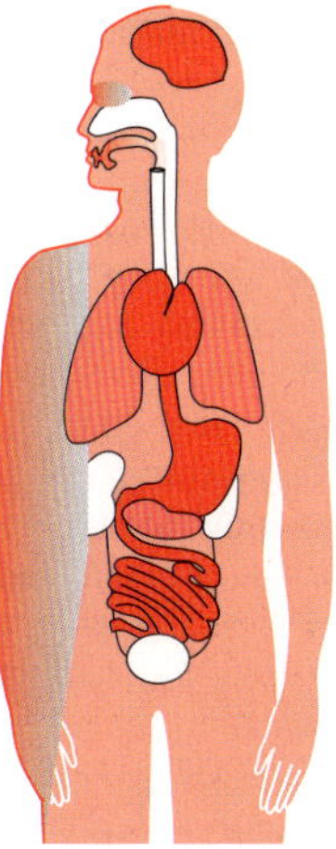

B. Akute Toxizität von Paracetamol

Antidot:

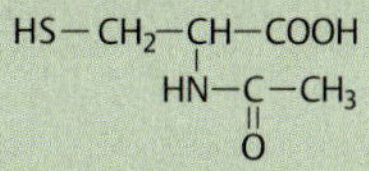

N-Acetylcystein (NAC) (Fluimucil)

C. Therapie bei Vergiftung mit Paracetamol

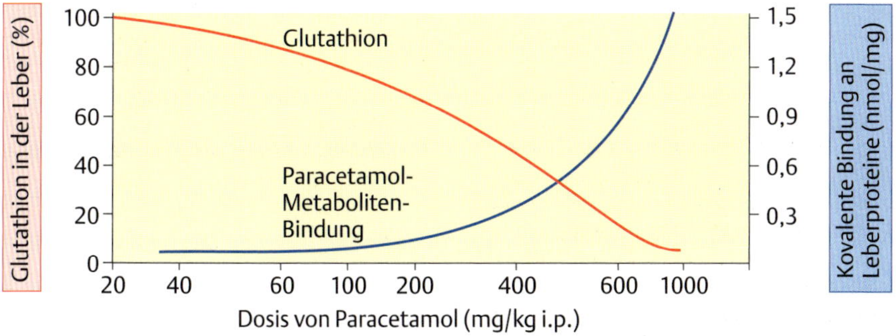

D. Glutathion-Verarmung und Bindung von Paracetamol-Metaboliten an Proteine

Suchtstoffe

Definition. Suchtstoffe sind natürlich vorkommende oder synthetische Verbindungen, die bei Personen mit entsprechender Persönlichkeitsstruktur durch wiederholten Gebrauch zur Abhängigkeit führen können. Diese Abhängigkeit besteht dann darin, daß eine oder mehrere Suchtstoffe aufgrund eines unwiderstehlichen Dranges zugeführt werden, um entweder ein Gefühl des Wohlbefindens zu erzielen oder aber um Mißempfindungen auszuschalten. Von der WHO wurden sieben Stoffgruppen definiert, die zur Abhängigkeit führen können (**A**).

Morphine

Heroin

Grundlagen. Heroin gilt als Suchtmittel mit dem stärksten Potential zur Abhängigkeitsentwicklung. Dihydrocodein (DHC) ist ein auf dem „Schwarzmarkt" erhältliches Substitut für Heroin, während Methadon unter strengen Kautelen bei Opiatabhängigen auch medizinisch eingesetzt werden darf. Heroin ist ein Diacetylmorphin, das ursprünglich als Antitussivum konzipiert war. Durch die Acetylierung des Morphins wurde dabei eine besonders gute ZNS-Gängigkeit erreicht.

Resorption, Verteilung, Metabolismus, Elimination. Seine Verteilung erfolgt rasch in Hirn, Niere, Leber und Lunge. Es wird dort über Monoacetylmorphin zu Morphin metabolisiert (**B**). Morphin bindet vorwiegend an μ-Rezeptoren. Diese finden sich im gesamten ZNS verteilt. Sie haben eine besonders hohe Dichte in der Area postrema, dem Nucleus accumbens und Nucleus locus ceruleus und im limbischen Kortex (**C**). Dadurch erklärt sich einerseits die starke atemdepressive, andererseits die stark euphorisierende Wirkung dieses Opiates. Heroin wird von Süchtigen vor allem inhalatorisch durch Einatmen des Stoffes über einer erhitzten Folie oder intravenös (fixen) aufgenommen. Es ist auch nach oraler Einnahme über den GIT wirksam, weshalb sog. „Bodypacker" (Körperschmuggler mit in Kondomen verpacktem Heroin) besonders vergiftungsgefährdet sind (**D**). Die Halbwertzeit des Heroins im Serum beträgt weniger als 20 Minuten, die des 6-Monoacetylmorphins ist etwas länger. Über den Nachweis dieses Metaboliten läßt sich eine Herovergiftung beweisen.

Wirkungen. Die Halbwertzeit des Morphins beträgt ca. 3 Stunden (**B**). Schwer heroinabhängige Patienten müssen deshalb mehrmals täglich „Stoff" applizieren, um eine ausreichende euphorisierende Wirkung zu erreichen bzw. unerwünschte Entzugssymptome zu vermeiden.

Toxizität. Die Heroinvergiftung ist an der Kombination Miosis, Atemdepression, Zyanose, Blutdruckabfall und Bradykardie zu erkennen (**E**). Bei der Untersuchung eines solchen Patienten finden sich in der Regel thrombosierte Venenstränge an den Armen (sog. Fixerstraßen) entsprechend multiplen aneinandergereihten Einstichen von Venenpunktionen (**F**). An bedrohlichen, unerwünschten, aber vom „User" in Kauf genommenen Wirkungen sind neurologische Störungen mit epileptiformen Anfällen, posthypoxische Hirnschädigungen, Lungenödem, Rhabdomyolyse, Abszesse, Endokarditiden und Nephritiden bekannt geworden (**E**). An Begleiterkrankungen aufgrund des gemeinsamen Gebrauchs von Nadeln (Needle sharing) kann es zur Übertragung von schwerwiegenden Infektionserkrankungen wie Hepatitis B und C sowie HIV-Infektionen kommen.

Therapie. Die Therapie der akuten Heroinvergiftung besteht in der Intubation und Beatmen des Patienten. Die Gabe von Volumenersatzmitteln und Katecholaminen kann zur Kreislaufstabilisierung notwendig sein. Die Opiatwirkung kann durch die Gabe von Naloxon antagonisiert werden (**G**). Dabei ist darauf zu achten, daß die Naloxondosis langsam titriert wird (zwischen 0,2 und 0,8 mg), um nicht unangenehme Nebenwirkungen wie Nausea, Erbrechen und ein Opiatentzugssyndrom (z. B. Kreislaufversagen) auszulösen.

Stoffgruppe	Morphine	Alkohol	Cocain	Amphetamine	Halluzinogene	Khatamine	Cannabis
wichtige Vertreter	Heroin DHC Methadon	Ethanol (Bier, Wein, Schnaps)	„Koks" „Crack"	Amphetamin MDMA (Ecstasy)	LSD Psilocybin Mescalin	Cathinon	Haschisch Marihuana

A. Suchtstoffe

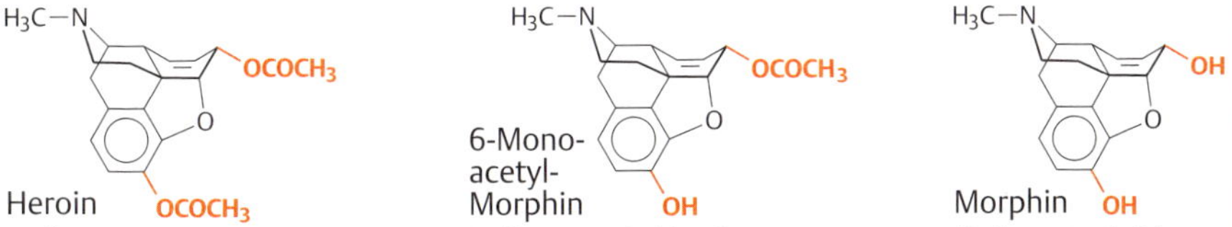

Halbwertzeit 20 min | Halbwertzeit 40 min | Halbwertzeit 3 h

B. Strukturformeln von Heroin, 6-Monoacetyl-Morphin und Morphin

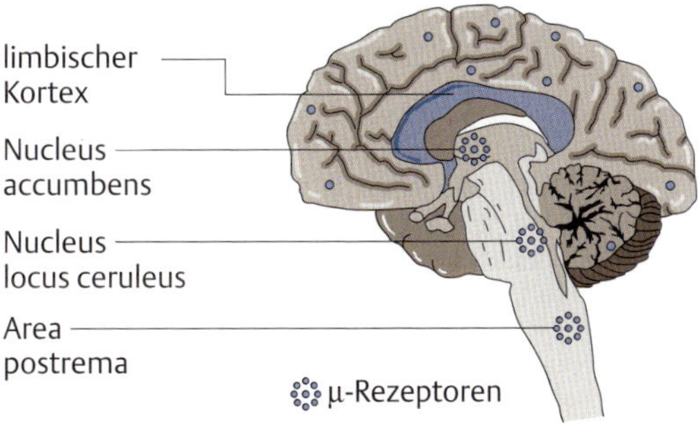

C. Lokalisation von µ-Rezeptoren

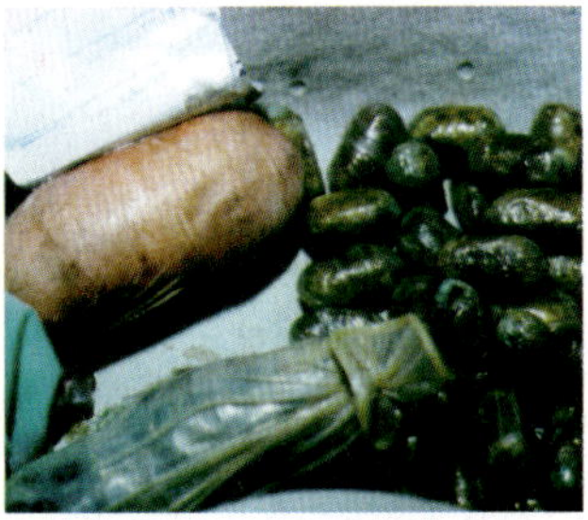

in Kondomen verpacktes Heroin

D. Körperschmuggler

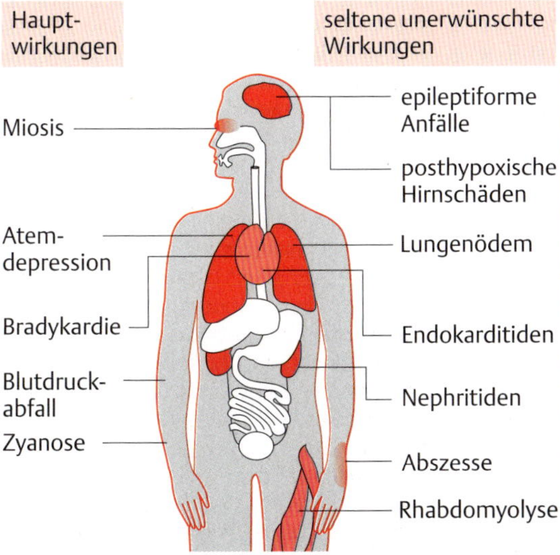

E. Akute Toxizität von Heroin

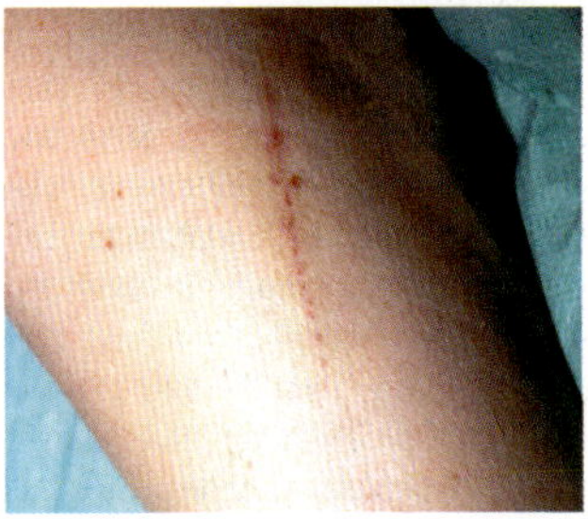

Fixerstraße

F. Thrombosierte Venenstränge

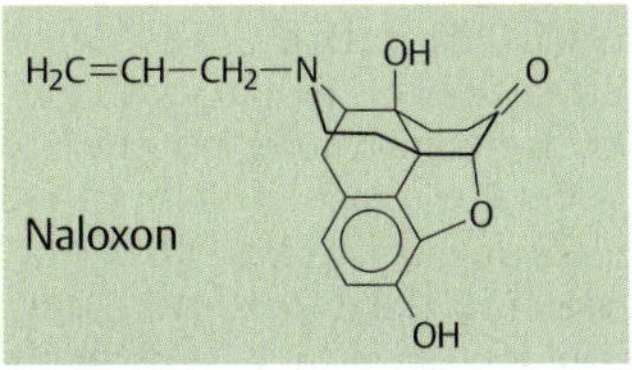

G. Antidot

Alkohol

Grundlagen. Das in Deutschland am meisten gebrauchte Suchtmittel ist der Alkohol (Ethanol). Er wird vorwiegend mit Bier (50 g Ethanol/l), Wein (120 g/l) oder Schnaps (400–600 g/l) konsumiert. Ethanol ist am Tod vieler Menschen beteiligt. Bei über 50% aller tödlichen Autounfälle ist Alkohol im Spiel. 30% der Personen, die Suizid begehen, sind alkoholisiert. Es besteht eine strenge Korrelation zwischen der Leberzirrhose-Mortalität und dem Alkoholverbrauch in der Bevölkerung. Ihre Inzidenz liegt bei 30 Todesfällen pro Jahr pro 100 000 Personen in der Gesamtbevölkerung. Alkohol gilt als der wichtigste fruchtschädigende (teratogene) Stoff in unserem Kulturkreis. Jedes Jahr werden rund 2000 durch Alkohol mißgebildete Kinder geboren (jährliche Wiederholung der Contergan-Katastrophe!).

Resorption, Verteilung, Elimination. Die Resorption des Ethanols erfolgt praktisch zu 100% im GIT (20% Magen, 80% Dünndarm). Die Resorptionsgeschwindigkeit ist abhängig vom Füllungszustand des Magens und der Magenentleerungsgeschwindigkeit (besonders rasche Anflutung auf nüchternen Magen). Die Verteilung erfolgt in alle Körpergewebe. Sie entspricht dem prozentualen Wassergehalt der einzelnen Gewebe. Über 90% des aufgenommenen Ethanols wird im Körper metabolisiert. Der Rest (10%) wird im wesentlichen über die Ausatemluft, Harn und in geringen Mengen auch über den Schweiß eliminiert (**A**).

Metabolisierung. Ethanol wird über zwei wichtige Stoffwechselwege abgebaut. Die Metabolisierung findet in der Leber und im GIT statt. Im Zytoplasma wird Ethanol unter dem Einfluß des Enzyms Alkoholdehydrogenase zu Acetaldehyd und dann durch die Acetaldehyddehydrogenase zu Acetat abgebaut (**B**). Beide Schritte benötigen NAD^+ als Kofaktor. Dieses System ist sättigbar, weshalb der Ethanolabbau bei geringen Spiegeln einer linearen Kinetik (0. Ordnung) folgt. Das 2. Abbausystem sitzt im endoplasmatischen Retikulum der Leberzellen und wird als *MEOS* bezeichnet (*M*ikrosomales *E*thanol *O*xidierendes *S*ystem). Ethanol wird durch das MEOS zu Acetaldehyd und dann zum Acetat oxidiert. MEOS ist abhängig von NADPH und benötigt molekularen Sauerstoff. Das MEOS ist nicht absättigbar. Durch chronischen Alkoholkonsum wird es in seiner Aktivität gesteigert, deshalb folgt der Abbau hoher Ethanolspiegel einer Kinetik 1. Ordnung (**B**).

Akute Toxizität. Die wichtigste akute Wirkung des Ethanols findet im ZNS statt. Es gibt keinen spezifischen Rezeptor, vielmehr wird der Ionentransport an der Nervenzellmembran und damit die transmembranale Signalübertragung beeinflußt. Das Großhirn ist besonders empfindlich auf die Alkoholwirkung, wobei hemmende Neurone zunächst stärker als Sedierende in ihrer Funktion supprimiert werden. Dies führt zur Enthemmung, Exzitation und zum Rausch. Dann kommt es zur Störung im Okzipitallappen (Sehstörungen) und im Zerebellum (Koordinationsstörungen mit Ataxie). Bei sehr hohen Ethanolkonzentrationen kommt es zur Unterdrückung des retikulär aktivierenden Systems mit Schlafinduktion, Koma und schließlich durch Unterdrückung der Formatio reticularis auch zu Atemstörungen (**C**).

Therapie. Die Behandlung der akuten Ethanolintoxikation: Da die meisten Ethanolintoxikationen bei chronisch Alkoholkranken auftreten und diese über starke Adaptationsmechanismen verfügen, ist die Phase der vitalen Bedrohung mit Koma und Atemstörung meist kurz. In dieser Phase ist die genaue Überwachung auf einer Intensivstation nötig. Dabei muß ein Monitoring von Atmung, Sauerstoffsättigung, Blutdruck und Herzfrequenz erfolgen. Wenn die Atemwege nicht durch Intubation gesichert sind, muß der Patient in Seitenlage gebracht werden, um bei Erbrechen eine Aspiration zu verhindern (vgl. auch S. 80).

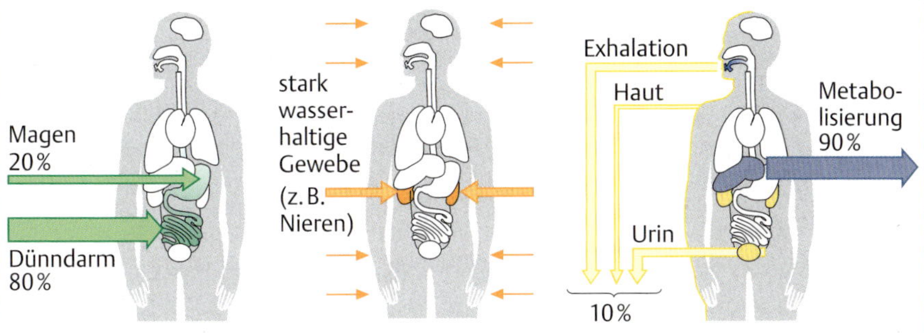

A. **Resorption** **Verteilung** **Metabolisierung/Elimination**

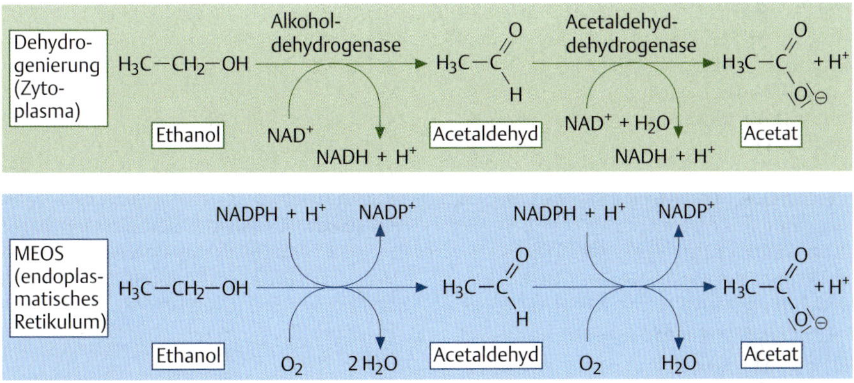

B. Metabolisierung von Ethanol

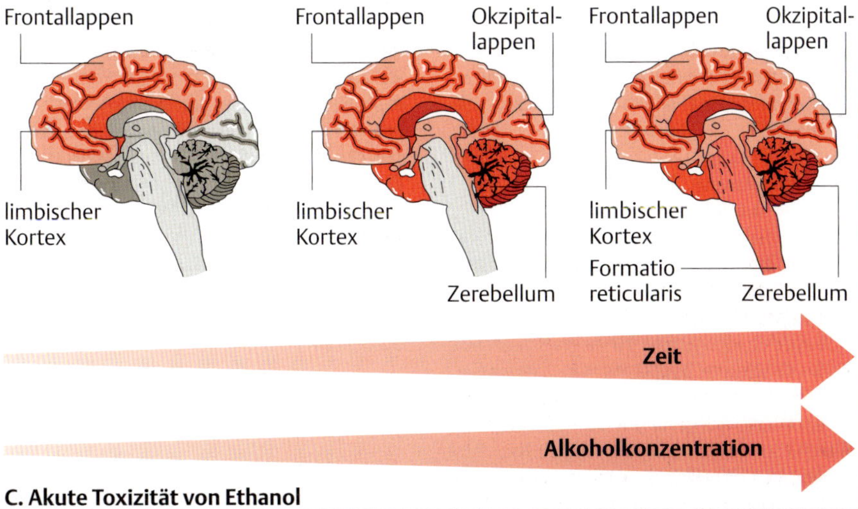

C. Akute Toxizität von Ethanol

Chronischer Alkoholismus

Grundlagen. Ein großes Problem auch für das Gesundheitssystem ist die Alkoholkrankheit (chronischer Alkoholismus). Das Verhalten des Alkoholikers führt zu seinem sozialen Abstieg und bedarf psychiatrischer und psychotherapeutischer Betreuung. Organschäden werden bei Männern bei regelmäßigem Genuß von ca. 80 g Alkohol/Tag beobachtet. Das entspricht ca. 1,5 l Bier oder 0,6 l Wein. Bei Frauen liegt die Grenze bei 60 g Alkohol/Tag. Besonders schwerwiegend sind auch neurologische Folgeerkrankungen (**A**).

Da die Patienten mit Alkoholismus sich häufig nicht zu ihrer Krankheit bekennen und diese verdrängen, können biochemische Testverfahren dem Arzt helfen, diese Erkrankung dennoch zu erkennen. Hierfür sind die Leberenzyme *G*lutamat-*P*yruvat-*T*ransaminase *(GPT)* und γ-*G*lutamyl-*T*ranspeptidase *(γGT)* sowie das *m*ittlere *c*orpuskuläre *V*olumen (*MCV*) der Erythrozyten und das *C*arbohydrate *D*eficient *T*ransferrin *(CDT)* besonders geeignet (**B**). Sind alle diese Parameter erhöht, so liegt eindeutig eine Alkoholabhängigkeit vor. Die alleinige Erhöhung der γGT ist noch nicht beweisend, muß aber den Verdacht aufkommen lassen.

Entzugserscheinungen. Ein besonderes Problem ist das Auftreten von Entzugserscheinungen nach freiwilligem bzw. erzwungenem Absetzen der Ethanolzufuhr (**C**). Dies kann bei lange bestehendem Alkoholismus zum Alkoholentzugssyndrom und im schlimmsten Fall zum Delirium tremens führen, welches immer noch mit einer Letalität von 1 – 4% behaftet ist.

Man kann 3 Stufen des Alkoholentzugs unterscheiden, wobei von der 1. und 2. Stufe aus die Symptomatik abklingen kann. Dies dauert in der Regel 3 – 5 Tage. Kommt es allerdings zum Delirium tremens, kann es bis zu 10 Tage und länger anhalten. Häufig gehen dem Alkoholentzugssyndrom Entzugskrämpfe (epileptiforme Anfälle) voraus. Die ersten Symptome sind innere Unruhe mit dysphorisch depressiver Verstimmung. Vegetative Symptome wie Tremor der Finger, Übelkeit, Appetitlosigkeit und Schwitzen treten auf. Der Puls ist beschleunigt, der Blutdruck erhöht. Als Prädelir bezeichnet man Zustände mit heftigen vegetativen Erscheinungen, Schreckhaftigkeit und beginnende Desorientierung. Der Patient ist noch suggestibel. Im Vollbild des Delirium tremens findet man eine schwere psychomotorische Unruhe. Es treten optische, taktile und akustische Halluzinationen auf. Häufig fühlt sich der Patient verfolgt, er sieht kleine bewegte Gegenstände und glaubt sich inmitten von Massenszenen. Der Ausbruch des Delirium tremens erfolgt plötzlich, meistens abends und endet in einem Terminalschlaf (**C**).

Therapie. Eine medikamentöse Therapie des Alkoholentzugssyndroms ist nicht immer nötig. Solange der Patient nur geringe vegetative Entzugserscheinungen zeigt, genügt eine Beobachtung unter geschlossenen Bedingungen. Zeigen sich allerdings starke vegetative Entzugssymptome und kommt eine Desorientiertheit hinzu, so ist eine medikamentöse Therapie indiziert. Dies kann das Fortschreiten beenden und die Entzugssymptome verschwinden lassen. Mittel der Wahl ist hochdosiertes Clomethiazol (**D**) oder Benzodiazepine (s. S. 68) in Kombination mit Neuroleptika (Butyrophenon, Chlorprothixen, **D**). Beim Vollbild des Delirium tremens bedarf es intensivmedizinischer Überwachung und der i. v.-Gabe von Clomethiazol. Da diese Therapie mit einer zu starken Sedierung und pulmonalen Komplikationen einhergeht, kann auch Clonidin hochdosiert i. v. in Kombination mit Benzodiazepinen und Neuroleptika eingesetzt werden. Clonidin mildert die vegetative Symptomatik, Benzodiazepine sedieren, und Neuroleptika wirken gegen die Halluzinationen.

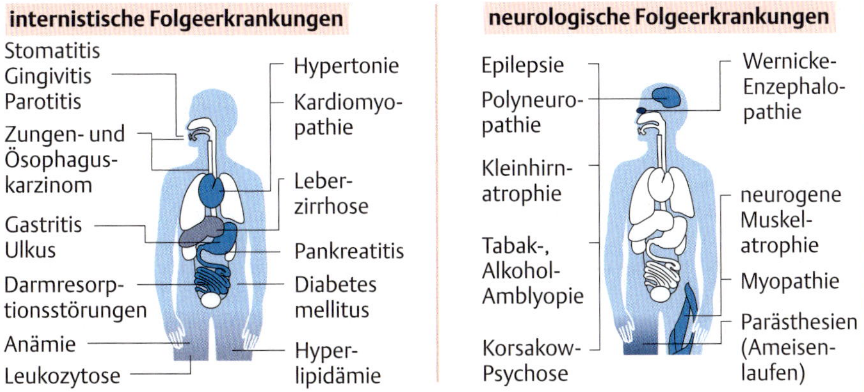

A. Folgekrankheiten durch Alkoholismus

Testparameter	Normalwerte	Alkoholabhängigkeit
GPT	bis 23 units/l	> 30 units/l
γGT	bis 28 units/l	> 30 units/l
MCV	77 – 91 femto Liter	> 92 femto Liter
CDT	bis 25 units/l	> 25 units/l

B. Biochemische Parameter zur Diagnose einer Alkoholabhängigkeit

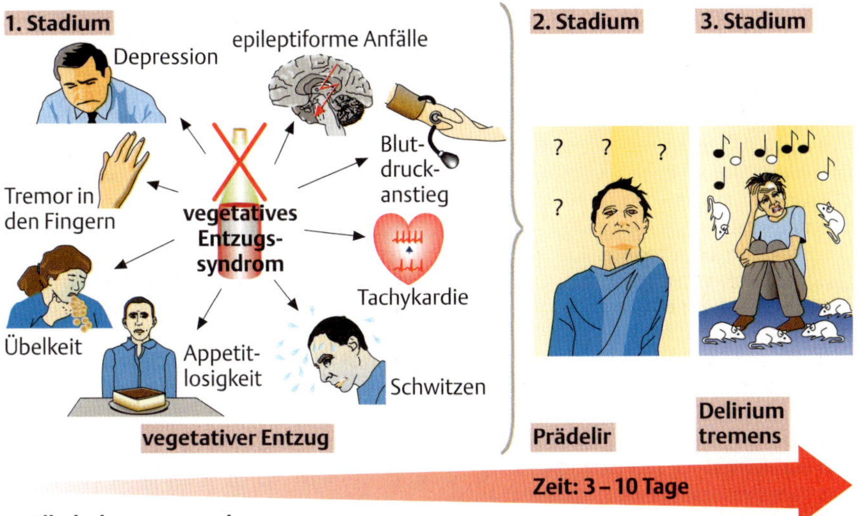

C. Alkoholentzugssyndrom

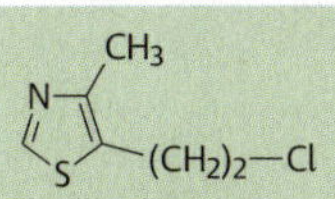

Clomethiazol

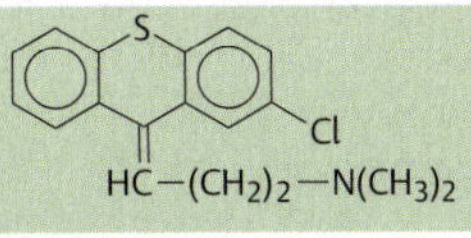

Chlorprothixen

D. Medikamente zur Behandlung des Alkoholentzugssyndroms

Cocain

Grundlagen. Cocain wurde 1859 von A. Niemann als Lokalanästhetikum erkannt. 1884 empfahl Siegmund Freud, Depressionen mit Cocain zu heilen. A. C. Doyle ließ seinen Sherlock Holmes die schwierigsten Kriminalfälle unter Cocaineinfluß lösen. 1886 brachte J. S. Pemberton ein Getränk, das Cocain und Coffein enthielt, als Coca-Cola auf den Markt. Erst 1906 wurde Cocain daraus entfernt.

Cocain ist in Deutschland die Droge der Reichen und sozial Bessergestellten. Es wird aus den Blättern der Pflanze *Erythroxylum coca* gewonnen. Es ist ein Alkaloid mit der Bezeichnung Benzoylmethylecgonin (**A**). Auf dem Markt ist es als Cocainhydrochlorid in Form von Kristallen, kleinen Körnchen oder weißem Pulver erhältlich. Diese Form ist wenig flüchtig. Seine alkalische Umwandlung und anschließende Lösemittelextraktion führt zur flüchtigen freien Base (free basing), so daß es auch geraucht werden kann.

Crack ist eine mit Backpulver und Wasser billig hergestellte freie Base (**A**).

Resorption, Verteilung, Metabolismus, Elimination. Cocainhydrochlorid wird in der Regel geschnupft. Der Effekt tritt nach dem Schnupfen innerhalb von 20 Minuten auf und dauert bis zu 3 Stunden an. Das Rauchen der flüchtigen freien Base führt durch das rasche Anfluten über die Lungen zu einer besonders rasch eintretenden Wirkung und ist damit besonders stark suchterzeugend. Cocain diffundiert leicht durch die Bluthirnschranke. Die höchsten Gewebsspiegel finden sich im Gehirn.

Cocain wird im Plasma und in der Leber durch Cholinesterasen zu den wasserlöslichen Metaboliten Ecgoninmethylester und durch eine nichtenzymatische Hydrolyse zu Benzoesäureecgoninester metabolisiert. Beide Metaboliten erscheinen zu 40%, der Rest als unverändertes Cocain im Urin (**B**).

Wirkmechanismus. Er beruht auf einer Blockade der Wiederaufnahme der Neurotransmitter Noradrenalin und Dopamin an den neuronalen Synapsen (**C**), wodurch es zu einer übermäßigen Erregung der postsynaptischen Rezeptoren kommt. Die gewünschte Wirkung von Cocain besteht in einer starken Euphorie. Es wirkt anregend, beseitigt Müdigkkeit, steigert die Kontaktfreudigkeit, erhöht die Konzentrationsfähigkeit und erzeugt milde und angenehme Halluzinationen.

Toxizität. Durch die Erhöhung des Sympathikotonus kommt es zu einer Mydriasis, Tachykardie, Tachypnoe und Hypertonie. Vergiftungen treten auf nach der Applikation von hohen i. v.-Dosen oder nach ununterbrochenem, wiederholten Gebrauch über mehrere Tage („Binges"). Die Vergiftungssymptome zeigen sich in Form von kardiovaskulären, zentralnervösen und pulmonalen Symptomen. Es kommt zu hypertonen Krisen, schwerer Angina pectoris, Herzrhythmusstörungen und Herzinfarkten auch bei jungen Patienten. Am ZNS manifestiert sich die Vergiftung in Form von starken Kopfschmerzen, epileptischen Anfällen, ischämischen Insulten, subarachnoidal oder intrazerebralen Blutungen. Vor allem nach dem Gebrauch von Crack kommt es zu Bronchialkonstriktionen und zu pulmonalen Infiltrationen. Eine Nekrose des Nasenseptums muß immer an den chronischen Cocaingebrauch denken lassen (**D**).

Therapie. Sie ist symptomatisch. Der Blutdruck muß durch α-Blockade (Labetolol) gesenkt werden. Auch andere blutdrucksenkende Mittel, die gleichzeitig koronarprotektiv sind wie Nitroglycerin, können zur Anwendung kommen. Eine alleinige β-Blockade ist zu vermeiden, da es dadurch zu einem verstärkten α-adrenergen Stimulus kommt. Die Krämpfe werden mit Diazepam in hohen Dosen durchbrochen. Gelegentlich wird eine Relaxierung mit Pancuronium notwendig.

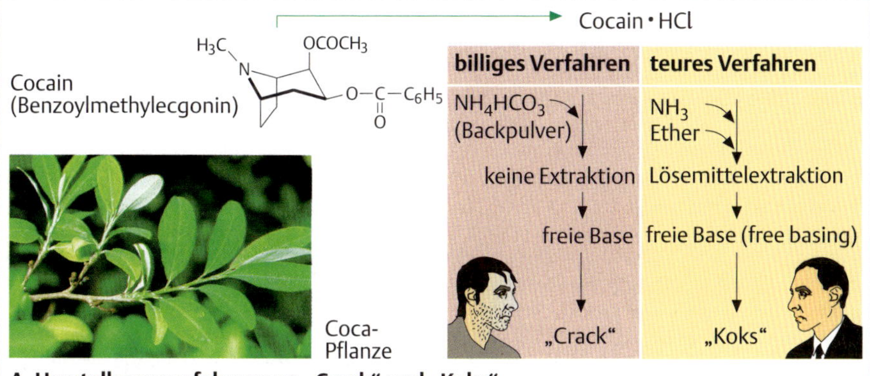

A. Herstellungsverfahren von „Crack“ und „Koks“

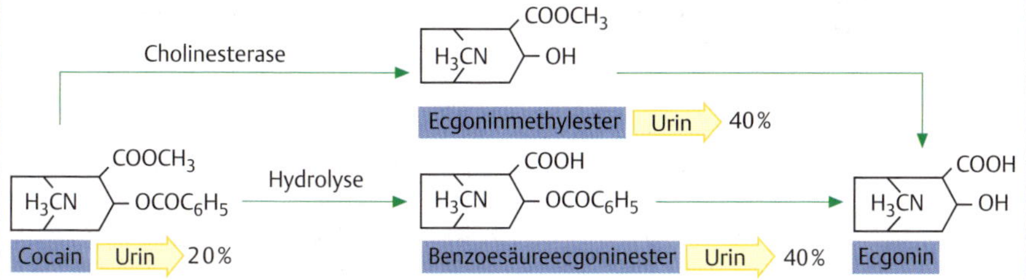

B. Metabolismus und Elimination von Cocain

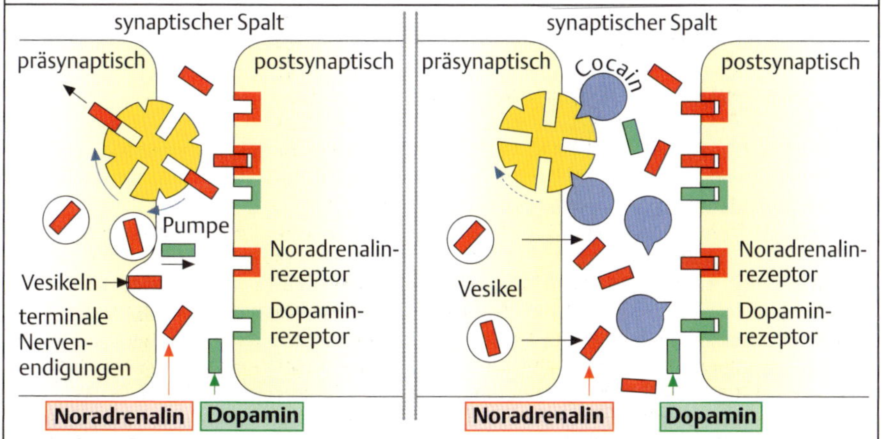

C. Wirkmechanismus von Cocain

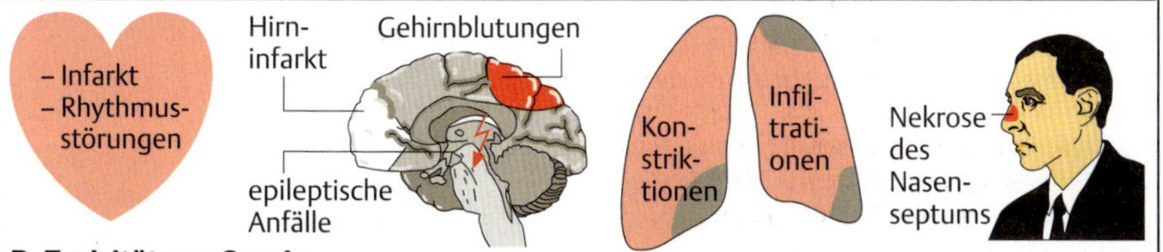

D. Toxizität von Cocain

Amphetamine

Grundlagen. Amphetamine sind Substanzen, die vorwiegend stimulierende Wirkungen auf das ZNS haben. Zeitweise gab es einen legalen Gebrauch als Appetitzügler und Aufputschmittel, um ohne Schlaf länger Leistung erbringen zu können. Das Methylphenidat (für die Therapie hyperaktiver, konzentrationsschwacher Kinder) und das Fenfluramin (Appetitzügler) sind noch legal im Handel (**A**). Die anderen Amphetamine haben ein großes Suchtpotential und sind deshalb verboten. Aus ihnen haben sich die Designer Drugs (alles illegale Drogen) entwickelt, die dosisabhängig eine aufputschende und halluzinogene Wirkung haben. Die Grundstruktur des Amphetamins ist das β-Phenylisopropylamin. Die Methylierung an der Aminogruppe führt zum Methamphetamin, das stärker und anhaltender stimulierend wirkt als das Amphetamin. Die wichtigsten Designerdrogen entstehen durch die Einführung von Methoxygruppen am Phenylring des Phenylisopropylamins. Das Methylendioxyamphetamin *(MDA, Love Pill)* und das Methylendioxymethamphetamin *(MDMA, Ecstasy)* wirken vorwiegend stimulierend, das 4-Methyl-2,5-dimethoxyamphetamin *(DOM, Peace Pill)* und noch stärker das 4-Brom-2,5-dimethoxyamphetamin *(DOB, Golden Eagle)* zusätzlich halluzinogen (**A**).

Resorption, Verteilung, Biotransformation, Elimination. Amphetamine werden fast nur oral konsumiert, obwohl auch Inhalation und i.v.-Gaben möglich sind. Sie werden von allen Schleimhäuten gut resorbiert, sind gut fettlöslich und überwinden leicht die Bluthirnschranke. Sie werden in der Leber entweder an der Seitenkette deaminiert oder am aromatischen Ring zu p-Hydroxy-Amphetamin hydroxyliert, das dann mit dem Urin ausgeschieden wird. Durch Ansäuern des Urins kann dann sogar bis zu 80% des unveränderten Amphetamins ausgeschieden werden (**B**).

Wirkmechanismus. Amphetamine sind dem Katecholamin sehr ähnlich. Amphetamine wirken zentral und peripher als indirekte Sympathomimetika. Sie führen zur vermehrten präsynaptischen Ausschüttung von Dopamin und Katecholamin und wirken als Monoaminooxidase-Hemmer. Gleichzeitig erregen sie den Serotoninrezeptor und führen im Tierversuch zu einer Serotoninverarmung der Neurone.

Erwünschte Wirkungen. Weil sie rasch zur Toleranzbildung führen, werden sie meist nur im Intervall mißbraucht (in der Regel an den Wochenenden). Sie führen zu Euphorie, heben das Selbstbewußtsein, mindern den Appetit, geben das Gefühl großer Stärke, ermöglichen körperliche Dauerleistungen, setzen das Schlafbedürfnis herab und führen dosis- bzw. stoffabhängig zu Halluzinationen (**C**).

Toxizität. Milde Vergiftungen sind gekennzeichnet von Angst, Unruhe, Kopfschmerzen, Palpitationen, Übelkeit, Erbrechen und Reizbarkeit. Schwerere Intoxikationszeichen sind Fieber, Verwirrtheit, Stereotypien, Hypertension, Angina pectoris und Herzrhythmusstörungen. Delirante Zustände, maligne Hyperthermie und Hypertonie, Krampfanfälle, Rhythmusstörungen, die kreislaufwirksam werden, und fokale neurologische Ausfälle weisen auf eine schwere Vergiftung hin. Es kann zum Hitzschlag mit Hirnödem, Rhabdomyolyse mit Nierenversagen, Verbrauchskoagulopathien und hepatotoxischen Wirkungen bis hin zum fulminanten Leberausfall kommen (**C**).

Therapie. Die Therapie ist symptomatisch. Häufig bedarf es der Gabe eines Volumenersatzmittels, weil durch die körperliche Aktivität viel Flüssigkeit verlorenging. Der Bluthochdruck muß mit β -Blockern, Nitroglycerin oder ACE-Hemmern gesenkt werden. Bei maligner Hyperthermie bedarf es einer Relaxation durch Dantrolene. Bei Krampfanfällen wird Benzodiazepin und Diazepam eingesetzt (**D**).

Amphetamine

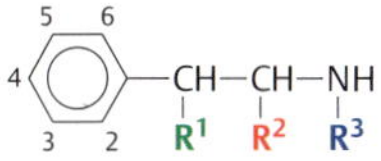

	R^1	R^2	R^3
Amphetamin	H	CH_3	H
Methamphetamin	H	CH_3	CH_3
Fenfluramin	H	CH_3	C_2H_5

Methylphenidat:

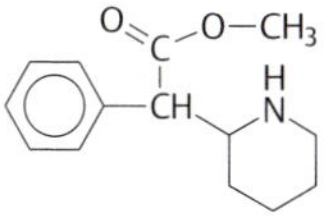

Designer-Drugs

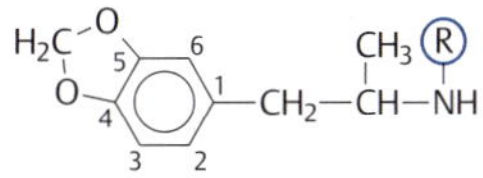

Ⓡ (Rest)	chemischer Name	„Street"-Terminologie
H	MDA	Love Pill
CH_3	MDMA	Ecstasy

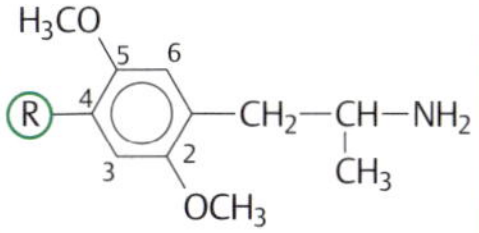

Ⓡ (Rest)	chemischer Name	„Street"-Terminologie
CH_3	DOM	Peace Pill
Br	DOB	Golden Eagle

A. Amphetamine und Designer-Drugs

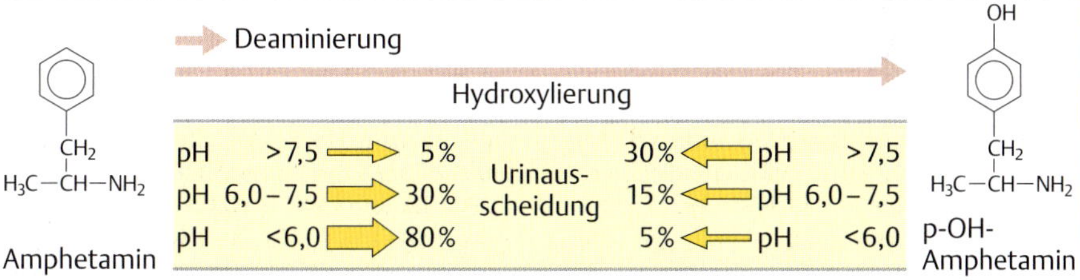

B. Metabolisierung und Elimination von Amphetaminen

erwünschte Wirkungen

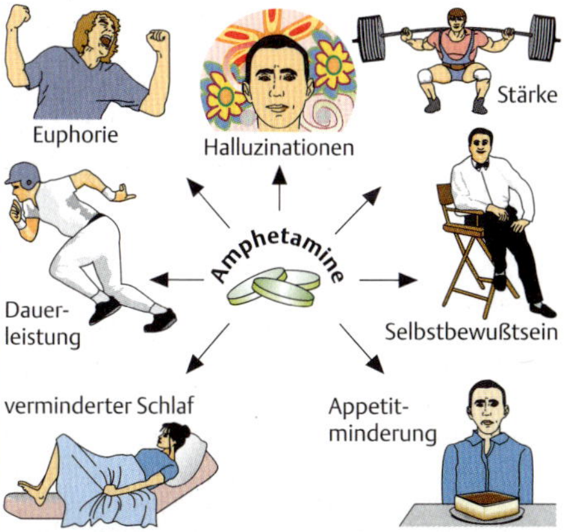

unerwünschte Wirkungen

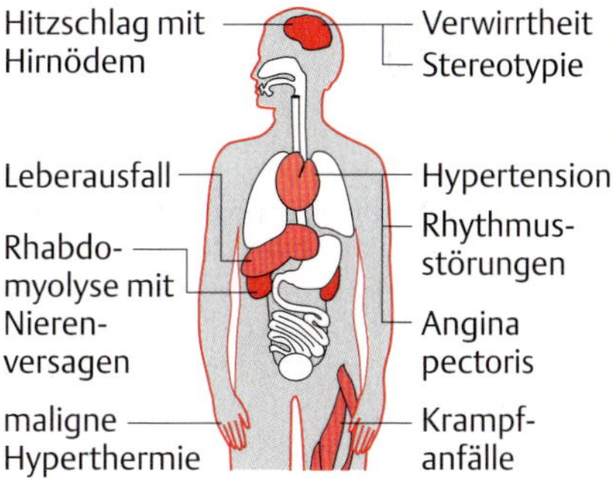

C. Wirkungen von Amphetaminen

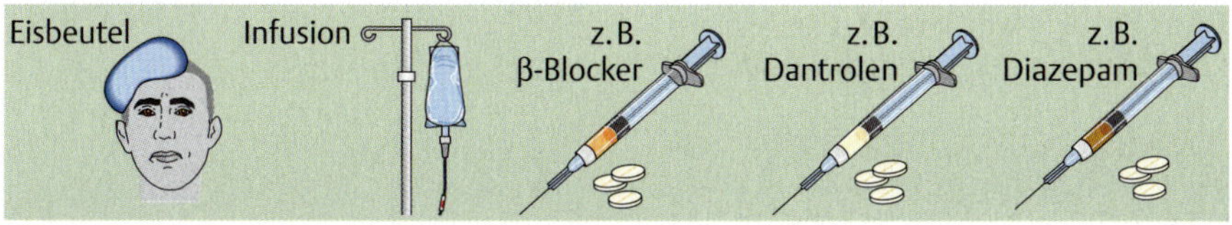

D. Therapie bei Vergiftung mit Amphetaminen

Halluzinogene

Dies sind Substanzen wie Lysergsäurediethylamid (LSD), Psilocybin (Pilzgift, s. S. 272) oder Mescalin (Kakteengift), die Sinnestäuschungen hervorrufen oder Sinneseindrücke verändern.

LSD

LSD ist ein Derivat des Secalealkaloids Lysergsäure (**A**, s. S. 67). Es ist schon im μg-Bereich wirksam.

Resorption, Verteilung, Metabolismus, Elimination. Es wird oral aufgenommen und gut aus dem GIT resorbiert. Die Serumhalbwertzeit beträgt 3 Stunden. LSD wird vorwiegend reduziert, anschließend glucuroniert und dann mit der Galle und in geringer Menge mit dem Urin ausgeschieden (Nachweis mittels Radioimmunoassay, RIA, möglich, **B**). LSD reichert sich im Kortex, Hippocampus, Corpus striatum und in geringerer Menge im Kleinhirn an (**B**). Es bindet an den postsynaptischen Serotoninrezeptor (5-HT2). Bis 60 Minuten nach der Einnahme können auftreten: Zuckungen, Tachykardie, Hypertension, Hyperreflexie, Rötung des Gesichtes und immer eine Mydriasis.

Wirkungen. Zuerst ändert sich die räumliche Wahrnehmung, Gegenstände scheinen verformt, bewegen sich, zittern und zerfließen, Geräusche werden lauter empfunden, als sie wirklich sind, das Zeitempfinden ist gestört, Farben verändern sich, eine Synästhesie kann auftreten (Farben werden gehört, Musik wird gefühlt). Es entwickelt sich rasch eine Toleranz, weshalb LSD intermittierend verwendet wird.

Toxizität. LSD führt zu keinen schweren Vergiftungen. Psychische Störungen, die 2 – 12 Stunden anhalten, äußern sich in einer Euphorie, später Depression, Depersonisation, Illusion. Besonders gefürchtet sind die „Horrortrips“, die sich als Panikattacken äußern. Weitere unangenehme Wirkungen sind die „Flashbacks“ (erneutes Erleben eines Trips ohne erneute Einnahme, noch bis zu einem halben Jahr nach der Ingestion, **C**).

Therapie. Diese ist nur beim „Horrortrip“ notwendig. Meist genügt ein beruhigenes Gespräch (talk down). Diazepam p.o. oder Haloperidol i.m. beenden diesen Ausnahmezustand sofort.

Khatamine

Dies sind euphorisierende sympathomimetische Substanzen, z. B. Cathinon, die vorwiegend von Menschen im Jemen durch Kauen der Blätter der Pflanze *Catha edulis* aufgenommen werden. Es kommt erst zu Euphorie, Blutdruckanstieg und Tachykardie. Negative spätere Wirkungen sind Anorexie, Depression, Schlaflosigkeit und emotionale Labilität (**D**). Gelegentlich kommt es zu langanhaltenden psychotischen Zuständen, die aber gut mit Thioridazin therapiert werden können. Khatamine zeigen Ähnlichkeiten mit Amphetaminen.

Cannabis

Cannabis stammt aus der Hanfpflanze *Cannabis sativa*. Zwei Aufbereitungen finden Anwendung: Marihuana (getrocknete Blätter und Blüten) und Haschisch (getrocknetes Harz mit höherem Cannabisgehalt, **E**). Die Wirksubstanz ist das Tetrahydrocannabinol (THC, **E**). Cannabis ist die weltweit am meisten gebrauchte illegale Droge.

Resorption, Verteilung, Metabolismus, Elimination. Ca. 20% des im Rauch enthaltenen THC wird resorbiert. THC wird zu 99% in der Leber metabolisiert, nur 1% erscheint unverändert im Urin.

Erwünschte Wirkungen. Cannabis führt dosisabhängig zu Wohlbefinden, Euphorie, Tagträumen, angenehmer Entspannung, stärkeren sinnlichen Wahrnehmungen (Musik wird schöner) und zur Veränderung des Raum- und Zeitgefühles.

Toxizität. Es verschlechtert das Kurzzeitgedächtnis. Bei hoher Dosis kann es zu Schwindel, Angstgefühl, Paranoia und akuten exogenen Psychosen mit Halluzinationen kommen. Die schlimmste Form ist das Amotivale Syndrom (null Bock für immer). Der Gebrauch von Cannabis vermindert die Fertilität und führt zu embryonalen Mißbildungen. Cannabis ist eine Einstiegsdroge (**E**). Ca. 1 – 5% der Cannabisraucher steigen auf härtere Drogen um. 99% der Opiatabhängigen haben vor ihrer Sucht Cannabis geraucht. Auch beim Cannabisgebrauch sind Flashbacks bekannt.

Therapie. Sie besteht bei echten Vergiftungen in einer Benzodiazepin- oder Neuroleptikagabe.

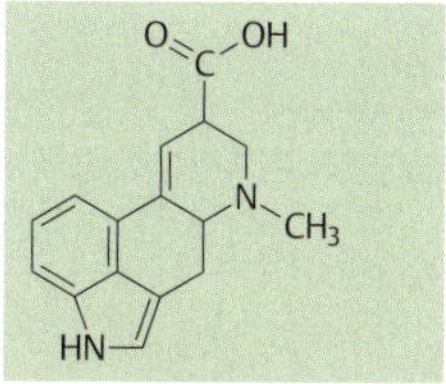

A. Lysergsäure

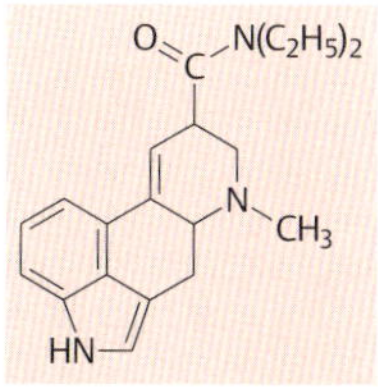

LSD

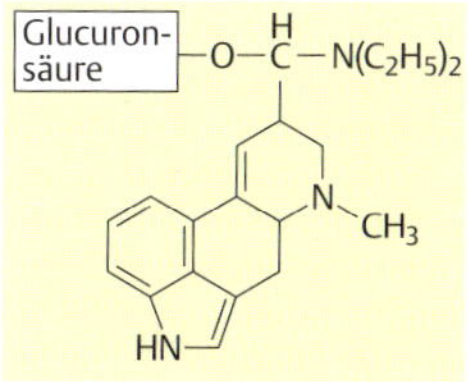

LSD-Glucuronid

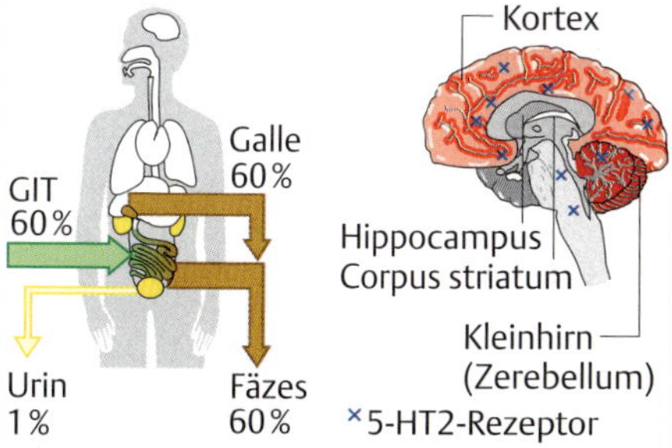

B. Resorption, Elimination, Verteilung

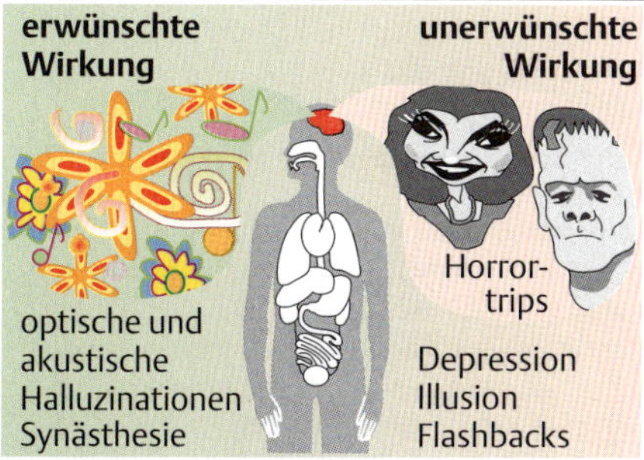

C. Wirkungen von LSD

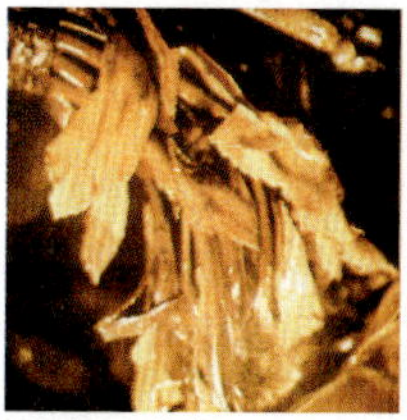

Catha edulis

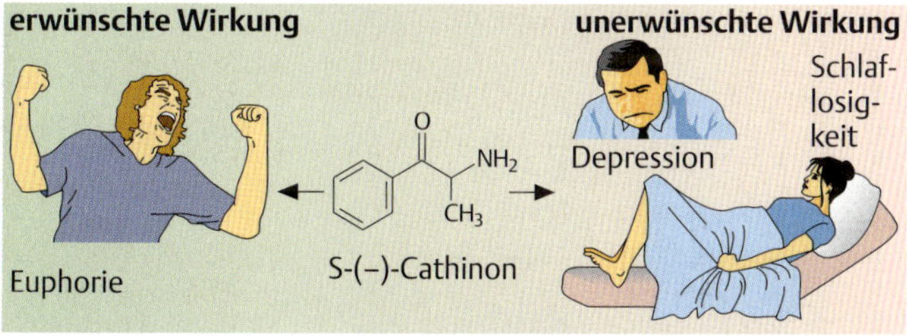

D. Wirkungen von Cathinon

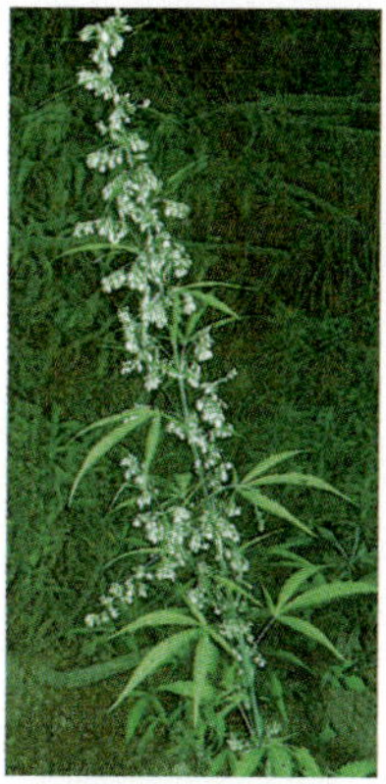

Cannabis sativa

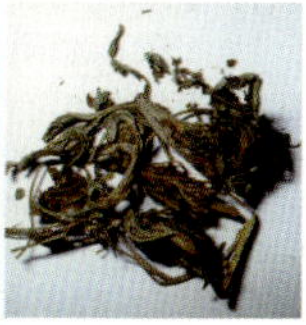

Marihuana

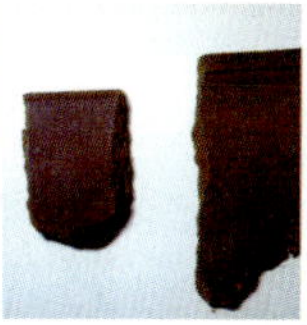

Haschisch

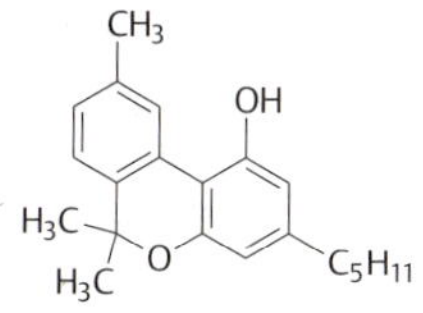

Tetrahydro-cannabinol (THC)

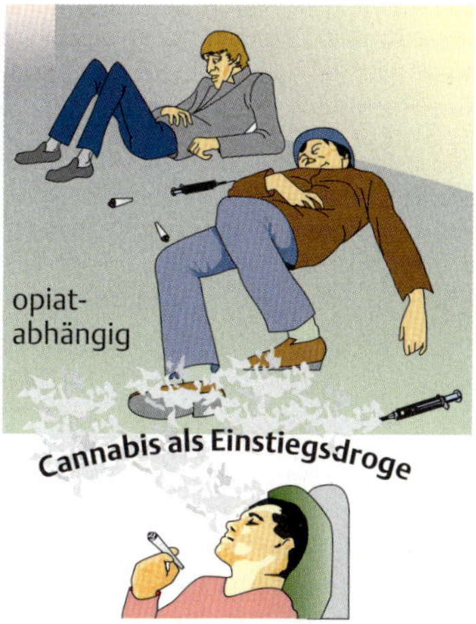

E. Cannabis, Marihuana, Haschisch

Aliphatische und alizyklische Kohlenwasserstoffe

Grundlagen. Aliphatische Kohlenwasserstoffe sind organische Verbindungen, die sich von offenkettigen Kohlenwasserstoffen ableiten. Die gasförmigen Alkane Methan (Sumpfgas), Ethan, Propan und Butan wirken hauptsächlich durch Verdrängung von Sauerstoff; sie können in höheren Konzentrationen zum Ersticken führen. Toxikologisch bedeutsamer sind die Lösemittel Hexan und Heptan, die neben Octan als Bestandteile im Benzin enthalten sind.

Benzin (A). Es wird u.a. als Treibstoff und Lösemittel (Leichtbenzin = Petrolether) verwendet. Auch bei chemischen Reinigungsverfahren verdrängen Benzine zunehmend die toxischeren Chlorkohlenwasserstoffe (vgl. S. 100). Akute Vergiftungen mit Leichtbenzin kommen akzidentiell durch Inhalation der Dämpfe und durch versehentliche Ingestion zustande (Letaldosis 7,5 ml/kg KG).

Toxizität. Leichtbenzin wirkt etherähnlich sedierend und narkotisch (500 bis 5000 ml/m^3) und schließlich atemlähmend. Pulmonal kann Benzin zwar unverändert wieder abgeatmet werden, dennoch ergibt die inhalative Aufnahme schneller als die orale Aufnahme gefährliche Konzentrationen mit raschem Wirkungseintritt. Die chronische Zufuhr *kleiner* Mengen (oral oder inhalativ) wirkt euphorisierend und führt zu Erregungszuständen und anderen Störungen des ZNS. Nach Einatmung von benzinhaltigen Lösemitteldämpfen durch Schnüffelsüchtige wurden Atem- und Herzstillstand sowie schwere Polyneuropathien (mit motorischen Lähmungen) beobachtet, die durch den uringängigen Metaboliten 2,5-Hexandion (weniger durch Heptandion) bedingt sein können. Beimengungen anderer Aromaten (z.B. Benzol) erhöhen die Toxizität zusätzlich. Die *Akuttherapie* ist symptomatisch; aufnahmeabhängig Giftentfernung, Gabe von Kohle und Laxans zur Verhinderung weiterer Resorption.

Methanol (B) und andere Alkohole. Neben Ethanol (vgl. S. 78) hat vor allem Methanol als Lösemittel toxikologische Bedeutung, in geringerem Umfang Propanol, Ethylenglykole (Diethylenglykol, zur Weinsüßung mißbraucht) und Propylenglykol-Verbindungen. Die Methanol-Exposition erfolgt durch Dämpfe oder oral durch Brennspiritus und methanolhaltigen Branntwein; unschädliche Mengen finden sich in Obst und Tabakrauch.

Toxikokinetik und Toxizität. Methanol wird zu 30 – 60 % unverändert abgeatmet. Im Stoffwechsel entsteht nach enzymatischer Oxidation Formaldehyd (HWZ <1 min) und Ameisensäure. Der Metabolismus erfolgt langsamer (25 mg/kg/h) als bei Ethanol (175 mg/kg/h). Nach Inhalation oder Ingestion folgen akute Rauschzustände und u.a. Übelkeit, Sehstörungen (evtl. Blindheit) und Atemlähmung. Letale Methanolkonzentrationen betragen 100 – 250 mg/100 ml Blut. Die chronische Aufnahme führt zu Schleimhautreizungen und unspezifischen Symptomen wie Schwindel, Kopfschmerzen, gastrointestinalen Störungen und Polyneuropathien.

Therapie. Primäre Giftentfernung, intensivmedizinische Überwachung; ab 0,1 g Methanol/l Ethanoltherapie mit 0,6 g Ethanol/kg KG initial, dann 0,1 g Ethanol/kg KG; evtl. Hämodialyse.

Formaldehyd (FA) (C). Es wird weltweit als Desinfektions- und Konservierungsmittel u.a. in der Medizin sowie als Binde- und Imprägniermittel in der Holz- und Textilverarbeitung eingesetzt; es entsteht ferner bei unvollständiger Verbrennung und ist in der Luft ubiquitär nachweisbar (0,1 – 1000 µg/m^3) s. S.130.

Toxikokinetik und Toxizität. FA wird inhalativ und oral rasch resorbiert und zu Ameisensäure (HWZ <1 h) metabolisiert. Die akute und chronische Inhalation führt zu Reizungen der Schleimhäute, Augen und Atemwege sowie Hauterscheinungen. Individuell variieren die Wirkungsschwellen stark. FA gilt als krebsverdächtig für den Menschen. Der Richtwert für Innenräume beträgt 0,12 mg FA/m^3 Luft.

Therapie. Nach Ingestion Verdünnung, nach Inhalation Gabe von Glucocorticoiden.

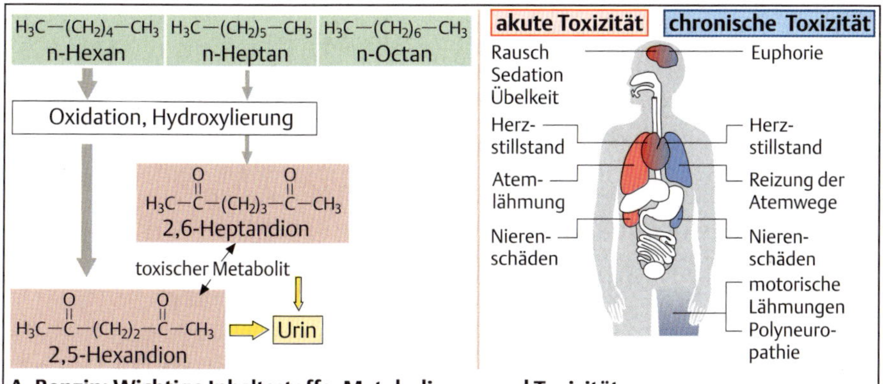

A. Benzin: Wichtige Inhaltsstoffe, Metabolismus und Toxizität

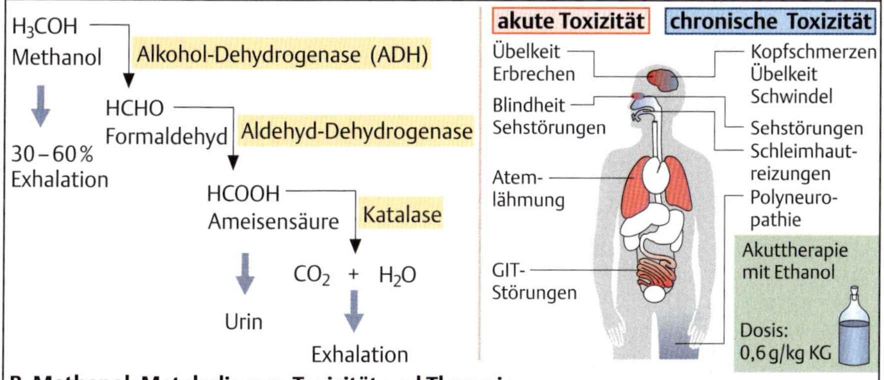

B. Methanol: Metabolismus, Toxizität und Therapie

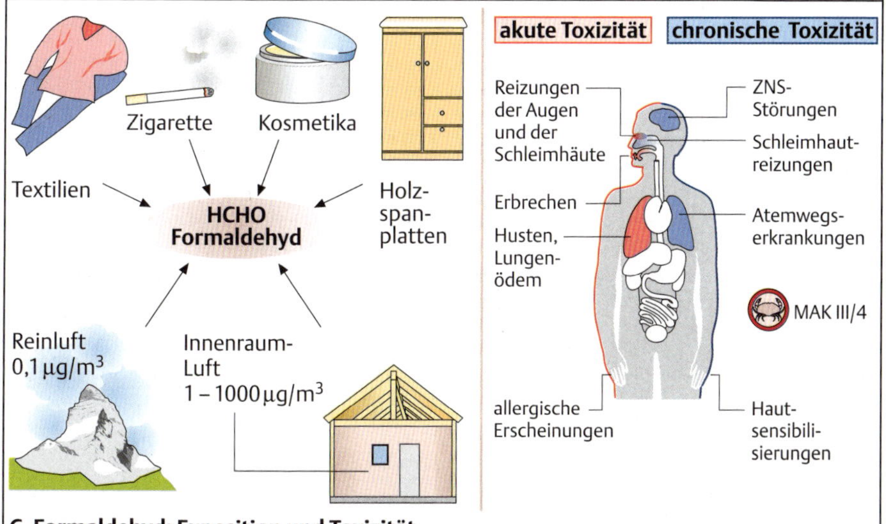

C. Formaldehyd: Exposition und Toxizität

Zyklische Kohlenwasserstoffe

Monozyklische, aromatische Kohlenwasserstoffe

Die aromatischen Kohlenwasserstoffe *Benzol, Toluol* und *Xylole* sind industriell wichtige Lösungsmittel und Ausgangsprodukte in der chemischen Industrie. Sie sind in der Außenluft wie auch in Innenräumen ubiquitär nachweisbar.

Benzol

Vorkommen (A). Benzol gelangt aus industriellen Quellen und als natürlicher Bestandteil des Rohöls und des Benzins (2–5% des Kraftstoffs) in die Umwelt. Bis zu 90% der Emissionen sind auf den Kfz-Verkehr zurückzuführen. In der Nähe von Kokereien, Raffinerien oder Tankstellen liegen die Benzolkonzentrationen in belasteten Gebieten bei 100–300 $\mu g/m^3$, in ländlichen und Stadtgebieten in der Regel zwischen 1 und 10 $\mu g/m^3$. Auch Innenräume können (tabakrauchabhängig) erheblich benzolbelastet sein.

Resorption, Verteilung, Elimination (B). Benzol wird inhalativ, oral und dermal gut resorbiert. Abhängig von der individuellen Ventilation werden initial etwa 80% pulmonal aufgenommen, nach Einstellung des Gleichgewichts von Inhalation und Exhalation sinkt der Anteil auf die Hälfte ab. Die Aufnahme aus dem Gastrointestinaltrakt erfolgt vollständig. Im Organismus verteilt sich Benzol entsprechend der Organlipidgehalte. Durch Umverteilung akkumuliert Benzol langfristig im Fettgewebe und im Knochenmark. Neben der unveränderten Elimination über die Lunge wird Benzol metabolisiert und hauptsächlich als Sulfat- und Glucuronsäure-Konjugate (20–50% des Benzols) mit dem Urin ausgeschieden.

Metabolismus (C). Benzol wird durch Cytochrom-P-450-abhängige Enzyme in ein reaktives Epoxid metabolisiert, das in erheblichem Umfang nichtenzymatisch in Phenol umgewandelt wird. Daneben werden dosisabhängig andere Stoffwechselwege (Glutathion-Konjugate, Hydrochinon u.a.) beschritten. Der Metabolit S-Phenylmercaptursäure wird zur Expositionsüberwachung am Arbeitsplatz genutzt.

Akute und chronische Toxizität. Toxische Wirkungen von Benzol sind aufgrund hoher beruflicher Belastungen bekanntgeworden; sie kommen heute aufgrund der Schutzmaßnahmen praktisch nicht mehr vor. Im Vordergrund der akuten inhalativen Exposition gegenüber Lösungsmitteldämpfen von Benzol stehen unspezifische reversible Symptome wie Fieber und Sehstörungen sowie Symptome des Zentralnervensystems (**D**). Konzentrationen über 25 g Benzol/m^3 über 30 min sind lebensbedrohlich und führen zu Bewußtlosigkeit, Arrhythmien und Störungen der Atmung.

Entscheidend für die toxikologische Bewertung von Benzol sind die chronischen Wirkungen auf das hämatopoetische System. Unspezifische Symptome wie Schwindel und Kopfschmerzen, Blutungen sind als Folgen der Knochenmarkschädigung anzusehen. Hierbei können die hämatologischen Parameter in unterschiedlicher Reihenfolge betroffen sein; als ein frühzeitiges Symptom gilt die Thrombozytopenie. Die kanzerogene leukämieverursachende Wirkung von Benzol ist lange bekannt; erste Berichte gehen auf die Jahrhundertwende zurück. In epidemiologischen Studien an hochexponierten Arbeitern wurden typische myeloische Leukosen nachgewiesen. Viele Wirkungen konnten in Tierversuchen bestätigt werden: Wie bei exponierten Personen wurden Zell- und Chromosomenveränderungen beobachtet. Darüber hinaus wurden Veränderungen der Immunantwort gefunden.

Therapie. Symptomatisch bei akuter Vergiftung; nach chronischer Einwirkung Kontrolle des Blutbilds.

Grenzwerte. Benzol ist eindeutig kanzerogen für den Menschen (Gruppe III/1 der MAK-Liste); TRK 16 mg/m^3.

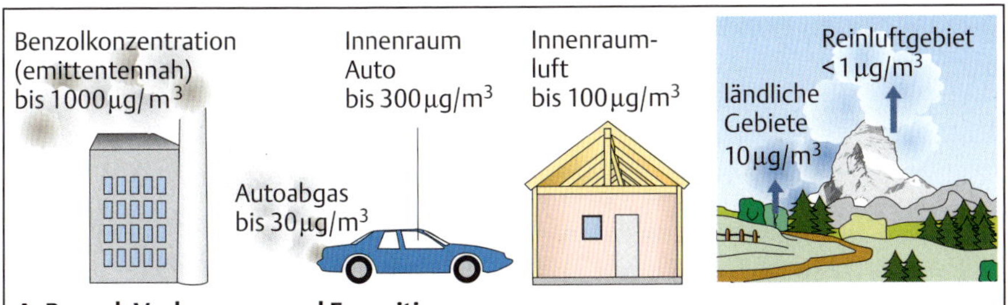

A. Benzol: Vorkommen und Exposition

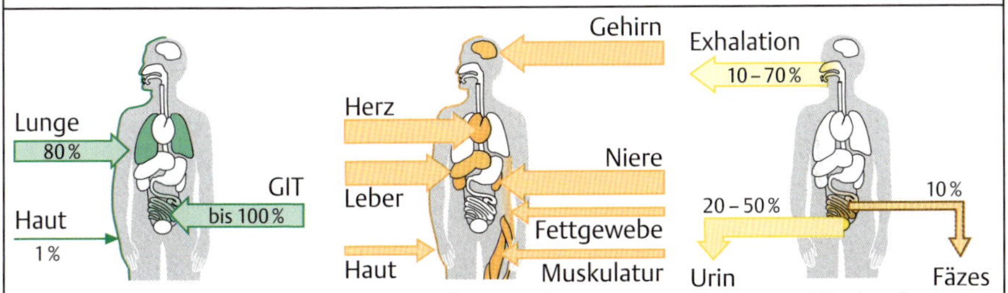

B. Resorption

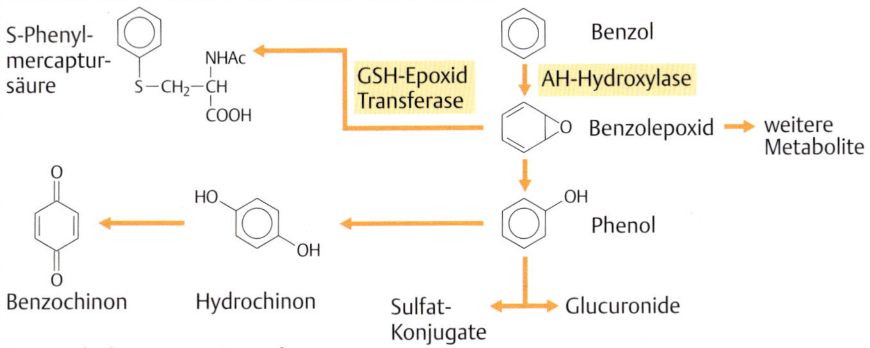

C. Metabolismus von Benzol

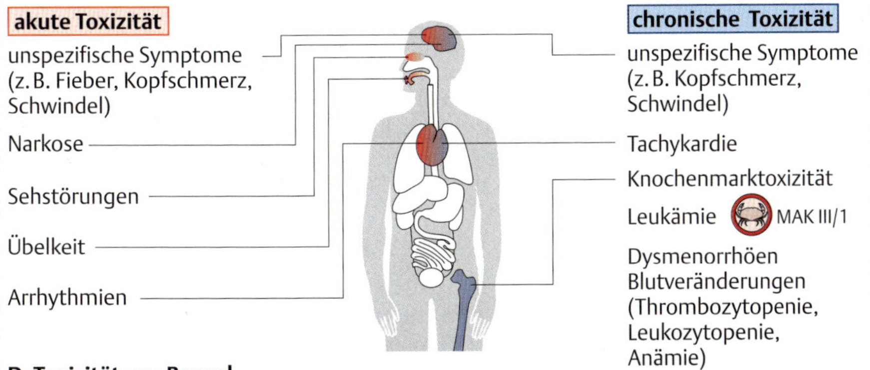

D. Toxizität von Benzol

Toluol (A)

Vorkommen. Toluol ist als Lösemittel (Benzolersatz) und als Ausgangsprodukt chemischer Synthesen von Bedeutung. Wichtige Emittenten sind die mineralölverarbeitende Industrie, Kraftfahrzeuge und verschiedene Toluol-haltige Materialien wie Farben, die für Innenraumkonzentrationen von 0,2 mg/m^3 verantwortlich sein können. Typische Außenluftkonzentrationen liegen zwischen 0,01 und 0,1 mg/m^3 in Ballungsräumen und an Straßen.

Resorption, Elimination und Metabolismus. Toluol wird über die Lunge zu ca. 50% resorbiert, nach oraler Aufnahme nahezu vollständig. Die Elimination erfolgt zu 20% pulmonal, zu 80% nach Metabolisierung zu Benzoesäure und Konjugaten mit Glycin, Schwefel- und Glucuronsäure über die Niere.

Akute und chronische Toxizität. Nach Inhalation von Toluol stehen narkotische Wirkungen im Vordergrund, in höheren Konzentrationen wirkt es reizend auf Schleimhäute und Augen. Nach chronischer Aufnahme treten unspezifische und depressorische ZNS-Wirkungen (Schwindel, Kopfschmerzen, verlängerte Reaktionszeit) auf. Bei häufiger Inhalation großer Toluolmengen über 800 mg/m^3 werden Störungen der Leber- und Nierenfunktion beschrieben. Die für Benzol charakteristischen Blutbildveränderungen finden sich nicht. Toluol ist nicht gentoxisch. Epidemiologische Untersuchungen ergaben keine Hinweise auf ein kanzerogenes Potential beim Menschen. Teratogene Wirkungen hoher Toluolkonzentrationen in einigen Tierspezies wurden beschrieben.

Grenzwerte. MAK 190 mg/m^3. Leitlinienwert der Weltgesundheitsorganisation 8 mg/m^3 (für die Allgemeinbevölkerung über 24 Stunden).

Xylole (B)

Vorkommen. Xylole werden als Lösemittel in Farben und Klebstoffen verwendet. Wesentliche Emissionsquellen sind Raffinerien und Kraftfahrzeuge, da Xylol im Benzin zusammen mit Benzol und Toluol enthalten ist. Xylol als technisches Produkt enthält üblicherweise eine Mischung aus o-, m- und p-Xylol sowie bis zu 15% Ethylbenzol. Ubiquitäre Hintergrundkonzentrationen reichen von 0,1 µg/m^3 in ländlichen Gebieten bis zu 50 µg/m^3 in Ballungsräumen. In Innenräumen werden Konzentrationen bis 300 µg/m^3 gemessen (jeweils m- und p-Xylol).

Aufnahme, Metabolismus, Elimination. Xylol gelangt hauptsächlich inhalativ (ventilationsabhängig bis zu 60%) und oral (vollständig) in den Organismus. Nach Oxidation einer Methylgruppe und Konjugation wird der überwiegende Anteil metabolisiert über die Nieren ausgeschieden; lediglich 5% werden pulmonal exhaliert.

Akute und chronische Toxizität. Xylol-Dämpfe reizen akut die Schleimhäute der oberen Atemwege und der Augen. In hohen Konzentrationen wirkt Xylol narkotisch. Der Beginn akuttoxischer Wirkungen wird im MAK-Bereich angegeben. Nach chronischer Aufnahme führt Xylol zu uncharakteristischen zentralnervösen Störungen wie Kopfschmerzen, Schlaflosigkeit und Konzentrationsmangel. Schädigungen der Leber, der Niere, des Myokards und des blutbildenden Systems mit Leukopenie und Anämie wurden beobachtet. Durch Alkohol wird die depressorische Wirkung von Xylol (wie von anderen Lösungsmitteln) auf das Zentralnervensystem verstärkt. Epidemiologische Studien fehlen. Hinweise auf eine kanzerogene Wirkung von Xylol (als Isomerengemisch) liegen nicht vor. Im Tierversuch an Mäusen und Ratten wurden fetotoxische Wirkungen beobachtet.

Therapie. Symptomatische Therapie nach Inhalation von Toluol und Xylol; nach Ingestion primäre Giftentfernung; Gabe von Kohle und Laxantien.

Grenzwerte: MAK für Xylol (alle Isomere) 440 mg/m^3.

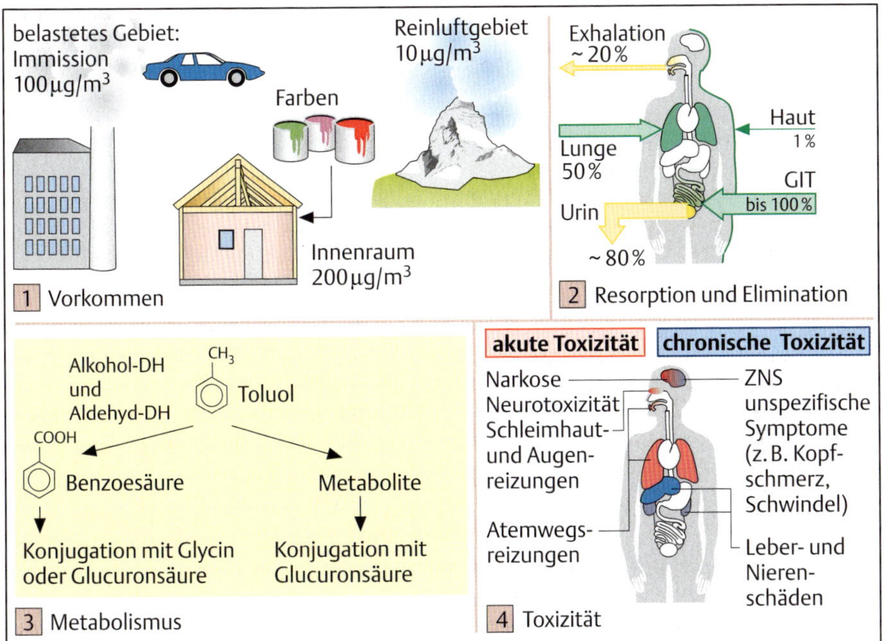

A. Toluol: Vorkommen, Kinetik, Metabolismus und Toxizität

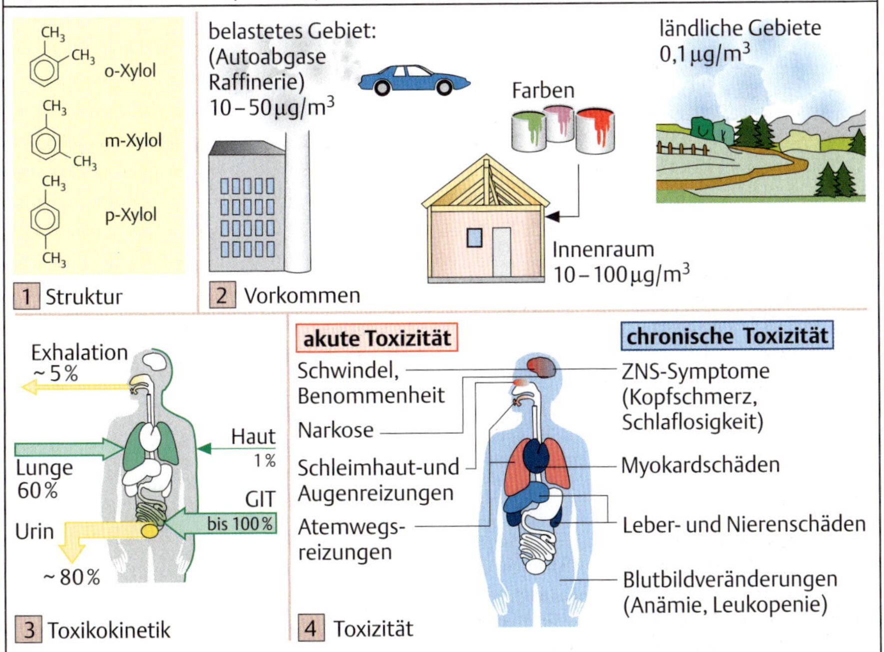

B. Xylole: Struktur, Vorkommen, Kinetik und Toxizität

Polyzyklische aromatische Kohlenwasserstoffe (PAK) (A)

Vorkommen. PAK entstehen zumeist bei unvollständiger Verbrennung von organischem Material und bilden Gemische verschiedener Verbindungen (mehrere 100). Die schwerflüchtigen Verbindungen finden sich z. B. in Auspuffgasen von Kraftfahrzeugen, Rußen, Teerdämpfen und im Räucher- und Zigarettenrauch und sind ubiquitär vorhanden; da die Mengenverhältnisse der verschiedenen polyzyklischen aromatischen Kohlenwasserstoffe zueinander (die sog. PAK-Profile) temperaturabhängig ähnlich sind, werden meist nur wenige PAK oder allein Benzo[a]pyren als Leitsubstanz gemessen. PAK sind in allen Umweltmedien nachweisbar und belasten den Menschen hauptsächlich durch Nahrungsmittel (Räucherwaren) und Atemluft, daneben als Altlasten z. B. im Boden. Die Luftkonzentrationen der PAK (ohne Nitroarene) schwanken stark: In ländlichen Gebieten werden bis 4 ng/m^3, in Ballungsräumen ohne spezifische Belastung bis 40 ng/m^3 gefunden. In Innenräumen sind PAK oft stärker konzentriert, z. B. im Nahbereich von Straßen und Industrieemissionen und durch Tabakrauch: Im Rauch *einer* Zigarette werden 10–100 ng Benzo[a]pyren (BaP) gemessen.

Aufnahme, Metabolismus, Elimination (B). Die Aufnahme der überwiegend staub- und partikelgebundenen PAK über die Atemluft ist abhängig von ihrem Verbleib: Werden sie nicht wieder ausgeatmet, erfolgt die Resorption der im Rachen oder Atemtrakt deponierten PAK im Darm (etwa 10%) oder aus den terminalen Atemwegen. Bereits hier können PAK metabolisiert werden, hauptsächlich aber in der Leber. Nach intestinaler Resorption von PAK erfolgt innerhalb von Tagen die Umverteilung aus Blut und Muskulatur insbesondere ins Fettgewebe.

PAK werden durch Cytochrom-P-450-abhängige Enzyme zu Epoxiden aktiviert und induzieren ihren Stoffwechsel selbst. Nach Umwandlung in Diol-Epoxide können die Stoffwechselprodukte kovalent an DNA binden und dadurch tumorinitiierend wirken oder enzymatisch in Glutathion-Konjugate bzw. in Sulfate und Glucuronide metabolisiert werden. Die Adduktbildung (beim Menschen v. a. in der Lunge, in Lymphozyten und in der Plazenta nachgewiesen) korreliert nur teilweise mit der kanzerogenen Potenz der PAK. Biliär eliminierte Metabolite können enterohepatisch rezirkulieren oder über die Niere eliminiert werden.

Akute und chronische Toxizität (C). PAK wirken akut wachstumsreduzierend auf alle Organe, ferner lokal hautpigmentierend. Im Vordergrund stehen jedoch die chronischen kanzerogenen Wirkungen der PAK. Pott berichtete schon 1775 über das gehäufte Auftreten des Schornsteinfegerkrebses; tierexperimentell wurde die kanzerzogene Wirkung bestimmter PAK bewiesen. Besonders BaP und Dibenzo[a,h]anthracen können nach Inhalation zur Tumorentstehung in der Lunge führen. Für eine Reihe weiterer PAK wird eine gleichartige Wirkung angenommen; oft wurde jedoch nur die lokal krebserzeugende Wirkung nach Hautapplikation festgestellt, dabei unterscheiden sich die einzelnen Verbindungen erheblich in ihrer Wirkungsstärke. Für einige Vertreter dieser Verbindungsklasse wurde keine krebserzeugende Wirkung nachgewiesen. Entscheidend ist die Metabolisierung in der Leber; gegenläufige Giftungs- und Entgiftungsreaktionen können diesen Prozeß aber in Abhängigkeit von der Ausgangsverbindung vielfältig beeinflussen.

In Deutschland sind zwölf PAK als krebserzeugend im Tierversuch eingestuft, einzelne PAK werden international als krebserzeugend für den Menschen angesehen. Da eine Exposition in der Regel durch PAK-haltige Gemische in Pyrolyseprodukten erfolgt, wird deren Minimierung zur Verringerung der täglichen Aufnahmemenge angestrebt (**D**).

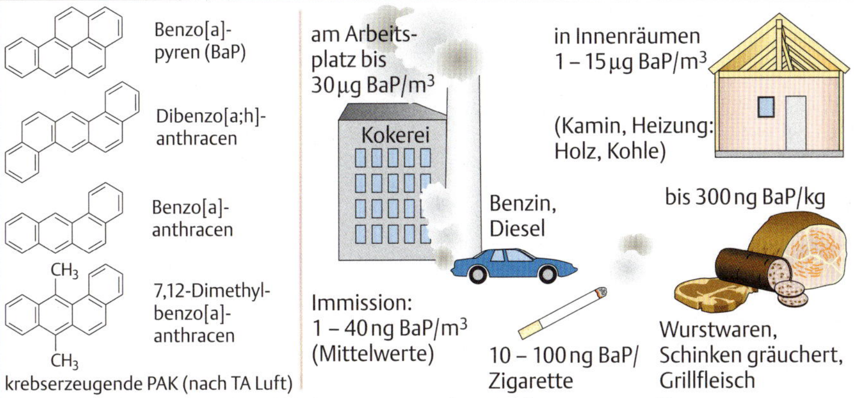

A. PAK: Vorkommen polyzyklischer aromatischer Kohlenwasserstoffe

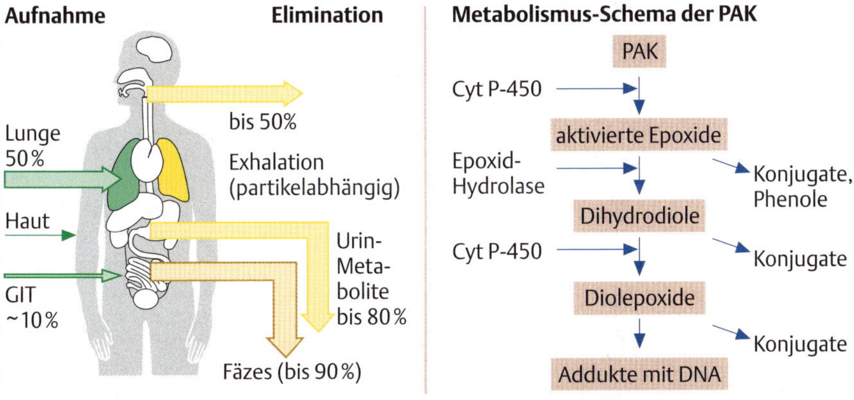

B. Aufnahme, Verteilung, Elimination und Metabolismus von PAK

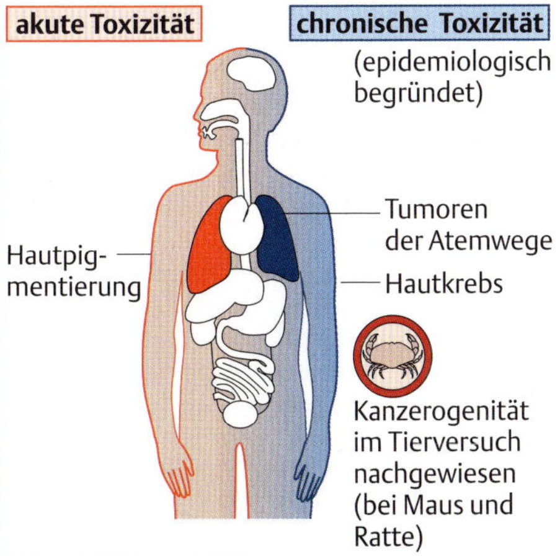

C. Toxizität von PAK

Abschätzung menschlicher Aufnahmemengen von Benzo[a]pyren/d

Luft (20 m³/d)	
Außenräume	1 – 100 ng
Innenräume	5 – 500 ng
Rauchen (20 Zigaretten)	400 ng
Nahrung	
Trinkwasser (2 l)	1 – 4 ng
feste Nahrung	100 – 500 ng
Gesamtmenge (max.)	**ca. 1500 ng**

Grenzwerte

Luft	0,1 mg BaP/m³ 0,1 mg Dibenzo(a,h)anthracen/m³ (Emission nach TA-Luft) 1,3 ng BaP/m³ (Immisson nach LAI)
Trinkwasser	0,01 µg BaP/l (WHO-Leitlinie)
Lebensmittel	1 µg BaP/kg (Fleischverordnung)

D. Aufnahmemengen und Grenzwerte

Halogenierte aliphatische Kohlenwasserstoffe

Grundlagen. Unter den Halogenverbindungen mit Fluor, Chlor und Brom haben insbesondere chlororganische Produkte toxikologische Bedeutung erlangt. Chlor ist extrem reaktionsfreudig. Chlorhaltige Chemikalien dienen daher in der chemischen Industrie als reaktionsfähige Ausgangs- oder Zwischenprodukte. Anders als bei polyhalogenierten *zyklischen* Verbindungen (vgl. S. 106), die insbesondere durch globale Verteilung und Persistenz in der Umwelt Besorgnis erregen, stehen bei chlorierten *Aliphaten* akut- und chronischtoxische Wirkungen auf parenchymatöse Organe im Vordergrund. Mitverantwortlich ist der hohe Dampfdruck dieser Verbindungen, der maßgeblich Aufnahme und Elimination bestimmt. Ein weiterer Grund ist das Auftreten unterschiedlicher Reaktionen im endogenen Stoffwechsel, deren Produkte erst über Art und Umfang toxischer Wirkungen entscheiden. Auch bei Stoffen mit enger chemischer Verwandtschaft ist der Metabolismus – und folglich die Toxizität – verschieden. Ein besonderes Problem sind die gentoxischen Wirkungen bestimmter Stoffwechselprodukte, die mit kanzerogenen Effekten einhergehen. Die heutige Risikoeinschätzung chlororganischer Verbindungen ist dadurch gekennzeichnet (**A**). Die polychlorierten Alkane, Alkene und (Alkine) werden wegen ihrer guten fettlöslichen Eigenschaften zumeist als *Lösungsmittel* verwendet (**B**). Die Aufnahme erfolgt überwiegend durch Inhalation über die Lunge; selten kommt es zu dermaler bzw. oraler Exposition (durch Unfälle oder in suizidaler Absicht). Der hohe Dampfdruck dieser Verbindungen führt in der Regel rasch und konzentrationsabhängig zu narkotischen Wirkungen, deren Dauer durch die Abatmungsgeschwindigkeit bestimmt wird.

Trichlormethan (Chloroform)

Trichlormethan wurde wie andere chlorierte Kohlenwasserstoffe seit 1847 als Anästhetikum therapeutisch genutzt. Aufgrund toxischer Wirkungen, v.a. auf Leber und Niere, werden heute zur Narkose andere halogenierte Verbindungen mit größerer therapeutischer Breite eingesetzt, wie z.B. Halothan (vgl. S. 102).

Resorption, Metabolismus. Trichlormethan wird nach inhalativer, oraler oder dermaler Resorption in der Leber metabolisch aktiviert. Das Folgeprodukt Trichlormethanol geht nach Dehydrochlorierung in Phosgen über; dieser reaktive Metabolit kann zu Schäden von Zellen und Zellbestandteilen führen (**C**).

Akute Toxizität (D). Symptome einer inhalativen Vergiftung mit Trichlormethan sind Exzitationen, Bewußtlosigkeit und schließlich Atemlähmung. Gefürchtet ist die kardiotoxische Wirkung nach Zufuhr eines hochkonzentrierten Trichlormethan-Luftgemisches (über 2,5 Vol%) mit plötzlichem Herztod infolge einer Sensibilisierung gegenüber Katecholaminen. Stundenlange Einwirkung führt zu Blutdruckabfall und Schock. Die Leber zeigt das Bild einer toxischen Hepatitis mit zentrilobulären Nekrosen, ähnlich der Tetrachlorkohlenstoffvergiftung. In schweren Fällen kommt es zur akuten Leberatrophie mit Leberausfallkoma. Nach dermaler Einwirkung können Ulzera und Entzündungen der Haut entstehen.

Chronische Toxizität (D). Leber und Niere reagieren besonders empfindlich. Hieran orientieren sich die noch gültigen MAK-Werte. Trichlormethan besitzt gentoxische und (im Tierversuch) kanzerogene Eigenschaften; es gilt daher wie andere chlorierte Methanderivate als krebsverdächtig für den Menschen (Gruppe III/4 der MAK-Liste).

Therapie. Intensivüberwachung der Vitalfunktionen; rasche Giftentfernung durch Magenspülung und Erbrechen (nach Ingestionsvergiftung); nach Inhalation Frischluft und Hyperventilationsbehandlung. Bei Bränden Atemschutz für Helfer beachten (toxisches Lungenödem bei Phosgen-Entstehung)!

Verbindung	MAK (ml/m³)	kanzerogen (krebserzeugend)	verdächtig kanzerogen (krebsverdächtig)
Chlorethan	–	–	+
Chlorethen	–	+ (Mensch)	–
1,1-Dichlorethan	100	–	–
1,1-Dichlorethen	2	+ (Tier)	+
1,2-Dichlorethan	–	–	–
1,2-Dichlorethen	200	–	–
1,1,1-Trichlorethan	200	–	–
1,1,2-Trichlorethan	10	–	+
1,1,2-Trichlorethen	50	–	+
Tetrachlorethen	–	–	+

A. Toxizitäten und Grenzwerte halogenierter Kohlenwasserstoffe

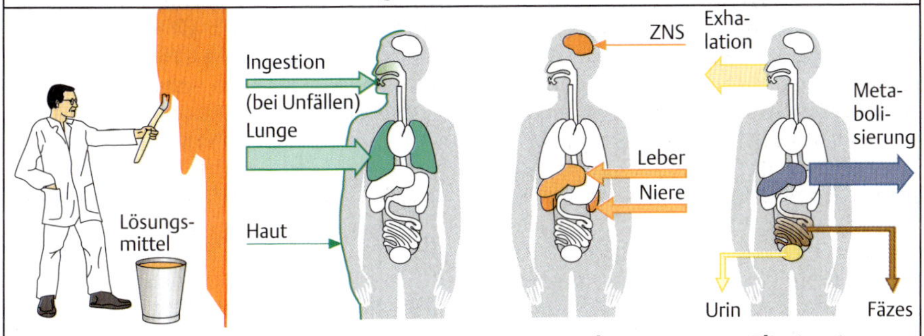

B. Vorkommen **Resorption** **Verteilung** **Elimination**

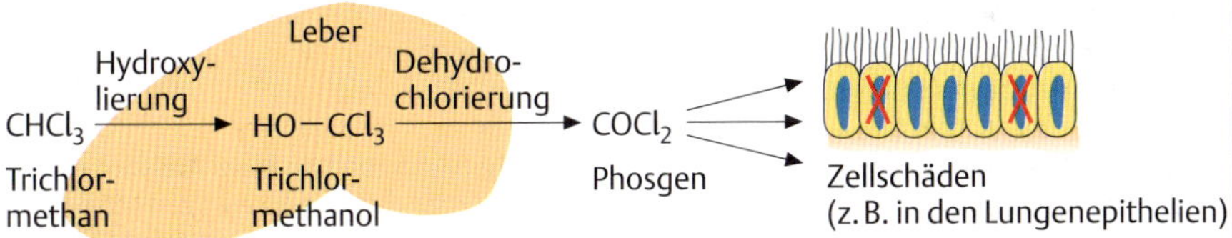

C. Metabolismus von Trichlormethan

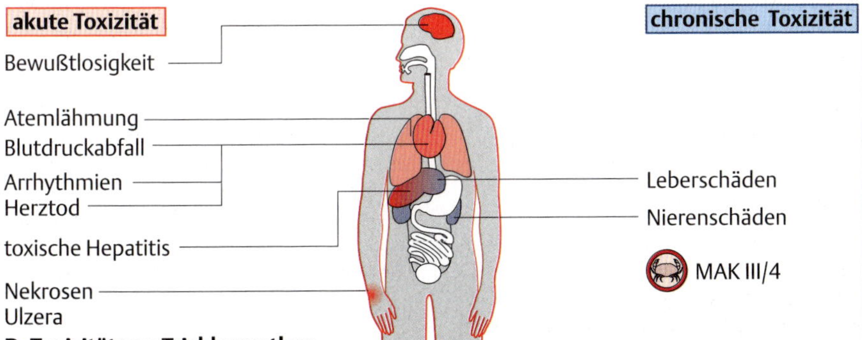

D. Toxizität von Trichlormethan

Tetrachlormethan (Tetrachlorkohlenstoff)

Vorkommen. Tetrachlorkohlenstoff (CCl_4) hat wie Chloroform hervorragende fettlösende Eigenschaften und war früher ein Feuerlöschmittel und im Haushalt ein gebräuchliches Reinigungsmittel. Trotz seiner hohen Toxizität wird es industriell noch zur Reinigung von Maschinen verwendet (**A**).

Schwere Vergiftungen durch Tetrachlormethan, auch mit letalem Ausgang, waren früher häufig. Nachdem bei Vergiftungen mit anderen halogenierten Kohlenwasserstoffen ähnliche Zeichen der Hepatotoxizität gefunden wurden, führten Untersuchungen mit Tetrachlormethan exemplarisch zur Aufklärung zugrundeliegender Mechanismen der Organschädigung.

Resorption, Verteilung, Metabolismus, Elimination (A). Tetrachlormethan verteilt sich nach oraler oder inhalativer Aufnahme in ZNS, Leber, Niere und Fettgewebe und wird auch z. T. über die Lunge exhaliert. Vorbedingung der organtoxischen Wirkungen ist der endogene Stoffwechsel. Nach Dehalogenierung von Tetrachlormethan wird in der Leber durch mischfunktionelle Oxidasen ein freies Trichlormethylradikal ($^{\cdot}CCl_3$, „Giftung") gebildet, das an Makromoleküle der Zelle binden und mit ungesättigten Fettsäuren der Membranlipide reagieren kann (**B**). Diese Fähigkeit zur Giftung durch die Leber nimmt nach wiederholter Exposition deutlich ab, so daß schließlich akuttoxische Dosen toleriert werden, sofern sie protrahiert aufgenommen werden. Im weiteren Verlauf bildet das Radikal (nach Aufnahme eines Wasserstoffatoms) Trichlormethan, das als Metabolit (neben CO, CO_2 und Spuren von Hexachlorethan) nachgewiesen wurde.

Wirkungsmechanismus. Der oxidativen Membranschädigung wird eine wichtige Rolle bei der zytotoxischen Wirkung organischer chlorhaltiger Verbindungen zugeschrieben, in deren Folge die Zellen zunächst Elektrolyte (Kaliumionen) verlieren, dann Enzyme freisetzen und schließlich untergehen. Auch mutagene Folgeprodukte können durch die Lipidperoxidation entstehen.

Akute und chronische Toxizität. Wie bei anderen Chloralkanen stehen gut zentralnervöse Wirkungen mit Kopfschmerzen, Benommenheit, Übelkeit und Erbrechen im Vordergrund. Leitsymptom ist die Leberfunktionsstörung mit raschem Anstieg der ALT und AST (s. Glossar), Ikterus und Leberkoma, gefolgt von einer schweren Nierenschädigung (Tubulusnekrose) mit Anurie und Urämie (**C**). Als Symptome nach langdauernder Zufuhr von geringen Tetrachlormethan-Mengen können Parästhesien und Schwindel hervortreten. Geringfügige Veränderungen der Leberfunktionsparameter sind unspezifisch und von anderen Ursachen kaum abzugrenzen.

Therapie. Sie erfolgt wie bei Trichlormethan; bei Ingestion über 1,5 ml/kg KG Hyperventilationsbehandlung (vgl. S. 96).

Grenzwerte. MAK 65 mg/m^3, Gruppe IIIB; BAT 1,6 ml/m^3 (Alveolarluft).

Chlormethan (Methylchlorid) und Dichlormethan (Methylenchlorid) (D)

Vorkommen und Metabolismus. Während Chlormethan als Kühlmittel eingesetzt wurde (Siedepunkt 22 °C), wird Dichlormethan v. a. als technisches Lösemittel verwendet. Monochlormethan zerfällt im Organismus zu HCl und Methanol. Ein Glutathion-abhängiger Metabolismus von Dichlormethan führt zu Kohlendioxid, in niedrigen Konzentrationen dagegen wird es hauptsächlich oxidativ zu Kohlenmonoxid (CO) umgewandelt, das dosis- und zeitabhängig gebildet und an Hämoglobin gebunden wird.

Toxizität. Beide Stoffe führen zu unspezifischen Wirkungen und Störungen des ZNS. Darüber hinaus wirkt Chlormethan fetotoxisch, Dichlormethan gering schleimhautreizend und ausgeprägt narkotisch und lebertoxisch. Beide Stoffe gelten beim Menschen als krebsverdächtig (MAK III/3A,B).

Grenzwerte. Dichlormethan: BAT CO-Hb 5 %; Chlormethan: MAK 100 mg/m^3.

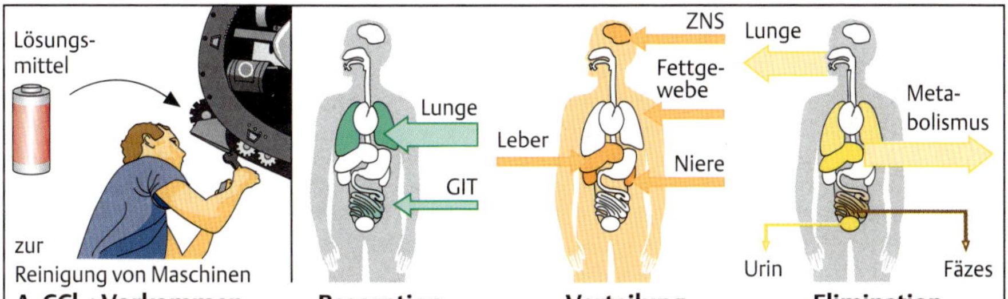

A. CCl_4: Vorkommen

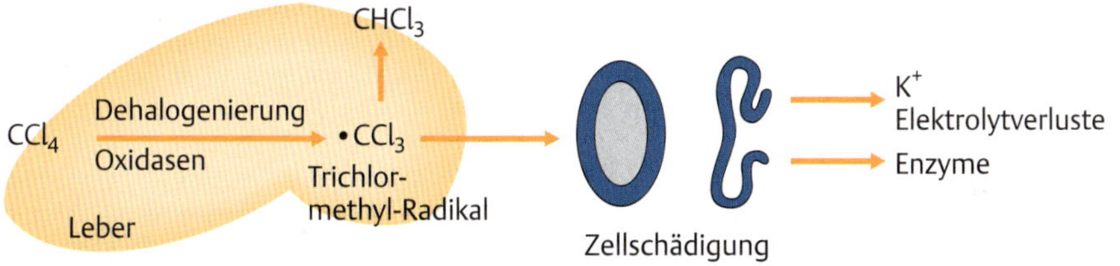

B. Bildung freier Radikale und Zellschädigung durch Tetrachlormethan (CCl_4)

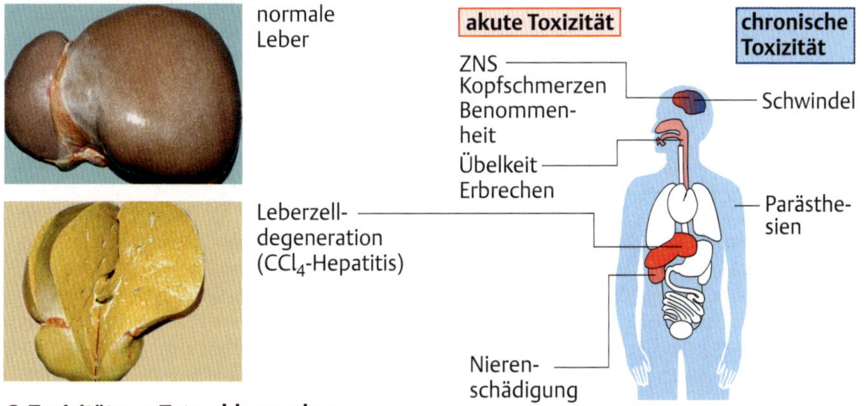

C. Toxizität von Tetrachlormethan

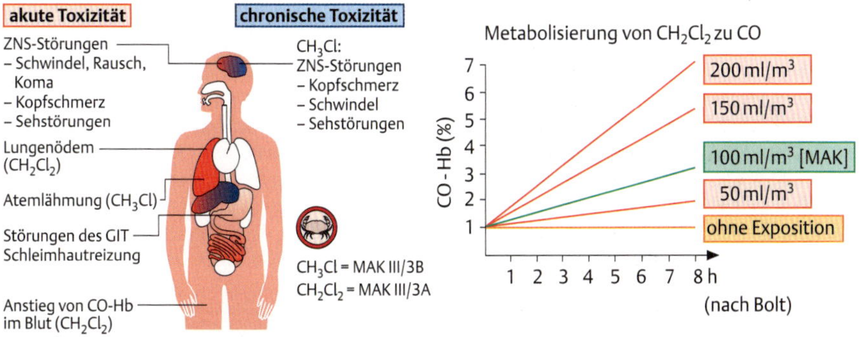

D. Toxizität von Chlormethan (CH_3Cl) und Dichlormethan (CH_2Cl_2)

Trichlorethen (Trichlorethylen)

Das industriell viel verwendete Lösemittel Trichlorethen wirkt Chloroform-ähnlich narkotisch und euphorisierend. Es wurde früher als Narkotikum genutzt und zum „Schnüffeln" mißbraucht. Es wirkt beim Menschen eindeutig krebserzeugend.

Toxikokinetik und Metabolismus. Trichlorethen und andere Chloralkene werden in einem geschwindigkeitsbestimmenden Schritt der Biotransformation durch Monoxygenasen zu Epoxiden (= Oxirane) umgeformt. Diese reaktionsfähigen Verbindungen können an zelluläre Makromoleküle binden und für chronische Schäden der Leber und anderer Organe verantwortlich sein. Verglichen mit Chloroform weist Trichlorethen in niedrigen Konzentrationen nur eine geringe lebertoxische Wirkung auf. In der Folge entstehen im Stoffwechsel einige akut sedierend und narkotisch wirksame, nicht lebertoxische Metaboliten wie Chloralhydrat und Trichlorethanol sowie Trichloressigsäure. Trichlorethanol ist beim Menschen der Hauptmetabolit von Trichlorethen und wird mit dem Urin ausgeschieden (**A**); er läßt sich daher wie die Trichloressigsäure zur Expositionskontrolle in der arbeitsmedizinischen Praxis heranziehen (BAT-Wert: 5 mg/l Blut; Trichloressigsäure: 100 mg/l Urin). Weitere Glutathion-abhängige Trichlorethen-Metabolite werden mit Tumorbildungen im Tierversuch (Lunge, Leber und Niere) assoziiert.

Tetrachlorethen (Tetrachlorethylen)

Vorkommen und Exposition. Tetrachlorethen ist das meistverwandte Lösemittel in chemischen Reinigungsverfahren, ferner wird es industriell zur Entfettung und zur Synthese von FCKW eingesetzt. Aufgrund der großen Anzahl von chemischen Reinigungsbetrieben waren allein die Luftemissionen früher erheblich (in Deutschland bis 15 000 t/a); heute muß Tetrachlorethen in geschlossenen Kreisläufen verwendet werden: Rückstände werden destilliert, Tetrachlorethen wird kondensiert und über Aktivkohle gereinigt. Durch industrielle Emissionen, Lösemittelverluste ($<1\%$) und Austrag mit der Kleidung ist Tetrachlorethen dennoch ubiquitär auch in der Allgemeinbevölkerung verteilt (**B**). Hauptbelastungspfade sind die Außen- und Innenraumluft und Nahrungsmittel, in Einzelfällen Boden und Grundwasser in der Nähe von Betrieben. Eine Anreicherung der lipophilen Verbindung in fettreichen Lebensmitteln kann durch räumliche Trennung von den Expositionsquellen vermieden werden.

Toxikokinetik und Metabolismus. Tetrachlorethen wird hauptsächlich unverändert abgeatmet. Der Metabolismus verläuft ähnlich wie bei Trichlorethen über die Bildung des Tetrachloroxirans (Epoxid), den harngängigen Metaboliten Trichloressigsäure (HWZ 100 h) und einen GSH-abhängigen Stoffwechselweg, der für die Organtoxizität verantwortlich gemacht wird.

Akute und chronische Toxizität. Akut wurden unspezifische Symptome wie Kopfschmerzen, Übelkeit, narkotische Wirkungen und Hauterscheinungen beobachtet (**C**). Nach hohen Dosen treten akut auch Lungenödeme, gastrointestinale Störungen und Leber- und Nierenschäden auf. Ähnliche Symptome wurden nach chronischer Aufnahme gefunden.

Befürchtungen der Bevölkerung entstanden, nachdem im Tierversuch Leber- und Nierentumoren gefunden wurden. Tumorinzidenzen nach hoher Exposition beim Menschen lassen sich bisher nicht eindeutig auf Tetrachlorethen zurückführen, da zumeist eine Mischexposition vorlag; der Verdacht auf ein krebserzeugendes Potential beim Menschen bleibt bestehen.

Verordnungen. Seit 1993 ist nach dem Bundesimmissionsschutzgesetz eine maximale Luft-Konzentration in Deutschland für Räume, die unmittelbar an Reinigungsbetriebe angrenzen, vorgeschrieben (0,1 mg/m^3). Derzeit beträgt der MAK-Wert bei 8stündiger Exposition 345 mg/m^3.

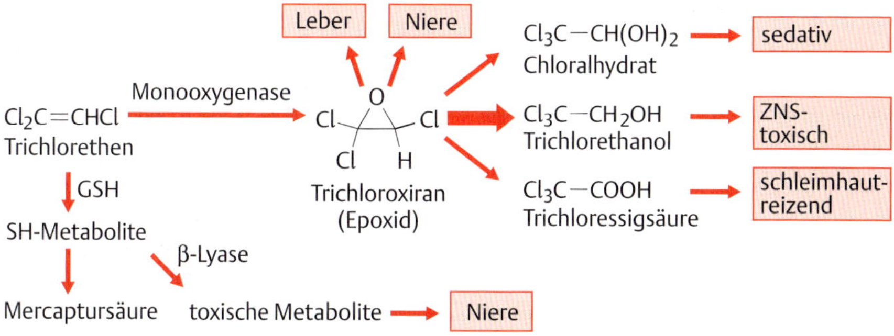

A. Biotransformation und Toxizität von Trichlorethen

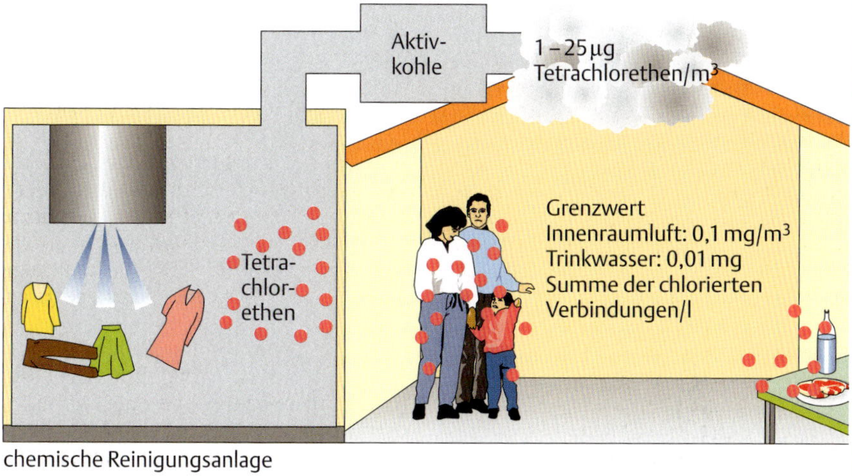

B. Vorkommen und Exposition von Tetrachlorethen

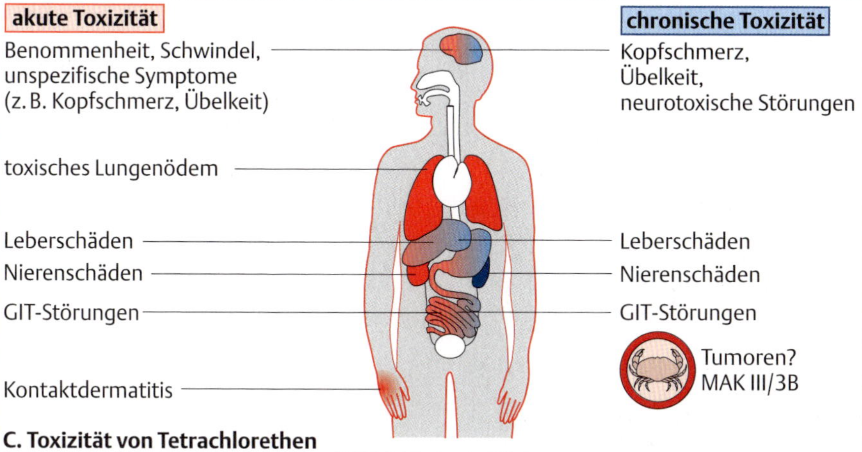

C. Toxizität von Tetrachlorethen

Chlorethen, VC (Vinylchlorid)

Toxikokinetik und Metabolismus. Hervorzuheben ist die Epoxidierung des monomeren Chlorethens (VC) zum VC-Epoxid = Chloroxiran (**A**): Das aktivierte Produkt wird als das „ultimale" Kanzerogen bei der Krebsentstehung durch Chlorethen angesehen. Konjugation mit Glutathion führt zur Entgiftung dieses toxischen Metaboliten. Leider bietet dieser physiologische Entgiftungsweg keinen ausreichenden Schutz vor Alkylierungsreaktionen an zellulären Makromolekülen, so daß offenbar auch geringe Konzentrationen an Chlorethen zu Tumoren führen können. Einer Gefährdung bei der Produktion von Chlorethen wird heute durch vollautomatische Steuerung und geschlossene Produktionsanlagen vorgebaut. Durch Personendosimeter kann die Exposition von Beschäftigten überwacht werden. Eine Rückbildung aus dem polymeren Polyvinylchlorid, dem Endprodukt, zum monomeren Chlorethen findet bei der Verbrennung nicht statt, allerdings werden bei der thermischen Entsorgung von PVC-haltigem Abfall Säureäquivalente, aromatische Kohlenwasserstoffe und polychlorierte Dibenzodioxine und -furane freigesetzt. Durch geeignete Verbrennungsbedingungen und Filterung können diese Emissionen bei der Abfallbeseitigung unter Kontrolle gehalten werden (**B**), (s. S. 49).

Akute und chronische Toxizität. Akut traten durch Dämpfe bei VC-exponierten Personen Reizungen der Schleimhäute und narkotische Wirkungen auf, ferner gastrointestinale Störungen und Polyneuropathien wie Taubheitsgefühle an den Extremitäten. Herzrhythmusstörungen verhinderten die Anwendung als Narkotikum; Hepatosplenomegalie, Hautveränderungen (Sklerodermie) und Leberveränderungen wurden festgestellt. VC ist für den Menschen kanzerogen (Hämangiosarkome der Leber, **C**).

Vinylidenchlorid (1,1-Dichlorethen)

Die Verbindung wird ebenfalls zur Polymer-Herstellung genutzt. Auffallend ist die im Gegensatz zu Vinylchlorid hohe akut hepatotoxische Wirkung. Der Metabolismus ähnelt dem von VC. Die Verbindung ist krebsverdächtig, im Tierversuch ergaben sich widersprüchliche Ergebnisse (**D**).

Halothan (2-Brom-2-chlor-1,1,1-trifluorethan)

Halothan war das erste gut steuerbare Inhalationsnarkotikum mit vergleichsweise geringer systemischer Toxizität. Es kann jedoch besonders bei vorgeschädigter Leber organtoxisch wirken (bis zur Dystrophie, **D**). Besser verträglich sind die halogenierten Kohlenwasserstoffe Isofluran und Enfluran.

1,1,1- und 1,1,2-Trichlorethan

Während das wichtige Lösemittel 1,1,1-Trichlorethan praktisch untoxisch ist (Tipp-Ex), wirkt das stellungsisomere 1,1,2-Trichlorethan hepato- und nephrotoxisch (wie Chloroform) sowie reizend auf Schleimhäute und Atemwege (**D**).

1,1,2,2-Tetrachlorethan

Das in der Textilindustrie früher viel verwendete Lösungsmittel besitzt die größte akute Toxizität unter den chlorierten Ethanen und wirkt ähnlich lebertoxisch wie 1,1,2-Trichlorethan und Chloroform. Einatmung führt zu akuten ZNS-Wirkungen mit Kopfschmerzen, Übelkeit, Tachykardie und Reizwirkungen auf die Schleimhäute. Nach chronischer Einwirkung können Leber und Nierenfunktionsstörungen mit Ikterus und Aszites sowie Polyneuropathien auftreten (**D**). Die Ingestion von 3 ml kann zu Leberdystrophie führen (ähnlich der Tetrachlormethanvergiftung).

1,2-Dichlorethan und 1,2-Dibromethan

Beide Stoffe sind aufgrund ihrer Verwendung als Blei-Fänger (Scavenger) in bleihaltigen Kraftstoffen ubiquitär verbreitet. Sie wirken alkylierend und kanzerogen im Tier.

Therapie

Nach Ingestion hoher Dosen muß zunächst primäre Giftentfernung stattfinden; sonst symptomatisch.

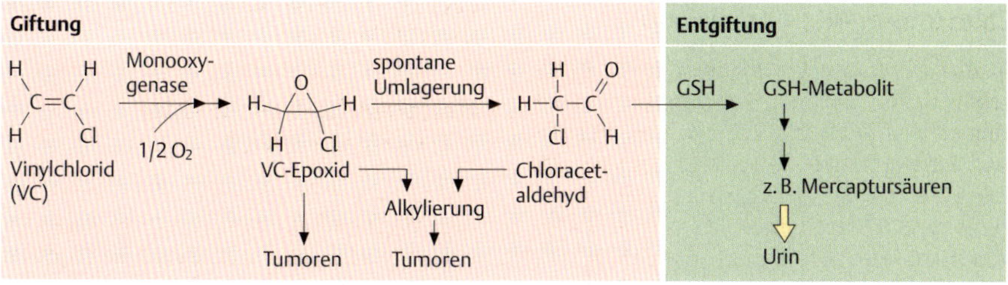

A. Biotransformation von Vinylchlorid (VC)

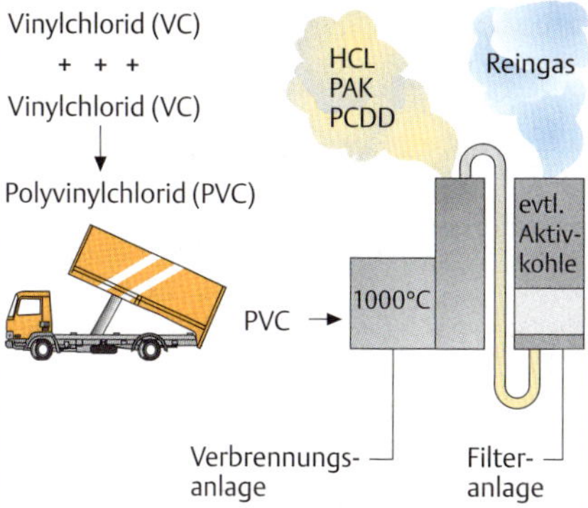

B. Thermische Entsorgung von PVC

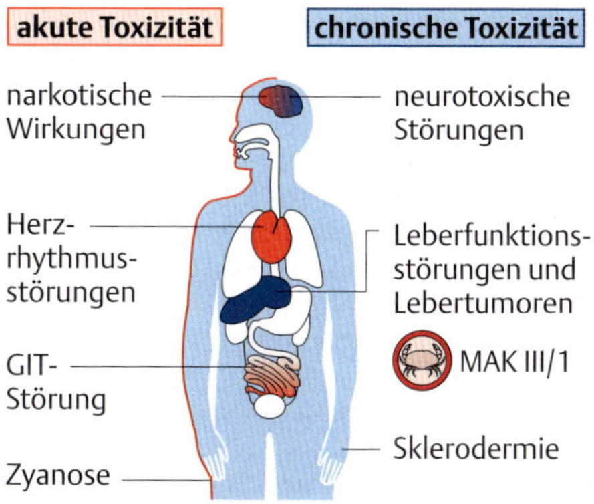

C. Toxizität von Vinylchlorid

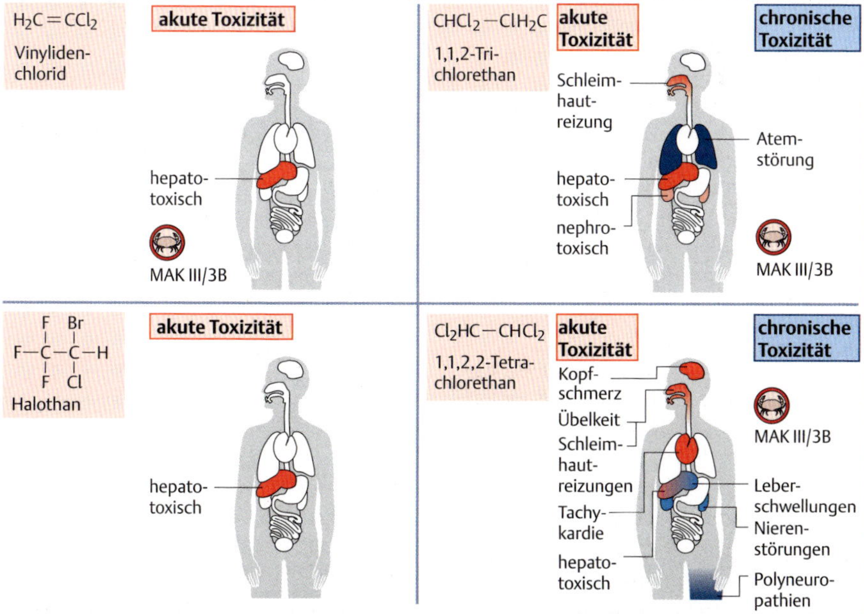

D. Toxizität von halogenierten aliphatischen Kohlenwasserstoffen

Fluorchlorkohlenwasserstoffe (FCKW)

Grundlagen. Fluorchlorkohlenwasserstoffe (FCKW) haben im allgemeinen eine geringe Toxizität für Pflanze, Tier und Mensch. Jedoch werden FCKW für die Abnahme des Ozongehalts (Ozonloch) in der Atmosphäre (vgl. Ozondepletion, S. 146) verantwortlich gemacht.

Da FCKW in der Troposphäre nicht durch Niederschläge ausgewaschen werden, sondern dort sehr lange persistieren (>75 Jahre), wurde eine weltweite Einschränkung der Produktion im Montrealer Protokoll bereits 1987 vereinbart. Als Alternativen wurden teilhalogenierte (H-FCKW) und nichtchlorierte (FKW) entwickelt. Erstere besitzen nur ein geringes, letztere kein Ozon-abbauendes Potential (**A**).

Für die niedermolekularen FCKW mit maximal 4 C-Atomen wurde eine spezielle Nomenklatur eingeführt. Dabei steht nach dem Buchstaben R (für Refrigerant) eine 2- bis 3stellige Zahl: Die 1. Ziffer gibt die Zahl der C-Atome minus der Zahl 1 an. Die 2. Ziffer gibt die Zahl der H-Atome plus der Zahl 1 an. Die 3. Ziffer die Zahl der F-Atome. Niedermolekulare FCKW, z.B. $CFCl_3$, CF_2Cl_2, sind Produkte (Frigene), die meist als Treibmittel in Sprühdosen (z.B. als Inhalieraerosole) sowie als Kühlmittel eingesetzt werden. In anderen Literaturquellen werden jedoch auch andere Nomenklaturen verwendet. Die Verwendung dieser Mittel ist toxikologisch unbedenklich. Schäden und sogar Todesfälle wurden aber bei Personen beobachtet, die für Inhalationszwecke bestimmte broncholytische Sprays exzessiv gebrauchten, ferner bei Schnüfflern, die sich großen Mengen exponierten.

Im normalen Haushaltsgebrauch wird Polytetrafluorethylen (Teflon) als Antihaftstoffbeschichtung in Koch- und Bratgeschirr eingesetzt. Beim Erhitzen von Teflon im technischen Bereich, z.B. beim Schweißen, entstehen Fluorverbindungen, die, wie bei der exzessiven Anwendung von Sprühteflon, zuReizungen in den Luftwegen führen können.

Resorption, Metabolismus und Elimination. FCKW werden rasch und fast vollständig über die Lungen resorbiert. Allerdings erfolgt in FCKW-freier Atmosphäre eine sehr schnelle Abatmung (Exhalation). Mit dem Blutplasma erfolgt die Verteilung in die Organe. Aufgrund der lipophilen Eigenschaften der FCKW erfolgt ein rascher Übertritt ins ZNS (**B**).

FCKW können in der Leber in geringem Umfang über mischfunktionelle Oxidasen (P-450) zu Essigsäurederivaten abgebaut werden. Unveränderte FCKW werden fast vollständig exhaliert. Die entstandenen Abbauprodukte werden mit dem Urin ausgeschieden (**B**).

Toxizität. *Akute Toxizität.* Sie ist für alle Substanzen als gering einzustufen. Bei Aufnahme hoher Mengen werden reversible zentralnervöse Symptome beobachtet: z.B. leichte Anästhesie, Lethargie oder Koordinationsstörungen. Bei Aufnahme hoher FCKW-Dosen und der Gabe von Adrenalin (i.v.) sind beim Menschen kardiale Sensibilisierungen (Herzrhythmusstörungen) beobachtet worden (**C**).

Chronische Toxizität. Sie ist für alle FCKW für Tier und Mensch als äußerst gering einzustufen (**C**). Im Tierexperiment traten nur nach der Applikation von sehr hohen Dosen nach 2 Jahren, neben den zentralnervösen Symptomen, eine Reduzierung des Körpergewichts und der Plasmalipide auf.

Eine teratogene, mutagene und kanzerogene Wirkung der FCKW sowie der teilchlorierten H-FCKW und der chlorfreien FKW ist nicht belegt. Ausnahme: Chlorfluormethan MAK III/2; 2,2-Dichlor-1,1,1-trifluorethan MAK III/3B.

Therapie. Bei *Ingestion* von FCKW (1–2 Schluck) ist keine Therapie nötig. Bei größeren Mengen: Gabe von Kohle und Glaubersalz. Bei *Inhalation:* Zufuhr von Frischluft. Keine Gabe von Adrenalin und Katecholaminen (Herzrhythmusstörungen möglich).

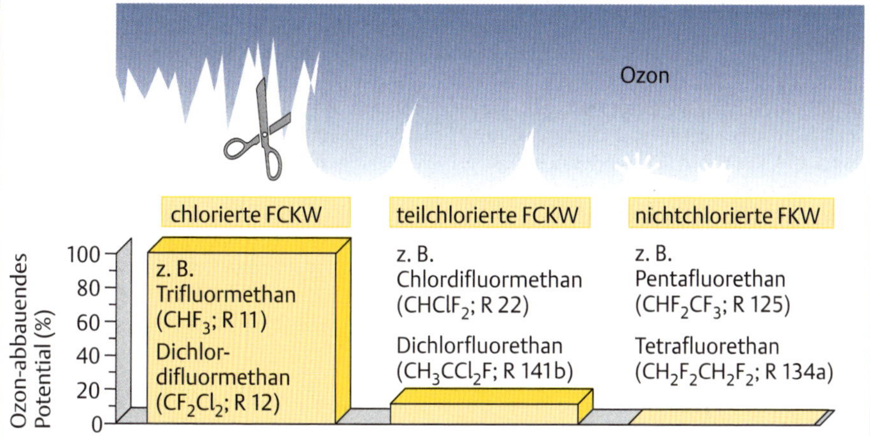

A. Ozonabbau von FCKW und FKW

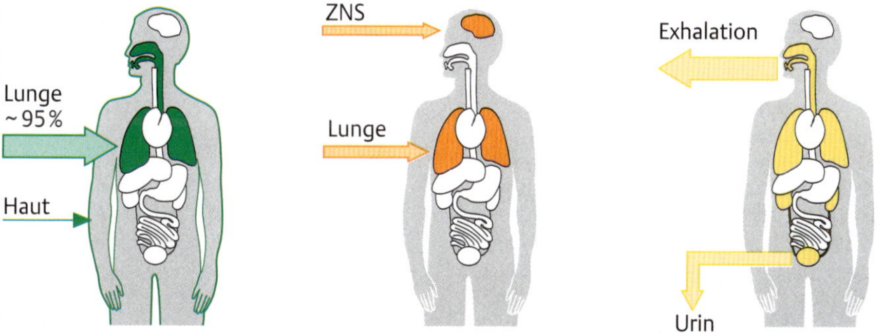

B. FCKW: Resorption Verteilung Elimination

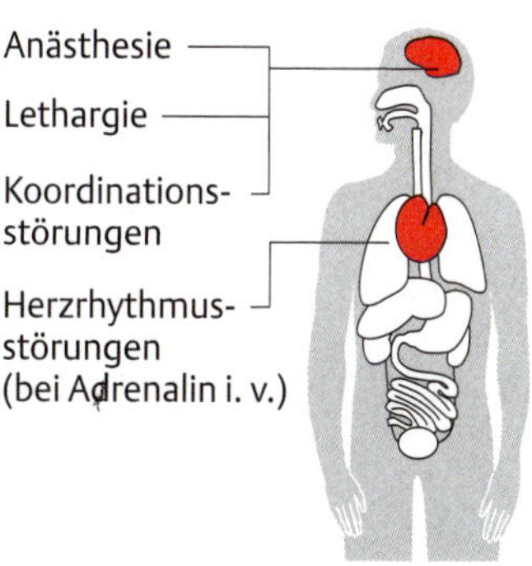

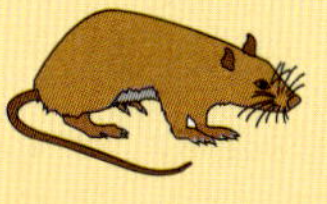	**akute Toxizität**	**chronische Toxizität**
	niedrigste letale Dosis (LD_{100})	niedrigste toxische Dosis
Chlordifluormethan ($CHClF_2$; R22)	200 g/kg KG	50 g/kg KG
Dichlorfluorethan (CH_3CCl_2F; R141b)	100 g/kg KG	8 g/kg KG
Pentafluorethan (CHF_2CF_3; R125)	100 g/kg KG	50 g/kg KG
Tetrafluorethan ($CH_2F_2CF_2$; R134a)	500 g/kg KG	50 g/kg KG

C. Toxizität bei Mensch und Ratte nach inhalativer Aufnahme von FCKW

Halogenierte zyklische und polyzyklische Kohlenwasserstoffe

Grundlagen. Halogenierte zyklische und polyzyklische Kohlenwasserstoffe sind in Luft und Boden sehr langlebig; aufgrund der globalen Verteilung und ihrer Akkumulation im Menschen sind sie als Umweltchemikalien mit Altlastencharakter von Bedeutung.

Halogenierte zyklische Kohlenwasserstoffe

Chlorierte Benzole und Phenole

Anwendung. Aromatische Chlorverbindungen wurden wegen ihrer insektiziden, fungiziden und bakteriziden Eigenschaften weltweit gegen Schadorganismen angewandt (vgl. S. 187).

Akute und chronische Toxizität. *Chlorbenzol* (**A**) führt in hohen Dosen zu zentralnervösen Störungen und degenerativen Veränderungen in Leber und Niere. Stellungsbedingt schwankt die Toxizität von *Dichlorbenzol:* Die *Ortho*-Verbindung wirkt v. a. schwach anästhetisch, *p-Dichlorbenzol* v. a. schleimhautreizend. Bei hohen Konzentrationen werden Schädigungen des Blutbilds und der Lunge, Leber und Niere beobachtet. Bei Verbrennung chlorierter Verbindungen kann *m-Dichlorbenzol* entstehen; es wird ubiquitär in Luft, Boden und Wasser gefunden; typische Außenluftkonzentrationen von m-Dichlorbenzol in ländlichen Gebieten betragen um 0,1 $\mu g/m^3$, in Ballungsräumen bis zu 1 $\mu g/m^3$. Beim Menschen liegen in diesem Dosisbereich keine Erfahrungen über die akut gering toxische Verbindung vor. Im Tierversuch wirken hohe Dosierungen bei Ratten lebertoxisch und tumorpromovierend; Hinweise auf mutagene und teratogene Wirkungen ergaben sich nicht. *Trichlorbenzole* wirken reizend auf Auge, Schleimhäute und Atemwege, *Tetrachlorbenzole* führen nach chronischer Exposition zu Chromosomenaberrationen.

Hexachlorbenzol (HCB) ist nach seinem extensiven Gebrauch als Fungizid ebenfalls ubiquitär in Hintergrundkonzentrationen von 0,1 – 0,5 ng/m^3 nachzuweisen. Als Staub und Luftgemisch wirkt HCB reizend auf Augen, Haut und Schleimhäute und die Atmungsorgane; auch narkotische Wirkungen treten auf. Chlorhaltige Dämpfe nach Erhitzen (explosionsfähig) können zum Lungenödem führen. Nach chronischer Aufnahme wurden Leberschäden beobachtet. In der Türkei kam es nach Verwendung HCB-behandelten Getreides zu Massenvergiftungen mit lichtsensiblen Hautveränderungen, Leber- und Schilddrüsenvergrößerungen und Todesfällen. Nach toxischen Dosen wurde die Entstehung von Tumoren beobachtet. HCB induziert Cytochrom-P-450-abhängige Enzymsysteme und wird intestinal eliminiert.

Halogenierte Phenole. Sie werden als Desinfektionsmittel verwendet und wirken stark ätzend. Ferner treten sie als Zwischenprodukt bei der Synthese anderer chlorierter Kohlenwasserstoffe auf. Entzündliche, lichtsensible Dermatosen (auch Chlorakne) sowie Störungen der Leber- und Nierenfunktion und des blutbildenden Systems wurden nach dermaler Einwirkung von *2,4,6-Trichlorphenol* auf den Menschen beobachtet. Im Tierversuch (nach hohen Dosen von 500 – 1000 mg/kg KG) wirkte Trichlorphenol krebserzeugend. Das Insektizid und Fungizid *Pentachlorphenol (PCP)* wurde lange als Holzschutzmittel eingesetzt. PCP wird schnell durch die Haut resorbiert und in der Leber in harngängige Glucuronide umgewandelt (**B**). In den Zielorganen Leber und Niere wurden die höchsten Konzentrationen nach oraler und inhalativer Exposition gefunden. Im Vordergrund der akuten Symptomatik stehen unspezifische Symptome („Holzschutzmittelsyndrom") wie Schwindel, Übelkeit und Erbrechen (**C**). Für viele Symptome werden Verunreinigungen des technischen Produkts mit Dibenzodioxinen und -furanen angeschuldigt. PCP ist schwach gentoxisch und wirkte in hohen Dosen in Mäusen krebserzeugend.

Therapie. Symptomatisch; bei der akuten Vergiftung primäre Giftentfernung nach Ingestion. Schutzkleidung für Helfer, da gute Resorption durch die Haut.

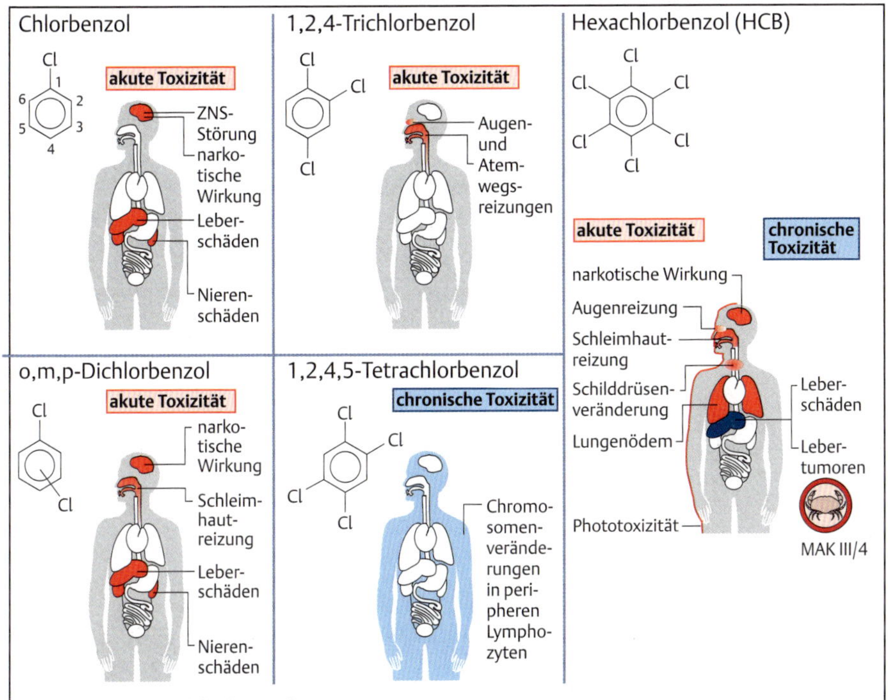

A. Toxizität von Chlorbenzolen

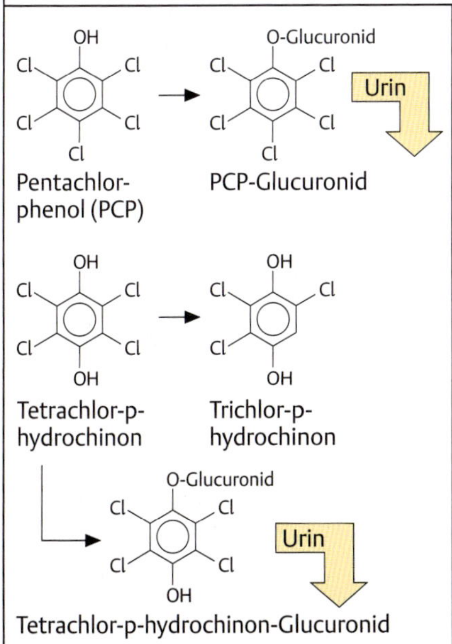

B. Metabolismus von Pentachlorphenol

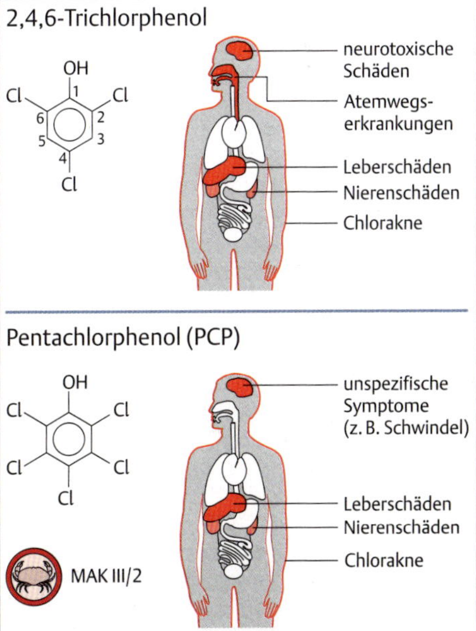

C. Akute Toxizität von Chlorphenolen

Halogenierte polyzyklische Kohlenwasserstoffe I

Polychlorierte Biphenyle (PCB)

Chemie. PCB sind eine Gruppe unpolarer Chlor-Verbindungen, die sich in ihrem Chlorierungsgrad und in der Position der Chloratome an den Benzolringen unterscheiden (**A**). Insgesamt sind 209 Einzelverbindungen möglich. Seit 1929 wurden länderspezifisch PCB-Gemische mit unterschiedlicher Zusammensetzung industriell hergestellt (in Europa z. B. Aroclor, Clophen, Phenoclor, meist mit Chlorgehalten zwischen 40 und 60%). Bestimmte Kongenere (Nr. 28, 52, 101, 138, 153, 180) gelten als Indikatorkongenere für den Gehalt an Gesamt-PCB (**A**).

Vorkommen und Exposition. Hervorragende chemische und physikalische Eigenschaften der PCB führten zu breiter Anwendung, z. B. als Hydrauliköle, Schmier- und Flammschutzmittel und Isolatoren in Transformatoren. Obwohl die Verwendung der PCB wegen ihrer Persistenz in Luft, Boden und Wasser seit 1978 eingeschränkt und seit 1989 in Deutschland verboten wurde, wirken sie in Farben, Dichtungsmassen, Klebern und Kunststoffen als Quelle für Außen- und Innenraumbelastungen weiter. In der Außenluft werden zwischen 0,003 (Reinluftgebiete) und 20 ng PCB/m^3 gefunden; in PCB-belasteten Innenräumen können Werte bis über 10000 ng PCB/m^3 auftreten.

Toxikokinetik. Hauptbelastungspfad für den Menschen ist die orale Aufnahme von PCB über fettreiche Nahrungsmittel (**B**), in Einzelfällen (Innenräume) die Inhalation. Nach Umverteilung werden PCB in der Leber in Abhängigkeit vom Chlorierungsgrad metabolisiert; dabei nimmt ihre Toxizität ab. Besonders höherchlorierte PCB akkumulieren in Organen und im Körperfett (ca. 2 mg PCB/kg Fett; Muttermilch: $<$ 1 mg PCB/kg Milchfett); seit 1981 hat die Belastung der Muttermilch um ca. 50% abgenommen. Die Elimination einzelner Kongenere verläuft sehr langsam mit Halbwertzeiten zwischen 1 und 10 Jahren.

Akute und chronische Toxizität. Technische PCB-Gemische sind akut relativ wenig toxisch. Synthesebedingte Verunreinigungen können die Toxizität erheblich verstärken. Wirkungen beim Menschen sind durch Vergiftungen am Arbeitsplatz und zwei akzidentelle Massenvergiftungen mit hochbelastetem Reisöl in Japan (Yusho-Krankheit, 1968) und Taiwan (Yu Cheng, 1979) dokumentiert. Im Vordergrund standen Hautveränderungen und verschiedene unspezifische Symptome sowie Störungen der Immun- und Leberfunktionen. Bei Yusho-Patienten wurden Fehlgeburten beobachtet; Lebendgeborene waren untergewichtig und zeigten deutliche Veränderungen der Haut und Schleimhäute (**C**). Die Intensität der meist geschlechtsunabhängigen Symptomatik und der PCB-Konzentration im Blut waren positiv korreliert. Hauptsächlich wurden die beobachteten Wirkungen jedoch auf Verunreinigungen mit polychlorierten Dibenzofuranen und anderen chlorierten Verbindungen zurückgeführt. Ein empfindlicher Parameter chronischer PCB-Belastung ist die Induzierbarkeit Cytochrom-P-450-abhängiger Enzymsysteme durch PCB; sie wird tierexperimentell zur Untersuchung der Toxizität von PCB-Gemischen oder einzelner Kongenere genutzt. Schwellenkonzentrationen für andere toxische Effekte (z. B. Fetotoxizität) liegen erheblich höher. PCB-Gemische wirken bei Ratten und Mäusen dosisabhängig tumorpromovierend und leberkanzerogen. Auch beim Menschen wird eine krebserzeugende Wirkung nicht ausgeschlossen.

Belastung und Grenzwerte. Der Mensch ist gegenüber PCB als ubiquitärer Altlast chronisch exponiert. Die durchschnittliche tägliche Aufnahme von 0,1 µg PCB/kg KG mit der Nahrung beträgt ca. 10% des ADI-Werts der WHO. Für belastete Innenräume gelten Immissionsrichtwerte (**D**).

Therapie. Bei der akuten Vergiftung: nach Ingestion Giftentfernung; symptomatische Therapie.

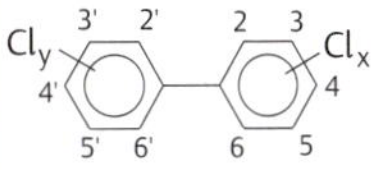

Grundstruktur von PCB

PCB-Indikatorkongenere Nr.		Anteil in Clophen (%) A 30	A 60
28	2,4,4´-Trichlor-BP	8	
52	2,2´, 5,5´-Tetrachlor-BP	2	<1
101	2,2´,4,5,5´-Pentachlor-BP	<1	5
138	2,2´,3,4,4´,5´-Hexachlor-BP		12
153	2,2´,4, 4´,5,5´-Hexachlor-BP		10
180	2,2´,3,4,4´,5,5´-Heptachlor-BP		7

BP = Biphenyl

A. Chemie der polychlorierten Biphenyle (PCB)

	PCB-Nr. 28	52	101	138	153	180	Gesamt-PCB
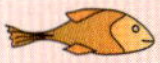 Seefisch (Nordsee)	<0,01	<0,01	<0,01	<0,01	0,01	<0,01	0,1 mg/kg Frischgewicht
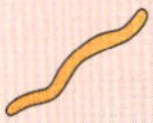 Flußaal (Havel, Berlin)	0,24	<0,1	>0,1	0,2	0,2	<0,1	2,2 mg/kg Frischgewicht
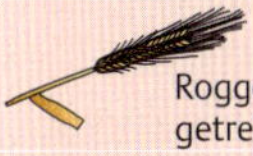 Roggen-getreide	(–)	<0,01	<0,01	<0,01	<0,01	(–)	<0,01 mg/kg Trockengewicht
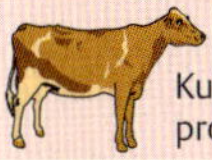 Kuh-(Milch)-produkte	<0,01	0,01	<0,01	<0,02	<0,02	<0,01	0,14 mg/kg Fett
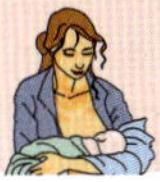 Mutter-milch	<0,01	0,01	<0,01	0,24	0,33	0,18	1,4 mg/kg Fett

B. Vorkommen und Verteilung von PCB-Kongeneren in der Nahrung

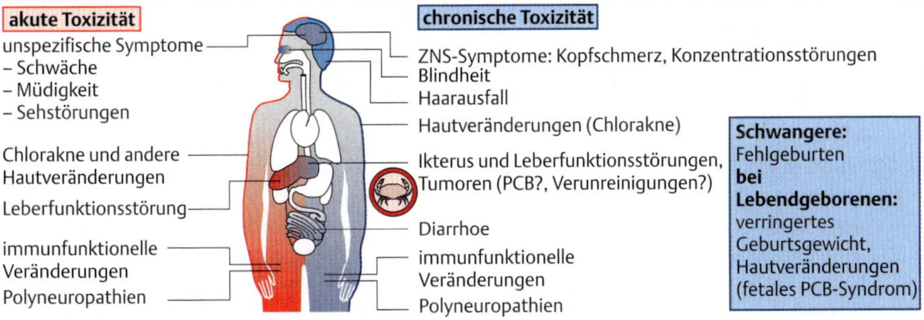

C. Toxizität von PCB-Gemischen

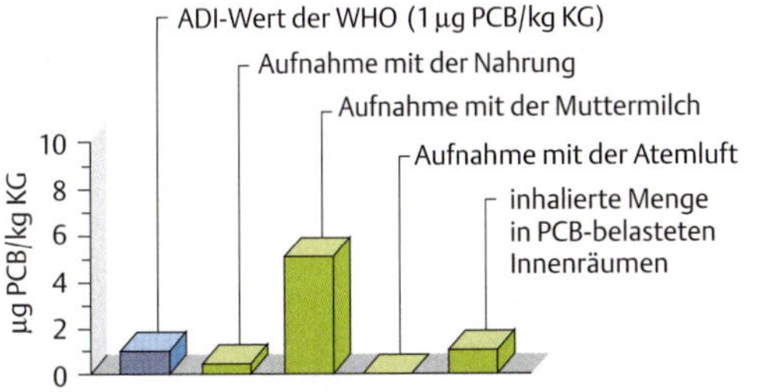

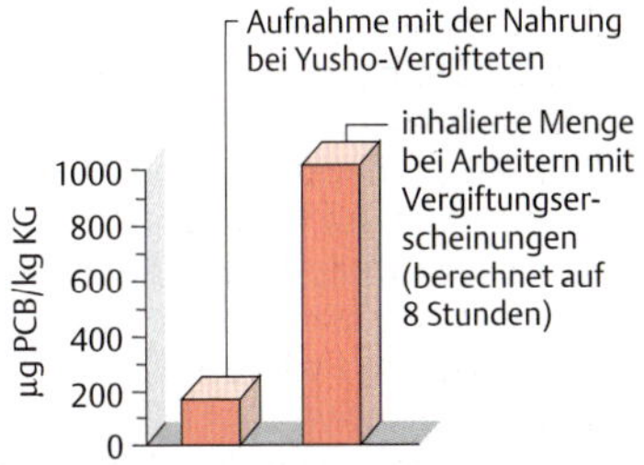

D. Grenzwerte und PCB-Belastung des Menschen

Halogenierte polyzyklische Kohlenwasserstoffe II

Polychlorierte Dibenzodioxine und -furane 1

Chemie. Die Substanzklasse der polychlorierten Dibenzodioxine und -furane (PCDD/PCDF; **A**) umfaßt mit 210 Isomeren eine große Anzahl verschiedener Verbindungen. Dioxin ist die übliche Bezeichnung für die Stoffklassen PCDD und PCDF. Das toxische Potential der Isomere variiert um den Faktor 1000 bis 10000; toxikologisch relevant sind alle in 2,3,7,8-Stellung substituierten Verbindungen, die größte Toxizität dieser Gruppe besitzt 2,3,7,8-Tetrachlordibenzo-p-dioxin (2,3,7,8-TCDD). Fälschlicherweise wird häufig die gesamte Substanzklasse mit 2,3,7,8-TCDD identifiziert. Zur Abschätzung der Toxizität der für den Menschen relevanten Verbindungen wurden anhand verschiedener Endpunkte Toxizitätsäquivalentfaktoren (*To*xicity *E*quivalency *F*actors, *TEF*) ermittelt (**A**). Analog werden bromierte Kongenere der Substanzklasse bewertet. Die relative Wirkungsintensität eines bekannten Kongenerengemisches im Vergleich zu 2,3,7,8-TCDD (TEF = 1) kann dadurch angenähert bestimmt werden und wird in Toxizitätsäquivalenten (TE) angegeben.

Vorkommen und Exposition. Fortschritte in der chemischen Analytik haben die Quellen der weltweiten Kontamination mit PCDD/PCDF aufgedeckt (**A**). Sie entstehen je nach Prozeßführung unbeabsichtigt z. B. bei der Synthese bestimmter Chlororganika, z. B. von Pentachlorphenol oder Chlorphenoxyessigsäure-Verbindungen.

Aufsehen eregte im Jahre 1976 der Unfall in einer Fabrik von Seveso (Oberitalien): Bei der Herstellung von Bioziden waren in einer nicht mehr kontrollierbaren Reaktion große Mengen von 2,3,7,8-Tetrachlordibenzodioxin (TCDD) entstanden, das als „Seveso-Dioxin" bekannt wurde. Die freigesetzte Menge an Dioxin war ca. 1000 g. Ursächlich für diese heute ubiquitäre Kontamination der Umwelt sind Verunreinigungen in Bioziden und PCB sowie nahezu alle Verbrennungsprozesse (**B**), bei denen temperaturabhängig in Anwesenheit von Chlor (organisch und anorganisch) PCDD/PCDF gebildet werden können: Im Abgas von Motoren, im Ruß häuslicher Kamine oder im Rauch der Zigaretten werden PCDD/PCDF nachgewiesen. Als bisher wichtigste Quellen dieses kontinuierlichen Eintrages in die Umwelt haben sich industrielle Abfallverbrennungs- und Wiederverwertungsprozesse in der Metallindustrie herausgestellt, die zur Akkumulation in der Nahrungskette führten (**B**). Die emittierte Gesamtmenge in der BRD (1990 geschätzt: ca. 2000 g), insbesondere der Anteil der Müllverbrennung (früher 40%), wurde durch aufwendige Rauchgasreinigungstechnik deutlich reduziert; seit 1993 gilt als Emissionsgrenzwert für Abgas aus Abfallverbrennungsanlagen (17. BImSchV) 0,1 ng TE/m^3.

Intoxikationen. Im Lauf der letzten Jahrzehnte wurden weltweit bei Störfällen in der Industrie mit z. T. sehr hoher Exposition am Arbeitsplatz ca. 1000 Vergiftungsfälle registriert. Bei akuter Exposition wurden Schleimhautreizungen sowie unspezifische Symptome beobachtet (**C**), ferner Polyneuropathien sowie Störungen des Fettstoffwechsels, der Hämsynthese und der Leberfunktion. Leitsymptom für sehr hohe Belastungen ist allein die Chlorakne, die über Jahre andauern kann. Nach dem Unfall in Seveso (der weltweit höchsten Exposition mit 2,3,7,8-TCDD) wurde Chlorakne vor allem bei Kindern an unbedeckten Körperstellen gefunden. Eine eindeutige Korrelation zwischen dem Auftreten der Chlorakne und der individuellen Körperbelastung wurde nicht festgestellt: Messungen im Blut von Chloraknepatienten aus der Zeit der Exposition ergaben TCDD-Konzentrationen zwischen 1700 und über 56000 ng/kg Körperfett. Da die Höhe der tatsächlichen Exposition bei Störfällen wie in Seveso in der Regel nicht bekannt ist, lassen sich eindeutige Dosis-Wirkungs-Beziehungen für die Folgen einer TCDD-Vergiftung nicht aufstellen. Letale Vergiftungen durch Dioxin hat es in Seveso nicht gegeben. Alle Chloraknefälle heilten aus. In der betroffenen Bevölkerung war kein relevanter Anstieg der Krebsrate zu beobachten.

ausgewählte PCDD	TEF
2,3,7,8-TCDD	1
1,2,3,7,8-PeCDD	0,5
1,2,3,4,7,8-HxCDD	0,1
1,2,3,6,7,8-HxCDD	0,1
1,2,3,7,8,9-HxCDD	0,1
1,2,3,4,7,8,9-HpCDD	0,01
OCDD	0,001

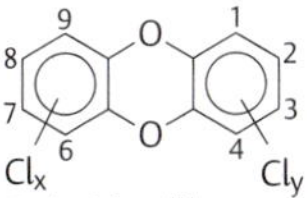

Polychlordibenzo-p-dioxine (PCDD)

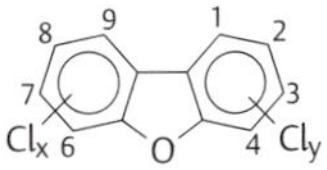

Polychlordibenzofurane (PCDF)

Anzahl Chloratome	PCDD-Isomere	PCDF-Isomere
1	2	4
2	10	16
3	14	28
4	23	38
5	14	28
6	10	16
7	2	4
8	11	1

ausgewählte PCDF	TEF
2,3,7,8-TCDF	0,1
2,3,4,7,8-PeCDF	0,5
1,2,3,7,8-PeCDF	0,05
x,2,3,7,8,x-HxCDF	0,1
1,2,3,4,6,7,8-HpCDF	0,01
1,2,3,4,7,8,9-HpCDF	0,01
OCDF	0,001

A. Strukturformeln und Toxizitäten von PCDD/PCDF

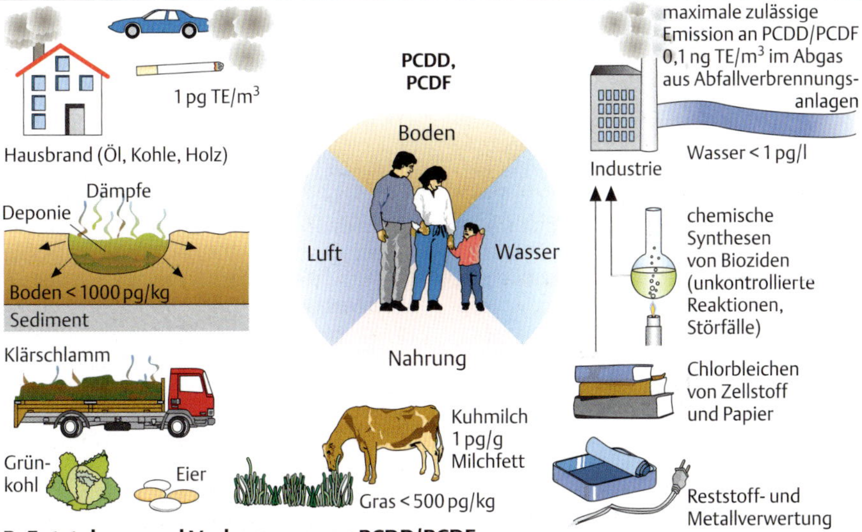

B. Entstehung und Vorkommen von PCDD/PCDF

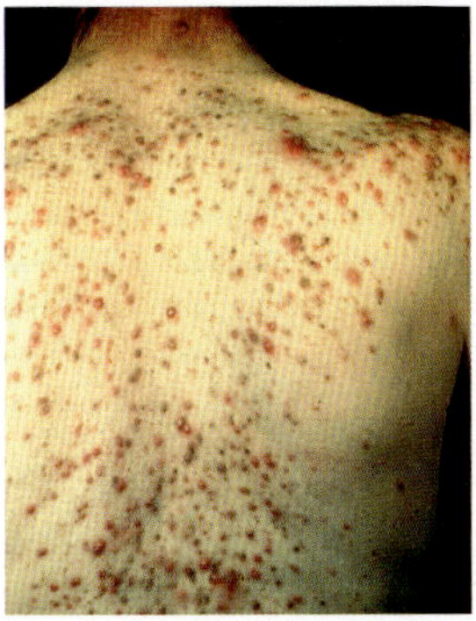

Chlorakne am Rücken

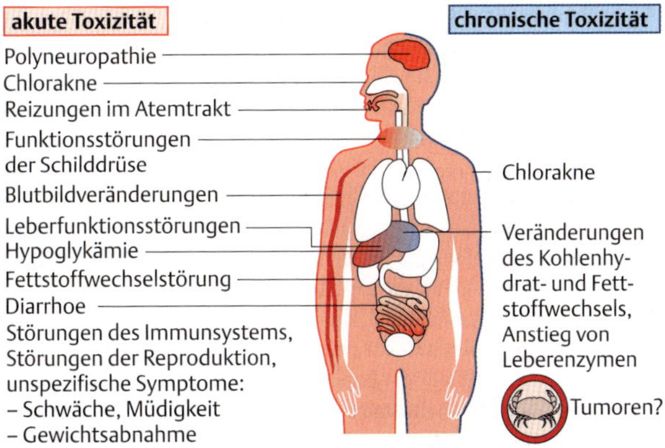

C. Toxizität von PCDD/PCDF

Halogenierte polyzyklische Kohlenwasserstoffe III

Polyhalogenierte Dibenzodioxine und -furane 2

Aufnahme, Metabolismus, Verteilung, Elimination. PCDD/PCDF sind nur wenig flüchtig, sie werden überwiegend an Staub gebunden transportiert und verteilt. Die Belastungspfade für den Menschen sind dadurch vorgegeben (**A**): Weniger als 1% der täglichen Gesamtaufnahme von PCDD/PCDF werden inhaliert; auch die dermale Resorption ist gering. Die individuell aufgenommene Gesamtmenge in der Bundesrepublik Deutschland (ca. 1,3 pg TE/kg KG/d) wird durch fetthaltige Nahrungsmittel (Fisch, Fleisch und Milchprodukte, Eier) bestimmt. Wegen des geringen Transfers von PCDD/PCDF durch die Wurzeln trägt Gemüse nur wenig zur täglichen Gesamtaufnahme bei.

Resorption, Metabolisierung und Elimination der PCDD/PCDF verringern sich mit zunehmendem Chlorierungsgrad. Dabei verhalten sich Dioxine und Furane nicht identisch. 2,3,7,8-TCDD wird sehr langsam metabolisiert und hauptsächlich über Galle und Darm ausgeschieden. Die Halbwertzeit beträgt daher beim Menschen 5 bis 7 Jahre; bei anderen Spezies, insbesondere Nagern, wird 2,3,7,8-TCDD innerhalb weniger Wochen zur Hälfte eliminiert. Die höchsten Konzentrationen werden für alle PCDD/PCDF in der Leber und im Fettgewebe gefunden. Aufgrund der hohen Fettlöslichkeit der PCDD/PCDF und der langen Halbwertzeit von Jahren reichern sich die Stoffe auch in der Muttermilch stark an (**A**).

Die allgemein vorhandene Belastung liegt im Bereich der duldbaren täglichen Aufnahmemenge (TDI) von 1 pg TE/kg Körpergewicht. Die durchschnittlich im Körperfett akkumulierte Menge an PCDD/PCDF beträgt in Deutschland etwa 40 ng TE/kg, davon anteilig ca. 6 ng 2,3,7,8-TCDD/kg Körperfett (internationale Vergleichswerte: 4–20 ng TCDD/kg Körperfett). Besorgnis erregten die PCDD/PCDF-Konzentrationen in der Muttermilch: Durchschnittlich wurden 30 ng TE/kg Milchfett gefunden, inzwischen ist die Tendenz wie bei anderen persistenten Chlorkohlenwasserstoffen rückläufig. Signifikante Unterschiede in verschieden belasteten Regionen Deutschlands fanden sich nicht; die Aufnahme aus lokal kontaminierten Böden, aus Stäuben oder aus der Luft ist von untergeordneter Bedeutung. Da die Konzentrationen der PCDD/PCDF im Fettgewebe und in der Muttermilch mit zunehmendem Alter der Mütter kumulieren, nimmt der Säugling durch die Muttermilch unter Umständen TCDD-Äquivalente in einer Menge auf (über 100 pg TE/kg KG), die den Vorsorge- und Interventionswert (1 bzw. 10 pg TE/kg KG) weit übertreffen würden. Ein erheblicher Anteil der toxischen Vertreter der PCDD/PCDF wird jedoch unvollständig resorbiert oder beschleunigt eliminiert, so daß keine akute oder chronische Gesundheitsgefährdung des Säuglings durch das Stillen gegeben ist.

Risikoabschätzung. Für PCDD/PCDF wurden ADI-Werte aus Tierversuchen unter Verwendung von Sicherheitsfaktoren abgeleitet. Bezugsdosis für die Berechnung ist der NOAEL der jeweiligen toxischen Wirkung. Als Interventionswert wurden 1991 von der Weltgesundheitsorganisation (WHO) 10 pg TE/kg KG festgelegt. Die TDI-Werte verschiedener Länder unterscheiden sich um mehr als den Faktor 1000 (**B**): Je nach Berechnungsmodell finden sich Werte zwischen 0,006 und 10 pg/kg/Tag. Unterschiede sind bedingt durch die Verwendung verschiedener TEF sowie die Wichtung ausschließlich aus Tierversuchen gewonnener Daten. Eine bessere Abschätzung gesundheitlicher Auswirkungen ist heute durch vergleichende Bestimmung der PCDD/PCDF im Körperfett hochexponierter Personen (am Arbeitsplatz) und der gering belasteten Allgemeinbevölkerung möglich (**C**).

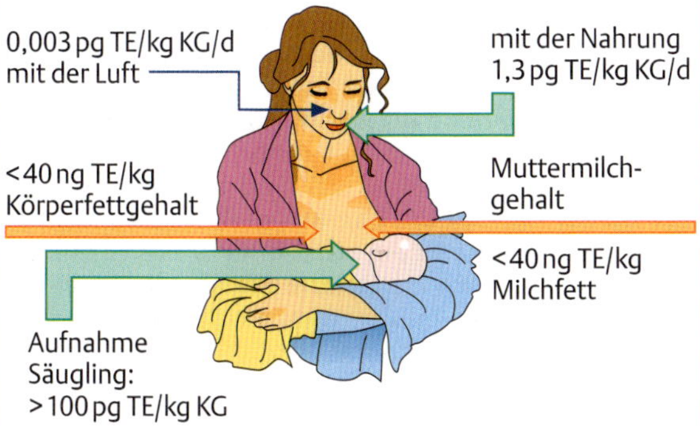

Konzentrationen von ausgewählten PCDD/PCDF in der Muttermilch in Deutschland (ng/kg Milchfett)	
Vertreter	Mengen
2,3,7,8-TCDD	1 – 10
1,2,3,7,8-PeCDD	2 – 40
2,3,4,7,8-PeCDF	5 – 50
OCDD	50 – 1500
Summe TE	5 – 40

A. Aufnahme und Verteilung von PCDD/PCDF

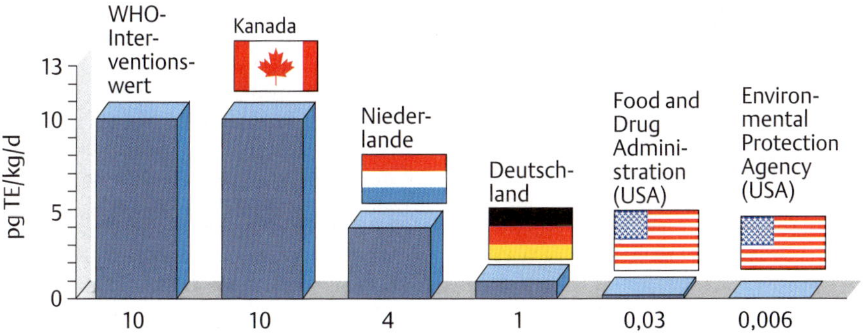

B. TDI-Werte von PCDD/PCDF von verschiedenen Ländern und Behörden

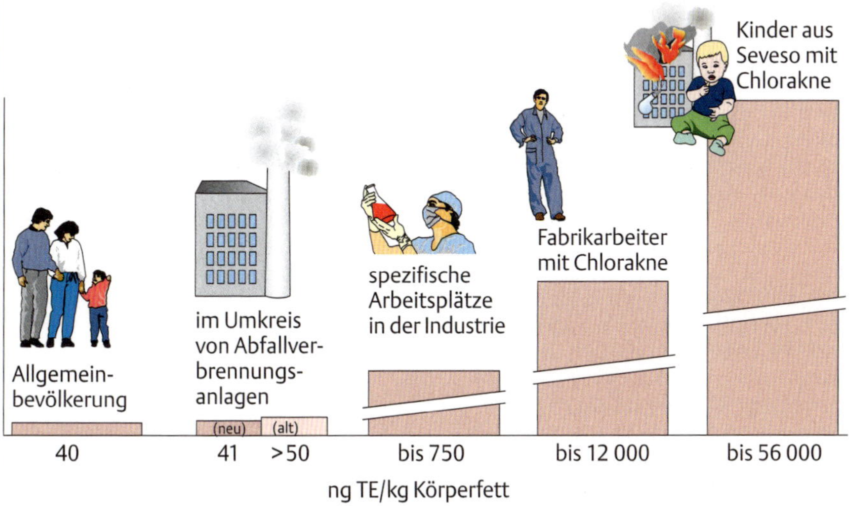

C. Konzentrationen von PCDD/PCDF im menschlichen Fettgewebe

Halogenierte polyzyklische Kohlenwasserstoffe IV

Polyhalogenierte Dibenzodioxine und -furane 3

Wirkungsmechanismen. Für verschiedene toxische Effekte der PCDD/PCDF gibt es Hypothesen über den molekularen Wirkungsmechanismus. Umfangreich untersucht ist 2,3,7,8-TCDD: Der entscheidende Schritt zur Wirkung wird in der Bindung des Moleküls an den „Ah-Rezeptor" gesehen (**A**). Dieses spezifische Bindeprotein wurde zuerst im Lebercytosol von Mäusen gefunden und war mit den akneiformen Wirkungen an der Haut (Hyperkeratosen und Metaplasien der Talgdrüsen) in Verbindung zu bringen. Dieses Protein führte auch zur Expression von P-450-abhängigen Enzymen wie der Arylhydroxylase und wird als Induktionsrezeptor für TCDD betrachtet. Da auch nicht halogenierte Kohlenwasserstoffe wie Benzo[a]pyren gebunden werden, wird er als „Ah-Rezeptor" (für „Aryl hydrocarbon") bezeichnet. Auch in anderen Tierarten (und in anderen Organen) wurde dieser Rezeptor nachgewiesen. Viele toxische Wirkungen, z.B. die großen Spezies- und Geschlechtsunterschiede der Letalität, lassen sich über die Rezeptorbindung allein allerdings nicht erklären (**B**).

Immuntoxizität, Reproduktionstoxizität, Mutagenität und Kanzerogenität. Beim wachsenden Organismus wurden in verschiedenen Tierspezies immunsuppressive Wirkungen von 2,3,7,8-TCDD auf lymphoide Organe (Thymus) gefunden. Auch teratogene Wirkungen sind nur beim Tier (Maus) bekannt; zumeist wurden reproduktionstoxische Effekte erst im maternal toxischen Dosisbereich beobachtet. PCDD und PCDF werden als nicht gentoxisch angesehen.

2,3,7,8-TCDD ist im Tierversuch kanzerogen (**C**). Bei täglicher oraler Gabe von 2,3,7,8-TCDD an Ratten über zwei Jahre (der durchschnittlichen Lebenserwartung) kam es in der höchsten Dosisstufe (100 ng/kg Körpergewicht) zu Tumoren vor allem in der Leber und im Atemtrakt; 10 ng/kg führte noch zu einzelnen Organveränderungen, 1 ng/kg waren unwirksam (NOAEL) (**C**). Ähnliche Untersuchungen wurden auch mit anderen Tierspezies durchgeführt.

Epidemiologie. In mehreren epidemiologischen Studien wurden Personen untersucht, die am Arbeitsplatz oder bei Betriebsunfällen (mit TCDD allein oder mit Gemischen der Stoffgruppe) in Kontakt gekommen waren. In neueren epidemiologischen Studien ergaben sich Hinweise, daß bei hochexponierten Personen vermehrt Weichteilsarkome auftreten können. Die umfangreichste Studie schloß über 5000 Chemiearbeiter ein, die in den Vereinigten Staaten bei der Produktion von 2,4,5-Trichlorphenol, 2,4,5-Trichlorphenoxyessigsäure, Hexachlorophen und verwandten Verbindungen unterschiedlich lang TCDD-exponiert waren. Bei den Exponierten wurde im Serum 233 pg TCDD/g Fett, bei Arbeitern mit mehr als einjähriger Exposition 418 pg TCDD/g Fett gefunden (bei der Normalbevölkerung wurden im Mittel nur 7 pg TCDD/g Fett nachgewiesen, **D**). Bei Betrachtung der Gesamtmortalität durch Tumorerkrankungen ergibt sich eine 1,5fache Zunahme des Risikos. Lediglich für das Weichteilsarkom lag die Inzidenz nach überdurchschnittlicher beruflicher Exposition 9,2fach höher.

Untersuchungen im hochbelasteten Gebiet von Seveso ergaben bisher keine Beziehung zwischen der Exposition der Bewohner und der Häufigkeit von Krebstodesfällen im Vergleich zu einer Kontrollgruppe. Für bestimmte Tumoren erschweren jedoch die noch zu kurze Beobachtungszeit, niedrige Fallzahlen und die ungenügende Erfassung der tatsächlichen individuellen Belastung die Interpretation der Daten. Ein mögliches Risiko für die Allgemeinbevölkerung in Deutschland ist bei der gegebenen täglichen Aufnahmemenge als sehr gering anzusehen.

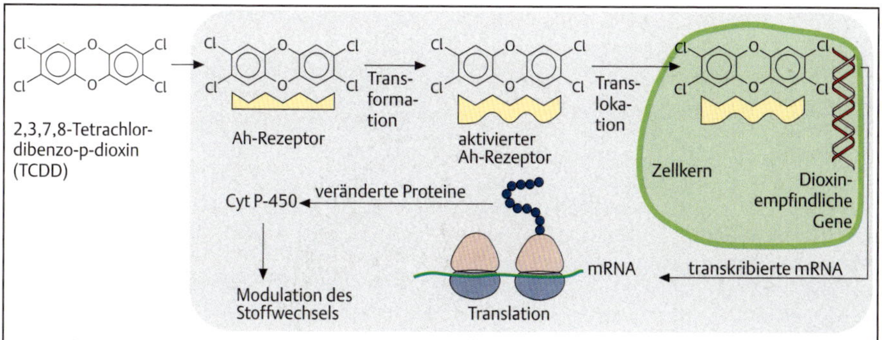

A. Wirkungsmechanismus von 2,3,7,8-TCDD in Zellen

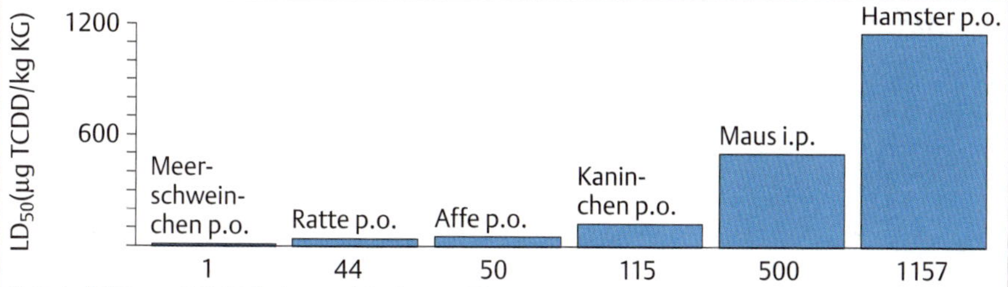

B. Letalität von TCDD bei verschiedenen Tierspezies

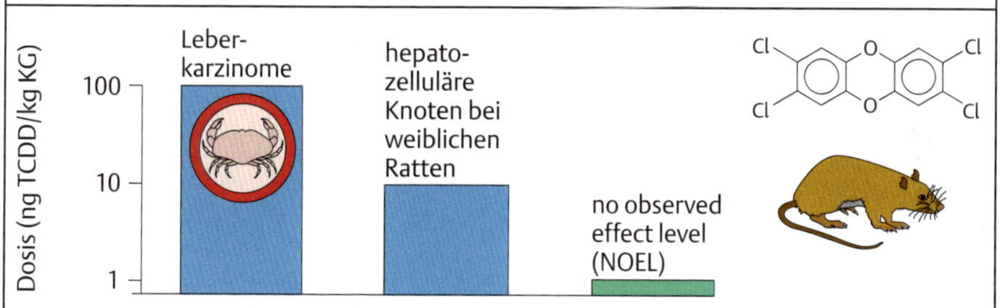

C. Kanzerogenität von TCDD in der Ratte

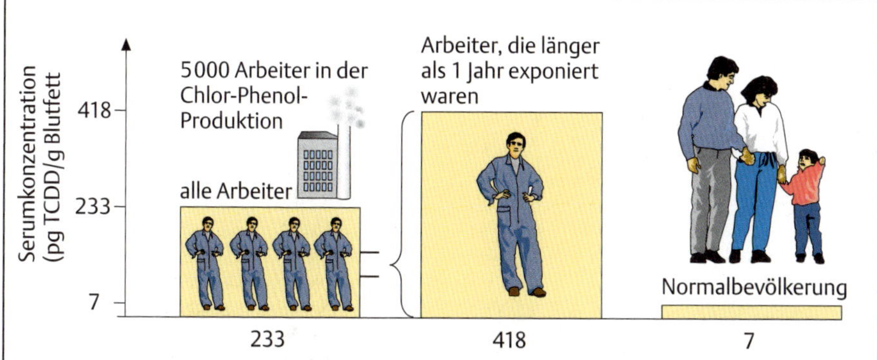

D. TCDD-Konzentrationen unterschiedlich exponierter Personen

Staub und partikelgebundene Emissionen

Quellen und Wirkungen

Grundlagen. Staubemissionen als Ursache akuter und chronischer bronchopulmonaler Erkrankungen am Arbeitsplatz sind lange bekannt, z. B. bei Bäckern (Mehlasthma), Bergarbeitern (Silikose, Quarzlunge) oder durch Eisen(III)oxid bei Schweißern (Siderose). Neben diesen akut reizenden, allergenen und fibrotoxischen Wirkungen der Stäube sind kanzerogene Eigenschaften von Holz- und Faserstäuben (z. B. Asbest) von Bedeutung. Da Stäube in Außen- wie in Innenräumen Metalle, organische Schadstoffe und Allergene transportieren, sind sie nicht nur am Arbeitsplatz toxikologisch relevant. Auch ubiquitär vorhandene Verbindungen wie PAK, PCB und PCDD/PCDF kondensieren an Staubpartikel und werden bronchopulmonal resorbiert. Mit dem Staubniederschlag können diese Stoffe wie die Schwermetalle Eingang in die Nahrungskette finden (**A**).

Epidemiologie. In den 60er und 70er Jahren kam es während winterlicher Smogperioden in London und New York zu gesteigerter Morbidität und Mortalität durch hohe Konzentrationen lungengängiger Staubpartikel und gasförmiger Luftschadstoffe (s. S. 128). Heute ist anerkannt, daß Smogsituationen mit hohem Schwebstaubanteil besonders für ältere und vorgeschädigte Personen ein Gesundheitsrisiko darstellen.

Toxikokinetik. Inhalativ aufgenommener Schwebstaub kann an verschiedenen Orten des Respirationstraktes deponiert werden (**B**); maßgeblich hierfür sind die chemischen Eigenschaften und die Partikelgröße, die durch unterschiedliche Feuchtegehalte der Atemluft verändert werden kann: Große Staubpartikel werden im Nasen-Rachen-Raum abgeschieden (ab 3 µm nach nasaler Inhalation); kleinere Partikel erreichen die Bronchien und die Lungenalveolen. Feinstaub um 0,5 µm wird kaum deponiert, sondern überwiegend exhaliert. Bei intakter Bronchialschleimhaut werden auch deponierte Staubpartikel relativ rasch aus den Atemwegen exportiert und vielfach über den Magen-Darm-Trakt ausgeschieden; eine Vorschädigung des Flimmerepithels durch Schadstoffe (z. B. Reizgase, Tabakrauch) kann zum Verlust der mukoziliären Reinigungsfunktion (Clearance) führen. Ein Teil der Partikel (Ruß) wird in der Lunge akkumuliert, gelöste Bestandteile (z. B. Cadmium) können auf dem Blutweg in andere Organe verbracht oder (z. T. nach Metabolisierung) eliminiert werden.

Toxische Wirkungen (C). Das Wirkungsspektrum von Staub ist entsprechend der chemischen Zusammensetzung und Konzentration der Partikel in der Atemluft vielfältig. Pulmonale Funktionen können direkt beeinflußt werden, die Resistenz gegenüber Infekten kann durch Schädigung der ziliären Clearance abnehmen. Unabhängig davon ist die Toxizität der absorbierten Stoffe (Metalle, organische Verbindungen) zu betrachten. Auch überadditive Wirkungen mit Staub sind möglich: Z. B. führen PAK aus Pyrolyseabgasen zusammen mit Rußpartikeln im Tierversuch vermehrt zu Tumoren (Kombinationswirkung).

Der allgemeine Staubgrenzwert am Arbeitsplatz beträgt 6 mg Feinstaub/m^3 Luft (MAK); typische Staubkonzentrationen in der Außenluft liegen rund 100fach niedriger. Immissionsgrenzwerte für die Allgemeinbevölkerung (WHO) berücksichtigen die lokal schädigende Wirkung von einatembaren Schwebstaub (70 µg/m^3) in Kombination mit SO_2 (125 µg/m^3/24 h). Gesundheitliche Auswirkungen sind unterhalb dieser Konzentrationen unwahrscheinlich; allerdings lassen sie sich vor dem Hintergrund individuell schwankender Schadstoffexposition in Innenräumen (Tabakrauch, Arbeitsplatz) nur schwer erfassen.

Prävention. Entstaubungsmaßnahmen bei Industrieabgasen haben relevante Emissionen deutlich vermindert: Mit geeigneter Filterung werden heute 10 mg Schwebstaub/m^3 unterschritten (1960: um 500 mg Schwebstaub/m^3); die Immissionen an Schwebstaub und partikelgebundenen Stoffen haben in Ballungsräumen entsprechend abgenommen.

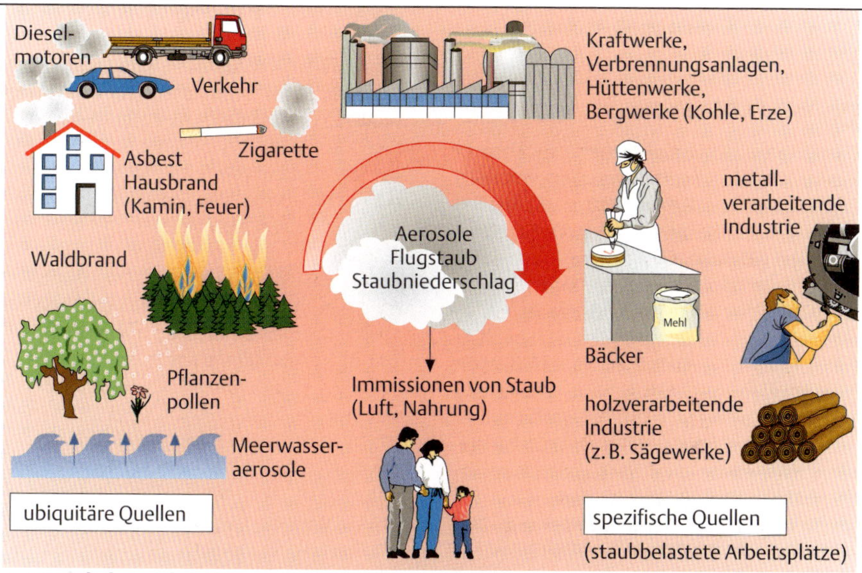

A. Natürliche und anthropogene Quellen partikelförmiger Luftverunreinigungen

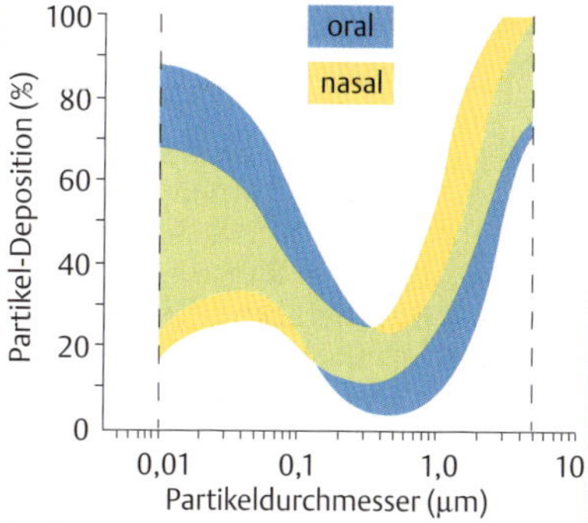

Partikel-Deposition im Atemtrakt nach Inhalation durch Mund (blau) und Nase (gelb)

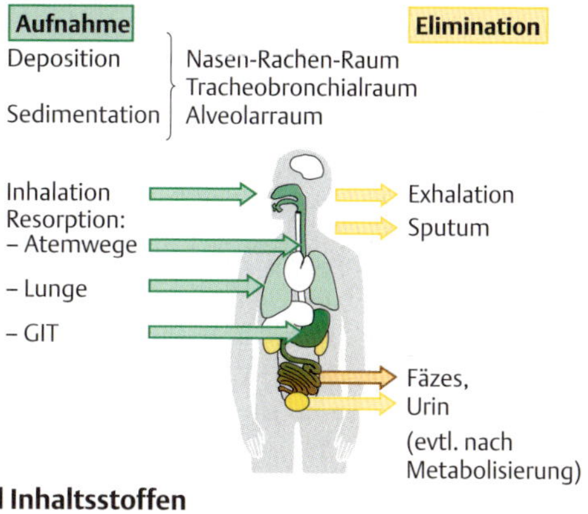

B. Toxikokinetik von Staubpartikeln und Inhaltsstoffen

Ursache (Beispiele)	Wirkungen	Ort	Auswirkung
Pollen, Metallstäube	allergisierend, reizend	dermal, pulmonal, tracheobroncho-pulmonal	Entzündung: Bronchitis, Dyskrinie, Hyperkrinie Obstruktion: Strömungswiderstand erhöht, Asthma, Husten
Metalle, Faserstäube	fibrogen	pulmonal	Restriktion: Emphysem
z. B. PAH	mutagen		
z. B. Holzstäube, Tabakrauch, Metallstäube	kanzerogen	laryngeal, tracheal, pulmonal	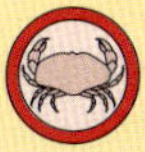 Tumoren in den Zielorganen

C. Toxische Wirkungen von Staub- und Staubinhaltsstoffen

Nitrosoverbindungen I

Bedeutung und Einteilung

Grundlagen. N-Nitrosoverbindungen haben eine große Bedeutung als Umweltkarzinogene. Eine Aufnahme kann oral, inhalativ oder kutan erfolgen. Verschiedene N-Nitrosoverbindungen werden aber auch endogen gebildet.

Einige Medikamente, z. B. Nitrosocimetidin, die nitrosierte Form des Magen-Darm-Therapeutikums Cimetidin (z. B. Tagamet®), erwiesen sich als mutagen und karzinogen. Aminophenazon wird zur stark kanzerogenen Verbindung N-Nitrosodimethylamin verstoffwechselt und deshalb heute nicht mehr verwendet.

Um bei Arzneimitteln eine Belastung durch endogen gebildete N-Nitrosoverbindungen zu vermeiden, werden Arzneimittel, die nitrosierbare Gruppen enthalten, bereits auf der Ebene der präklinischen toxikologischen Studien auf Nitrosierbarkeit überprüft.

Gemäß ihrer chemischen Natur werden N-Nitrosoverbindungen in N-Nitrosami*de* und N-Nitrosami*ne* unterteilt (**A**).

N-Nitrosamide

Exposition und Wirkung. Nitrosamide bilden sich exogen sowie endogen durch Nitrosierung von Amiden. In einigen Gegenden Chinas (z. B. nahe Fuzhou, Provinz Fujian) wurden in Fischspeisen sehr hohe Gehalte an N-Nitrosamiden (bis 80 µg/kg) festgestellt. Die Nitrosamide hatten sich offenbar im sauren Milieu (ca. pH 2) gebildet, da im Ausgangsprodukt ein deutlich geringerer Nitrosamidgehalt (2 – 6 µg/kg) nachgewiesen wurde. In Experimenten konnten bei Ratten 16 Wochen nach oraler Gabe dieser Nitrosamidhaltigen Fischspeise im Magen Geschwüre und Adenokarzinome beobachtet werden. Die im Magensaft von Patienten dieser Region, die an einer Gastritis litten, gemessene Konzentration an Nitrosamiden korrelierte gut mit dem Schweregrad der Gastritis. N-Nitrosamide werden für die in diesen Gebieten beobachtete hohe Rate an Magenkarzinomen und die nachfolgenden Todesfälle verantwortlich gemacht.

Ergebnisse tierexperimenteller Studien belegen die kanzerogene Wirkung von Nitrosamiden; so ist z. B. für N-Butyl-(4-hydroxybutyl)nitrosamid bei Ratten die Induktion von Harnblasenkarzinomen nachgewiesen.

Nach akuter Vergiftung sind eine verzögert eintretende Schädigung der Knochenmarksstammzellen mit hochgradiger Leukopenie und massiven Hämorrhagien und Ulzerationen im Magen-Darm-Trakt charakteristisch.

Wirkungsmechanismus. N-Nitrosamide (N-Nitrosomethylharnstoffe) zerfallen im wäßrigen Milieu spontan zu den elektrophilen Intermediaten Alkyldiazohydroxid und einem Diazoniumion (**B**). Diese können mit nukleophilen Gruppen von DNA, RNA und anderen Proteinen reagieren, diese alkylieren und so mutagen und kanzerogen wirken.

N-Nitrosamine

Entstehung. Nach bakterieller Zersetzung von Fleischprodukten und Zugabe von Nitritpökelsalz (vgl. S. 208) und insbesondere bei zusätzlicher starker Erhitzung (z. B. Grillen über offener Flamme) können große Mengen der freigesetzten Amine nitrosiert werden (s. S. 207). Fischeiweiß wird besonders leicht zersetzt, weshalb gepökelte Fischprodukte kritisch bezüglich der Gehalte an Nitrosaminen sind (**C**). Die Nitrosierung läuft bei schwach basischen Aminen schneller ab als bei stark basischen Aminen, weil die stark basischen Amine im schwach sauren Milieu fast vollständig protoniert sind. Sekundäre Amine (**D**) werden schneller nitrosiert als tertiäre Amine. Werden primäre Amine nitrosiert, bilden sich instabile Moleküle mit alkylierender Wirkung.

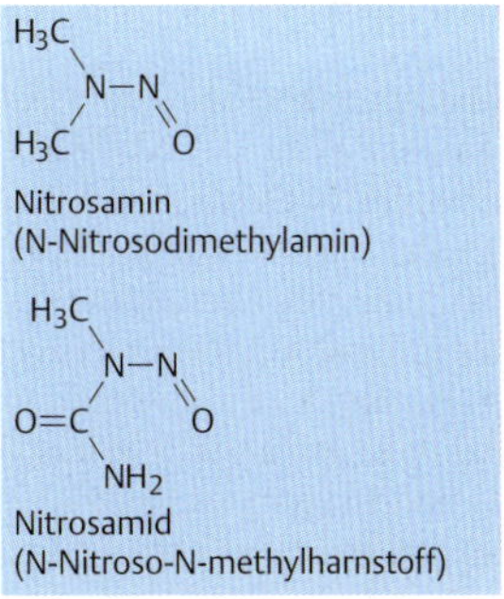

A. N-Nitrosoverbindungen

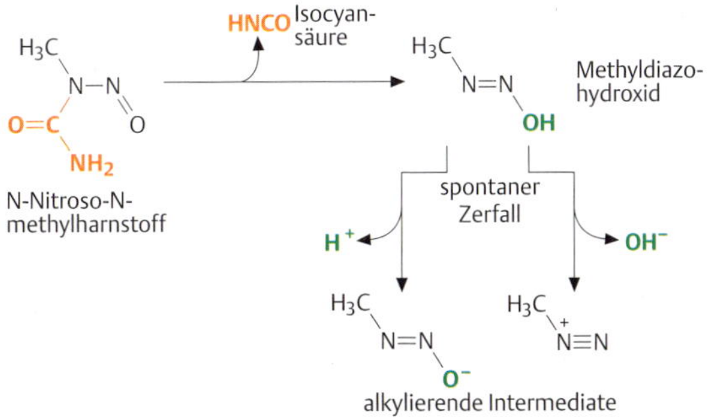

B. Zerfall von Nitrosamiden

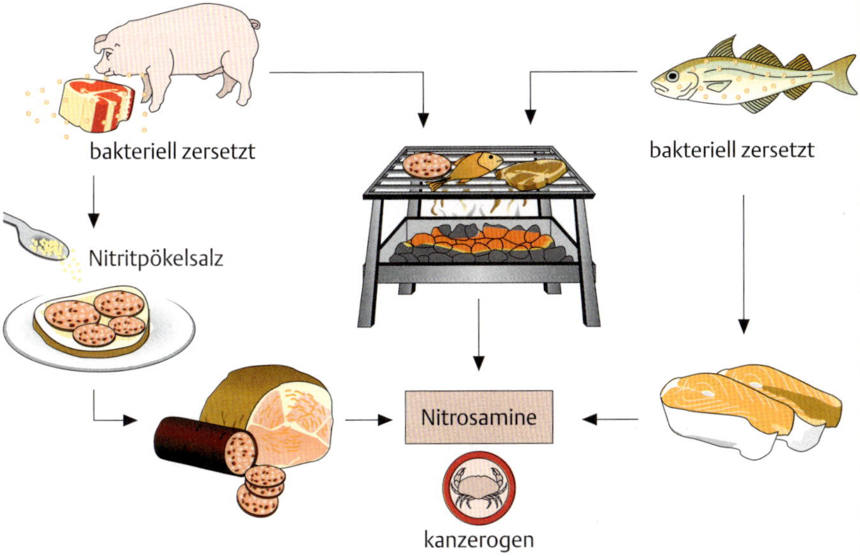

C. Nitrosaminbildung in bakteriell zersetzten Lebensmitteln

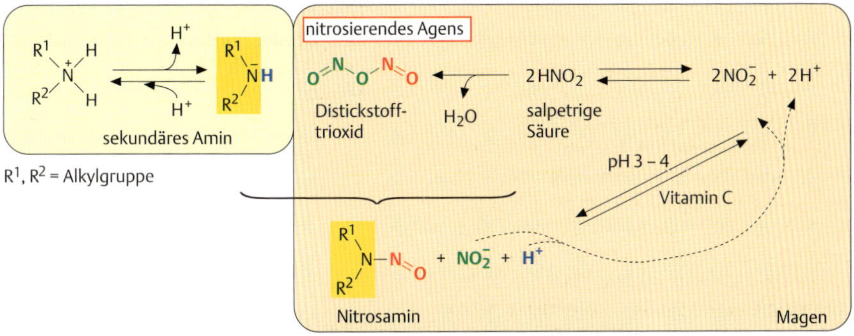

D. Bildung von Nitrosaminen durch Nitrosierung von Aminen

Nitrosoverbindungen II

Exposition und Aufnahme. Die *exogene Belastung* mit Nitrosaminen mit der Nahrung hat in den letzten Jahren in Europa deutlich abgenommen. Erwachsene nehmen oral durchschnittlich <0,5 µg Nitrosamine pro Tag auf. Besonders hoch waren vor Jahren Bier (bis 6,8 µg/l) und gepökelte Fleischwaren (bis 12 µg/kg) mit Nitrosaminen belastet. Nach Veränderung der Malzgewinnung und Verzicht der Trocknung der Gerste mit hoch erhitzter Luft bzw. Umstellung der Fleischwarenverarbeitung und Zusatz von Ascorbinsäure beim Pökeln werden nunmehr <1,2 µg Nitrosamine/l Bier gefunden, während in Fleischwaren meist keine Nitrosamingehalte mehr nachweisbar sind.

Oral aufgenommene Nitrosamine werden überwiegend im oberen Teil des Dünndarmes resorbiert.

Aufnahme durch Genuß von Nicotin. Eine erhebliche Belastung mit Nitrosaminen liegt bei Rauchern vor, da im Tabak große Mengen an tabakspezifischen Nitrosaminen während des Fermentationsprozesses durch die Nitrosierung des Nicotins und anderer Alkaloiden entstehen (**A**). Bei einem Konsum von 40 Zigaretten werden etwa 40 – 160 µg Nitrosamine aufgenommen. Der Genuß von *Schnupftabak* oder *Kautabak* kann zu einer täglichen Nitrosaminaufnahme von bis zu 400 µg führen. Tabakspezifische Nitrosamine werden vom Raucher mit dem Hauptstromrauch inhaliert (ca. 1 – 4 µg N-Nitrosodimethylamin pro filterlose Zigarette) und entweichen in 20- bis 100fach höheren Konzentrationen mit der Gasphase des Nebenstromrauches! Dies führt zu einer erheblichen Nitrosaminbelastung von „Passivrauchern" (bis 0,6 µg/h, **B**).

Aufnahme über die Haut. Verschiedene Nitrosamine können rasch über die Haut aufgenommen werden. Daher sind bei der Abschätzung einer beruflich bedingten Exposition neben flüchtigen auch nichtflüchtige Verbindungen wie N-Nitrosodiethanolamin von Bedeutung. Nach kutanem Kontakt von Arbeitern mit Stoffen, die mit Nitrosaminen verunreinigt waren, wurden binnen 24 Stunden im Urin bis 40 µg an N-Nitrosoverbindungen gefunden.

Endogene Bildung. Nitrosamine werden „chemisch" im sauren Milieu des Magensaftes aus Aminen und nitrosierenden Verbindungen (Nitrite, NO_x, Distickstofftrioxid, Nitrosylhalogenide) gebildet. Diese Nitrosierungsreaktion wird durch Vitamin C gehemmt (vgl. S. 209). Nitrit wird als Nitritpökelsalz (99,5% NaCl, 0,5% Na-Nitrit) Fleischwaren zwecks Wachstumshemmung von Bakterien sowie zur Aromatisierung und Umrötung (Bildung des hitzestabilen Farbstoffes Nitrosomyoglobin) zugesetzt (max. 150 mg Pökelsalz/kg Fleischware, vgl. S. 209). Hierdurch werden auch Clostridien (Cl. botulinum) wirksam gehemmt, deren Stoffwechselprodukt (Botulinustoxin) tödlich verlaufende Vergiftungen verursachen kann.

Durch gepökelte Fleischwaren und andere Lebensmittel wird der Konsument mit erheblichen Nitritmengen belastet (**C**). Auch Nitrate werden dem Körper durch zahlreiche Lebensmittel (z. B. nitratgedüngtes Blattgemüse, Schmelzkäse) in großen Mengen zugeführt. Diese können leicht in der Mundhöhle, dem Magen-Darm-Trakt und bakteriell infizierten Harnwegen durch Reduktion in Nitrite überführt werden.

Da Bakterien (z. B. E. coli, Proteus vulg.) und Makrophagen die Reduktion von Nitrat und die Bildung von Nitrosaminen aus Nitriten und Aminen katalysieren, sind Patienten mit chronisch infizierten Harnwegen prädestiniert für durch Nitrosamine induzierte Tumoren in den harnableitenden Wegen.

Aufgrund der großen Bedeutung individueller Parameter ist die Belastung des Menschen durch endogen gebildete Nitrosamine nicht sicher zu beurteilen.

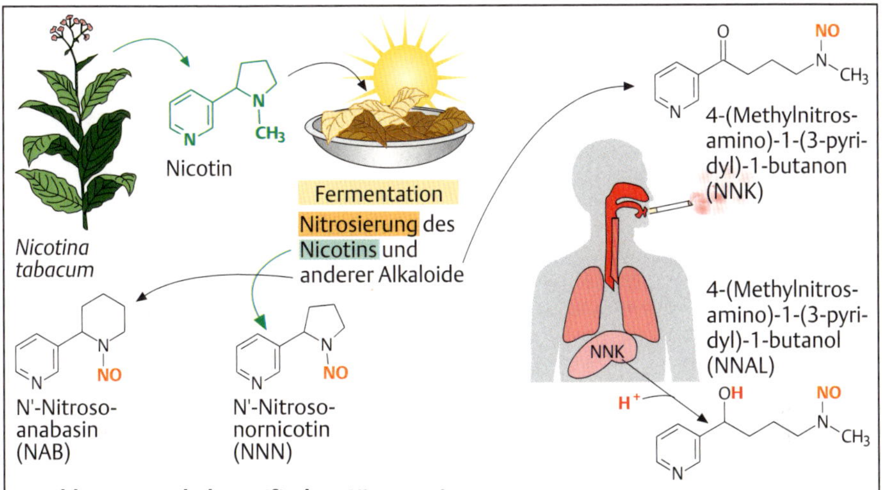

A. Bildung von tabakspezifischen Nitrosaminen

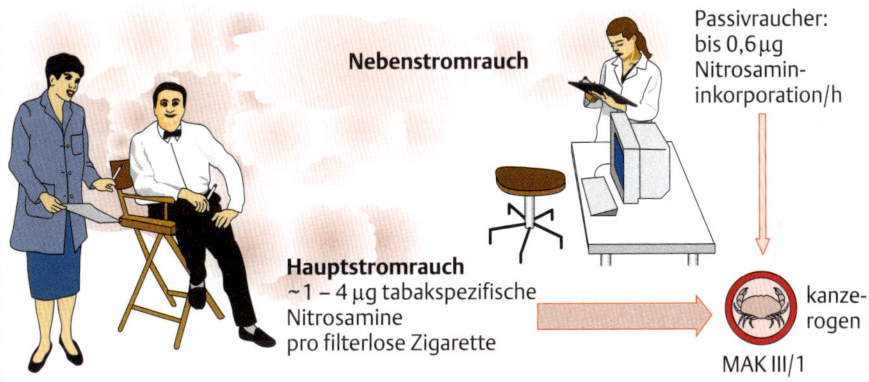

B. Belastung von Rauchern und Passivrauchern mit tabakspezifischen Nitrosaminen

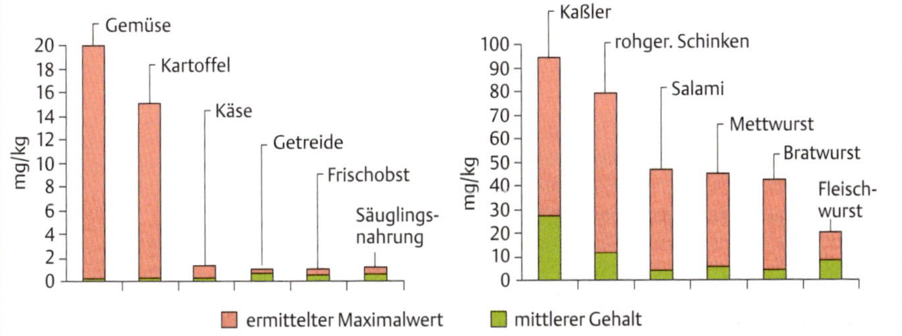

C. Nitritgehalte in Lebensmitteln

Nitrosoverbindungen III

Metabolisierung und Elimination. Viele Nitrosamine werden zu >99% während der ersten Darmwand- bzw. Leberpassage metabolisiert (first pass effect). Nach sehr hohen Dosen (>40 μg/kg Körpergewicht KG) scheint die Metabolisierungskapazität erschöpft zu sein.

Für N-Nitrosodibutylamin (NDBA) bedeutet die Transformation zu N-Nitrosobutyl-(3-carboxypropyl)amin eine Giftung, da dieser Metabolit Harnblasenkrebs auslösen kann (**A**).

Der Hauptentgiftungsweg für Nitrosamine ist die Cytochrom-P450-vermittelte oxidative Denitrosierung. Die meisten kurzkettigen N-Alkyl-Nitrosamine werden zu CO_2 verstoffwechselt und abgeatmet. Gut wasserlösliche Hydroxyalkyl-Nitrosamine werden überwiegend über die Niere ausgeschieden.

Die Entgiftung von 4-(Methylnitrosamino)-1-(3-pyridyl)-1-butanol erfolgt durch Pyridin-N-Oxidation oder Reduktion der Carbonylgruppe und Glucuronidierung; der entstehende Metabolit wird über die Niere ausgeschieden.

Alkohol (Ethanol) scheint die Metabolisierungsrate von Nitrosaminen zu verringern und neben der verlängerten Verweilzeit auch eine Verschiebung der Organotropie zu bedingen. Nitrosamine und deren Metabolite treten auch in der Milch auf.

Wirkung. In größeren Dosen wirken Nitrosamine zytotoxisch und verursachen Nekrosen.

Für Nitrosaminverbindungen wird eine teratogene, mutagene und kanzerogene Wirkung angenommen.

Bereits in kleinen Dosen methylieren verschiedene Metaboliten von Nitrosaminen DNA, RNA und Proteine und können so Tumoren induzieren. Von etwa 300 untersuchten Nitrosaminverbindungen erwiesen sich bei Versuchstieren etwa 90% als kanzerogen.

Durch Nitrosamine induzierte Tumoren treten bevorzugt in der Speiseröhre, im Magen, in der Leber, den Nieren und den Harnwegen auf.

Eine einmalige Exposition mit 2 mg/kg KG Dimethylnitrosamin inhalativ verursachte bei rund einem Drittel der Versuchstiere mukoepidermale Tumoren der Nasenschleimhaut. Eine langfristige Gabe von 0,13 μg Dimethylnitrosamin pro kg Futter induzierte bei Ratten Leberkarzinome. Nitrosoethylamin (oral) löste bei Nagern bereits in einer 2- bis 3fach kleineren Dosis Krebs aus.

Eine tägliche Verabreichung von 5 mg/kg KG Diethylnitrosamin mit dem Trinkwasser über 150 Tage löste bei Ratten in der Leber multiple hochdifferenzierte hepatozelluläre Karzinome aus (**B**).

Verschiedene tabakspezifische Nitrosamine (vgl. oben) erwiesen sich im Tierversuch als starke Kanzerogene. In epidemiologischen Studien wurden bei Rauchern Tumoren der Mundhöhle, der Lunge und des Ösophagus auf die Wirkung von 4-Methylnitrosamino-1-(3-pyridyl)-1-butanol (NNAL), eines Metaboliten von 4-(Methylnitrosamino)-1-(3-pyridyl)-1-butanon (NNK) zurückgeführt (vgl. S. 120, **A**).

Nitrosamine werden durch Biotransformation zu kanzerogenen Verbindungen umgewandelt. Der Giftungsschritt von Nitrosaminen ist die Cytochrom-P450-vermittelte α-C-Hydroxylierung. Das entstehende instabile α-Hydroxynitrosamin zerfällt unter Abspaltung von Formaldehyd zum Methyldi->azohydroxid bzw. einem Diazonium- oder Carbenium-Intermediat (**C**). Diese können Proteine, DNA und RNA methylieren und sind die ultimalen Kanzerogene.

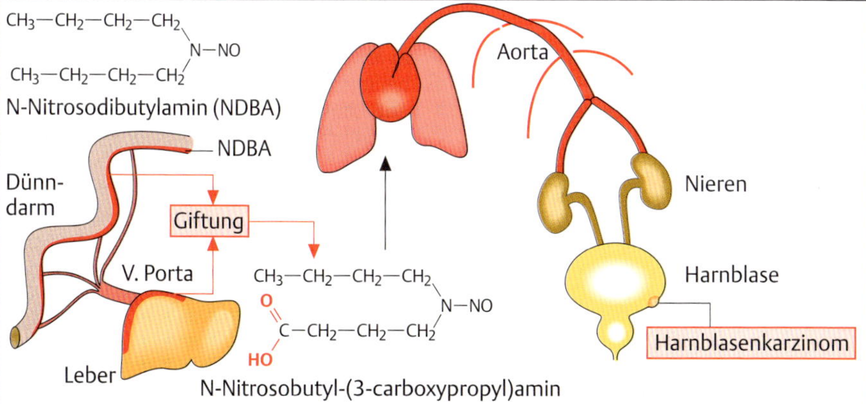

A. Induktion von Harnblasenkrebs nach Giftung eines Nitrosamins

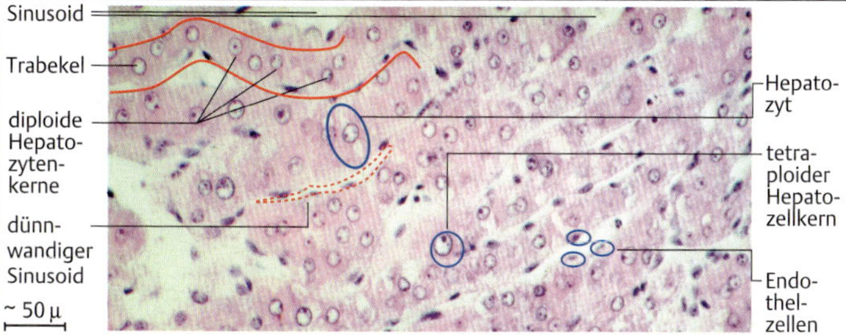

5 mg/kg KG Diethylnitrosamin (oral) lösten binnen 150 Tagen multiple, hochdifferenzierte hepatozelluläre Karzinome in der Ratte aus

B. Durch Nitrosamin experimentell induziertes Leberkarzinom

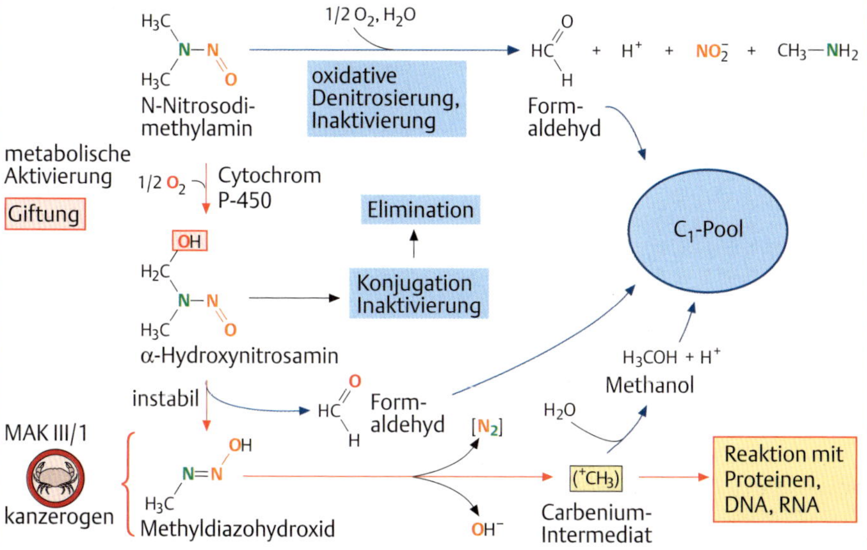

C. Biotransformation von Nitrosaminen

Aromatische Amino- und Nitroverbindungen

Grundlagen. Aromatische Nitro- bzw. Aminoverbindungen werden bei der Synthese von Farbstoffen, Arzneimitteln, Pestiziden, in der Kunststoffverarbeitung sowie bei Haar- und Pelzfärbungen eingesetzt. Nitroaromaten dienen u.a. der Herstellung von Sprengstoffen. Fast 90% der aromatischen Amine und ca. 70% der Nitroaromaten gelten als kanzerogen. Tabakrauch beinhaltet eine Reihe dieser Verbindungen.

Viele dieser Substanzen sind starke Blutgifte, bei deren Einwirkung im Körper Methämoglobin entstehen kann. Bei Vergiftungen, die Methämoglobin gebildet haben, besteht häufig eine Intoleranz gegenüber Alkohol. Dies entspricht dem bekannten Antabus-Effekt (s. S. 200).

Arylamine

Sie sind durch die Substitution einer NH_2-Gruppe an einem aromatischen Ring gekennzeichnet (basischer Charakter). Man unterscheidet monozyklische, z.B. *Anilin*, und bizyklische Arylamine, z.B. *4-Aminodiphenyl* (**A**). Anilin wird für die Herstellung von Farben, Pharmazeutika und Bioziden verwendet. Schon 1895 wurde erkannt, daß Anilin für die Entstehung von Blasentumoren bei Arbeitern in der Farbenindustrie mitverantwortlich war.

Aufnahme, Verteilung, Metabolismus und Ausscheidung. Arylamine werden sehr gut über den GIT, die Atemwege und z.T. über die Haut resorbiert und im Organismus verteilt. Die Elimination geschieht bei den monozyklischen Arylaminen meist nach Metabolisierung über die Niere, bei den bizyklischen hauptsächlich mit den Fäzes. Die Eliminationshalbwertzeiten betragen je nach Verbindung zwischen 2 Stunden und 4 Tagen.

Giftwirkung. Arylamine können im Körper metabolisch aktiviert werden. Bei monozyklischen Arylaminen führt die N-Hydroxylierung über das Cytochrom-P-450-System zur Bildung des giftigeren Phenylhydroxylamins und Nitrosobenzols (Giftungsreaktionen), die für die Entstehung von Methämoglobin bedeutsam sind (Zyanose; **B**). Arylamine können durch die cytosolische N-Acetyltransferase oder N-Glucuronidierung in der Leber entgiftet werden. Schnelle Acetylierer sind weniger empfindlich gegenüber den Giftwirkungen als langsame Acetylierer.

Das gebildete Hydroxylamin kann in der Harnblase nach direkter Protonierung (elektrophiles Molekül) mit nukleophilen Zentren in der DNA reagieren und DNA-Addukte bilden (**C**). Die Bildung ist ein Maß für die Aktivierung dieser Substanzen zu gentoxischen Metaboliten. Zielorgan dieser Substanzen ist die Harnblase, in der es zur Bildung von Tumoren kommt.

Akute und chronische Toxizität. Die akute Toxizität monozyklischer Arylamine ist vorwiegend gekennzeichnet durch die Bildung von Methämoglobin (**B, D**). Die stärkste zyanotische Wirkung hat das Chloranilin. Die Aufnahme von geringsten Mengen an Alkohol wirkt verstärkend. Anilin und Toluidin können eine akute Blasenreizung hervorrufen.

Die chronische Toxizität ist gekennzeichnet durch das Auftreten von Anämie und vegetativen Störungen (**D**). Das Haarfärbemittel p-Phenylendiamin kann nach Hautkontakt Dermatitis und Asthmaanfälle und nach oraler Aufnahme Ödeme und Nierenversagen verursachen. Benzidine (**A**) sind auch nieren- und lebertoxisch (**D**).

Die meisten Arylamine gelten als mutagen und kanzerogen. Beim Menschen erzeugen 4-Aminodiphenyl, Benzidin, 2-Naphthylamin und 4-Chlor-o-toluidin Harnblasentumoren.

Therapie. Gabe von Kohle und Glaubersalz. Bei Methämoglobinämie >40% Gabe von Redoxfarbstoffen, z.B. Toluidinblau oder Methylenblau (**E**).

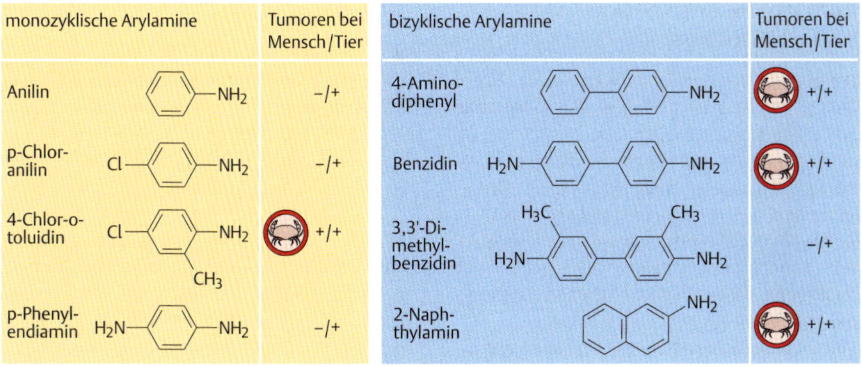

A. Arylamine

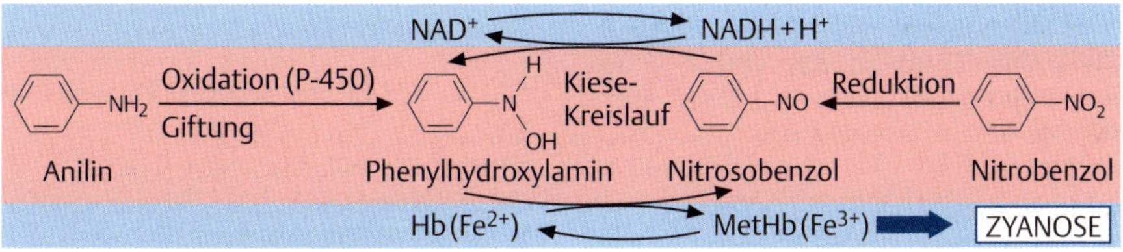

B. Bildung von Methämoglobin

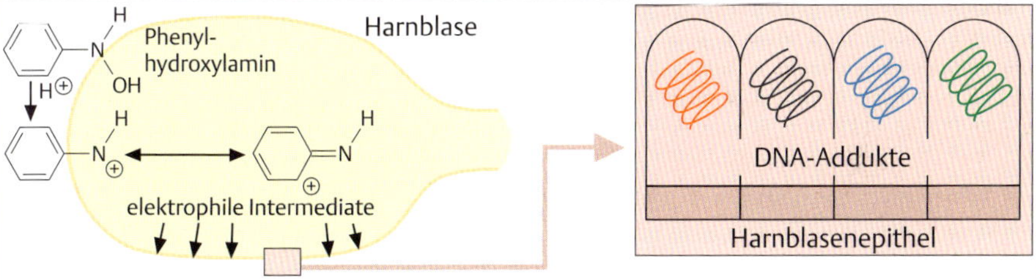

C. Bildung von DNA-Addukten

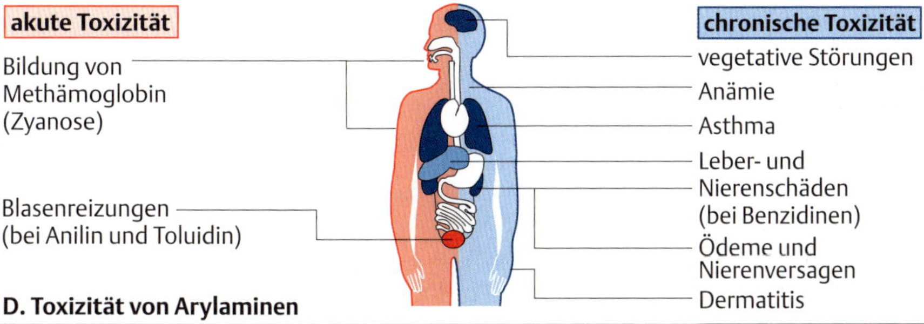

D. Toxizität von Arylaminen

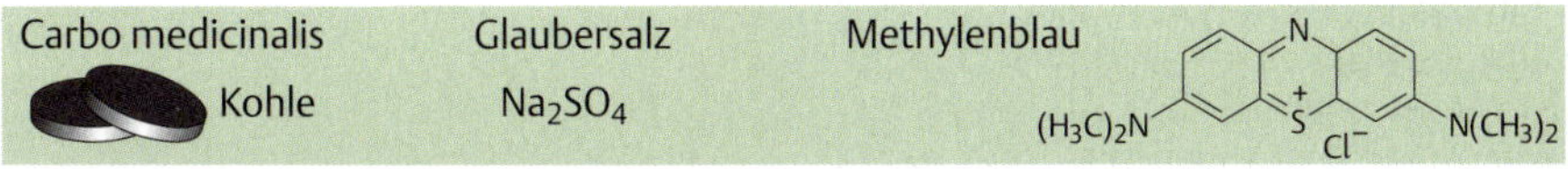

E. Therapie bei Vergiftung mit Arylaminen

Nitroaromaten

Nitroaromaten (**A**) werden in der Herstellung von Farbstoffen, Pflanzenschutz- und Arzneimitteln verwendet. Einige feste monozyklische Nitroaromaten (z. B. 2,4,6-Trinitrotoluol, TNT) können durch Stoß oder Zündung zur Explosion gebracht werden, oder es entstehen erst beim Mischen mit Oxidations- bzw. Reduktionsmitteln explosive Verbindungen, z. B. Nitrobenzole, Nitrotoluole. 1-Nitronaphthalin wird industriell, 2,4,7-Trinitrofluoren-9-on in Fotokopiergeräten eingesetzt. 4-Nitrobiphenyl wurde in Dieselabgasen nachgewiesen.

Aufnahme, Verteilung und Ausscheidung. Nitroaromaten werden über den GIT, die Atemwege und die Haut sehr gut resorbiert und können z. T. im Fettgewebe gespeichert werden.

Monozyklische Nitroaromaten werden hauptsächlich renal eliminiert.

Akute und chronische Toxizität. Nitroaromaten können im Darm von Bakterien oder in der Leber durch Nitroreduktasen zu giftigeren Amino- und N-Hydroxylaminoverbindungen reduziert werden, die dann die Bildung von Methämoglobin verursachen. Die Toxizität ist deshalb der von aromatischen Aminen ähnlich (vgl. S. 124). 1,2-Dinitrobenzol ist eine stark zyanotisch wirkende Substanz.

Nitroaromaten können bei Hautkontakt zu Dermatitis und am Auge zu Konjunktivitis und zu Hornhautläsionen sowie nach oraler Aufnahme zu schmerzhaften Magenkoliken und Durchfällen führen. Die chronische Toxizität beim Menschen ist vorwiegend gekennzeichnet durch das Auftreten von Leberschäden und einer charakteristischen Färbung der Haut bzw. Nägel (gelb) und der Haare (braunrot). Eine übermäßige Exposition mit TNT kann zu einer aplastischen Anämie und zu Katarakten führen („TNT-Star"; **B**).

Bei den Nitroaromaten ist die Kanzerogenität bisher nur im Tierversuch nachgewiesen worden, z. B. Tumorbildungen in der Ratte: durch z. B. *Dinitrotoluol* in der Lunge, *2-Nitrotoluol* in der Haut, *1-Chlor-4-nitrobenzol* in der Milz und Leber, *1-Nitronaphthalin* und *4-Nitrobiphenyl* in der Harnblase, *2,4,7-Trinitrofluoren-9-on* in der Lunge und Haut.

Die LD_{50} bei Ratten (akute orale Einzeldosis) schwankt bei den erwähnten Nitroaromaten zwischen 120 (1-Nitronaphthalin) und 22 000 mg/kg (2,4,7-Trinitrofluoren-9-on). Fast alle Nitroaromaten sind mutagen.

Heterozyklische aromatische Amine (HAA)

HAA (**A**) entstehen beim Grillen, Braten oder beim Erhitzen von eiweißreichen Lebensmitteln, z. B. das PhIP-Pyridin (PhIP) in gegrilltem Rind bis zu 16 ng/g, gebratenem Rind 0,6, gegrilltem Huhn 39, gegrilltem Schaf 43 und gebratenem Fisch bis zu 70 ng/g.

HAA wurden auch in der Teerfraktion von Zigaretten (MeAαC und PhIP ca. 2 ng/Zigarette), in Wein- (PhIP ca. 30 ng/l) und in Bierproben (PhIP ca. 15 ng/l) nachgewiesen.

Alle bisher untersuchten HAA wirkten mutagen und erwiesen sich im Tierexperiment als kanzerogen.

HAA können in der Leber N-hydroxyliert, glucuroniert und dann biliär ausgeschieden werden. Im Kolon spalten bakterielle β-Glucosidasen das Glucuronid ab. Das gebildete Hydroxylamin kann durch eine O-Acetyltransferase (OAcT) in der Mukosa zum reaktiven N-Acetoxyarylamin umgewandelt werden, das dann mit nucleophilen Zentren in der DNA reagiert (**C**). Die meisten HAA sind Kolon-Kanzerogene, darunter die in der Nahrung in den höchsten Gehalten gefundenen HAA PhIP-Pyridin und MeIQx-Quinoxalin.

Epidemiologische Untersuchungen zeigten, daß der Kolonkrebs in den westlichen Ländern häufiger auftritt als in den Entwicklungsländern. Möglicherweise hat ein erhöhter Fleisch- und Fischverzehr ein gesteigertes Krebsrisiko zur Folge.

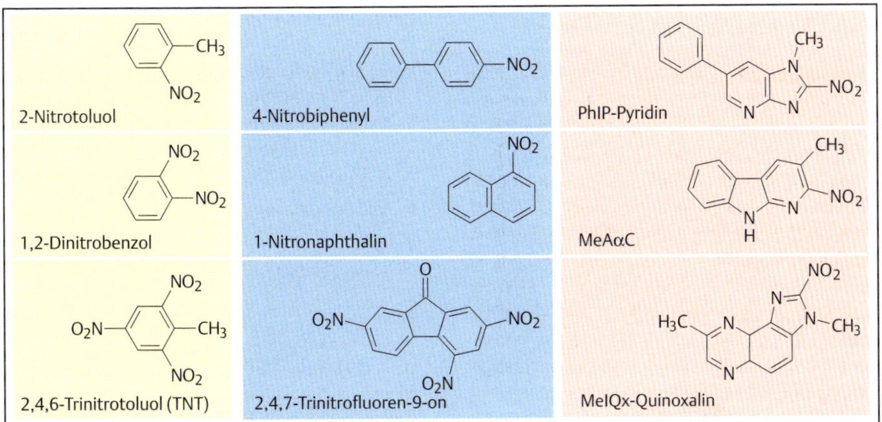

A. Monozyklische, bizyklische und heterozyklische Nitroaromaten

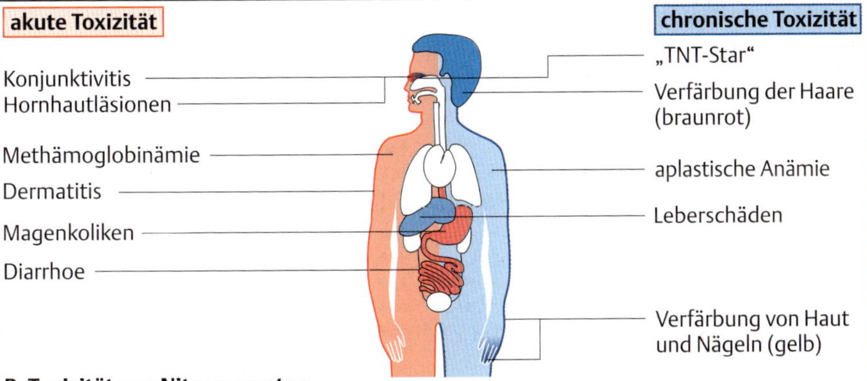

B. Toxizität von Nitroaromaten

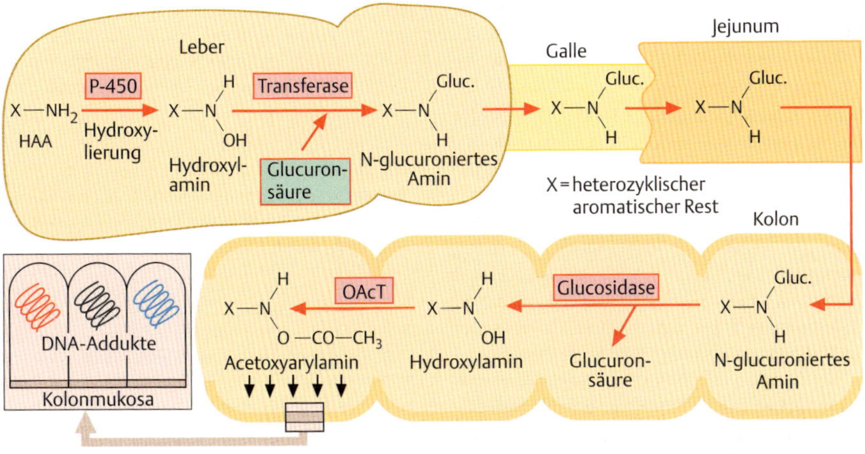

C. Bildung von Kolontumoren nach Metabolisierung heterozyklischer aromat. Amine

Gasförmige Verbindungen

Luftbelastung und Smog

Für ca. 98% der Luftbelastung werden heute 5 Substanzen bzw. Substanzgruppen verantwortlich gemacht (**A**). Die Hauptursachen der Belastung sind Verkehr (60%), Industrie, Haushalte (Heizung) und Stromerzeugung. Eine charakteristische Art der Luftbelastung wird als „Smog" (**B**) bezeichnet.

Saurer Smog („Wintersmog", „Londonsmog" – C). Der Begriff saurer Smog basiert auf dem Geschehen der Smogkatastrophe in London im Jahr 1952. Bei austauscharmer Wetterlage (Inversionslage und geringen Windgeschwindigkeiten) und naßkalten Bedingungen hatten damals extrem hohe Konzentrationen an Schwefeldioxid (SO_2; bis 1,3 ml/m^3 Luft) sowie – nach Oxidation in der Atmosphäre bzw. Reaktion mit Wasser – schwefelige Säure (H_2SO_3) und Schwefelsäure (H_2SO_4) in Kombination mit hohen Schwebstoffgehalten (Ruß) innerhalb von 2 Wochen zum Tod von etwa 4000 Menschen geführt (**D**).

Schwefeldioxid (SO_2). Es entsteht bei der Verbrennung schwefelhaltiger Materialien (Kohle, Benzin, Heizöl, Diesel), beim Rösten von Erz und in geringen Mengen bei der Zementherstellung. Eingeatmetes SO_2 wird z.T. bereits in den oberen Luftwegen resorbiert; bei Mundatmung und bei hohem Atemminutenvolumen (z.B. bei sportlicher Belastung) gelangt der überwiegende Anteil an SO_2 bis in die Lunge. Inkorporiertes SO_2 verbleibt infolge Bindung an Proteine über Tage im Körper.

Charakteristisch für eine SO_2-Exposition ist die Erhöhung des Atemwegwiderstandes, vermutlich infolge einer reversiblen Hemmung des parasympathisch gesteuerten Tonus der glatten Atemwegsmuskulatur. Weiterhin verursacht oder verschlimmert SO_2 verschiedene Erkrankungen des Respirationstraktes (**E**).

Studien mit Labortieren bewiesen für chronische SO_2-Exposition die Ausprägung einer chronischen Bronchitis mit Mukosahypertrophie. Hohe SO_2-Konzentrationen verursachten nach kurzer Exposition eine Verringerung der Schlagfrequenz der in der Schleimhaut der oberen Luftwege eingebetteten Zilien; dieser Effekt war reversibel. Chronische SO_2-Exposition hingegen führte zu einer Verdikkung der Mukosamembran und so indirekt zu einer Behinderung des Abtransportes von Partikeln in Richtung Rachen.

Bereits geringe SO_2-Belastungen ($>$ 0,25 ml/m_3) gefährden vorgeschädigte Personen, insbesondere Asthmakranke, in Abhängigkeit zur bestehenden Erhöhung des Atemwegwiderstandes.

SO_2 bzw. seine Folgeprodukte schwefelige Säure und Ammoniumsulfat sind zusammen mit Salpetersäure (HNO_3, Folgeprodukte von NO_x) wesentliche Verursacher des Waldsterbens („saurer Regen" – Säurewirkung auf Blätter und Wurzeln) und zerstören sogar Gebäude und Denkmäler (**F**). Trotz erheblicher Abnahme der Immissionen saurer Verbindungen innerhalb der letzten Jahre ist das Ausmaß der Waldschäden bisher nahezu unverändert.

Photochemischer Smog. Photosmog, Sommersmog und Los-Angeles-Smog sind Synonyma. Der Name Los-Angeles-Smog wurde geprägt, da dieser Smogtyp in Los Angeles entdeckt und erstmals beschrieben worden ist.

Die Hauptkomponenten des photochemischen Smogs sind Ozon (vgl. S. 144), Stickstoffoxide (NO_x), Aldehyde, Peroxyazetylnitrate (geringe Bedeutung) und Kohlenwasserstoffe (KW, vgl. S. 104). Die Photooxidantien werden bei Sonnenbestrahlung in der Atmosphäre gebildet. Entsprechend der kumulierten Schadstoffkonzentration ist die Bildungsrate bei austauscharmer Wetterlage besonders groß. Dieses Geschehen wird aufgrund der häufigen Beobachtung in dieser sonnigen und äußerst verkehrsreichen Großstadt auch als „Los Angelos Smog" bezeichnet. Los Angeles liegt in einem Becken, in dem aus geographischen Gründen oft eine austauscharme Wetterlage vorliegt (**F**).

Wirkung. Photochemische Oxidantien wirken reizend auf die Schleimhäute des Auges und der Luftwege und beeinträchtigen die sportliche Leistung. Ein Zusammenhang zwischen der Automobildichte in nahen Großstädten und der Schädigung von Pflanzen in der Umgebung ist bewiesen. Eine Bedeutung von photochemischen Smog für die Mortalität der Bevölkerung konnte bisher allerdings nicht schlüssig aufgezeigt werden.

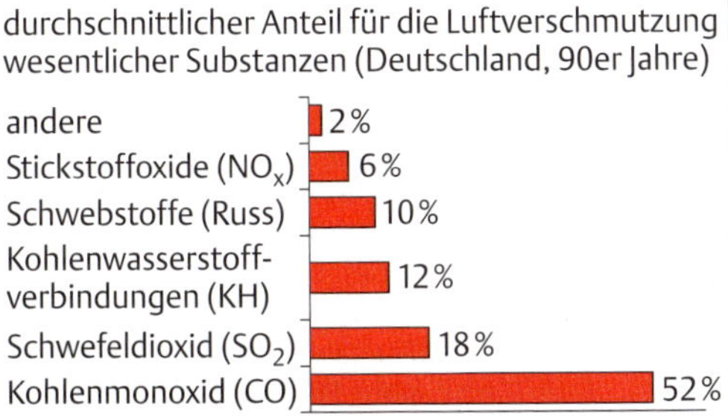

A. Luftverschmutzung

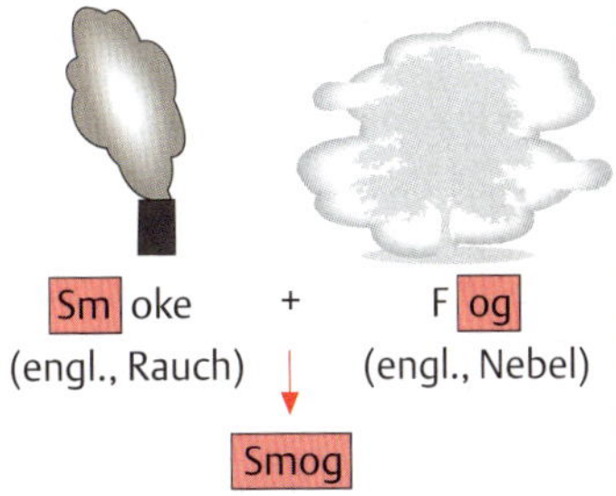

B. Herkunft des Kunstwortes „Smog“

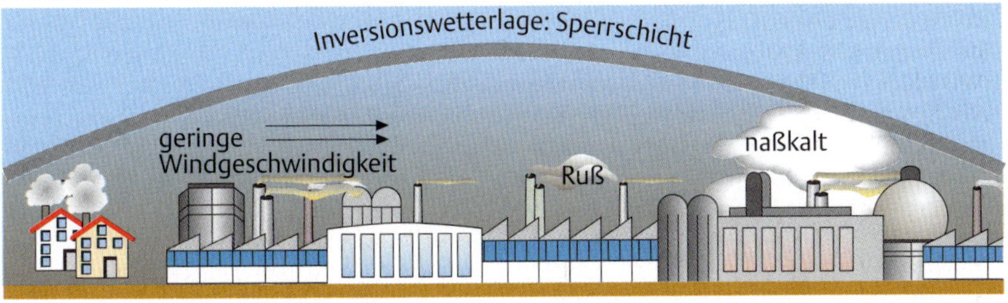

C. Saurer Smog („Londonsmog“)

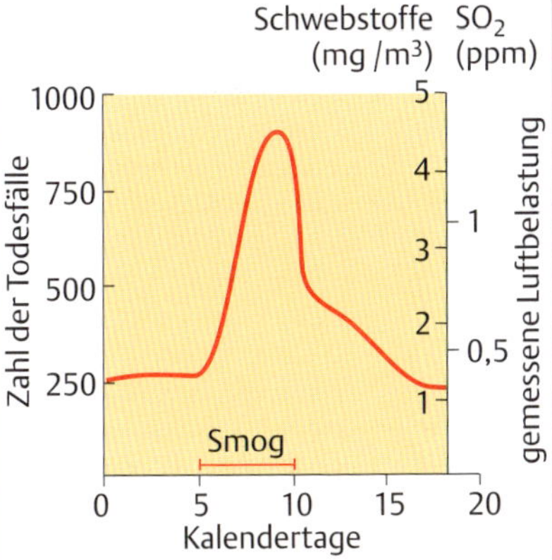

D. Todesfälle in London (Dez. 1952)

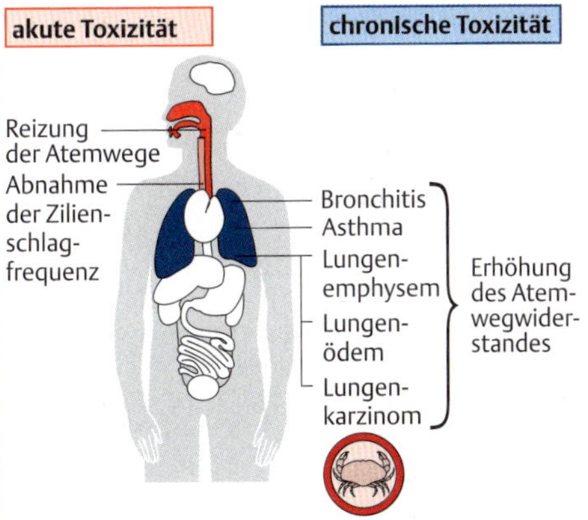

E. Erkrankungen nach SO_2-Exposition

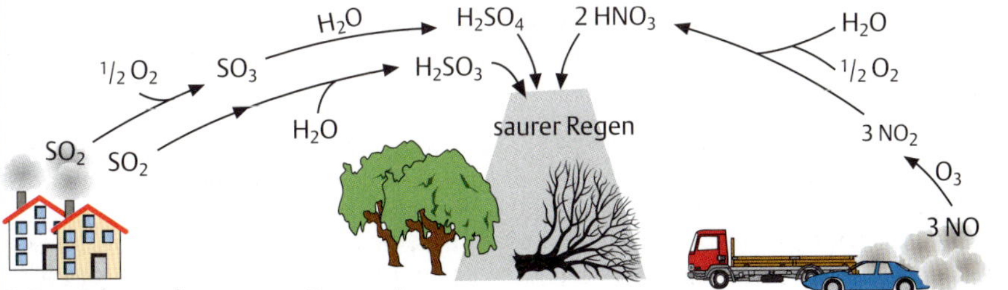

F. Entstehung des „sauren Regens“

Stickstoffoxide (NO, NO_2, N_2O, N_2O_5, NO_3)

Stickstoffoxide sind in hohen Konzentrationen in Autoabgasen (bis zu 1000 ml/m³ NO_x), aber auch in Tabakrauch (bis zu 300 ml/m³ NO_x) enthalten. NO_x werden bei der Herstellung von Farben, Nitrozellulose und Düngemittel eingesetzt. Die endogene Bildung von Nitrosaminen aus NO_x und Aminoverbindungen könnte eine Erklärung für „Raucherkrebs" sein.

Reines NO (farbloses Gas, Geruchsschwelle ca. 0,1 ml/m³, Dichte 1,04 kg/l) besitzt keine Reizwirkung, führt aber nach Resorption zu Methämoglobinbildung. Thrombozytenaggregation und Vasodilatation (**A**). In der Umwelt wird NO schnell zu NO_2 (bzw. N_2O_4) oxidiert (**B**).

Wirkung. NO_2 (rotbraunes Gas, Dichte 1,45 kg/l, MAK 5 ml/m³ ist ein Reizgas und kann (vermutlich infolge Lipidperoxidation) ein toxisches Lungenödem, ein Lungenemphysem und Lungenfibrose verursachen (**C**); diese Wirkung ist bei Vitamin-E-Mangel verstärkt. Im Bindegewebe der Lunge wurde eine Schädigung des Elastins und des Kollagens nachgewiesen. 0,5 ml/m³ NO_2 für 4 Stunden sowie 1 ml/m³ für 1 Stunde führten bei Ratten zum Zerfall von Mastzellen in der Lunge. Der gesetzte Schaden kann binnen 24 Stunden repariert werden oder der Beginn einer akuten Entzündungsreaktion sein. Exposition mit $>$ 2 ml/m³ NO_2 führt bei Mensch und Tier zu klinisch meßbaren Einschränkungen der Lungenfunktion (Verringerung der Compliance, Erhöhung des Atemwegwiderstandes und der Atemfrequenz); das Atemminutenvolumen bleibt zunächst unverändert. Eine chronische oder akute NO_2-Exposition gilt als ein Wegbereiter für eine bakterielle oder virale Besiedelung der Lunge.

Therapie. Inhalation von Cortison gegen die Ausprägung eines Lungenödems (**D**) sowie symptomatische Therapie.

Aldehyde

Aldehyde (s. S. 88) stellen quantitativ wesentliche Produkte bei der Photooxidation von KW und deren Reaktion mit Sauerstoffspezies (vgl. S. 140) dar. In der Atmosphäre über Städten wurden ca. 50 % der Aldehyde in der Form von Formaldehyd und 5 % als Acrolein identifiziert. In Deutschland betrug die Formaldehyd-Emission aus Kraftfahrzeugen vor Einführung des Katalysators ca. 35.000 t/Jahr, industriell verarbeitet werden in Deutschland jährlich ca. 500.000 t.

Wirkung. Formaldehyd (farbloses, stechend riechendes Gas, MAK 0,5 ml/m³) ist sehr gut wasserlöslich und reizt die Schleimhaut der oberen Luftwege. Formaldehyd (3,5 ml/m³) löste bei Versuchstieren in der Nasenschleimhaut maligne Tumoren aus; dieser experimentelle Befund konnte bisher für den Menschen nicht bestätigt werden, jedoch ist die Gefahr einer Allergisierung gegeben. In der Umwelt wird Formaldehyd schnell abgebaut.

Das ungesättigte Acrolein besitzt eine noch stärkere Reizwirkung ($>$ 0,6 ml/m³) auf Schleimhäute als Formaldehyd. Bei Ratten wurde nach Acroleinexposition eine Induktion von Leberenzymen festgestellt. Beide Aldehyde verringern die Compliance der Lunge und erhöhen den Atemwegwiderstand. Da Formaldehyd und Acrolein zueinander eine synergistische Wirkung haben, wird in der Regel der Gesamtgehalt an Aldehyden ohne Spezifikation angegeben.

Durch sauren Smog und photochemischen Smog können verschiedene Erkrankungen der Lunge und der oberen Luftwege ausgelöst oder verschlimmert werden (vgl. SO_2). Zahlreiche Untersuchungen aber belegen die gegenüber der atmosphärischen Luftverschmutzung dominante Bedeutung des (Passiv-)Rauchens für diese Erkrankungen!

Atemgifte

Stickgase. Bei dieser heterogenen Gruppe handelt es sich um toxikologisch weitgehend wirkungslose Gase, die bei entsprechend hoher Konzentration den O_2-Gehalt der Atemluft – ggf. unter ein für das Überleben notwendiges Minimum (10 – 15 % O_2) – drücken.

Edelgase; Stickstoff (N_2). Während Edelgase keine toxikologische Wirkung zeigen, besitzt Stickstoff (N_2) bei hohen Konzentrationen eine narkotische Wirkung. Dies kann bei sehr tiefen Tauchgängen ($>$ 60 m) und Verwendung von Preßluft zu tödlichen Tauchunfällen führen (Tiefenrausch bei Tauchern, **E**)

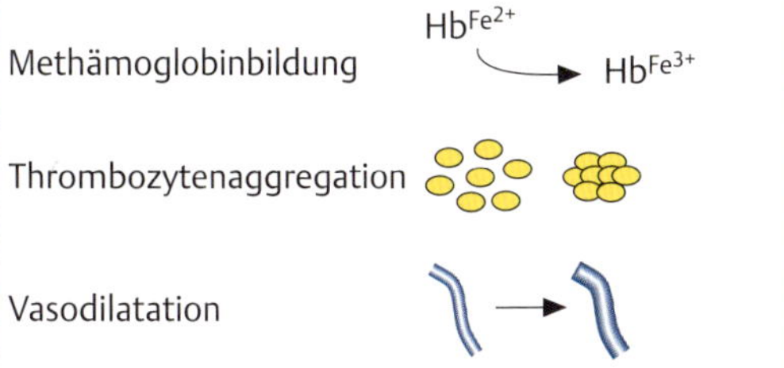

A. Wirkungen von Stickstoffmonoxid (NO)

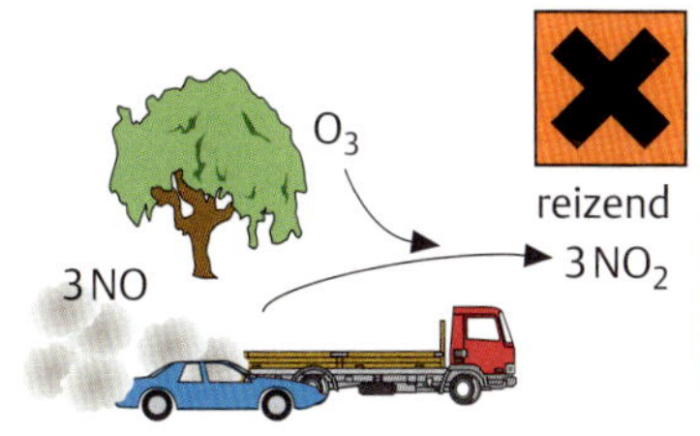

B. Oxidation des NO in der Umwelt

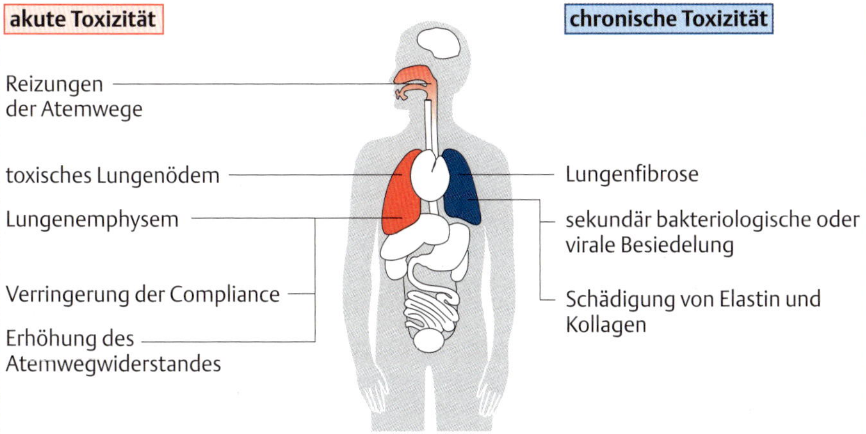

C. Erkrankungen nach Stickstoffdioxid (NO_2)-Exposition

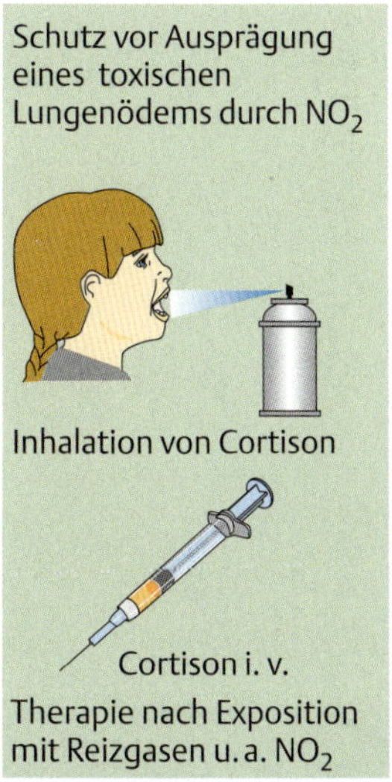

D. Therapie

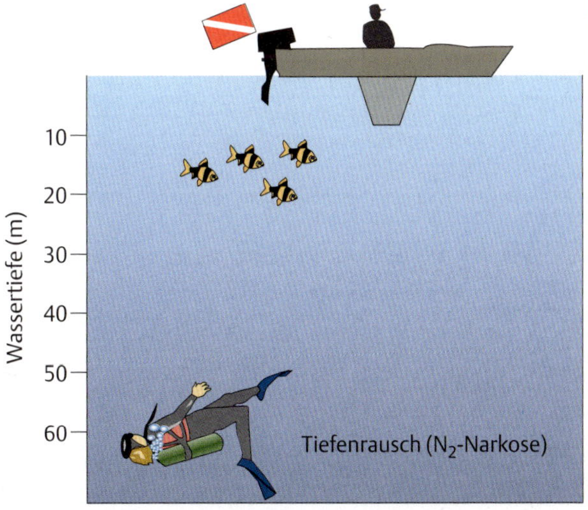

E. Wirkung von hohen Partialdrucken von Stickstoff (N_2)

Distickstoffmonoxid (Lachgas, N_2O)

Lachgas ist ein Narkotikum, das wegen seiner extrem raschen Elimination kurzzeitig den notwendigen O_2-Gehalt in der Lunge verdrängen kann.

Kohlendioxid (CO_2)

Kohlendioxid ist schwerer als Luft und reichert sich daher bodennah, z. B. in Gärkellern an. Vielfach wurden Unglücke in Bergwerken und Tunneln durch hohe CO_2-Gehalte verursacht. Dosisabhängig führt CO_2 zu einer respiratorischen Azidose ($<$ 3 Vol%), regt über Chemorezeptoren das Atemzentrum an (3 – 5 Vol%, **A**) und wirkt narkotisch ($>$ 5 Vol%). Andauernde Exposition mit erhöhten CO_2-Gehalten kann zu einer vermehrten Carbonatablagerung in der Knochenmatrix führen. MAK: 5000 ml/m^3.

Kohlenmonoxid (CO)

Kohlenmonoxid ist ein farbloses, geruchloses und geschmackloses Gas (keine Warnwirkung!); Dichte 0,97 kg/l. MAK: 30 ml/m^3. Es wird in großen Mengen durch Mikroorganismen in den Weltmeeren und durch Oxidation von Methan (Faulgas) in der Tropophäre produziert. Im Organismus fallen Spuren an CO in einem Nebenweg des Pyrrolfarbstoffmetabolismus an. Analog dazu entsteht CO durch Abbau von Chlorophyll aus Laub. CO wird auch durch unvollständige Oxidation bei Verbrennung von Kohlenwasserstoffen gebildet – zahlreiche Unfälle wurden verursacht durch schlecht funktionierende Öfen oder durch Betrieb von Verbrennungsmotoren in Garagen (bis 10 % CO im Leerlauf). „Garagentod" oder absichtliche Leitung von Autoabgasen in das Wageninnere ist auch ein häufig gewählter Weg für einen Selbstmord. Die Einführung des geregelten Dreiwege-Katalysators hat den CO-Ausstoß pro km drastisch verringert (ca. 2 g CO/km statt 60 g CO/km, **B**).

Wirkung. CO diffundiert nach Einatmung schnell aus den Alveolen in die Kapillaren. Auch die Abatmung erfolgt schnell. CO belegt in den vier Häm-Anteilen des Hämoglobins die 6. Koordinationsstelle des zentralen Eisenatoms (Fe^{2+}) und konkurriert in dieser Bindung mit O_2 bzw. CO_2. Da CO zu Fe^{2+} eine 200- bis 300fach höhere Affinität als O_2 besitzt (**C**), führen bereits 0,1 Vol% CO in der Einatmungsluft zu einem Anteil von ca. 50 % CO-Hb und (rechnerisch) einer Halbierung der O_2-Transportkapazität. Da aber bei einer Teilbelegung einzelner Häm-Moleküle mit CO die übrigen Häm-Moleküle des Hämoglobins O_2 in verringertem Maße ans Gewebe abgeben (negative Cooperativität; Haldane-Effekt), ist die effektive O_2-Versorgung der Organe noch stärker verringert. Es resultiert eine O_2-Unterversorgung der Organe bei einer Anhäufung von CO_2. Zusätzlich scheint sich CO an intrazelluläre Zytochrome zu binden und so direkt deren Aktivität zu hemmen.

Die CO-Wirkung wird von der aufgenommenen Menge und dem Sauerstoffbedarf des einzelnen Organs bestimmt (**D**). Die Schädigung der Organe erfolgt durch den O_2-Mangel, den Anstau an CO_2 (HCO_3^-) und eine metabolische Lactatazidose sowie durch direkte Schädigung von Myoglobin und Cytochromen. Die Symptome korrelieren mit dem CO-Hb-Gehalt (**E**).

CO penetriert rasch die Plazenta und kann im Gehirn des Fetus rauchender Mütter zu bleibenden neurologischen, bei schweren CO-Vergiftungen auch mikroskopisch feststellbaren Schäden führen, während die Schädigung der Mutter noch reversibel sein kann. Nach sehr schweren CO-Vergiftungen können Dauer- bzw. Spätschäden auch beim Erwachsenen auftreten (**F**).

Nachweis. Die spektroskopische Bestimmung des CO-Hb-Gehaltes erfolgt im lysierten Blut nach Reduktion der Hb-O_2-Fraktion (da ähnliches Absorptionsverhalten wie CO-Hb) mittels Na-Dithionit zu Hb. Während vergiftete Patienten aufgrund der reduzierten Kreislaufverhältnisse eher graublaß wirken, fällt beim Sektionsbefund eine kirschrote Farbe der Muskulatur auf.

Therapie. Bergung aus der kontaminierten Umgebung, Gabe von O_2, Bicarbonatgabe zur Antagonisierung der Azidose (**G**). – Durch die Sauerstoffgabe wird die Dissoziation des CO vom Hb erleichtert. Bei $>$ 25 % CO-Hb: hyperbarer O_2 (3 at) – im Plasma sind dann knapp 5 Vol% O_2 gelöst vor, was zur O_2-Versorgung der Organe ausreicht.

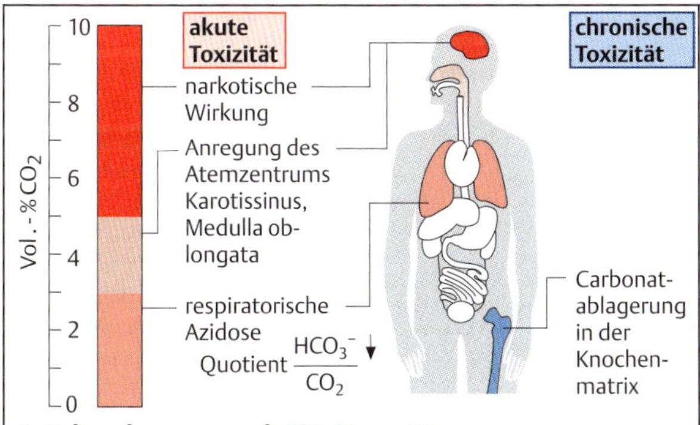

A. Erkrankungen nach CO_2-Exposition

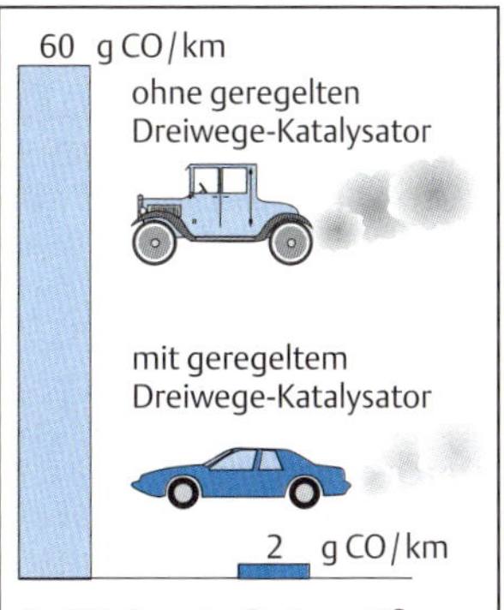

B. CO-Ausstoß eines Kfz

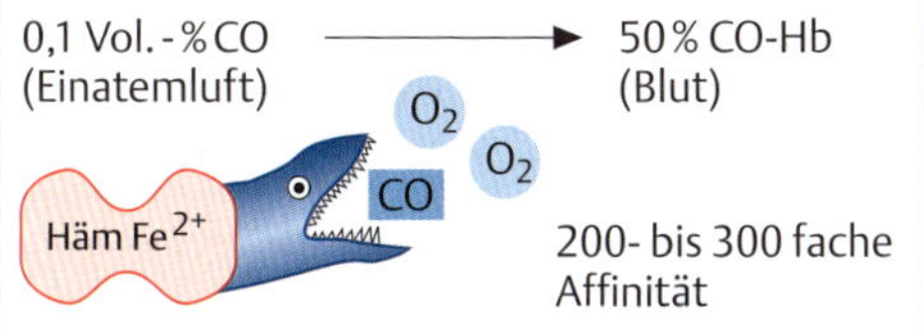

C. Relative Affinität von O_2 und CO zum Häm

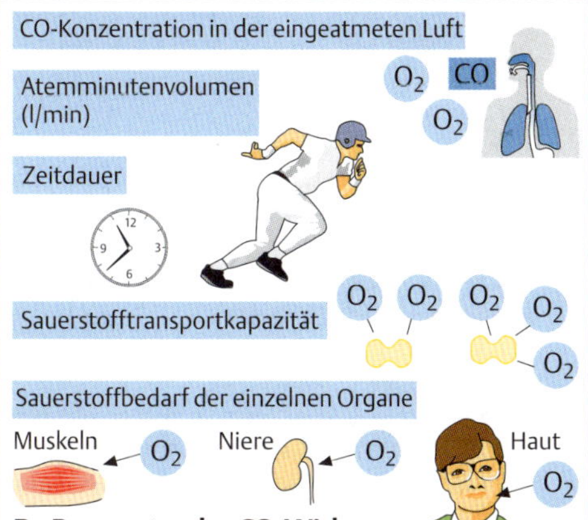

D. Parameter der CO-Wirkung

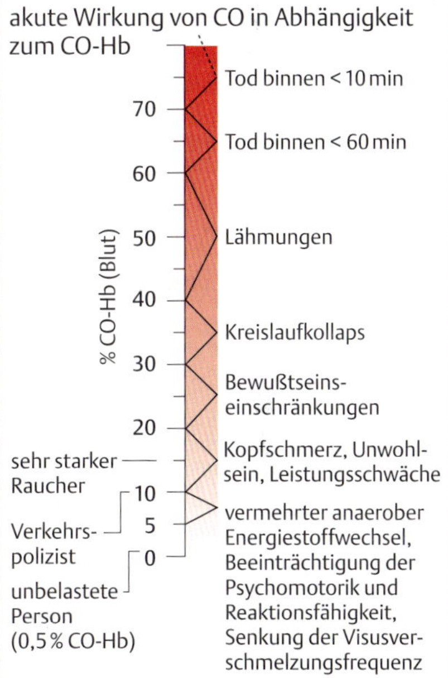

E. Akute Wirkung von CO

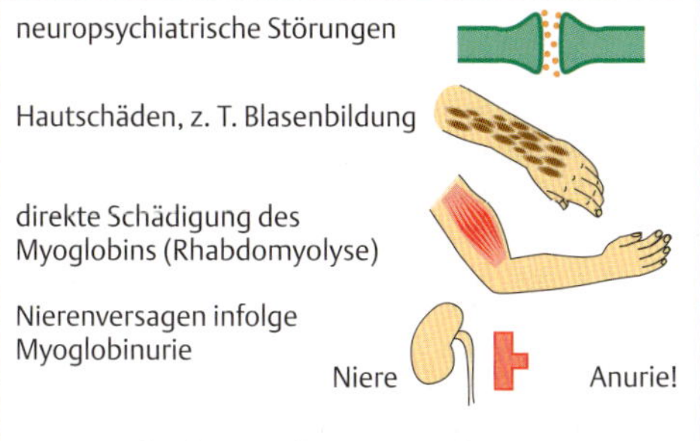

F. Spätschäden nach CO-Vergiftung

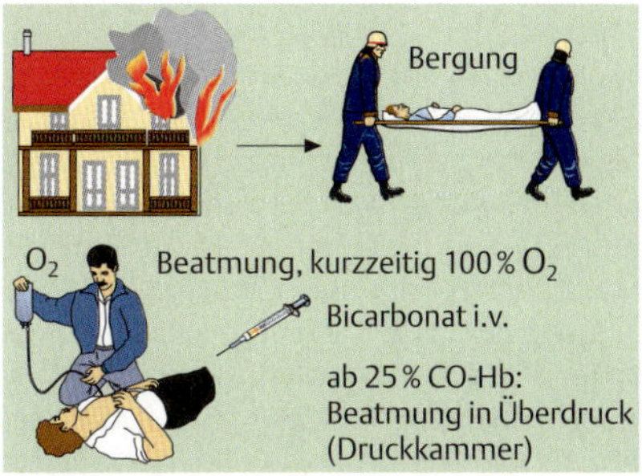

G. Therapie bei einer CO-Vergiftung

Blausäure (HCN) und Cyanide

Blausäure (Dichte 0,68 kg/l, Schmelzpunkt −14 °C, Siedepunkt 26 °C) zählt zu den ultraschnell wirkenden Giften. HCN ist bei pH 7,4 nur zu 1,6% dissoziiert (sehr schwache Säure, pk_a 9,2) und diffundiert sehr leicht durch Zellmembranen. MAK: 10 ml/m³.

Der typische Bittermandelgeruch wird von den meisten Menschen sehr empfindlich, aufgrund genetischer Veranlagung hingegen von anderen gar nicht wahrgenommen.

Toxisch wirksam ist das Cyanidion (CN^-). Cyanide werden bei der Metallhärtung und als Lösemittel von Edelmetallen eingesetzt, haben aber auch als Mord- und Selbstmordgifte traurige Bedeutung (Völkermord in „Cyanidduschen"). Blausäure bzw. Cyanide entstehen (neben CO) bei unvollständiger Verbrennung aller N-haltiger Stoffe (z. B. Kunststoffe wie Polyurethan und Polyacrylnitril, sowie Wolle und Seide). Auch im Organismus kann CN^- freigesetzt werden (**A**). Die Gefahr einer Vergiftung durch den Genuß von Bittermandeln (CN-Glykoside/Nitrile) ist gering, von Erwachsenen müssten ca. 50 Bittermandeln (ca. 0,2 g Cyanid), von Kindern etwa 10 Bittermandeln gegessen werden. Hingegen gab es zahlreiche Vergiftungsfälle (Neuropathien) bei falsch (nicht „traditionell") zubereiteten Maniokknollen („Cassava" – cyanogene Nahrungspflanze aus Südamerika und Südostafrika).

Ohne begleitende Prophylaxe kann die Therapie der hypertonen Krise mit Na-Nitroprussid zu bedrohlichen Zuständen führen, da (insbesondere nach Dosiserhöhungen infolge Tachyphylaxie) im Organismus große Mengen an CN^- abgespalten werden.

Wirkung. HCN wird über die Lunge, Cyanide werden oral aufgenommen und nach Umwandlung zu HCN im sauren Magenmilieu resorbiert. In der Zelle bindet sich CN^- mit hoher Affinität reversibel an das Fe^{3+} der mitochondrialen Cytochrome aa_3 und anderer Metalloenzyme (**B**). Infolge der Hemmung der Atmungskette kann O_2 nicht aktiviert werden (ATP-Verarmung, „innere Erstikkung", Lactazidose). Erste Symptome nach oraler Cyanidaufnahme sind binnen einiger Minuten (15 – 60 Minuten) nach Ingestion von z. B. Bittermandeln, Leinsamen) zu beobachten. Nach Blausäureinhalation können erste Symptome binnen weniger Sekunden (!) auftreten. 200 – 300 ml/m³ HCN wirken rasch tödlich, 100 ml/m³ sind lebensgefährlich.

Akute Wirkungen reichen von Rachenreiz (HCN), Atemnot, Rotfärbung der (Schleim-) Haut (kein O_2-Verbrauch, „Arterialisierung des Venenblutes"), Unwohlsein und Erbrechen zu Krämpfen, Erregungsleitungsstörungen am Herzen, Atemlähmung und Tod. Durch Sauerstoffmangel (infolge Atemlähmung) und Azidose können Dauer- bzw. Spätschäden (z. B. Schädigung des Nervensystems) ausgelöst werden (**C**).

Aufgrund der hohen körpereigenen Entgiftungskapazität (0,1 – 1 mg CN/kg/h) tritt eine chronische Vergiftung nur auf bei stetiger CN^--Aufnahme oder bei genetisch bedingten Störungen der Cyanidentgiftung („hereditäre Netzhautdegeneration", „tropische Neuropathie").

Entgiftung. Sie erfolgt intrazellulär durch Ankopplung von Sulfanschwefel (**D**). Bei diesem durch das intramitochondriale Enzym Rhodanese vermittelten Entgiftungsschritt entsteht Rhodanid (SCN^-), das über die Nieren ausgeschieden wird. Aufgrund der sehr hohen Umsetzungsrate könnten hohe CN^--Mengen entgiftet werden (s. o.), aber limitierend ist die geringe intrazellulär verfügbare Schwefelmenge.

Therapie. Schwefelsubstitution: NaThiosulfat ($Na_2S_2O_3$), S-Hydril 10 – 20 ml (10% Lösung) i. v. Da diese kausale Therapie bei schweren Vergiftungen zu langsam ist, wird zunächst ein Methämoglobinbildner (Ziel: ca. 1/3 $HbFe^{3+}$) verabreicht, da sich CN^- unter Aufgabe der Bindung an Cytochrome schnell und mit großer Affinität an das Fe^{3+} des MetHb bindet: 3 mg/kg 4-Dimethylaminophenol i. v. (4-DMAP, Kelocyanor, **E**).

Weniger wirksam und schlechter zu steuern: Amylnitrit inhalativ. Therapie mit Hydroxocobalamin: Vgl. schwere Brandgasvergiftungen (Cyanidvergiftung und Vergiftung mit CO, S. 132).

Organische (z. B. CO_2EDTA) oder anorganische Kobaltverbindungen werden heute aufgrund ihrer Nebenwirkungen nicht mehr verwendet.

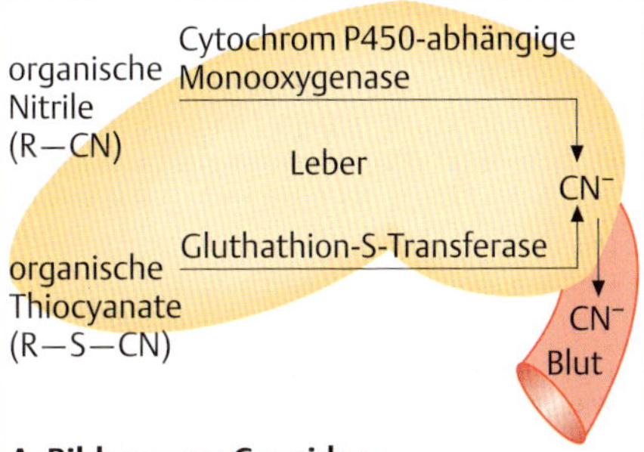

A. Bildung von Cyaniden

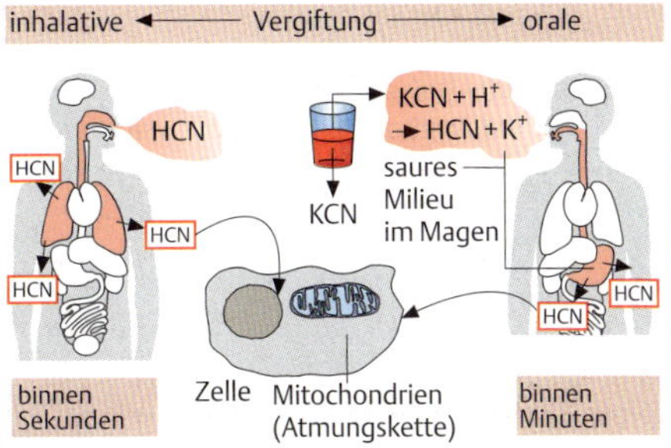

B. Mechanismus einer Cyanidvergiftung

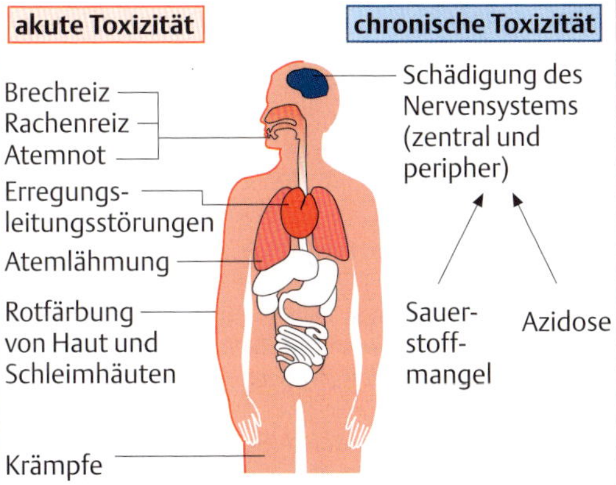

C. Wirkungen einer Blausäure-/Cyanidexposition

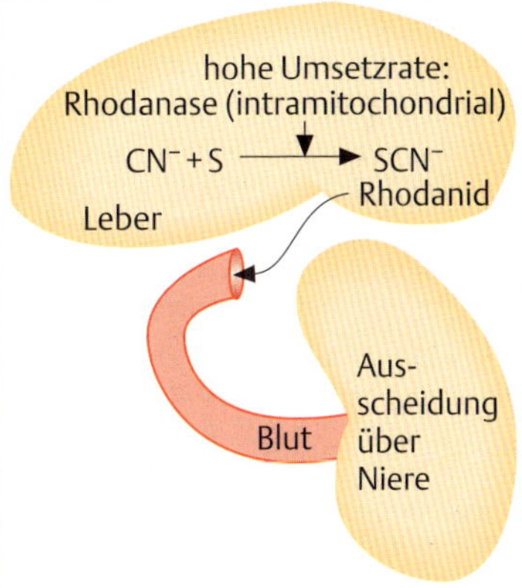

D. Körpereigene Cyanidentgiftung

Schwefelsubstitution: Natrium-Thiosulfat ($Na_2S_2O_3$) i. v. (flutet zu langsam intrazellulär an),

deshalb zuerst: Umverteilung des CN^- von der Atmungskette zum Methämoglobin

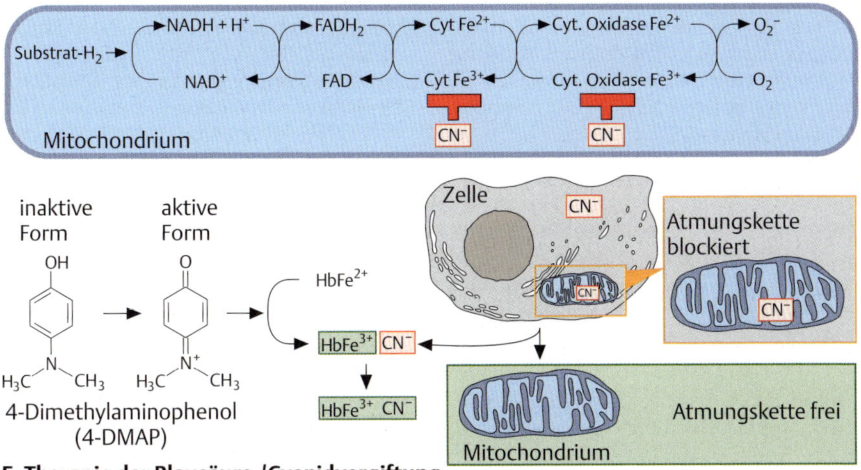

E. Therapie der Blausäure-/Cyanidvergiftung

Schwefelwasserstoff (H_2S)

H_2S (farbloses, brennbares Gas, MAK: 10 ml/m^3) wird gebildet bei der Reaktion von Mineralsäuren mit Schwermetallsulfiden sowie bei der Zersetzung von Eiweiß (Kloakengas: bis 10% H_2S). Weiterhin fallen erhebliche Mengen an H_2S bei der Papierherstellung an. H_2S kumuliert z.B. in Kellern, Kanälen und Behältern. Das Warnsignal eines intensiven Geruches nach faulen Eiern (Empfindungsschwelle ca. 0,025 ml/m^3) sinkt aufgrund einer raschen Gewöhnung. Charakteristisch sind Unfälle von Hilfspersonen bei der versuchten Rettung von Verunglückten aus vergifteten Räumen.

Wirkung. Ab 10–50 ml/m^3: Reizwirkung; Lungenödem möglich, intrazelluläre Hypoxie (Mechanismus ungeklärt). Ab 500 ml/m^3: Bewußtlosigkeit und schnell ausgelöste zentrale Atemlähmung. H_2S wird im Organismus rasch oxidiert und als Sulfatsalz ausgeschieden.

Nach chronischer Einwirkung (z.B. bei Arbeitern in der Kunstfaserherstellung) können Korneaschädigung, Erhöhung des Atemwegwiderstandes, Lungenödem, Pneumonie und Herzmuskeldegeneration beobachtet werden (**A**).

Therapie. Unspezifische Maßnahmen (Atemwege frei halten, Azidosekorrektur).

Begasungsmittel

Einige gasförmige Verbindungen finden Verwendung als Begasungsmittel zur Bekämpfung von Insekten, Nagern und anderen Schädlingen in ansonsten nicht erreichbaren Räumen. Bei den Begasungsmitteln handelt es sich um sehr gefährliche Gifte, bei denen (in Deutschland) nicht nur der Handel, sondern auch die Verwendung beschränkt und erlaubnispflichtig ist (§25 Gefahrstoffverordnung, Gef-StoffV). Voraussetzungen für die Erteilung einer Erlaubnis durch die zuständige Behörde für den Umgang mit Begasungsmitteln und die Durchführung von Begasungen sind die erforderliche Zuverlässigkeit und ein Sachkundenachweis („Befähigungsschein", **B**). Einzelheiten für die Durchführung sind in den Technischen Regeln Begasungen, TRGS 512 und 513 angeführt. Z.B. dürfen Schiffe während der Beförderung nur mit Phosphorwasserstoff begast (§25 (1) GefStoffV), Transportbehälter während der Beförderung nur mit Phosphorwasserstoff oder Brommethan behandelt und Ethylenoxid nur in Begasungsanlagen verwendet werden.

Gemäß Anhang III Nr. 5 der GefStoffV werden in *Deutschland* folgende Begasungsmittel verwendet (**C**, Stand 2002):

Brommethan (Methylbromid). Die Verwendung dieses Insektizids (farbloses, nicht brennbares Gas, Siedepunkt 4,5 °C, Dichte 3 kg/l) verursachte in Kalifornien in den 60er Jahren mehr Todesfälle als die Anwendung von Organophosphaten (vgl. S. 186). Dem extrem giftigen Methylbromid wird üblicherweise der potente Reizstoff Chlorpikrin (!) als Warnsubstanz hinzugemischt. Zielorgan der systemischen Wirkung des Methylbromids ist das ZNS. Als Wirkungsmechanismus der ZNS-Vergiftung werden Reaktionen mit körpereigenen Sulfhydrylgruppen angenommen (MAK III/3 B, 5 ml/m^3); eine therapeutische Wirkung von Dithiolverbindungen (z.B. Dimercaptopropanol, Dimercaptosuccinic Acid, DMSA) wird diskutiert.

Cyanwasserstoff und **Formaldehyd** s. S. 88, 130 und 134.

Ethylenoxid (Oxiran). Farbloses Gas, Siedepunkt 11 °C, Dichte 1,5 kg/l, hohe Geruchsschwelle (ca. 700 ml/m^3), stark reizend, mutagen und kanzerogen, bildet mit Luft explosible Gemische. TRK 1 ml/m^3. MAK III/2.

Phosphorwasserstoff (Phosphin, PH_3, und Phosphorwasserstoff-entwickelnde Stoffe). Phosphin (farbloses, schweres Gas) wird im Beisein von Spuren an Wasserdampf aus Aluminiumphosphid-Tabletten langsam freigesetzt. Das Stoffwechsel- und Nervengift Phosphin (MAK III/2, 0,1 ml/m^3) ist giftiger, aber gilt im Umgang sicherer als Methylbromid.

In anderen Ländern werden auch Acrylcyanid (= Acrylnitril, $CH_2=CHCN$), Carbondisulfid, Tetrachlormethan (= Tetrachlorkohlenstoff, CCl_4, s. S. 98), Chlorpikrin und Ethylendibromid (1,2-Dibromethan) sowie Dibromchlorpropan ($ClCH_2CHBrCH_2Br$) angewendet.

Nachweis. Die angeführten gasförmigen Verbindungen können mittels Gaschromatographie oder Infrarotspektroskopie quantitativ und mittels Dräger-Spürröhrchen halbquantitative bestimmt werden.

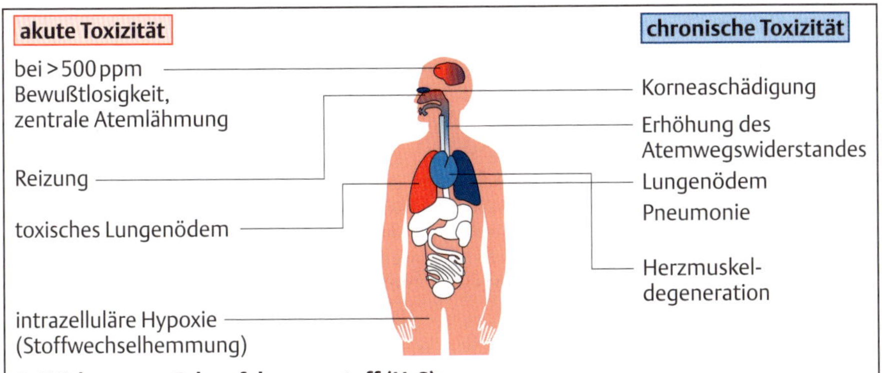

A. Wirkung von Schwefelwasserstoff (H_2S)

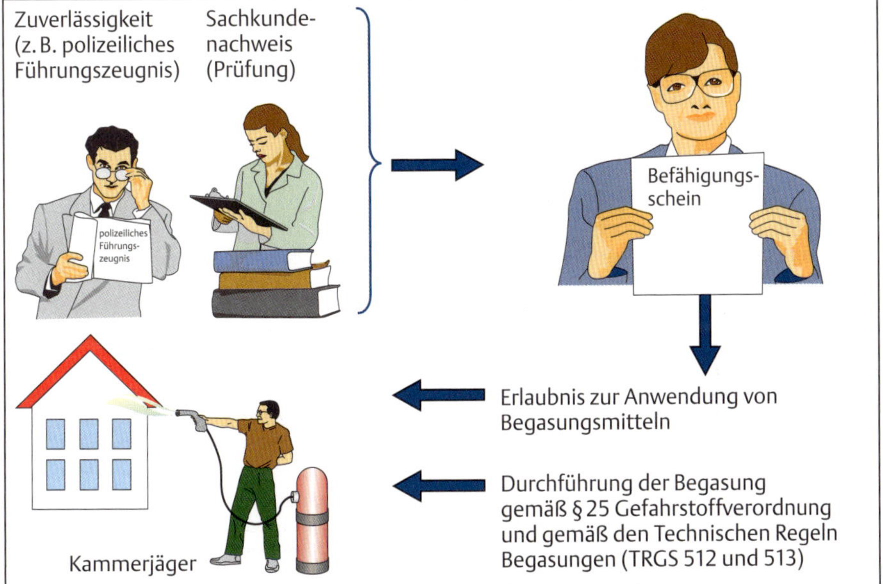

B. Regelung der Anwendung von Begasungsmitteln in Deutschland

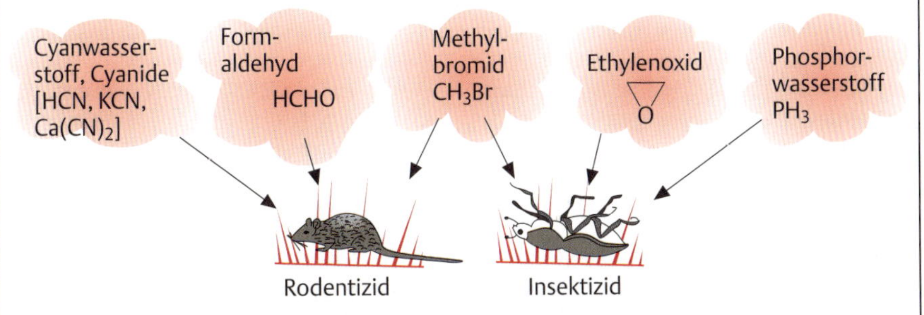

C. In Deutschland zugelassene Begasungsmittel

Grundlagen

Gase. Nach der Kraftstoffverbrennung in einem Otto- bzw. Dieselmotor können folgende Gase, die zusammen mehr als 99 Gew.% der gesamten Autoabgase ausmachen, nachgewiesen werden: Stickstoff (N_2, ca. 71%), Kohlendioxid (CO_2, ca. 18%), Wasserdampf (H_2O, ca. 8%), Argon (Ar, ca. 1%) und Sauerstoff (O_2, ca. 1%). Den restlichen Anteil machen die folgenden limitierten Komponenten aus: Kohlenmonoxid (CO), Stickoxide (NO_x), Kohlenwasserstoffe (CH) und Partikeln sowie die nicht limitierten Komponenten Schwefeldioxid (SO_2), Wasserstoff, Aldehyde, Ketone und sonstige Verbindungen (**A**). Allerdings hat der Gesetzgeber einige Verbindungen gesetzlich geregelt, deren Verminderung auch die Verminderung anderer Verbindungen zwangsweise nach sich zieht. Im weiteren Sinne sind auch die Schwefelverbindungen über den Schwefelgehalt in den Brennstoffen (relevant bei Diesel) in den Abgasen limitiert.

EG-Richtlinie 94/12. Danach darf derzeit ein Pkw mit Ottomotor pro gefahrenen Kilometer nicht mehr als 2,2 g CO und 0,5 g Gesamt-CH + NO_x emittieren, ein Diesel-Pkw nur 1,0 g CO, 0,7 g Gesamt-CH + NO_x und 0,08 g Partikeln. Wegen der kurzen Reaktionszeiten der Treibstoffluftgemische (10 ms im Leerlauf bis <1 ms bei hoher Drehzahl) sind in den Autoabgasen auch unverbrannte CH und Bleiverbindungen (Ottomotor) sowie Schwefelverbindungen und Partikeln (Dieselmotor) enthalten. Die Höhe des Anteils der einzelnen Gase bzw. Partikeln hängt von vielen Parametern ab: z. B. Kraftstoffart und deren Additive, Anteil der Verbrennungsluft, motorische Parameter wie Einstellung der Zündanlage oder Funktion und Art des Motors. Eine Minderung aller Schadstoffkomponenten in Autoabgasen ist durch eine Abgasnachbehandlung (Abgaskatalysator) zu erreichen.

Funktion eines Abgaskatalysators (B)

Reduzierung von CO-, CH- und NO_x-Emissionen. Dazu dient ein Katalysator, der aus einem wabenartigen Trägermaterial (Keramik oder Metall) besteht, auf das zur Vergrößerung der Oberfläche eine Zwischenschicht („washcoat") aufgebracht ist, die aktivitätserhöhende Zusätze (Promotoren) enthält. Aufgelagert ist die katalytische aktive Schicht, die aus Platin und Rhodium (ca. 5 : 1 und/oder evtl. Palladiumanteilen) besteht und an der chemische Reaktionen, z. B. CO-, CH- und NO_x-Konvertierungen, katalysiert werden (**C**). Blei schädigt die Katalysatoroberfläche, weshalb nur bleifreier Kraftstoff verwendet werden darf. CO und CH werden in Gegenwart von O_2 umgewandelt, NO_x nur unter reduzierenden Bedingungen. Mit Hilfe der λ-Sonde wird der O_2-Gehalt im Abgas kontinuierlich gemessen und das optimale Luftgemisch danach eingestellt.

Verkehr. Er ist der Hauptverursacher für die Schadstoffemissionen CO, NO_x und organische Verbindungen (Kraftwerke für SO_2). Verkehr und Energieumwandlung sind Hauptbeteiligte bei der Entstehung von CO_2, das mit weiteren „Treibhausgasen" (z. B. Methan, Lachgas, Ozon, FCKW, H_2O-Dampf) für den „Treibhauseffekt" verantwortlich ist. Pro 100 gefahrenen Kilometern gelangen ca. 20 kg CO_2 in die Luft.

Treibhauseffekt

7,5 Mrd. Tonnen CO_2 gelangen weltweit pro Jahr durch alle Verbrennungen in die Erdatmosphäre. Durch den Anstieg des CO_2-Gehalts (**D**) wird die von der Erde reflektierte Wärmestrahlung zunehmend zurückgehalten. Dies soll bis zum Jahr 2050 zu einer Erwärmung um 3–4 °C führen und so eine weitreichende Klimaveränderung bewirken. Teile des Polareises sollen dann abschmelzen und einen Anstieg des Meeresspiegels um ca. 0,5 m bewirken. Dies wäre für einige Länder, z. B. Malediven, eine existentielle Gefahr. In Europa soll unter 1500 m Höhe kein Schnee mehr fallen. Dies würde zu veränderten Abflußvolumina und Grundwasserspiegeln führen. Weitreichende ökologische Beeinflussungen wären zu befürchten.

CO_2-Emissionsreduzierungen (z. B. verminderter Energieverbrauch, Reduzierung des Verkehrs) können der drohenden Klimaveränderung entgegenwirken.

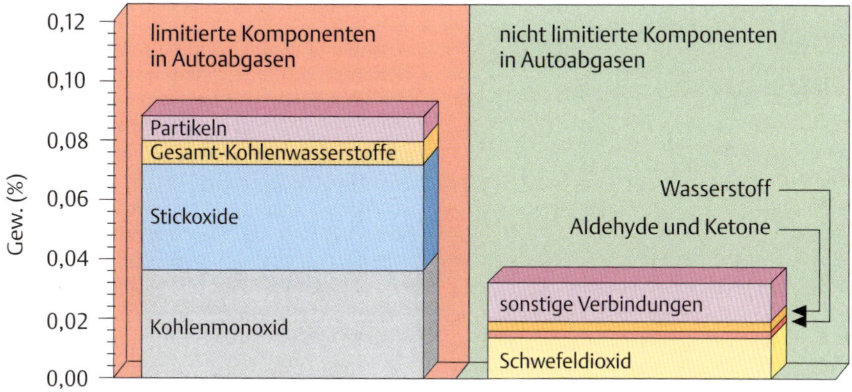

A. Zusammensetzung von Autoabgasen

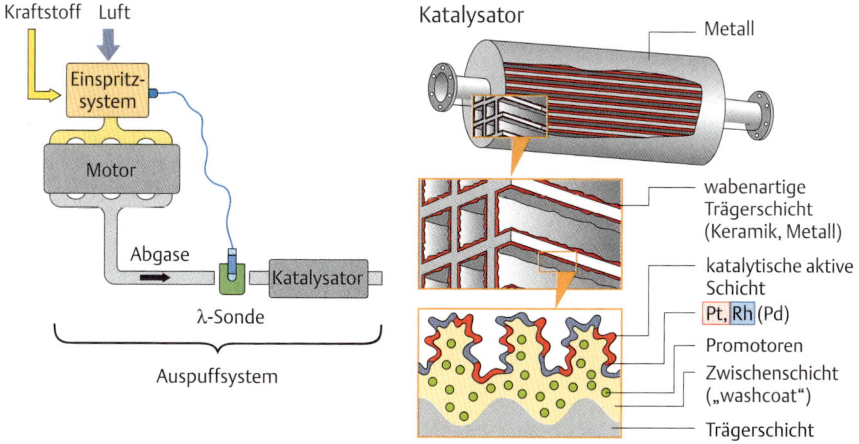

B. Aufbau eines Pkw-Abgaskatalysators

NO_x-Konvertierung

$2\,CO + 2\,NO \longrightarrow N_2 + 2\,CO_2$

$2\,H_2 + 2\,NO \longrightarrow N_2 + 2\,H_2O$

CH-Konvertierung

$H_nC_m + 2\,H_2O \longrightarrow CO_2 + (2 + \frac{n}{2})H_2$

CO-Konvertierung

$2\,CO + O_2 \longrightarrow 2\,CO_2$

andere Reaktionen

$2\,SO_2 + O_2 \longrightarrow 2\,SO_3$

$4\,NH_3 + 5\,O_2 \longrightarrow 4\,NO + 6\,H_2O$

C. Chemische Reaktionen im Katalysator

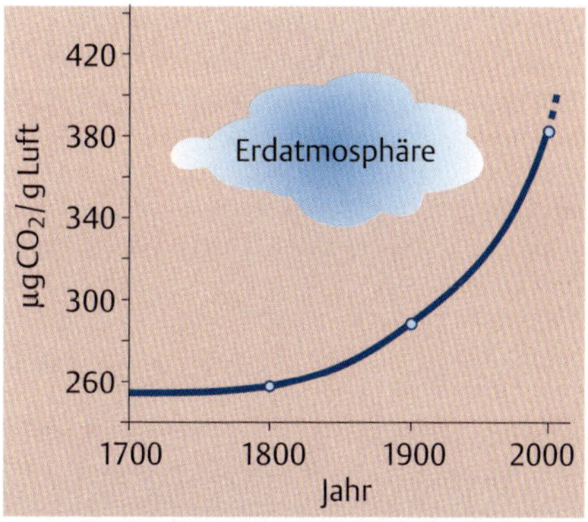

D. Zunahme der CO_2-Konzentration

Sauerstoffspezies und freie Radikale I

Bildung und Wirkung

Reaktive Sauerstoff-(O_2-)Spezies und freie Radikale zeichnen sich durch eine sehr hohe Reaktivität (korreliert mit der Bildungsgeschwindigkeit) aus. Sie entstehen bei (patho)physiologischen Prozessen in allen Lebensformen. Freie Radikale sind Substanzen, die ungepaarte Elektronen besitzen, wobei ein ungepaartes Elektron ein Molekülorbital alleine besetzt. Radikale sind deshalb paramagnetisch, d.h. sie richten sich in einem Magnetfeld aus. Radikale können durch Ab- oder Aufnahme eines Elektrons bzw. durch Spaltung einer kovalenten Bindung entstehen **(A)**. Reaktive O_2-Spezies sind (Reihenfolge abnehmender Reaktivität): das Hydroxyl-Radikal ($^{\bullet}OH$), Singulett-O_2, Superoxid-Radikalanion ($O_2^{\bullet-}$) und das Wasserstoffperoxid (H_2O_2). Molekularer Sauerstoff (O_2) ist sehr reaktionsträge. In seinem Grundzustand (Triplett-O_2) ist er ein Biradikal, d.h. die äußersten Molekülorbitale ($2\,p\pi^*$) enthalten jeweils ein ungepaartes Elektron mit parallelem Spin. Die reaktive Sauerstoffspezies Ozon s.S. 144 – 147.

Singulett-O_2. Die äußeren Elektronen des Singulett-O_2 besitzen antiparallelen Spin. Es kann bei einigen (patho)-physiologischen Prozessen (z.B. bei der Phagozytose, Prostaglandin-Biosynthese) entstehen. Zwei Formen kommen vor: $^1\Sigma_g^+$-O_2 (die gepaarten Elektronen besetzen jeweils ein Molekülorbital) und $^1\Delta g$-O_2 (beide Elektronen besetzen gemeinsam ein $2\,p\pi^*$-Orbital, **B**).

$O_2^{\bullet-}$-Radikal. Es entsteht z.B. als Nebenprodukt der mitochondrialen Atmung durch Reduktion von O_2. Da die mitochondriale $O_2^{\bullet-}$-Produktion proportional der O_2-Spannung ist, stellt sie einen wesentlichen Faktor bei der Sauerstofftoxizität dar. $O_2^{\bullet-}$ wird vorwiegend von Phagozyten (z.B. bei Entzündungsprozessen) produziert. Diese O-Produktion kann anregen: z.B. opsonierte Bakterien, Komplementfaktor C5a, Leukotrien B4 und Tumorpromotoren (z.B. Phorbolmyristylacetat). Bei enzymatischen Umsetzungen kann ebenfalls $O_2^{\bullet-}$ freigesetzt werden (z.B. im postischämischen Gewebe durch Xanthinoxidasen).

H_2O_2. Es kann im Organismus ebenfalls als Nebenprodukt enzymatischer Reaktionen (z.B. der Monoaminoxidase) durch Dismutation von $2\,O_2^{\bullet-} + 2\,H^+ \rightarrow O_2 + H_2O_2$ oder durch direkte Zwei-Elektronen-Übertragung auf das O_2-Molekül entstehen (**B**). H_2O_2 ist eine stabile Verbindung, die in lebenden Zellen als Oxidations- oder Reduktionsmittel wirken kann.

$^{\bullet}$OH-Radikal. Es ist ein sehr starkes Oxidationsmittel (hohe Bildungsgeschwindigkeitskonstante) und entsteht im entzündeten Gewebe durch eine Übergangsmetall-vermittelte Reaktion, bei der Fe^{2+} zu Fe^{3+} oxidiert wird (Fenton-Reaktion, **B**) und bei Reaktionen von H_2O_2 mit Stickoxiden. Die Haber-Weiss-Reaktion, bei der unter Verbrauch eines $O_2^{\bullet-}$ ein $^{\bullet}$OH-Radikal gebildet wird, läuft in vivo nur bei hoher H_2O_2-Konzentration ab (**B**).

Alkoxy($RO^{\bullet}$)-, Peroxy($ROO^{\bullet}$)- bzw. organische freie Radikale. Sie entstehen beim Metabolismus einer Reihe von Fremdstoffen (Xenobiotika). So können z.B. die Verbindungen 1,2-Dibromethan (Benzinzusatzstoff), Tetrachlorkohlenstoff (CCl_4) oder Paracetamol zu freien Radikalen metabolisiert werden und so im Organismus Schäden verursachen (**A, B**).

Die Radikalbildung in Phagozyten steht im Dienste der Infektabwehr. Phagozyten nutzen das toxische Potential von reaktiven O_2-Spezies, um z.B. phagozytierte Bakterien abzutöten (**B**).

Wirkungen (**B**). Radikale und reaktive O_2-Spezies können ansonsten folgende Schäden verursachen: Oxidation von ungesättigten Fettsäuren, Depolymerisation von Kollagen, Denaturierung von Enzymen, Lyse von Erythrozyten, Inaktivierung von Neurotransmitter, Zerstörung von Mukopolysacchariden der Synovialflüssigkeit, Zerstörung von Proteinstrukturen (Erhöhung der Allergenizität) und Beteiligung bei der Entstehung von Tumoren u.a.

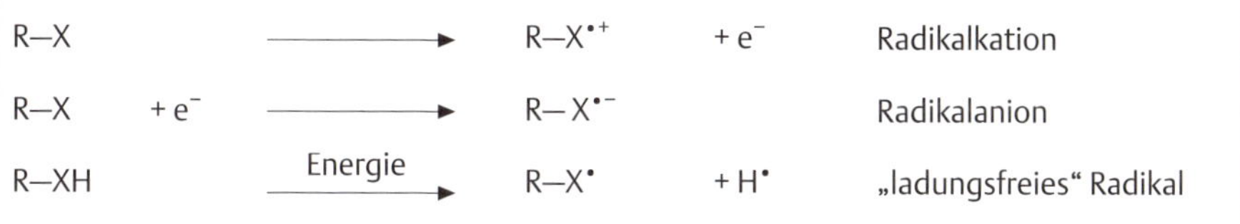

A. Bildung von Radikalen

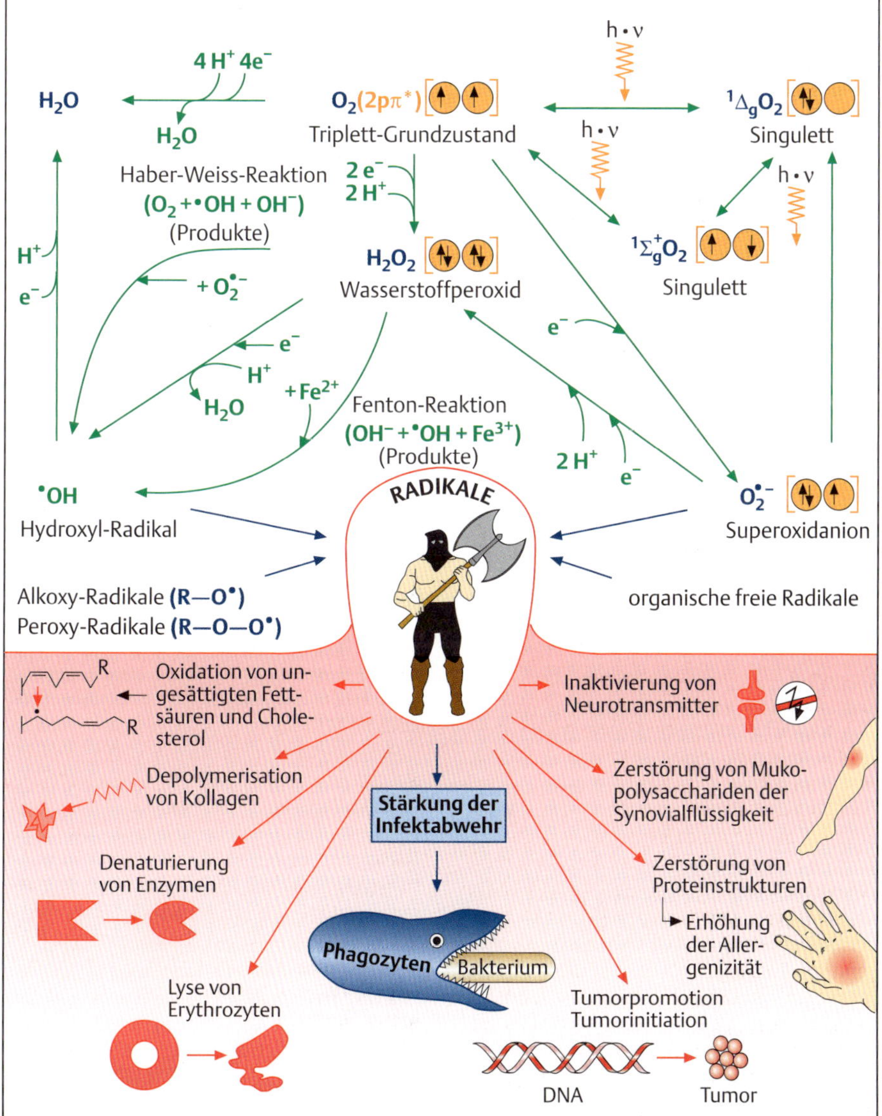

B. Entstehung und Wirkung von Radikalen

Sauerstoffspezies und freie Radikale II

Schutzmechanismen

Voraussetzung für ein Leben unter Sauerstoff ist ein wirksames Abwehrsystem zur Verhinderung der schädlichen Begleiterscheinungen bei der Bildung reaktiver O_2-Spezies und freier Radikale (vgl. S. 140). In lebenden Zellen befinden sich eine Reihe von enzymatischen und nichtenzymatischen Schutzmechanismen, um die Schadwirkung von reaktiven O_2-Spezies und freien Radikalen abzuschwächen oder zu verhindern.

Enzymatische Schutzmechanismen (A)

Superoxid-Dismutasen (SOD). Sie setzen Superoxid-Radikalanionen ($O_2^{\bullet -}$) im Organismus um (**A**). SODs sind Metalloenzyme. Im katalytischen Zentrum befinden sich je nach Spezies die Übergangsmetallionen Cu (Zn), Fe oder Mn. SODs sind phylogenetisch sehr alte Proteine, die offenbar zum Schutz vor den O_2-Schadwirkungen schon vor mehr als einer Milliarde Jahren entwickelt wurden. Für die Reaktion von $O_2^{\bullet -}$ mit SOD wurde eine Geschwindigkeitskonstante von $2 \cdot 10^{-9}$ l $\cdot$ mol$^{-1} \cdot$ s^{-1} bestimmt, d.h. die Reaktion ist so schnell, daß sie nur durch die Diffusion vom Substrat zur SOD limitiert ist. Dies bedeutet, daß intrazellulär gebildetes $O_2^{\bullet -}$ praktisch schon am Ort des Entstehens abgefangen wird (die Gleichgewichtskonzentration des $O_2^{\bullet -}$ in der Leber beträgt unter Normalbedingungen nur 10^{-11} – 10^{-12} mol/l).

Katalase. Sie katalysiert wie SOD eine Dismutation. Aus Wasserstoffperoxid (H_2O_2) wird O_2 und H_2O (**A**). Katalase ist ein Hämprotein, das ubiquitär im Säugetiergewebe vorkommt. In Hepatozyten finden sich Katalasen vorwiegend in den Peroxisomen.

Glutathion-Peroxidase (tetrameres Protein). Sie reduziert H_2O_2 unter Verbrauch des Tripeptids Glutathion (GSH, **A**). Im katalytischen Zentrum des cytosolischen Enzyms befindet sich das essentielle Spurenelement Selen. Durch die Wirkung von Katalase und Glutathion-Peroxidase kann die H_2O_2-Konzentration in der Zelle unter Normalbedingungen bei 10^{-7} – 10^{-9} mol/l gehalten werden. Glutathion-Peroxidase kann, im Gegensatz zu Katalase, auch mit Hydroperoxiden von ungesättigten Fettsäuren, Steroiden, Nukleotiden u.a. reagieren.

Glutathion-S-Transferasen. Sie können organische freie Radikale und reaktive organische Moleküle mit GSH umsetzen. Diese Enzyme sind Schlüsselenzyme für die Bildung von Mercaptursäuren und Cysteinyl-Leukotrienen. Sie können als Selen-unabhängige Glutathion-Peroxidasen auch bereits gebildetes organisches Hydroperoxid (ROOH), nicht aber H_2O_2 umsetzen. Um Zellfunktionen aufrechtzuerhalten, ist ein hoher intrazellulärer GSH-Spiegel erforderlich. Das bei den erwähnten enzymatischen Umsetzungen verbrauchte GSH muß deshalb wieder rückgewonnen werden. Die NADPH-abhängige Glutathion-Reduktase kann Glutathiondisulfid (GSSG) zum GSH reduzieren: GSSG + NADPH + $H^{\oplus} \rightarrow$ 2 GSH + NADP$^{\oplus}$. NADPH wird wiederum über die Glucose-6-phosphat-Reaktion nachgeliefert.

Nichtenzymatische Schutzmechanismen (B)

Ascorbinsäure (Vitamin C). Sie ist in der Lage, sowohl freie Radikale, insbesondere $O_2^{\bullet -}$ und $^{\bullet}OH$, als auch H_2O_2 und Singulett-O_2 abzufangen.

Vitamin A. β-Carotin ist das Provitamin A und die Vorstufe bei der Bildung von Vitamin A. Es findet sich in der Retina und kann u.a. Singulett-O_2 inaktivieren.

α-Tocopherol. Das lipophile Antioxidans α-Tocopherol (Vitamin E) kann mit Peroxyl- und Alkoxyl-Radikalen (z.B. in peroxidierenden Membranphospholipiden) reagieren und somit Lipid-Peroxidationsreaktionen unterbinden.

Taurin, Harnsäure. Diese weiteren wasserlöslichen Antioxidantien können $^{\bullet}OH$, $ROO^{\bullet}$ und Singulett-O_2 inaktivieren.

Glutathion. Eine wichtige Rolle bei der Inaktivierung von Radikalen spielt das Tripeptid Glutathion (γ-Glutamyl-Cysteinyl-Glycin). Es kann auch nichtenzymatisch mit Radikalen wie $O_2^{\bullet -}$, $^{\bullet}OH$, $RO^{\bullet}$ und $ROO^{\bullet}$ unter Bildung von GSSG reagieren: $R^{\bullet}$ + GSH $\rightarrow$ RH + $GS^{\bullet}$; $GS^{\bullet}$ + $GS^{\bullet}$ $\rightarrow$ GSSG.

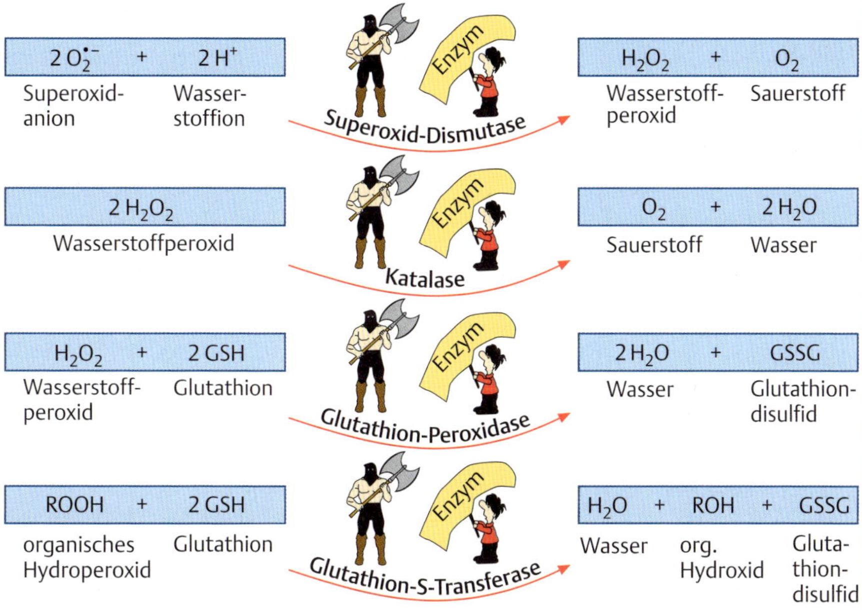

A. Enzymatische Schutzmechanismen gegen reaktive O-Spezies und freie Radikale

Substanz	Struktur	Funktion
Ascorbinsäure (Vitamin C)	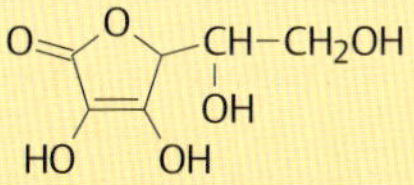	Abfangen von $O_2^{\bullet-}$, $OH^{\bullet}$, H_2O_2 und Singulett-O_2
Vitamin A	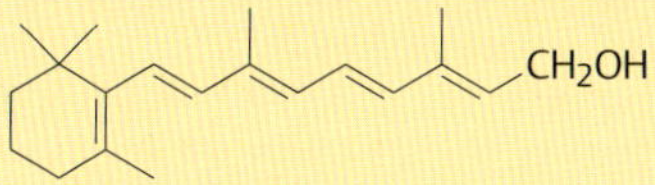	Abfangen von Singulett-O_2
α-Tocopherol (Vitamin E)	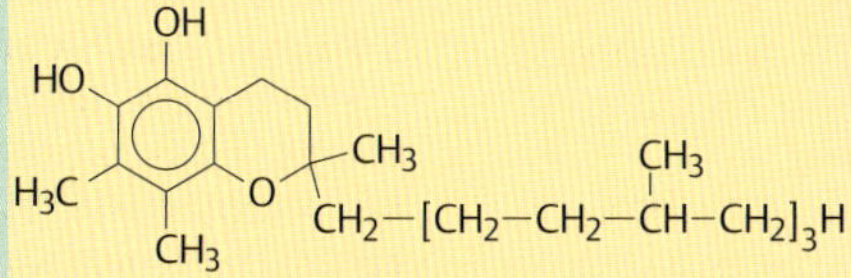	Abfangen von $RO^{\bullet}$, $ROO^{\bullet}$
Harnsäure	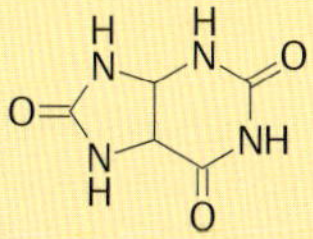	Abfangen von $OH^{\bullet}$, $ROO^{\bullet}$ und Singulett-O_2
Taurin	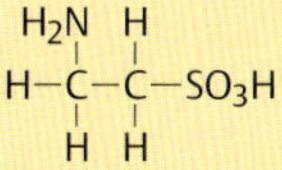	Abfangen von $OH^{\bullet}$, $ROO^{\bullet}$ und Singulett-O_2
Glutathion	γ-Glu-Cys-Gly	Abfangen von $O_2^{\bullet-}$, $OH^{\bullet}$, $RO^{\bullet}$, $ROO^{\bullet}$

B. Nichtenzymatische Schutzmechanismen gegen reaktive O-Spezies und freie Radikale

Sauerstoffspezies I

Ozon (O_3)

O_3 ist ein bläuliches Gas mit hoher Giftigkeit (Dosis-Wirkungs-Kurve verläuft sehr steil). O_3 ist ein sehr starkes Oxidationsmittel mit hoher Reaktivität. O_3 entsteht in der Stratosphäre durch Reaktion von molekularem Sauerstoff (O_2) mit UV-Licht. Die O_3-Konzentration beträgt hier ca. 20 mg/m^3 Luft, in der oberen Troposphäre ca. 2 – 4 und in der unteren tagesabhängig zwischen 0,004 und 0,2 mg/m^3 (**A**). Die Halbwertzeit von O_3 in der Troposphäre ist kurz (7 Minuten). Da O_3 in Wohnräumen rasch zerfällt und dort nicht nachgebildet wird, ist die O_3-Konzentration in Gebäuden geringer als im Freien.

Aufnahme. O_3 wird bei körperlicher Anstrengung (z. B. Arbeit, Sport) bis zu 90 % von der Lunge aufgenommen (**A**).

Verteilung. Aufgrund seiner hohen Reaktivität unterliegt es bereits in den Lungen (spätestens in der Lungenblutbahn) einer raschen Verstoffwechselung durch das antioxidative System (**A**, vgl. auch S. 142).

Wirkmechanismen. O_3 kann in den Zellen vielfältige Schäden verursachen: zum Beispiel können Lipid-Doppelbindungen in Zellmembranen, Proteine (z. B. Enzym-, Struktur- und Rezeptorproteine) und Hyaluronsäure einer oxidativen Umwandlung unterliegen, die alle zu einem Funktionsverlust (Zellschädigung) führen können. Schäden treten vermehrt auf durch die Bildung von Hydroperoxiden (ROOH) und deren radikalischen Spaltprodukten (ROO$^\bullet$, RO$^\bullet$) sowie Superoxid ($O_2^{\bullet-}$)- und Hydroxyl($^\bullet$OH)-Radikalen (**B**, vgl. S. 140).

Akute Toxizität (Einatmen von 2 – 10 mg O_3/m^3 Luft für 1 – 2 Stunden). Sie ist vorwiegend geprägt durch das z. T. schnelle Auftreten (innerhalb von 60 Minuten) von Schädigungen der Augenbindehaut und den Schleimhäuten des oberen Atemtrakts (Alveolarepithel). Als Folge werden heftiger Tränenfluß, Veränderungen der Sehschärfe, Zyanose und Lungenfunktionsstörungen (z. B. Dyspnoe, toxisches Lungenödem, Erniedrigung der Vitalkapazität) beobachtet. Schon das Einatmen von 0,2 mg O_3/m^3 (für 1 – 2 Stunden) kann beim Menschen zu unangenehmen Reizungen im Augen-, Nasen- und Rachenbereich sowie zur Leistungsverminderung führen (**C**): Frauen, die 0,26 mg O_3/m^3 (mehrere Stunden) einatmeten, zeigten einen Leistungsabfall um 11 %. Kinder reagieren im allgemeinen empfindlicher auf O_3 als Erwachsene.

Chronische Toxizität. Die chronische Inhalation von 0,5 – 1 mg O_3/m^3 kann beim Menschen zu emphysematösen und fibrotischen Veränderungen des Lungengewebes, Bronchiolitis und zum Auftreten einer Hyperplasie der Alveolarzellen (Typ I) führen. Durch die Hemmung der Bildung des bakterienabtötenden $O_2^{\bullet-}$-Radikals in aktivierten Makrophagen und einer Verminderung der Ziliarfunktion des Flimmerepithels in den Lungen kommt es zur Erhöhung der Infektionsgefahr. Durch das erhöhte Pendelluftvolumen reagieren schwangere Frauen häufig empfindlicher auf O_3. Hingegen konnten Studien bei Asthmatikern keine Empfindlichkeitssteigerung gegenüber O_3 belegen (**C**).

Therapie. Bei akuter Vergiftung mit O_3 (>2 mg/m^3) sollte eine Lungenödemprophylaxe durch Gabe von Glucocorticoid-Sprays durchgeführt werden (**D**). Ansonsten ist die Behandlung symptomatisch. Antioxidantien (vgl. S. 142) können die O_3-Toxizität vermindern.

Kritische Bewertung. Auch in besonders O_3-exponierten Berufsgruppen (z. B. Schutzgasschweißer, Betreiber von Solarien oder Photokopiergeräten) konnte kein erhöhtes Krebsrisiko festgestellt werden. Da der kritische Wert für das Auftreten erster Symptome beim Menschen bei 0,2 mg O_3/m^3 liegt, beinhaltet der bestehende MAK-Wert (= 0,2 mg/m^3) keine Sicherheitszone mehr. Da O_3 in einigen Gebieten bereits in diesen Konzentrationen ubiquitär vorkommt, besteht für eine zusätzliche anthropogene O_3-Emission bzw. der Vorläufersubstanzen kein Spielraum mehr.

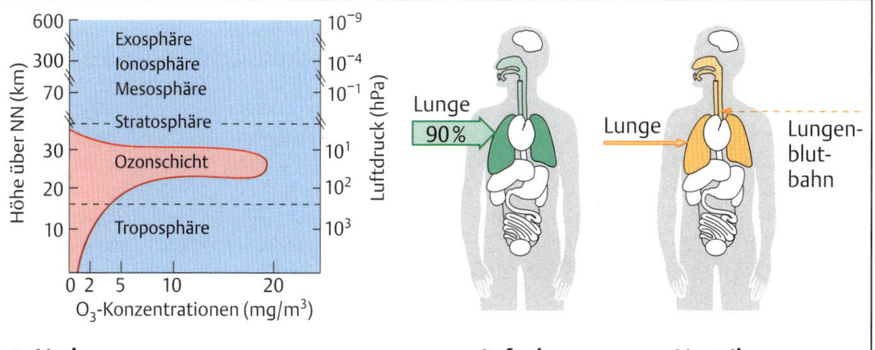

A. Vorkommen **Aufnahme** **Verteilung**

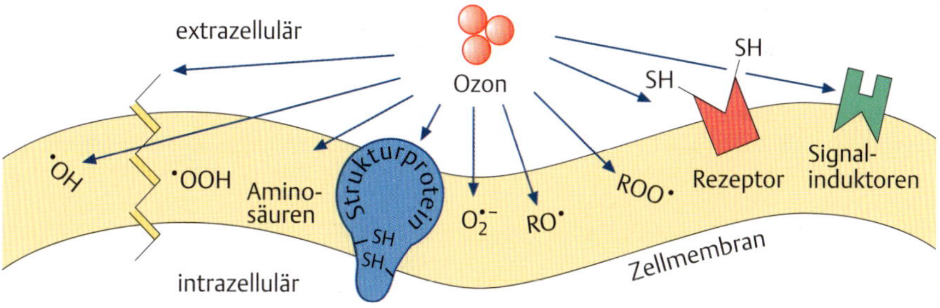

B. Wirkmechanismen von Ozon

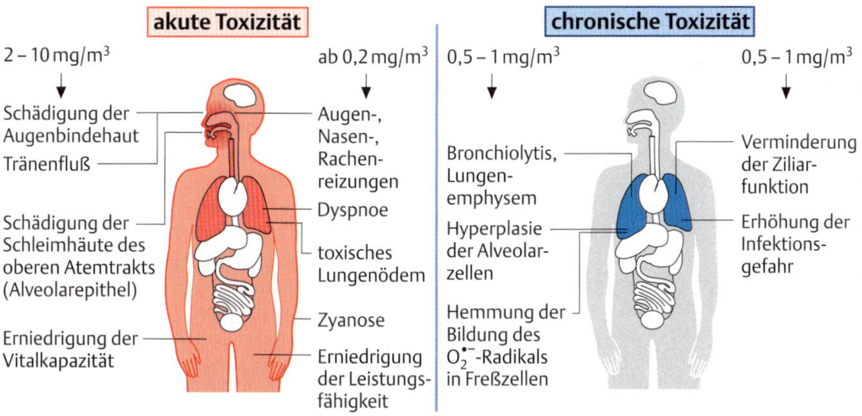

C. Akute und chronische Toxizität von Ozon

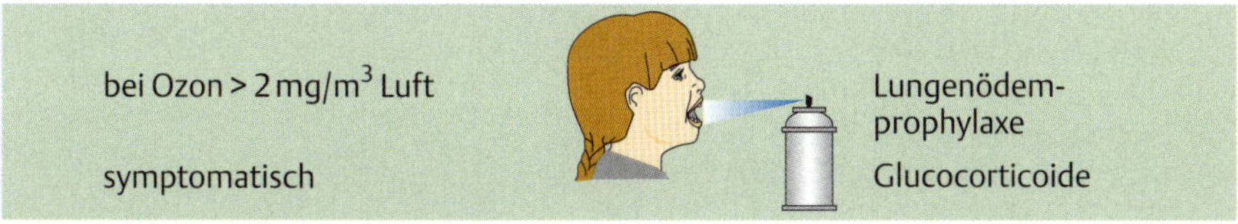

D. Therapie bei Vergiftung mit Ozon

Sauerstoffspezies II

Ozondepletion („Ozonloch")

1920 bewies der Brite Gordon Dobson die Existenz der Ozonschicht in der Stratosphäre. Dort befinden sich ca. 90% des gesamten Ozons (O_3). 1985 stellte J. C. Farman über der Antarktis eine periodische Ozonabnahme seit 1977 um fast 50% fest („Ozonloch"). Zeitgleich wurde eine proportionale Zunahme von Chlormonoxid (ClO) beobachtet.

Die *ungefährliche UVA-Strahlung* ist für Lebewesen notwendig. Sie kann ungehindert die Erde erreichen. *UVC-* und *UVB-Strahlen* sind eine *Gefahr* und können z.B. Krebs verursachen (s.S. 288).

Bildung und Abbau von Ozon. Wenn O_2 in die Atmosphäre aufsteigt, kann hochenergetische kurzwellige UVC-Strahlung molekularen O_2 in atomaren O aufspalten, der mit O_2 schnell zum O_3 reagiert. Energieärmere UVB-Strahlung regt nicht O_2 an, sondern nur O_3 und bildet O und O_2. O_3-Auf- und -Abbau halten sich die Waage (O_3-Kreislauf). Die O_3-Schicht ist deshalb der Strahlenschild der Erde (Schutz vor UVC und UVB-Strahlen, **A**). Dieses Gleichgewicht wird jedoch bei Zufuhr von Fluorchlorkohlenwasserstoffen (FCKWs) gestört.

Ozondepletion. Die inaktiven, sehr stabilen und wenig giftigen FCKWs (Verwendung in Kühlmitteln u.a.) gelangen in die niederen Schichten der Atmosphäre und verbleiben hier bis zu 50 Jahre. Doch in der Nähe des Äquators gibt es aufsteigende warme Strömungen, mit denen FCKWs in die Stratosphäre gelangen können (**B2**). Dort reagiert z.B. $CFCl_3$ unter UV-Licht zu atomarem Cl und $CFCl_2$. Cl kann mit O_3 das reaktive ClO und stabilen O_2 bilden. Trifft ClO auf ein anderes O-Atom, bildet sich spontan O_2 und ein Cl-Atom, das erneut ein O_3-Molekül angreifen kann, solange bis Cl durch H oder N „gefangen" wird (z.B. Chlornitrat[NO_3Cl]-Bildung, **B1**). Berechnungen ergaben, daß 1 Cl-Atom bis zu 1000 O_3-Moleküle zerstören kann.

Das **O_3-Loch** ist ein antarktisches Phänomen und tritt verstärkt im Frühjahr auf. Nur hier existieren riesige Wirbelwinde *(Zirkumpolare Luftströmung [Vortex])*. Im Winter (=4 Monate Dunkelheit) fällt die Temperatur, und der Wind wird stärker. Cl und O_3 werden in einen Sog gezogen und können dann noch besser reagieren (**C**). Desweiteren verhindert diese Luftströmung den Zustrom von Ozon, das vor allem in der Äquatorgegend gebildet wird. Solche Winde können auf der Arktis keine hohe Geschwindigkeit erreichen (bremsende Wirkung durch benachbarte Landmassen) und deshalb keine solchen Reaktionen ausüben. Das führte dazu, daß O_3 über der Antarktis bis heute um mehr als 50% abnahm, über der Arktis aber nur um ca. 5%. Durch Winde und Kälte bilden sich Eiskristalle in der normalerweise trockenen Stratosphäre der Antarktis. Diese bewirken, daß dort besondere Reaktionen auftreten: Die Moleküle, die das Cl zuvor gebunden hatten, reagieren mit der Oberfläche der Eiskristalle und setzen Cl_2-Gas frei. Sobald die Sonne (im Frühling) zurückkehrt, wird das Cl_2 in Cl-Atome aufgespalten (**C**) und kann dann das O_3 erneut angreifen (**B1**).

Weitere Katalysatoren für den O_3-Abbau sind Schwefelverbindungen (gelangen z.B. durch Vulkanausbrüche in die Stratosphäre, z.B. Pinatubo 1991) und Brom.

Berechnungen ergaben, daß 1% Ozonabnahme zu 4% Zunahme an Hautkrebs führt. In den umliegenden Ländern (z.B. Neuseeland) besteht deshalb ein erhöhtes Gefahrenpotential. Allerdings erbrachten Studien bisher keine Hinweise auf schädliche Wirkungen auf z.B. Antarktis-Phytoplankton, selbst wenn die UVB-Strahlung verdoppelt wird. Durch die Verwendung verfügbarer, ungiftiger, chlorfreier FKWs kann die O_3-Abnahme vermindert werden.

Stickstoffmonoxid (NO) stimuliert den O_3-Aufbau (**B1**, hohe O_3-Werte in Smoggebieten). Wird Smog in Reinluftgebiete transferiert, kann unter der verstärkten UV-Strahlung dort sogar noch mehr O_3 entstehen.

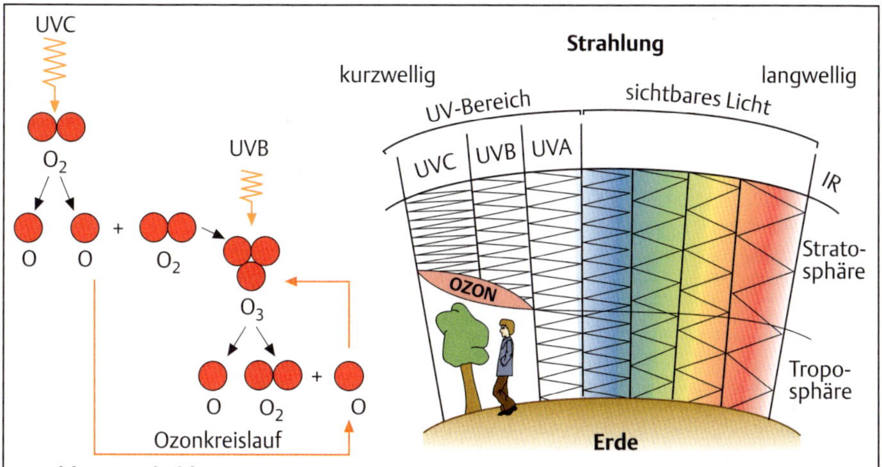

A. Bildung und Abbau von Ozon

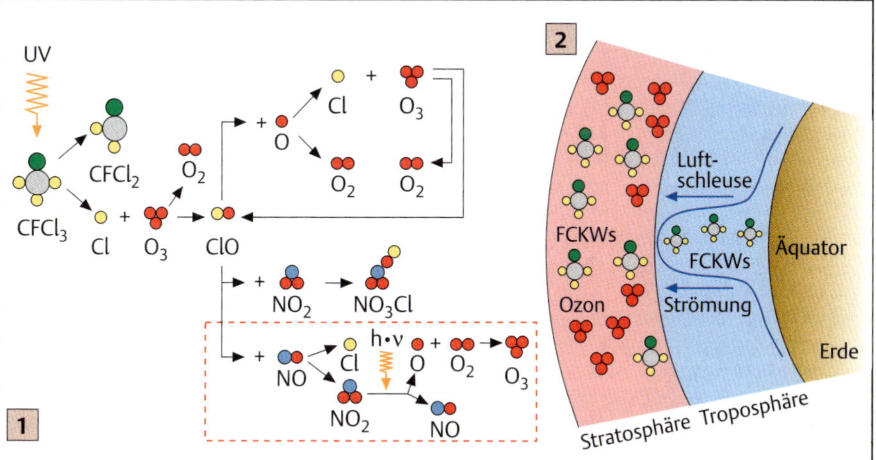

B. Ozondepletion durch Einwirkung von FCKWs

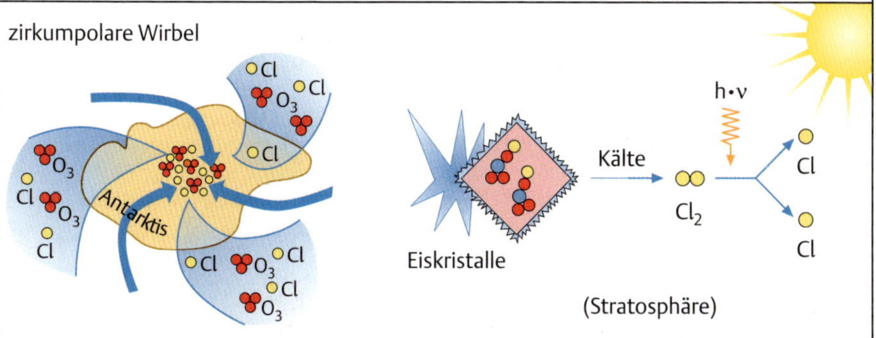

C. Stimulation des Ozonabbaus in der Atmosphäre der Antarktis

Historie

Bereits vor mehr als 2000 Jahren soll das Rauchen in China bekannt gewesen sein. Zum erstenmal urkundlich erwähnt wurde das Rauchen in einem alten Seefahrerdokument, das belegte, daß einheimische Indianer („Arawaks") mit Christoph Kolumbus am 11. 10. 1492 in Maisblätter gewickelte Tabakblätter (sog. „tobagos") rauchten.

Jean Nicot (französischer Botschafter) brachte 1556 die Tabakpflanze nach Frankreich. Die Pflanze wurde nach ihm benannt (*Nicotiana tabacum;* Nachtschattengewächs). Um 1600 kam die Pflanze nach Deutschland.

Haupt- und Nebenstromrauch (A)

Rauch, der aktiv, z. B. durch die Zigarette, in die Lunge inhaliert wird, bezeichnet man als Hauptstromrauch (HSR, Aktivrauch). Passivraucher atmen vorwiegend Nebenstromrauch (NSR, Passivrauch) ein, z. B. den Rauch einer abgelegten Zigarette oder den ausgeatmeten HSR. Aktivraucher atmen daher HSR und NSR ein. Zwischen HSR und NSR bestehen eine Reihe von physikalisch-chemischen Unterschieden. Dieser Unterschied rührt daher, daß NSR das Produkt einer unvollständigen Verbrennung ist. Beim langsamen Abglimmen, z. B. am Aschenbecherrand, bekommt die Glut sehr viel weniger Sauerstoff als beim aktiven Ziehen an der Zigarette. Daher bestehen bei der Bildung Temperaturunterschiede von mehreren 100 °C.

Im HSR entstehen bis zu 4000 Substanzen, die in unterschiedlichen Mengen auch im NSR enthalten sind. Man unterscheidet im HSR und im NSR die flüchtigen Verbindungen (Gasphase) von der Partikelphase. Beim Aktivrauchen soll das kanzerogene Potential vorwiegend an die Partikelphase gebunden sein. Aktivraucher, die 20 Zigaretten/Tag rauchen, nehmen z. B. bis zu 20000mal mehr partikelgebundene tabakspezifische Nitrosamine (Kanzerogene) über die Lunge auf als Passivraucher, die 8 Stunden den NSR einatmen.

Nicotin (B)

Tabak enthält 0,2 – 5 % Nicotin. Das Alkaloid Nicotin wurde erstmals 1828 von den deutschen Chemikern L. Reimann und W. Posselt isoliert. Es ist ein starkes Gift. Seine tödliche Dosis für den Menschen beginnt bei 50 mg, womit es giftiger als Arsen oder Zyankali ist (MAK-Wert: 0,5 mg/m^3).

Nicotin wird rasch über die Bronchien und Lungen resorbiert. Ca. 10 Sekunden nach der ersten Inhalation kann Nicotin im Gehirn nachgewiesen werden. Nicotin wird in der Leber schnell zum Cotinin oxidiert (blaue O-Bindung) und mit einer Eliminationshalbwertzeit von 2 Stunden mit dem Harn ausgeschieden.

Wirkungen von Nicotin. Durch Aktivierung des Parasympathikus kann es zu einer Steigerung der Magensaftproduktion (Verbot des Rauchens bei einem peptischen Ulkus) und zur verstärkten Darmtätigkeit (Durchfall) kommen. Daraus leiten sich ab: Das häufige Rauchen am Morgen zur Förderung der Defäkation bzw. das Auftreten von Durchfallerscheinungen beim Anfänger („erste Zigarette").

Über die Aktivierung des Sympathikus und des Nebennierenmarks (Adrenalinausschüttung) kann es zur Zunahme der Herzfrequenz kommen. Die Zunahme der Adrenalinausschüttung führt sowohl zur Vasokonstriktion (Blutdruckanstieg) als auch zum vermehrten Abbau von Fett und Glykogen. Das Hungergefühl wird so unterdrückt (Glucoseanstieg im Blut, „stiller Streß").

Durch Freisetzung von Vasopressin (Adiuretin) im Hypophysenhinterlappen kommt es zur antidiuretischen Wirkung und auch zu einem Blutdruckanstieg. Nicotin führt zur Erhöhung der Atemfrequenz und Blutgerinnungsneigung und über die Erregung bestimmter Rezeptoren zur gesteigerten Sensibilität. Eine Sensibilisierung der Chemorezeptoren kann zur Erregung des Brechzentrums führen.

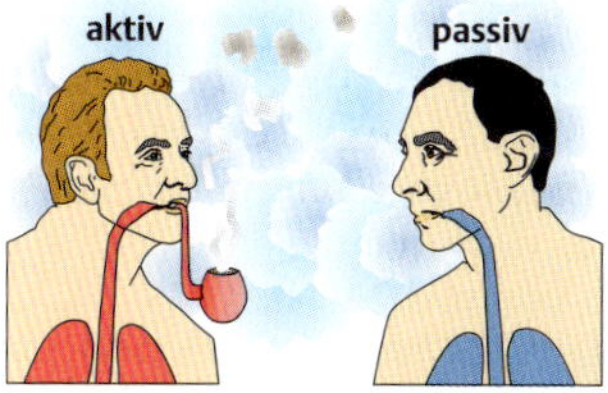

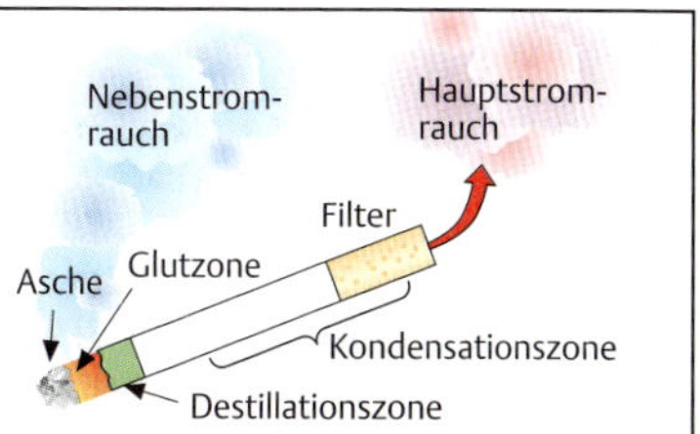

	Aktivrauchen (20 Zig./d)	Passivrauchen (8 h/d)
flüchtige Verbindungen		
Kohlenmonoxid	40 – 400 mg	14,4 – 96 mg
Nicotin	10 – 40 mg	0,08 – 0,4 mg
Formaldehyd	0,2 – 1,8 µg	0,08 – 0,4 mg
Benzol	0,2 – 2,0 µg	0,04 – 0,32 µg
flüchtige Nitrosamine	0,05 – 1,0 µg	0,03 – 0,40 µg
Partikel und partikelgebundene Substanzen		
Partikel	100 – 400 mg	0,024 – 0,240 µg*
tabakspezifische Nitrosamine	6 – 200 µg	0,002 – 0,010 µg*
Benzpyren	0,2 – 1,0 µg	0,001 – 0,011 µg*
Cadmium	~2 µg	0,001 – 0,014 µg*

Parameter	Hauptstromrauch	Nebenstromrauch
Bildungstemperatur (°C)	~900	~600
pH	5,8 – 6,1	6,9 – 8,0
Partikelgröße (µm)	0,1 – 1,0	0,01 – 0,1
Gasanteil (Vol. %)		
Kohlenmonoxid	3 – 5	~1
Kohlendioxid	8 – 11	~2
Sauerstoff	12 – 16	16 – 20
Wasserstoff	3 – 15	~0,5

*Bei der Berechnung ist berücksichtigt, daß beim Passivrauchen ~11% der Partikelmasse in der Lunge retiniert werden, während beim Aktivrauchen zwischen 50 und 90% in der Lunge verbleiben. Es wurde ein stündliches Atemvolumen von 0,5 m^3 angenommen.

A. Hauptstrom- und Nebenstromrauch

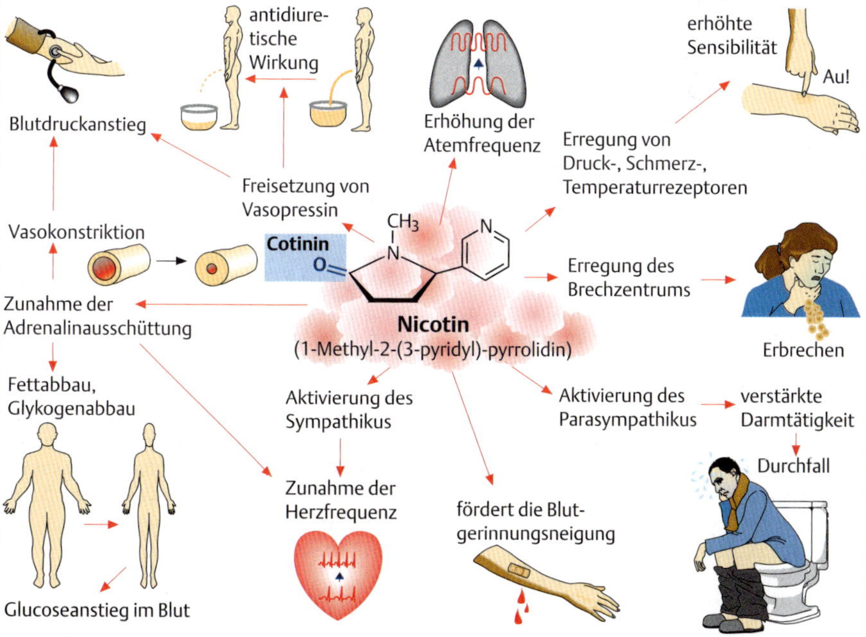

B. Wirkungen von Nicotin im Körper

Schäden durch Tabakrauch

Epidemiologische Studien belegen klar den Zusammenhang zwischen dem Zigaretten(Zig.)-Konsum und dem gehäuften Auftreten von Tumoren der Lunge, der Luftröhre, des Kehlkopfes, der Mundhöhle, des Ösophagus, des Pankreas, der Nieren und der Harnblase.

Bei Rauchern ist bei der Entstehung von Gefäßerkrankungen hauptsächlich Nicotin beteiligt. Es erhöht im Blut den Glucose- und Fettsäurespiegel, die Plättchenaggregabilität, die Gerinnungsneigung und senkt die fibrinolytische Aktivität.

Die chronische Einwirkung von Nicotin kann zur Koronaren Herzkrankheit führen, u.a. Verschluß von Koronararterien, Herzinfarkt sowie zur peripheren Durchblutungsstörung („Raucherbein"), oder zu zentralen Gefäßerkrankungen, u.a. Gehirninfarkt, Schlaganfall (**A**).

Das Risiko für die Entstehung der Koronaren Herzkrankheit ist bei Rauchern, die mehr als 40 Zig./Tag rauchen, ca. 7mal höher als bei Nichtrauchern (**B1**).

Für die Folgen des Rauchens sind jedoch nicht nur Nicotin, sondern auch andere im Tabakrauch enthaltene Substanzen verantwortlich. Als krebsauslösende Stoffe (Kanzerogene) im Tabakrauch gelten: Nitrosamine, Formaldehyd, Benzpyren, Acrolein, Phenol, Chinolin, Benzol, Vinylchlorid, Metalle u.a. Viele Substanzen im Tabakrauch werden erst im Körper zu Kanzerogenen aktiviert (Prokanzerogene) und können z.B. mit der Zell-DNA Addukte bilden (z.B. O^6-Methylguanin), die als erste Stufe in der Entwicklung von Tumoren angesehen werden. Da die Gasphase des Tabakrauchs im Tierexperiment keine Tumoren induziert, muß der Hauptanteil der kanzerogenen Aktivität auf die Partikelphase zurückzuführen sein (vgl. S. 148, **A**).

Jahrelange Einatmung von partikelgebundenen Substanzen („Teer") kann zur Inaktivierung des Flimmerepithels und zur Hemmung des mukoziliären Transports in den Lungen führen. Die Folgen sind das Auftreten von chronischer Bronchitis (Raucherhusten). Jahrzehntelange Einlagerung von Substanzen kann zur Entstehung einer „Teerlunge" (**A**) und eines Bronchialkarzinoms führen.

Das Risiko für das Entstehen eines Bronchialkarzinoms ist bei Rauchern, die mehr als 40 Zig./Tag rauchen, ca. 5mal höher als bei Nichtrauchern (**B2**).

Einige Studien deuten auf ein leicht erhöhtes Risiko (<2) der Entstehung eines Bronchialkarzinoms bei nichtrauchenden Ehepartnern hin, wenn der andere Ehepartner mehr als 40 Zig./d raucht (**B3**). Einige Autoren finden aber kein erhöhtes Passivraucherrisiko.

Rauchen und Alkohol

Das Risiko der Entstehung eines *Mundkrebses* steigt auf über das 15fache an bei Personen, die täglich mehr als 40 Zigaretten rauchen und mehr als 40 g Alkohol trinken, im Vergleich zu Nichtrauchern und Alkoholabstinenten (0,5-Liter-Bier ~ 16 g Alkohol, 1/4 l Wein ~ 20 g). Das Risiko der Entstehung eines Speiseröhrenkarzinoms steigt sogar auf über das 150fache an bei Personen, die täglich mehr als 30 Zigaretten rauchen und mehr als 120 g Alkohol trinken, **B4**).

Exraucher erreichen für die Entstehung von Krankheiten nach 5 – 10 Jahren fast wieder das Risiko eines Nichtrauchers (**B1 – 3**).

Rauchen und Schwangerschaft

Rauchende Frauen mit Kinderwunsch müssen ca. dreimal länger auf den Eintritt einer Schwangerschaft warten als nichtrauchende Frauen. Kinder rauchender Mütter kommen mit einem ca. 200 Gramm niedrigeren Geburtsgewicht zur Welt als Kinder von Nichtraucherinnen. In den ersten beiden Lebensjahren treten bei passivrauchenden Kindern ca. doppelt so häufig akute Atemwegserkrankungen auf wie bei Kindern von Nichtrauchern. Für Frauen zeigt sich eine um ca. die Hälfte reduzierte Fruchtbarkeit, wenn ihre Mütter während der Schwangerschaft geraucht hatten.

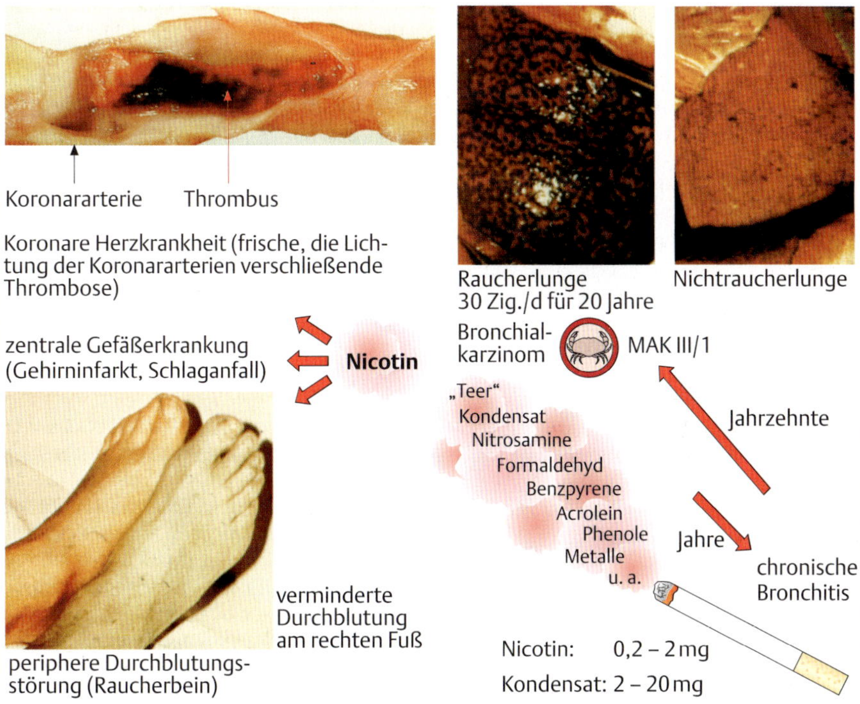

A. Schäden durch Tabakrauch

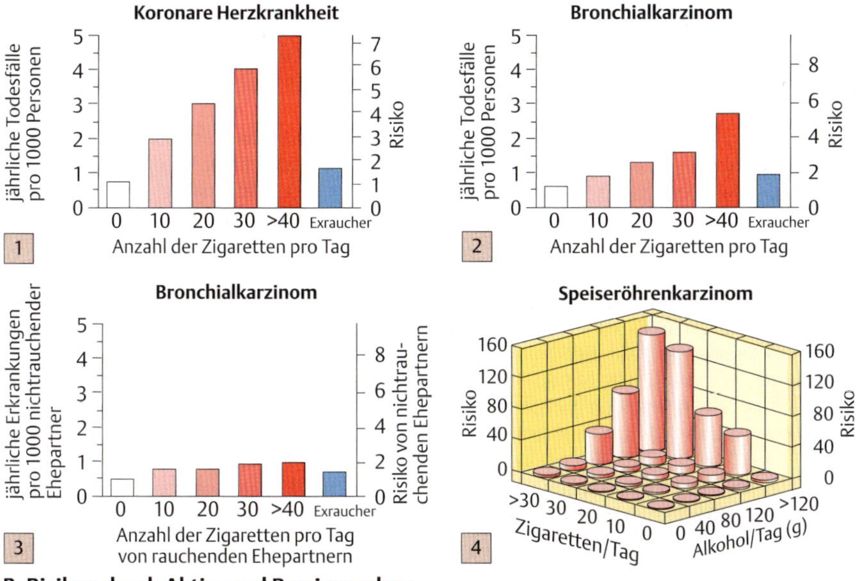

B. Risiken durch Aktiv- und Passivrauchen

Mineralfasern

Verwendung

Mineralfasern wie Asbest wurden schon vor mehr als 2000 Jahren für die Erhöhung der Bruchfestigkeit von Tongeschirren eingesetzt. Asbest weist eine hohe Beständigkeit gegen Hitze und Chemikalien und eine starke Zugfestigkeit auf. Verwendung fanden die Mineralfasern vor allem zur Herstellung von Reibbelägen und zur Wärme- und Schalldämmung (**A**). In den 70er Jahren lag die Jahresweltproduktion bei etwa 5 Millionen Tonnen, davon wurden ca. 200000 t in Deutschland verbraucht. Bis zum Jahr 2002 sank der Verbrauch in Deutschland auf unter 10000 t/Jahr. Man unterscheidet natürliche und künstliche Mineralfasern (**B**).

Natürliche und künstliche Mineralfasern

Natürliche Mineralfasern

Gipsfasern. Sie gehören zu den verbreitetsten natürlichen Fasern. Da sie sich in Wasser auflösen, sind sie toxikologisch nicht sehr bedeutsam.

Asbestfasern. Sie bestehen aus Magnesium/Eisen-Silikaten. Asbest- und Erionitfasern sind sehr gefährlich, weil sie sich im Körper in feine Längsfasern aufspalten (**C**) und so lange im Lungengewebe verweilen. Künstliche Fasern brechen dagegen nur quer und können so leichter wieder eliminiert werden.

Nach Inhalation von Asbestfasern werden ca. 60% wieder mukoziliär mit einer Halbwertzeit von 1 – 5 Stunden eliminiert. Längere Exposition mit Asbeststaub kann zum Entstehen typischer Krankheiten führen: Asbestose, Lungentumoren und Mesotheliome.

Asbestose ist eine Bindegewebsvermehrung (Fibrose) als Reaktion des Lungengewebes auf inhalierte Asbestfasern. Aktivierte Alveolarmakrophagen versuchen die Faser zu phagozytieren (**C**). Die freiwerdenden Lysozyme und Mediatoren stimulieren T-Lymphozyten und Fibroblasten, die Präkollagen ins Zellinterstitium einlagern (Lungenfibrose). Eine Beeinträchtigung der Lungenfunktion ist die Folge.

Lungentumoren kommen bei asbestexponierten Rauchern häufiger vor als bei unbelasteten Rauchern (synergistische Wirkung).

Mesotheliome sind sehr seltene maligne Tumoren der Pleura (Brustfell) und des Peritoneums (Bauchfell) mit einer Häufigkeit von nur 1 – 3 Fällen pro 1 Million nicht asbestexponierter Personen. Das Auftreten von Mesotheliomen gilt daher als Hinweis auf eine Asbestexposition.

Obwohl der Asbestverbrauch seit 1980 drastisch eingeschränkt ist, steigt die Zahl der Erkrankten heute noch an. Da asbestbedingte Tumoren eine Latenzzeit von bis zu 30 Jahren haben, soll der Höhepunkt der Erkrankungen erst lange nach dem Jahr 2000 liegen (**D**).

Asbestfasern mit einer Länge $>5\ \mu m$ und Durchmesser $<3\,\mu m$ und einem Verhältnis von Länge/Durchmesser von 3 : 1 gelten als besonders gefährlich und krebsauslösend. Asbestfasern sind sehr beständig und verbleiben deshalb sehr lange im Körper.

Der Nachweis von Asbestkörperchen (Fasern, die von eisenhaltigen Proteinen umgeben sind) in der Lunge ist ein diagnostisches Merkmal für eine Asbestexposition.

Die mutagene Wirkung von Mineralfasern ist nicht belegt. Allerdings wurden in menschlichen Asbest-Mesotheliomen Chromosomenveränderungen, z. B. Deletion von Chromosom 3, nachgewiesen. Die meisten Mineralfasern weisen initiierende und promovierende Eigenschaften auf und gelten deshalb als komplette Kanzerogene.

Künstliche Mineralfasern

Sie bestehen hauptsächlich aus Si-, Al-, Ca-, Mg-, Na-, K- oder Fe-Oxiden. Sie werden vorwiegend als Dämmstoffe eingesetzt. Die meisten künstlichen Fasern (Ausnahme Keramikfasern) sind wenig beständig und deshalb im Lungengewebe weniger wirksam als natürliche Fasern. Allerdings wirkten im Tierexperiment auch einige künstliche Fasern kanzerogen (**B**).

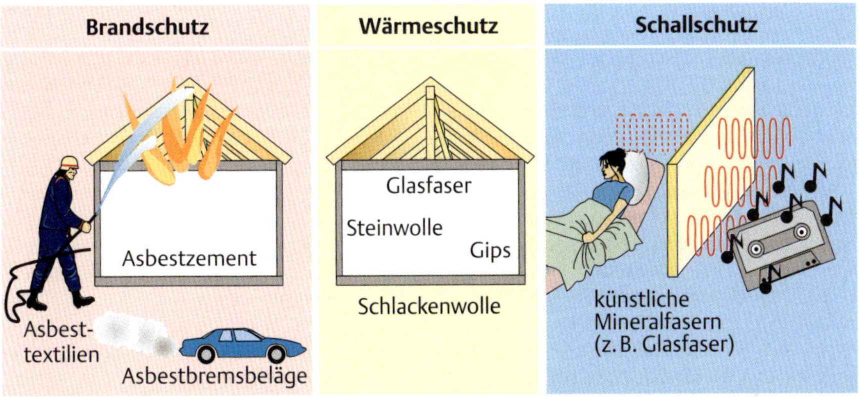

A. Verwendung von Mineralfasern

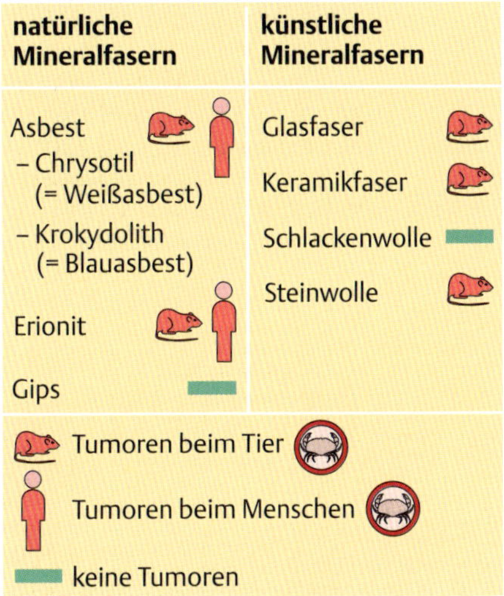

B. Einteilung von Mineralfasern

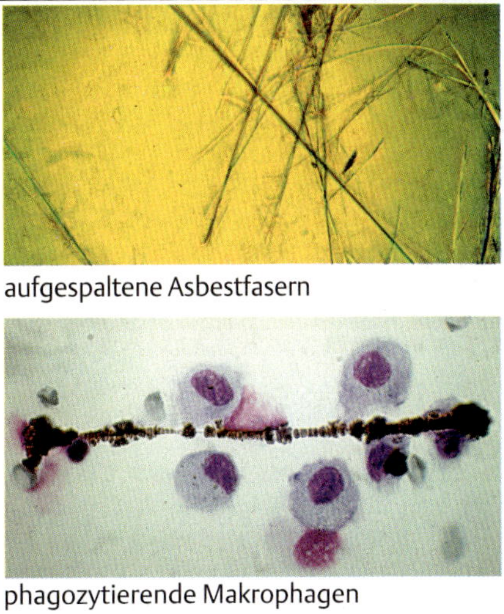

C. Asbestfasern

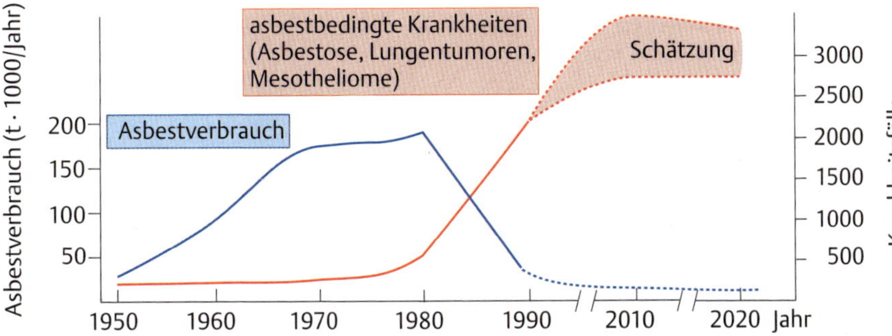

D. Asbestverbrauch und asbestbedingte Krankheiten seit 1950 in Deutschland

Aluminium (Al)

Verwendung. Al wird in der Auto-, Flugzeug- und Verpackungsindustrie sowie in der Medizin (vorwiegend als Al^{3+}) zur Behandlung von Gastritis und Ulzera verwendet (Antacida).

Resorption. Al^{3+} wird im GIT zu ca. 1% und in den Lungen (bei Al-haltigen Flugstäuben) bis zu ca. 10% resorbiert (**A**).

Verteilung. Nach der Resorption wird Al^{3+} im Blut vorwiegend an Transferrin gebunden und im Körper verteilt. Bei nicht mit Al exponierten Personen werden Al-Gehalte gemessen: in den Lungen ca. 50 mg Al/kg, in den Muskeln und Knochen ca. 10, im Gehirn ca. 2 mg/kg und im Blutserum ca. 10 µ g/l (**A**).

Elimination. Sie geschieht fast ausschließlich über die Nieren (**A**).

Die Aufnahme von Al in den Körper nach Kochen oder Aufbewahren von Nahrungsmitteln in Aluminiumgeschirr („Camping-Geschirr") ist zu vernachlässigen. Allerdings können sehr saure Nahrungsmittel (z. B. Cola, Essiggurken u. a.) geringe Mengen an Al^{3+} in Lösung bringen. Diese Nahrungsmittel sollten deshalb nicht in diesem Geschirr aufbewahrt werden. Al wird auch mit der Nahrung aufgenommen – z. B. können Karotten bis zu 400 mg Al/kg enthalten.

In der Medizin wird Al vorwiegend als Bestandteil von Antacida eingesetzt. Bei niereninsuffizienten Dialysepatienten hat man früher häufig Al-haltige Antacida eingesetzt, um das Phosphat zu binden und so die Dialysefrequenz herabzusetzen. Bei Patienten, die Al-haltige Antacida erhalten, wird z. B. $Al(OH)_3$ im Magen durch die Magensäure in $AlCl_3$ umgewandelt (Neutralisation), das dann mit dem Phosphat das schwerlösliche $AlPO_4$ bildet (Phosphatbindung) und so mit den Fäzes ausgeschieden werden kann (**C**). Bei hoher Al-Zufuhr können im Magen gebildete Al^{3+}-Ionen im GIT resorbiert werden.

Akute und chronische Toxizität. Bei einem Anstieg der Al-Serumkonzentration auf über 200 µg/l können bestimmte Krankheitssymptome (z. B. Dialyseenzephalopathie) auftreten (**B**).

Diese Krankheitssymptome wurden auch bei Dialysepatienten beschrieben, die Al über die Dialyseflüssigkeit in den Körper bekamen, welche aus Al-haltigem Wasser hergestellt wurde. Bei Dialysepatienten werden immerhin pro Jahr mehr als 30 000 l Blut mit Dialyseflüssigkeit ausgetauscht. Die EU-Norm für die zulässige Al-Konzentration in der Dialyseflüssigkeit beträgt 30 µg Al/l.

Man beugt heute der durch Al ausgelösten Dialyseenzephalopathie durch Gabe von phosphatbindendem Calciumcarbonat vor.

Dialyseenzephalopathien wurden bei Personen beobachtet mit Al-Gehalten im Gehirn größer als 9 mg/kg. Die Symptomatik äußert sich im Auftreten von Demenz, Sprachstörungen, Myoklonien, Krämpfen u. a. (**B**). Weitere toxische Al-Wirkungen bestehen im Auftreten von Lungenfibrosen (beobachtet vor allem bei Arbeitern in Al-verarbeitenden Betrieben) durch Einatmen von Al-haltigen Stäuben (vorwiegend als Bauxit $[Al_2O_3 \cdot 3\,H_2O]$ vermischt mit Silikaten). Der MAK-Wert für Al liegt bei 6 mg/m^3 Luft. Des weiteren kann es zu Anämien und Osteopathien kommen (**B**).

Al verzögert die Knochenbildung, ferner kann es zur Auflösung des Knochengewebes kommen (**B**).

Al hemmt im GIT die Resorption von Fluorid, Calcium, Eisen, Phosphat und Cholesterin. Al beeinflußt auch die Motilität im GIT durch Hemmung der Acetylcholin-induzierten Darmkontraktionen. Als Folge treten häufig bei Patienten, die Al-haltige Antacida einnehmen, Obstipationen auf (**B**). Antacida-Mischungen bestehend aus $Al(OH)_3$ + Mg^{2+} (wirkt laxativ) werden deshalb bevorzugt.

Therapie. Als Antidot für Vergiftungen mit Al bzw. Al-Verbindungen und zur Verminderung des Al-Gehalts in Dialyseflüssigkeiten wird die Verwendung von Deferoxamin empfohlen (**D**).

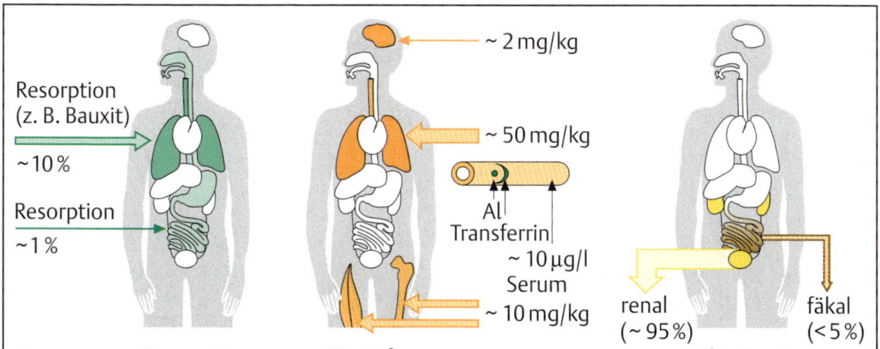

A. Resorption Verteilung Elimination

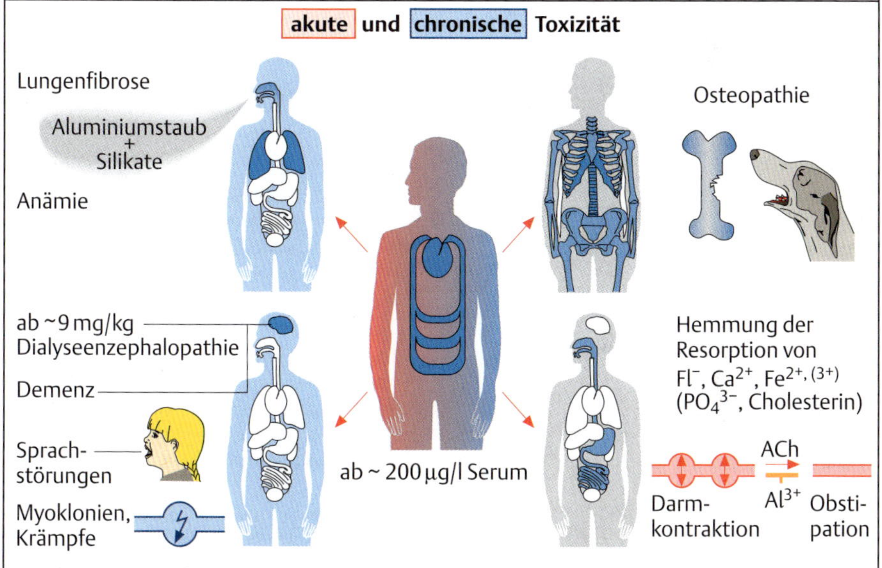

B. Toxizität von Aluminium

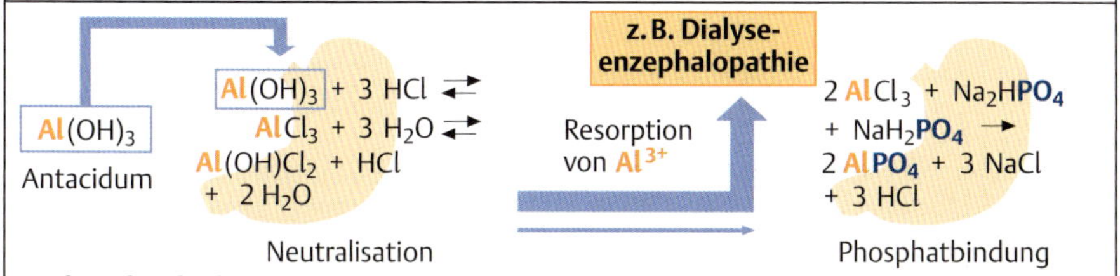

C. Phosphatdepletion

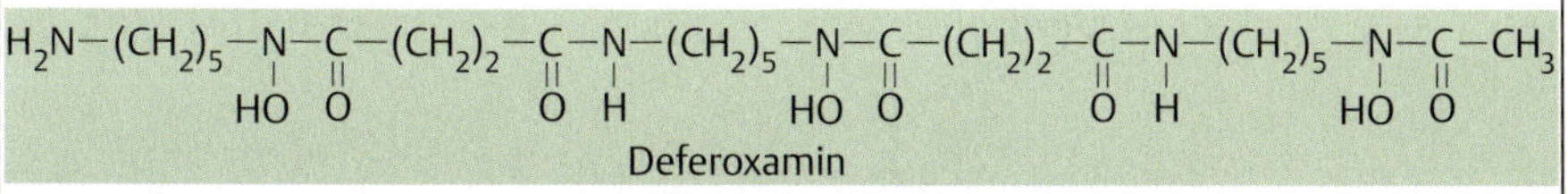

D. Antidotum zur Therapie bei Vergiftung mit Aluminium

Arsen (As)

Verwendung. Arsenik (As_2O_3), das geschmack-, geruch- und farblos ist, war schwer nachzuweisen und wurde deshalb in früherer Zeit gerne als Mordgift verwendet. As-Verbindungen wurden häufig als Medikamente zur Bekämpfung von Krankheiten (z.B. Lues, Psoriasis) eingesetzt. Heute noch werden sie weltweit als Biozide, Holzschutzmittel und bei industriellen Fertigungsprozessen verarbeitet. Steigende Mengen As werden bei der Herstellung von Halbleitern (Gallium- und Indiumarsenid) in der Computerindustrie benötigt. Die Toxizität von As ist abhängig von Wertigkeit und Art der jeweiligen Verbindung. Dreiwertige anorganische As-Verbindungen sind im allgemeinen toxischer als fünfwertige anorganische Verbindungen und zeigen eine hohe Bereitschaft, mit Verbindungen mit benachbarten SH-Gruppen zu reagieren: z.B. Hemmung des Liponsäurerests in dem Enzym Pyruvat-Dehydrogenase (**D1–2**). Die Toxizität von organischem Arsen ist sehr unterschiedlich.

Die gasförmige Verbindung Arsin (AsH_3) und der chemische Kampfstoff Lewisit (vgl. S.238) gelten als sehr toxische As-Verbindungen.

Vorkommen. Nicht mit As kontaminierte Böden enthalten im Mittel ca. 6 mg As/kg, Wasser in Europa ca. 2 µg/l, Luft ca. 16 ng/m³. Im Trinkwasser in Deutschland sollen 40 µg/l nicht überschritten werden. Mit der Nahrung nimmt ein Europäer täglich im Mittel ca. 11 µg As auf (**A**).

Resorption. Anorganische As-Verbindungen werden vorwiegend im GIT (ca. 80%) und in den Lungen (ca. 10%) resorbiert. Über die Haut wird nur wenig As aufgenommen (**A**).

Verteilung. Nach der Resorption wird As mit dem Blut rasch verteilt. Leber und Niere nehmen das meiste Arsen auf, dann Milz und Lunge. Nach längerer As-Exposition werden in der Haut und in den keratinreichen Haaren und Nägeln die höchsten Arsengehalte gemessen (**A**).

Da wenig As mit den Fäzes ausgeschieden wird, im Dünndarm jedoch hohe Arsengehalte gemessen werden, wird die Existenz eines enterohepatischen Kreislaufs für As angenommen.

Elimination. Ausscheidung innerhalb von 24 h findet renal (30%) und fäkal (4%) statt (**A**).

Akute Toxizität. Die von anorganischem As ist gekennzeichnet durch gastrointestinale, kardiovaskuläre und neurologische Wirkungen (**B**). In wäßriger Lösung schädigt z.B. As_2O_3 den GIT. Es kommt zu „reiswasserähnlichen" Durchfällen. Für den Menschen sind 0,01 bis 0,05 g As_2O_3 toxisch, 0,3 g tödlich.

Chronische Toxizität. Bei längerer inhalativer Aufnahme von As stehen Schädigungen der Schleimhäute und der Atemwege im Vordergrund. Nach oraler Aufnahme werden Schädigungen in der Leber und der Haut (Hyperkeratosen an den Akren) beschrieben (**B**). Das Auftreten von Mees-Streifen in den Fingernägeln charakterisiert die Vergiftung mit As (**B**).

Die mutagene und teratogene Wirkung des Arsens ist unbestritten. Untersuchungen erbrachten auch Hinweise auf eine kanzerogene Wirkung.

Biotransformation. Anorganische As(III)-Verbindungen werden hauptsächlich zu den weniger giftigen Verbindungen Dimethylarsinsäure (DMA) und in geringeren Mengen zu Monomethylarsonsäure (MMA) methyliert bzw. zum anorganischem AsV oxidiert und dann vermehrt mit dem Urin ausgeschieden (**C**). Die Methylierungskapazität ist altersabhängig. Kinder methylieren As(III) schneller als Erwachsene.

Therapie. Es werden die gleichen Antidota wie bei der Vergiftung mit Hg empfohlen (vgl. S. 170), z.B. bindet Dimercaptopropansulfonat (DMPS) As unter Ausbildung eines stabilen Fünfrings (As-DMPS-Komplex, **D3–5**). Komplexiert kann As dann vermehrt mit dem Urin ausgeschieden werden.

Im Tierexperiment zeigte sich eine vermehrte Arsenausscheidung mit den Fäzes durch Unterbrechung des enterohepatischen Kreislaufs der Arsen-DMPS-Verbindung durch Gabe von Colestyramin.

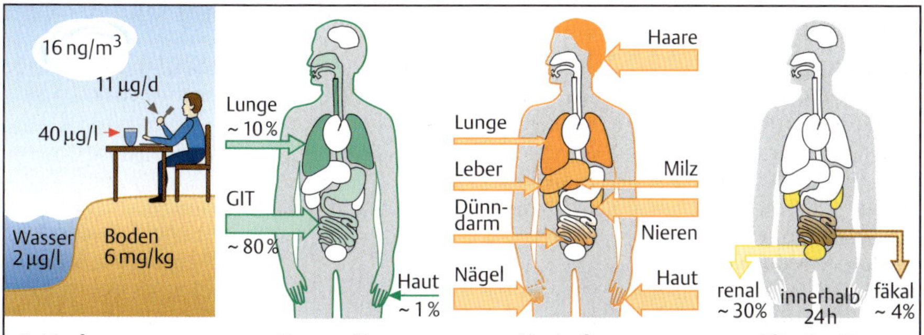

A. Vorkommen **Resorption** **Verteilung** **Elimination**

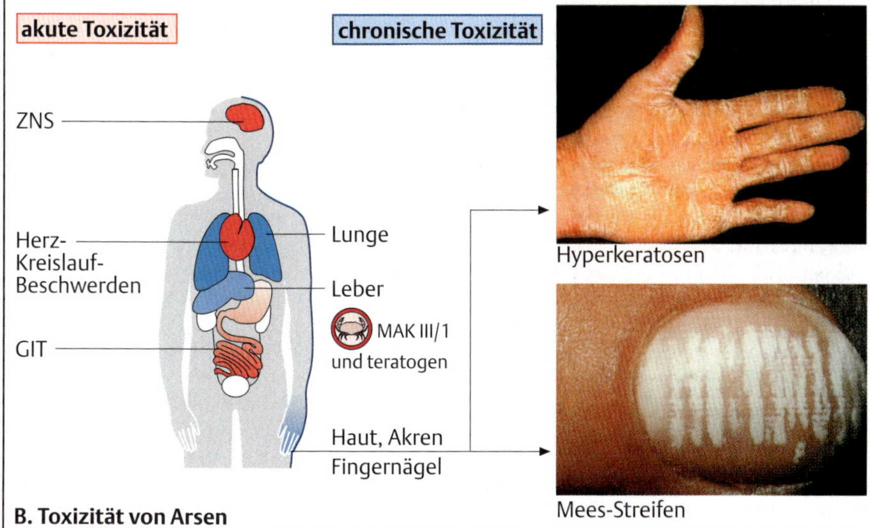

B. Toxizität von Arsen

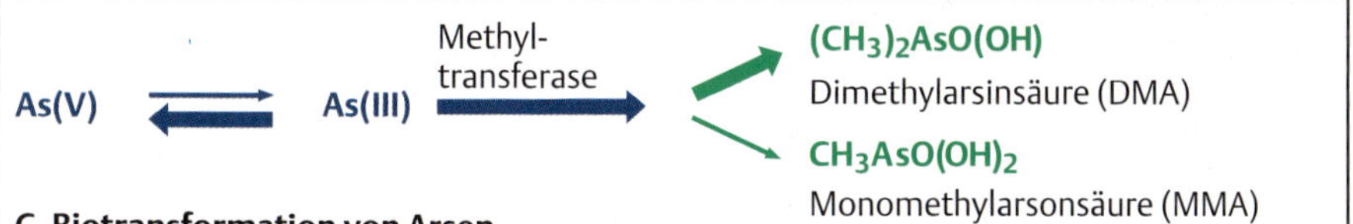

C. Biotransformation von Arsen

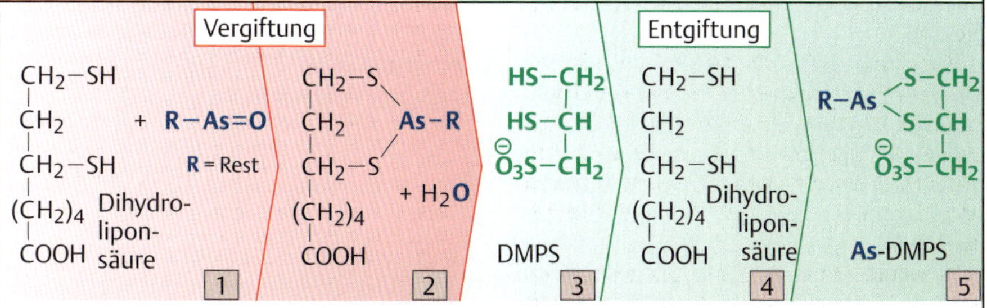

D. Toxizität von Arsen und Therapie bei Vergiftung mit Arsen

Blei (Pb)

Historie und Verwendung. Pb-Vergiftungen sind schon seit über 2000 Jahren bekannt. Pb wurde früher in großen Mengen für den Bau von Rohrleitungen gebraucht. Heute werden ca. 40% des Pb-Bedarfs für Batterien, der Rest für die Herstellung von Farben, Schießblei, Wäge- und Ballastgewichten verwendet. Die bedeutendste Pb-Verbindung dürfte das Tetraethylblei sein. Es dient als Antiklopfmittel für Benzinmotoren. Um die Motoren von Pb zu reinigen, werden Ethyldihalide (Cl, Br) zugesetzt, die mit Pb zu PbBrCl reagieren, das in den Abgasen erscheint (**A**). Die Elimination bleihaltigen Benzins ist auf EU-Ebene beschlossen.

Vorkommen. Trinkwasser in Europa enthält im Mittel 30 µg Pb/l, Luft 1 µg/m^3 (MAK-Wert = 100 µg Pb/m^3 Luft), und Nahrungsmittel enthalten in der Regel nicht mehr als 0,5 mg/kg. Ein Europäer nimmt täglich im Mittel 200 µg Pb auf (**A**).

Resorption. Bleiverbindungen werden vorwiegend in den Lungen (als Aerosole bis 70%) und im GIT (8%) resorbiert (**A**). Kinder können Pb bis zu 50% der Dosis im GIT resorbieren.

Verteilung. Nach der Resorption wird Pb im Blut vorwiegend an Hämoglobin gebunden und im Körper rasch verteilt. Normalwerte für die Bleigehalte bei Europäern im Mittel: Blut 0,3 µg/ml, Harn 0,03 µg/ml, Gehirn 0,1 mg/kg, Nieren 0,8, Leber 1,0 und Knochen bis zu 20 mg/kg, (**A**). Pb bildet im Knochen und den Zähnen mit Phosphat schwerlösliches Bleiphosphat und wird deshalb dort sehr lange gespeichert (Bleidepot, Halbwertzeit bis 30 Jahre).

Elimination. Sie findet renal (75%) und fäkal (15%) statt. Über Haare, Nägel und Schweiß kann Pb bis zu 10% der Dosis eliminiert werden (**A**).

Akute Toxizität. Die ersten Krankheitssymptome bei einer Bleivergiftung treten auf bei Pb-Gehalten im Gesamtblut ab 1 µg Pb/ml bzw. im Harn ab 0,1 µg Pb/ml. Die Toxizität von Pb ist gekennzeichnet durch das Auftreten massiver Bleikoliken, neurologischer Symptome (Schlaflosigkeit, Apathie, Stupor, Aggressivität u. a.), Bleienzephalopathie (mit motorischen und sensorischen Störungen), Bleilähmungen der Arme (Extensorenschwäche) u. a. (**B**).

Chronische Toxizität. Sie ist gekennzeichnet durch das Auftreten von Anämie, subikterischer Verfärbung, Bleisaum an der Gingiva (grauschwärzliche Verfärbung am Zahnfleischrand), Appetitlosigkeit, Magenschmerzen u. a. Durch plötzliche Mobilisierung von Pb aus dem Skelett (ausgelöst durch Einflüsse, die zum Knochenabbau führen, wie z. B. Streß, Azidose, Infektionskrankheiten u. a.) kann auch eine akute Symptomatik (z. B. Bleienzephalopathie) entstehen („Bleikrise", **B**).

Bei akuter und chronischer Bleiexposition kommt es zu Schäden im hämatopoetischen System (**C**). Pb hemmt die δ-Aminolevulinsäure-Dehydratase (δ-ALA-D), ein Enzym, das die Umwandlung von δ-Aminolevulinsäure (δ-ALA, angeliefert aus dem Succinat-Glycin-Zyklus) zum Porphobilinogen katalysiert (**C**). Die Konzentration von δ-ALA im Blut bzw. Harn steigt dann an (wichtiger diagnostischer Parameter!) – Werte über 0,3 µg δ-ALA/ml Harn deuten auf eine Bleiintoxikation hin. Die Hemmung der Koprogenase und der Ferrochelatase führt zum Anstieg von Korpoporphyrin III im Urin (brauner Farbstoff, der die Haut subikterisch färbt) und Protoporphyrin IX in den Erythrozyten. Die Hemmung des Eiseneinbaus führt schließlich zu hypochromer Anämie (**C**).

Die mutagene, teratogene und kanzerogene Wirkung von Pb konnte in Studien beim Menschen bisher nicht gesichert werden.

Therapie. Chelatbildner wie Ca/Na-Ethylendiamintetraessigsäure (Ca/Na-EDTA), D-Penicillamin, British Anti-Lewisit (BAL, vgl. S. 170) und Dimercaptobernsteinsäure (DMSA, vgl. S. 170) gelten als gut wirksame Antidota bei einer Bleiintoxikation (**D**).

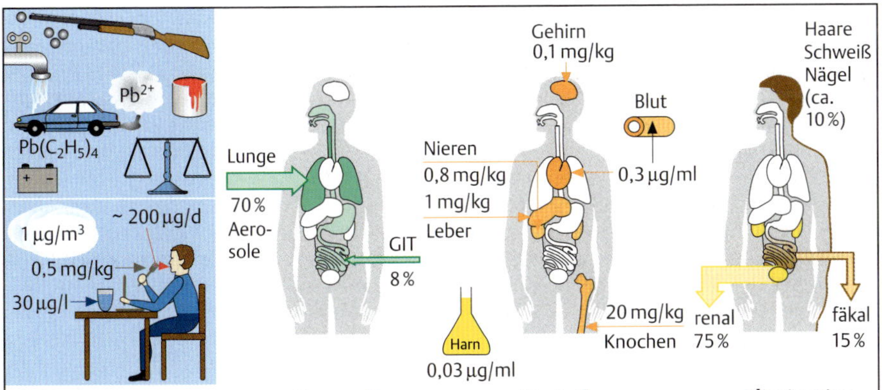

A. Vorkommen

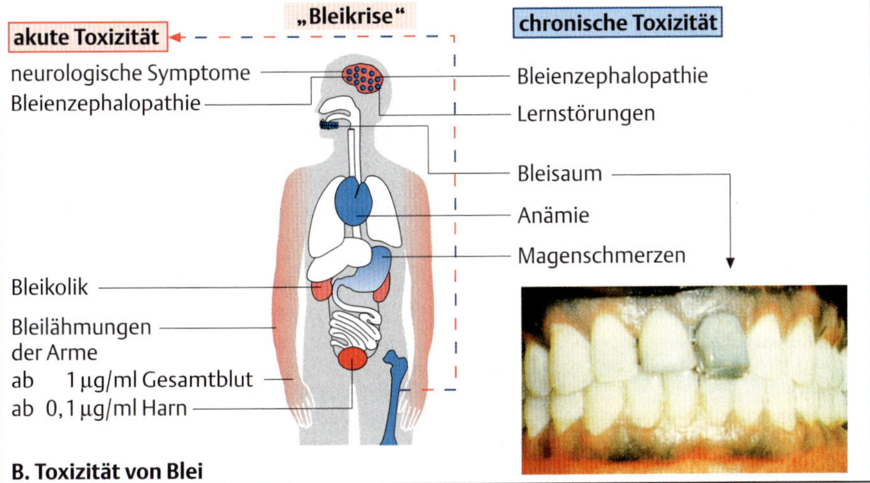

B. Toxizität von Blei

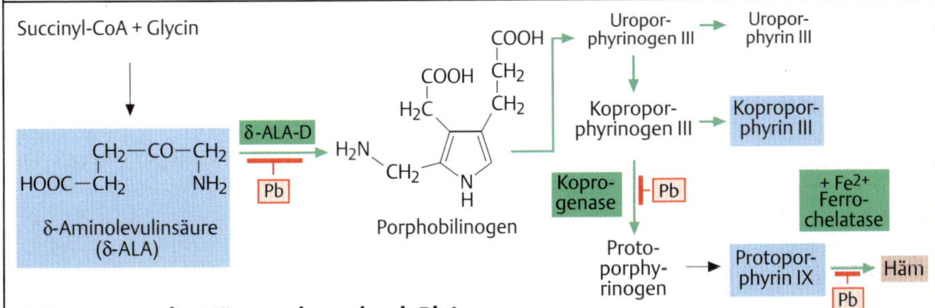

C. Hemmung der Hämsynthese durch Blei

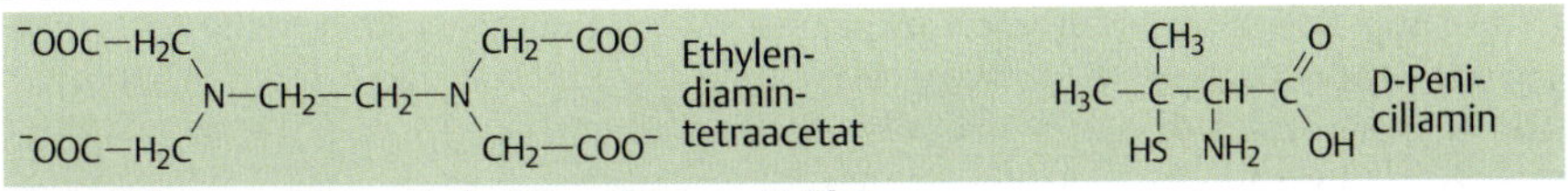

D. Antidota zur Therapie bei Vergiftung mit Blei

Cadmium (Cd)

Verwendung. Heute werden ca. 60% des Cd-Bedarfs für Legierungen (als Korrosionsschutz), der Rest für die Herstellung von Trockenbatterien, Bildröhren, Farbpigmenten (für leuchtende Verkehrsschilder sowie Hartplastik-Bausteine für Kinder – diese gelten als ungefährlich, da es bekanntlich nicht auf die Präsenz, sondern auf die Bioverfügbarkeit ankommt!) u. a. verwendet.

Vorkommen. Cd kommt ubiquitär vor. Unbelastete Luft in Europa enthält im Mittel 3 ng Cd/m^3, belastete bis zu 60 ng Cd/m^3. Der höchstzulässige Cd-Gehalt im Trinkwasser beträgt 5 ng/l. Mit der Nahrung nimmt ein Europäer täglich im Mittel 50 µg Cd auf. Das Rauchen von 20 Zigaretten erhöht die tägliche Cd-Aufnahme um ca. 2 µg. Die höchsten Cd-Gehalte werden in Austern und Schweinenieren (bis zu 1 mg/kg), Wurzelgemüse (0,5 mg/kg) und Weizen (0,1 mg/kg) gefunden (**A**).

Resorption. Cd-Verbindungen werden in den Lungen (als Aerosole bis 50%) und im GIT (je nach Nahrungszusammensetzung bis zu 5%) resorbiert (**A**).

Verteilung. Nach der Resorption wird Cd im Blut vorwiegend an Albumin gebunden und in die Leber und Nieren transportiert. Dort stimuliert es die Synthese eines metallbindenden Proteins (Metallothionein, MT, **B**). Nach der Aufnahme in die Tubuluszellen wird Cd aus der Cd-MT-Verbindung abgespalten. Diese ungebundene Cd-Form soll die toxische Komponente darstellen, die bei Überschreitung einer Grenzkonzentration (>200 mg Cd/kg) Nierenschäden hervorruft. MT ist ein hitzestabiles Protein mit einer Molmasse von 5000–6000 Dalton. Es ist gekennzeichnet durch das Fehlen von aromatischen Aminosäuren und der Existenz von bis zu 20 freien SH-Gruppen von Cystein (unterteilt in 2 Cluster), an die Schwermetalle (z. B. 7 Cd-Atome, Cd_3- und Cd_4-Cluster) binden können (**B**). Als biologische Bedeutung von MT wird eine Speicherfunktion von wichtigen Metallen (Cu, Zn) sowie die Bindung von Schwermetallen (Hg, Cd) zur Detoxifikation diskutiert (**B**).

Bei unbelasteten Nichtrauchern werden die höchsten Cd-Gehalte in der Nierenrinde (bis zu 20 mg Cd/kg), gefolgt von Leber und Muskulatur gefunden (**A**). Die biologische Halbwertzeit von Cd beträgt in diesen Organen zwischen 10 und 35 Jahre. Belastete Raucher können 3- bis 4fach höhere Gehalte aufweisen. Ein Nichtraucher in Europa enthält im Mittel im Blut 1 µg Cd/l (**A**).

Elimination. Da die intestinale Resorption gering ist, werden ca. 95% der aufgenommenen Cd-Menge mit den Fäzes wieder ausgeschieden. Ein kleiner Teil wird altersabhängig (im Alter mehr) renal eliminiert (**A**).

Akute Toxizität. Bei inhalativer Aufnahme von Cd-Verbindungen sind die ersten Krankheitssymptome: Husten, Kopfschmerz und Fieber. Nach einer 24stündigen Latenzzeit können sich ein toxisches Lungenödem und eine Pneumonitis entwickeln. Die letale inhalative Dosis beim Menschen beträgt 6 mg/m^3/8 h. Nach Cd-Ingestion wird Erbrechen und das Auftreten von schweren Diarrhöen beobachtet (**C**).

Chronische Toxizität. Sie ist gekennzeichnet durch die Bildung eines Cd-Saums an den Zahnhälsen (gelbe Ringe aus CdS), dem Auftreten von Degenerationen an den Schleimhäuten von Nase, Rachen u. a. („Cd-Schnupfen"), der Zerstörung von Riechepithelien (Hyposmie, Anosmie), obstruktiven Atemwegserkrankungen und schweren Nierenschäden (**C**). Erstmals wurde in Japan 1946 bei Vergifteten (vorwiegend bei Frauen) nach dem Genuß von Cd-kontaminierten Nahrungsmitteln schwere Osteomalazien, Osteoporosen und Eisenmangelanämien beobachtet (Itai-Itai-Krankheit). Die Vergifteten hatten außerdem größte Schmerzen. Betroffene Personen erlitten Skelettdeformationen und Schrumpfungen der Körpergröße (**C**). Die Ursache liegt im Auftreten einer Störung des Ca-, Phosphat- und Vitamin-D_3-Stoffwechsels durch Cd.

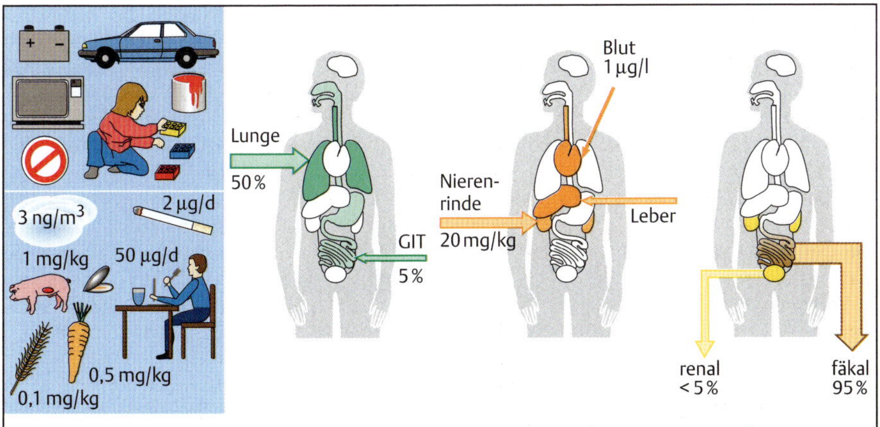

A. Vorkommen **Resorption** **Verteilung** **Elimination**

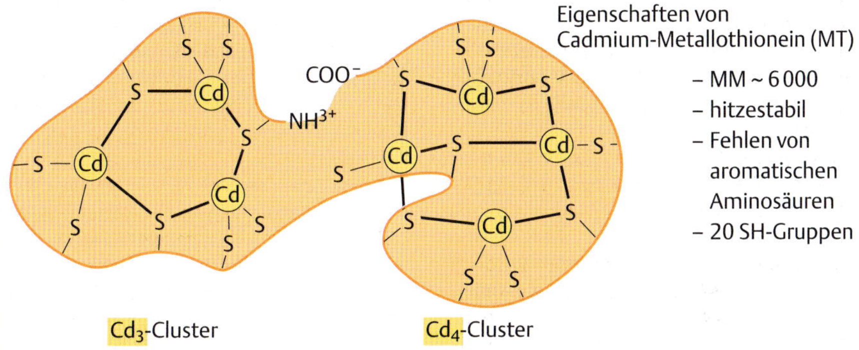

B. Strukturmodell von Cadmium-Metallothionein

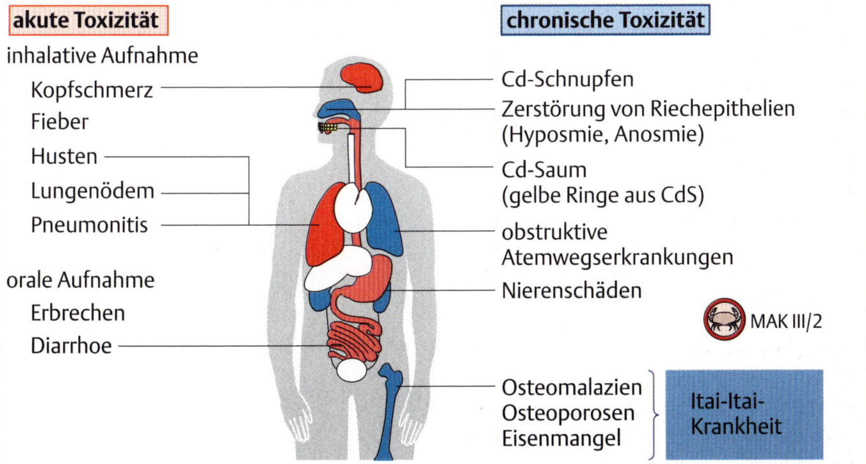

C. Toxizität von Cadmium

Mechanismus der Toxizität. Aus Vitamin D_3 wird in der Leber 25-Hydroxy-D_3 (25-OH-Cholecalciferol, 25-OH-D_3) gebildet. In den Tubuluszellen der Niere wird aus 25-OH-D_3 der aktive Metabolit von Vitamin D_3, das 1,25-Dihydroxy-D_3 (1,25-$[OH]_2$-Cholecalciferol, 1,25-$[OH]_2$-D_3), hydroxyliert. 1,25-$(OH)_2$-D_3 aktiviert die Freisetzung von Ca^{2+} aus den Knochen und stimuliert die Ca^{2+}-Resorption aus dem Dünndarm ins Plasma. Cd hemmt beide Mechanismen. Ferner hemmt Cd die Ca^{2+}-Aufnahme in die Tubuluszellen der Nieren und inaktiviert dort das Enzym Adenylatcyclase (**D**).

Die mutagene und teratogene Wirkung von Cd konnte in Studien beim Menschen bisher nicht gesichert werden. Hinweise für eine kanzerogene Wirkung von Cd liegen vor.

Therapie. Sie ist vorwiegend bei inhalativer und/oder oraler Vergiftung mit Cd-Verbindungen symptomatisch (**E**). Bei *Inhalation* von Cd-Dämpfen (z. B. CdO wird beim Erhitzen, Schweißen u. a. bei der technischen Cd-Anwendung gebildet) muß als erstes der Atemweg freigehalten, anschließend sofort Frischluft zugeführt und notfalls beatmet werden. Nach unauffälligem, mehrstündigem Latenzstadium ist die Bildung eines toxischen Lungenödems mit Schädigung der Alveolarstruktur möglich. Als erste Hilfe ist dann die Inhalation von hohen Glucocorticoid-Dosen indiziert. Bei akuten inhalativen Intoxikationen ist die Gabe von British Anti-Lewisit (BAL; vgl. Vergiftung mit Hg, S. 170) hilfreich (**E**). Bei *Ingestion* von Cd wird induziertes Erbrechen bzw. eine Magenspülung empfohlen. Die Gabe von Aktivkohle ist hilfreich (**E**).

Bei einer chronischen Intoxikation sowohl nach Inhalation als auch nach Ingestion von Cd-Verbindungen wird die Gabe von BAL wegen der Umverteilung von Cd aus den Geweben in die Nieren (Nierenschäden!) nicht empfohlen.

Chrom (Cr)

Verwendung. Cr wird zur Herstellung von Batterien, Edelstählen, zum Gerben und als Holzbeizmittel (hier als $K_2Cr_2O_7$) u. a. verwendet. Kritisch sind einige lösliche Cr-Salze. Cr gilt als essentielles Element beim Menschen. Der tägliche Bedarf von Cr beim Menschen liegt bei ca. 60 µg. Cr ist Bestandteil des Glucose-Toleranzfaktors, der für die Funktion des Stoffwechsels von Bedeutung ist (**A**).

Resorption. Cr kann je nach Verbindung bis zu 70% über die Lungen und bis zu 2% über den Gastrointestinaltrakt (GIT) und über die Haut resorbiert werden (**A**).

Verteilung. Bei unbelasteten Personen werden in den Nieren (0,6 mg/kg), in der Leber (0,2 mg/kg) und im Gehirn (0,02 mg/kg) die höchsten Cr-Gehalte gefunden.

Elimination. Sie geschieht vorwiegend renal (**A**).

Akute Toxizität. Inhalation von mehr als 2 µg Cr/m^3 Luft für mehrere Stunden kann zu Ulzerationen des Nasenseptums, Bronchitis, Pneumokoniose, Rhinorrhea und Asthma führen. Nach Ingestion von Cr wurden Nekrosen in den Nieren beobachtet (die letale Dosis beim Menschen liegt bei 2 g $K_2Cr_2O_7$ p.o., **B**).

Chronische Toxizität. Sie ist gekennzeichnet durch das Auftreten von Bindehautentzündung, Gastritis, Magenulzera und einer Cr-Enteropathie (ulzeröse Gastroenterokolitis, **B**).

Überempfindlichkeitsreaktionen mit Ausbildung von typischen Kontaktekzemen treten häufig bei Bauarbeitern auf (chromhaltiger Zement).

Therapie. Bei *Hautkontakt* mit löslichen Cr-Salzen sollte sofort mit Wasser abgespült und eine $CaNa_2$-EDTA-Lösung (vgl. Pb-Vergiftung, S. 158) in Polyglykol aufgetragen werden. Nach *Ingestion* von Cr sollte durch induziertes Erbrechen Cr entfernt und anschließend reichlich Wasser getrunken werden (Verdünnungstherapie). Durch Gabe von Ascorbinsäure kann CrVI in das weniger toxische CrIII überführt werden. Als Antidot zur Therapie einer Cr-Vergiftung wird DMPS (vgl. Hg-Vergiftung, S. 170) empfohlen (**C**).

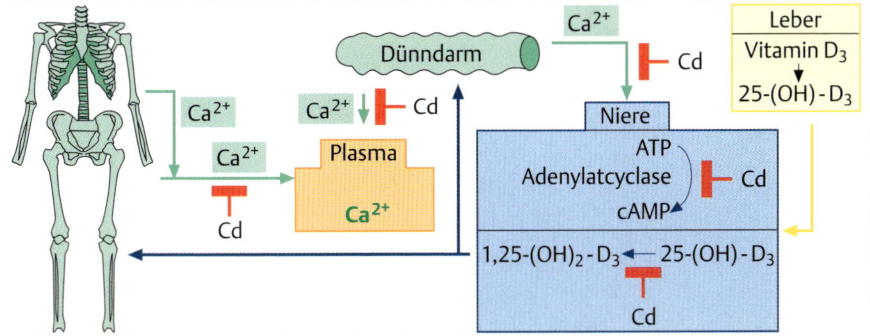

D. Mechanismus der Toxizität von Cadmium

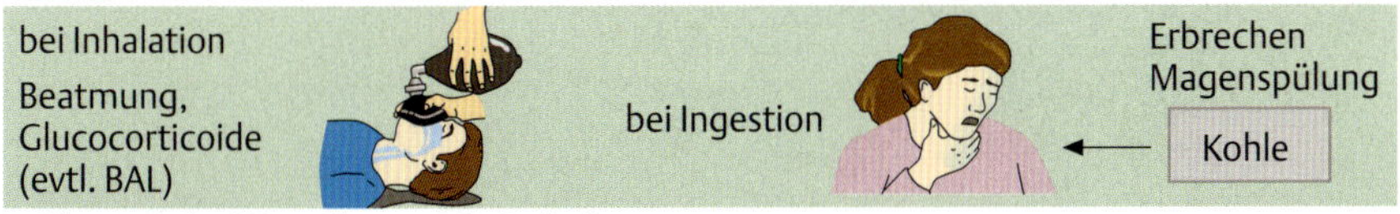

E. Therapie bei Vergiftung mit Cadmium

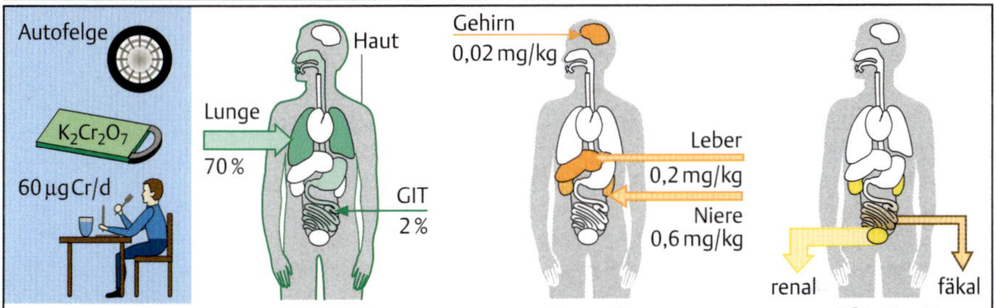

A. Verwendung **Resorption** **Verteilung** **Elimination**

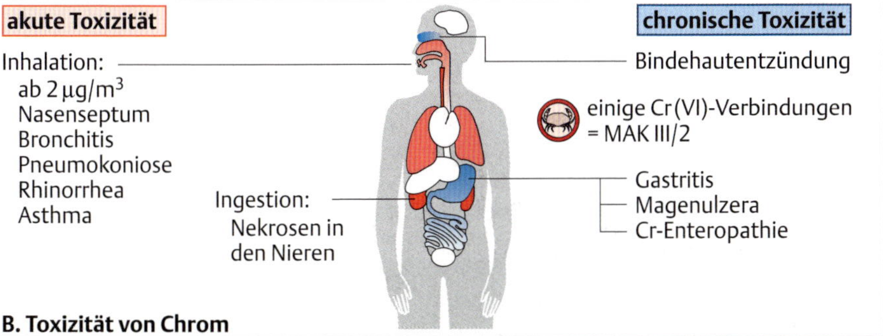

B. Toxizität von Chrom

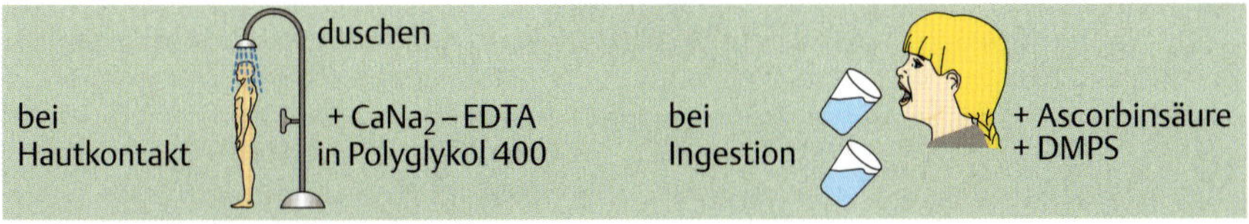

C. Therapie bei Vergiftung mit Chrom

Edelmetalle

Silber (Ag)

Verwendung. Ag wird für die Herstellung von Schmuck, Münzen, Bestecken, in der Photographie und Medizin verwendet. Silbernitrat (Höllenstein, $AgNO_3$) findet noch Verwendung zum Ätzen von Wundgranulationen und dient zur Gonorrhöprophylaxe des Auges bei Neugeborenen. Organische Ag-Verbindungen wurden früher häufig zur Therapie von Magengeschwüren eingesetzt. Bei den erwähnten Verwendungen kam es oft zu schweren Verätzungen im Auge und im Gastrointestinaltrakt.

Ag-Intoxikationen. Sie sind gekennzeichnet durch das Auftreten von Graufärbungen der Haut (Argyrie), die durch die Einlagerung von kleinsten Körnchen aus Silbersulfid (AgS) zustande kommt. Am Zahnfleisch kann sich ein charakteristischer grauer Ag-Saum bilden (**A**).

Therapie. Nach induziertem Erbrechen kann anschließend durch Zufuhr von 0,9%iger NaCl-Lösung das $AgNO_3$ in das schwerlösliche AgCl überführt und dann vermehrt mit den Fäzes ausgeschieden werden. Bei chronischer Ag-Intoxikation wird die Gabe von DMPS (vgl. Vergiftung mit Hg, S. 170) empfohlen.

Gold (Au)

Verwendung. Au wird in Form von organischen Verbindungen (z.B. Aurothioglucose, Aurothiopolypeptid) in der Therapie des chronischen Rheumatismus eingesetzt.

Toxizität. Toxische Nebenwirkungen sind häufig (bis zu 25% der behandelten Patienten). Es kann zum Auftreten von Stomatitis, Dermatitis, Nierenschäden, hämorrhagischer Diathese und Bronchitis („Gold-Influenza") kommen. Allergische Reaktionen mit Thrombozytopenie wurden beobachtet (**B**).

Therapie. Die Gabe von Chelatbildnern (z.B. BAL bzw. DMPS, vgl. Vergiftung mit Hg, S. 170) wird empfohlen. Bei allergischen Symptomen ist an die Gabe von Glucocorticoiden zu denken.

Platin (Pt)

Verwendung. Zu den Pt-Metallen zählen die nah verwandten Metalle Ruthenium (Ru), Rhodium (Rh), Palladium (Pd), Osmium (Os), Iridium (Ir) und Platin. Pt findet vorwiegend Verwendung in der Schmuck-, Elektro- und in der Autoabgaskatalysatoren-Industrie. Pt-Komplexe (z.B. *cis*-Diammindichloroplatin, *cis*-DDP) werden in der Krebstherapie eingesetzt (**C**).

Verteilung. In tierexperimentellen Studien konnte gezeigt werden, daß nach Gabe von Chlorplatin-Verbindungen Pt bis zu 90% der Dosis an Plasmaproteine gebunden wurde. Die höchsten Pt-Konzentrationen werden in der Niere > Leber > Milz gefunden.

Elimination. Pt-Verbindungen können innerhalb von 24 Stunden renal (bis zu 50% der Dosis) und in kleineren Mengen fäkal eliminiert werden (**C**).

Akute und chronische Toxizität. Die Anwendung von *cis*-Pt in der Tumortherapie ist durch seine Toxizität begrenzt. Übelkeit und Erbrechen kennzeichnen vorwiegend die akute Toxizität. Nach längerer therapeutischer Anwendung von Pt-Verbindungen werden Überempfindlichkeitsreaktionen (Ekzeme, Dermatitiden), schwere nephrotische und ototoxische Symptome und vor allen Dingen das gehäufte Auftreten einer Pt-Allergie (Typ I, Platinose) mit Konjunktivitis, Rhinitis und Bronchialasthma beobachtet (**D**).

Die Pt-Metalle Rh, Pd und Pt werden vorwiegend elementar aus Autoabgaskatalysatoren emittiert und belasten zunehmend die Atmosphäre. Die Pt-Konzentration in der Luft in Europa beträgt derzeit ca. 10^{-10} mg Pt/m^3; MAK: 0,002 mg Pt/m^3. Die toxikologische Bedeutung der Zunahme der Pt-Konzentration in der Atmosphäre wird unterschiedlich diskutiert. Im Tierversuch erwies sich *cis*-Pt als aktives Kanzerogen. Es führte zur Bildung von Lungenadenomen in der Maus. Komplexbildungen mit heterozyklischen Basen der DNA sollen die Ursache sein. In menschlichen Zellkulturen (HeLA-Zellen) konnte nach Zufuhr von *cis*-Pt ein gehäuftes Auftreten von DNA-Strangbrüchen beobachtet werden.

Therapie. Bei Intoxikation mit Pt-Verbindungen soll eine symptomatische Therapie erfolgen.

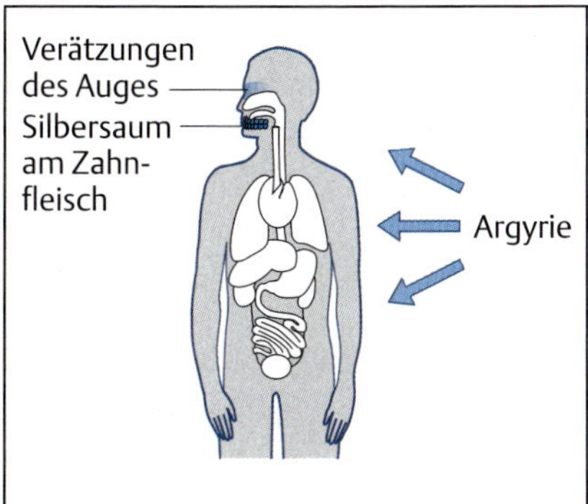

A. Toxizität von Silber

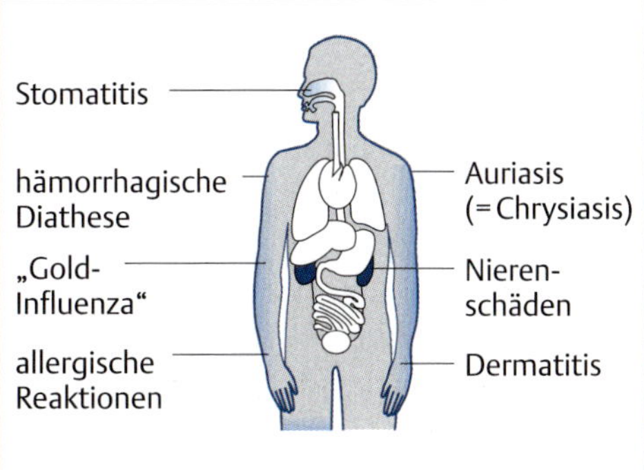

B. Toxizität von Gold

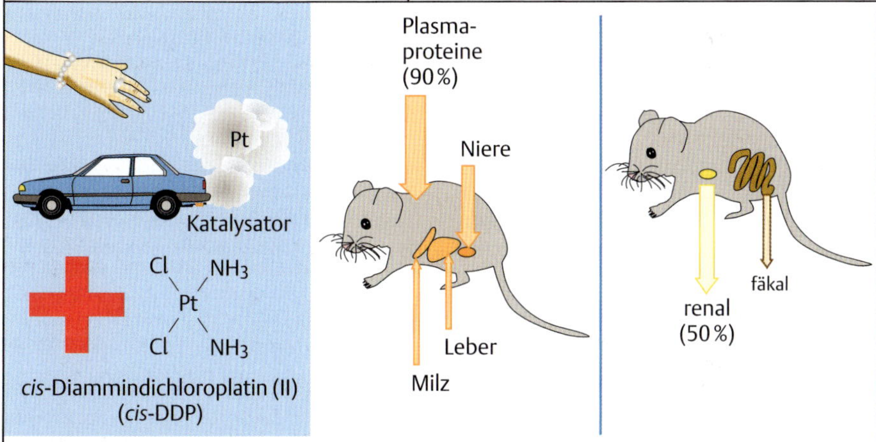

C. Verwendung von Platin **Verteilung** **Elimination**

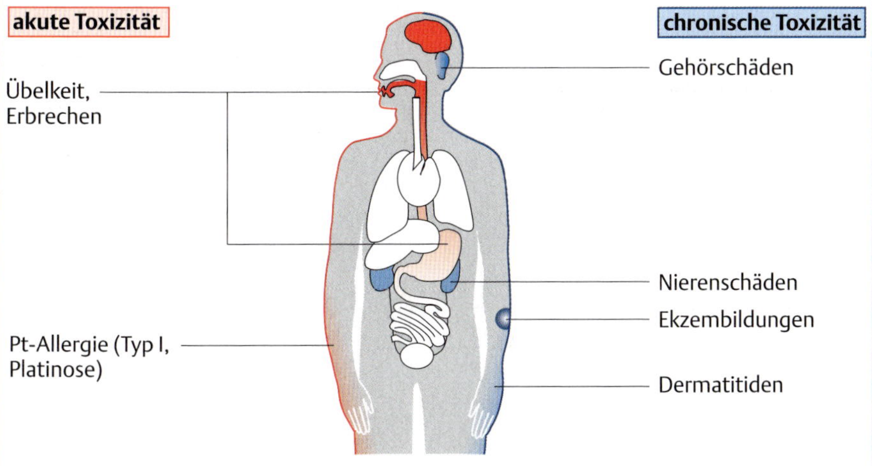

D. Toxizität von Platin

Kupfer (Cu)

Verwendung. Mehr als 50% des Cu-Bedarfs wird heute für die Herstellung von Elektrokabeln, der Rest für Münzen, Legierungen (z.B. Bronze), Geschirr, Herbizide (insbesondere für die Behandlung von Weinreben) u.a. verwendet (**A**).

Vorkommen. Trinkwasser in Europa enthält im Mittel weniger als 0,01 mg Cu/l (EG-Richtwert: 0,1 mg Cu/l, **A**). Cu ist ein essentielles Spurenelement beim Menschen. Der tägliche Bedarf von Cu beim Erwachsenen in Europa wird mit 2 mg Cu angegeben. Cu ist Bestandteil von vielen Metalloenzymen, wie z.B. Cytochrom-Oxidase, Superoxid-Dismutase, Urikase, Tyrosinase u.a.). Cu-Mangel und Cu-Überbelastung verursachen charakteristische Krankheitssymptome beim Menschen.

Resorption. In Abhängigkeit von der Nahrungszusammensetzung kann Cu im Gastrointestinaltrakt (GIT) bis zu 40% der Dosis resorbiert werden – davon bis ca. 15% bereits im Magen (**A**).

Verteilung. Nach der Resorption wird Cu im Blut vorwiegend an Albumin gebunden und in die Leber transportiert. Dort wird Cu an Metallothionein gebunden, das dann Cu auf Caeruloplasmin überträgt. Über das Caeruloplasmin wird Cu mit dem Plasma in die Gewebe verteilt (**A**). Normalwerte für die Cu-Gehalte bei Europäern im Mittel: Plasma 0,13 μg/ml, Niere 2 mg/kg, Herz 3 mg/kg, Leber 5 mg/kg und Gehirn 6 mg/kg (**A**). Die Gehalte an Cu in der Leber und der Milz liegen bei nicht mit Cu exponierten Kleinkindern um das 3- bis 4fache höher.

Elimination. Innerhalb von 72 Stunden wird Cu renal nur zu ca. 1% der Dosis, fäkal bis zu ca. 10% ausgeschieden. Mit dem Schweiß kann Cu bis zu 3% eliminiert werden (**A**).

Akute Toxizität. Bei Aufnahme von mehr als 10 g Cu kann es zu Vergiftungserscheinungen kommen (**C**). Die Toxizität von Cu ist gekennzeichnet durch das Auftreten von Lethargie, Erbrechen und Ikterus. Kontaktallergien sind selten (etwa 1%, **C**).

Chronische Toxizität. Als Indian/German Childhood Cirrhosis (ICC/GCC) wird eine Krankheitssymptomatik bezeichnet, die in Indien und Deutschland bei Kindern beobachtet wurde, die Trinkwasser bzw. Nahrungsmittel zu sich nahmen, die in Cu-Behältern aufbewahrt wurden. Bei diesen Kindern traten schwere Schädigungen in der Leber (Zirrhose) und eine Schwächung des Immunsystems auf. Reizungen des GIT sind fast immer bei der chronischen Vergiftung mit Cu zu beobachten (**C**).

Eine genetisch bedingte Störung der Synthese des Caeruloplasmins führt zu hepatolentikulärer Degeneration durch Cu-Überladung (Wilson-Krankheit, Häufigkeit 1 : 100.000, **C**). Cu beeinflußt auch den Eisenstoffwechsel.

Cu ist zytotoxisch (hepatische Zirrhose). Hinweise auf teratogene, mutagene oder kanzerogene Wirkungen des Cu liegen derzeit nicht vor.

Cu-Mangel. Er ist gekennzeichnet durch das Auftreten von Störungen in der Blutbildung (hypochrome Anämie). Eine seltene Erkrankung (Störung des Cu-Stoffwechsels) ist das genetisch bedingte X-chromosomal rezessiv vererbte „Korkenzieherhaar-Syndrom" (Menke's Kinky Hair Disease). Bei dieser Erkrankung sind charakteristische Haar-, Gefäß- und Hirnanomalien zu beobachten (**B**). Die Lebenserwartung dieser Kinder liegt unter 4 Jahren.

Therapie. Bei *Cu-Mangel* Zufuhr von Cu-Orotat oder Cu-Gluconat und/oder Cu-reiche Nahrungsmittel wie z.B. Schokolade, Kakao, Pilze u.a. (**D**).

Als Antidot zur Therapie bei *Vergiftung* mit Cu wird die Verabreichung von D-Penicillamin empfohlen (vgl. Vergiftung mit Pb, S. 158). Bei Unverträglichkeiten gegenüber D-Penicillamin (Häufigkeit etwa 5%) sollte TRIEN (Triethylentetramindihydrochlorid) verabreicht werden (**E**).

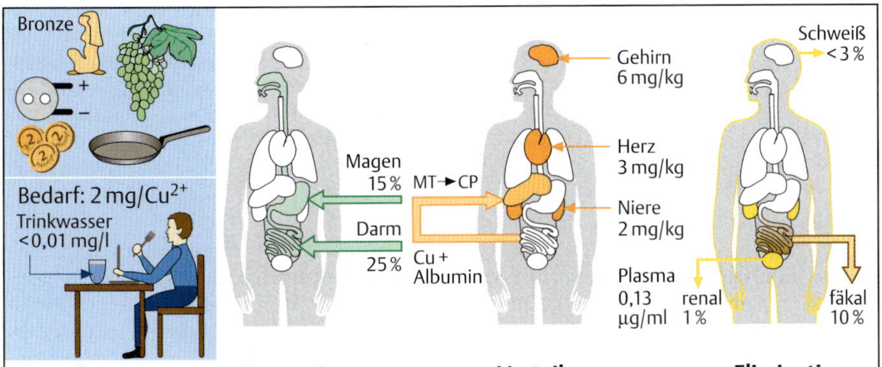

A. Vorkommen **Resorption** **Verteilung** **Elimination**

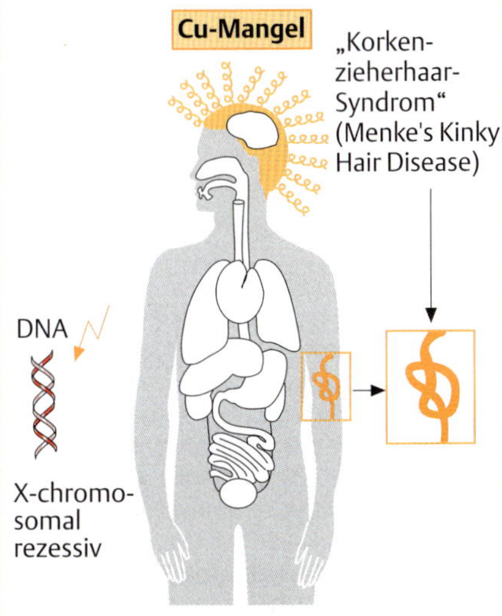

B. Symptomatik bei Kupfermangel

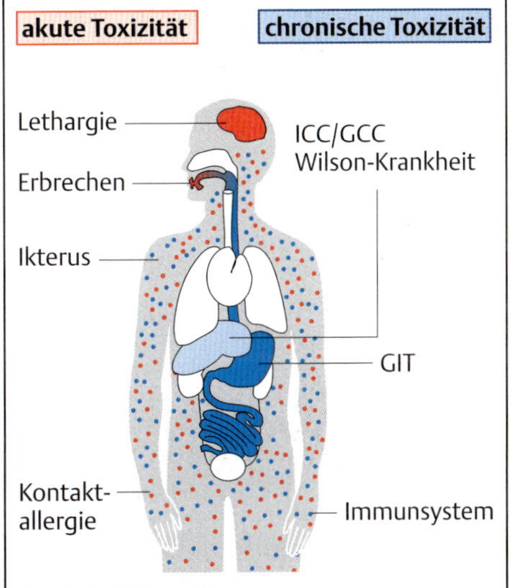

C. Toxizität von Kupfer

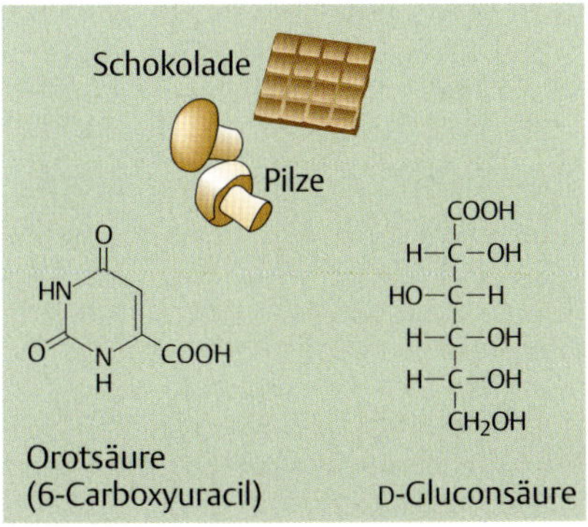

D. Therapie bei Kupfermangel

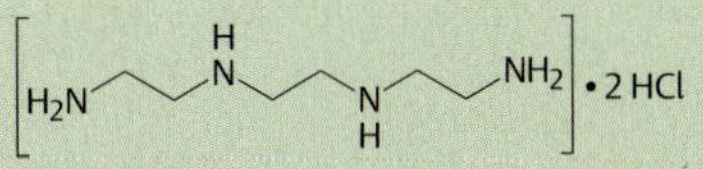

Triethylentetramin •2 HCl (TRIEN)

E. Antidot bei Vergiftung mit Kupfer

Nickel (Ni)

Verwendung. Ni wird zum größten Teil in der Stahlindustrie verarbeitet. Ein kleinerer Teil wird zur Herstellung von Kochgeschirr, Trokkenbatterien, Schmuck, Brillenfassungen, Münzen, Knöpfen, Schließen von Gürteln und Büstenhaltern u. a. verwendet.

Vorkommen. Nahrungsmittel enthalten in der Regel nicht mehr als 2 mg Ni/kg, Luft in Europa im Mittel 10 ng/m^3 und eine Zigarette ca. 2 ng Ni. Ein Europäer nimmt täglich im Mittel 500 µg Ni auf (**A**).

Resorption. Von den inhalierten Ni-Stäuben können je nach Ni-Verbindung bis zu 35% der Dosis in den Lungen resorbiert werden. Wasserlösliche oral aufgenommene Ni-Verbindungen können bis zu 10% resorbiert, wasserunlösliche Ni-Verbindungen im GIT auch phagozytiert werden. Ni kann beim Menschen z. T. auch über die Haut aufgenommen werden (**A**).

Verteilung. Nach der Resorption wird Ni im Blut vorwiegend an Albumin gebunden und im Körper rasch verteilt (Normalwert für den Ni-Gehalt im Serum bei Europäern: ~2 µg Ni/l). Die höchsten Ni-Gehalte finden sich in der Niere, Leber und Lunge (**A**).

Elimination. Sie findet bei parenteral aufgenommenen Ni vorwiegend renal (90%) statt. Ein kleinerer Teil kann mit den Fäzes, Speichel und Schweiß ausgeschieden werden (**A**).

Akute und chronische Toxizität (**B**). Bei exponierten Personen (vorwiegend in der Stahlindustrie) können bei ständiger Inhalation von Ni-Aerosolen epitheliale Dysplasien der Nasenschleimhäute, asthmatische Symptome sowie Pneumokoniosen auftreten. Die ersten Krankheitssymptome bei einer Ni-Vergiftung wurden bei Personen beobachtet mit Ni-Gehalten im Urin ab 100 µg/l.

Bei einem geringen Teil der Bevölkerung (etwa 10%, vorwiegend Frauen) ist die Toxizität von Ni auch gekennzeichnet durch das Auftreten allergischer Symptome. Da Ni oft Bestandteil in den oben erwähnten Materialien ist, kann es bei direktem Hautkontakt zu zellulärer Überempfindlichkeit kommen. Die Folge ist das Auftreten einer Ni-Dermatitis. Das klassische Bild einer Ni-Überempfindlichkeitsreaktion ist die Bildung von Kontaktekzemen.

Die giftigste Ni-Verbindung ist das bei 25 °C flüssige Ni-Tetracarbonyl $Ni(CO)_4$ (wird verwendet zur Reindarstellung von Ni, MAK-Wert = 0,1 ml/m^3). Im Blut wird Kohlenmonoxid von $Ni(CO)_4$ abgespalten und sofort an Hämoglobin gebunden. Die höchsten Ni-Gehalte finden sich deshalb bei einer Vergiftung mit dieser Substanz im Blut. Da $Ni(CO)_4$ eine lipophile Substanz ist, kann es die Blut-Hirn-Schranke gut durchdringen. Die Toxizität dieser Substanz beim Menschen ist vorwiegend gekennzeichnet durch das Auftreten von Husten, Übelkeit, Kopfschmerzen, Dyspnoe, toxisches Lungenödem u. a.; Blutungen und Ödembildungen im Gehirn beim Menschen werden beschrieben.

Die teratogene Wirkung von Ni beim Menschen ist nicht belegt. Die mutagene und kanzerogene Wirkung beim Menschen ist dagegen unbestritten MAK III/1; TRK 0,5 mg/m^3, für Stäube = 0,05 mg/m^3.

Ni ist auch Bestandteil von Metalloenzymen – z. B. Lactatdehydrogenase, Malatdehydrogenase, Alkoholdehydrogenase u. a.; Ni-Mangel führt zu Wachstums- und Wundheilungsretardierung und Störung der Hämatopoese.

Therapie. Als wirksames Antidot bei einer Ni-Intoxikation gilt das Triethylentetramin (TRIEN, vgl. Vergiftung mit Cu, S. 166). Das Ca-Salz der Cyclohexylsulfamsäure (Calciumcyclamat, **C**) forciert die Ni-Ausscheidung.

Bei Vergiftung mit Nickelcarbonyl ist Natriumdiethyldithiocarbamat-Trihydrat (DDTC) wirksam (**C**).

Bei Menschen mit einer Ni-Überempfindlichkeit kann eine nickelarme Diät die Beschwerden lindern. Als nickelreiche Nahrungsmittel gelten: Getreide, Hülsenfrüchte, Tomaten, Spargel, Pilze, Birnen, Tee und Kakao.

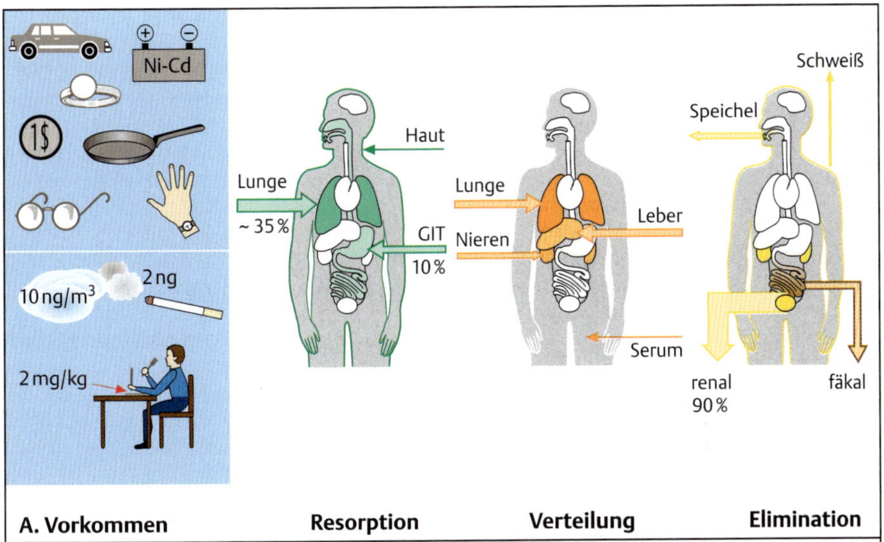

A. Vorkommen

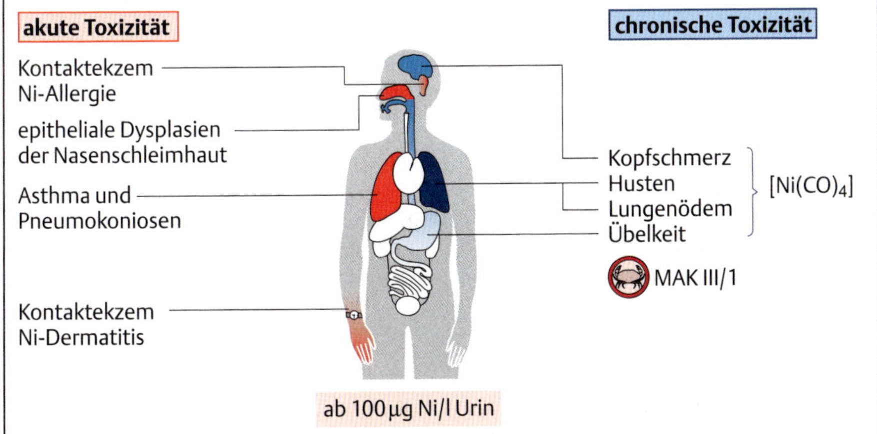

B. Toxizität von Nickel

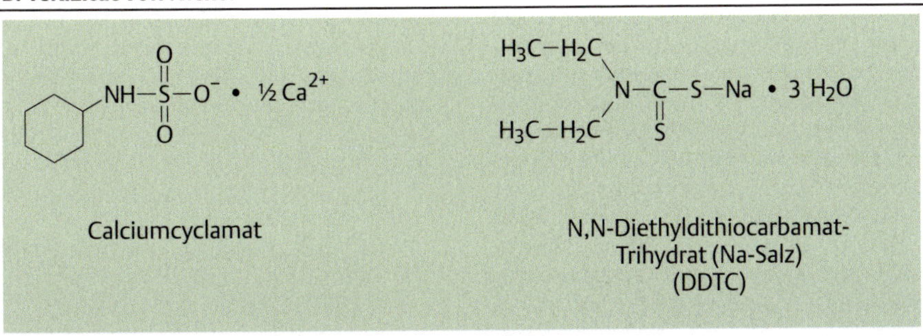

C. Antidota zur Therapie bei Vergiftung mit Nickel

Quecksilber (Hg)

Historie und Verwendung. Bereits 59 n. Chr. beschreibt Gajus Plinius der Ältere die Verwendung von Hg zur Trennung von Gold und Silber. Hg bzw. Hg-Verbindungen werden heute in der Elektrotechnik, bei der Produktion von Chlor und Alkalilaugen, als Katalysatoren, außerhalb Deutschlands als Pflanzenschutzmittel und in der Medizin als Antiseptikum bzw. in Dentalamalgamen verwendet. Über Krematorien kann Hg aus Dentalamalgamen freigesetzt werden. Hg existiert in den Oxidationsstufen: 0, +1, und +2.

Dampfförmiges Hg (Hg^0)

Hg^0 wird zu 80% in den Lungen retiniert und durch Katalasen zu Hg^{2+} oxidiert. Hg^0 durchquert Membranen schneller als Hg^{2+}. Damit erklärt sich die hohe ZNS-Toxizität von Hg^0. Die Elimination findet fäkal (42%) und renal (52%) statt. In manchen Geweben kann sich Hg über einen erheblichen Zeitraum halten.

Akute Toxizität. Eine kurzzeitige Einwirkung (1–3 Stunden) hoher Hg^0-Konzentrationen (1–3 mg/m³) führt zu akuten Vergiftungserscheinungen, die sich als Symptome einer Lungenentzündung manifestieren.

Chronische Toxizität. Bei wiederholten Langzeitexpositionen mit Hg^0 (0,1–0,2 mg/m³) werden Tremor, Erethismus, Paradontose, erhöhter Speichelfluß und Metallgeschmack beobachtet (**A**). MAK: 0,1 mg/m³.

Anorganische Hg^+- bzw. Hg^{2+}-Verbindungen

Sie verteilen sich zwischen Plasma und Erythrozyten im Verhältnis 1 : 1. Hg^{2+} wird nach oraler Aufnahme nur zu etwa 10%, $Hg^+ < 2\%$ im Darm resorbiert. $Hg^{+/2+}$-Verbindungen durchdringen nur bedingt die Blut/Liquor- und Plazenta-Schranke. Aufnahme und Ausscheidung durch verschiedene Organe variieren erheblich. Enzyme mit SH-Gruppen können durch Hg^{2+} inaktiviert werden (Mercaptidbildung, **B**). Die Elimination findet renal (60%) und fäkal (40%) statt.

Akute Toxizität. Hg^{2+}-Salze führen nach oraler Aufnahme zu Verätzungen der Mundhöhle, des Rachens und der Speiseröhre, begleitet von Übelkeit und Erbrechen.

Chronische Toxizität. Die Niere ist das Zielorgan der Vergiftung mit Hg^{2+} (Polyurie bis Anurie). Unter Akrodynie (Feerkrankheit) versteht man das Auftreten von Reizbarkeit, Schlaflosigkeit, Lichtempfindlichkeit und eines generalisierten Exanthems nach einer $Hg^{+/2+}$-Aufnahme (**A**).

Organische Hg-Verbindungen

Wegen der Biosynthese von Methyl-Hg in Gewässern durch Mikroorganismen und seiner anschließenden Bioakkumulation in Fischen kommt es bei hohem Fischverzehr zu hohen Hg-Aufnahmen beim Menschen (**C**) (Minamatakrankheit). Methyl-Hg wird zu etwa 90% im GIT resorbiert. Es durchquert die Blut-Liquor- und Plazenta-Schranke, wodurch auch der Anteil des Gehirns und des Fötus an der Gesamtbelastung höher und der der Nieren geringer ist als bei Einwirkung von Hg^{2+}-Salzen. Das Verhältnis von Methyl-Hg in Erythrozyten und Plasma beim Menschen beträgt ca. 20 : 1. Die Elimination findet fäkal (90%) und renal (10%) statt.

Akute und chronische Toxizität. Bei Primaten ist das Zielorgan das ZNS, wo die Reaktion mit Sulfhydril-Gruppen und Nucleinsäuren (DNA, RNA) zur Störung der Proteinsynthese, der Membranstruktur und der Sauerstoffverwertung sowie zum Zelltod führt. Methyl-Hg beeinträchtigt hauptsächlich die sensorischen Bereiche. Die ersten klinischen Symptome sind Parästhesien, gefolgt von Ataxien, Hör- und visuellen Defekten (**A**).

Therapie. Als Antidot für Vergiftungen mit anorganischen Hg-Verbindungen wird die Verwendung von BAL (British Anti-Lewisite, Dimercaptopropanol) empfohlen. Bei Vergiftungen mit Hg^0 und organischen Hg-Verbindungen ist seine Anwendung nicht angezeigt, da es zu einer Hg-Anreicherung im ZNS kommt. Neuere Derivate DMSA (Dimercaptobernsteinsäure = Dimercaptosuccinic acid) und DMPS (Dimercaptopropansulfonat) erwiesen sich beim Menschen als geeignete Antidota bei Vergiftung mit $Hg^{0,+ \text{ und } 2+}$ (**D**). BAT-Werte: 50 µg/l Blut und 200 µg/l Harn.

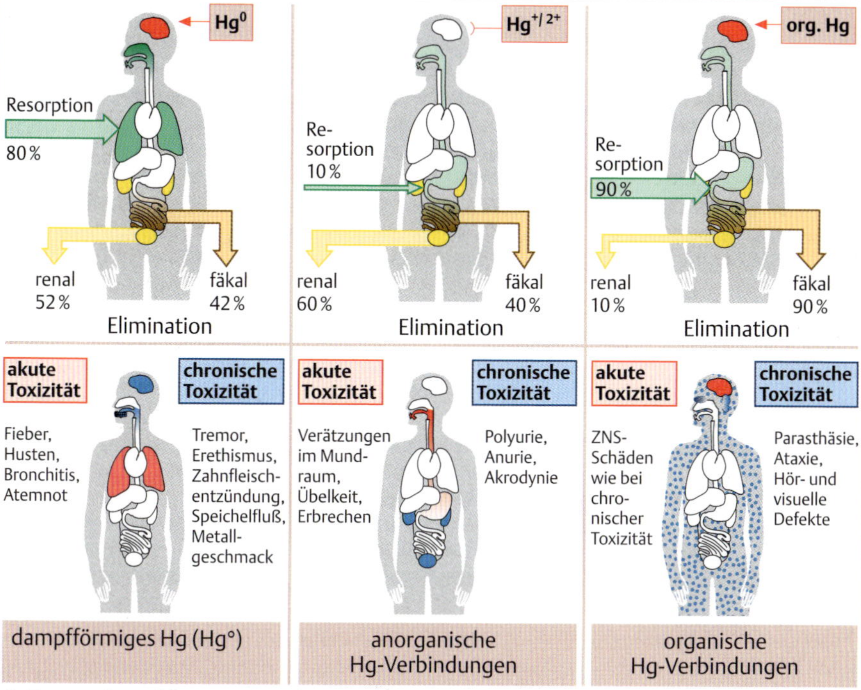

A. Resorption, Elimination und Toxizität von Quecksilber

Cl—Hg—Cl + SH—R (Protein) ⟶ Cl—Hg—SR + HCl

oder RS—Hg—Cl + SH—R ⟶ RS—Hg—SR + HCl

oder C—Hg—Cl + SH—R ⟶ C—Hg—SR + HCl

Mercaptide

(R = Proteinanteil; C = organischer Rest)

B. Mercaptidbildung mit Proteinen am Beispiel von $HgCl_2$ und Methyl-Hg

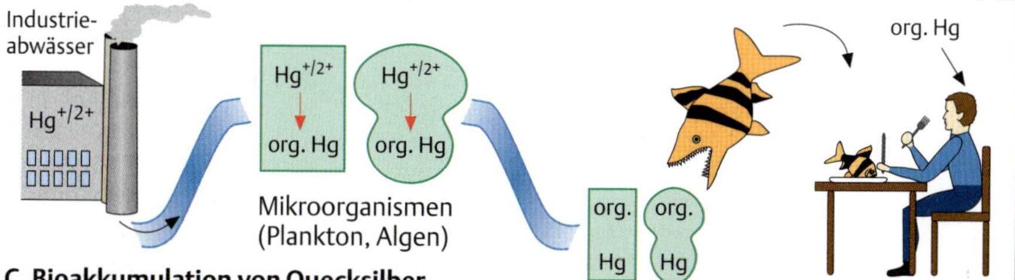

C. Bioakkumulation von Quecksilber

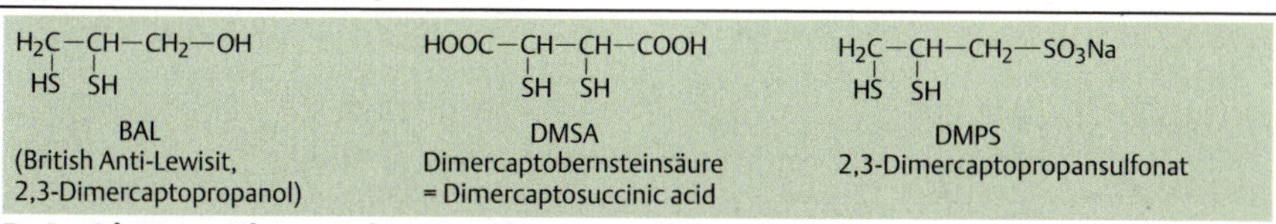

D. Antidota zur Therapie bei Vergiftungen mit Quecksilber

Thallium (Tl)

Verwendung. Tl wird vorwiegend in der Elektroindustrie verarbeitet. In geringeren Mengen wird es in der chemischen Industrie als Katalysator und wegen des niedrigen Schmelzpunktes in Thermometern bei Messung von tiefen Temperaturen eingesetzt. Tl leuchtet in der Flamme grün. Es wird deshalb für die Herstellung von Feuerwerkskörpern bevorzugt verarbeitet. Das geschmack- und geruchlose Tl_2SO_4 wird seit über 50 Jahren als Mittel zur Bekämpfung von tierischen Schädlingen (z. B. Ratten, Mäusen) als Rodentizid eingesetzt (**A**). Trotz des eingeschränkten Handels wird immer wieder über Mord und Selbstmord beim Menschen mit diesem „Rattengift" berichtet. Als tödliche Dosis beim Erwachsenen gilt 1 g Tl_2SO_4.

Vorkommen. Tierische und pflanzliche Nahrungsmittel enthalten in der Regel nicht mehr als 0,1 mg Tl/kg; dennoch können z. B. Pilze und einige Kohlsorten Tl bis zu 1 mg/kg akkumulieren (**A**).

Resorption. Oral aufgenommenes Tl kann bis zu 80% der Dosis im GIT resorbiert werden. Über die Haut können geringe Anteile an Tl aufgenommen werden (**A**).

Verteilung. Nach der Resorption wird Tl mit dem Blut rasch im Körper verteilt. Die höchsten Tl-Gehalte finden sich in der Niere, Leber, Knochen, Knorpel, Epididymis und vor allem in den Haaren (**A**).

Elimination. Sie läuft sehr langsam ab. Zwei Monate nach der Intoxikation wurden bei Vergifteten erst 20% der Dosis im Harn wiedergefunden (**A**). Tl wird auch mit der Galle in das Darmlumen ausgeschieden und von dort größtenteils wieder rückresorbiert (enterohepatischer Kreislauf!). In geringen Mengen kann Tl auch mit dem Schweiß, Speichel, der Milch, den Haaren und durch Hautabschilferung eliminiert werden (**A**). Im Tierexperiment konnte gezeigt werden, daß Tl^+-Ionen auch aktiv aus dem Blut direkt ins Darmlumen transportiert werden können.

Akute Toxizität. Die ersten Vergiftungserscheinungen treten meist erst nach einer 1- bis 2tägigen symptomfreien Latenzzeit auf. Dann folgen Störungen im GIT (z. B. Übelkeit, Durchfall) und Nervensystem (z. B. Polyneuropathien, **B**). Meist treten in den ersten 14 Tagen psychische und Sensibilitätsstörungen auf (z. B. kann ein Pfennigstück auf dem Arm plötzlich große Schmerzen verursachen!). Später werden Sehstörungen, Blutdruckanstieg und das Entstehen einer Enzephalopathie beobachtet. Nach ca. 3 Wochen kommt es meist zu starkem Haarausfall (Alopecia areata, **B**).

Chronische Toxizität. Sie ähnelt der akuten Toxizität. Sie ist vorwiegend gekennzeichnet durch das Auftreten von Polyneuropathien mit schweren Sehstörungen. Ein typisches Zeichen einer chronischen Tl-Vergiftung ist das Auftreten von weißen Querstreifen in den Fingernägeln (Mees- bzw. Lunula-Streifen, vgl. auch Vergiftung mit Arsen S. 156, **B**).

Die teratogene, mutagene und kanzerogene Wirkung von Tl beim Menschen ist nicht belegt.

Wirkungsmechanismus. Tl^+ verhält sich aufgrund des ähnlichen Ionenradius wie K^+. Tl^+-Ionen können somit in allen Zellsystemen K^+-Ionen ersetzen (wie z. B. im Na^+-K^+-ATPase-System, **C**) und Änderungen im intra- und extrazellulären Ionenhaushalt verursachen. Biologische Veränderungen können die Folge sein, z. B. bei der Synthese von Biomolekülen, im Stoffwechsel, bei Membranpotentialen u. a. (**C**).

Therapie. Oral zugeführtes kolloidales, nicht resorbierbares Eisen(III)-hexacyanoferrat (II) (Berliner Blau) kann Tl^+-Ionen im Darm abfangen, den enterohepatischen Kreislauf unterbrechen und so Tl vermehrt aus dem Körper zur Ausscheidung bringen (**D**). Eine forcierte Diurese kann die Tl-Ausscheidung steigern.

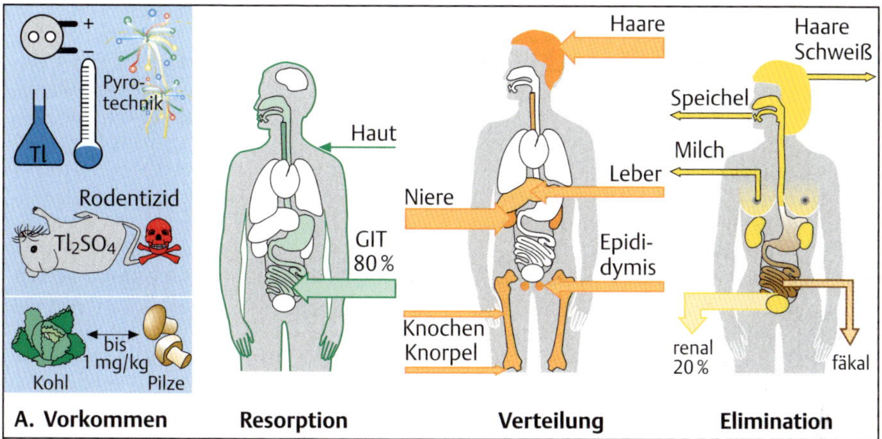

A. Vorkommen

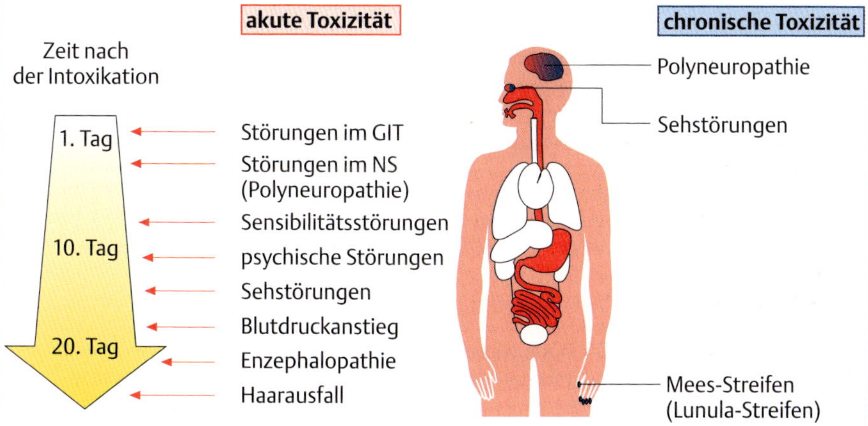

B. Toxizität von Thallium

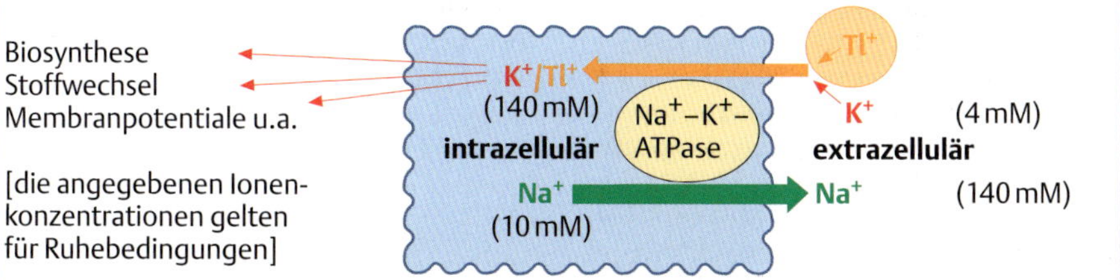

C. Mögliches Wirkungsprinzip der Toxizität von Thallium

$Fe_4[Fe(CN)_6]_3$ ◁ Fe(III) – hexacyanoferrat (II)
(Berliner Blau)

D. Antidot zur Therapie bei Vergiftung mit Thallium

Zinn (Sn)

Verwendung. Sn wird vorwiegend für die Verarbeitung von Eisenteilen benötigt. Sn ist Bestandteil der Bronzelegierung. Es wird ferner für die Herstellung von Waffen, Blechdosen, Zinndeckeln u.a. verwendet. In geringeren Mengen werden Zinnverbindungen in der chemischen Industrie als Katalysatoren und in der Kunststoffindustrie als Stabilisatoren eingesetzt. Organozinnverbindungen werden häufig als Biozide (z.B. Fungizide, Insektizide u.a.) und in Antifoulingfarben als Algizid und Molluskizid bei Schiffen über 25 m Länge eingesetzt (**A**).

Anorganische Sn-Verbindungen spielen toxikologisch nur eine untergeordnete Rolle.

Resorption. Anorganische Sn-Verbindungen werden nur bedingt resorbiert. Vom GIT kann Sn in Abhängigkeit von der Organozinnverbindung bis zu 100% (z.B. für Triethyl-Sn) resorbiert werden. Ein geringer Anteil an Sn kann bei Organozinnverbindungen auch über die Haut aufgenommen werden (**A**).

Verteilung. Organozinnverbindungen zeigen ein unterschiedliches Verteilungsmuster. Die höchsten Sn-Gehalte werden nach Aufnahme von Trimethyl- bzw. Triethyl-Sn in der Reihenfolge Blut > Leber > Niere > Gehirn gefunden (**A**).

Elimination. Sie variiert in Abhängigkeit von der Sn-Verbindung. Z.B. wird Monoethyl-Sn bevorzugt renal, Diethyl- bzw. Dibutyl-Sn fast nur fäkal ausgeschieden (**A**).

Akute und chronische Toxizität. Die Toxizität der jeweiligen Sn-Verbindung ist sehr unterschiedlich. Vergiftungserscheinungen wurden bei Personen beobachtet, die Sn-haltigen Orangensaft (2 g Sn/l Orangensaft) getrunken hatten. Der Orangensaft wurde vorher 24 Stunden in Zinnkannen aufbewahrt. Nur die Aufnahme von großen Mengen an anorganischem Sn (mehr als 2 g SnII) führt beim Menschen zur Hemmung von Enzymen (z.B. der Succinat-Dehydrogenase oder der sauren Phosphatase). Es wurden aber keine toxischen Spät- oder gar letale Schäden beobachtet (**B**).

Bei einer Massenvergiftung 1954 in Frankreich, bei der 100 Menschen durch die Einnahme eines mit Triethyl-Sn-verunreinigten Medikaments starben, wurden bei Vergifteten Ödembildungen im Gehirn beobachtet (**B**).

Die Einnahme von Trimethyl-Sn kann zum Auftreten von Schlafstörungen, Hyperaktivität, Appetitlosigkeit und schweren Krämpfen führen (**B**).

Untersuchungen erbrachten auch Hinweise, daß Triethyl-Sn im ZNS die oxidative Phosphorylierung, Glucoseoxidation und die Synthese von Phospholipiden hemmt (**B**). Die teratogene und kanzerogene Wirkung von anorganischen und organischen Sn-Verbindungen ist beim Menschen nicht belegt. Hinweise für eine genotoxische Wirkung vor Organozinnverbindungen liegen vor. MAK für org. Sn-Verbindungen = 0,1 mg/m^3.

Wirkmechanismus. Tetraethyl-Sn wird in der Leber schnell zu der toxischeren Verbindung Triethyl-Sn desalkyliert (Giftung!). Eine anschließende langsame Desalkylierung führt zur Bildung des giftigen Diethyl-Sn (Diethyl-Sn ist etwa 20mal giftiger als das Tetraethyl-Sn). Das Diethyl-Sn kann dann sehr schnell zum ungiftigen Monoethyl-Sn desalkyliert und so mit dem Urin ausgeschieden werden (**C**).

Therapie. Bei Aufnahme von anorganischen Sn-Verbindungen (z.B. aus kontaminierten Konservendosen usw.) soll eine symptomatische Therapie erfolgen.

Bei Verdacht auf Schädigungen im Mund, Ösophagus, Magen usw. durch oral aufgenommene organische Sn-Verbindungen sofort nach der Intoxikation mindestens $^1/_2$ l lauwarmes Wasser trinken (Verdünnungstherapie!).

Zur Prophylaxe von Ödem- und Strikturbildung ist an den Einsatz von Glucocorticoiden zu denken (**D**).

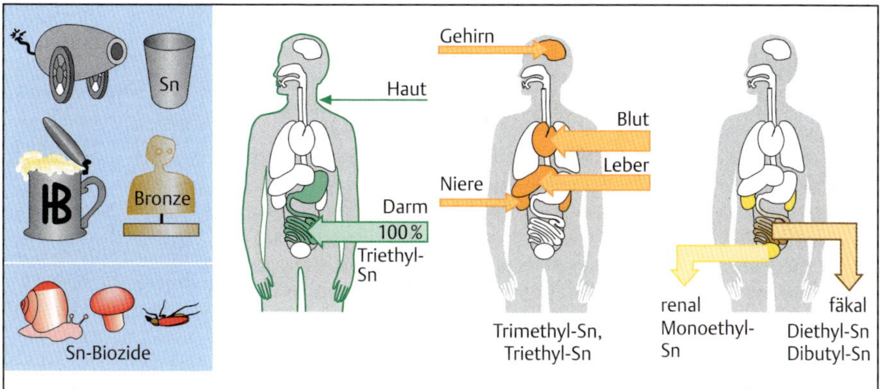

A. Vorkommen

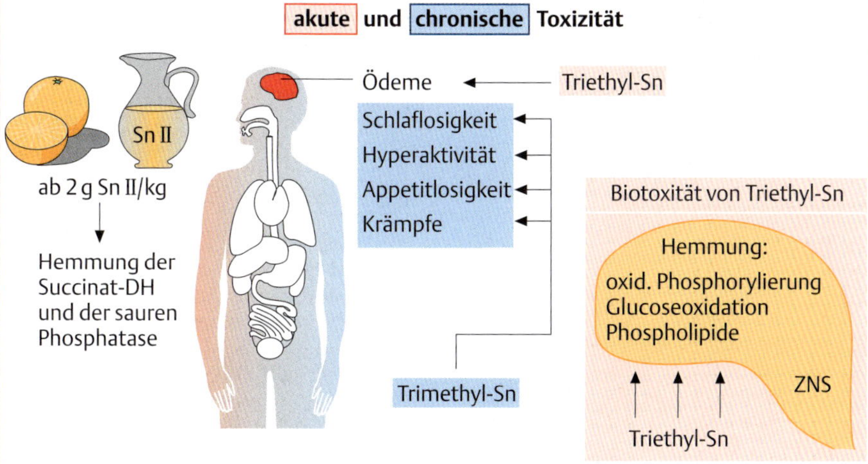

B. Toxizität von Zinnverbindungen

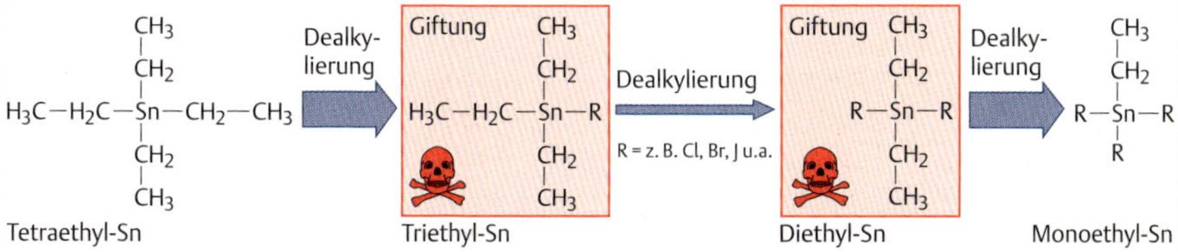

C. Metabolismus von Zinnverbindungen

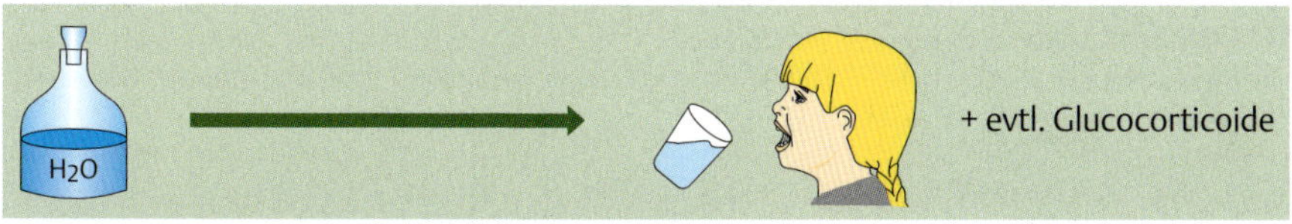

D. Therapie bei Vergiftung mit Zinnverbindungen

Radioaktive Metalle

Die Gefährlichkeit radioaktiver Metalle besteht vorwiegend in der Schädigung der Gewebe durch die freigesetzte Strahlung (α-, β-Strahlen, vgl. Kapitel Strahlungen, S. 282). Es wird davon ausgegangen, daß bereits ein Strahlungstreffer die genetische Zellstruktur verändern und u. U. die Bildung eines Tumors auslösen kann (s. S. 288).

Radium (Ra)

Das Isotop ^{226}Ra verhält sich im Körper ähnlich wie Ca und wird deshalb in die Knochen eingebaut. Wegen seiner langen physikalischen und biologischen Halbwertzeit (HWZ) reichen geringste Mengen ($\sim$ 20 µg) aus, um Schädigungen des Knochenmarks (Blutbildung) und der Knochen (Knochensarkome) auszulösen (**A**). Das Zerfallsprodukt ist das Edelgas Radon (Rn, α-Strahler), das in einigen Kurorten in Bergwerksstollen vorkommt und bei der Behandlung von Rheumatismus, Gicht u. a. eingesetzt wird (Bad Gasteiner Stollenluft enthält bis zu 150 Bq/l). Ra wird u. a. auch für die Herstellung von Leuchtfarben auf Zifferblätter verwendet. In den verarbeitenden Betrieben wurde bei Beschäftigten ein gehäuftes Auftreten von Leukopenien, Magen-Darm-Beschwerden, Osteosarkomen, Bronchialkarzinomen u. a. beobachtet (**A**).

Thorium (Th)

Th wurde früher als $^{232}ThO_2$ in der Röntgendiagnostik verwendet. Th wird vorwiegend in der Milz, Leber und im Knochenmark gespeichert. Mit einer Latenz von bis zu 20 Jahren können sich Hämangiosarkome in der Leber und Knochensarkome entwickeln (**A**).

Strontium (Sr)

^{90}Sr ist dem Ca sehr nah verwandt und wird deshalb in die Knochensubstanz miteingebaut. Kinder benötigen viel Ca und reagieren deshalb besonders empfindlich auf den ^{90}Sr-Einbau (Entstehung von Knochensarkomen, **A**).

Cäsium (Cs)

^{137}Cs verhält sich im Stoffwechsel wie K (Elektrolytersatz). ^{137}Cs wird vorwiegend renal ausgeschieden. Bei der Toxizität steht die Bildung von Nierentumoren im Vordergrund. ^{137}Cs kann aus dem Boden von Speisepilzen gut aufgenommen werden, die wiederum gerne von Wildtieren gefressen werden. Die Radioaktivität kann in diesen Nahrungsmitteln das 100fache anderer Nahrungsmittel betragen (**A**, vgl. auch S. 274).

Uran (U)

^{235}U wird als Kernbrennstoff verwendet. Uran wurde als Sprengstoff bei der Hiroshima-Bombe eingesetzt. Das häufigste und toxikologisch wichtigste Isotop ist das ^{238}U. Das Uranyl(VI)-Ion (UO_2^{2+}) kann beim Menschen Schäden in der Niere (Urannephritis), Uranhexafluorid (UF_6) Schäden in der Lunge (toxisches Lungenödem) hervorrufen (**A**).

Plutonium (Pu)

^{239}Pu war Bestandteil der auf Nagasaki (09. 08. 1945) abgeworfenen Atombombe (Pu-Bombe). Pu wird in Lunge/GIT zu weniger als 1% resorbiert. Mehr als 99% werden mit den Fäzes wieder ausgeschieden. Pu wird im Blut an Transferrin gebunden (Fe-Konkurrenz!) und vorwiegend im Knochenmark (Blutbildung!) und der Leber gespeichert. Die Toxizität ist gekennzeichnet durch das Auftreten von Tumoren (**B**).

Atombombe. Als Spaltprodukte bei Atomexplosionen entstehen als „fall-out" ^{90}Sr, ^{239}Pu, ^{137}Cs, ^{131}I u. a. Nach Aufnahme einer letalen Dosis (>6 Sv) wurden bei Verstrahlten etwa 2 Tage nach der Explosion die angeführten Symptome beobachtet (**C**). Der Tod trat etwa am 10. Tag ein. Nach Aufnahme einer Dosis <6 Sv traten etwa 60 Tage nach der Explosion die Symptome der „Atombombenkrankheit" auf. Noch Jahrzehnte nach der Explosion wurde über das Entstehen von Tumoren (z. B. Schilddrüse) berichtet (**C**).

Therapie. Bei Hautkontaminationen sofort mit warmem Wasser abspülen (Dusche). Bei Vergiftung mit Sr oder Ra wird die Gabe von $NaSO_4$ + $BaSO_4$ (Adsorbens), bei Pu von Zn-Diethylentriaminpentaessigsäure (DTPA), Derivate der Hydroxypyridinone oder neuere Antidota der LICAM-Gruppe empfohlen (**D**).

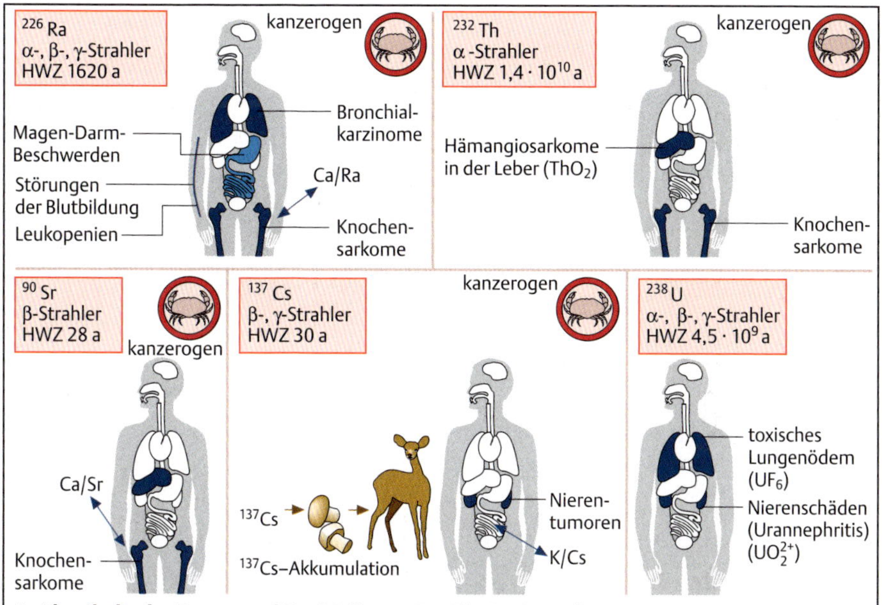

A. Physikalische Daten und Toxizität von Ra, Th, Sr, Cs und U

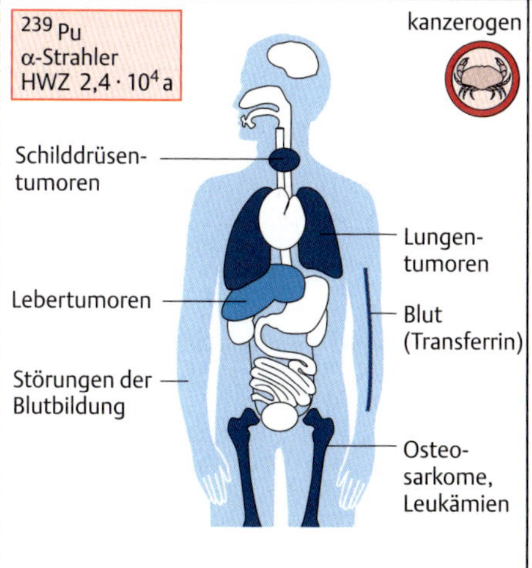

B. Toxizität von Plutonium

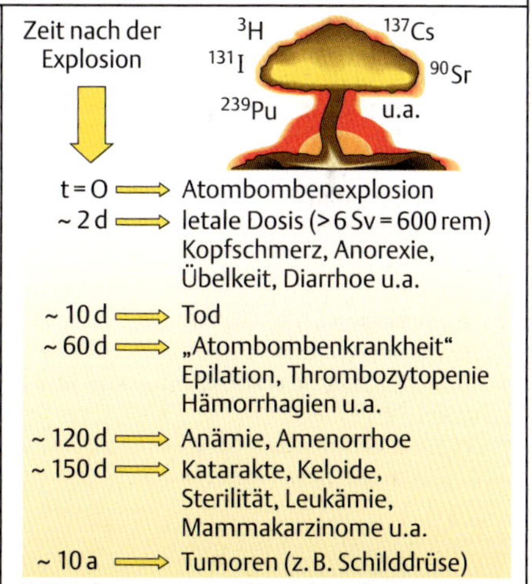

C. Wirkungen von Atombomben

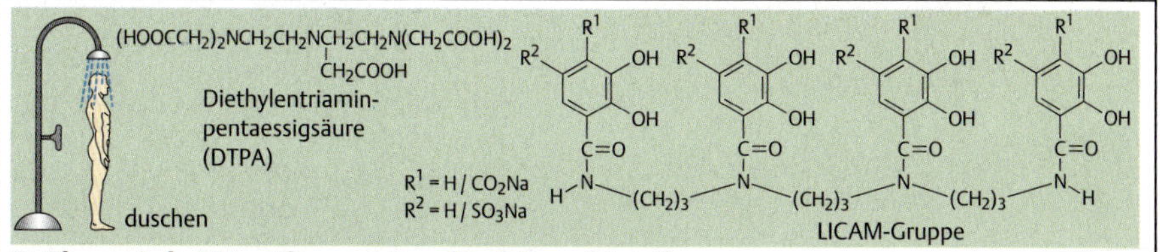

D. Therapie bei Vergiftung mit radioaktiven Metallen

Kunststoffe

Grundlagen

Verwendung und Bedeutung. Der Einsatz von Produkten aus Kunststoffen ist heute alltäglich (**A, B**). Eigenschaften wie Witterungsbeständigkeit, Schwerentflammbarkeit, hohe Elastizität sowie Schlagzähigkeit begründen den weitverbreiteten Einsatz von Kunststoffen. Etwa $^1/_4$ der produzierten Kunststoffe werden in der Bauwirtschaft verwendet (BRD: 56% der Gesamt-PVC-Produktion). Von besonderer Bedeutung für den Verbraucher sind Bedarfsgegenstände (z. B. Verpackungsmaterial für Lebensmittel), Gebrauchsgegenstände (z. B. Spielwaren) sowie Medizinprodukte.

Chemische Struktur. Kunststoffe sind *Polymere*. Sie bestehen aus vielen gleichen oder ähnlichen Bausteinen (*Monomere*). Die Eigenschaften der Kunststoffe werden durch die Art und Anzahl der Monomere sowie durch die verwendeten Hilfs- und Zusatzstoffe bestimmt. Entsprechend ihren unterschiedlichen Eigenschaften werden Kunststoffe in *Thermoplaste* (lineare und verzweigte Ketten, thermisch verformbar), *Duroplaste* (stark vernetzt, thermisch nicht verformbar) und *Elastomere* (schwach vernetzt, z. T. thermisch verformbar) unterteilt (**C**).

Monomere sind reaktive Produkte aus Kohlenwasserstoffverbindungen. Sie beinhalten entweder ungesättigte Bindungen (Polymerisation) oder reaktionsfähige Endgruppen (Polyadduktbildung oder Polykondensation, **D**).

Toxizität von Monomeren und Polymeren. Im Gegensatz zu ihren reaktiven Monomeren wurden bei Polymeren weder erhebliche Reizeffekte noch kanzerogene Wirkungen nachgewiesen.

Während für das Monomer Vinylchlorid (s. S. 102) eine kanzerogene Wirkung bei Versuchstieren sowie für den Menschen seit Jahren bekannt ist, gibt es bisher keine Beweise für eine kanzerogene Wirkung des Polymers PVC. Im Zeitraum 1978 bis 1990 wurden in Deutschland (nur) 14 Krebserkrankungen auf Exposition mit Vinylchlorid (vgl. Asbest: 2445 Fälle, Eichen- und Buchenholzstäube: 99 Fälle) zurückgeführt und als beruflich bedingte Erkrankungen anerkannt.

Bisher wurde nur für Polyvinylchlorid-(PVC-)Staub ein MAK-Wert definiert (5 mg/m^3), der dem MAK-Wert anderer Stäube, z. B. Mehl und Holzstäube, entspricht und nicht mit einer besonderen Toxizität des PVC begründet ist. PVC wird überwiegend als Pulver verarbeitet, andere Thermoplaste hingegen als Granulat, weshalb bei diesen eine Staubbelastung bei der Herstellung vernachlässigbar ist; eine Staubbelastung könnte allerdings über den Abrieb zustande kommen.

Hilfsstoffe

Hilfsstoffe (Initiatoren, Treibmittel, Vernetzer) werden beim Herstellungsprozeß eingesetzt.

Initiatoren ermöglichen die Polymerisation, Polykondensation oder Adduktbildung der Monomere. Azoverbindungen (z. B. Azodicarbonamid) und Hydrazinderivate werden als *Treibmittel* eingesetzt (Sensibilisierung möglich). Als *Vernetzer* finden z. B. organische Peroxide Anwendung. Diese können reizend, sensibilisierend und kanzerogen wirken.

Da die Hilfsstoffe – ebenso wie die Monomere – fest in die Polymermatrix integriert sind, sind sie für den Verbraucher/Anwender toxikologisch nur bei freien Restanteilen von Bedeutung. Verbesserte Herstellungsmethoden (z. B. Intensiventgasung) verminderten die freien Anteile um einen Faktor von bis zu 1000.

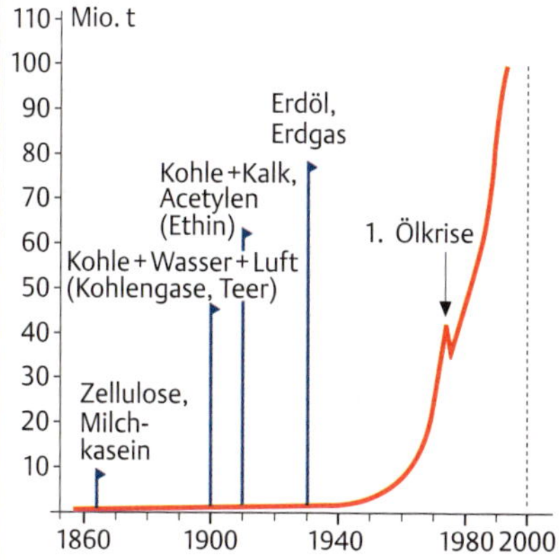

A. Produktion von Kunststoffen (weltweit)

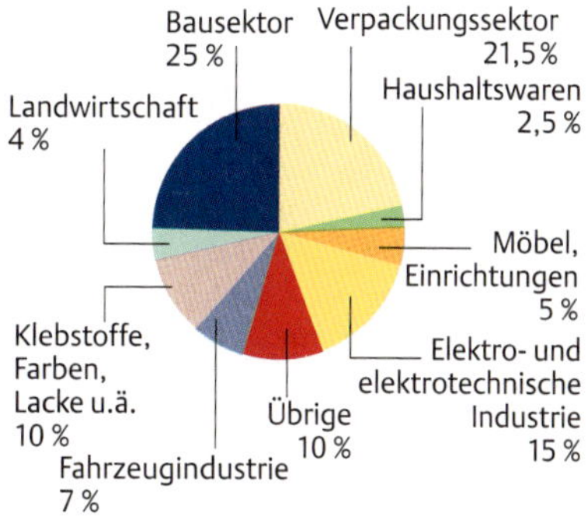

B. Einsatzgebiete von Kunststoffen

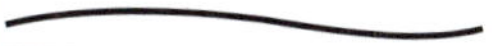

Thermoplaste
kettenförmig eindimensional

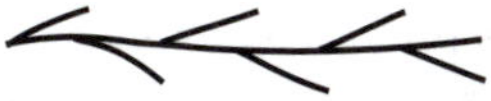

oder strauchähnlich verzweigt

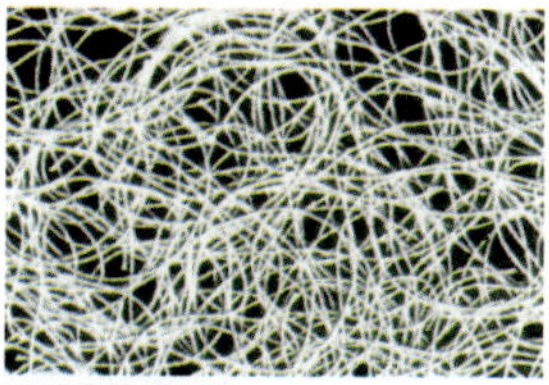

oder amorph

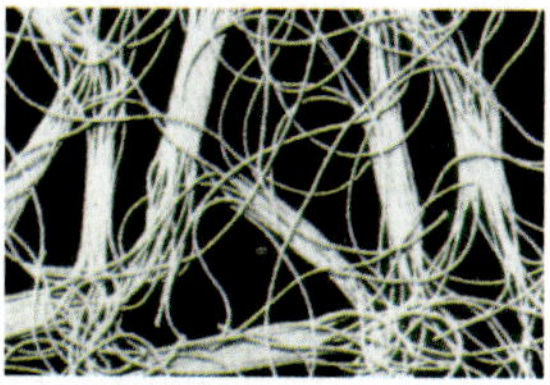

oder teilkristallin

Duroplaste
netzförmig
eng verknüpft

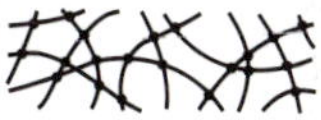

Elastomere
weitmaschig
verknüpft

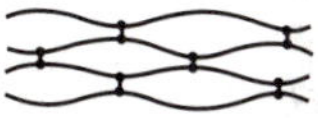

C. Struktur von Polymeren

Thermoplaste
schmelzen beim Erhitzen

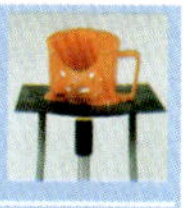

Polymer	Monomer
– Acrylnitril-Butadien-Styrol, ABS	Acrylnitril, Styrol, Butadien
– Polyamide, PA	Lactamderivate, Diamine, Dicarbonsäuren
– Polycarbonat, PC	z. B. Bisphenol A
– Polyethylen, PE	Ethylen
– Polyethylenterephthalat, PET	Dimethylterephthalat
– Polystyrol, PS	Styrol
– Polypropylen, PP	Propylen
– Polytetrafluorethylen, PTFE	Tetrafluorethylen
– Polyvinylchlorid, PVC	Vinylchlorid

Duroplaste
thermostabil

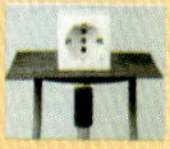

Polymer	Monomer
– Epoxidharz, EP	z. B. Bisphenol A, Epichlorhydrin
– Melaminharz	Melamin, Fomaldehyd
– Phenolharz, PF	Phenol, Formaldehyd
– ungesättigte Polyester, UP	Hydroxy- oder Dicarbonsäuren, Alkohole
– Polyurethane, PUR	Isocyanate, Dicarbonsäuren, Polyolverbindungen

Elastomere
quellbar, gummielastisch

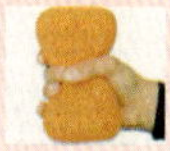

Polymer	Monomer
– Polybutadien, BR	Butadien
– Polyisopren, IR	Isopren
– Polychloropren, CR	Chloropren
– Styrol-Acrylnitril-Co-Polymer, SAN	Styrol, Acrylnitril
– Silicone, SI	z. B. Methylchlorsilan
– Styrol-Butadien-Co-Polymer, SB	Styrol, Butadien

D. Polymere und Monomere

Zusatzstoffe

Nach erfolgter Polymerisation werden Zusatzstoffe hinzugegeben, um die Eigenschaften des Kunststoffes zu verbessern. Zusatzstoffe wirken als *Stabilisatoren, Weichmacher, Gleitmittel oder Flammschutzmittel.* Weiterhin werden *Füllstoffe, Verstärkungsmittel* und *Farbstoffe* verwendet (**A**).

Im Gegensatz zu den während der Polymerproduktion eingesetzten Hilfsstoffen werden Zusatzstoffe nachträglich eingearbeitet und können auch wieder aus dem Polymer herausdiffundieren. Daher ist prinzipiell eine Exposition des Verbrauchers mit Zusatzstoffen möglich.

Stabilisatoren

Thermostabilisatoren. Dazu gehören z. B. Cd-Stearat (s. S. 160 – 163) und Organozinnverbindungen (Metallseifen, s. S. 174). Beim Erhitzen von *Cd-Stearat* entweichen Cd-haltige Verbindungen, z. B. Cd-Oxid, das stark reizend wirkt, ein toxisches Lungenödem auslösen und nach Resorption größerer Mengen zu Nierenfunktionsstörungen führen kann. Die entstehenden Cd-Verbindungen gelten als potentiell kanzerogen (**B**). Cd-Verbindungen werden bei der Herstellung von PVC praktisch nicht mehr eingesetzt; sie besitzen eine abnehmende Bedeutung als Farbstoffe bei anderen Polymeren, die bei hohen Temperaturen verarbeitet werden. – *Organozinnverbindungen* sind sehr giftig und wirken lokal reizend.

Antioxidantien (z. B. Butylhydroxytoluol). Sie besitzen eine geringe Reizwirkung und sind wenig giftig. Im Gegensatz zur Verwendung als Lebensmittelzusatz ist die toxikologische Relevanz bei einer im wesentlichen „geschlossenen" Anwendung als Stabilisator (von PP, PE) gering.

Lichtschutzmittel. Diese sind z. B. aliphathische Amino- oder Nickelverbindungen, OH-Benzophenone und OH-Phenylbenzotriazole.

Weichmacher

Als Weichmacher werden Ester der Phthalsäure oder der Adipinsäure sowie Phosphate eingesetzt.

Di- (2-ethylhexyl)phthalat (DEHP). Nach hohen Dosen an DEHP wurden bei Nagern Hodenschädigungen und (> 500 mg/kg, vgl. MAK: 10 mg/m^3) teratogene Wirkungen beobachtet. Bedenken gegen den Umgang mit Kunststoffen, die DEHP enthalten, wurden vom Bundesgesundheitsamt (1988) verworfen; DEHP wurde von der EG-Kommission (1990) nicht als krebserregend oder reizend eingestuft.

Diphenylkresylphosphat. Dieses wirkte entsprechend seinem Anteil an o-Kresyl nach Verstoffwechselung zu dem wirksamen Metaboliten Saligeninphosphat neurotoxisch.

Di-(2-ethylhexyl)adipat (DEHA). Eine kanzerogene Wirkung (Leberkarzinome) wurde bisher ausschließlich bei Nagern nach Langzeitexposition mit (DEHA) oder DEHP beobachtet. Die akute Toxizität dieser Verbindungen ist sehr gering. Der „no observed effect level" (NOEL) liegt bei DEHA und DEHP bei ca. 40 mg/kg/Tg; die tägliche Aufnahme dürfte um einen Faktor von 500 geringer sein.

Gleitmittel

Gleitmittel erleichtern die weitere Verarbeitung des Polymers. Eingesetzt werden vor allem Paraffine (ungiftig, falls nicht verunreinigt), sowie Alkohole (Cetylalkohol), Stearate und Fettsäureester (wenig giftig).

Flammschutzmittel

Als Flammschutzmittel werden fünf verschiedene Substanzklassen eingesetzt (**A**). Von Tri-o-kresylphosphat abgesehen sind diese Verbindungen akut wenig giftig.

Trikresylphosphat. Es ist ein Isomerengemisch mit je nach Produktionsverfahren unterschiedlichen Mengen an verestertem o-Kresol, welches über seinen Metaboliten cyclisches Saligenin-o-Tolylphosphat neurotoxisch wirkt (**C, D**). Mutagene, teratogene oder kanzerogene Wirkungen sind nicht erwiesen.

Füllstoffe und Verstärkungsmittel

Diese sind z. B. Metalle und Metalloxide, Quarz, Talkum, Kreide und Glasfasern.

Farbstoffe

Als Farbstoffe kommen Ruß, Eisenoxid (Schwarzpigmente), Titandioxid, Zinkoxid (Weißpigmente) und verschiedene Buntpigmente (Verbindungen mit Metallen wie Cd, Fe, Mn, Cr, Zn, Mo und organische Farbstoffe) zum Einsatz.

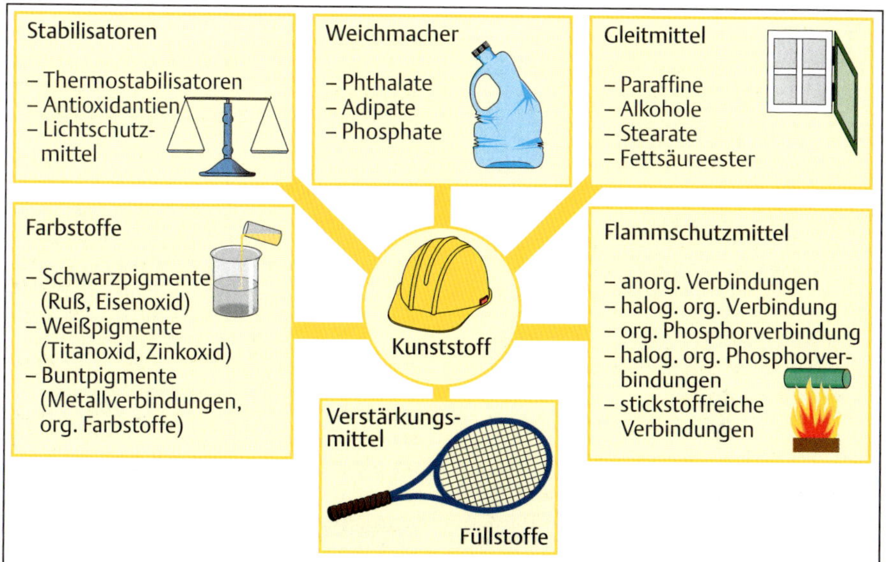

A. Zusatzstoffe bei der Kunststoffproduktion

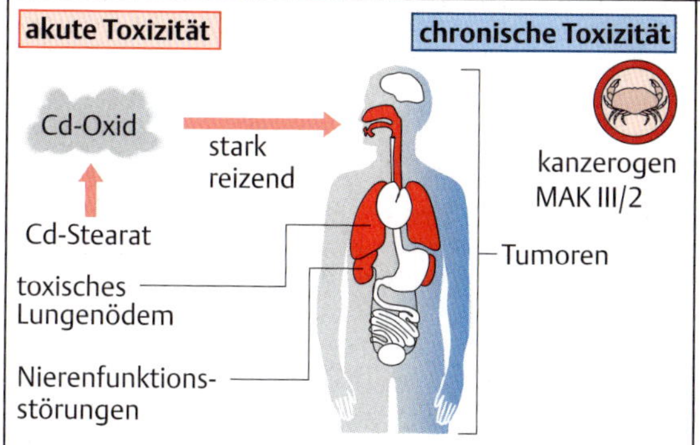

B. Toxizität von Cd-Stearat

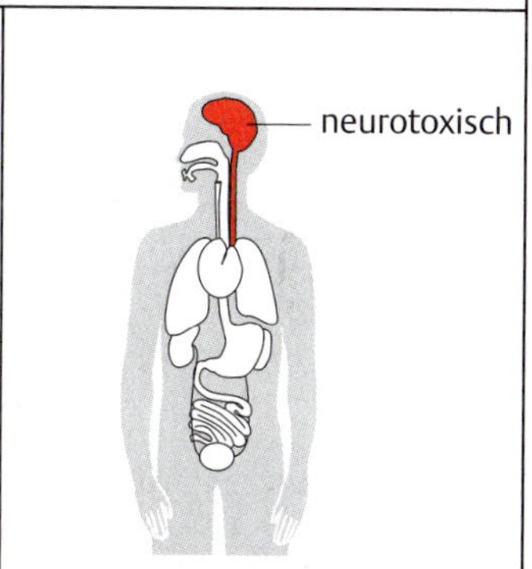

C. Toxizität von cyklischem Saligenin-o-tolylphosphat

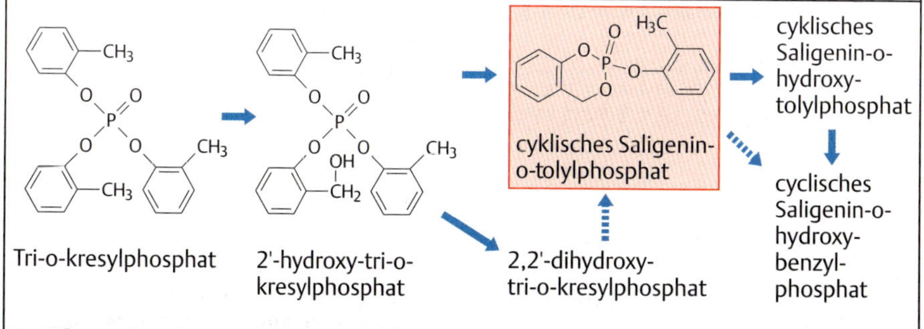

D. Giftung des Flammschutzmittels Tri-o-kresylphosphat

Kanzerogene Wirkung von Kunststoffimplantaten

Subkutan implantierte Kunststoffe führten nach langer Verweildauer bei Versuchstieren (Nagern) zu Sarkomen. Es stellte sich heraus, daß bei Implantaten nicht die chemischen Bestandteile des Kunststoffteils, sondern seine physikalische Form bestimmend sind für eine kanzerogene Wirkung („solid state cancerogenesis"). Dünne Implantate mit glatter Oberfläche verursachten mit höherer Wahrscheinlichkeit bösartige Tumoren als kompakte, perforierte Implantate mit rauher Oberfläche (**A**). Der Pathomechanismus dieses Phänomens ist ungeklärt. Epidemiologische Untersuchungen stehen noch aus.

Allergische Wirkungen

Monomere. Monomere sind hochreaktive Agenzien, die sich mit Aminogruppen von Proteinen verbinden und nachfolgend immunogen wirken können („Haptenisierung"). Klassisches Beispiel für ein hochreaktives Monomer, das sich leicht an Proteine bindet und immunogen wirkt, ist das *Formaldehyd* (vgl. auch S. 88). Formaldehyd kann eine Kontaktdermatitis und verschiedene andere allergische Zustände auslösen. Einzelne Patienten mit einer bestehenden Allergie gegen Formaldehyd waren dermaßen sensitiv gegenüber diesem Allergen, daß bereits die in der Druckerschwärze einer Tageszeitung enthaltenen Formaldehydspuren einen Allergieanfall auslösen konnten (**B**). Dieses Beispiel weist auf die große Bedeutung des Verbraucherschutzes gegenüber sensibilisierenden Stoffen hin.

Andererseits werden Kunststoffprodukte, z. B. aus Weich-PVC, für Personen empfohlen, die gegenüber Naturkautschuk allergisch sind.

Während der nicht sensibilisierte Verwender von Kunststoffprodukten aufgrund der sehr geringen Restmonomergehalte (freies Formaldehyd verflüchtigt sich schnell bzw. kann ausgewaschen werden) praktisch nicht beeinträchtigt wird, muß der an der Polymerherstellung eingesetzte Arbeiter durch innerbetriebliche Maßnahmen auch vor akuten Schädigungen bewahrt werden.

Verschiedene, z. T. schwere allergische Erkrankungen (Asthma, Kontaktdermatitis) wurden bei Arbeitern nach Umgang mit *Toluylen-diisocyanaten* beobachtet. Allergische Wirkungen dieser Verbindung konnten im Tierversuch nach dermaler und inhalativer Exposition oberhalb einer Schwellenkonzentration bestätigt werden.

Nach Sensibilisierung durch Toluylen-diisocyanaten entwickelten einige Patienten eine Kreuzreaktivität gegenüber anderen Diisocyanaten, mit denen sie vorher nie in Kontakt gekommen waren. Durch Toluylen-diisocyanate allergisierte Patienten erlebten noch Jahre nach dem letzten Kontakt mit diesem Allergen Asthmaanfälle, weshalb diskutiert wird, daß dieses Allergen die Luftwege sensibilisiert und andere Luftschadstoffe (vgl. Smog, S. 128) einen späteren Asthmaanfall auslösen.

Tierversuche zeigten weiterhin, daß eine dermale Exposition mit Diisocyanaten zu einer systemischen Allergisierung und sofortigem Asthma bei nachfolgender Exposition der Lunge führen kann.

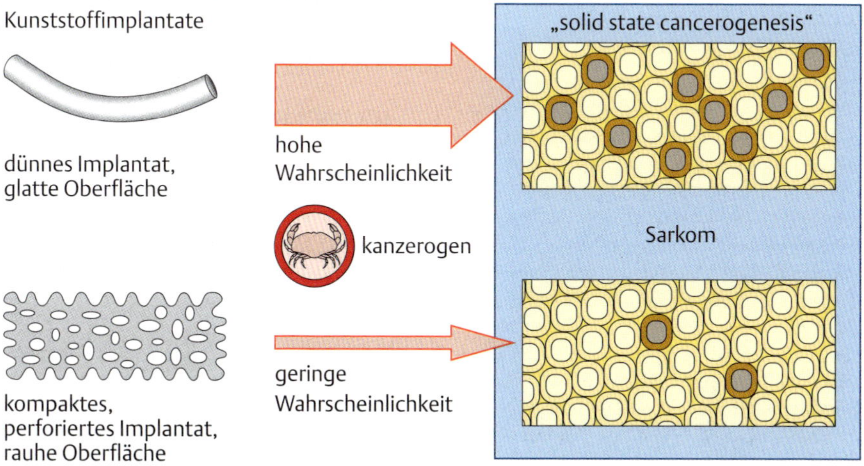

A. Kanzerogene Wirkung von Implantaten in Abhängigkeit zur physikalischen Form

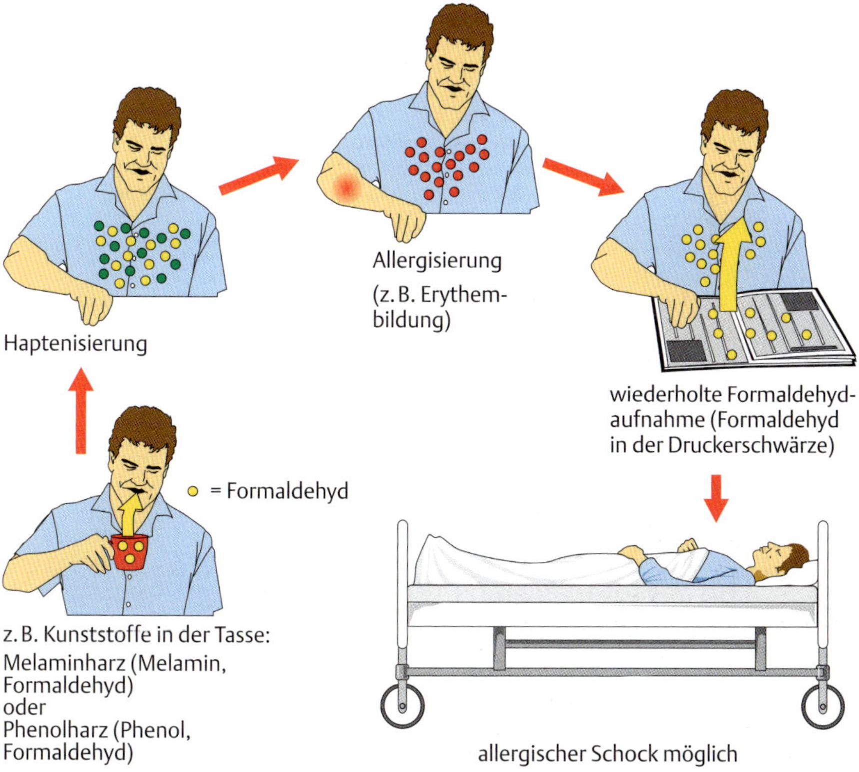

B. Allergisierung durch Kunststoffe

Verbraucherschutz

Bereits Ende der 50er Jahre wurde begonnen, Kunststoffe sowie die eingesetzten Hilfs- und Zusatzstoffe auf ihre gesundheitliche Wirkung zu untersuchen. Dem Schutz des Verbrauchers/Anwenders dienen zahlreiche inzwischen erlassene Gesetze und Verordnungen: z. B. „Richtlinie über Materialien und Gegenstände aus Kunststoff, die dazu bestimmt sind, mit Lebensmitteln in Berührung zu kommen" (EWG-Richtlinie 90/128, zusammen mit EWG-Rahmenrichtlinie 89/109). Hiermit sind Migrationsgrenzwerte für Monomere sowie für einzelne Verbindungen maximale Restgehalte und ein Gesamtmigrationsgrenzwert von 60 mg/kg Lebensmittelsimulans bzw. 10 mg/100 cm^2 Kunststoffkontaktfläche vorgeschrieben. Grenzwerte in Medizinprodukten werden gesondert gesetzlich geregelt.

Recycling

Viele innerbetrieblich sortenrein gesammelte Kunststoffe werden heute recycelt. Auch der Anteil an „Post-consumer-Produkten", die in industrieller Größenordnung recycelt werden, steigt (z. B. Rohre aus PE oder PVC zu Neu-Rohren, PVC-Fenster-Recycling). Nicht sortenrein gesammelte oder nicht einschmelzbare Kunststoffe können z. B. mittels Solvolyse/Hydrolyse, Pyrolyse oder Hydrierung (**A**) in Monomere und niedermolekulare Rohstoffe aufgetrennt werden. Bei PVC wird vermehrt der Chloranteil für eine erneute PVC-Produktion rückgewonnen. In vielen Fällen aber werden Kunststoffabfälle noch heute mit dem Hausmüll entsorgt (Kunststoffanteil im Müll: ca. 6 – 7 Gewichts%, BRD) und in Abfallverbrennungsanlagen bei strengen Auflagen der Abgasreinigung (gem. der 17. BImSchV) verbrannt. Hierdurch wird ein Teil der bei der Herstellung eingesetzten Energie zurückgewonnen (**B**). Einige Polymere können durch Bakterien enzymatisch („biologisch") zu CO_2, H_2O und Humus abgebaut werden; z. T. werden Polymere zunächst photochemisch (durch UV-Strahlung) in kleinere Moleküle aufgespalten.

Toxizität von Verbrennungsprodukten; Therapie bei Vergiftungen

Bei unvollständiger Verbrennung von Kunststoffen (Schwelbränden) werden giftige Produkte freigesetzt. Akut gefährlich für Exponierte (und Retter) sind die Brandgase *Kohlenmonoxid* (CO, vgl. S. 132) und *Blausäure* (HCN, vgl. S. 134) sowie *HCl-Dämpfe* (Schädigung der Schleimhäute, **C**).

Bei der Therapie einer schweren Brandgasvergiftung wird Sauerstoff (ggf. 100 % O_2 unter Überdruck, 3 at) zur Antagonisierung der CO-Vergiftung und Hydroxocobalamin (Vitamin B_{12}; Dosis 5 mg/70 kg KG) i. v. verabreicht (**D**). Hydroxocobalamin verbindet sich mit CN rasch zu einem ungiftigen Komplex, aber aus galenischen Gründen müssen sehr große Volumina (ca. 1 l) verabreicht werden. Dieses kostspielige Therapieprinzip vermeidet, daß die wegen der CO-Vergiftung bereits eingeschränkte O_2-Transportkapazität durch eine therapeutische MetHb-Bildung (z. B. durch 4-DMAP, vgl. S. 134) weiter reduziert wird.

In geringen Anteilen können bei der Verbrennung von Kunststoffen je nach deren Zusammensetzung auch polychlorierte Di-benzodioxine (Dioxine – ca. 75 verschiedene halogenierte Di-benzodioxine. PCDD, s. S. 110 – 114), polychlorierte Di-benzofurane (über 100 verschiedene Verbindungen, PCDF s. S. 110 – 114), sowie Benzol, aromatische Kohlenwasserstoffe, Phenole, Metalle und Säuren freigesetzt werden. Bei Feuerwehrmännern wurden allerdings keine erhöhten PCDD/PCDF-Gehalte im Blut festgestellt.

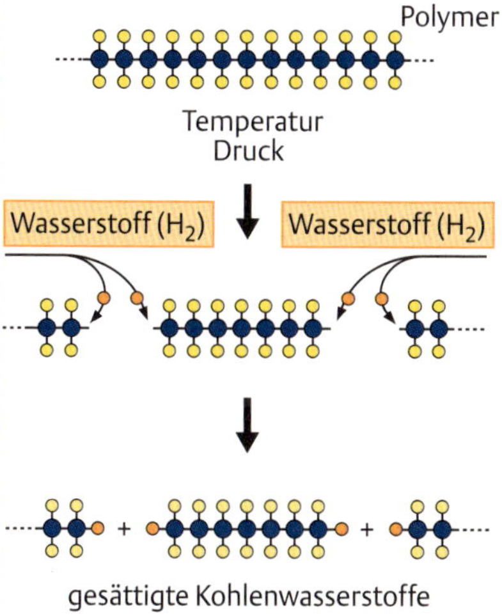

A. Hydrierung von Kunststoffabfällen

Heizwerte verschiedener Kunststoffe im Vergleich zu anderen Materialien (kJ/kg)	
Polystyrol	46 000
Polyethylen	46 000
Polypropylen	44 000
Heizöl	44 000
Fette	37 800
Erdgas	34 000
Steinkohle	29 000
Braunkohlebriketts	20 000
Leder	18 900
Polyvinylchlorid	18 900
Papier	16 800
Holz	16 000
Hausmüll	8 000

B. Heizwerte

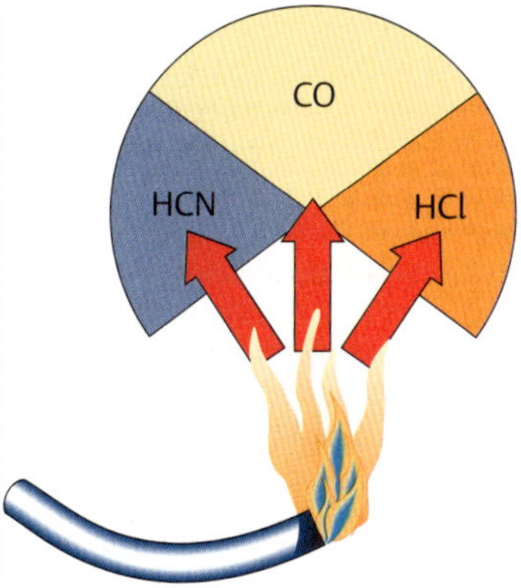

C. Akut gefährliche Produkte bei Schwelbränden von Kunststoffen

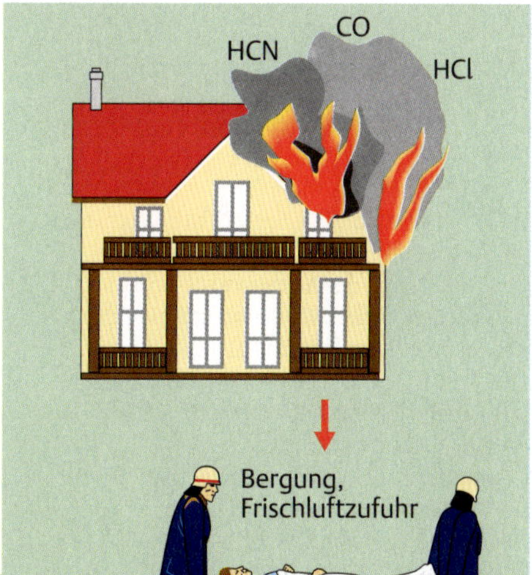

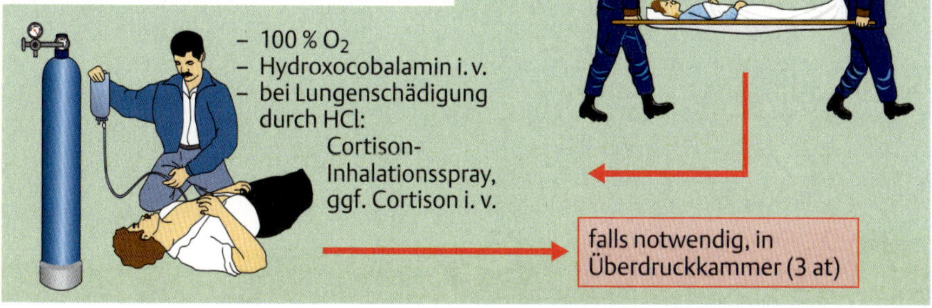

D. Therapie der akuten Brandvergiftung bei Kunststoffschwelbränden

Grundlagen

Biozide werden zur Bekämpfung schädlicher Organismen eingesetzt, die die Nahrung oder andere Lebensgüter (Baustoffe, Kleidung, Leder) angreifen oder Krankheiten übertragen bzw. selbst verursachen. In manchen Gebieten der Erde (Afrika, Asien) werden >50% der Ernte durch Pflanzenkrankheiten, Insekten und Nager vernichtet (**A**). Das Auftreten von Krankheiten, die durch Insekten übertragen werden wie die Malaria (**B**), die nach wie vor mit an der Spitze aller Erkrankungen weltweit steht, konnte durch den Einsatz von Bioziden (v. a. DDT) drastisch gesenkt werden.

Nach den Zielorganismen unterscheidet man (**C**):

Insektizide gegen Hygieneschädlinge (z. B. Schaben, Wanzen, Flöhe, Läuse), Pflanzenschädlinge (z. B. Kartoffelkäfer, Obstmaden, Blattläuse), Forstschädlinge (z. B. Borkenkäfer), Vorratsschädlinge (z. B. Mehlkäfer, Motten).

Akarizide gegen Milben (v. a. Spinnmilben) im Obst-, Wein-, Hopfen- und Zierpflanzenanbau.

Fungizide gegen Pilze bzw. deren Sporen im Pflanzenschutz, in Lebensmitteln, Textilien, Wänden, Papier oder Holz (in medizinischen Präparaten: Antimykotika).

Herbizide gegen unerwünschte Wildkräuter („Unkraut") und Wildgräser.

Nematizide v. a. gegen phytopathogene Fadenwürmer (Antihelmintika: gegen humanpathogene Parasiten).

Rodentizide zur Bekämpfung von Nagetieren (Mäuse, Ratten).

Molluskizide gegen Weichtiere (Schnekken).

Der sog. *„Wirkungsfächer" von Insektiziden* umfaßt im wesentlichen eine oder mehrere der folgenden Komponenten: Knock-down-(K.O.-), Repellent-(Abschreck-), Austreibe- und Tötungswirkung, die wiederum stadienspezifisch sein kann (adultizid, larvizid, pupizid, ovizid). Nach der Aufnahmeweise in den Körper des Schädlings unterscheidet man *Atem-, Kontakt-(Berührungs-) und Fraßgifte.*

Derzeit sind ca. 1000 Biozidpräparate auf der Grundlage von etwa 200 Wirkstoffen zugelassen (bei fallender Tendenz). 1991 gelangten 17600 t Herbizide, 8500 t Fungizide, 1300 t Insektizide und 2300 t andere Biozide in den deutschen Handel.

Probleme des Biozideinsatzes bestehen u. a. in der Selektion und Resistenzentwicklung von Schädlingen, der Kontamination der Umwelt und der Exposition der Bevölkerung (Rückstandsproblematik). Ziele der modernen „integrierten Schädlingsbekämpfung" sind der gezielte Einsatz möglichst selektiver und umweltschonender Systeme und eine Minimierung des Biozideinsatzes durch Kombination mit biologischen und physikalisch-mechanischen Verfahren wie die Förderung natürlicher Schädlingsfeinde („Nützlinge"), Lockstoffallen (Pheromone = hormonähnliche Botenstoffe) u. a.

Richtwerte. In der *Höchstmengenverordnung für Pflanzenschutzmittel* sind die maximal zulässigen Rückstandsmengen der Wirkstoffe bzw. deren Abbauprodukte in Lebensmitteln unter Berücksichtigung toxikologischer Aspekte und der Anwendungsbedingungen festgelegt. Nach der *Trinkwasserverordnung* ist ein Grenzwert von 0,1 µg/l für den einzelnen Wirkstoff und von 0,5 µg/l für die Summe aller Pflanzenschutzmittel festgelegt. Damit wird angestrebt, daß Trinkwasser praktisch frei von Pflanzenschutzmitteln ist. Die *Diätverordnung* legt für alle Nahrungsmittel für Säuglinge und Kleinkinder eine Höchstmenge von 0,01 mg/kg für alle Pflanzenschutzmittel fest. Für die meisten Wirkstoffe liegen *ADI-Werte* der FAO/WHO bzw. *DTA-Werte* des BgVV vor. Für beruflich Exponierte gelten die *MAK- und BAT-Werte* der DFG (S. 58).

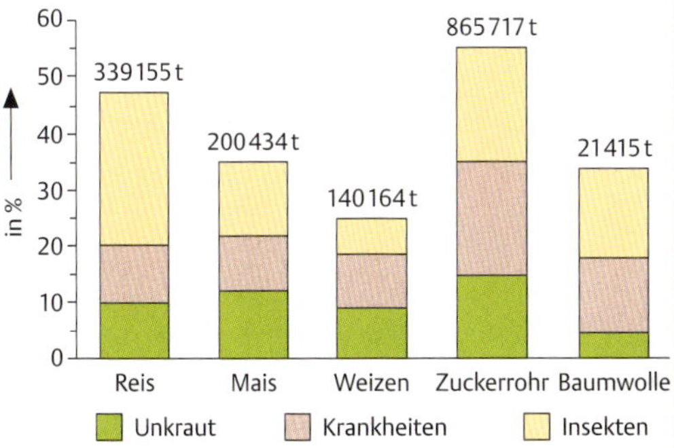

A. Ernteverluste bei fünf wichtigen Kulturen

Anzahl der Krankheitsfälle vor und nach der Bekämpfung vor allem mit DDT:

Bulgarien	1946	144631
	1969	10
Italien	1945	411602
	1968	37
Rumänien	1948	338198
	1969	4
Türkei	1950	1188969
	1969	2173
Indien	1935	>1000000
	1969	286962
Ceylon	1946	2800000
	1961	110
	1968/69 (4 Jahre ohne DDT)	2500000

B. Malariamorbidität

Insektizide 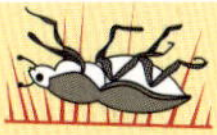 Akarizide 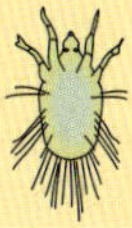		chlorierte zyklische Kohlenwasserstoffe, Organophosphate, Carbamate, Pyrethroide, Blausäure, Methylbromid, Phosphorwasserstoff-entwickelnde Verbindungen, Kohlendioxid, Stickstoff, Borsäure, Triazine u.a.
Fungizide	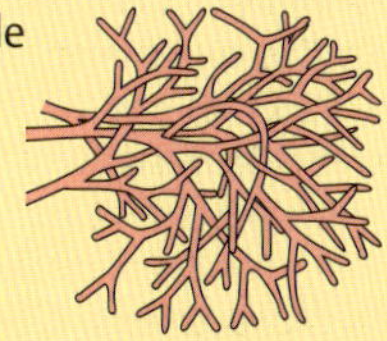	Materialschutz (z.B. Holz, Farben) – formaldehydabspaltende Verbindungen, Phenole, Metallsalze, Cu- und Cr-Verbindungen u.a. Pflanzenschutz – Carbamate, Dithiocarbamate, Triazole, Triazine, Imidazole u.a.
Herbizide	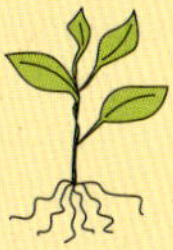	chlorierte Phenoxycarbonsäuren, Carbamate, Bipyridilium-Verbindungen, Harnstoffe, Triazole, Triazine, Simazine u.a.
Nematizide	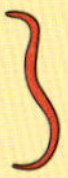	Organophosphate, Carbamate, Bodenbegasungsmittel wie 1,2-Dichlorpropan und 1,3-Dichlorpropen (sog. D-D-Mischung), Methylbromid u.a.
Rodentizide	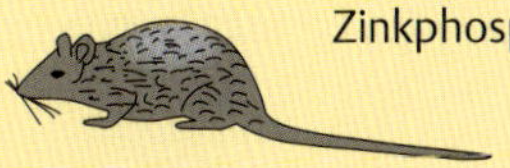	Cumarine, Sulfonamide, Vitamin D_2 und D_3, Thalliumsulfat, Zinkphosphid, Blausäure u.a.
Molluskizide	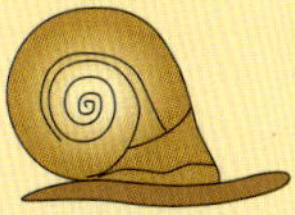	Metaldehyd (zyklisches Oligomer des Acetaldehyd), Carbamate, Austrocknungsmittel (z.B. CaO) u.a.

C. Einteilung der Biozide mit ausgewählten Wirksubstanzen

Chlorierte zyklische Kohlenwasserstoffe

Zyklische Organochlorverbindungen (**A**) (s. S. 106) wirken beim Insekt als Kontaktgifte. Sie dringen über die äußere Chitinhülle in die Arthropoden ein und lähmen deren Nervensystem.

Dichlordiphenyltrichlorethan (DDT) (s. S. 213). Es ist der bekannteste Vertreter dieser Stoffgruppe. Sein Entdecker, der Chemiker P. Müller, erhielt 1948 den Nobelpreis. DDT ist ein hochwirksames Insektizid mit vergleichsweise geringer Toxizität beim Warmblüter. In den 50er und 60er Jahren wurden Millionen Tonnen DDT zur Seuchenbekämpfung (Malaria, Gelbfieber, Typhus u. a.) und im Pflanzenschutz (Land-, Forstwirtschaft, Gartenbau) ausgebracht. DDT darf nach der Chemikalienverbotsverordnung nicht in den Handel gebracht werden.

Aldrin, Dieldrin und Heptachlor. Diese chlorierten Cyclodiene fanden in Deutschland hauptsächlich im Obst- und Gemüsebau und in der Forstwirtschaft zur Bekämpfung von Bodenschädlingen und Ameisen Verwendung.

Hexachlorcyclohexan (HCH). HCH umfaßt eine Gruppe von acht Isomeren, von denen nur das γ-Isomere (Lindan) insektizide Wirkung aufweist. Lindan ist nach wie vor zugelassen und wurde bzw. wird neben seiner Verwendung in der Land- und Forstwirtschaft auch im Holzschutz, im Haushalt und Hausgarten (Ameisen, Schaben, Läuse, z. B. Ameisenfrei), zum Textilschutz (z. B. Rinal Mottenhexe zur Mottenbekämpfung im Kleiderschrank), in der Veterinärmedizin (Dermakulin) und zur äußerlichen Anwendung beim Menschen (Jacutin) eingesetzt.

Hexachlorbenzol (HCB). Es wurde bis 1974 (Anwendungsverbot) als Schädlingsbekämpfungsmittel für Getreidesaatgut verwendet. Außerdem fällt es als Nebenprodukt bei verschiedenen industriellen Prozessen an, u. a. bei der Produktion von Tri- und Tetrachlorethen, bei der Chlorierung von Kohlenwasserstoffen und bei der Herstellung anderer Biozide wie Pentachlorphenol und HCH.

Resorption, Grundbelastung. DDT und Verwandte werden enteral und dermal rasch und komplett resorbiert. Das ubiquitäre Vorkommen dieser Stoffe hat zu einer Grundbelastung der gesamten Bevölkerung geführt (S. 106). Sie resultiert überwiegend (>90%) aus der oralen Aufnahme mit der Nahrung, wobei lipidreiche Lebensmittel wie Milch und Milchprodukte, Fleisch, Fisch und Eier die größte Rolle spielen (**B**).

Verteilung, Metabolismus. DDT und Verwandte verteilen sich aufgrund ihrer Lipophilie hauptsächlich in fettreiche Gewebe (**C**), aus denen sie nur sehr langsam mobilisiert werden. Die Eliminationshalbwertzeiten sind im allgemeinen sehr lang (DDT ca. 1 Jahr). Bestimmte Metabolite wie das DDE (Dichlordiphenyltrichlorethen) aus DDT oder Heptachlorepoxid aus Heptachlor werden ebenso wie die Ausgangssubstanzen im Fettgewebe gespeichert. Werden Fettdepots rasch abgebaut, z. B. im Hunger oder bei Krankheit (z. B. Krebs), so können die Konzentrationen in allen Geweben stark ansteigen. Beim Stillen werden ebenfalls Fettdepots abgebaut, die Substanzen erscheinen dann in der Milch. Frauenmilch hat eine Bioindikatorfunktion für die Belastung der Bevölkerung mit diesen Stoffen. Beim HCH verhalten sich die einzelnen Isomere unterschiedlich: Während Lindan (γ-HCH) mit einer Halbwertzeit von wenigen Tagen aus dem Blut eliminiert wird, ist v. a. das in technischem HCH (in der BRD seit 1988 verboten) als Verunreinigung enthaltene β-Isomere problematisch. Es wird wesentlich stärker als Lindan in den Umweltmedien angereichert und beim Menschen langsamer metabolisiert.

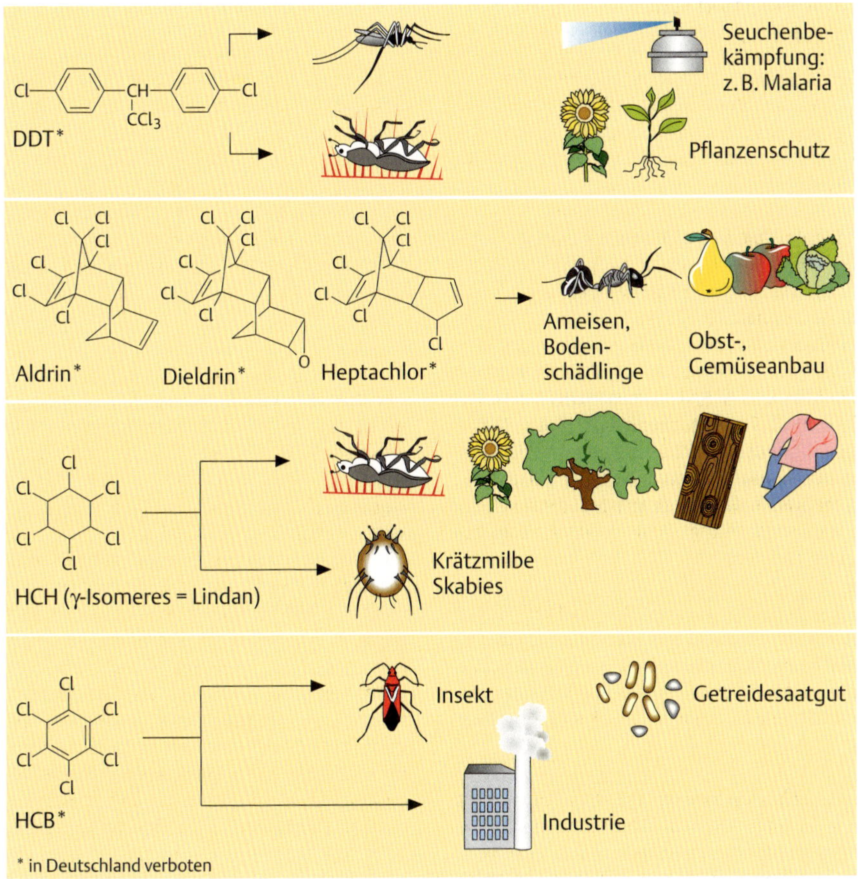

A. Strukturformeln, Verwendung, Vorkommen einiger Chlorkohlenwasserstoffe

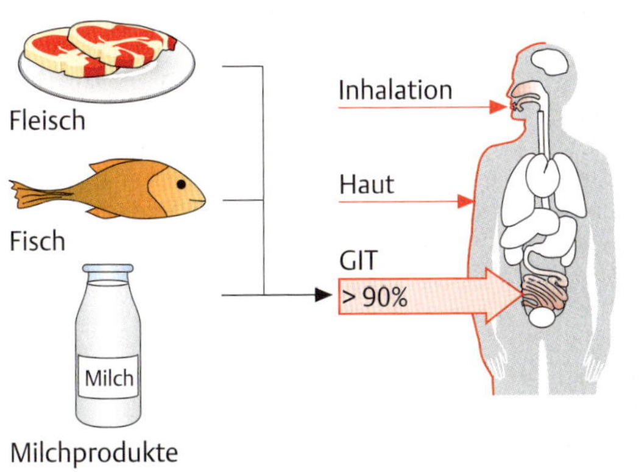

B. Aufnahmepfade der Allgemeinbevölkerung

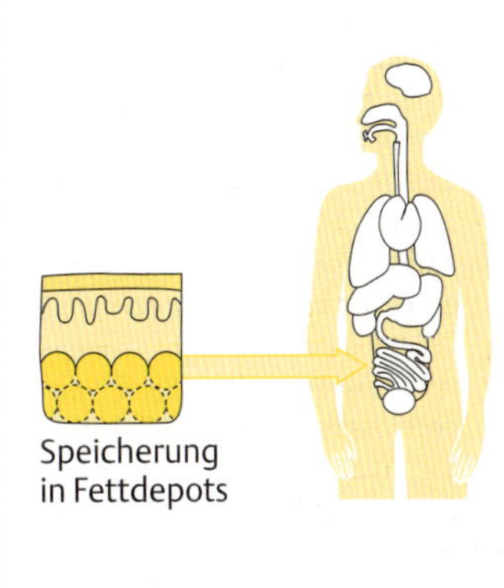

C. Verteilung

Akute Toxizität. Zyklische Organochlorverbindungen wirken nach Aufnahme größerer Mengen neurotoxisch und zeigen alle ein ähnliches Vergiftungsbild (**A**): Parästhesien der Zunge, der Lippen, von Gesichtsteilen und evtl. an den Extremitäten, Schwindel, Benommenheit, Kopfschmerz. Nach sehr hohen Dosen treten Agitiertheit, Krämpfe (ab ca. 16 mg DDT/kg KG), Erbrechen, Mydriasis und Bewußtlosigkeit (nach einigen Stunden) auf. Das Vergiftungsbild kann durch Verunreinigungen technischer Produkte und Zusätze der formulierten Handelsprodukte (z. B. Lösungsmittel) kompliziert werden. Die akute Humantoxizität der Diene (LD_{oral} ca. 0,03 – 0,07 g/kg KG) ist höher als die von HCH (LD_{oral} ca. 0,15 – 0,9 g/kg KG) und DDT (LD_{oral} 0,1 – 1 g/kg KG). Die akute Toxizität von HCB ist sehr niedrig ($LD_{50 oral}$ 1 – 10 g/kg KG), Humankasuistiken liegen hier nicht vor.

Therapie. Eine spezifische Behandlung ist nicht bekannt. Magenspülung, Gabe von Carbo medicinalis und Na_2SO_4. Bei Krämpfen Diazepam. Bei Bradykardie evtl. Atropin. Keine Katecholamine (Gefahr des Kammerflimmerns), kein Alkohol, keine fettigen oder öligen Substanzen (Steigerung der Resorption).

Chronische Toxizität. Bei intensivem beruflichen Umgang mit DDT (> 0,25 mg/kg KG über Jahre) wurde eine Induktion mikrosomaler Leberenzyme mit beschleunigtem oxidativen Fremdstoffmetabolismus beobachtet (**A**). Eine epidemische HCB-Vergiftung durch Brot aus behandeltem Saatgut in der Türkei (1954/56, ca. 4000 Menschen, täglich 50 – 200 mg/Person über mehrere Monate) zeigte sich als „Porphyria cutanea tarda" und Photosensibilisierung. Im Tierversuch beobachtete reproduktionstoxische (Effekte (DDT) und tumorpromovierende Eigenschaften (HCH) konnten beim Menschen in epidemiologischen Erhebungen (auch bei beruflich besonders Exponierten) nicht belegt werden.

MAK (mg/m^3): DDT 1; Aldrin bzw. Dieldrin 0,25; HCH 0,5. *BAT:* HCH: 20 μg/l Blut, 25 μg/l Plasma/Serum.

Ökologische Bedeutung. DDT und Verwandte sind lipophil und zeigen aufgrund eines geringen abiotischen (z. B. Photolyse) und mikrobiellen Abbaus hohe Beständigkeit (*Persistenz*) in der Umwelt. Zirkulation im Ökosystem Luft – Boden – Wasser haben zu einer global recht gleichmäßigen Verteilung geführt (**B**). Man findet heute auch im Polaroberflächeneis DDT. Die Stoffe gelangen in die aquatischen und terrestrischen Nahrungsketten, in denen sie wie in der unbelebten Natur sehr stabil sind und nur langsam abgebaut werden. Dies führt zu einer Anreicherung (*Akkumulation*) in den einzelnen Gliedern der Ketten, wovon der Mensch als Endglied besonders stark betroffen ist. In der Frauenmilch werden deshalb deutlich höhere Konzentrationen als in Kuhmilch gefunden. Nachdem man in den 60er Jahren erkannt hatte, daß diese Stoffe im Fettgewebe von Tier und Mensch gespeichert werden, wurde ihre Anwendung in der BRD und anderen westlichen Industrieländern seit Anfang der 70er Jahre weitgehend verboten (Ausnahme: Lindan). In Tropenländern ist dagegen DDT als billiges und zugleich eines der am besten wirksamen Insektizide für die Malariabekämpfung noch heute unentbehrlich.

Die *Grundbelastung* der deutschen Allgemeinbevölkerung zeigt aufgrund der Verbote bzw. Anwendungsbeschränkungen eine seit Jahren fallende Tendenz.

Tägliche Aufnahme (μg/kg KG): Lindan <0,001; HCB ca. 1.

Frauenmilch (mg/kg Fett): β-HCH 0,02; HCB 0,02 – 0,2.

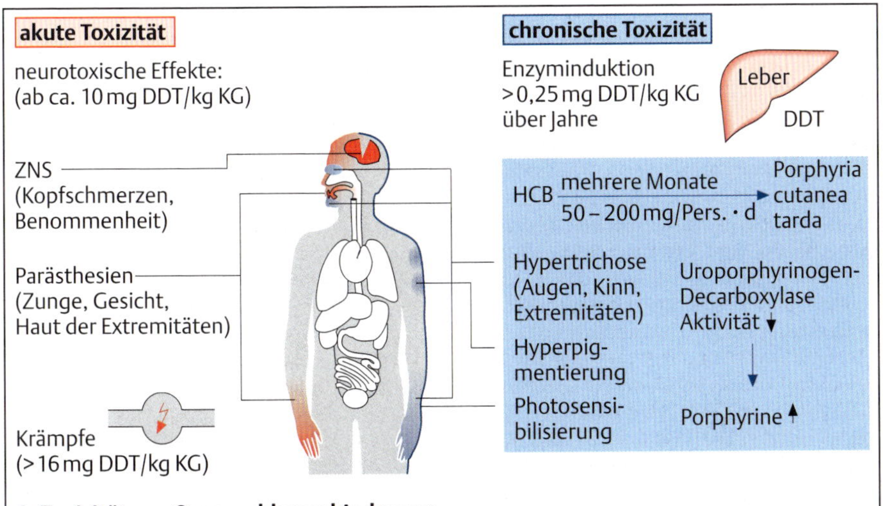

A. Toxizität von Organochlorverbindungen

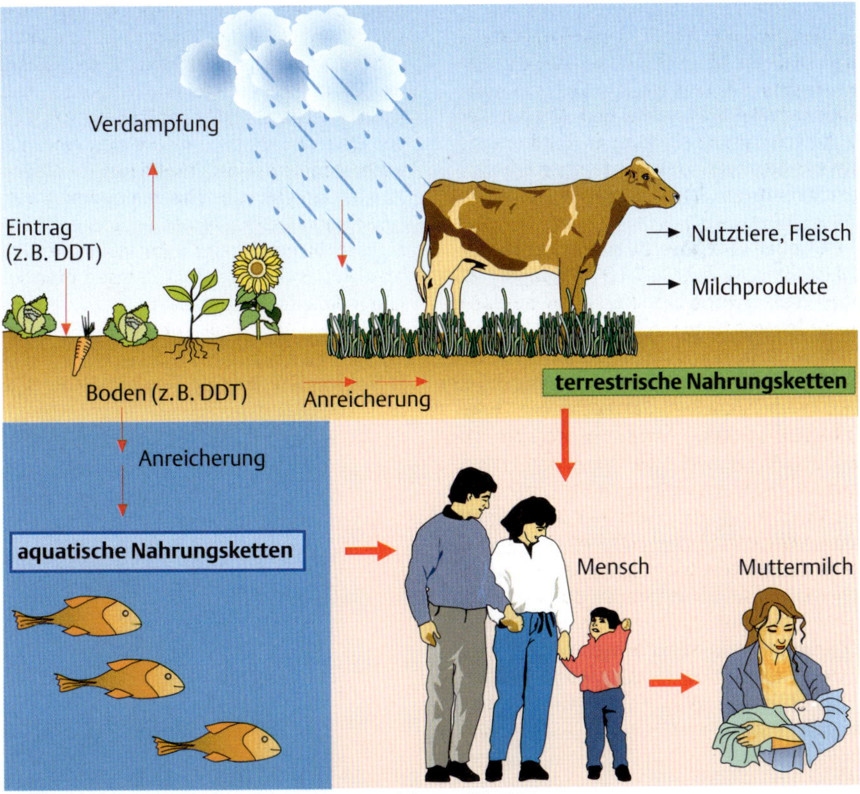

B. Ökologische Bedeutung von Organochlorverbindungen

Pentachlorphenol (PCP)

PCP fand in der BRD bis Ende der 70er Jahre breite Verwendung als Fungizid in Holzschutzmitteln (Xyladecor). Trotz des Verbotes seit 1989 gelangen durch den Import immer noch belastete Produkte (Holz, Textilien, Leder) auf den deutschen Markt (**A**). Aufgrund seiner Persistenz können auch nach vielen Jahren z.T. erhebliche Konzentrationen in behandeltem Material nachgewiesen werden. Ursache der Grundbelastung der Allgemeinbevölkerung ist in erster Linie die orale Aufnahme über Nahrungsmittel (0,1–6 µg/Tag), wobei auch andere Rückstände, insbesondere Hexachlorbenzol (HCB), die im Organismus zu PCP abgebaut werden, nicht unwesentlich zur Belastung beitragen. Aufgrund des Verbotes nimmt die Grundbelastung seit einigen Jahren deutlich ab. Obere Normgrenze im Blutplasma: derzeit ca. 20 µg/l, im Urin ca. 15 µg/l.

Toxikokinetik. PCP besitzt aufgrund der polaren Hydroxygruppen und der starken Plasmaeiweißbindung (>90%) – im Gegensatz zu anderen persistenten Organochlorverbindungen – keine ausgeprägte Neigung zur Akkumulation im Fettgewebe. Es wird mit einer Eliminationshalbwertzeit von ca. 20 Tagen v.a. mit dem Harn (frei oder als Glucuronid) ausgeschieden (**B**).

Akute Toxizität. In extrem hohen Dosen hemmt PCP den Energiemetabolismus der Zelle (Entkopplung der oxidativen Phosphorylierung) und führt zu Tachypnoe, Tachykardie, Schwitzen, Durstgefühl und Muskelschwäche. LD_{oral} >30 mg/kg KG (**C**).

Therapie. Symptomatisch. Alkalisierung des Harnes ($NaHCO_3$) beschleunigt die Ausscheidung.

Chronische Toxizität. Bei chronischer, beruflicher Exposition Reizung von Haut und Schleimhäuten, neuralgische Beschwerden, toxische Myokarditis, Leber- und Nierenfunktionsstörungen und Blutbildveränderungen (Leukozytose, Eosinophilie). Verschiedene Symptome (z.B. Chlorakne) werden Verunreinigungen von technischem PCP mit PCDD/F (S. 110) zugeschrieben.

Das *„Holzschutzmittel-Syndrom"* beschreibt ein Krankheitsbild, das mit einer chronischen Exposition gegenüber PCP, aber auch anderen Wirkstoffen in Holzschutzmitteln (z.B. Lindan), in Zusammenhang gebracht wird (**C**). Das Beschwerdebild umfaßt eine außerordentlich umfangreiche Symptomatik. Der Schwerpunkt liegt auf Befindlichkeitsstörungen, es werden aber auch eine Vielzahl anderer Symptome u.a. aus dem Bereich der Inneren Medizin, der Dermatologie, der HNO und der Neurologie berichtet. Ein kausaler Zusammenhang mit der Exposition gegenüber PCP und anderen Bestandteilen von Holzschutzmitteln ist trotz umfangreicher Studien, auch an besonders empfindlichen Personengruppen wie Schul- und Kindergartenkindern wissenschaftlich bislang nicht gesichert.

Referenzwerte (A): *Holz:* unbehandelt <5 mg PCP/kg, evtl. behandelt ab ca. 5 mg/kg, eindeutig behandelt ab ca. 100 mg/kg. *Staub:* unbelastete Wohnung <5 mg PCP/kg, leicht belastet 5–10 mg/kg, eindeutig belastet >10 mg/kg. *Luft:* unbelastete Wohnung <0,1 µg PCP/m^3, Interventionswert (BgVV) 1 µg/m^3.

Kanzerogenität. PCP zeigte im Tierversuch kanzerogene Effekte, die zu kontroversen Diskussionen um eine entsprechende Wirkung auch beim Menschen führten. Die Substanz ist nach MAK-Liste seit 1991 in die Kategorie III/2 (im Tierversuch eindeutig krebserzeugender Arbeitsstoff) eingestuft. Über tierexperimentelle Untersuchungen hinaus ließ sich bisher eine derartige Wirkung aber nicht belegen. *EKA:* 1000 (1700) µg/l Plasma/Serum bzw. 300 (600) µg/l Urin bei 50 (100) µg/m^3 Luft.

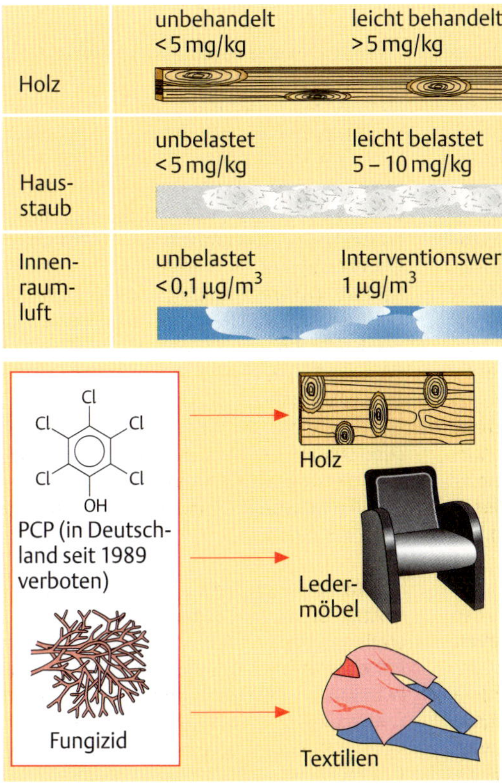

A. Referenzwerte, Vorkommen

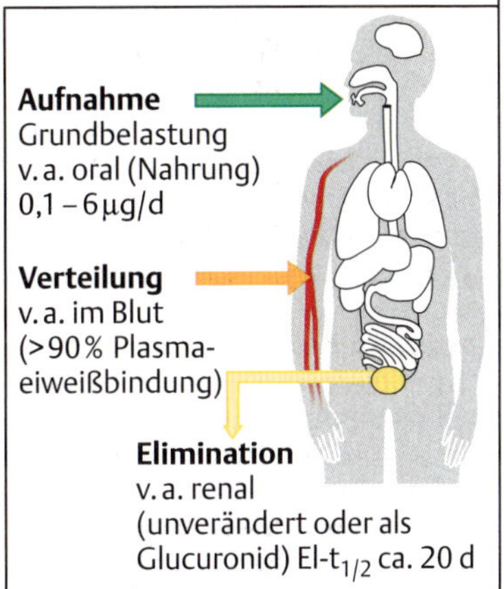

B. Kinetik von PCP

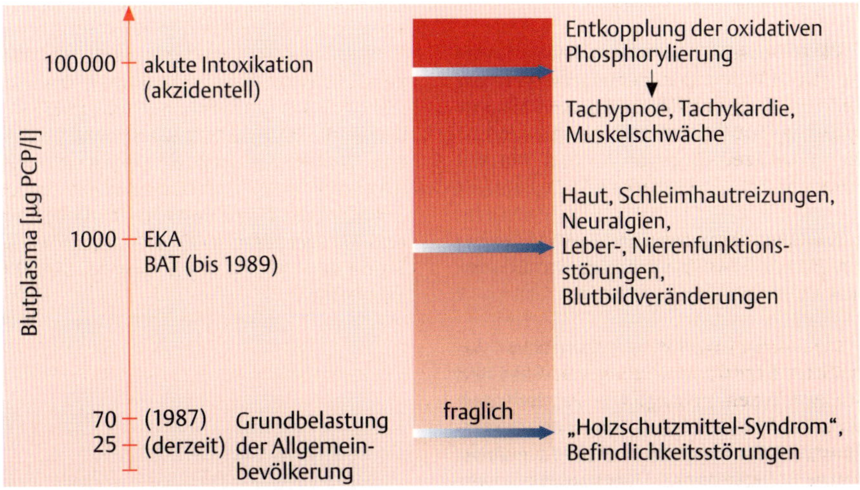

C. Toxizität von Pentachlorphenol (PCP)

Organophosphate

Organophosphate sind Ester, Amide oder Thiolderivate der Phosphor-, Phosphon-, Thiophosphor- oder Thiophosphonsäure (**A**). Der bekannteste Vertreter ist Parathion (E 605, **B**). Sie werden als Kontakt- und systemische Insektizide (Fraßgifte nach Aufnahme über die Wurzeln in alle Pflanzenteile) im Pflanzenschutz, zur Malariabekämpfung, als Fungizide, gegen Ekto- und Endoparasiten in der Veterinärmedizin und als Miotika (Ecothiopath) in der Humanmedizin (Glaukom-Therapie) eingesetzt. Organophosphate sind im Gegensatz zu den chlorierten Kohlenwasserstoffen biologisch abbaubar und werden weder außerhalb noch innerhalb der Organismen gespeichert. Dagegen zeigen sie eine hohe akute Toxizität. Einige hochtoxische und flüchtige Vertreter (Sarin, Soman, Tabun) wurden als Kampfstoffe erprobt (S. 234).

Toxikokinetik. Organophosphate werden oral, inhalativ und dermal gut resorbiert (max. Blutkonzentration nach oraler Aufnahme nach ca. 1 h). Sie werden rasch auf alle Organe und Gewebe verteilt. Aus einigen (z. B. Parathion) entstehen im Körper stärker wirksame Metabolite. Der Abbau erfolgt v. a. oxidativ (Cytochrom-P-450-abhängige Monooxygenasen der Leber) und durch hydrolytische Spaltung der Esterbindungen (Esterasen).

Wirkungsmechanismus. Organophosphate (wie auch Carbamate) wirken beim Insekt wie beim Warmblüter neurotoxisch. Sie hemmen die Acetylcholinesterase (AChE) im Nervensystem (**C**). Unter Abspaltung der Restgruppe X geht das Organophosphat ebenso wie Acetylcholin (ACh) eine kovalente Bindung mit dem aktiven Zentrum des Enzyms ein. Die Spaltung dieser Bindung (spontan oder enzymatisch) erfolgt im Gegensatz zu ACh (rasche Reaktivierung) nur sehr langsam (Tage bis Wochen) und unvollständig. Bestimmte Oxime sind in diesem Stadium in der Lage, die Bindung zu lösen. Durch Abspaltung eines weiteren Substituenten vom Organophosphat kann ein äußerst stabiler Komplex (sog. „Alterung") entstehen. Das Enzym ist dann biologisch irreversibel gehemmt und weder spontan noch durch Oxime reaktivierbar.

Akute Toxizität (**D**). *Muskarinartige Wirkungen* (an parasympathischen Nervenendigungen) überwiegen zunächst, sind aber selten lebensbedrohlich: Übelkeit (ohne Erbrechen), Anorexie, Abdominalkrämpfe, Schwitzen, Speichel-, Tränenfluß. Bei stärkerer Exposition Diarrhoe, Tenesmen, unkontrollierter Abgang von Stuhl und Urin, Hautblässe, Miosis, verschwommenes Sehen, ausgeprägte Bronchialsekretion, asthmaähnliche Atemnot, Lungenödem mit Zyanose.

Im weiteren Verlauf treten *nicotinartige Wirkungen* (vegetative Ganglien, neuromuskuläre Endplatten) in den Vordergrund: fibrilläre Zuckungen zuerst der Augenlider und Zungenmuskulatur, danach der Gesichts-, Nacken- und Augenmuskeln (ruckartige Bewegungen der Bulbi), schließlich generalisierte Muskelzuckungen und -schwäche (Atemmuskulatur!).

Erste ZNS-Wirkungen: Unwohlsein, Ruhelosigkeit, Angst, Schwindel; danach schwere Kopfschmerzen, Schlaflosigkeit. Bei stärkeren Vergiftungen Ataxie, Tremor, Konzentrationsstörungen, Verwirrtheit, in schwersten Fällen Koma, Areflexie, generalisierte Krämpfe.

Hauptgefahr: lebensbedrohliche Atemfunktionsstörungen durch Einschränkung des alveolären Gasaustausches wegen gesteigerter Bronchosekretion), Gefahr von Bronchokonstriktion, peripherer und zentraler Atemlähmung. Der Verlauf ist bei oraler Aufnahme meist fulminant (u. U. Tod in wenigen Minuten), bei dermaler oft einschleichend. Bei inhalativer Aufnahme sind die Atembeschwerden besonders ausgeprägt.

Labor. Wichtiger diagnostischer Parameter ist die AChE-Aktivität, die sich in Erythrozyten bestimmen läßt (**C**). Das Ausmaß der Hemmung korreliert allerdings nur im Anfangsstadium der Vergiftung mit der Ausprägung der Symptomatik (erste Symptome bei Hemmung auf 50%, bei schweren Vergiftungen $< 30\%$ der Ausgangsaktivität). Die (Pseudo-)Cholinesterase-Aktivität im Serum ist ein weniger spezifischer Parameter.

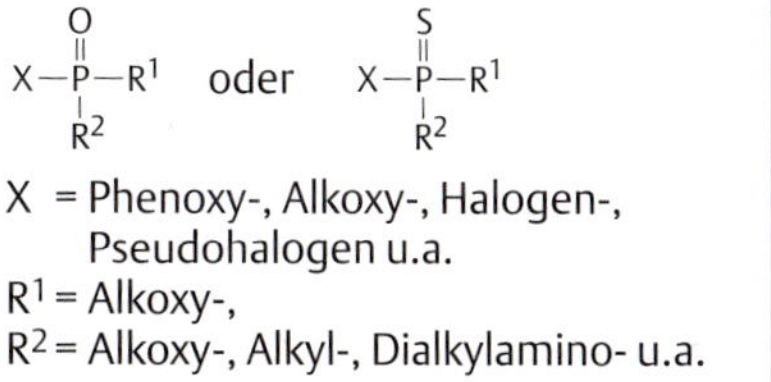

A. Grundstruktur („Schrader-Formel")

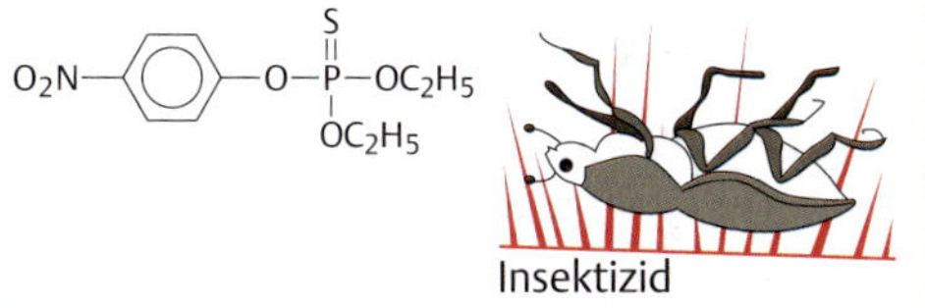

B. Parathion (E605)

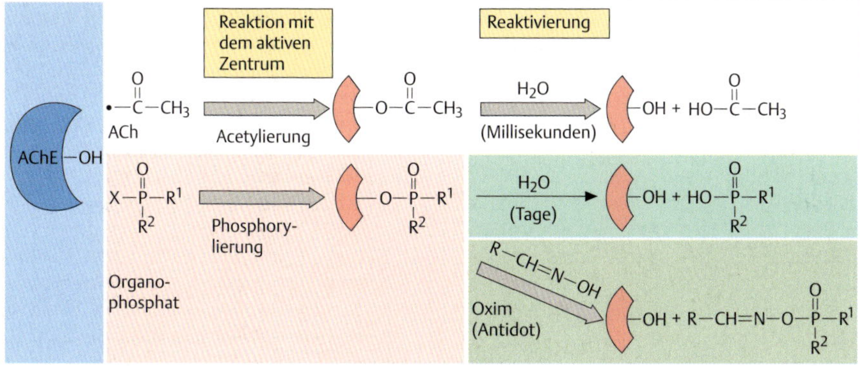

C. Wirkungsmechanismus von Organophosphaten

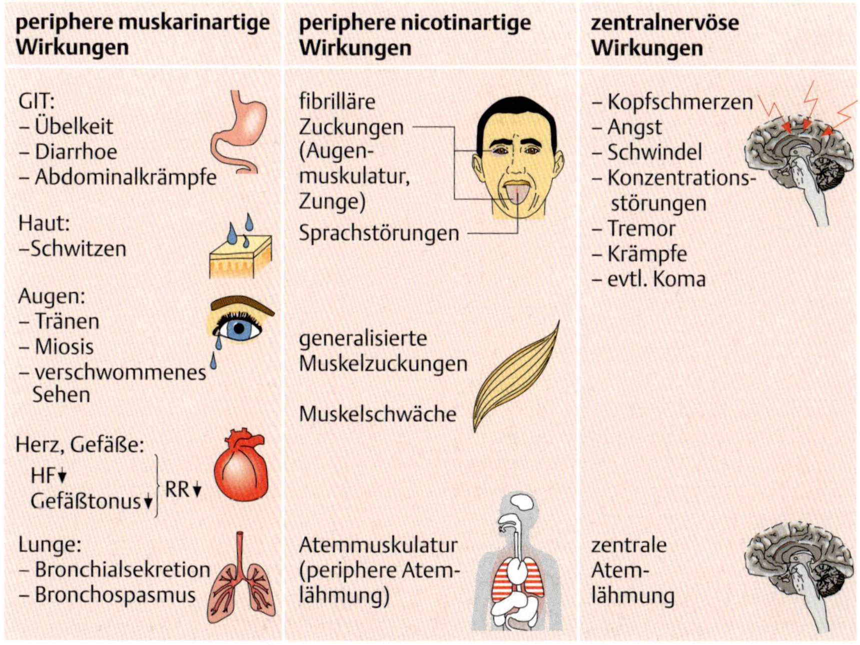

D. Akute Toxizität von Organophosphaten

Chronische Toxizität. Bei wiederholter Aufnahme kleiner Mengen werden additive, aber auch Gewöhnungseffekte beobachtet. BAT (gilt auch für Carbamate): Reduzierung der erythrozytären AChE-Aktivität auf 70% der individuellen Aktivität vor Exposition.

Verzögerte Neuropathie (A). Sie tritt bei einigen Vertretern (z. B. Dichlorvos) mit einer Latenz von 1 – 4 Wochen auf (akute Symptomatik kann ausbleiben). Nach anfänglichen Parästhesien treten allmählich (in Wochen bis Monaten) aufsteigende, zunächst schlaffe, dann spastische Paresen der unteren, später auch der oberen Extremitäten auf. Stamm, Hirnnerven und sensible Nerven sind weniger betroffen. Ursache ist wahrscheinlich eine irreversible Hemmung der „Neurotoxischen Esterase" (Neuropathy Target Esterase, NTE), einer Carboxyesterase im Nervengewebe, die wie die AChE phosphoryliert wird. Die Rückbildung der Symptomatik erfolgt sehr langsam und oft unvollständig.

Therapie der Organophosphate (**B**) mit *Oximen:* Bei einigen Organophosphaten (z. B. Parathion) kann innerhalb der ersten 24 – 48 Stunden (vor „Alterung" des Enzyms) die Cholinesteraseaktivierung durch Gabe von Obidoxim (Toxogonin, 250 mg i. v. oder i. m.) versucht werden (nie ohne Atropinschutz!).

Therapie (D). Rangfolge der Maßnahmen:
1. *Aufrechterhaltung der Atmung* (Intubation, Beutelatmung beim Transport, nicht Mund zu Mund, evtl. künstliche Beatmung über Tage, Absaugen der Luftwege) *und des Kreislaufs.*
2. *Atropin* in hohen Dosen (2 – 5 mg i. v. in etwa 10minütigen Abständen) zur Antagonisierung der ACh-Wirkungen (wegen der Gefahr des Kammerflimmerns möglichst erst nach Beseitigung einer schweren Hypoxie; Leitsymptom für die Dosierung: Bronchiale Hypersekretion).
3. *Giftentfernung:* Bei oraler Aufnahme Magenspülung mit Aktivkohle, Na_2SO_4-Gabe; bei dermalem Kontakt Reinigung der Haut mit Wasser und Seife, besser mit 5 – 10%iger $NaHCO_3$-Lösung.

Carbamate

Ester der Carbaminsäure (**C**) werden als Insektizide, Fungizide, Herbizide und Nematizide in der Landwirtschaft, zur Malariabekämpfung, zur Schädlingsbekämpfung in Innenräumen und als Lokaltherapeutika (Neostigmin als Mioticum) verwendet (weltweiter Verbrauch: 20 000 – 30 000 t/Jahr). Carbamate binden wie Organophosphate und ACh kovalent an das aktive Zentrum der AChE. Unterschiedlich ist die Geschwindigkeit der Wiederherstellung der ursprünglichen Enzymstruktur – ACh: rasch; Carbamate: langsam, aber vollständig (reversible Hemmung); Organophosphate: sehr langsam, unvollständig („irreversible" Hemmung).

Kinetik. Carbamate werden oral (>90%), inhalativ (bei Einatmung von Sprühnebel oder Staub) und dermal resorbiert. Sie werden rasch metabolisiert und komplett ausgeschieden.

Toxizität. Die Symptome sind grundsätzlich die gleichen wie bei der Organophosphatvergiftung, nur schwinden sie viel rascher, Todesfälle sind viel seltener.

Therapie (D). Hohe Atropindosen und symptomatische Therapie wie bei der Organophosphatvergiftung. Oxime sind kontraindiziert (Verstärkung der Carbamatwirkung und Schädigung durch Eigentoxizität).

verzögerte Neuropathie beobachtet	verzögerte Neuropathie nicht beobachtet
Methamidophos Mipafox Chlorpyriphos Leptophos Trichlorfon Dichlorvos	Diacinon Omethoat Malathion Parathion-methyl Parathion

1 – 4 Wochen nach Exposition
↓
Parästhesien
↓
aufsteigend/schlaffe Paresen
↓
spastische Paresen

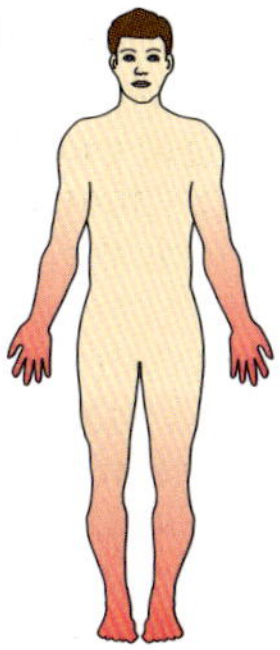

A. Verzögerte Neuropathie bei Organophosphaten

nur bei Organophosphatvergiftung, evtl. Obidoxim (Taxogonin)

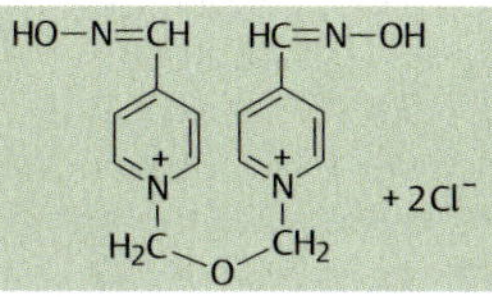

Obidoxim

B. Therapie der Vergiftung mit Organophosphaten

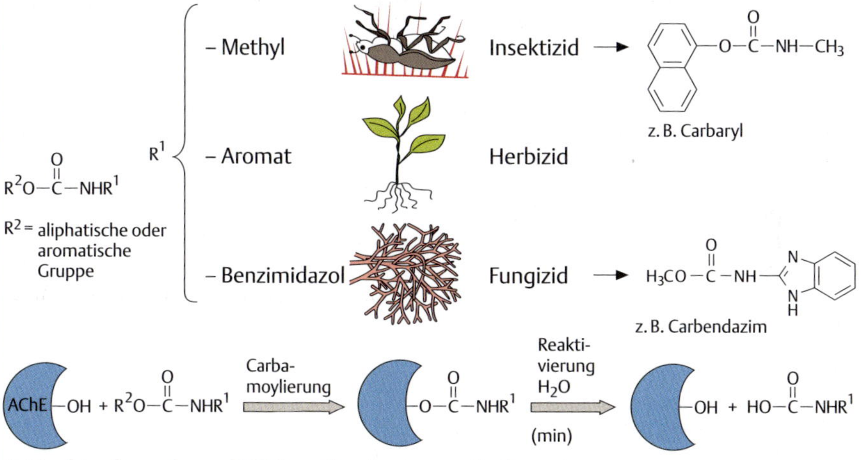

C. Strukturformeln und Wirkmechanismus von Carbamaten

Aufrechterhaltung der Atmung (Beatmung)

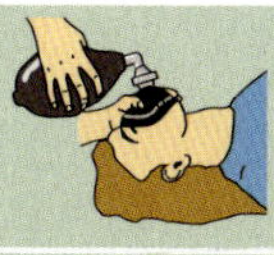

Atropin

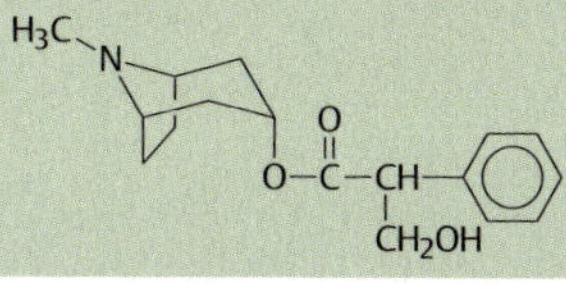

Laborparameter:

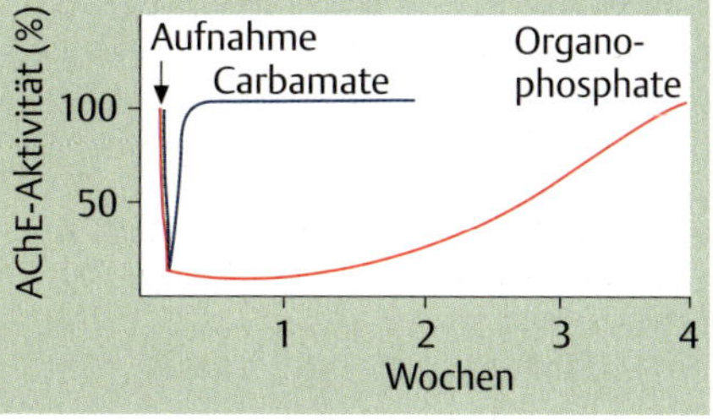

D. Therapie der Vergiftung mit Acetylcholinesterase-Hemmstoffen

Pyrethroide

Pyrethroide sind synthetische, den in Chrysanthemen vorkommenden Pyrethrinen (Pyrethrum) ähnliche Verbindungen (Ester der Chrysanthemumsäure, Pyrethrinsäure und verschiedener Ketoalkohole; **A**). Sie sind wirksamer und langlebiger als die natürlichen Vorbilder. Pyrethroide wurden seit ihrer Entwicklung in den 70er Jahren mit steigender Tendenz als Insektizide im Textilschutz (Kleidung, Teppiche), Holzschutz (als Ersatzstoffe für PCP und Lindan), Haushalt (zur Schädlingsbekämpfung in Innenräumen), in der Garten-, Forst- und Landwirtschaft sowie in der Veterinär- und Humanmedizin eingesetzt.

Aufgrund ihrer Wirkungscharakteristika differenziert man zwei Typen, die sich durch das Vorhandensein (Typ II) bzw. die Abwesenheit (Typ I) einer α-Cyano-Gruppe voneinander unterscheiden (**A**). Vorteilhaft sind die vergleichsweise geringe Warmblüter-Toxizität der Pyrethroide (**B**) und ihre geringe Persistenz in der Natur. Sie werden rasch (in wenigen Tagen) durch Hydrolyse, Photolyse und Mikroorganismen abgebaut. Dagegen sind sie in trockenen geheizten Räumen relativ beständig (geringerer Photoabbau wegen Filterwirkung der Fenster).

Toxikokinetik. Pyrethroide werden oral nur zum Teil, dermal kaum resorbiert und dann fast vollständig metabolisiert (v.a. Spaltungen durch Esterasen und Hydroxylierungsreaktionen durch Monooxygenasen). Die Ausscheidung erfolgt nach Konjugation der Metaboliten in der Regel innerhalb weniger Stunden oder Tage zu 80–100%.

Akute Toxizität. Zielorgan der Toxizität ist das Nervensystem (Beeinflussung der Na^+-Kanäle). Im Tierversuch werden die sog. „T-Symptomatik“ der Typ I-Pyrethroide und die „CS-Symptomatik“ der Typ II-Pyrethroide unterschieden (**C**). Beim Menschen sind akute Vergiftungen nur in wenigen Fällen bei unsachgemäßem Umgang aufgetreten. Nach *oraler Aufnahme* (akzidentell über kontaminierte Lebensmittel oder am Arbeitsplatz; **D**) traten innerhalb von 10–60 Minuten gastrointestinale Symptome auf (Übelkeit, Erbrechen, Durchfälle). In schweren Fällen entwickelte sich nach Resorption zunehmend eine ZNS-Symptomatik (Bewußtseinsstörungen, Krämpfe). Die Symptome waren i.d.R. nach einigen Tagen verschwunden; bleibende Nervenschäden wurden nicht registriert. Nach *direktem Hautkontakt* (unverdünntes Präparat, stark kontaminierte Oberflächen; **D**) können lokale Parästhesien (Kribbeln, Brennen, Jucken) mit einer Latenzzeit von wenigen Minuten bis mehreren Stunden auftreten. Sie werden auf eine lokale Reizung sensibler Nervenendigungen der Haut zurückgeführt, halten etwa 24 Stunden an und sind reversibel. Daneben wurden Reizungen der Schleimhäute, der Atemwege und Augen, Benommenheit und Kopfschmerzen beobachtet. Es bestehen deutliche interindividuelle Unterschiede; Kinder sind bei dermaler Exposition aufgrund ihrer empfindlicheren Haut stärker gefährdet als Erwachsene.

Chronische Toxizität. Kontrovers wurde die Frage der Bioakkumulation im Nervengewebe und irreversibler neurotoxischer Wirkungen diskutiert. Grundlage dafür war eine tierexperimentelle Studie, deren Ergebnisse aber nicht bestätigt werden konnten. Bei langzeitexponierten Personen wurden keine chronischen Organschäden beobachtet.

Pyrethroide haben im Tierversuch weder reproduktions- oder embyrotoxische noch teratogene Wirkungen. Zur mutagenen, kanzerogenen und immuntoxischen Potenz liegen z.T. widersprüchliche experimentelle Ergebnisse vor, Hinweise auf solche Effekte beim Menschen gibt es nicht.

Pyrethrine: Inhaltsstoffe des Pyrethrum (Chrysanthemenextrakt)

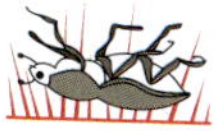

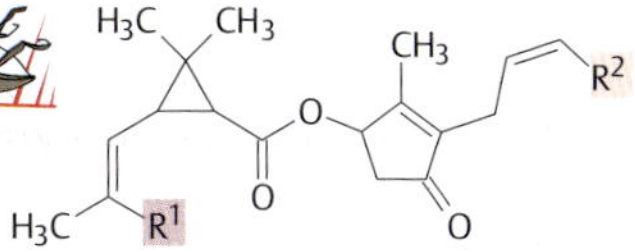

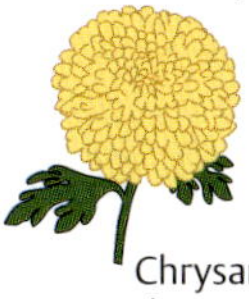

Chrysan-
theme

	R^1	R^2
Pyrethrin I	$-CH_3$	$-CH{=}CH_2$
Pyrethrin II	$-COOCH_3$	$-CH{=}CH_2$
Cinerin I	$-CH_3$	$-CH_3$
Cinerin II	$-COOCH_3$	$-CH_3$
Jasmolin I	$-CH_3$	$-C_2H_5$
Jasmolin II	$-COOCH_3$	$-C_2H_5$

Pyrethroide: synthetische Derivate

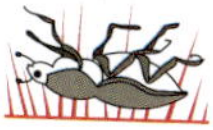

Typ I („weiche" Pyrethroide)

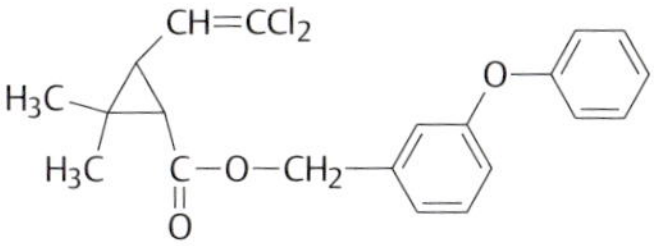

Permethrin

Typ II (Cyano-Pyrethroide, „harte" Pyrethroide)

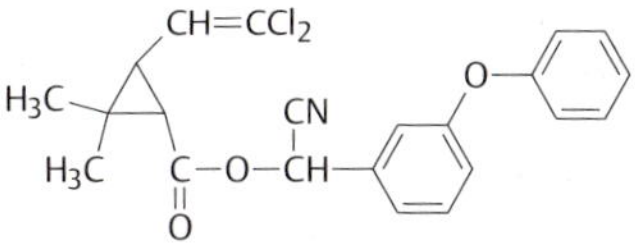

Cypermethrin

A. Pyrethrine, Pyrethroide

Toxizitätsvergleich (LD_{50}) von verschiedenen Insektizidklassen	Insekt mg/kg	Ratte mg/kg	Selektionsfaktor $\left[\frac{LD_{50}\ \text{Ratte}}{LD_{50}\ \text{Insekt}}\right]$
Carbamate	2,8	45	16
Organophosphate	2,0	67	34
chlor. Kohlenwasserstoffe	2,6	230	90
Pyrethroide	0,45	2000	4400

B. Toxizitätsvergleich

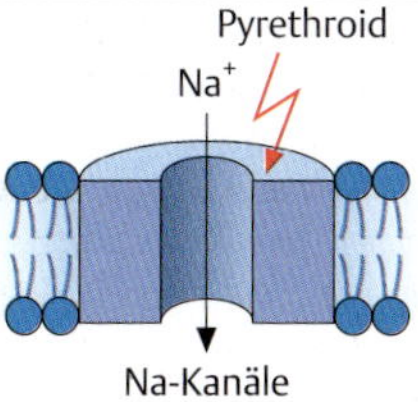

Tierversuch

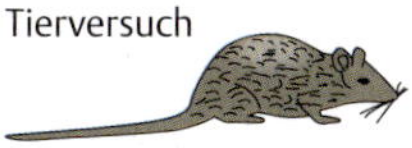

Typ I ⟶ „T-Syndrom"

Tremor, Ataxie, erhöhte Erregbarkeit, Überempfindlichkeit auf äußere Reize

Typ II ⟶ „CS-Syndrom"

Choreoathetose, **S**alivation, grobschlägiger Tremor, klonische Krämpfe

C. Pathomechanismus und Toxizität im Tierexperiment

bei Ingestion

⟶ (2–250 mg Deltamethrin/kg KG)

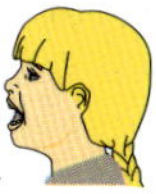

⟶ GIT
- Übelkeit
- Erbrechen
- Diarrhoe

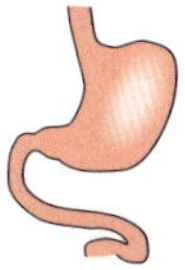

schwere Vergiftungen (100–200 mg Deltamethrin/kg KG)

nach Resorption zunehmend ZNS-Symptome
- Bewußtseinsstörungen
- Krämpfe

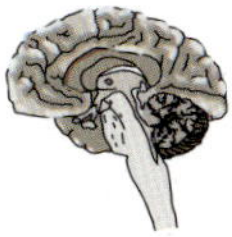

bei Hautkontakt

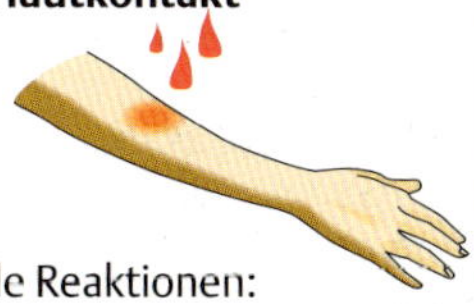

lokale Reaktionen:
Parästhesien
(Brennen, Jucken, Kribbeln)

Reversibilität der Symptome innerhalb 1 – mehrerer Tage

D. Toxizität von Pyrethroiden beim Menschen

Dithiocarbamate

Dithiocarbamate sind Ester und Salze der Dithiocarbamidsäure (**A**). Man unterscheidet Dialkyl- (Thiram, Ziram, Disulfiram) und Alkylenbisthio-Derivate (Maneb, Zineb). Eingesetzt werden sie v. a. in der Landwirtschaft als Fungizide, Herbizide und Insektizide, außerdem in der Gummiproduktion (Vulkanisierung), der Papierherstellung, der Abwasserbehandlung und in der Humanmedizin zur Therapie parasitärer Hauterkrankungen und des Alkoholismus (Disulfiram). Dithiocarbamate sind in der Umwelt wenig persistent. Sie werden in Wasser und im Boden in Stunden bis Tagen abgebaut.

Toxikokinetik. Die Resorption v. a. der Alkylenbisthio-Derivate ist oral und dermal schlecht (ca. 30%). Resorbierte Dithiocarbamate werden unverändert oder nach Metabolismus (v. a. Leber) großenteils innerhalb von 24–72 Stunden ausgeschieden. Aus den Dialkyl-Derivaten entsteht Dialkylthiocarbamidsäure, CS_2, Dialkylamin, Sulfat und Formaldehyd. Die Alkylenbisthio-Derivate werden zu Ethylenthioharnstoff, Ethylendiamin, CS_2, H_2S und CO_2 abgebaut.

Akute Toxizität. Dithiocarbamate sind für den Menschen akut wenig toxisch, systemische Vergiftungen kommen kaum vor. Bei der Pflanzenbehandlung und v. a. in der Gummiindustrie wurden lokal irritative Effekte auf Haut und Schleimhäute sowie allergische Kontaktdermatitiden beobachtet (**B**). Die Dialkyl-Derivate führen durch Hemmung der Alkohol- und besonders der Acetaldehyd-Dehydrogenase zu verzögertem Ethanolabbau und Alkoholintoleranz („Antabuswirkung"). Hierbei kommt es unmittelbar nach Alkoholaufnahme zu Übelkeit, Erbrechen, Erhöhung der Atem- und Herzfrequenz und Blutdruckanstieg oder -abfall bis hin zum lebensbedrohlichen Kreislaufkollaps.

Chronische Toxizität. Über chronisch-toxische Effekte bei langjährig beruflich Exponierten liegen keine gesicherten Erkenntnisse vor. Mutagenitätstests verliefen überwiegend negativ. Hohe Dosen des Metaboliten Ethylenthioharnstoff (>60 mg/kg Futter) führten im Tierversuch zu Schilddrüsenkarzinomen. Bei exponierten Personen wurde jedoch kein erhöhtes Karzinomrisiko beobachtet.

Therapie. Symptomatisch.

Chlorierte Phenoxycarbonsäuren

Herbizide chlorierte Phenoxycarbonsäuren (**C**) hemmen das Pflanzenwachstum aufgrund ihrer chemischen Ähnlichkeit mit dem natürlichen Wachstumshormon Auxin (3-Indolylessigsäure). Bekannte Vertreter sind 2,4-Dichlorphenoxyessigsäure (2,4-D) und 2,4,5-Trichlorphenoxyessigsäure (2,4,5-T). 2,4,5-T wird in der BRD seit Mitte der achtziger Jahre nicht mehr eingesetzt, da bei der Synthese 2,3,7,8-TCDD als Nebenprodukt entsteht.

Toxikokinetik. Die Stoffe werden oral und dermal (>90%) gut resorbiert. Sie werden kaum metabolisiert. Die Ausscheidung erfolgt rasch (Stunden bis Tage) und vollständig mit dem Harn. Sie werden im Gewebe nicht gespeichert (hydrophil!).

Toxizität (**D**). Vorherrschend sind akute Vergiftungen aufgrund akzidenteller und suizidaler Einnahme hoher Dosen. Die Symptomatik ist uncharakteristisch. Beobachtet wurden vegetative Störungen (Kopfschmerz, gastrointestinale Symptomatik), muskuläre Störungen (Starre der Stamm- und Extremitätenmuskulatur vermutlich aufgrund einer Glykolysehemmung) und neurale Erscheinungen (periphere Neuropathien), bei extrem hohen Dosen Bewußtseinsstörungen, Herz-Kreislauf-Versagen und Atemlähmung mit evtl. Todesfolge. *MAK:* 2,4-D bzw. 2,4,5-T 10 mg/m^3.

Therapie. Symptomatisch.

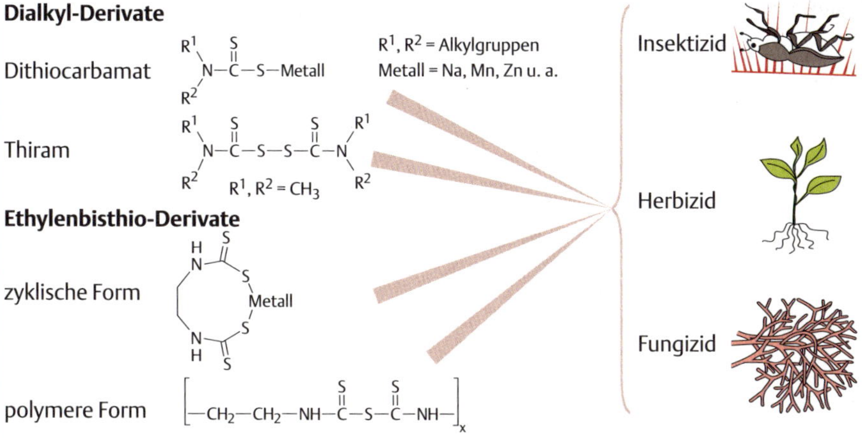

A. Strukturformeln und biozide Wirkung von Dithiocarbamaten

lokal
Haut, Schleimhäute:
- Irritationen
- Kontaktekzem

äußere Haut

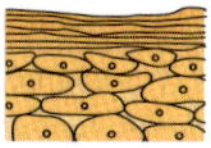

Schleimhaut

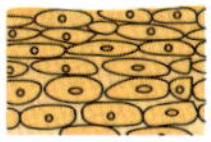

oral
Alkoholintoleranz („Antabuswirkung“) unmittelbar nach Alkoholaufnahme

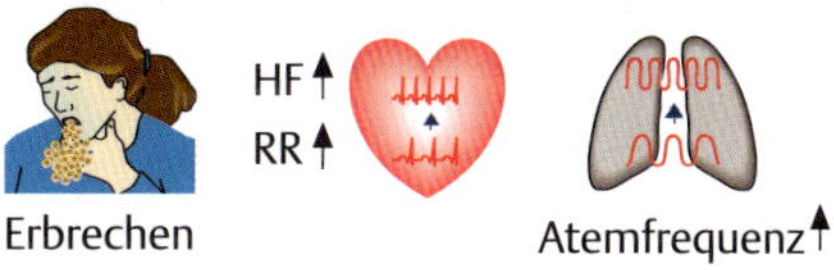

B. Toxizität der Dithiocarbamate

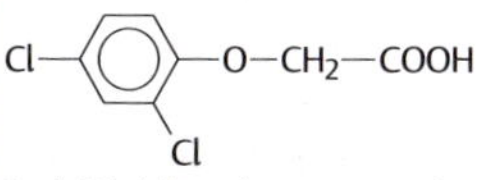

2,4-Dichlorphenoxyessigsäure (2,4-D)

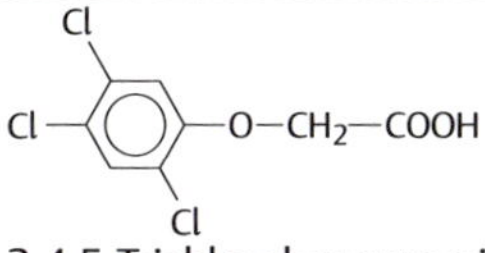

2,4,5-Trichlorphenoxyessigsäure (2,4,5-T)

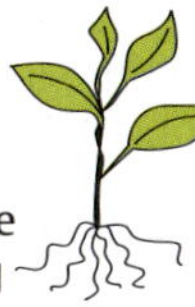

C. Chlorierte Phenoxycarbonsäuren

NOAEL*/Mensch	5 – 36 mg 2,4-D/kg KG
tödl. orale Dosis	80 – 1000 mg 2,4-D/kg KG

***n**o **o**bserved **a**dverse **e**ffect **l**evel

Muskulatur
- Myotonie
- schmerzhafte Starre der Stamm- und Extremitätenmuskulatur (periphere Atemlähmung)

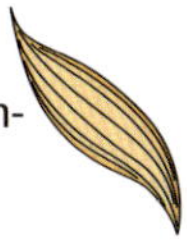

GIT
- Reizung
- Übelkeit
- Erbrechen
- Diarrhoe

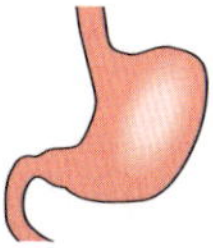

ZNS
- sedativ, Kopfschmerzen

hohe Dosen:
- Bewußtlosigkeit
- zentrale Atemlähmung

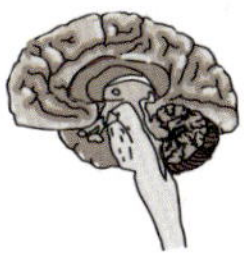

peripheres Nervensystem
- Neuropathien (Parästhesien, Paresen, Reflexverlust)

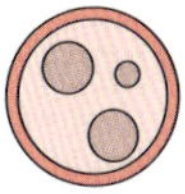

D. Akute Toxizität chlorierter Phenoxycarbonsäuren

Bipyridinium-Verbindungen

Die Bipyridinium-Verbindungen **Paraquat** und **Diquat** sind sehr wirksame Herbizide (**A**). Der phytotoxische Effekt beruht auf einer Photosynthesehemmung durch Bildung von Radikalen, welche die NADP-Reduktion und damit den Energietransfer blockieren. In der Umwelt unterliegen sie einer raschen Photolyse, die jedoch durch Adsorption an Bodenpartikeln behindert wird (jährliche Abbaurate 5 – 10%).

Toxikokinetik (B). Die orale Resorption ist gering (Paraquat 5 – 10%). Dermal ist eine toxikologisch relevante Resorption von Paraquat bei vorgeschädigter Haut möglich. Resorbiertes Paraquat, nicht aber Diquat, kumuliert in der Lunge (6fache Plasmakonzentration 30 Stunden nach oraler Aufnahme). Im Metabolismus entstehen reaktive Sauerstoffspezies (Radikale), die für die zellschädigenden Wirkungen verantwortlich gemacht werden.

Akute und chronische Toxizität. Unfälle und Suizide haben innerhalb von wenigen Jahren zu mehreren hundert Todesfällen geführt. *Topischer Kontakt* (**C**) führt nach einer charakteristischen Latenzzeit (einige Stunden bis 2 Tage) zu schmerzarmen Reaktionen der Haut (Erythem, Ulzera, Nagelveränderungen) oder des äußeren Auges (evtl. tiefe Ulzera mit langdauernder narbiger Defektheilung). Bei inhalativer Aufnahme sind Reizungen und Entzündungen der Luftwege bis hin zum toxischen Lungenödem möglich. Im Verlauf der *oralen Vergiftung* (**D**) werden drei typische Phasen unterschieden:

1. Phase: Nach einem rasch lokal ausgelösten Erbrechen und einer symptomarmen Latenzphase (mehrere Stunden) wird die Schleimhaut des Gastrointestinaltraktes angegriffen (Gastroenteritis, Ulzera).

2. Phase: Es folgt eine toxische Nephritis mit einer nach 5 – 10 Tagen sich rückbildenden Funktionsstörung (bis Anurie). Begleitet kann diese werden von Leberstörungen (Zellnekrosen mit Cholestase, Ikterus) und Symptomen des ZNS (Kopfschmerzen, Schwindel, selten Krämpfe, Koma) und einer rasch progredienten, normochromen Anämie (selten auch Herzrhythmusstörungen).

3. Phase: Nach ca. 10 Tagen manifestiert sich eine rasch progrediente Lungenfibrose. Schwere Alveolitis und Bronchiolitis obliterans führen über eine rasch zunehmende Dyspnoe zum Erstickungstod.

LD_{50}: 40 – 60 mg Paraquat/kg KG. *MAK:* Paraquat 0,1 mg/m^3. *ADI* (mg/kg KG): Paraquat 0,001; Diquat 0,008.

Therapie. Wegen der hohen Mortalität sind alle Möglichkeiten der primären (Magen-, Darmspülung, Medizinalkohle, salinische Abführmittel) und der sekundären Giftentfernung (forcierte Diurese, evtl. Hämodialyse, besser Hämoperfusion unter Verwendung von Kohlefiltern) auszunutzen. Senkung des Harn-pH (z. B. Arginin-HCL-Infusion) steigert die Ausscheidung durch Hemmung der renalen Rückresorption (Paraquat und Diquat sind starke Basen). Ggf. Therapie von Niereninsuffizienz und Leberzerfall. Senkung des O_2-Partialdrucks in der Atemluft soll die Lungenschädigung mindern (O_2-Gabe verstärkt die Fibrosierung durch Bildung toxischer Peroxide). Der Nutzen hochdosierter Glucocorticoide und Immunsuppressiva ist umstritten.

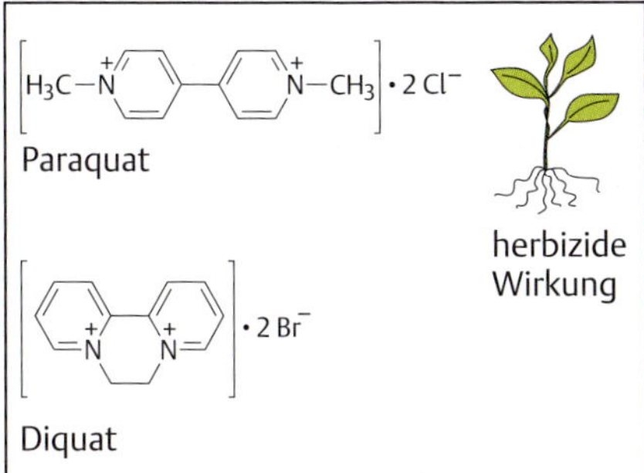

A. Bipyridinium-Verbindungen

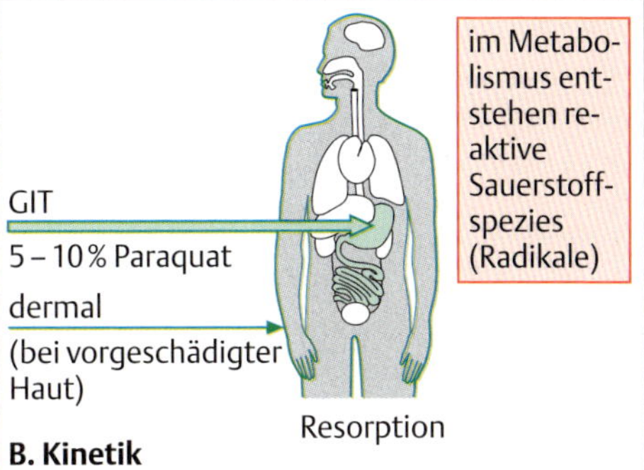

B. Kinetik

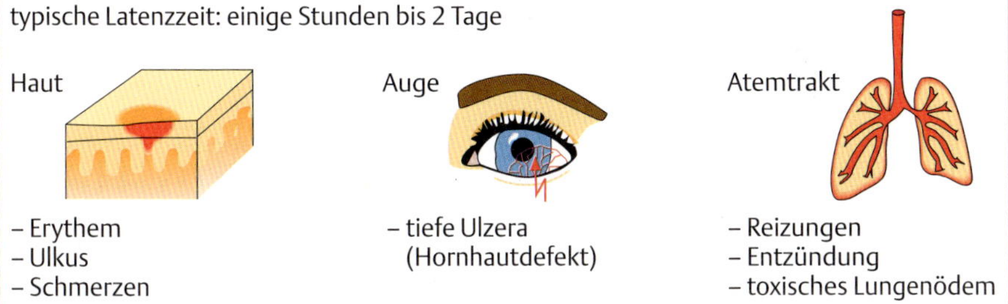

C. Lokale Effekte bei Kontakt mit Bipyridinium-Verbindungen

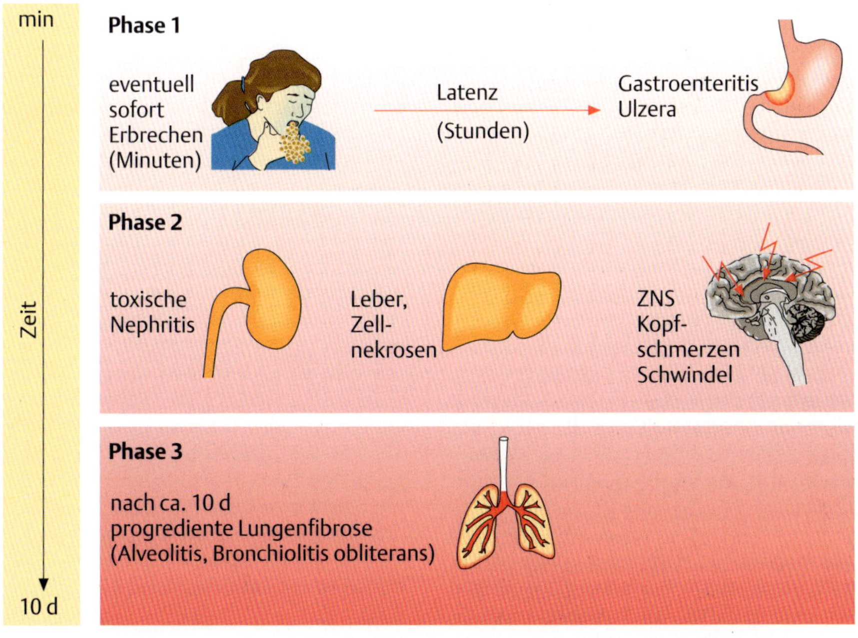

D. Wirkungen bei oraler, resorptiver Vergiftung mit Bipyridinium-Verbindungen

Toxine in Lebensmitteln (LM)

Fast 90% aller LM-Vergiftungen werden durch toxische Produkte von Bakterien verursacht.

Exotoxine. Sie werden intrabakteriell synthetisiert und von Bakterien freigesetzt (vgl. auch Bakterielle Gifte, S. 274). *Staphylococcus aureus* kann auf gekochten, eiweißreichen Speisen (z. B. Fleischsalat) wachsen und dort Exotoxine (z. B. Staphylokokken-α-Toxin) freisetzen. Um eine Vermehrung der Keime zu hemmen, sollten gefährdete LM bei <4 °C oder >65 °C aufbewahrt werden. Die Toxine sind jedoch hitzestabil. Die Aufnahme verdorbener, toxinhaltiger Speisen kann beim Menschen zu Erbrechen und Durchfall führen. Da es sich um die Aufnahme von Exotoxinen handelt, ist eine Antibiotikatherapie unwirksam. *Bacillus cereus* kann auf Getreideprodukten, Eierspeisen und warmgehaltenen Fleischgerichten wachsen und dort ein Toxin freisetzen, das nach Aufnahme beim Menschen ebenfalls Durchfall und Erbrechen verursacht. *Clostridium perfringens* wächst bevorzugt in aufgewärmten Fleischgerichten und Desserts. Die Aufnahme des Toxins kann zu Appetitlosigkeit, Bauchkrämpfen und Durchfall führen. Erhitzen der Speisen führt zur Zerstörung des Toxins. Das Exotoxin von *Clostridium botulinum (Botulinus-Toxin)* ist heute nur noch selten Auslöser von LM-Vergiftungen. Das Bakterium wird durch die üblichen Verarbeitungsmethoden (z. B. Erhitzen der LM auf 80 °C/30 Min.) inaktiviert. Da verdorbene LM (z. B. hausgemachte Konserven) sensorisch nicht auffallen, müssen z. B. bombierte Dosen und aufgegangene Weckgläser weggeworfen werden. Die Aufnahme des sehr giftigen Toxins (2 µg können beim Menschen tödlich sein) führt zur Hemmung der Acetylcholin-Freisetzung; Lähmungserscheinungen sind die Folge (vgl. Bakterielle Gifte S. 282).

Endotoxine. Sie stammen aus abgestorbenen gramnegativen Bakterien. Diese Toxine sind zum größten Teil Lipopolysaccharide und wirken ohne Inkubationszeit: Z. B. können beim Menschen 6–8 Stunden nach der Aufnahme des Salmonellen-Endotoxins charakteristische Septikämien und Enteritiden auftreten (Salmonellose). Die Zahl der Salmonellenvergiftungen stieg in Deutschland bis 1992 auf knapp 200.000 an, davon endeten ca. 200 tödlich. Hauptkontaminationsquellen sind unzureichend erhitzte Eier/Eiprodukte, Hackfleisch, Geflügel, Muscheln und Wurst (bei 70 °C/10 Min. wird das Toxin zerstört). Neben dem verbreiteten Typ *Salmonella typhimurium* hat sich seit 1987 auch *Salmonella enteritidis* durchgesetzt, der vor allem in Geflügelbeständen auftritt und Eier noch vor der Schalenbildung infiziert. Hier kann es beim Menschen nach Aufnahme toxinhaltiger LM zu starkem Fieber und Brechdurchfall kommen (**A**).

Mykotoxine. Ergotalkaloide (s. S. 66) werden z. B. von dem Pilz *Claviceps purpurea* gebildet. Er befällt Roggen häufig in feuchten Jahren. Er bildet das schwarzviolette Mutterkorn (**B**). Seine Alkaloide (z. B. Ergometrin, **C**) sind hitzestabil. Schon die Aufnahme von mg-Toxin-Mengen ist für den Menschen toxisch. Ein einziges Mutterkorn (z. B. zu Brot verbacken) kann Kopfschmerzen und Krämpfe auslösen. Aflatoxine (**C**) werden von Schimmelpilzen (z. B. *Aspergillus flavus*) gebildet. Sie wachsen z. B. in Nüssen, Gewürzen und Getreide, die unter feuchten Bedingungen gelagert werden. Mütter können nach Aufnahme toxinhaltiger LM mit der Muttermilch Aflatoxine auf den Säugling übertragen. Aflatoxine gelten als hepatotoxisch und kanzerogen. Das im Aflatoxin-Metabolismus entstehende Epoxid ist extrem toxisch für Forellen und Vögel. Islanditoxin und Patulin werden von den Pilzen *Penicillium islandicum* und *expansum*, Ochratoxin A von *Aspergillus ochraceus* gebildet (**C**). Die Pilze wachsen z. B. auf faulem Obst, Getreide und Nüssen. Der Verzehr von toxinhaltigen LM kann beim Menschen zu Leber- und Nierenschäden führen. Die kanzerogene Wirkung von Patulin und Ochratoxin ist beim Menschen belegt.

Nach der Aflatoxin-Verordnung (seit 1990) dürfen in LM enthalten sein: 2 µg Aflatoxin B_1/kg LM.

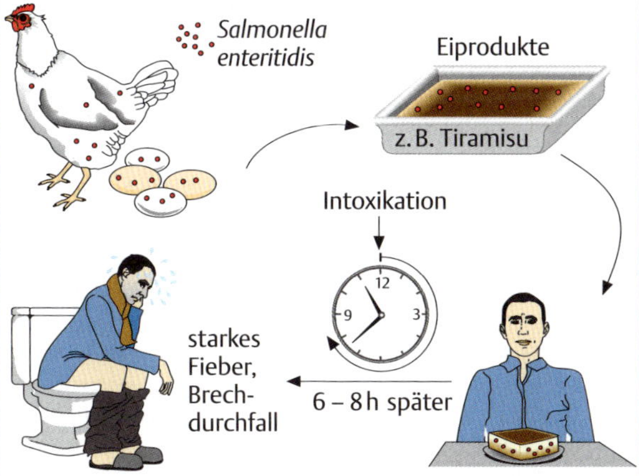

A. Aufnahme und Wirkung von Salmonellentoxin

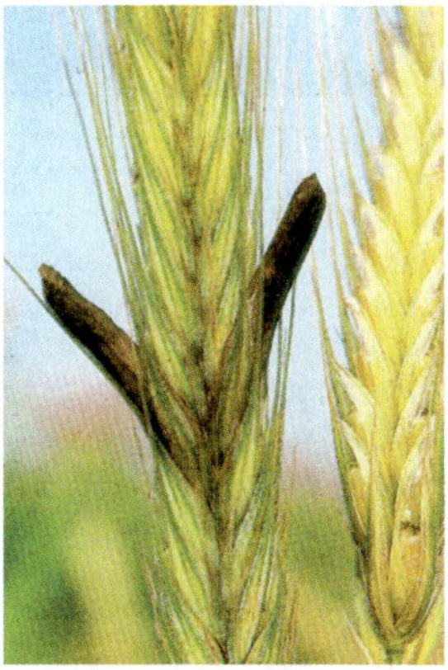

aus *Claviceps purpurea*

B. Mutterkorn

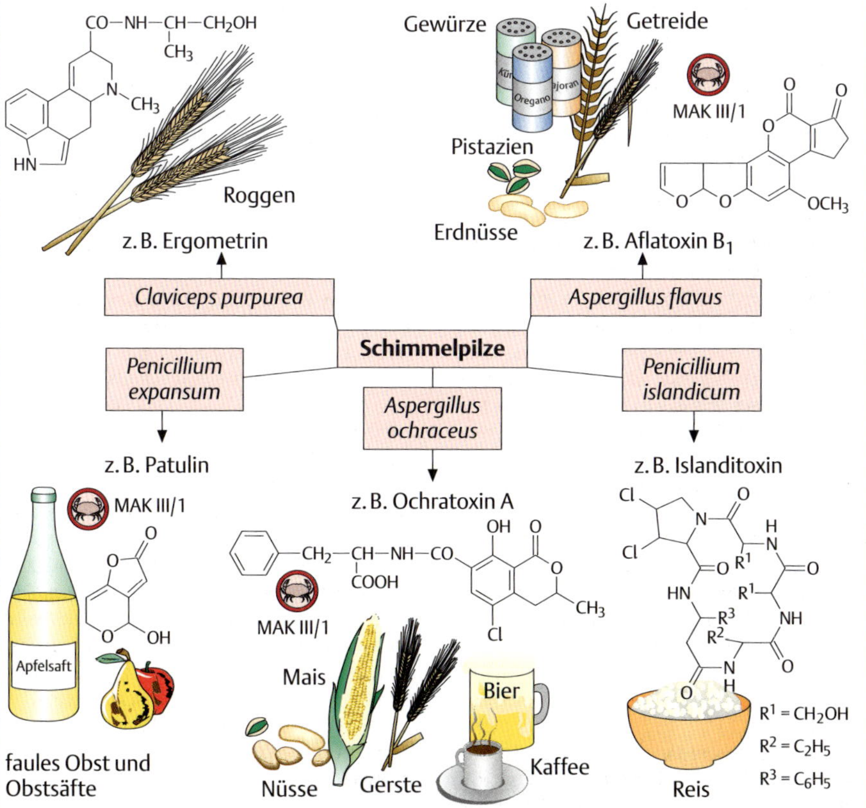

C. Vorkommen einiger Schimmelpilze und deren Mykotoxine

Toxische Verbindungen, die erst im Lebensmittel (LM) oder im menschlichen Verdauungstrakt entstehen

Biogene Amine (BA). Sie können in Mikroorganismen z. B. durch enzymatische Decarboxylierung entstehen (**A**). Mit mikrobiellen Techniken hergestellte LM (z. B. Käse, Bier) sind daher reich an BA. In verdorbenen LM kann der Gehalt an BA durch Vermehrung von Mikroorganismen drastisch ansteigen. Eine hohe Aminzufuhr mit LM kann bei gleichzeitiger Einnahme bestimmter Medikamente zu Bluthochdruck führen: z. B. unterliegt *Tyramin* normalerweise in der Darmwand einem Abbau durch die Monoaminoxidase (MAO). MAO kann aber durch Antihypertonika, Antidepressiva oder Tuberkulostatika gehemmt werden, so daß die Tyraminkonzentration im Darm ansteigt, dann mehr Tyramin resorbiert und so vermehrt Noradrenalin aus den sympathischen Nervenenden freigesetzt wird. Eine Blutdruckerhöhung ist dann die Folge (**B**). Tyramin ist z. B. in Käse, Bier, Wein (besonders Chianti), Schokolade und Sauerkraut enthalten. Der Gehalt an Tyramin in LM beträgt in der Regel ca. 50 µg/g. Käse kann aber bis zu 900 und Hefeextrakt sogar über 2000 µg/g enthalten. Patienten mit hohem Blutdruck sind bei gehäuftem Verzehr dieser LM deshalb besonders gefährdet. Auch das BA *Serotonin* (z. B. in Bananen, Walnüssen, Tomaten) steigert den Blutdruck. *Histamin* scheint in Verbindung mit Ethanol die Unbekömmlichkeit mancher Weine auszulösen, die bis zu 25 mg Histamin/l enthalten können (Normalweine: ca. 2 mg/l). Erst bei Aufnahme von mehr als 1000 mg Histamin kommt es zu akuten Intoxikationen beim Menschen, die sich z. B. mit starken Kopfschmerzen und Spasmen äußern.

Der Gehalt an BA in LM kann z. B. durch Abschütten von Kochwasser oder Konservierflüssigkeit vermindert werden, da BA z. T. in die Garflüssigkeit übertreten (**C**).

Nitrosamine/amide. Sie entstehen z. B. durch chemische Reaktion von sekundären Aminen mit Nitriten im Organismus und z. T. bereits in LM (z. B. in Wurst, Fleisch, Käse, (**D**) (s. S. 118 – 123). Der Mensch nimmt täglich ca. 1 µg Nitrosamine auf. Zu dieser exogenen Belastung kann auch eine endogene mit nitrosierbaren Aminen und Nitrat kommen (vgl. auch Nitrate/Nitrosamine, S. 208).

Allergien durch Lebensmittel (LM)

Allergien werden bevorzugt durch Eiweißstoffe in LM ausgelöst. Zu den häufigsten Allergenen zählen *α-Lactalbumin, β-Lactoglobulin, Casein* und *Lipoproteine* der Kuhmilch. Bei Weizen hat *Albumin* die stärkste allergene Wirkung. Auch Allergien gegen Nüsse, Zitrusfrüchte, Steinobst, diverse Gemüse (z. B. Hülsenfrüchte, Tomaten), Hühner- und Fischeiweiß, aber auch gegen chemische LM-Zusatzstoffe (vgl. Zusatzstoffe S. 214) kommen vor. Bei 90 % der Personen mit einer bestehenden LM-Allergie werden Haut- und Atemwegsreizungen beobachtet. Die Schleimhäute der Lippen, Augen und Zunge sind am häufigsten betroffen. Des weiteren können auftreten: Übelkeit, Kopfschmerzen, Krämpfe, Herz-Kreislauf-Beschwerden. Besonders häufig manifestieren sich allerdings Reaktionen im Magen-Darm-Trakt (Diarrhoe). Reizende LM wie Zwiebeln, Rettich, scharfe Gewürze, Alkohol und Coffein oder eine gestörte Darmflora (z. B. durch Pilzbefall) begünstigen allergische Reaktionen. Der Allergengehalt einer Pflanze kann in den einzelnen Pflanzenteilen und in verschiedenen Reifestadien sehr schwanken. Einige Allergene können leicht denaturiert werden (z. B. in Kuhmilch und Weizen durch Erhitzen auf 120 °C, in Äpfeln durch Luftoxidation). Dagegen sind die Allergene im Hühnerei, Fisch, Nüssen und Bohnen sehr resistent. Auslöser von LM-Allergien sind z. T. sehr schwierig zu diagnostizieren. Im Zweifelsfall schützt vor allergischen Reaktionen nur der Nichtverzehr verdächtiger LM.

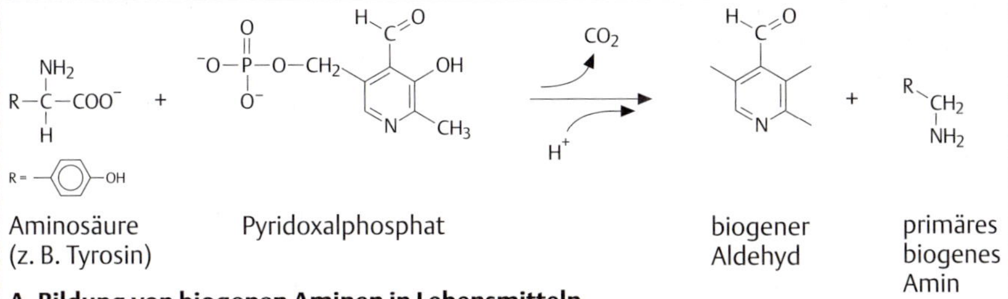

A. Bildung von biogenen Aminen in Lebensmitteln

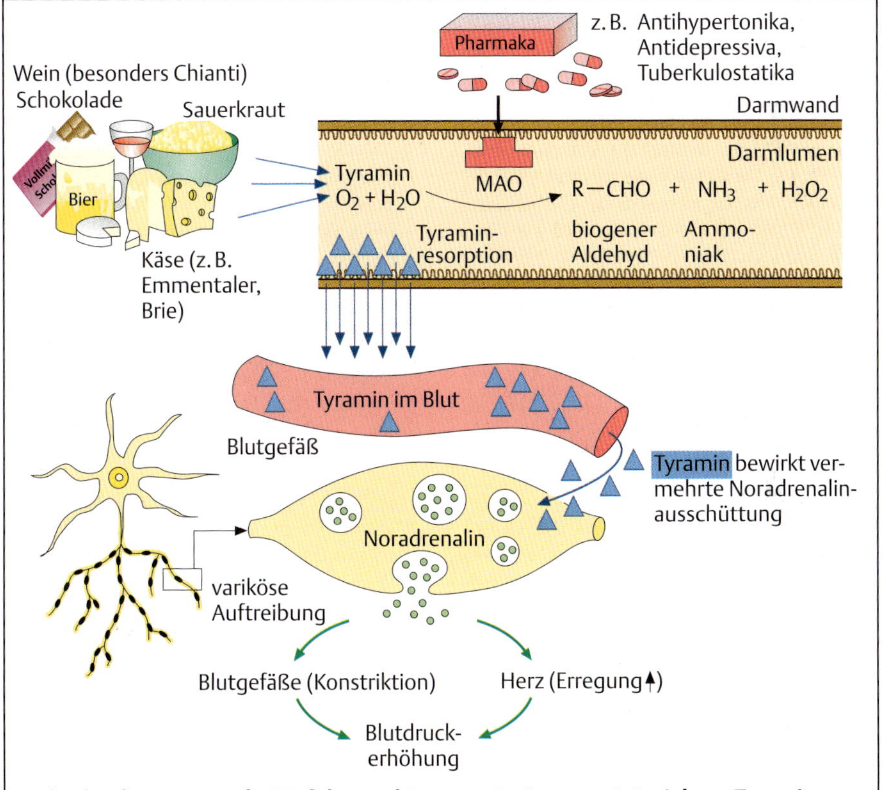

B. Blutdrucksteigerung bei Zufuhr von biogenen Aminen am Beispiel von Tyramin

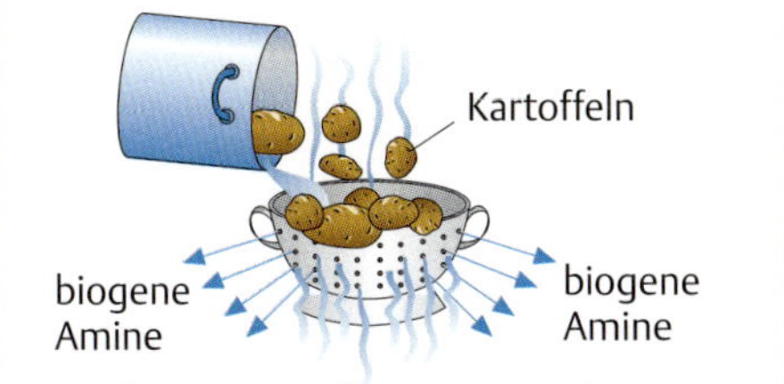

C. Entfernung von biogenen Aminen

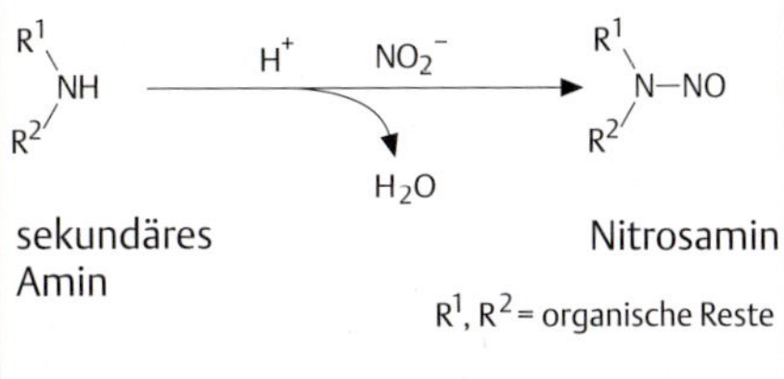

D. Bildung von Nitrosaminen

Natürliche in Lebensmitteln (LM) vorkommende Schadstoffe

Die natürlichen Schadstoffe haben keine große toxikologische Relevanz, da sie meist durch die traditionellen Zubereitungsformen zerstört werden (vgl. Umwelttoxikologie, S. 56). Eine Ausnahme bilden folgende Substanzen:

Nitrat. Einige Pflanzen können Nitrat bis zu 7000 mg/kg anreichern (**A**). Bei Käse und Fleischwaren wird es zum Konservieren zugesetzt (vgl. auch Zusatzstoffe, S. 214). Auch im Trinkwasser kann es enthalten sein. Nach Aufnahme ist es für Säuglinge besonders im ersten Trimenon gefährlich, da es im Dünndarm zu Nitrit reduziert wird (**A**).

Nitrit. Es führt zur Bildung von Methämoglobin und kann dadurch den Sauerstofftransport in den Erythrozyten hemmen. Die Aufnahme von ca. 6 mg Nitrat/kg Körpergewicht kann beim Säugling bereits zum Entstehen einer Blausucht (Zyanose) führen (**B**). Nitrat kann von Bakterien entweder beim Lagern von Gemüse bei Temperaturen über 8 °C oder beim Erwachsenen im Speichel zu Nitrit reduziert werden (**A**). Nach Aufnahme von nitrathaltigen LM können im sauren Magenmilieu dann sogar mit sekundären Aminen (z. B. Dimethylamin, vorwiegend im Fisch, Käse und Gemüse enthalten) kanzerogene Nitrosamine/amide (s. S. 118 – 123) entstehen, die z. T. bereits in LM enthalten sein können. Ascorbinsäure und Tocopherole hemmen, Chlorogensäure aus Kaffee stimuliert Nitrosierungen im Körper des Menschen (**A**).

Blausäure. Sie ist in Obstkernen und bitteren Mandeln vorhanden und hemmt die Zellatmung durch Komplexbildung mit Fe^{3+} im Cytochrom der Atmungskette (s. S. 134). Schon die Aufnahme von 5 – 10 bitteren Mandeln kann bei Kindern tödlich sein.

Einige natürliche in LM vorkommende Schadstoffe hemmen die Mineralstoffaufnahme:

Oxalsäure. Sie kommt z. B. in Spinat und schwarzem Tee vor und behindert den Ca-Stoffwechsel. Durch die Bildung von Calciumoxalat können beim Menschen Nierensteine gebildet werden.

Gerbstoffe. Sie sind z. B. in Kaffee und Tee nachweisbar und können die Fe-Aufnahme hemmen. Gerbstoffe steigern die Ca- und Mg-Ausscheidung.

Hämagglutinine, Proteaseinhibitoren. Hämagglutinine (z. B. *Lectin*) und Proteaseinhibitoren (z. B. in Weizen, Bohnen) können die Fe-, Zn- und Ca-Aufnahme vermindern.

„Novel Food“

„Novel Food“ sind neuartige LM. Darunter versteht man:

1. *Erzeugnisse, die mit gentechnologischen Verfahrenstechniken produziert werden zur Schaffung z. B. haltbarerer, größerer und „schönerer“ LM.* Risiken bestehen für den Menschen nur dann, wenn gentechnologisch produzierte LM (z. B. Milch, Tomaten, Fleisch) entweder weniger Vitamine und Mineralstoffe oder zuviel Fett oder Salz enthalten als herkömmliche LM. Des weiteren können genmanipulierte Mikroorganismen mit der Nahrung vom Menschen aufgenommen werden und dann z. B. Fremdproteine freisetzen, die beim Menschen allergische Reaktionen auslösen können.
2. *LM, die z. T. (noch) nicht auf dem europäischen Markt verfügbar sind.* Dazu zählen Schimmelpilzprodukte (u. a. „Quorn“) als vegetarischer Fleischersatz und künstliche Verbindungen wie unverdauliche Fettersatzstoffe (FES, schmecken zwar wie Fett, sind aber kalorienfrei), z. B. „Olestra“ (**C**). Bei normalem Fett (Triglyceriden) können enzymatisch bis zu drei Fettsäuren abgespalten und im Darm resorbiert werden, die dann im Körper unterschiedliche Funktionen erfüllen (physiologischer Brennwert von Fett: 39 kJ/g = 9 kcal/g). Bei FES besteht das Zentralmolekül aus Saccharose, an das, sternförmig angeordnet, 6 – 8 Fettsäurereste binden können, die von Enzymen nicht zugänglich bzw. abgespalten und deshalb vom Darm nicht resorbiert werden können (Brennwert von FES: 0 kJ/g, **C**). Nach Genuß von FES soll es zur verminderten Aufnahme der lipophilen Vitamine A, D, E und K sowie durch die forcierte „Schmierung“ im Darm sogar zur verstärkten Defäkation („anal leakage“) kommen. FES können bisher biologisch nicht abgebaut werden und gelten deshalb (noch) als Sondermüll.

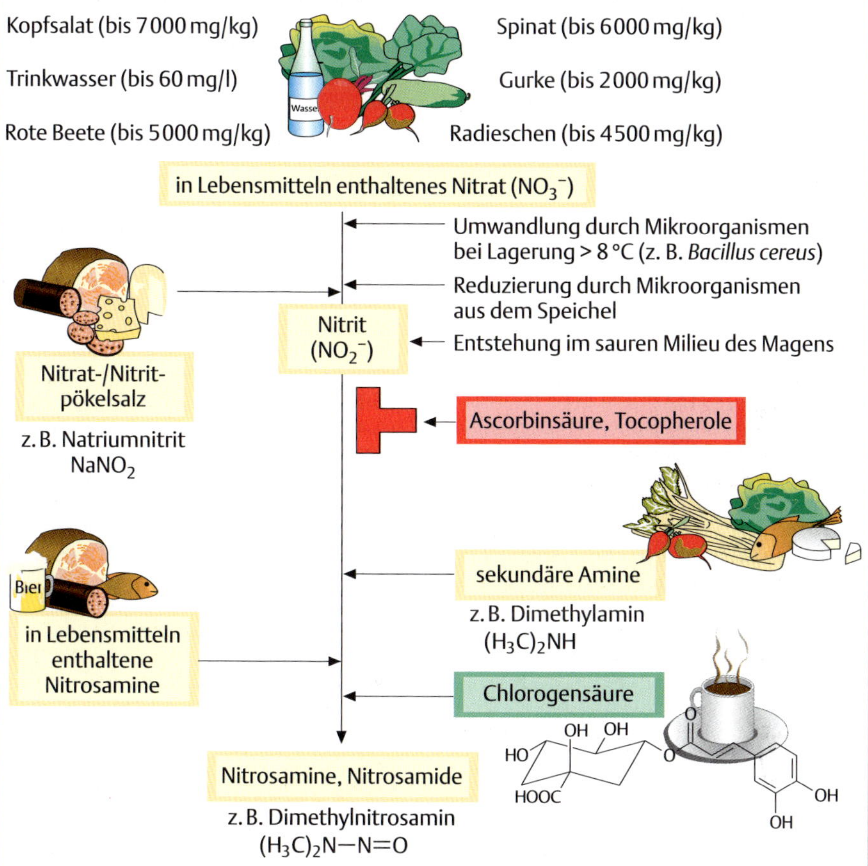

A. Vorkommen, Bildung und Akkumulation von Nitrat, Nitrit und Nitrosaminen

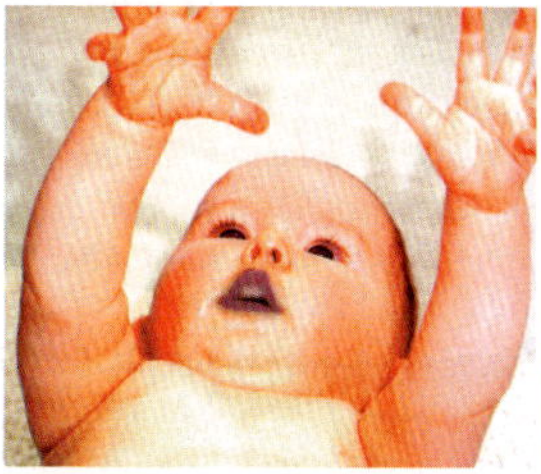

Lippen-Zyanose beim Säugling nach Aufnahme von 6 mg Nitrat/kg Körpergewicht

B. Blausucht (Zyanose)

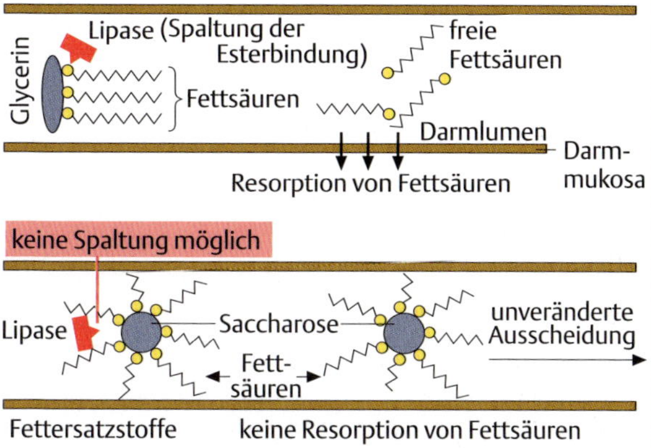

C. Wirkung von Fett und Fettersatzstoffen

Lebensmittel (LM)-Bestrahlung

Die LM-Bestrahlung gilt zur Zeit als die modernste Konservierungsmethode. Eine schädigende Wirkung von aufgenommenen, bestrahlten LM ist derzeit bei Tier und Mensch nicht belegt. Bei sachgerechter Anwendung entstehen im LM durch die Bestrahlung keine radioaktiven Isotope.

Vorteile der LM-Bestrahlung. Die Reifedauer und damit Lagerfähigkeit von LM (z.B. Bananen) wird verlängert. Ungeziefer wie Käfer im Getreide wird vernichtet. Pflanzliche LM (z.B. Kartoffeln, Zwiebeln) keimen nicht mehr aus. Schimmelpilze und Bakterien, z.B. Salmonellen in Hähnchen, werden abgetötet. Die Ausbeute bei der LM-Verarbeitung steigt, z.B. kann aus bestrahltem Obst mehr Saft gewonnen werden (**A**).

Nachteile der LM-Bestrahlung. Einige Vitamine (z.B. A, B1, E, C) und einige Aminosäuren (z.B. Tyrosin, Phenylalanin) reagieren strahlenempfindlich (**B**). Ungesättigte Fettsäuren können durch die Bestrahlung ihre schützende Wirkung verlieren. Außerdem können freie Radikale gebildet werden (vgl. Freie Radikale, S. 140). Die Auswirkung von Bestrahlungen auf Tierarzneimittel-Rückstände im Fleisch (z.B. Hormone) oder Pestiziden in Gemüse wird unterschiedlich diskutiert. Bestrahlung führt nicht zur Abtötung aller Keime. Resistente Arten, z.B. das sporenbildende Bakterium *Clostridium botulinum*, können überleben. Verderbnisanzeichen wie Schimmelbildung (z.B. auf Erdbeeren) oder das Öffnen der Kappen bei Champignons werden unterdrückt. Dadurch täuschen bestrahlte LM auch Frische vor, obwohl ein Teil der Vitamine durch Bestrahlung und anschließende längere Lagerung schon abgebaut ist (**C**).

Nach europäischem Recht dürfen sogar einige verkeimte LM (z.B. Flüssigei) nach der Bestrahlung wieder auf den Markt gebracht werden, obwohl sie bereits verdorben waren. LM-Bestrahlung wird bevorzugt mit Gammastrahlen (z.B. von ^{60}Cobalt bis 10 kGy) durchgeführt. Sie haben eine hohe Durchdringungskraft und können kostengünstig erzeugt werden. Wegen der Entstehung von leicht identifizierbaren, strahlenspezifischen Metaboliten in LM kann eine Strahlenbehandlung bei den meisten LM eindeutig nachgewiesen werden. LM-Bestrahlung ist in Deutschland (noch) verboten, wird weltweit aber bereits in über 30 Ländern für ca. 50 verschiedene LM angewendet (vgl. Grundlagen, S. 56).

Rückstände aus Verpackungsmaterialien, Reinigungs- und Desinfektionsmitteln

Bei Polymerisationsprozessen zur Herstellung von Kunststoffen für LM-Verpackungen (z.B. Folien) werden folgende Substanzen eingesetzt, die z.T. im Packstoff verbleiben und in verpackte LM übertreten können (= Migration).

Polychlorierte Biphenyle (PCB). Diese wurden (bis vor ca. 10 Jahren) als Weichmacher in LM-Verpackungen verwendet. Sie konnten in LM migrieren (vgl. PCB, S. 108). Die Anwendung ist heute verboten.

Monomere. Darunter versteht man Moleküle (z.B. Vinylchlorid), die z.B. bei der Herstellung von Verpackungskunststoffen zu Makromolekülen wie Polyvinylchlorid (PVC) zusammengelagert werden (s.S. 102 und 178). Monomere bleiben technisch bedingt in Spuren im Kunststoff und können ebenfalls in LM migrieren. Vinylchlorid wirkt beim Menschen lebertoxisch und wird als kanzerogen eingestuft. Die Technische Richtkonzentration (TRK-Wert) bei Vinylchlorid beträgt je nach Verwendung 5–8 mg/m^3 (vgl. auch S. 178).

Reinigungs- und Desinfektionsmittel. Dazu zählen Tenside, Schwefel-, Phosphor- und Salpetersäure (z.B. in Bier- und Milchindustrie zum Entfernen von Kalk eingesetzt) und Perchlorethylen (Lösungsmittel bei der Ölherstellung). Sie dürfen nicht in LM enthalten sein. Unfälle und mangelnde Sorgfalt können aber zu Kontaminationen in LM führen. Tenside erhöhen z.B. die Permeabilität der Darmwand, so daß allergisierende Stoffe vermehrt in die Blutbahn treten können.

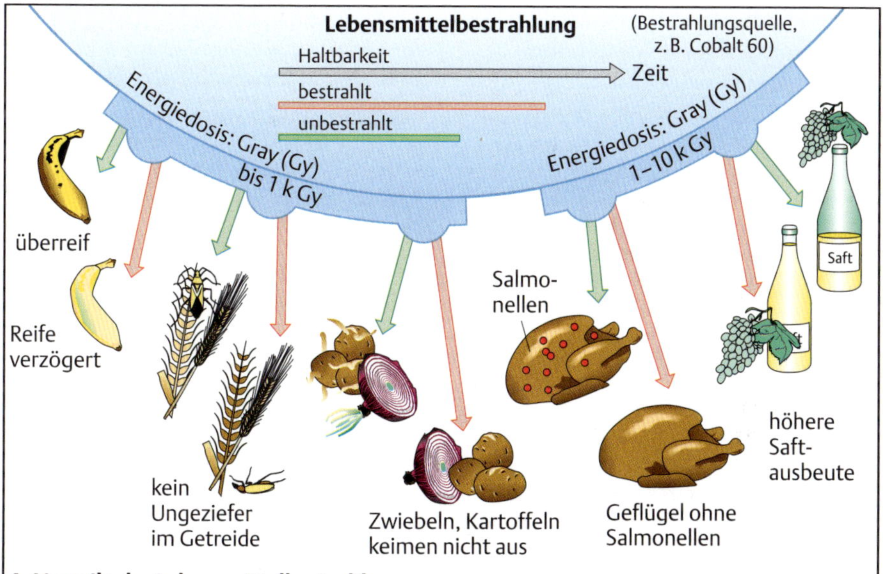

A. Vorteile der Lebensmittelbestrahlung

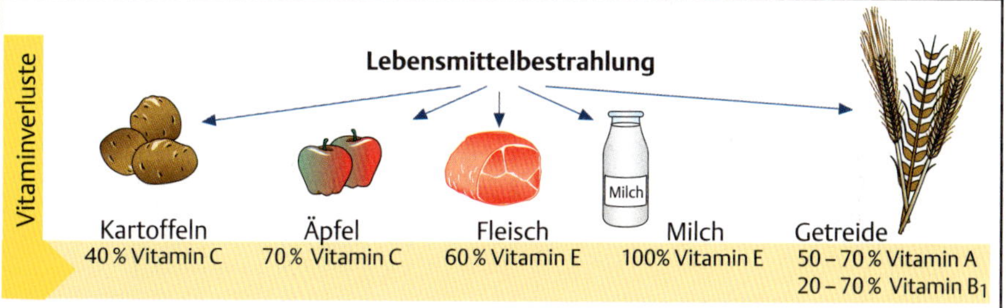

B. Nachteile der Lebensmittelbestrahlung

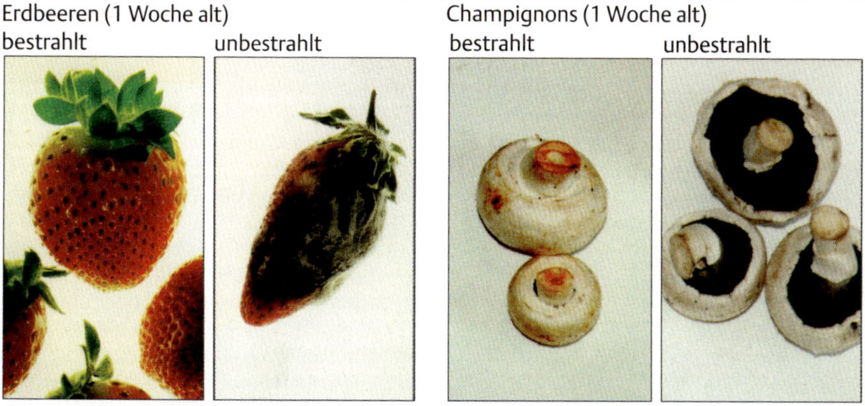

C. Bestrahlung täuscht Frische vor

Durch Zubereitung von Lebensmitteln (LM) entstehende Schadstoffe

(Hydro)Peroxide. Sie werden z.B. aus ungesättigten Fettsäuren in heißen Ölen in Gegenwart von Sauerstoff gebildet. Antioxidantien wie α-Tocopherol (Vitamin E, vgl. Freie Radikale, S. 140) schützen LM vor Oxidation. Sie werden aber z.T. beim Erhitzen, Lagern oder z.B. beim oxidierenden Bleichen des Mehls zerstört.

Produkte der „Maillard-Reaktion". Sie entstehen zwischen Carbonylgruppen reduzierender Zucker und Aminogruppen von Aminen, Peptiden und Proteinen (**A**). Bei der Zubereitung von LM sind sie wegen der Bildung von Aroma- und Geschmacksstoffen und der Braunfärbung erwünscht. Wichtige Produkte sind auch neugebildete Heterozyklen wie Pyridosin. Für einige dieser Verbindungen ist eine Vielzahl unerwünschter Wirkungen bekannt. Das Enstehen antinutriver, toxischer und mutagener Folgeprodukte ist bewiesen.

Polyzyklische aromatische Kohlenwasserstoffe (PAK). PAK, z.B. *Benzo(a)pyren*, gelangen beim Räuchern mit dem Rauch in LM und entstehen beim Grillen, wenn Fett auf glühende Holzkohle tropft (**B**). Räucherschinken kann bis zu 3, auf Holzkohle gegrilltes Fleisch sogar bis zu 50 μg Benzo(a)pyren/kg enthalten. Die gesetzlich zulässige Höchstmenge für Fleischwaren liegt bei 1 μg/kg. Bei übermäßigem Verzehr dieser LM können deshalb gesundheitliche Schäden nicht ausgeschlossen werden. Auch Öl aus geräucherten Traubenkernen kann bis zu 25 μg Benzo(a)pyren/kg enthalten. Gemüse und Getreide können PAK aus dem Boden und der Luft bis zu 20 μg/kg (als Gesamt-PK) anreichern. Bei normaler Ernährung nimmt der Mensch täglich nur ca. 3 μg an Gesamt-PAK auf. Für bestimmte PAK (z.B. Benzo(a)pyren) wurde die mutagene und kanzerogene Potenz bei Tier und Mensch belegt (**B**, vgl. PAK, S. 94).

Rückstände in Lebensmitteln (LM) von Stoffen, die bei Tieren und Pflanzen angewendet werden

Biozide. Dazu zählen z.B. *DDT* (s.S. 189), *PCB* (**C**) und *Dieldrin* (s.S. 189). Pestizide wurden früher häufig eingesetzt und reicherten sich in der Nahrungskette an, belasten aber heute LM je nach Verbindung nur noch mit bis zu ca. 12 μg/kg. Als das noch am stärksten mit PCB belastete LM gilt Frauenmilch. Die kanzerogene, teratogene und immunsuppressive Wirkung von einigen PCB ist für den Menschen belegt (vgl. PCB, S. 108). Umweltbedingte lipophile Fremdstoffe wie *Dioxine* (**C**) (s.S. 110 – 115) können in der Frauenmilch bis zu 2 μg/kg Milchfett angereichert werden. Befunde ergaben jedoch, daß die Belastung des Säuglings mit Dioxinen keineswegs so hoch ist, daß vom Stillen abzuraten ist.

Arznei- und Futtermittelzusatzstoffe. Sie werden als Therapeutika (*Antibiotika*) und Masthilfsmittel verwendet und können über die Nahrungskette in den Menschen gelangen, der dann Resistenzen gegenüber Antibiotika oder Allergien entwickeln kann (**D**). Auch *Sexualhormone* (z.B. Estradiol, Testosteron) werden als Therapeutika und Masthilfsmittel eingesetzt. Die Zufuhr von *Thyreostatika* bewirkt auch eine Gewichtszunahme der Tiere (**D**). Das Abbauprodukt Thioharnstoff wirkt kanzerogen. *Glucocorticoide* (z.B. Cortison), Beta-Blocker und Psychopharmaka (z.B. Valium) werden Schweinen als Sedativa bei Streß verabreicht und können dann über die Nahrungskette ebenfalls in den Menschen gelangen (**D**). *Vitamine* werden als Therapeutika und Masthilfsmittel eingesetzt, die sich dann z.B. in der Leber des Tieres anreichern (z.B. Vitamin A) und nach übermäßigem Verzehr dieses LMs beim Menschen Kopfschmerzen und Erbrechen auslösen können (**D**).

Schwermetalle. Sie können über Konserven und Geschirr (z.B. Zinn, Kupfer), über das Trinkwasser (z.B. Arsen, Blei) oder über (Auto-)Abgase (z.B. Platin, Blei) in LM und dann in den Menschen gelangen und dort verschiedene Schadwirkungen verursachen (vgl. Metalle, S. 158).

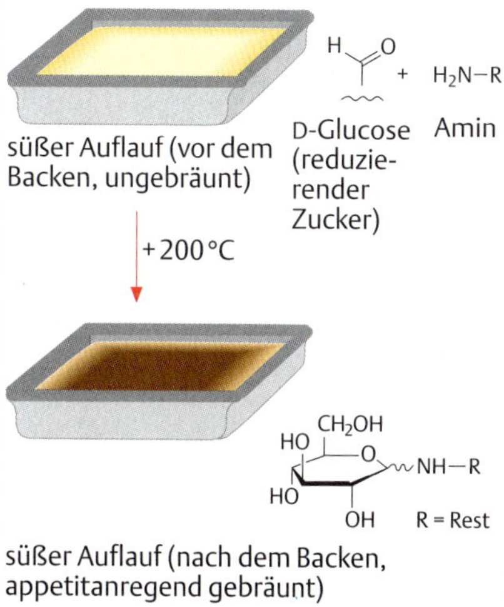

A. Produkte der Maillard-Reaktion

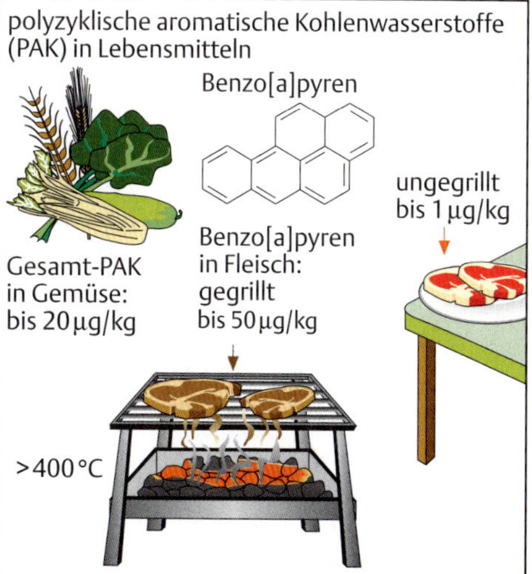

B. Vorkommen und Entstehung von PAK

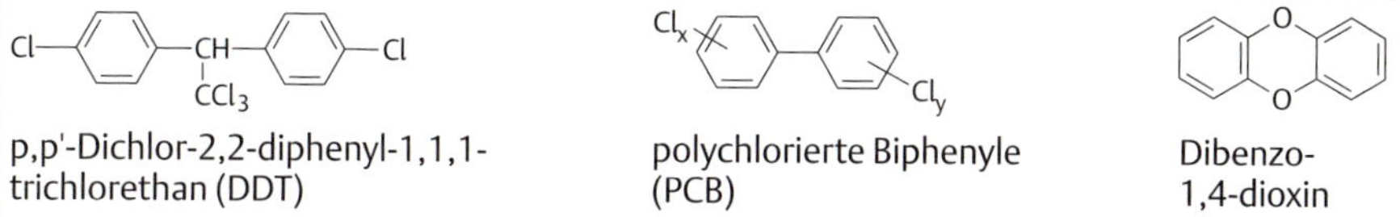

C. Fremdstoffe, die sich über die Nahrungskette beim Menschen anreichern

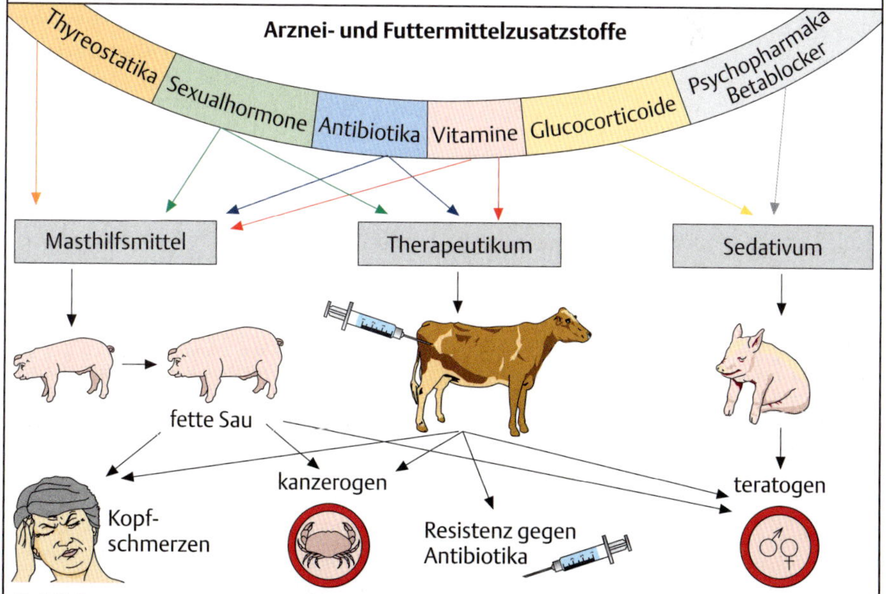

D. Wirkungen von Arznei- und Futtermittelzusatzstoffen

Farb- und Zusatzstoffe in Arznei- (AM) und Lebensmitteln (LM)

Grundlagen. Farb- und Zusatzstoffe für AM und LM unterliegen einem strengen Zulassungsverfahren und dürfen beim Menschen keine gesundheitlichen Schäden verursachen. Zusatzstoffe werden durch EG-weit gültige E-Nummern gekennzeichnet.

Farbstoffe (FS, E 100–180). Sie sollen in LM für ein appetit- und verkaufsförderndes Aussehen sorgen. Häufig täuschen sie bessere Qualität vor, z. B. einen Fruchtanteil im Eis (**A**). Man unterscheidet natürliche (z. B. rotes Carotin aus Karotten) und synthetische FS. Einige synthetische FS, z. B. Gelborange und gelbes Tartrazin können beim Menschen Allergien auslösen, rosarotes Erythrosin sowie β-Naphthylamin oder Abbauprodukte von Azo-Farbstoffen, z. B. aus dem roten Azorubin, konnten bei Tieren sogar Tumoren initiieren. Gefärbte Tabletten können an Bonbons erinnern, von Kindern verzehrt werden und zu Arzneimittelvergiftungen führen.

Säuerungsmittel. *Orthophosphorsäure* wird z. B. Cola-Getränken zugesetzt (bis 600 mg/l). Im Backpulver bewirkt Phosphorsäure durch Freisetzung von CO_2 die Teiglockerung. Nach übermäßiger Aufnahme kann Phosphorsäure beim Menschen die Ca-Resorption hemmen. Vielen Backpulvern wird als Säureträger auch ein Dihydrogenphosphat zugesetzt.

Verdickungsmittel. *Alginate (E 400–406)* binden Wasser in LM (z. B. Marmelade, Wurst). Sie können auch Kobalt, Mangan, Eisen oder Zink binden und so zu verminderter Aufnahme dieser essentiellen Elemente beim Menschen führen. *Carrageenan* wird aus Rotalgen gewonnen und LM (z. B. Pudding) zur Konsistenzsteigerung als Geliermittel zugesetzt (**A**). Es kann durch seine immunsuppressorische Wirkung beim Menschen die Entstehung von Tumoren fördern.

Konservierungsstoffe. *Schwefelverbindungen (E 220–227)* werden z. B. als Schwefeldioxid (SO_2) zur Konservierung von Wein (20–50 mg/l), Kartoffelfertigprodukten und Trokkenobst eingesetzt (**A**). Empfindliche Personen können schon bei Aufnahme von 20 mg mit Übelkeit, Kopfschmerzen und Durchfall reagieren. *Nitrat und Nitrit (E 250–252)* schützen Fleischwaren vor dem Verderb durch Bakterien. Nitritzugabe führt im Fleisch zur Intensivierung der roten Farbe durch Bildung von Nitrosohämoglobin und Nitrosohämochromogen (**A**). Die Aufnahme von 0,5 g Natriumnitrit kann beim Menschen zu leichten, 1–2 g zu schweren und 4 g zu tödlichen Vergiftungen führen (vgl. Nitrat, Nitrit, S. 208). *Benzoesäuren (E 210–213)* wirken schon in Konzentrationen von 0,5 % antimykotisch und bakteriostatisch. Sie können Zellwände durchdringen, Enzyme des Citrat-Zyklus und der oxidativen Phosphorylierung hemmen und nach Aufnahme beim Menschen Allergien auslösen. Sie werden vorwiegend sauren LM (z. B. Essiggurken, Mayonnaise) zugesetzt (**A**). *Ester der p-Hydroxybenzoesäure (pHB-Ester, E 214–219)* wirken vorwiegend antimykotisch und werden in Füllungen im Gebäck und in Konserven eingesetzt (**A**). Bei übermäßigem Verzehr dieser LM können pHB-Ester beim Menschen gefäßerweiternd wirken und auch Allergien auslösen.

Geschmacksverstärker. *Glutaminsäuren (E 620–625)* intensivieren den Geschmack von LM (**A**). In Fleischwaren, bei denen Glutamat eine besonders starke Wirkung entfaltet, darf max. 1 g/kg eingesetzt werden. Schon bei Aufnahme von weniger als 120 mg kann Glutamat bei empfindlichen Personen Taubheitsgefühl, Herzklopfen und Kopfschmerzen auslösen („China-Restaurant-Syndrom").

Stabilisatoren. *Polyphosphate* werden z. B. Brühwürsten zugesetzt, um die Wasserbindung zu erhöhen. Als Schmelzsalze im Käse verhindern sie beim Sterilisieren die Koagulation von Eiweiß. Polyphosphate in der Kondensmilch verhindern das Gelieren der dickflüssigen Milch (**A**). Bei übermäßigem Verzehr von polyphosphathaltigen LM kann beim Menschen die Calcium-Aufnahme gehemmt und bei Kindern sogar Hyperaktivität ausgelöst werden.

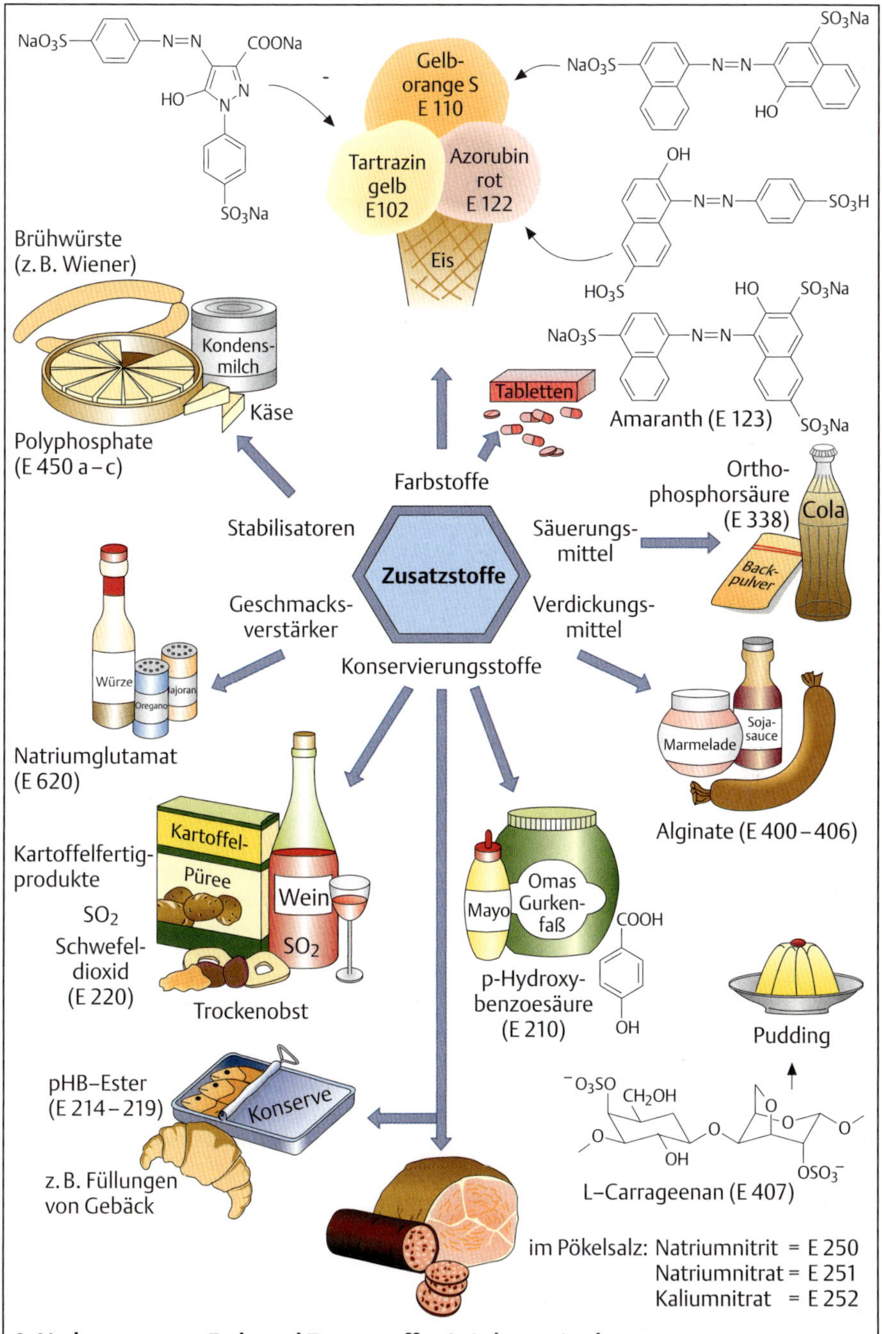

A. Vorkommen von Farb- und Zusatzstoffen in Lebensmitteln

Kosmetika und ihre Anwendungen

Seit Tausenden von Jahren benutzt der Mensch Mittel zur Verschönerung seines Äußeren. Heute bezeichnet man diese Mittel als *Kosmetika*. Sie reinigen, pflegen, schützen und verschönern die Haut, Nägel, Zähne und Haare oder vermitteln Geruchseindrücke. Kosmetika haben auch einen hohen wirtschaftlichen Stellenwert. Allein in Deutschland wurden 2001 für mehr als 10 Milliarden Mark Kosmetika gekauft.

Einteilung der Kosmetika. Diese erfolgt vorwiegend nach ihrer Anwendung (**A**). Kosmetika müssen so hergestellt bzw. in Verkehr gebracht werden, daß sie ungeeignet sind, die menschliche Gesundheit zu schädigen (Artikel 1,2 der EG-Richtlinie Kosmetische Mittel von 1976).

Wirkstoffklassen. In der *„Blauen Liste"* werden die Inhaltsstoffe von Kosmetika in vier Wirkstofftypklassen eingeteilt (**B**) und nach chemischen, allergologischen und toxikologischen Gesichtspunkten beurteilt. Mit 198 zugelassenen Substanzen haben die Färbemittel den größten Anteil (**B**).

Alle in dieser Liste aufgeführten und in der Kosmetik-Verordnung geregelten Stoffe haben ein EG-Zulassungsverfahren durchlaufen. Der Umfang des Prüfnachweises für die gesundheitliche Absicherung eines kosmetischen Inhaltsstoffes ist in den „EG-Leitlinien für Toxizitätstests von Inhaltsstoffen kosmetischer Mittel" (zuerst 1983) mit ständigen Aktualisierungen festgelegt.

Diese umfassen auch toxikologische In-vitro- und In-vivo-Testungen wie z. B. akute und chronische Toxizität, Embryotoxizität, Mutagenität und Kanzerogenität. Aufgrund des Zulassungsverfahrens ist deshalb davon auszugehen, daß diese Kosmetika in der jeweils angegebenen Konzentration und für diesen jeweils zugelassenen Zweck als gesundheitlich unbedenklich anzusehen sind.

Unerwünschte Reaktionen. Trotz richtiger Anwendung von Kosmetika berichten Benutzer (5 – 10 %) immer wieder von unerwünschten Reaktionen. Dabei handelt es sich meistens um Hautreizungen (Juckreiz), allergische Kontaktdermatitis, Hautpigmentierungsveränderungen, phototoxische Reaktionen, Nagel- und Haarschädigungen bis hin zu allgemeinen Mißempfindungen. Studien belegen, daß solche Reaktionen bei Frauen vorwiegend bei der Benutzung von Seifen und Deodorantien auftreten, bei Männern bei Rasiermitteln und Seifen (**C**).

Allergische Kontaktdermatitiden. In anderen Studien zeigte sich, daß etwa 2 – 5 % der Kosmetika-Anwender eine allergische Kontaktdermatitis entwickeln, die am häufigsten durch enthaltene Konservierungsmittel und Duftstoffe ausgelöst wird (**D**). Die wichtigsten Kosmetika-Wirkstoffgruppen und Inhaltsstoffe, s. S. 218.

Kontaktallergene. Friseure sind besonders Kontaktallergenen ausgesetzt. Als potenteste Allergene gelten: Thioglycolsäureglycerylester und *p*-Phenylendiamin (**E**) (s. S. 129), die vorwiegend in Haarpflegemitteln (Shampoos, Färbemittel u. a.) enthalten sind.

Die orale Aufnahme folgender zugelassener Kosmetika-Inhaltsstoffe kann zu schweren Vergiftungen führen: Organische Quecksilberverbindungen (z. B. Phenylquecksilber-Chlorid/Nitrat) wurden nur zur Verwendung als Schmink- und Abschminkmittel für die Augen zugelassen. Die Höchstkonzentration darf 0,007 % (als Hg) nicht überschreiten. In höheren Konzentrationen sind diese Verbindungen haut- und schleimhautreizend (Therapie bei oraler Aufnahme: Hg-Vergiftung S. 170).

Das giftige Silbernitrat ist nur zur Färbung von Wimpern und Augenbrauen als 4 %ige Lösung zugelassen (sofort Augen spülen, falls das Erzeugnis mit den Augen in Berührung kommt).

Zinnfluorid ist nur für die Mundpflege zugelassen.

Selbst bei oraler Zufuhr der reinen Substanzen haben alle anderen, hier nicht aufgeführten, zugelassenen Inhaltsstoffe von Kosmetika keine große toxikologische Relevanz.

Anwendung		Beispiele
Hautpflege	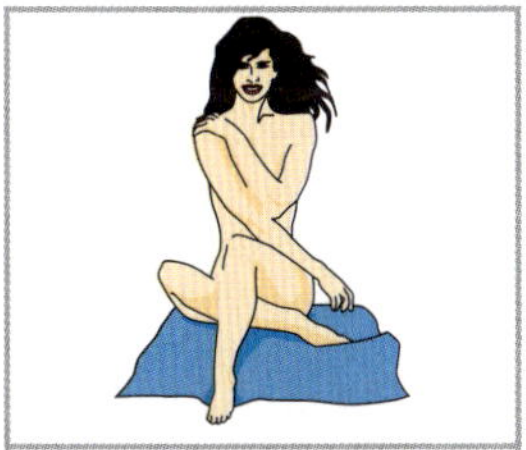	- Hautreinigungsmittel - Hautpflegemittel - Hautschutzmittel - Badezusatzmittel - Körpergeruchsmittel - Antischweißmittel - Enthaarungsmittel - Rasiermittel - Dekorationsmittel (Make-up, Schminke) - Nagelbehandlungsmittel - Blutstillmittel
Zahn- und Mundpflege	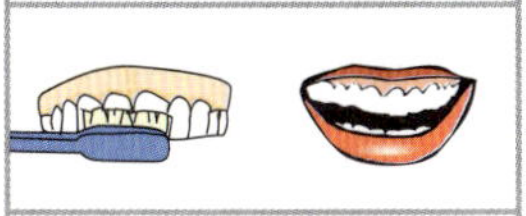	- Zahnputzmittel - Zahnhaftmittel - Mundwässer
Haarpflege	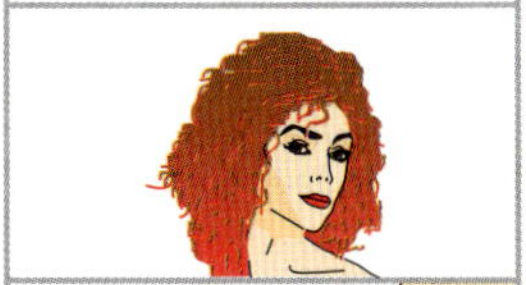	- Haar- und Kopfhautreinigungsmittel - Haar- und Kopfhautpflegemittel - Haarfestigung, Verformungsmittel - Haarfärbemittel
Riechstoffe	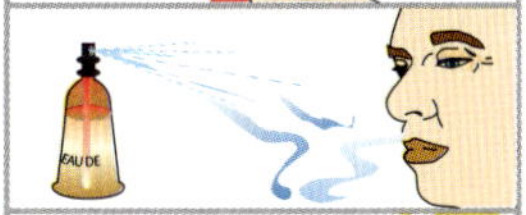	- Duftstoffe - Parfümierung - Geruchsnoten (Kompositionen)
Licht- und Wärmeschutz	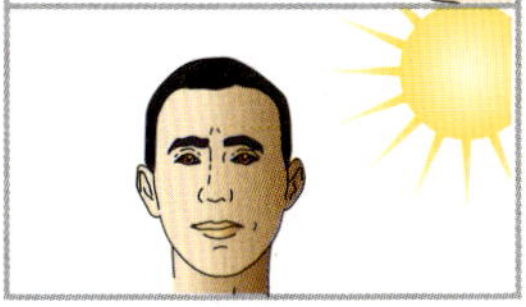	- Bräunungsmittel - Lichtschutzmittel - Depigmentierungsmittel - Wärmeschutzmittel

A. Einteilung von Kosmetika nach ihrer Anwendung

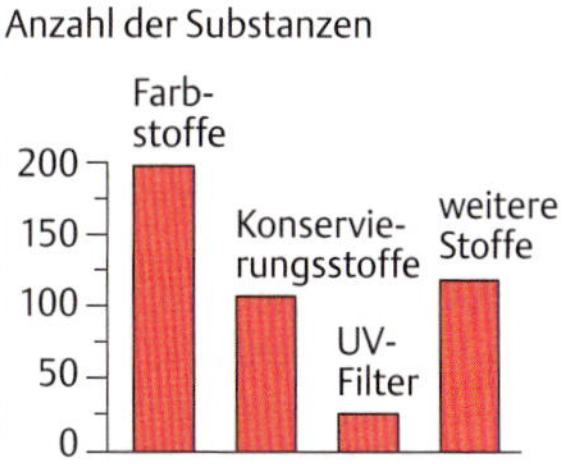

B. Wirkstoffklassen

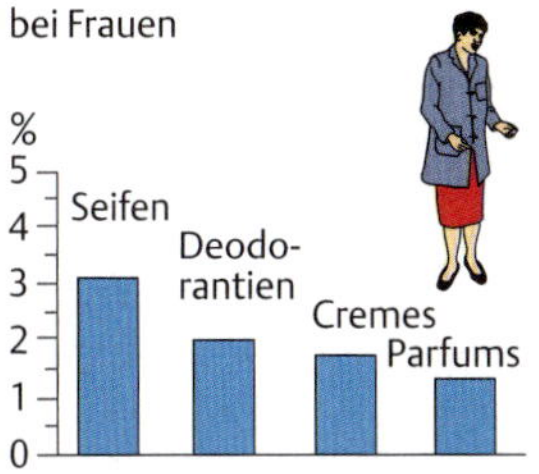

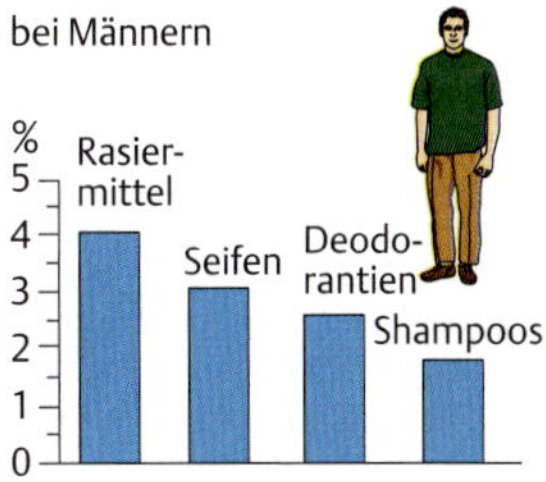

C. Unerwünschte Reaktionen

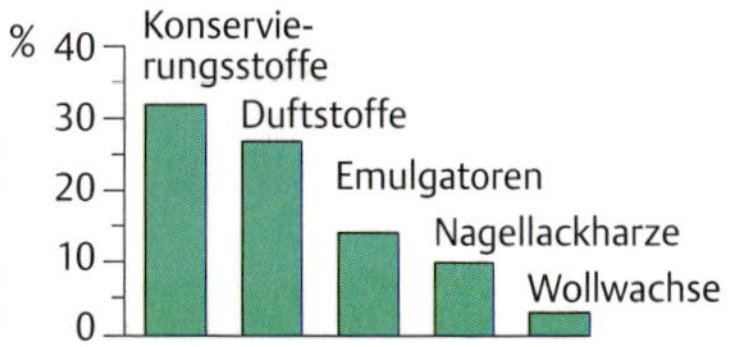

D. Allergische Kontaktdermatitiden

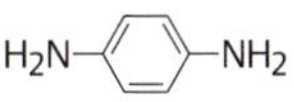

p-Phenylendiamin (1,4-Diaminobenzol)

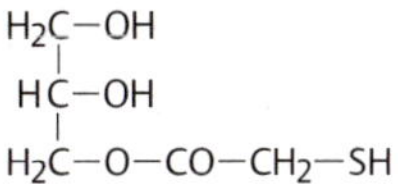

Thioglycolsäureglycerylester

E. Kontaktallergene

Wichtige Kosmetika-Wirkstoffgruppen (A)

Adstringentien. Sie rufen auf der Haut Eiweißfällungen und Gerinnungen hervor, so daß die Gewebe oberflächlich verdichtet und dadurch geschützt werden (z. B. Gerbsäure, Alaun, Wismutverbindungen).

Antifettwirkstoffe. Sie regulieren die Sekretion der Talgdrüsen (z. B. organische Schwefelverbindungen = Mercaptane).

Antihydrotika. Sie werden auch als Antiperspirantien oder Antischweißmittel bezeichnet (z. B. Adstringentien, Gerbstoffe, Aluminiumhydroxychlorid).

Antioxidantien. Sie verhindern die Autoxidation von Fetten (Ranzigwerden) und Aromastoffen (z. B. Tocopherole, Butylhydroxytoluol, Ascorbinsäure).

Antiseptika. Sie töten pathogene Keime (z. B. Alkohole, Salicyl- und Benzoesäure).

Antistatika. Sie verhindern die elektrostatische Aufladung, z. B. der Haare (z. B. Polyglycolether, Fettsäuren, Alkylphenole).

Bleichcremes. Sie wirken gegen Hyperpigmentierungen, z. B. Sommersprossen, Chloasma, Lentigo (z. B. H_2O_2, Zinkperoxid, Harnstoffperoxid, Milchsäure).

Deodorantien. Sie hemmen das Wachstum schweißzersetzender Bakterien und verhindern so die Geruchsstoffbildung (z. B. Triclosan, *p*-Chlor-*m*-xylenol).

Demulgatoren. Sie bewirken die Entmischung einer Emulsion (= disperse Systeme von wenig ineinander löslichen Flüssigkeiten, z. B. Salze von Sulfonsäuren).

Depilatorien. Sie entfernen unerwünschte Körperhaare (z. B. Sr- und Ca-Thioglycolat).

Desinfektionsmittel. Sie wirken gegen pathogene Mikroorganismen (z. B. Alkohole, Phenol-Derivate, Usninsäure).

Duftstoffe. Darunter versteht man wohlriechende Verbindungen aus Tieren, Pflanzen oder synthetischer Natur (z. B. Moschus, Rosenöl, Octanol).

Emulgatoren. Sie dienen der Herstellung und Stabilisierung von Emulsionen (z. B. Tenside, Fettsäureester, Alkylphenolpolyglycolether).

Färbemittel. Dieses sind farbgebende Stoffe (z. B. Betain, Carotin, Chlorophyll, Anthrachinone).

Feuchthaltemittel. Sie verhindern die Austrocknung von kosmetischen Zubereitungen (z. B. Sorbit, Glycerol, Glykole, Milchsäure).

Hämostyptika. Dies sind Blutstillmittel (z. B. Adstringentien, Alaun, Tannin).

Konservierungsmittel. Sie verhindern in Kosmetika die durch Mikroorganismen verursachten, unerwünschten Veränderungen, z. B. Geruch, Aussehen und Konsistenz (z. B. Benzoe-, Propion-, Salicyl- und Sorbinsäure, Formaldehyd, Chlorbutanol, Thiomersal).

Lösungsvermittler. Sie bringen wasserunlösliche Stoffe in Lösung (solubilisierende Wirkung), z. B. Tenside, Diethylenglycolether, Glycerinmonofettsäureester.

Netzmittel. Sie setzen die Oberflächenspannung von Flüssigkeiten herab (bessere Benetzbarkeit von kompliziert strukturierten Oberflächen, z. B. Tenside).

Repellent. Dies sind Insektenabwehrmittel (z. B. etherische Öle wie Nelken-, Lavendel-, Citronell- oder Zimtöl, Caprylsäurediethylamid, N,N,-Diethyl-m-toluamid, Phthalsäureester, 2-Cyclohexylcyclohexanol).

Sequestrierungsmittel. Sie bringen Metallionen in eine inaktive, aber lösliche Form (Komplexierung, z. B. Ethylendiamintetraessigsäure, Nitrilotriessigsäure).

Stabilisatoren. Sie verhindern unerwünschte Veränderungen in Kosmetika (z. B. Antioxidantien, Emulgatoren, Konservierungsmittel).

Thixotrope Mittel. Sie gehen nach mechanischer Beanspruchung (Schütteln, Rühren, Druck) reversibel vom festen in den flüssigen Zustand über, ohne daß sich der Wassergehalt ändert, z. B. bestimmte Tensidlösungen in Emulsionen oder Gelen, z. B. in Massagemittel und Lippenstiften.

Verdickungsmittel. Diese nehmen Flüssigkeiten unter Bildung zähflüssiger, homogener, kolloidaler Lösungen auf z. B. Tenside, Fettsäurealkanolamide, Wachse.

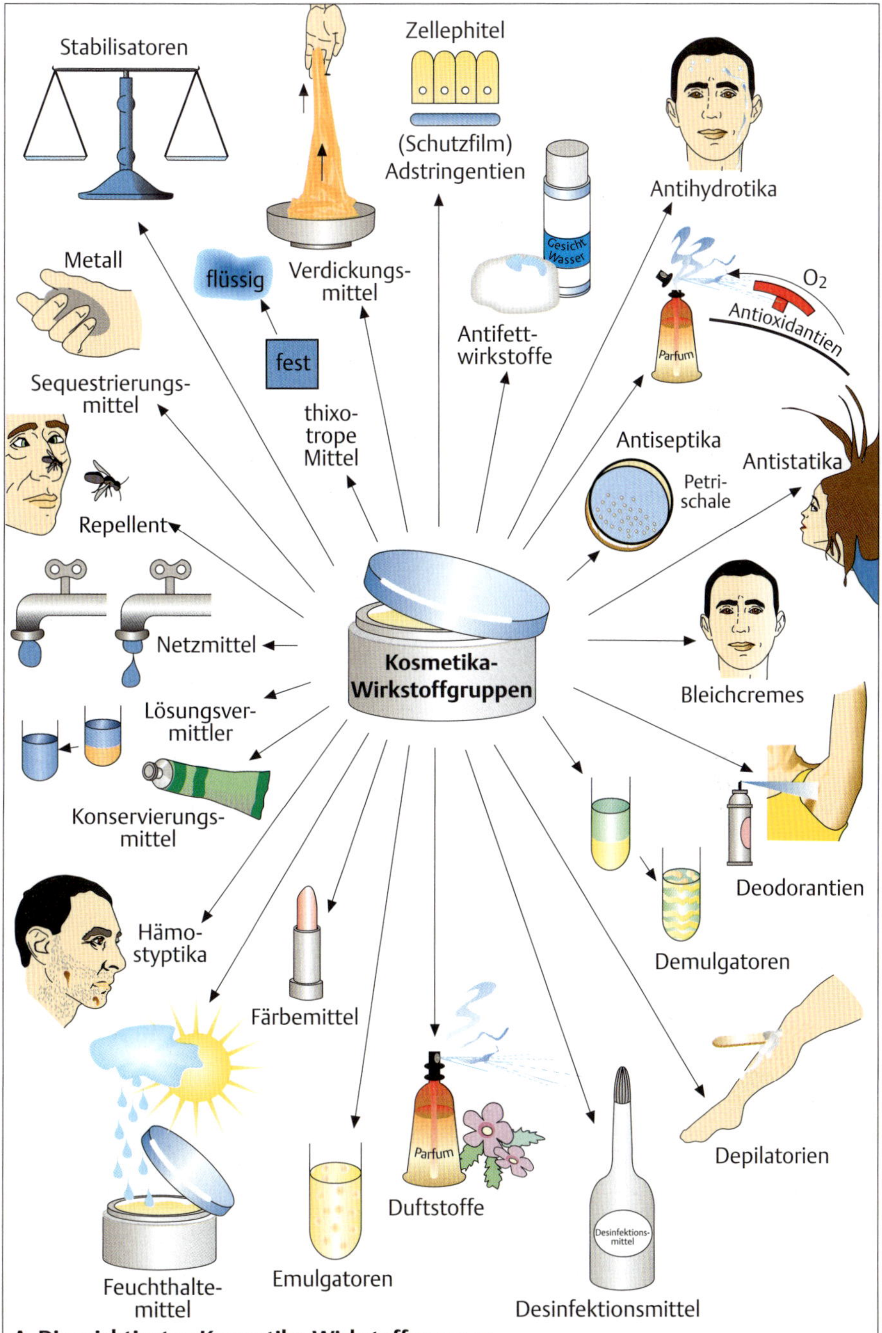

A. Die wichtigsten Kosmetika-Wirkstoffgruppen

Kosmetische Farb- und Formveränderungen

Haarfärbung

Der Mensch besitzt normalerweise 80.000 bis 120.000 Kopfhaare. Das Haar ist aus dem Kortex (90% Keratin = wasserunlösliches Faserprotein mit 18 Aminosäuren mit hohen Cystin- und Prolinanteilen) und der Cuticula (verhornte abgestorbene Zellen) aufgebaut (**A1**). Das Haar wächst täglich 0,1 – 0,5 mm, wird im Mittel etwa 70 cm lang und alle 4 – 6 Jahre abgestoßen. Ein täglicher Verlust von 30 – 100 Haaren ist normal.

Temporäre Farbstoffe (FS). Darunter versteht man wasserlösliche synthetische FS (z. B. Triarylmethan, Acridin, Cyanin), die nur locker an der Cuticula des Haars haften und schon nach 1 – 2 Waschungen wieder entfernt werden (**A2**).

Semipermanente FS. Sie können durch ihre geringe Molekülgröße auch in den Haarkortex eindringen (intrinsische FS, z. B. rotes 2-Nitro-*p*-phenylendiamin, gelbes 2-Amino-4-nitrophenol, Dispersblau 1 oder pflanzliche FS, wie Henna, Indigo und Extrakte aus Kamille oder Walnuß). Diese FS werden erst nach ca. 10 Reinigungen ausgewaschen, so daß die Farbe länger erhalten bleibt (**A3**).

Permanente Färbungen. Dazu benötigt man ein Färbemittel (z. B. *p*-Phenylendiamin), das leicht in den Kortex eindringen kann, sowie einen Entwickler (Oxidationsmittel, z. B. H_2O_2) und einen Kuppler (z. B. Resorcin, *p*-Amino-*o*-Kresol). Das im Kortex gebildete vergrößerte „gefangene" Farbmolekül kann nur schwer austreten. Die Haarfarbe bleibt dementsprechend „permanent" (**A4**). Um- oder Entfärbungen sind aber noch möglich (z. B. reduktive Entfärbung mit Na-dithionit oder Na-thiosulfat). Unsachgemäße Verarbeitung der Substanzen (z. B. Konzentration, Einwirkzeit, Temperatur) oder häufige Färbungen (z. B. jeden Monat) können zu Haarschäden (**B**) und Hautreizung führen. Man sollte deshalb permanente FS mit dem Haar auswachsen lassen. Durch Kombination von Oxidationshaarfarben läßt sich das Haar in nahezu jedem gewünschten Farbton einfärben. Bei Personen mit einer Überempfindlichkeit oder Allergie gegenüber FS (z. B. *p*-Phenylendiamin oder Toluylendiamin) sollten bevorzugt die weniger allergenen pflanzlichen FS verwendet werden.

Formgebung

Form, Elastizität und Reißfestigkeit des Haars hängen von der Struktur und Anordnung der Keratinmoleküle im Kortex ab (**A1**). Zwischen den Keratinmolekülen bestehen Wasserstoff- und Salzbrückenbindungen, die allein durch Wasser gelöst werden können und so das Haar dehnbarer machen. Allerdings wird nach dem Trocknen und erneutem Feuchtigkeitseinfluß der ursprüngliche Zustand wieder erreicht. Die permanente Verformung des Haares (Dauerwelle) ist erst durch Spaltung der Disulfidbrücken im Keratin (Reduktion) und anschließender Neuverknüpfung (Oxidation) möglich (**C**). Die Reduktion kann entweder durch Hitze (Dampf), heiße alkalische Lösungen (Heißwelle) oder, wie heute bevorzugt, mit 12%iger Thioglycolsäure durchgeführt werden. Das Eindringen ins Haar wird durch ein Quellmittel (z. B. Harnstoff) erleichtert. Gegenüber den alkalischen Dauerwellen werden heute die hautfreundlicheren sauren Dauerwellen (pH 5 – 6) bevorzugt. Die anschließende Oxidation wird mit H_2O_2 oder Na-Bromat durchgeführt. Dabei bilden sich wieder Disulfidbrücken aus, die die gewünschte neue Haarform einige Zeit erhalten (**C**). Auch hier kann es durch falsche Handhabung der Präparate oder mangelnde Schutzvorkehrung zu Schäden am Haar (**B**), Haut oder Auge kommen.

Wärme- und Lichtschutzmittel

Wärmeschutzmittel. Die neu entwickelten Wärmeschutzmittel können durch beigemischte Feststoffe (z. B. Titan(IV)-oxid) die intensive Strahlungshitze (z. B. bei Feuerwehrleuten, Heizern) durch Reflexion lokal vermindern (**D1**).

Lichtschutzmittel. Dazu zählen z. B. Fettsäureglyceride, Antioxidantien. Sie schützen die Haut vor der schädigenden Wirkung der ultravioletten Strahlen (UV-Strahlung; **D2**, vgl. Strahlungen, S. 284).

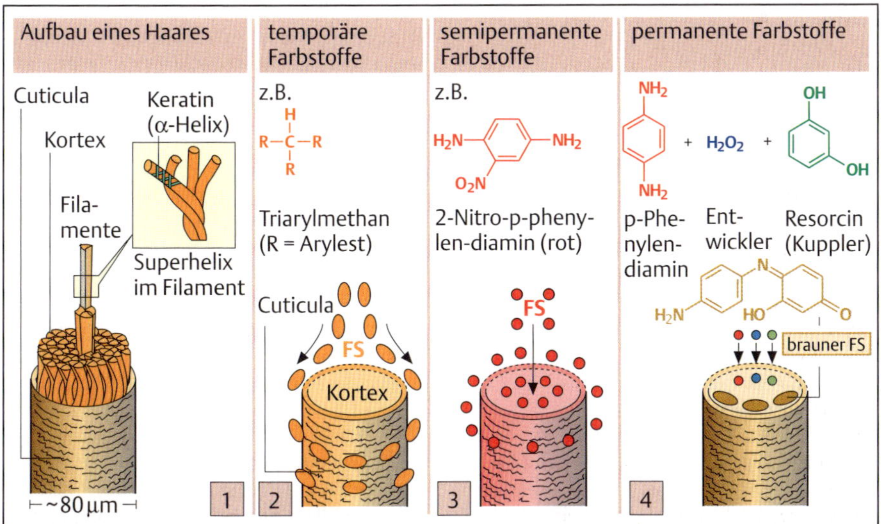

A. Kosmetische Farbveränderungen

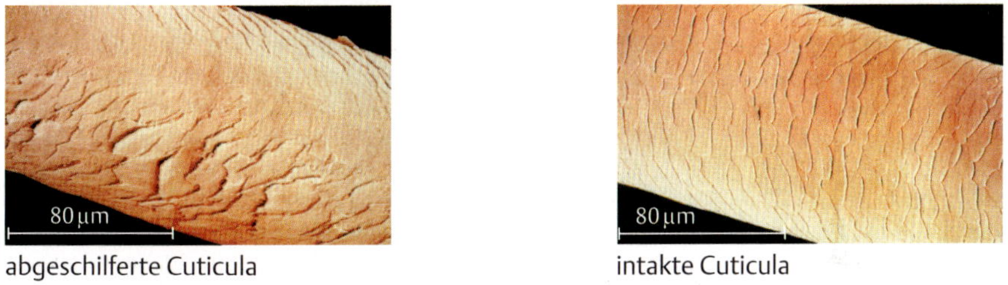

B. Haarschäden durch unsachgemäße Behandlung

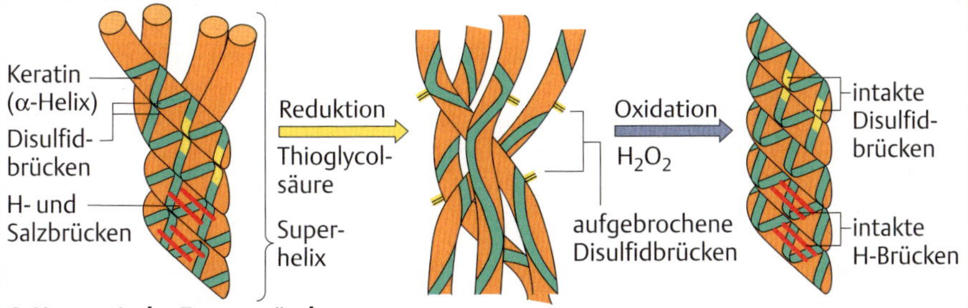

C. Kosmetische Formveränderungen

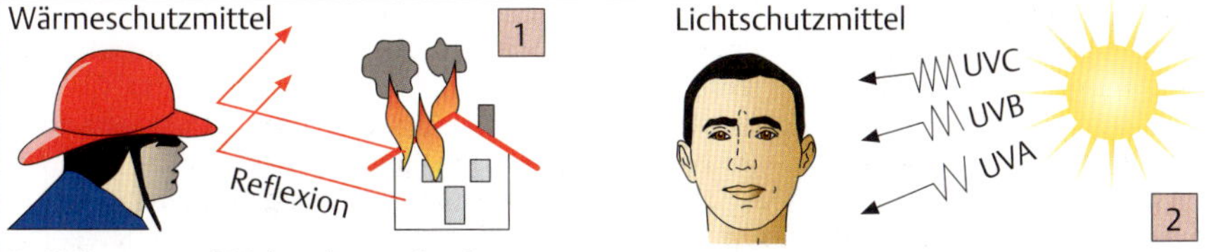

D. Wärme- und Lichtschutzmittel

Gifte und Schadstoffe im Haushalt

Grundlagen. Während sich unsere Großmütter für die Sauberkeit und Pflege ihres Haushalts bei körperlich anstrengender Arbeit noch mit Seife, Sand und Soda begnügen mußten, steht der modernen Hausfrau heute ein riesiges Warensortiment von Reinigungsmitteln zur Verfügung. Mit Beginn der Verwendung von synthetischen und waschaktiven Substanzen (Tenside) Ende der Vierziger Jahre stieg der Verbrauch von chemischen Produkten zur Reinigung und Pflege im Haushalt sprunghaft an. Im Jahr 2000 gaben die deutschen Verbraucher für Wasch-, Spül- und Putzmittel rund 3,8 Milliarden Euro (7,4 Milliarden DM) aus. Nach Schätzungen des Industrieverbands Körperpflege und Waschmittel e.V. lag allein der Waschmittelverbrauch in Deutschland im Jahr 2000 bei ca. 665.000 Tonnen, d.h. bei ca. 8 kg pro Verbraucher und Jahr.

Die Einteilung von Haushaltschemikalien erfolgt vorwiegend nach ihrer Anwendung (**A**).

Gesetzliche Regelungen

Inhaltsstoffe von Reinigungsmitteln für den Haushalt unterliegen im Gegensatz zu Kosmetika-Inhaltsstoffen keinem Zulassungsverfahren. Die Produkte zur Reinigung und Pflege im Haushalt werden vom *Wasch- und Reinigungsmittelgesetz (WRMG)* erfaßt. Darin sind Umweltschutzanforderungen (z.B. biologische Abbaubarkeit waschaktiver Substanzen), die Kennzeichnung der Produkte und die Verpflichtung der Hersteller festgelegt, die Rahmenrezepturen dem Umweltbundesamt zu melden.

Die Vermarktung von Reinigungsmitteln wird im *Lebensmittel- und BedarfsgegenständeGesetz (LMBG)* geregelt. Dieses Gesetz verbietet es, Produkte, „die bei bestimmungsgemäßem oder vorauszusehendem Gebrauch die Gesundheit schädigen", in Verkehr zu bringen. Trotz aller Vorsorge bei Inhaltsstoffauswahl, Kennzeichnung und Verpackung stellen Chemikalien im Haushalt vor allem für Kinder ein Gefahrenpotential dar. Deshalb gelten für die als potentiell gesundheitsschädlich oder gefährlich eingestuften Substanzen in Haushaltsreinigern im Rahmen des *Chemikaliengesetzes (ChemG)* die Bestimmungen der *Gefahrstoffverordnung (GefStoffV)*. Diese beruhen auf der *EU-Richtlinie für gefährliche Stoffe und Zubereitungen* (*Zubereitungsrichtlinie*) von 1996. In der Gefahrstoffverordnung ist die Art und Ausführung der Kennzeichnung geregelt (Darstellung der einschlägigen Gefahrensymbole, Warnhinweise auf besondere Gefahren, Sicherheitsratschläge) (**B, C**).

Ätzende Produkte müssen nach dem Chemikaliengesetz zusätzlich mit kindergesicherten Verschlüssen und Tastwarnzeichen für Blinde versehen werden. Produkte und Zubereitungen, die bestimmte Lösungsmittelkonzentrationen und Kohlenwasserstoffanteile überschreiten, dürfen nur in kindergesicherten Verpackungen abgegeben werden. Das Chemikaliengesetz verpflichtet die Hersteller von Haushaltschemikalien, Rezepturen von Produkten mit bestimmten Gefährlichkeitsmerkmalen der Gefahrstoffverordnung der Zentralen Erfassungsstelle für Vergiftungen, gefährliche Stoffe und Zubereitungen, Umweltmedizin im *Bundesinstitut für gesundheitlichen Verbraucherschutz und Veterinärmedizin (BgVV)* zu melden. Mit der Novellierung des ChemG (§ 16 e) von 1990 wurde eine Meldepflicht für Vergiftungsfälle durch die behandelnden Ärzte eingeführt. Auch die Informations- und Behandlungszentren (Giftinformationszentren, GIZ, vgl. Liste Notrufzentralen S. 58) wurden per Gesetz verpflichtet, dem BgVV über Erkenntnisse ihrer Tätigkeit zu berichten. Auf der Basis der ärztlichen Meldungen wurde Anfang 1998 im Sinne des vorbeugenden Gesundheitsschutzes und der Verbrauchersicherheit ein formales Produktinformationssystem für Gesundheitsbeeinträchtigungen durch chemische Produkte eingerichtet (PRINS). Dadurch werden bei schwerwiegenden Gesundheitsschäden unmittelbar die zuständigen Ministerien, Hersteller, Vertreiber und Industrieverbände anonym informiert. Durch Rückmeldung der Hersteller bzw. Vertreiber wird dem BgVV mitgeteilt, welche Maßnahmen zur Erhöhung der Produktsicherheit ergriffen wurden.

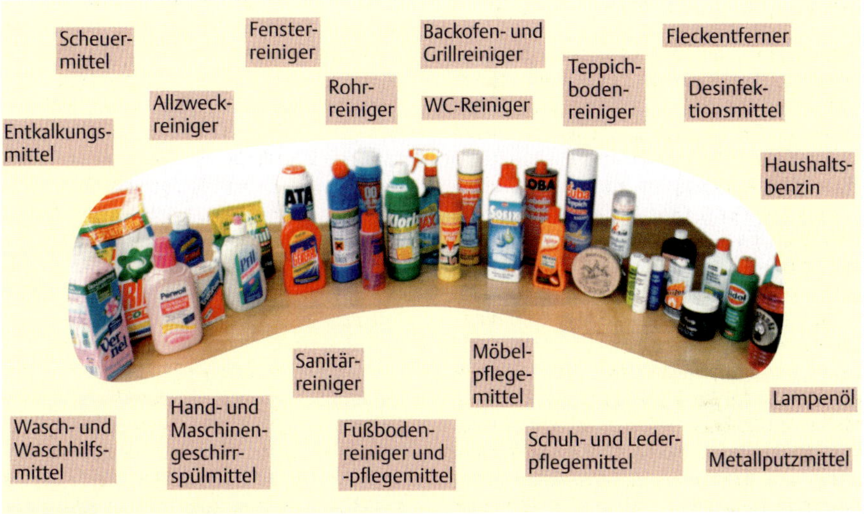
Scheuermittel
Fensterreiniger
Backofen- und Grillreiniger
Fleckentferner
Teppichbodenreiniger
Rohrreiniger
WC-Reiniger
Desinfektionsmittel
Allzweckreiniger
Entkalkungsmittel
Haushaltsbenzin
Sanitärreiniger
Möbelpflegemittel
Lampenöl
Hand- und Maschinengeschirrspülmittel
Wasch- und Waschhilfsmittel
Fußbodenreiniger und -pflegemittel
Schuh- und Lederpflegemittel
Metallputzmittel

A. Einteilung von Haushaltschemikalien nach ihrer Anwendung

ausgewählte Gefahrensymbole		Beispiele von Inhaltsstoffen	Produktbeispiele
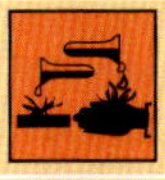	ätzend	Ameisensäure Natriumhydroxid, H_2O_2	Entkalker Abfluß-/ Rohrreiniger
	leichtentzündlich	Benzin Aceton, Xylole	Haushaltsbenzin Fleckentferner
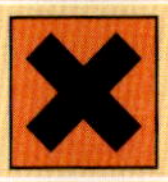	reizend	Alkalihydroxid Natriumhydrogensulfat Wasserstoffperoxid	Backofenspray WC-Reiniger Sanitärreiniger
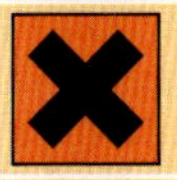	gesundheitsschädlich	1,1,1-Trichlorethan	Fleckentferner
	giftig	Lindan Methylisocyanat } nicht relevant in Haushaltsreinigern	Insektizide
	Kleinkinder schützen	flüssige paraffinische Kohlenwasserstoffe	Lampenöl

B. Gefahrensymbole für Inhaltsstoffe in Haushaltschemikalien

Aufnahmeweg	sehr giftig	giftig	gesundheitsschädlich
LD_{50} oral (mg/kg)	bis zu 25	25 – 200	200 – 2000
LD_{50} dermal (mg/kg)	bis zu 50	50 – 400	400 – 4000
LC_{50} inhalativ (mg/l), 4 h Einwirkzeit	bis zu 0,5	0,5 – 2,0	2 – 20

C. Giftigkeit von Substanzen in Abhängigkeit vom Aufnahmeweg

Gesundheitsgefährdungen durch Chemikalien im Haushalt

Derzeit sind weltweit ca. 13 Millionen Chemikalien bekannt. Pro Jahr werden etwa 600.000 neue Chemikalien entwickelt und im allgemeinen Gebrauch sind ca. 60.000 chemische Substanzen, mit denen die Allgemeinbevölkerung täglich in Kontakt kommen kann. Da Chemikalien als Inhaltsstoffe von Wasch-, Reinigungs- und Pflegemitteln heute in jedem Haushalt in großen Mengen Verwendung finden, stellen sie trotz aller Sicherheitsvorkehrungen ein Gefahrenpotential dar. Durch Verwechslungen und falschen Gebrauch von Haushaltschemikalien kann es bei Erwachsenen und besonders bei Kleinkindern zu gesundheitlichen Schäden und sogar zu tödlichen Vergiftungen kommen.

Grundlage für die realistische Einschätzung von Gesundheitsrisiken durch Chemikalien im Haushalt stellen die Erkenntnisse des Datenauswertungs- und Dokumentationssystems von Vergiftungsfällen dar, die den 10 deutschen Giftinformationszentren gemeldet werden.

Ätiologie der Vergiftungen. In den Jahren 1990 – 2000 sind in der Zentralen Erfassungsstelle im BgVV insgesamt 10.507 Meldungen zu Vergiftungen oder Verdachtsfällen von Vergiftungen eingegangen. Die Zahl ist jedoch nicht zufriedenstellend, da in den Giftinformationszentren jährlich 30.000 Anfragen zu Vergiftungen mit chemischen Stoffen beraten werden. Trotz der Meldepflicht wird die Zahl der Vergiftungen bzw. Verdachtsfälle im privaten Bereich höher geschätzt als die tätsächlich eingegangenen Meldungen. Von den Meldungen der Jahre 1990 – 2000 bezogen sich 79% auf akzidentielle Vergiftungsunfälle im Privatbereich, gefolgt von Vergiftungen durch übliche Anwendung (16%) und Suizidfälle (11%) (**A**).

Vergiftungshäufigkeit. Der überwiegende Teil der Meldungen in den Jahren 1990 bis 2000 betraf Erwachsene (77%), Kinder waren mit 22% betroffen. 56% der Personen waren männlich, 38% weiblichen Geschlechts, der Rest war unbekannt (**B**).

Noxenspektrum. Die chemischen Produkte stehen mit 28% der Meldungen von Vergiftungen im Vordergrund. Diese werden gefolgt von Mitteilungen zu Grundsubstanzen (24%), Pestiziden (16%) und Arzneimitteln (14%) (**C**).

Vergiftungen in Deutschland (1990 – 2000). Gesundheitsstörungen durch Vergiftungsunfälle werden in verschiedene Schweregrade eingeteilt (leicht, mittel, schwer, tödlich).

Bei der Mehrzahl der Meldungen liegt nur eine leichte Symptomatik vor (67%). Eine mäßig schwere Symptomatik folgt mit 24%. Die Zahl der Fälle mit schwerer Symptomatik lag im Zeitraum 1990 bis 2000 nur bei 8%, die mit tödlichen Ausgang bei 1% (**D**).

Häufigste schwere und mittlere Vergiftungen durch Chemikalien. Die risikoreichste Gruppe für schwere Gesundheitsstörungen stellen die Phosphorsäureester (Insektizide) dar. Es folgen Brandgase, Anstrichstoffe einschließlich Verdünner, flüssige Brennstoffe, Allzweck-, Abflußreiniger, Desinfektionsmittel, Herbizide und technische Lösungsmittel. In der Häufigkeit der schweren Fälle folgen die Reinigungsmittel mit dem Problem der Aspiration tensidhaltiger Produkte. Verätzungen durch Haushaltsreiniger sind insbesondere bei Kleinkindern äußerst selten geworden. Häufiger sind Verätzungen durch die aggressiveren industriellen Reinigungsmittel und die flüssigen Brennstoffe mit der Gruppe der Lampenöle (**E**).

Bei Erwachsenen stehen bei Vergiftungen mit Reinigungsmitteln die Abflußreiniger und Allzweckreiniger im Vordergrund. Bei Kindern haben Abflußreiniger, Backofen-Grillreiniger und maschinelle Geschirrreiniger den größten Anteil.

Im Jahr 2000 wurden insgesamt 11 Todesfälle durch Vergiftungen mit Chemikalien gemeldet, davon sind drei auf eine Vergiftung durch Insektizide (Phosphorsäureester) zurückzuführen.

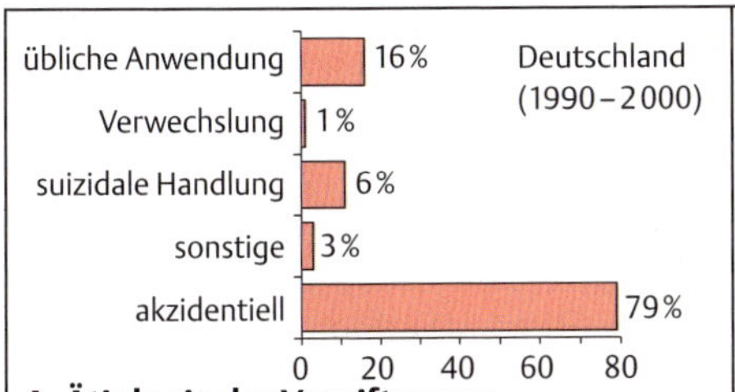

A. Ätiologie der Vergiftungen

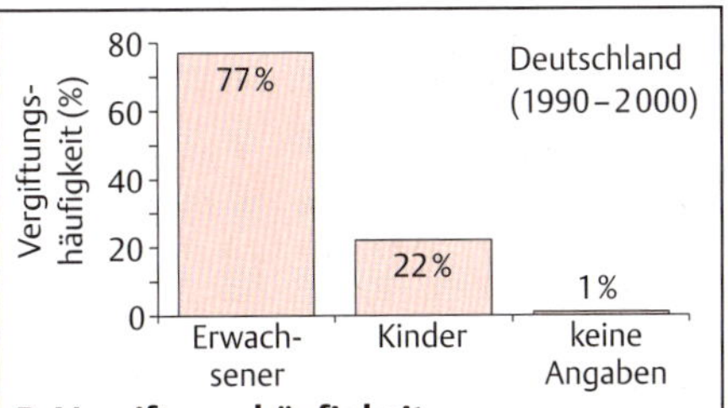

B. Vergiftungshäufigkeit

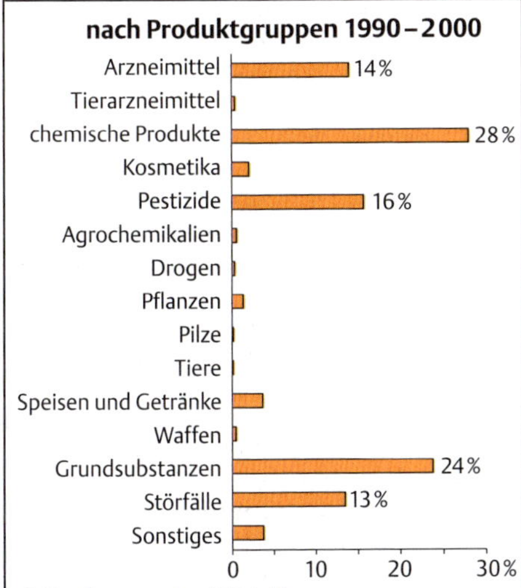

C. Spektrum der Mitteilungen

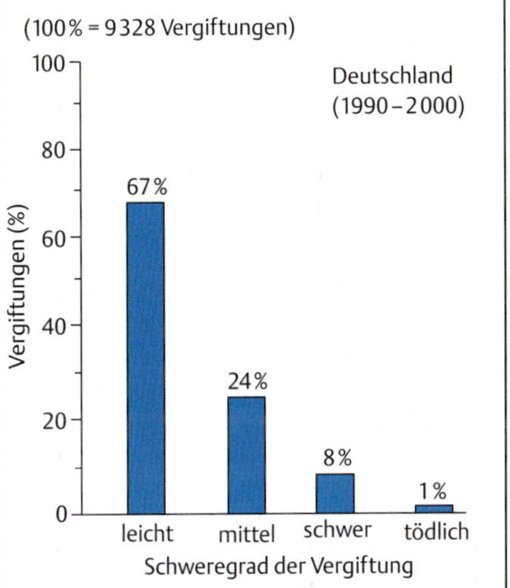

D. Vergiftungen in Deutschland

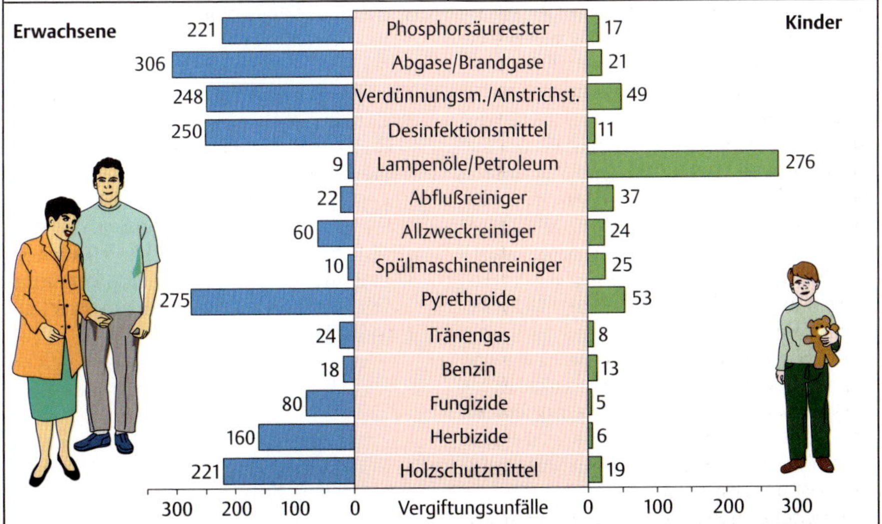

E. Häufigste mittlere und schwere Vergiftungen durch Chemikalien (1990–2000)

Toxikologisch relevante Inhaltsstoffe von Haushaltschemikalien

Diese Inhaltsstoffe sind in (**A**) wiedergegeben. Alle anderen Inhaltsstoffe haben wegen ihrer geringen Konzentration in Haushaltschemikalien keine große toxikologische Relevanz (z. B. Enzyme, Farbstoffe, Duftstoffe, Konservierungsmittel).

Tenside

Tenside sind in fast allen Wasch- und Reinigungsmitteln enthalten und bilden die eigentlichen waschaktiven Substanzen. Sie vermindern die Oberflächenspannung des Wassers und erhöhen das Schmutzlösevermögen. Man unterscheidet:
- Aniontenside (z. B. Alkylbenzolsulfonate),
- Kationtenside (z. B.: Tetraalkylammoniumchlorid),
- amphotere Tenside (z. B. Betaine)
- nichtionische Tenside (z. B. Aminoxide).

Toxizität von Tensiden. Die gängigen Haushaltsreiniger wie Waschmittel, Geschirrspülmittel oder Allzweckreiniger haben im allgemeinen eine geringe Systemtoxizität. 70% aller den Giftinformationszentren gemeldeten Unfälle durch Ingestion tensidhaltiger Reinigungsmittel verlaufen ohne oder mit geringer Symptomatik. Die Resorption von anionischen und kationischen Tensiden durch die Haut ist gering. Als grenzflächenaktive Stoffe sind sie jedoch fähig, den Oberflächen-Lipidfilm der Haut bei häufigem Kontakt anzugreifen. Durch erhöhte Permeabilität und Wasserverlust kann es zu Rauhigkeit und Schuppenbildung der Haut kommen.

Schwere Hautschädigungen sind nur bei intensivem und lang andauerndem Kontakt mit konzentrierten Lösungen möglich (**B**). Die Verträglichkeit nimmt von nichtionischen über anionische zu kationischen Tensiden ab. Schädigungen am Auge sind dann zu erwarten, wenn konzentrierte Tensidlösungen ins Auge gelangen und nicht sofort mit Wasser ausgespült werden. Während Kationtenside, die hauptsächlich in Weichspülmitteln vorkommen, nach Ingestion nur in geringem Umfang vom Magen-Darm-Trakt resorbiert werden, können anionische und nichtionische Tenside in erheblichem Maß resorbiert werden. Die Symptome nach Einnahme von tensidhaltigen Produkten reichen von milder Irritation der Mundschleimhaut, der Speiseröhre und des Magens bis hin zu Verätzungen der Schleimhäute (**B**). Diese treten in der Regel nur nach Einnahme von Pulverprodukten (z. B. Scheuermittel) auf. Die Schleimhautreizung durch Flüssigprodukte (pH 7 – 9) ist geringer als durch Granulate, da die Gerüststoffe (z. B. Natriumsilicate) in pulverförmigen Produkten den Reinigungsmitteln eine höhere Alkalinität verleihen (pH 9,5 – 10,5). Das Verschlucken von Reinigern in Pulverform wird jedoch durch deren Konsistenz erschwert. Bei Flüssigreinigern werden selten mehr als zwei Schlucke aufgenommen (ein Schluck entspricht ca. 0,3 – 1,0 ml/kg Körpergewicht).

Hauptsymptome. Nach oraler Aufnahme stark alkalischer, tensidhaltiger Reinigungsmittel treten Übelkeit und Erbrechen, Durchfälle und gelegentlich abdominale Schmerzen auf. Die orale Aufnahme von Aniontensiden für Erwachsene ist bis zu einer Menge von 1,0 g/kg KG ungefährlich. Für Kinder wird ein Grenzwert von 0,1 – 1,0 g/kg KG angegeben. Schwerwiegende Gesundheitsstörungen können nach Inhalation tensidhaltiger Stäube oder Aerosole bzw. durch Aspiration tensidhaltiger Lösungen auftreten. Durch Schaumbildung in den Atemwegen kann es zu Erstickungsgefahr und zum Entstehen von Lungenödemen kommen. Nach Einnahme schäumender Produkte sollte generell kein Erbrechen provoziert werden, um das Aspirationsrisiko mit Folgekomplikationen zu vermeiden. Magenentleerung ist nur nach Aufnahme großer Mengen angeraten, z. B. nach Suizidversuchen mit tensidhaltigen Reinigungsmitteln.

Therapie. Nach Ingestion von Tensiden ist die sofortige Gabe von Flüssigkeit (z. B. Wasser oder Tee) sowie die Verabreichung eines Entschäumers (Dimeticon, z. B. Sab Simplex) innerhalb einer Stunde meist ausreichend (**B**).

Inhaltsstoffe von Haushalts-chemikalien	Beispiele für chemische Substanzen	Vorkommen (Produktbeispiele)	Konzentration der Inhaltsstoffe (%)
Tenside	Fettsäuren-Natriumsalze	in fast allen Wasch- und Reinigungsmitteln	0,5 – 40
Säuren und sauer reagierende Salze	Zitronensäure Ameisensäure Salzsäure Na-hydrogensulfat	Klarspüler Entkalker Urinsteinreiniger WC-Reiniger	10 – 30 10 – 90 5 – 40 5 – 40
Alkalien und alkalisch reagierende Salze	Kaliumhydroxid Natriumcarbonat Natriumsilicat Natriumhydroxid	Grill- und Backofenreiniger maschinelle Geschirreiniger Rohrreiniger	2 – 10 5 – 30 20 – 60 25 – 90
bleichaktive Verbindungen	Natriumperborat Natriumhypochlorit	Waschmittel maschinelle Geschirreiniger Abflußreiniger	10 – 25 3 – 20 0 – 40
Lösungsmittel (wasserlöslich)	Ethanol Isopropanol Butoxyethanol	Fußbodenreiniger Teppichreiniger Glasreiniger	0 – 10 5 – 25 0 – 30
Lösungsmittel (wasserunlöslich)	Benzin Toluol Xylol	Möbelpflegemittel Lederpflegemittel Fleckentferner	0 – 50 5 – 80 95 – 100
Leuchtpetroleum	Paraffingemisch (Kohlenwasserstoffe C_{12-18})	gefärbte und parfümierte Lampenöle	99

A. Toxikologisch relevante Inhaltsstoffe von Chemikalien im Haushalt

Augenschädigungen

sofortiges Ausspülen mit Wasser

Erstickungsgefahr nach Schaumbildung und Bildung eines Lungenödems nach Aspiration

Gabe eines Dimeticons, z. B. Sab Simplex

Hautschäden an Händen

Vorbeugung durch Meiden konzentrierter Lösungen bzw. Tragen von Schutzhandschuhen

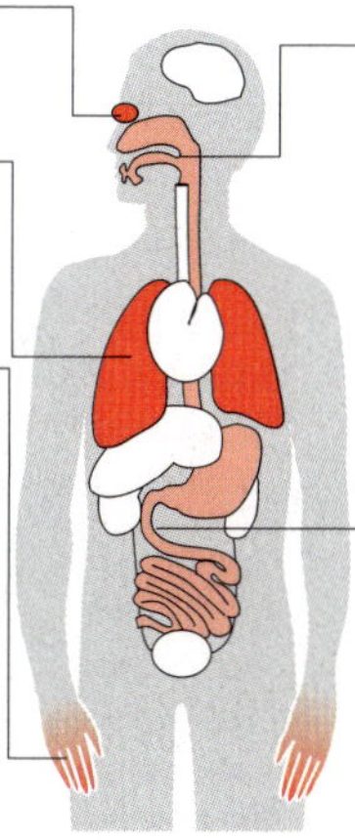

Schleimhautreizungen in Mund-, Nasen-, Rachenraum und Ösophagus

Tee oder Wasser trinken (Verdünnungseffekt)

Magen-Darm-Beschwerden (z. B. Erbrechen, Durchfälle)

Elektrolythaushalt ausgleichen

Schädigung der Haut bei häufigem Kontakt mit Tensiden (rauhe Hände)

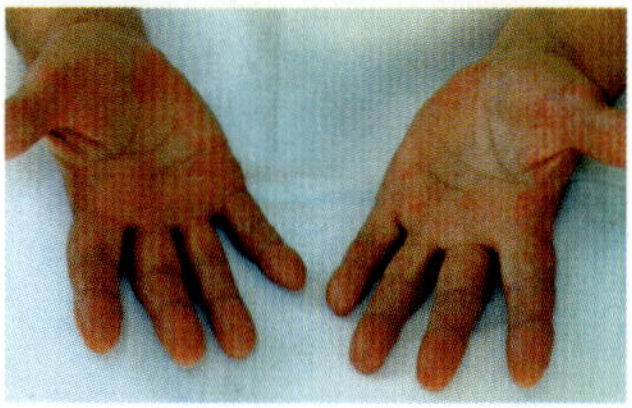

B. Toxizität von Tensiden und Behandlungsmöglichkeiten bei Vergiftung

Lösungsmittel

Wasserlösliche organische Lösungsmittel. Dazu zählen u.a. *Ethanol, Isopropanol, Aceton und Butoxyethanol (=Butylglykol)*. Sie kommen überwiegend in Reinigungs- und Pflegemitteln für Fußböden, Teppiche und Glas in bis zu 30 %iger Lösung zum Einsatz (**A**).

Nach oraler Aufnahme dieser Lösungsmittel (Ingestion von Glasreinigern bei Erwachsenen stehen bei Vergiftungen im Vordergrund) kann es je nach Aufnahmemenge und Alkoholkonzentration zu folgender Symptomatik kommen: psychomotorischer Erregung, Ataxie, Gleichgewichtsstörungen, Übelkeit und Erbrechen, Azidose und lokale Reizwirkungen der Schleimhäute (vgl. Rauschmittel, S. 78). Bei Kindern können schon kleine aufgenommene Alkoholmengen zu deutlichen Vergiftungserscheinungen führen. Bei Kontamination des Auges mit neutralen organischen Lösungsmitteln kann es zu Schmerzen, bei starker Exposition sogar zu Hornhauttrübungen kommen. Da die Stoffe sehr flüchtig sind, sind die Schäden i.d.R. reversibel.

Wasserunlösliche organische Lösungsmittel. Dazu gehören *Kohlenwasserstoffe* wie einige *Aromaten* (z.B. *Benzin, Toluol, Xylol*, **A**). Sie werden vorwiegend in Spezialreinigungsmitteln (Fleckentfernern, Möbel- und Lederpflegemitteln) eingesetzt, die bereits in kleinen Mengen toxisch wirken können.

Reizungen der Schleimhäute sowie narkotische und neurotoxische Effekte bestimmen das akute Vergiftungsbild (**A**). Durch oft gleichzeitig vorhandene Emulgatoren in Reinigungsmitteln kann die Resorption dieser Lösungsmittel im Magen-Darm-Trakt erheblich gefördert werden. Man sollte keine Milch geben, da diese resorptionsfördernd wirkt und vermehrt zu Erbrechen führt. Zu beachten ist das Aspirationsrisiko, besonders bei Erbrechen, mit der Gefahr der Entwicklung einer chemischen Pneumonie (z.B. bei Aufnahme von Benzin).

Alkalien

Hauptwirkstoffe basischer Reiniger (z.B. Allzweck- oder Sanitärreiniger, maschinelle Geschirrspülmittel) sind *Natriumcarbonat, Natrium- bzw. Calciumhypochlorit* und *Natriumsilicat*. In Spezialprodukten wie Rohrreinigern oder Grill- und Backofenreinigern wird *Natrium- bzw. Kaliumhydroxid* eingesetzt (**B**).

Toxizität. In Abhängigkeit von der Einwirkdauer und Konzentration der basischen Reiniger können Reizungen und Verätzungen von Auge, Haut und Schleimhaut auftreten. Nach Ingestion hochalkalischer Produkte (pH 10–13) kann es zu erheblichen Verätzungen des oberen Intestinaltrakts mit Kolliquationsnekrosen kommen (z.B. bei Reinigern für Geschirrspülmaschinen mit hohem Anteil an Metasilicaten). Nach Erbrechen kann außerdem ein Glottisödem entstehen (**B**).

Erste Hilfe. Sofortige Verabreichung von Flüssigkeit (z.B. Wasser) ist die entscheidende Erstmaßnahme bei der Vergiftung. Das Herbeiführen von Erbrechen ist wegen der Aspirationsgefahr durch Störung der Schluckreflexe kontraindiziert. Eine Magenspülung wäre äußerst schmerzhaft und ist nicht ratsam.

Säuren

Bei den Wirkstoffen in sauren Reinigern (WC-Reinigern, saure Sanitärreiniger, Entkalkungsmittel) handelt es sich meist um organische oder anorganische Säuren oder sauer reagierende Salze, z.B. *Zitronensäure, Essigsäure, Ameisensäure, Salzsäure, Amidoschwefelsäure* oder *Natriumhydrogensulfat* (**C**).

Toxizität. Bei Kontakt kann es zu Reizungen von Haut, Schleimhaut und Augen kommen. Bei Ingestion von schwach sauren Mitteln wie Handgeschirrspülmitteln oder Weichspülern muß mit lokaler Schleimhautreizung bis zu Erbrechen und weiterer gastrointestinaler Symptomatik gerechnet werden. Die orale Aufnahme stark saurer Lösungen kann zu Verätzungen des oberen Verdauungstrakts mit Koagulationsnekrosen, zu resorptiver Acidose und bei organischen Säuren zu Hämolyse führen.

Erste Hilfe. Wie auch bei anderen stark ätzenden Substanzen ist die sofortige Gabe von kohlensäurefreier Flüssigkeit indiziert (**C**).

Ethanol (z. B. in Glasreinigern) $H_3C{-}CH_2{-}OH$

2-Butoxyethanol (z. B. in Fußbodenreinigern) $H_9C_4{-}O{-}CH_2{-}CH_2{-}OH$

Toluol (z. B. in Möbelpflegemitteln)

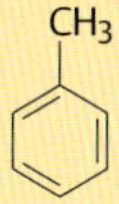

Xylol (z. B. in Fleckentfernern)

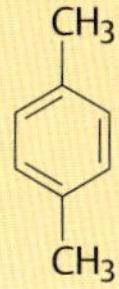

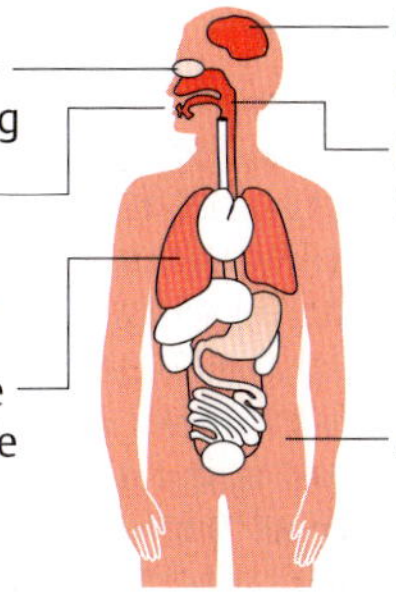

Behandlung symptomatisch

A. In Reinigungsmitteln vorkommende Lösungsmittel, Toxizität und Erste Hilfe

Natriumcarbonat (z. B. in Waschmitteln) Na_2CO_3

Calciumhypochlorit (z. B. in basischen Sanitärreinigern) $Ca(OCl)_2$

Natriumsilicat (z. B. in maschinellen Geschirreinigern) Na_2SiO_3

Natronlauge (z. B. in Rohrreinigern) NaOH

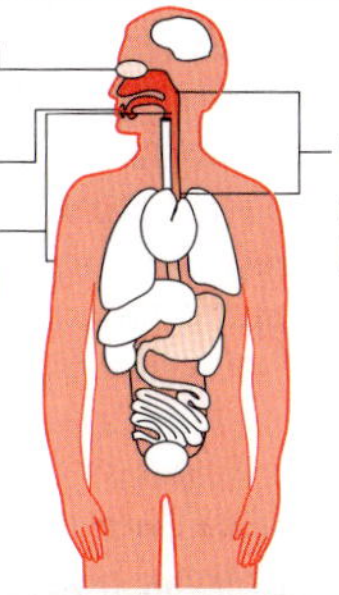

Verabreichung von reichlich Flüssigkeit, ansonsten symptomatische Behandlung

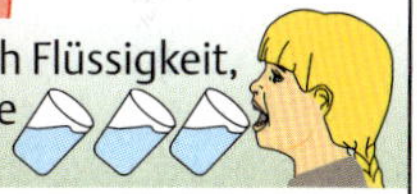

B. In Reinigungsmitteln vorkommende alkalische Substanzen, Toxizität und Erste Hilfe

Zitronensäure (z. B. in Handgeschirrspülmitteln)

$$\begin{array}{c} H_2C{-}COOH \\ | \\ HO{-}C{-}COOH \\ | \\ H_2C{-}COOH \end{array}$$

Ameisensäure (z. B. in Entkalkungsmitteln) HCOOH

Amidoschwefelsäure (z. B. in WC-Reinigern) H_2NSO_3H

Natriumhydrogensulfat (z. B. in sauren Sanitärreinigern) $NaHSO_4$

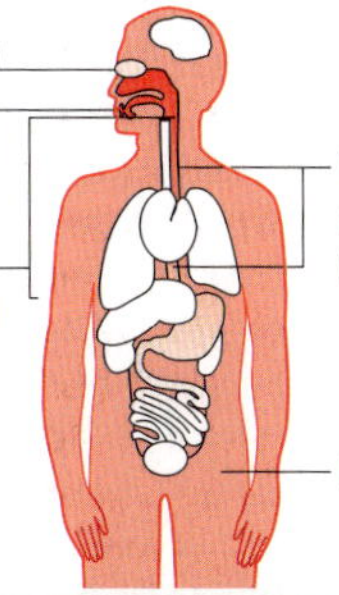

Verabreichung von kohlensäurefreier Flüssigkeit, ansonsten symptomatische Behandlung

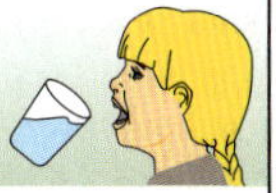

C. In Reinigungsmitteln vorkommende saure Substanzen, Toxizität und Erste Hilfe

Bleichaktive Verbindungen

Oxidationsmittel. Die Bleichwirkung in Reinigungsmitteln geht von *Hypochlorit-* oder *Peroxid-Bleichmitteln* aus, die gleichzeitig desinfizieren (z.B.: Sanitärreiniger). Als Peroxid-Bleichmittel setzt man *Wasserstoffperoxid, Natriumperborat* oder *Salze der Peroxyschwefelsäure* ein. Die zum Bleichen verwendeten Substanzen sind generell haut- und schleimhautreizend. Eine Resorption findet über die Schleimhäute des Magen-Darm-Trakts statt, nicht jedoch über die intakte Haut. Bei Ingestion natriumperborathaltiger Mittel ist theoretisch mit den Symptomen einer Borsäurevergiftung zu rechnen, da Perborate im Organismus rasch hydrolisiert werden. Dies ist nur nach Aufnahme ungewöhnlich großer Mengen zu erwarten, nicht jedoch bei akzidentieller Einnahme durch Kinder. *Wasserstoffperoxid* kann in den gängigen Konzentrationen ein Sauerstoff-Emphysem der Schleimhäute hervorrufen. Hohe Konzentrationen von *Natriumhypochlorit, Isocyanursäure und ihren Salzen oder Natriumpercarbonat* (z.B. in Maschinen-Geschirrspülmitteln, Abflußreinigern, Fleckensalzen oder Einzelkomponenten von Waschmittel-Baukastensystemen) können zu starken Verätzungen an den Schleimhäuten führen. Die toxischen Effekte von hypochlorithaltigen Lösungen beruhen auf ihrer stark alkalischen Reaktion sowie dem stark oxidierenden Effekt der unterchlorigen Säure. Bei Konzentrationen oberhalb von 5% sind schwere Schleimhautschäden möglich. Keinesfalls dürfen Reinigungsmittel auf der Basis von Hypochlorit (z.B. basische Sanitärreiniger, Geschirrspülmaschinen-Reiniger oder Rohrreiniger) zusammen mit sauren Reinigern (z.B. WC-Reinigern, Essigsäure, Entkalkungsmitteln, mit Citronensäure eingestellte Klarspüler) angewandt werden, da bei deren Kontakt das schleimhautreizende, ätzende und giftige *Chlorgas* freigesetzt wird (**A**). Auch die Erwärmung von hypochlorithaltigen Reinigungslösungen (z.B. Zugabe von heißem Wasser) führt zum Entstehen von Chlorgas. Eventuell kann die Verabreichung eines Inhalationscorticoids erforderlich werden. Bei Dyspnoe und anhaltendem Hustenreiz muß die weitere Behandlung in der Klinik erfolgen.

Reduktionsmittel. In Entfärbern ist das Reduktionsmittel meist das in der GefStoffV als „reizend" bzw. „gesundheitsschädlich" deklarierte *Natriumdithionit*. Beim Lösen von Farbmitteln eines Gewebes entwickelt sich *Schwefeldioxid*, das Augen und Atemwege reizt (**B**).

Treibgase

Grill- und Backofensprays, Fußbodenschaumreiniger, Möbel- und Lederpflegesprays werden in Behältern aus Metall oder Kunststoff mit Treibmitteln abgefüllt. Der Treibmittelanteil liegt zwischen 30 und 60% (meist Kohlenwasserstoffe wie *Propan, Butan, Isobutan oder Dimethylether*). Diese Produkte sind feuergefährlich und dürfen nicht mit offenen Flammen oder Glut in Berührung kommen. Manche Sprays (Propan und Butan) können in Gasbacköfen mit Luft explosive Gemische bilden. Bei Inhalation dieser Gase können Husten- und Niesreiz, Schwindel, Übelkeit, Erbrechen und Spasmen an Darm und Harnwegen sowie Reizungen des Atemtrakts vorkommen. Bei versehentlichem Sprühen ins Auge sind meist Irritationen und Reizungen die Folge (**B**). Frischluftzufuhr lindert die Symptome.

Lampenöle

Lampenöle sind hochgereinigte Petroleumfraktionen oder Paraffine, die zusätzlich mit Duft- und Farbstoffen versetzt sind. Die farbigen und wohlriechenden Flüssigkeiten werden vor allem von Kleinkindern leicht mit Fruchtsaft oder Limonade verwechselt und getrunken. Lampenöle führen vielfach zu Aspirationen mit chemischen Pneumonien, die Langzeitschäden verursachen können. Seit 1990 sind 3 Todesfälle zu verzeichnen (**C**) und es wird jährlich mit 250–300 Pneumonien gerechnet. Aus diesem Grund ist seit dem 01.01.2000 europaweit ein Verbot der parfümierten Lampenöle auf Paraffinbasis im Verbraucherbereich erreicht worden.

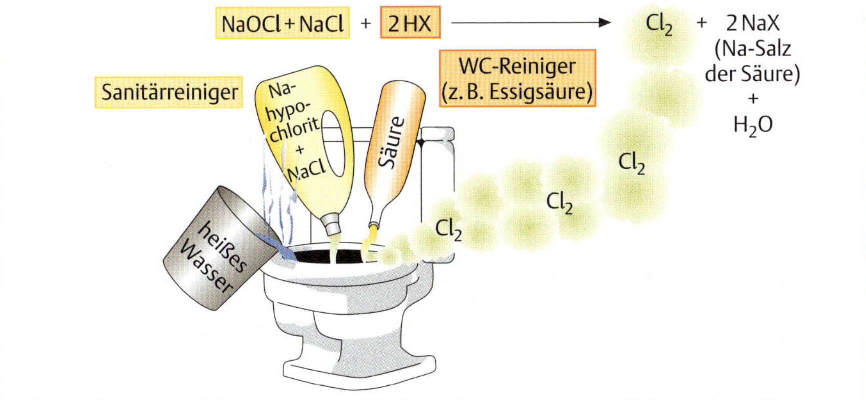

A. Entstehung von Chlorgas bei kombinierter Anwendung von Reinigungsmitteln

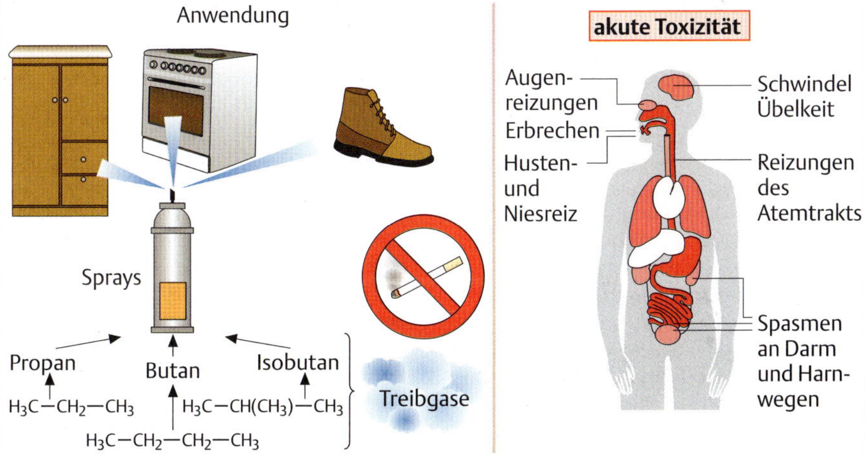

B. Anwendung und Toxizität von Treibgasen

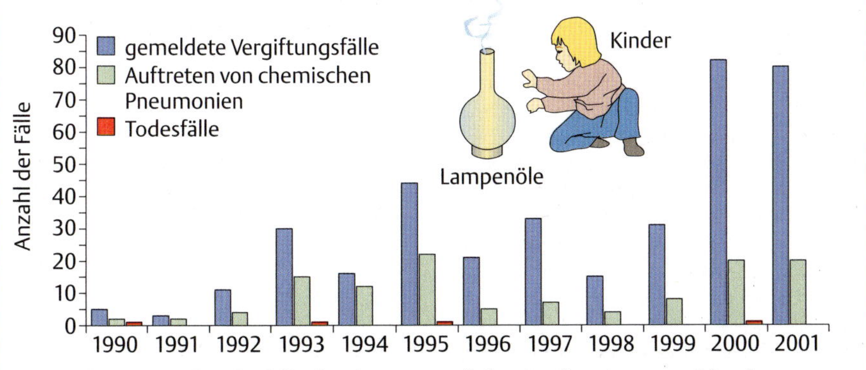

C. Vergiftungs- und Todesfälle durch Lampenöle bei Kindern in Deutschland

Chemische Kampfstoffe I

Geschichte. Über die Anwendung von Giften für kriegerische Zwecke wird bereits in der Antike berichtet. Der Mißbrauch von Giften als Massenvernichtungsmittel wurde erst durch die stürmischen Entwicklungen der Chemie im 19. und 20. Jahrhundert, mit dem Wissen über ihre schädlichen Wirkungen und die Möglichkeit großtechnischer Produktion möglich.

Als Geburtsstunde „moderner" chemischer Kriegsführung gilt der deutsche Blasangriff mit Chlorgas in Flandern am 22.04.1915, obwohl auch davor im 1. Weltkrieg synthetische Gifte durch verschiedene Parteien eingesetzt wurden.

Die Bemühungen, Gifte als Kriegsmittel zu ächten, können bis in die Antike verfolgt werden. Trotz existierender Abkommen zur Ächtung von chemischen Kampfstoffen (1899 und 1907 Haager Konferenz, 1925 Genfer Protokoll, Unterzeichnungskonferenz in Paris: Verpflichtung zur Vernichtung der Vorräte und zu internationalen Kontrollen) wurden chemische Waffen im 1. Golfkrieg (1980–1988) und im 2. Golfkrieg (Januar 1991) verwendet. Die Bereitschaft zur Mißachtung der Abkommen, die langsame Entsorgung von Altlasten und die terroristische Verwendung von chemischen Kampfstoffen (z. B. Sarin und Cyanid in Tokio 1995) zeigen, daß die Erhaltung des neuesten Wissensstandes über die Gefahren und Schutzmöglichkeiten notwendig bleibt, zumal dieses Wissen für die Kontrollen der Einhaltung des Chemiewaffenübereinkommens unentbehrlich ist.

Einteilung. Chemische Verbindungen, die für kriegerische Zwecke mißbraucht werden können, werden als chemische Kampfstoffe bezeichnet. Aus medizinisch-toxikologischer Sicht findet ihre Einteilung nach Art und Ort der Wirkung weite Verbreitung, auch wenn sie wissenschaftlich wenig exakt ist (Blausäure wird z. B. zu den Blutkampfstoffen gezählt, obwohl Blutbestandteile nicht beeinträchtigt werden). Man unterscheidet: *Psychokampfstoffe, Nerven-, Haut-, Lungen-, Blut-* sowie *Augenreizstoffe* (**A**).

Aufnahme in den Organismus. Die inhalative und perkutane Aufnahme von chemischen Kampfstoffen haben die größte Bedeutung, gefolgt von der Inkorporation mit kontaminierter Nahrung und Wasser. Die heute bedeutendsten chemischen Kampfstoffe sind Flüssigkeiten, die im Gelände unterschiedlich schnell verdunsten bzw. zerfallen.

Bei einer Persistenz von Tagen bis Wochen spricht man von seßhaften und bei Minuten bis Stunden von nichtseßhaften Stoffen (**B**). Vergrabene oder versenkte Kampfstoffe in Munition oder Behältern können über Jahre und Jahrzehnte ihre Giftigkeit behalten.

Schutz gegen chemische Kampfstoffe. Physikalische Maßnahmen verhindern den Kontakt mit Giften und die Aufnahme in den Organismus (z. B. Tragen eines Schutzanzugs, **C**). Für kleinmolekulare Verbindungen wie Blausäure oder Kohlenmonoxid, die kaum an Aktivkohle adsorbiert werden, muß der Maskenfilter zum üblichen Aktivkohle- und Aerosolfilteranteil auch eine Imprägnierung enthalten.

Kleiderwechsel und Dekontaminationsmittel verhindern eine weitere Aufnahme des Giftes in den Organismus. Zur Dekontamination im großen Rahmen eignen sich z. B. Chemikalien wie Calciumchloridhypochlorit = Chlorkalk = CaCl[OCl].

Nach Eindringen des Kampfstoffes in den Organismus können die Wirkungen mit spezifischen Antidota gemildert oder beseitigt werden (vgl. Einzelsubstanzen auf den nachfolgenden Seiten).

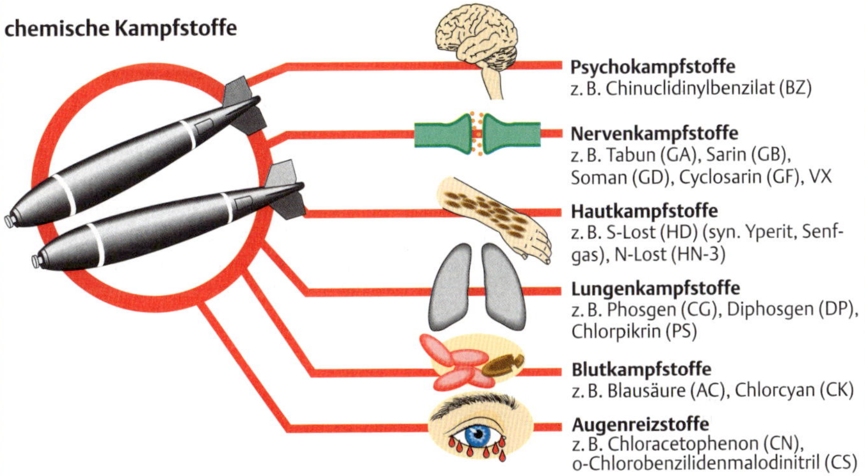

A. Einteilung der chemischen Kampfstoffe

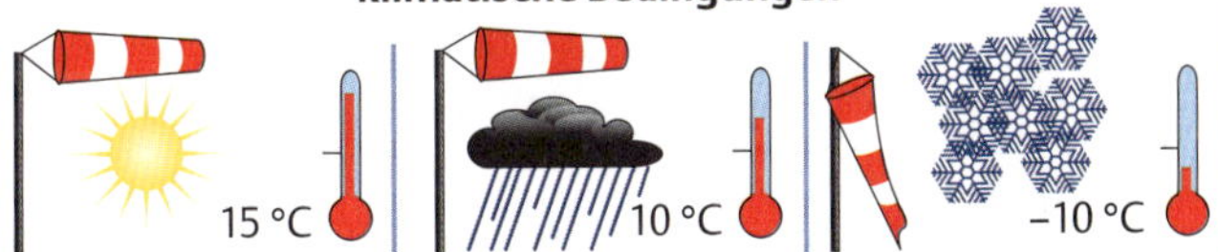

ausgewählte chemische Kampfstoffe	klimatische Bedingungen		
	15 °C, trocken, etwas Wind	10 °C, Regen, etwas Wind	−10 °C, kein Wind, Schnee am Boden
S-Lost	2–7 d	12–48 h	2–8 Wochen
Tabun	1–4 d	30 min–6 h	1–14 d
Sarin	15 min–4 h	15–60 min	1–2 d
Soman	2,5–5 d	3–36 h	1–6 Wochen
VX	3–21 d	1–12 h	1–16 Wochen

B. Verbleibdauer flüssiger chemischer Kampfstoffe im Gelände

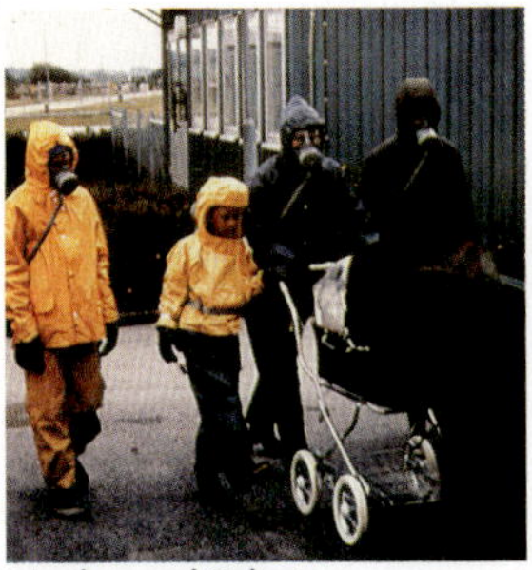
Maske und Schutzanzug für Bevölkerung

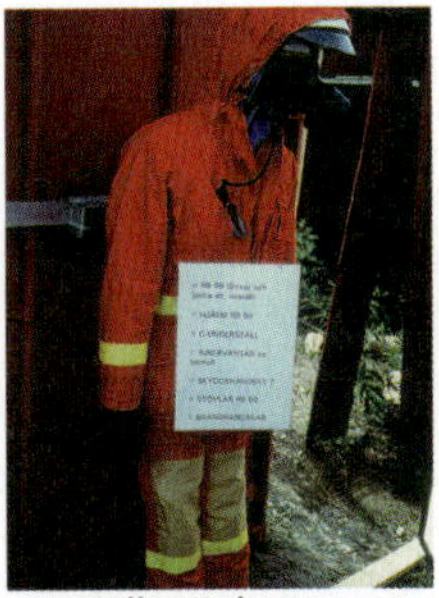
spezieller Schutzanzug

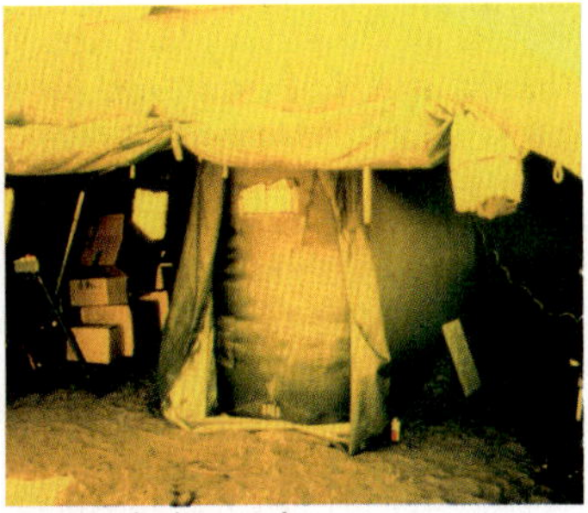
Sammelschutzzelt

C. Maßnahmen zum Schutz gegen chemische Kampfstoffe

Chemische Kampfstoffe II

Phosphororganische Verbindungen

Nervenkampfstoffe sind organische Phosphorverbindungen (s. S. 194), die die Acetylcholinesterase (AChE) hemmen können.

Struktur und Eigenschaften. Die Grundstruktur wurde von G. Schrader beschrieben. *Tabun, Sarin, Cyclosarin, Soman* und *VX* sind Flüssigkeiten mit unterschiedlicher Flüchtigkeit von kaum wahrnehmbarem Geruch (**A**).

Verbleib im Organismus. Die sehr lipophilen Verbindungen werden auf allen Wegen rasch in den Organismus aufgenommen und darin verteilt. Durch spontane, ionenkatalysierte und enzymatische Hydrolyse (A-Esterasen: Phosphorylphosphatasen) sowie Bindung an Esterasen (B-Esterasen: Cholinesterasen, Carboxylesterasen) nimmt ihre Konzentration im Blut rasch ab.

Wirkungsmechanismus. Durch die Hemmung der Acetylcholinesterase (AChE) kommt es zur Anhäufung von Acetylcholin (ACh) im Bereich cholinerger Synapsen mit einer unkontrollierten Steigerung der Aktivität innervierter Organe und Gewebe bis zum Funktionsverlust. Vor allem im ZNS beeinflußt die cholinerge Erregung auch andere neuronale Systeme (GABA, Dopamin, Glutamat).

Symptome. Das klinische Bild wird beherrscht von der peripheren muskarinischen Erregung exokriner Drüsen und glatter Muskeln sowie der nikotinischen Funktionsstörung quergestreifter Muskulatur und der Ganglien. Im ZNS dominiert die Hemmung des Atemantriebs und die epileptiforme Erregung mit Krampfanfällen vom Grand-mal-Typ (**B**).

Die zentrale und periphere Atemlähmung sowie die Bronchorrhoe und der Bronchospasmus können zum Tod führen. Kreislaufversagen kann als Spätkomplikation auftreten.

Diagnose und Therapie. Eine deutliche Verminderung der Aktivität der Butyryl- (Plasma) und Acetylcholinesterase (Erythrozyten) spricht für eine Vergiftung, wobei der letztere Wert eher die Aktivität im synaptischen Spalt wiedergibt. Beide Enzyme sind nur in Verbindung mit der klinischen Symptomatik zu bewerten. Adaptationsvorgänge an Rezeptoren oder Atropintherapie beeinflussen die Aktivität nicht.

Atropin (Antimuskarinikum), *Diazepam* (Antikonvulsivum) und *Oxime* (Reaktivatoren der AChE) stellen die Basis der Pharmakotherapie dar (**C**).

Beatmung mit erhöhtem Sauerstoffanteil und Bronchialtoilette können lebensrettend sein.

Prognose. Komplizierte Verläufe und Spätschäden können bei verzögerter Therapie und/oder hohen Giftdosen durch Hypoxie auftreten.

Das intermediäre Syndrom mit Schwäche der Nacken- und Atemhilfsmuskulatur ist bei Somanvergiftung an Hunden beschrieben worden.

Das Auftreten einer peripheren Neuropathie 1 – 2 Wochen nach der Vergiftung ist bei Menschen wenig wahrscheinlich. Es wurde bisher nur nach extremen Dosen von Tabun und Soman in Hühnern beschrieben.

Bei Sarin und VX wurden keine Anzeichen für Teratogenität, Mutagenität oder Kanzerogenität in vitro oder in vivo gefunden.

Nervenkampfstoffe 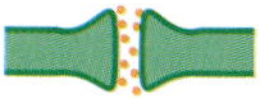	LD_{50} p.o. (mg/kg Mensch)	LD_{50} perkutan (mg/kg, Mensch)	LD_{50} p.o. (mg/kg, Ratte)	Flüchtigkeit (mg/l; 20 °C)	LCt_{50} inhalativ (mg · min/m^3) Mensch, ruhend
Tabun $(H_3C)_2N{-}P({=}O)(CN){-}OC_2H_5$	5	12,6	3,7	0,6	300
Sarin $(H_3C)_2CH{-}O{-}P({=}O)(F){-}CH_3$	0,14	24	1,1	11,3	100
Soman $(H_3C)_3C{-}CH(CH_3){-}O{-}P({=}O)(CH_3){-}F$	0,14	15	0,4	10	70
VX $H_3C{-}P(OC_2H_5)({=}O){-}S{-}CH_2{-}CH_2{-}N(CH(CH_3)_2)_2$	0,07	0,04	0,1	0,01	36

A. Toxikologische und physikalische Daten von einigen Nervenkampfstoffen

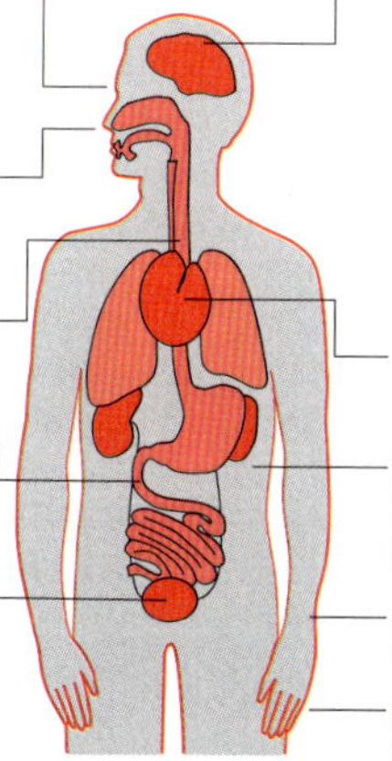

Auge (m)
Miosis, Akkomodationsstörung, frontale Kopfschmerzen, Sehschwäche bei Dämmerung, Tränenfluß

Nasen-Rachen-Raum (m)
Nasenlaufen, Speichelfluß

Atemwege (m)
Bronchokonstriktion, Bronchorrhoe

Magen-Darm-Trakt (m)
Übelkeit, Erbrechen, Durchfall, Bauchkrämpfe, unwillkürliche Entleerung

Harnblase (m)
Harndrang, unwillkürliche Entleerung

ZNS
- Atmung (m)
  Abnahme der Atemfrequenz, zentrale Atemlähmung
- Aktivität (m + n)
  Unruhe, Schwäche, Tremor, Ataxie, epileptiforme Krämpfe
- Verhalten (m + n)
  Alpträume, Schlaflosigkeit, Labilität

Herz (m)
Bradykardie

Skelettmuskel (n)
Schwäche, Faszikulationen, periphere Atemlähmung

sympathische Ganglien (n)
vorübergehender Blutdruckanstieg

Haut (m)
Schweißausbruch

(m) = muskarinisch
(n) = nikotinisch

B. Akute Toxizität von Nervenkampfstoffen

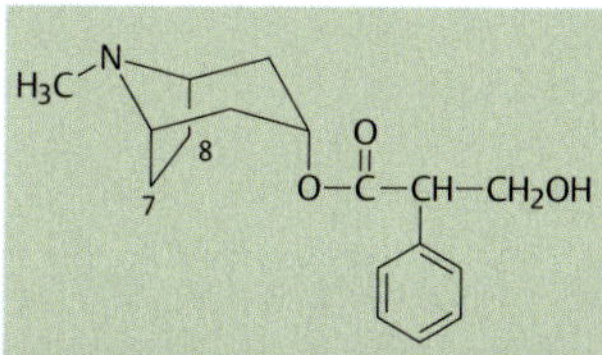

Atropin

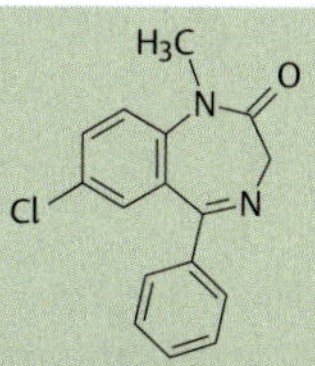

Diazepam

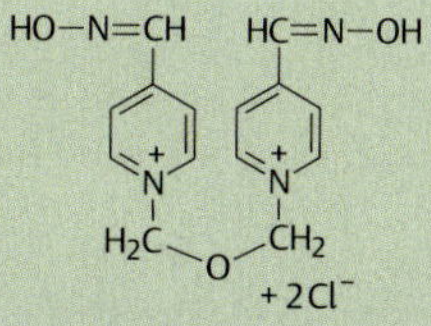

Obidoximchlorid

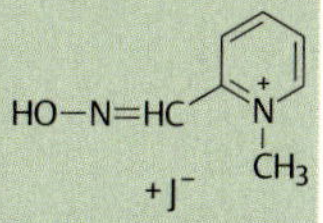

Pralidoximiodid

C. Antidota zum Schutz gegen Nervengifte

Chemische Kampfstoffe III

Alkylanzien

Einige Schwefel- und Stickstoffverbindungen, die Chlorethylgruppen enthalten, werden Schwefel- bzw. Stickstoffloste genannt und zu den Hautkampfstoffen gezählt. Diese Verbindungen bzw. Derivate werden auch als Zytostatika verwendet.

Struktur und Eigenschaften. Die Basen sind langsam verdampfende Flüssigkeiten, die kräftig nach technischen Verunreinigungen riechen können, z. B. Dichlordiethylsulfid (S-Lost) nach Knoblauch oder Senf und Stickstoffloste nach Fisch (**A**).

Verbleib im Organismus. Loste sind lipophile, hochreaktive Verbindungen, die auf allen Wegen rasch in den Organismus eindringen können. Sie werden rasch verteilt, an verschiedene Verbindungen im Organismus gebunden und schnell eliminiert. Im Urin können vor allem Glutathionkonjugate und das Abbauprodukt Thiodiglykol gefunden werden.

Wirkungsmechanismus. In wässerigen Medien reagieren die Chlorethylgruppen zu Thiiranium-1,1-dioxid- bzw. Aziridiniumionen, die eine hohe Affinität zu nukleophilen Zentren aufweisen. So können Amino-, Sulfhydryl-, Hydroxyl-, Carboxyl-, Phosphat- und Imidazolgruppen in verschiedenen Molekülen alkyliert werden. Jede Chlorethylgruppe kann reagieren, so daß bi- bzw. trifunktionelle Alkylierungen und Vernetzungen entstehen können. Die systemische Toxizität beruht höchstwahrscheinlich auf der DNA-Alkylierung mit höchster Affinität zum Guanin. Bei höheren Dosen/Konzentrationen nimmt die Bindung an andere Moleküle zu, mit Proteinbindung und Hemmung des Energiestoffwechsels. Diese Mechanismen könnten bei lokalen Schäden vorherrschen.

Symptome. Die Exposition wird nicht wahrgenommen bis auf ggf. den Geruch. Dann folgt ein symptomfreies Intervall von meist mehreren Stunden (am Auge ggf. Minuten) umgekehrt proportional der Dosis/Konzentration. Das Maximum der Ausprägung akuter Schäden findet man meist erst drei bis vier Tage nach der Exposition. Geschädigt werden alle Gewebe, die vom Gift erreicht werden (**B**).

Diagnose und Therapie. Die Diagnose ergibt sich aus der Anamnese sowie aus dem charakteristischen Verlauf und dem Erscheinungsbild. Der Nachweis der Urinmetabolite kann hilfreich sein.

Gegen Juckreiz auf der Haut helfen kühlende Zubereitungen (Puder, Calamine Lotio). Hautschäden werden steril und feucht gehalten. Augen müssen regelmäßig gespült werden. Atropin hilft gegen Verwachsungen im Auge und Antibiotika gegen Infektionen. Regelmäßige Bronchialspülung ist bei Pseudomembranbildung angezeigt. Bei Durchfall ist eine Elektrolyt- und Wassersubstitution erforderlich.

Die prophylaktische Gabe von Antibiotika ist wegen Förderung von Problemkeimen umstritten. Gezielte antibiotische Therapie ist dagegen häufig unausweichlich (**C**).

Prognose. Verzögerte Entwicklung von Schäden, aber auch verzögerte Heilung sind charakteristisch. In die Unterhaut reichende Nekrosen benötigen Wochen bis Monate zur Heilung.

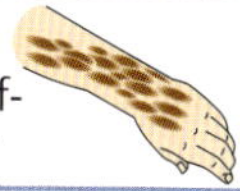

Hautkampfstoffe	LD_{50} p.o. (mg/kg Mensch)	LD_{50} perkutan (mg/kg)	LCt_{50} inhalativ (mg • min/m³)	Flüchtigkeit (mg/l; 20 °C)
$S(CH_2-CH_2-Cl)_2$ 2,2'-Dichlordiethylsulfid (HD) S-Lost	–	40–60	1500	0,625
$H_3C-CH_2-N(CH_2-CH_2-Cl)_2$ Ethyl(2,2'-dichlordiethyl)amin (HN-1)	–	–	–	1,59
$H_3C-N(CH_2-CH_2-Cl)_2$ Methyl(2,2'-dichlordiethyl)amin (HN-2)	–	15	1500	2,58
$Cl-CH_2-CH_2-N(CH_2-CH_2-Cl)_2$ 2,2',2''-Trichlortriethylamin (HN-3)	2	15	20 mg/m³ (20 min)	0,07

A. Toxikologische, physikalische und chemische Daten von Hautkampfstoffen

akute Toxizität

Auge
Konjunktivitis, Korneatrübung, Lichtscheu, Korneaerosion

Atemwege
Husten, Bronchitis, Pseudomembran, Bronchialnekrosen, Pneumonie

Magen-Darm-Trakt
Übelkeit, Erbrechen, Durchfall

Haut
Juckreiz, Rötung, Schwellung, Blasenbildung, Nekrosen, Schmerzen

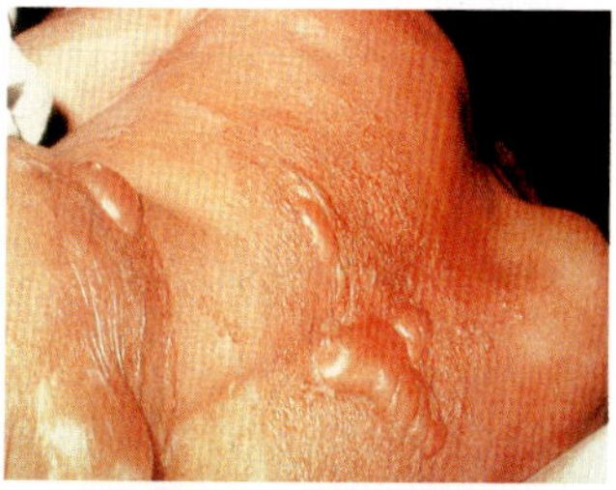

S-Lost-Schaden am Rücken

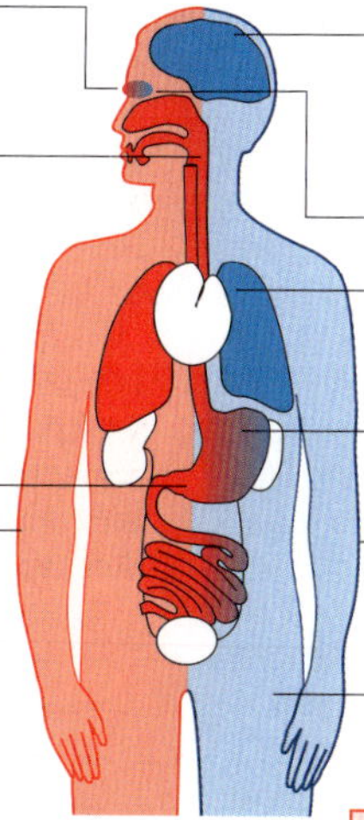

chronische Toxizität

neurotische Störungen, Depressionen, Persönlichkeitsstörungen

Konjunktivitis

spastische Bronchitis, Bronchialmalignome

chronische Gastritis

Pigmentstörungen der Haut, Hautmalignome, Morbus Bowen

Leukämie

MAK III/1

systemisch
Übelkeit, Erbrechen, Fieber, Abgeschlagenheit, Leukopenie, Trombopenie

B. Toxizität von Alkylanzien, z. B. Hautkampfstoffe

Auge: 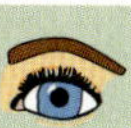
sterile Vaseline, Augensalbe, Atropin-Augentropfen

Haut: 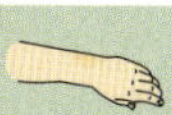
kühlende Lotion/Puder, sterile feuchte Verbände

Lunge: 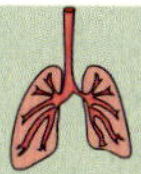
Codein, Bronchialtoilette, Antibiotika

Magen-Darm-Trakt: 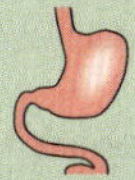
Elektrolyt- und Flüssigkeitsersatz

C. Therapie der Vergiftung mit Alkylanzien

Chemische Kampfstoffe IV

Arsenhaltige Verbindungen

Einige trivalente dihalogenierte organische Arsenverbindungen wurden im 1. Weltkrieg als hautschädigende Stoffe eingesetzt. Das 2-Chlorvinylarsindichlorid (Lewisit, **A**) wurde bisher nicht eingesetzt, ist aber in großen Mengen in mehreren Staaten vorhanden.

Monohalogenierte Arsenverbindungen haben auch militärische Bedeutung. Im Vordergrund steht hier ein reversibler intensiver Reiz an Schleimhäuten mit Übelkeit und Erbrechen. Sie werden deshalb zu den Nasen-Rachen-Reizstoffen gezählt (vgl. Arsen, S. 156).

Struktur und Eigenschaften. Im folgenden wird stellvertretend das Lewisit besprochen.

Verbleib im Organismus. Das lipophile Lewisit kann rasch auf allen Wegen in den Organismus aufgenommen werden. In wässerigen Medien hydrolysiert es rasch zum lipophileren, gleich toxischen Oxid. Die maximale Anreicherung von Arsen in der Lunge, Leber, Nieren und der Haut (5- bis 7fache der Blutkonzentration) fand man in Kaninchen etwa 4 Stunden nach Lewisitgabe und im ZNS und Hoden nach 12 – 14 Stunden (etwa Blutkonzentration).

Wirkungsmechanismus. Das Lewisit bzw. das Oxid reagieren im Gewebe rasch mit SH-Gruppen, bevorzugt bei benachbarter oder unweit voneinander liegender Stellung. Die Reaktion mit reduzierter Liponsäure im Pyruvat- bzw. Ketoglutarat-Dehydrogenase-Komplex, führt zur Hemmung des Citratzyklus und des Energiestoffwechsels. Eine Folge kann die Hemmung der Gluconeogenese mit präfinaler Hypoglykämie sein sowie ein Anstieg der Pyruvatkonzentration im Blut. Die Hemmung der β-Oxidation von Fettsäuren wurde beschrieben.

Symptome. Bei ausreichender Konzentration werden alle erreichten Haut- und Schleimhautstellen sowie andere Gewebe geschädigt (**B**). Die Entstehung und Heilung der Schäden erfolgt bedeutend schneller als bei den Losten (**C**).

Bereits 2 ml Lewisit können perkutan eine tödliche Vergiftung beim Menschen verursachen.

Therapie. Dithiole mit benachbarten SH-Gruppen binden dreiwertige Arsenverbindungen (vgl. Arsen, S. 156). Die symptomatische lokale und systemische Therapie erfolgt wie bei Schäden durch Loste. Frühzeitige hochdosierte Glucocorticoidgabe ist gegen das toxische Lungenödem angezeigt.

Prognose. Bei frühzeitiger Therapie ist die Prognose in der Regel gut. Tiefe Hautschäden heilen sehr langsam. Die mutagene und teratogene Wirkung des Arsens ist unbestritten. Untersuchungen erbrachten auch Hinweise auf eine kanzerogene Wirkung (vgl. auch Arsen, S. 156).

Blausäure (HCN)

Hohe Toxizität, hoher Dampfdruck bei Raumtemperatur (Siedepunkt 26 °C) und rasche Wirkung im Organismus führten im 1. Weltkrieg zum Einsatz als chemischer Kampfstoff.

HCN und ihre Salze finden breite Verwendung in der Industrie (Metallbearbeitung) und in Laboratorien (zur Toxikologie von Blausäure, vgl. Gasförmige Verbindungen, S. 134).

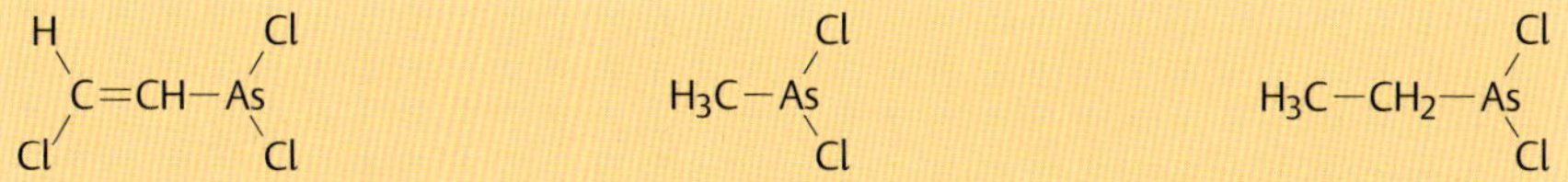

2-Chlorvinylarsin-dichlorid (Lewisit; L) | Methylarsin-dichlorid (MD) | Ethylarsin-dichlorid (ED)

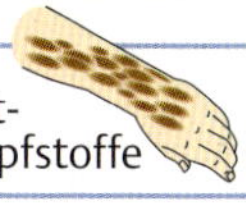

Haut-kampfstoffe	LD_{50} p.o. (mg/kg Ratte)	LD_{50} perkutan (mg/kg Ratte)	LCt_{50} inhalativ (mg·min/m^3)	Flüchtigkeit (mg/l; 20 °C)
z. B. Lewisit	50	38–54	1200–1500	2,3

A. Eigenschaften und Toxizität von Lewisit und Lewisit-Derivaten

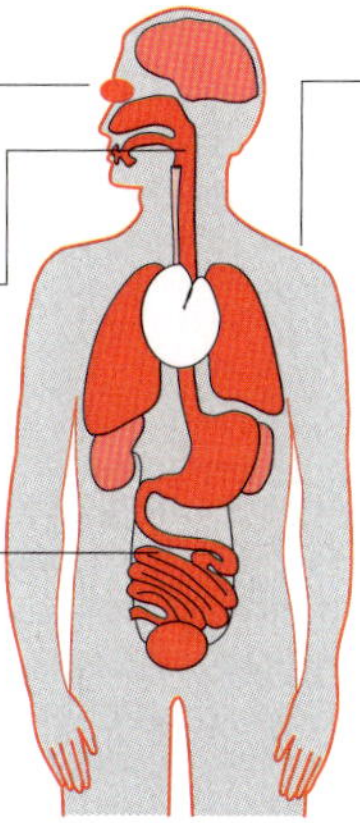

Auge
Reiz, Lidkrampf, Korneatrübung, Lichtscheu, Korneaerosion

Atemwege
Reiz, Husten, Brennen, Pseudomembran, Bronchialnekrosen, toxisches Lungenödem

Magen-Darm-Trakt
Übelkeit, Erbrechen, Koliken, Durchfall

MAK III/1
Teratogen

Haut
Reiz, Brennen, Rötung, Schwellung, Blasenbildung, Nekrosen

systemisch
Übelkeit, Erbrechen, Schwäche, petechiale Blutungen, Ödeme, toxischer Schock, Leber-, Nieren-, Gehirnschäden, Parästhesien, Koordinationsstörungen

B. Akute Toxizität von Lewisit

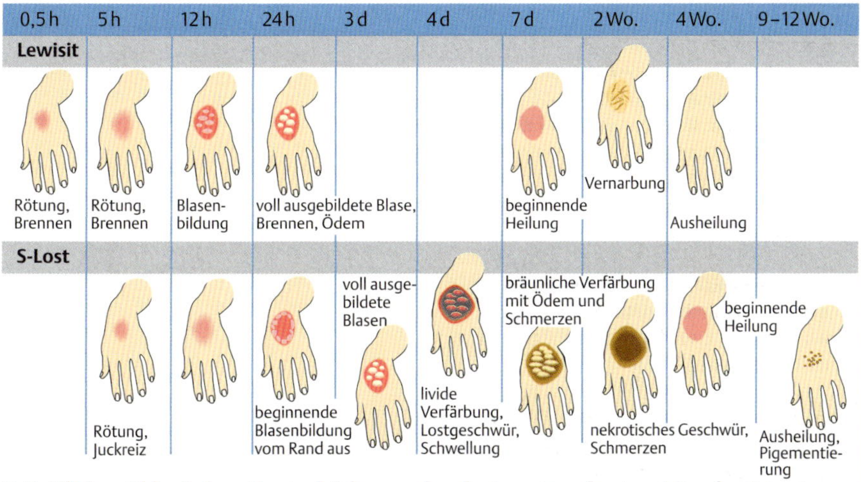

C. Zeitlicher Ablauf einer Hautschädigung durch einen Tropfen Lewisit oder S-Lost

Chemische Kampfstoffe V

Lungenschädigende Gifte

Im 1. Weltkrieg spielten lungenschädigende Gifte wie Phosgen ($COCl_2$) und Chlorgas (Cl_2) eine große Rolle und waren für etwa 80% aller Todesfälle durch chemische Kampfstoffe verantwortlich. Durch die Entwicklung toxischerer und perkutan wirksamer Gifte hat ihre Bedeutung abgenommen. Im industriellen/gewerblichen Bereich sind sie nach wie vor eine Gefahr (vgl. auch Gifte und Schadstoffe im Haushalt, S. 230).

Halluzinogene

Die größte Bedeutung wird derzeit zentral gängigen Antimuskarinika (z.B. Chinuclidinylbenzilat) zugemessen.

Unter Feldbedingungen verursachen sie Konzentrationsschwäche, Verkennung, Verlangsamung und bei höheren Konzentrationen (ab 10 µg/kg) Halluzinationen und Delir mit peripherer antimuskarinischer Symptomatik (z.B. Tachykardie, Hitzestau, Mundtrockenheit, Sehstörung, **A**).

Die Wirkungen können 24 Stunden und länger andauern und mit Physostigmin antagonisiert werden.

Reizstoffe

ω-Chloracetophenon (CN) und o-Chlorbenzylidenmalonodinitril (CS), die bedeutendsten Vertreter, werden in vielen Ländern auch zum Selbstschutz und zur Unruhebekämpfung genutzt (**B**). Sie werden vorwiegend inhalativ aufgenommen. Zum Metabolismus von CN ist wenig bekannt. CS wird vorwiegend in der Leber abgebaut.

Der Wirkungsmechanismus ist nicht aufgeklärt. CS und CN können nukleophile Verbindungen alkylieren (SN2-Typ), vor allem Thiol- und Amingruppen. Bei Exposition steht starker Reiz der Schleimhäute (Augen, Nasen-Rachen-Raum) im Vordergrund.

Höhere Konzentrationen können Kopfschmerzen (Nasennebenhöhlen-Schleimhautschwellung), Übelkeit und in geschlossenen Räumen ein toxisches Lungenödem verursachen. Bevorzugt auf feuchter Haut können auch Blasen entstehen. Sprühen oder Gaspatronenbeschuß aus kurzer Entfernung kann zu schweren Augenschäden bis zur Erblindung führen (**C**).

Allergie und Kontaktdermatitis sind bei CN und CS beschrieben worden.

Für den Menschen gibt es keinen Hinweis auf Kanzerogenität, Mutagenität oder Teratogenität. In zytotoxischen Dosen sind vereinzelt nicht negative Befunde beschrieben worden, allerdings ist zu bedenken, daß die Wirkungen von CN bisher nur wenig untersucht worden sind.

Pflanzenvernichtungsmittel

Verschiedene auch zivil genutzte Herbizide sind in Kriegen zum Einsatz gekommen wie 2,4-Dichlorphenoxyessigsäure (2,4-D), 2,4,5-Trichlorphenoxyessigsäure (2,4,5-T), Picloram und Kakodylsäure. Die erst später erkannte Verunreinigung von 2,4-D und 2,4,5-T mit hochtoxischen Dioxinen hat vor allem während des Vietnamkrieges auch zu Personenschäden geführt (vgl. auch Biozide, S. 200, und PCB, S. 108).

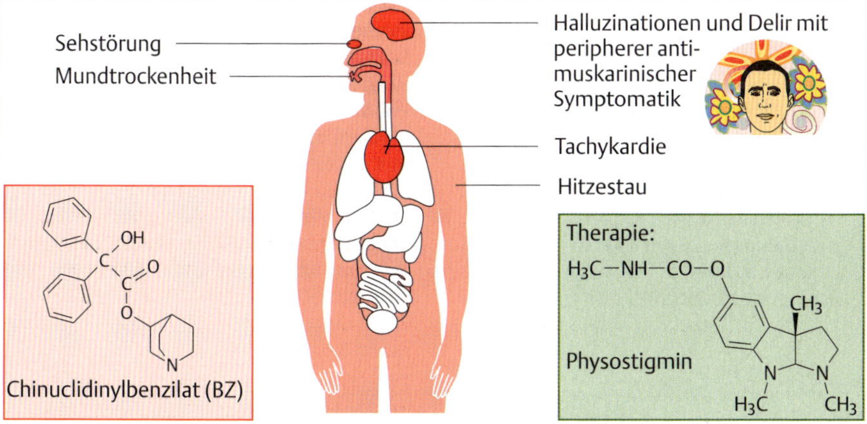

A. Akute Toxizität von Chinuclidinylbenzilat (BZ)

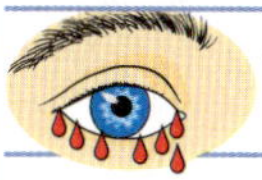 Augenreizstoffe	LCt_{50} inhalativ (mg · min/m³)	Reizschwelle (mg/m³)	Flüchtigkeit (mg/m³; 20 °C)
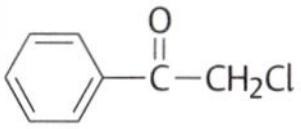 ω-Chloracetophenon (CN)	4000 – 11000	0,15 – 0,4	105
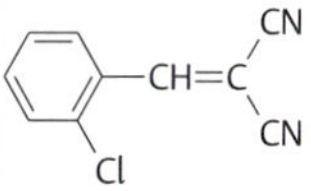 o-Chlorbenzylidenmalonodinitril (CS)	25000	0,004	0,31 – 0,7

B. Eigenschaften und Toxizität von Chloracetophenon/o-Chlorbenzylidenmalonodinitril

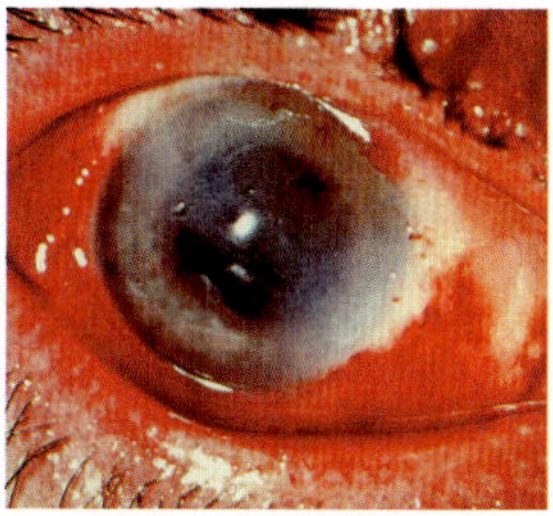

Wirkung eines Gaspatronenbeschusses mit Chloracetophenon (CN) aus kurzer Entfernung auf das Auge

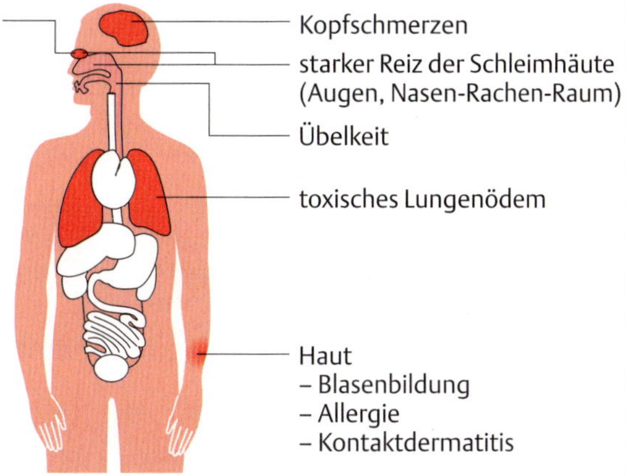

C. Akute Toxizität von Reizstoffen

Zahnrestaurationsmaterialien I

Grundlagen. Zahnmedizinische Materialien können eingeteilt werden (**A**):

1. Direkte Restaurationsmaterialien, die im Mund des Patienten verarbeitet werden (z. B. Komposite, Amalgam, Versiegler).
2. Indirekte Materialien, die außerhalb des Mundes angefertigt werden (z. B. Inlay, Krone, Brücke, Zahnprothese).
3. Hilfsmaterialien, die zur Herstellung der indirekten Materialien benötigt werden (z. B. Abdruck- und Formmaterialien).

Kunststoffe (Komposite)

Erst die Entwicklung zahnmedizinischer Komposite durch R. Bowen 1962 eröffnete Alternativen zur Amalgamfüllung. Komposite sind Kunststoffe (**B**), die aus einer organischen Matrix mit eingebetteten anorganischen Füllmaterialien bestehen. Als Monomere werden meist (Di-)Methacrylate (z. B. HEMA, TEGDMA, Bis-GMA) verwendet, die in schwere Basismomere und leichte Komonomere unterteilt werden können. Letztere werden den Kompositen als „Verdünner" zugesetzt, um eine bessere Verarbeitung der viskosen Basismonomere zu ermöglichen. Die Kompositmatrix enthält noch Photoinitiatoren oder thermische Initiatoren, die in Kombination mit geeigneten Koinitiatoren (Beschleuniger oder Akzeleratoren) die radikalische Polymerisation der Methacrylate starten. Zugesetzte Photostabilisatoren gewährleisten die Farbkonstanz der fertigen Füllung und geringe Mengen Inhibitoren eine ausreichende Haltbarkeit der Komposite. Daneben können noch andere organische Komponenten wie z. B. Weichmacher in den Produkten enthalten sein.

Anorganische Füllmaterialien sind feingemahlene Quarze oder Gläser, sog. Makrofüller, und pyrogene Siliciumdioxidpartikel, sog. Mikrofüller. Die Kombination von Makro- und Mikrofüllern führt zu den Hybridkompositen. Durch Beimischen von Pigmenten und schweratomigen Verbindungen können verschiedene Farbtöne sowie Röntgenopazität erzeugt werden. Die feste Verbindung von anorganischer und organischer Phase wird durch Silanisierung der Füllmaterialien mit einem polymerisierbaren Silan-Haftvermittler erreicht. Als Einkomponentensystem wird die Kompositpaste direkt in die Kavität eingebracht und dort durch Bestrahlung mit Weißlicht ausgehärtet.

Toxizität. Problematisch für Komposite ist ihre biologische Verträglichkeit. Dies gilt besonders für den Zahnnerv (Pulpa), da die direkte Applikation von Kompositen im pulpanahen Bereich zur Zahnnerventzündung führen kann (**C**). Einige Untersuchungen über Pulpaschädigungen durch Kompositfüllungen stufen die Wirkung je nach Komposit von leicht bis stark schädigend ein. Diskutiert wird eine Devitalisierung der Pulpa durch herausgelöste Restmonomere und Additive bzw. eine Pulpaschädigung durch Sekundärkaries von in den Randspalt zwischen Füllung und Zahn eingewanderten Bakterien, die sogar Komposite als Nährstoffe nutzen können.

Neben Abrasion und Verschleiß können Monomere etc. durch Speichelzutritt, aber auch z. B. durch Nahrung bzw. Getränke (z. B. Alkohol) aus der Füllung ausgelaugt werden. Abradierte Partikel mit einer Größe $<10\ \mu m$ können sogar inhaliert und über die Lunge in die Blutbahn gelangen. Einige Kompositinhaltsstoffe wirken zytotoxisch und besitzen allergisierende Eigenschaften. Allergien gegen Kunststoffe sind häufiger als gegen Amalgam. Bei Zahnärzten ist mit einer Zunahme der Allergien gegen bestimmte Kunststoffe zu rechnen. Es wird die Bildung von cancerogenen/mutagenen Metaboliten beim Abbau von (Ko) Monomeren aus Zahnfüllungen im Organismus postuliert.

Goldfüllungen

Goldfüllungen enthalten auch Zusätze wie Cu, Pd, Ir, Ag, Pt. Allergische Reaktionen gegen Goldfüllungen sind bekannt (**D**).

Keramikinlays

Sie werden mit Befestigungskompositen eingesetzt. An der Grenzfläche zum Zahn (Dentinwunde) müssen Kunststoffe (s. oben) verwendet werden. Ferner können in Keramik geringe Mengen an radioaktiven Substanzen enthalten sein (**D**).

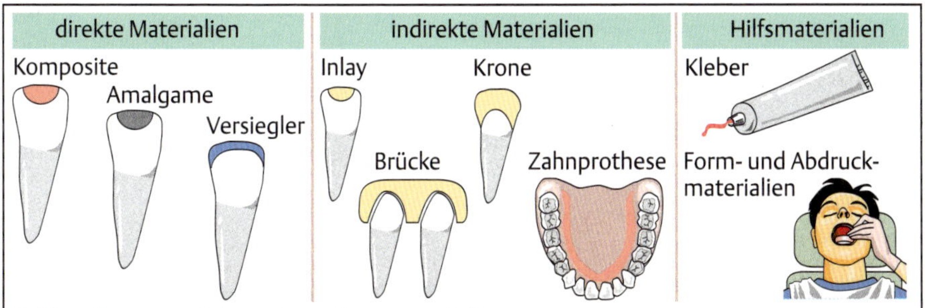

A. Einteilung von Zahnrestaurationsmaterialien

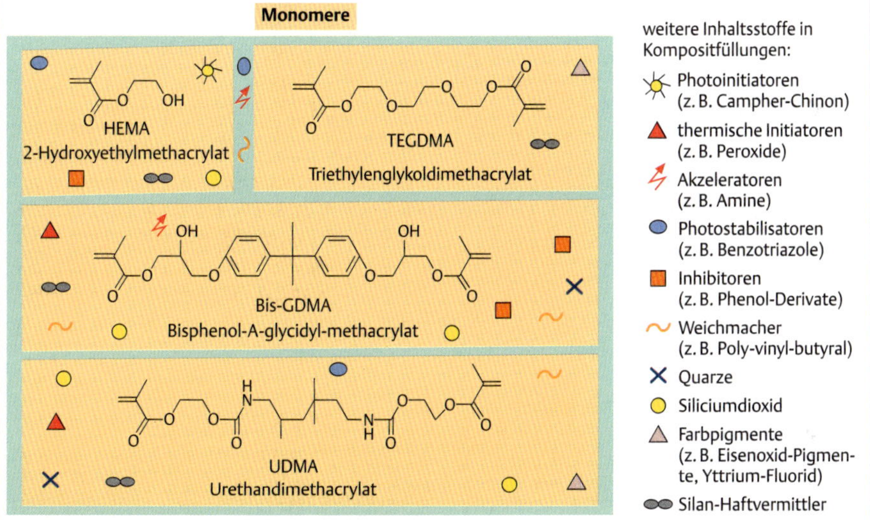

B. Inhaltsstoffe von Kompositzahnfüllungen

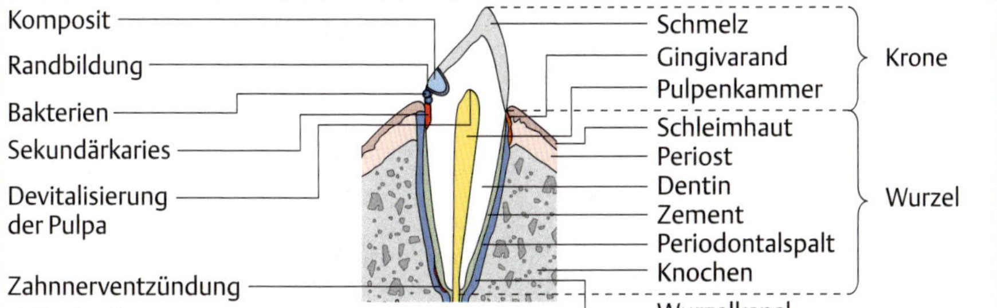

C. Toxizität von Kompositen

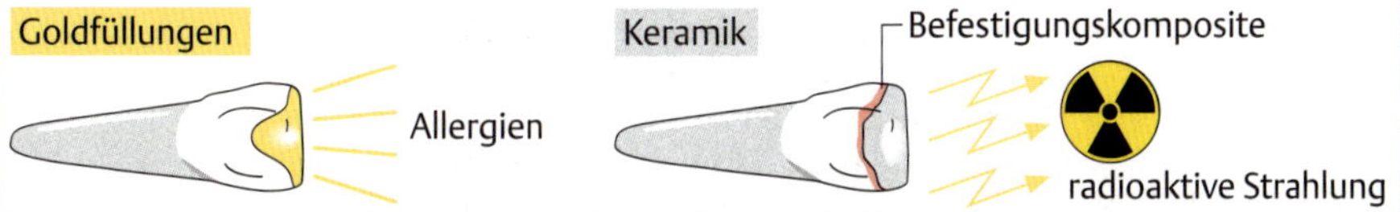

D. Ungünstige Eigenschaften von Gold- und Keramikfüllungen

Zahnrestaurationsmaterialien II

Amalgam

Historie und Grundlagen. 659 n.Chr. beschreibt Sue King in einer handschriftlichen Rezeptur die Herstellung einer Silber-Quecksilber(Hg)-Paste in China. Das Wort Amalgam ist abgeleitet vom griechischen „amalos" für weich und „gamos" für Vereinigung. Die älteste Amalgamfüllung der Welt wurde in einem Backenzahn von Prinzessin Anna Ursula von Braunschweig (1573–1601) bei Ausgrabungsarbeiten in Crailsheim/Deutschland entdeckt (**B**).

In den Medien wird immer wieder über die gesundheitliche Gefährdung durch Amalgamfüllungen berichtet und daraus eine Bedrohung der Volksgesundheit abgeleitet. Die toxikologische Beurteilung hat sich dabei auf wissenschaftlich erfaßbare und gesicherte Fakten zu stützen, nämlich:

1. Der Exposition mit Hg aus Amalgamfüllungen,
2. den aus dieser Exposition ableitbaren Beitrag zur Gesamtbelastung des Organismus mit Hg und
3. dem Vergleich mit den bisherigen Kenntnissen über Toxikologie und Symptomatik der Hg-Vergiftung.

Zahnamalgam besteht aus einer Legierung aus Hg mit einem Legierungspulver (Alloy), das aus anderen Metallen, z.B. Silber, Kupfer, Zink besteht (Mischungsverhältnis Hg: Alloy = 1:1).

Hg-Belastung durch Amalgamfüllungen. Aus Amalgamfüllungen werden Hg-Dampf (Hg^0) und Hg-Ionen (Hg^{2+}) freigesetzt (**A**). Das Ausmaß der Exposition mit Hg^0 aus Amalgamfüllungen ergibt sich aus der Bestimmung der Hg-Konzentration in der intraoralen Luft (0,2–5 $\mu g/m^3$). Bereits nach 10-minütigem Kauen kommt es zu einem Anstieg der Hg-Konzentration bis zu 30 $\mu g/m^3$. Unter Berücksichtigung dieser gesteigerten Freisetzung von Hg^0 errechnet sich eine Resorption von Hg^0 über das Lungenepithel von im Mittel 0,2–8 $\mu g/d$. Hg^{2+} kann über den GIT resorbiert werden (0,5–6 $\mu g/d$, **A**).

Gesamtbelastung des Organismus mit Hg. Für die Abschätzung der Gesamtbelastung des Organismus mit Hg muß die mit der Nahrung zusätzlich aufgenommene Menge an Hg berücksichtigt werden. Der Erwachsene in Deutschland resorbiert in Abhängigkeit von der aufgenommenen Nahrung etwa 8 μg Hg/d (**C**). Nahrung enthält vorwiegend das organische Methyl-Hg. Fettreiche Fische weisen den höchsten Gehalt an Methyl-Hg auf (**D**). Personen in Ländern mit hohem Fischverzehr (z.B. Japan) nehmen deshalb hohe Mengen an Hg auf (**C**). Die amalgambedingte zusätzliche Ganzkörprbelastung läßt sich auch am Hg-Gehalt im Blut verfolgen (**A**).

Toxikologie (**A**). Der Wert für die **M**aximale **A**rbeitsplatz-**K**onzentration (MAK-Wert) für Hg^0 liegt bei 100 $\mu g/m^3$. Aus dokumentierten Vergiftungsfällen beim Menschen mit Hg^0 ergeben sich die ersten Symptome einer Vergiftung bei etwa 2000 μg Hg^0/m^3 Luft. Die WHO legt einen Grenzwert der Aufnahme an Gesamt-Hg von 50 $\mu g/d$ fest, davon sollen nicht mehr 33 $\mu g/d$ organische Hg-Verbindungen sein. Die von der WHO angegebene kritische Aufnahmemenge mit der Nahrung des sehr giftigen Methyl-Hg liegt bei 400 $\mu g/d$. Der WHO-Grenzwert für den Hg-Gehalt im Blut liegt bei 20 $\mu g/l$. Der **B**iologische **A**rbeitsstoff-**T**oleranzwert (BAT-Wert) für Hg liegt bei 50 $\mu g/l$ Blut. Aus Massenvergiftungen beim Menschen ist bekannt, daß erste Anzeichen einer Methyl-Hg-Vergiftung ab einer Hg-Konzentration von etwa 300 $\mu g/l$ Blut auftreten (**A**).

Schlußfolgerungen.

1. Die Verwendung von Hg im menschlichen Organismus ist grundsätzlich nicht unbedenklich.
2. Amalgamfüllungen tragen meßbar aber nur geringfügig zur Gesamtbelastung mit Hg beim Menschen bei.
3. Zur Auslösung einer Hg-Vergiftung reicht das aus den Amalgamfüllungen freigesetzte Hg nicht aus.

Zahnfüllungen aus Amalgam		0 – 2	3 – 12	>12	Grenzwerte		erste Symptome
Hg^0-Konzentration in der intraoralen Luft	µg/m³	0,2	3 – 14	5 – 30	MAK 100	–	2000
resorbiertes Hg^0	µg/d	0,2	5	8	–	–	–
resorbiertes Hg^{2+}	µg/d	0,5	4	6	–	–	–
resorbiertes Hg (Nahrung)	µg/d	8	8	8	–	–	–
Σ Res. $Hg^0 + Hg^{2+}$ + Hg (Nahrung)	µg/d	~9	~17	~22	WHO 50/33	krit. Menge MeHg 400	–
Blut	µg/l	0,3	2	3	WHO 20	BAT 50	300

A. Gesamt-Hg-Belastung bei Amalgamträgern

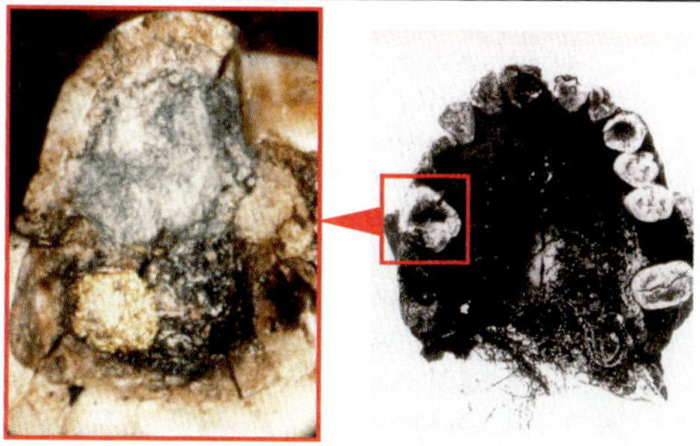

älteste Amalgamfüllung der Welt im Oberkiefer von Prinzessin Anna Ursula von Braunschweig (1573 – 1601)

B. Älteste Amalgamfüllung der Welt

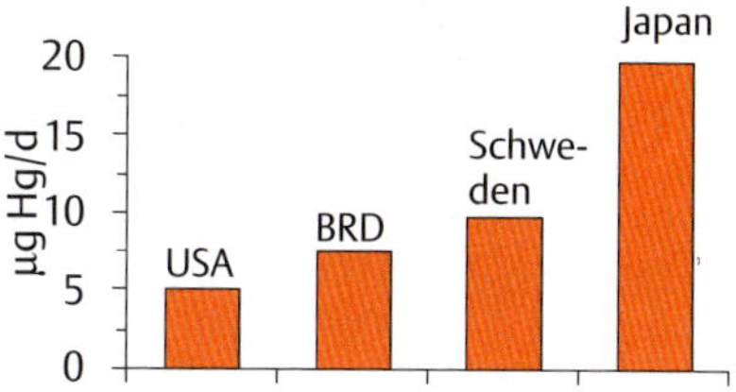

mittlere Hg-Resorption aus Nahrungsmitteln bei Personen in verschiedenen Ländern

C. Hg-Resorption aus Nahrungsmitteln

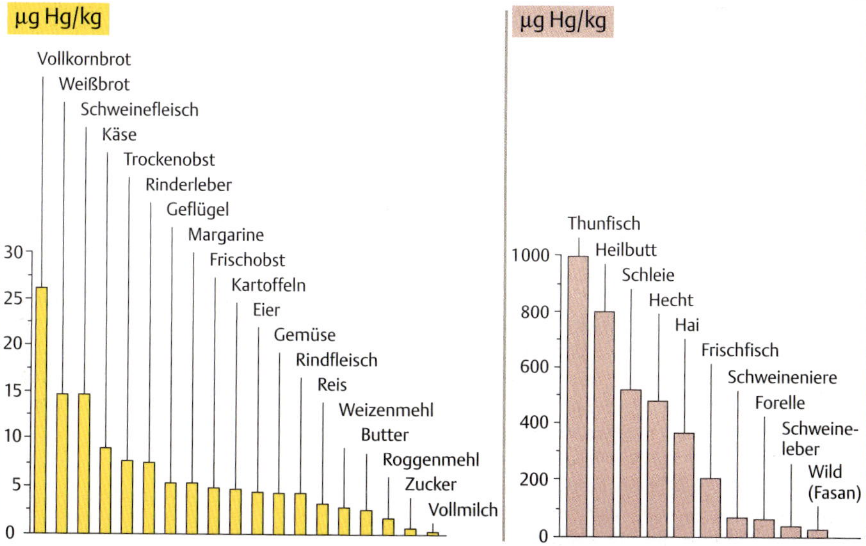

D. Hg-Gehalte verschiedener Nahrungsmittel in Deutschland

Tiergifte

Grundlagen. Die in Europa häufigsten Vergiftungen durch Tiere werden durch Stiche von Bienen und Wespen verursacht. Wegen der zunehmenden Anzahl von Gifttieren, die in zoologischen Gärten und Privathaushalten (Aquarien, Terrarien) gehalten werden, und der Reiselust der Europäer in ferne Länder kommt es auch immer wieder zu Vergiftungsfällen mit exotischen Tieren.

Aktiv giftige Tiere. Sie produzieren in speziellen Geweben Gifte, die sie mit einem Werkzeug, z.B. Stachel, Zahn, applizieren. Giftapparate sind in allen Klassen des Tierreiches zu finden. Das Gift wird zur Verteidigung gegen Freßfeinde und vorwiegend zum Beuteerwerb eingesetzt.

Passiv giftige Tiere. Sie haben keinen speziellen Giftapparat, können aber Gifte, die entweder andere Organismen im Körper produzieren (z.B. Dinoflagellaten und Bakterien), oder die über die Nahrungskette und Umwelt aufgenommen werden, in ihrem Körper speichern und so einen gewissen Schutz vor Freßfeinden erlangen. Erst der Mensch bekommt dann am Ende der Nahrungskette die Giftwirkungen nach dem Verzehr zu spüren (z.B. Ciguatoxin und Maitotoxin im Fisch und Saxitoxin in Muscheln, vgl. auch Umwelttoxikologie, S. 56).

Toxinologie bezeichnet die Lehre von pflanzlichen, tierischen und mikrobiellen Giften (Gemische verschiedenartiger Substanzen, die u.a. giftig sind [z.B. Bienen/Schlangengifte]) und Toxinen (natürliche, chemisch reine, eindeutig definierte Substanzen, die giftig sind [z.B. Melittin und Apamin im Bienengift]).

Die chemische Zusammensetzung tierischer Gifte ist meist komplex. Inhaltsstoffe sind: Alkaloide, biogene Amine, Glykoside, Ketone, Kohlenwasserstoffe, Peptide und Proteine.

Aktiv giftige Meerestiere

Diese Meerestiere verursachen weltweit ca. 50.000 Unfälle beim Menschen. Durch den Genuß giftiger Tiere addieren sich ca. 20.000 Vergiftungsfälle. Marine Tiere produzieren die stärksten tierischen Gifte (z.B. Saxitoxin, Tetrodotoxin, Palytoxin, vgl. auch S. 56).

Nesseltiere (Cnidaria)

Es gibt ca. 10.000 Arten. Zu den Nesseltieren zählen Quallen, Seeanemonen und Polypen. Sie besitzen lange Tentakeln mit Nesselkapseln (Nematozysten). In deren Innern befinden sich langen Fäden mit stilettartigen Dornen, die ein hochwirksames Toxingemisch enthalten. Dieses wird bei Gefahr oder Beutefang aus den Nematozysten explosionsartig in die Haut des Gegners „eingeschossen" (**A**). Die Gifte bestehen aus Proteinen: Cytolysine (MM >10.000) verursachen Schäden an der Zellmembran und stören dadurch die Ionenströme. Neurotoxine (MM <6000) inaktivieren Natriumkanäle, führen zur Dauererregung und so zur Muskellähmung.

Z. B. folgende Arten enthalten diese Toxine: Portugiesische Galeere (*Physalia physalis*, **B**), Feuer- oder Leuchtqualle (*Pelagia noctiluca*, **C**), Würfelqualle (*Chironex fleckeri*, **D**) und Seeanemone (*Anemonia sulcata*, **E**).

Toxizität. Bei Kontakt mit diesen Giften kommt es beim Menschen zumeist zu lokalen Hautreizungen. Hervorzuheben sind vor allen Dingen allergische und anaphylaktische Reaktionen, die für Allergiker eine besondere Gefahr darstellen. Des weiteren können auftreten: heftige Schmerzen, Ödembildung, Kontaktdermatitis, Urtikaria, muskuläre Spasmen, Durchblutungsstörungen, Übelkeit, Nierenversagen, Herz-Kreislauf-Beschwerden bis hin zu Herzstillstand oder Atemlähmung.

Erste Hilfe. Dazu gehört die sofortige Inaktivierung der Nematozysten, die noch aktiv im Tentakelgewebe enthalten sind, welches eventuell noch auf der Haut haftet. Hier hat sich entweder das Einreiben mit Haushaltsessig (5%ige Lösung), Backpulver (Ammoniumbicarbonat), Magnesiumsulfat-Lösung oder zumindest das Abreiben mit Sand bewährt.

Therapie. Auftragen einer schmerzstillenden Lidocainsalbe; ansonsten meist symptomatisch.

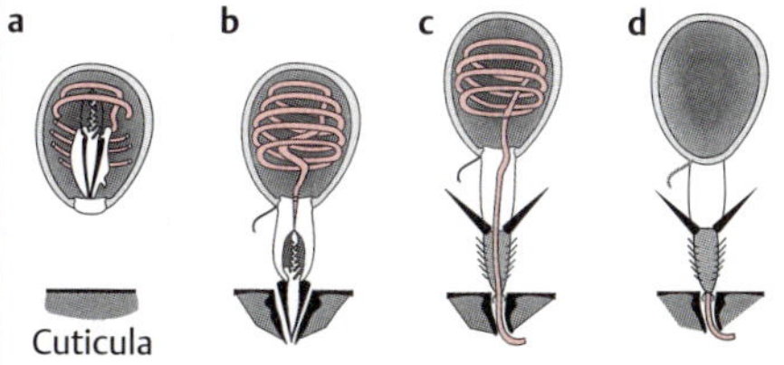

Nesselkapseln (Nematozysten, **a**) reißen auf einen äußeren Reiz hin explosionsartig auf, ein stilettartiges Gebilde wird ausgestülpt, bohrt sich in die Cuticula eines Beutetieres (**b**) und erleichtert das Eindringen des sich handschuhförmig ausstülpenden Schlauches (**c**, **d**), durch den ein hochwirksames Toxingemisch injiziert wird.

A. Injektion von Toxinen bei Nesseltieren

Tierspezies	Gifte	Therapie	Toxizität

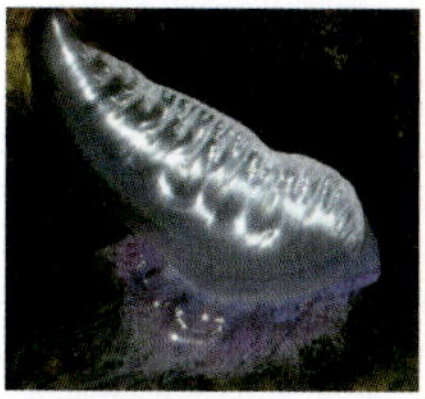

Physalia physalis

B. Portugiesische Galeere

Gifte: Cytolysin Glykoproteinkomplex (MM ~ 240 000), + Elastase, + Kollagenase

Therapie: Haushaltsessig (5 %ig), Auftragen von Sand

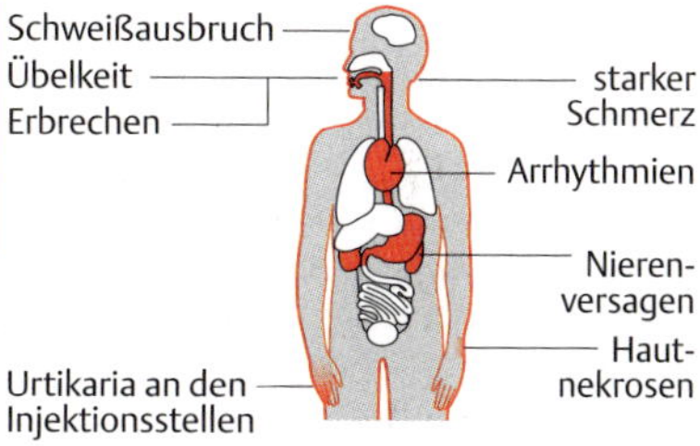

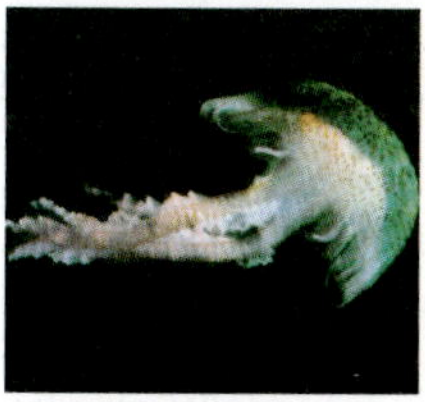

Pelagia noctiluca

C. Feuer- oder Leuchtqualle

Gifte: Protein-Toxin-Gemisch (MM 50 000 – 150 000)

Therapie: Abwaschen mit Magnesiumsulfat-Lösung, Auftragen einer Lidocainsalbe

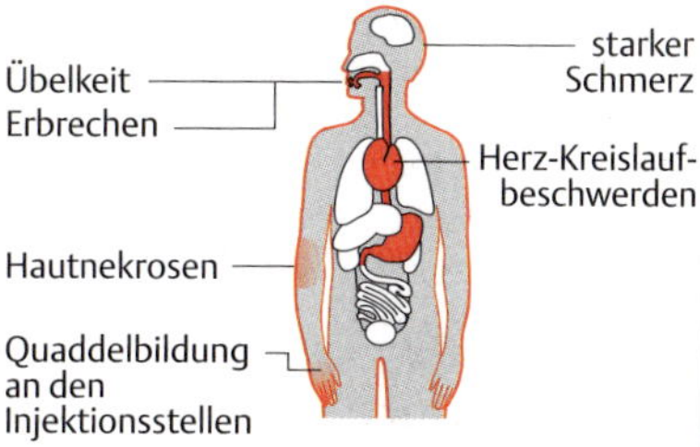

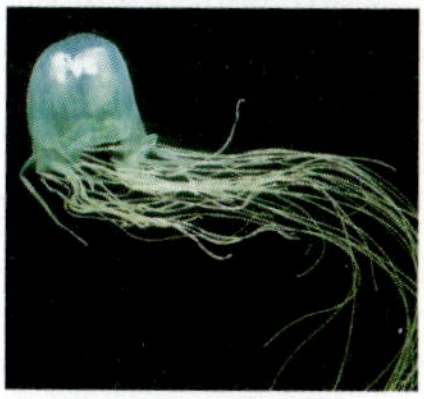

Chironex fleckeri

D. Würfelqualle

Gifte: komplexes Toxingemisch Cytolysine (MM ~ 70 000)

Therapie: Haushaltsessig (5 %ig), Auftragen von Sand

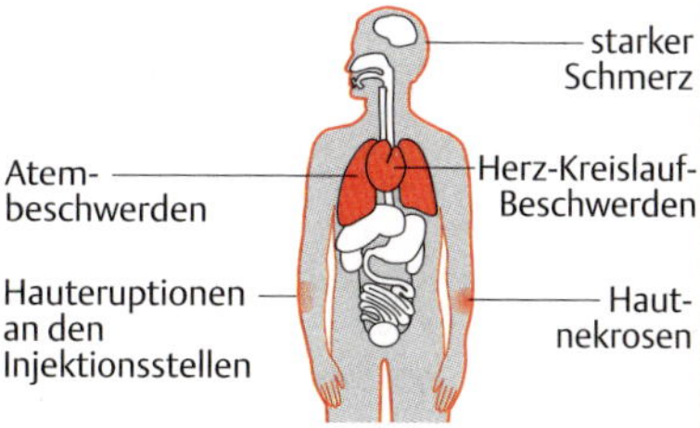

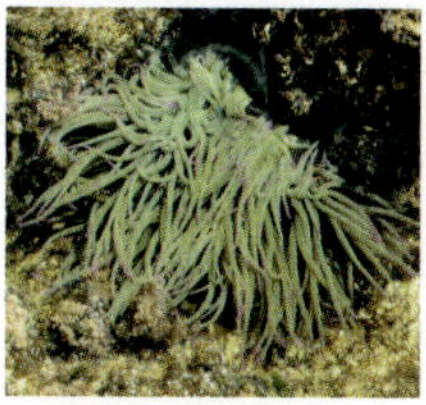

Anemonia sulcata

E. Seeanemone

Gifte: Neurotoxine (aus 27 – 49 Aminosäuren bestehende Peptide), basische Proteine (MM 16 000 – 21 000)

Therapie: Abwaschen mit Haushaltsessig (5 %ig)

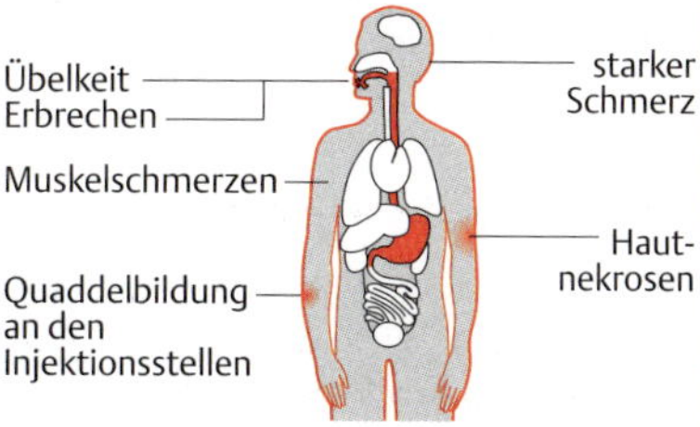

Weichtiere (Molluska)

Zu den Weichtieren zählen Kegelschnecken (*Conidae*, **A**). Sie sind wegen ihrer Farbenpracht oft begehrte, aber auch gefährliche Sammlerstücke. Von den ca. 300 Arten sind zwar nur wenige für den Menschen gefährlich, oft sind die schönsten leider die giftigsten.

Diese Schnecken besitzen eine Giftdrüse und einen pfeilähnlichen Zahn, durch den bei Gefahr (z.B. Anfassen der Schnecke) oder beim Beutezug das Gift nach einem Stich in den Gegner gelangen kann. Alle Gifte sind Proteine und können je nach Art bis zu 50 Toxine enthalten. Hauptkomponenten sind die Conotoxine (basische, aus 13 bis 29 Aminosäuren bestehende, stabile Peptide, **A**). Sie wirken neurotoxisch, blockieren z.B. die neuromuskuläre Erregungsübertragung und hemmen die Natrium-Ionenströme an der Muskelmembran.

Toxizität. Nach dem Stich kommt es häufig zu einem heftigen Schmerz an der Einstichstelle. Nach ca. 20 Minuten kann es zum Auftreten von Taubheitsgefühl, Schluckbeschwerden, Sprachschwierigkeiten, Muskellähmung und Atemnot kommen. Noch bis zu 5 Stunden nach der Giftinjektion treten beim Menschen Todesfälle durch Lähmung der Atemmuskulatur auf.

Erste Hilfe und Therapie. Kein Einschneiden der Einstichstelle, kein Abbinden der Extremität! Bei Atemstillstand sofortige Mund-zu-Mund-Beatmung durchführen; ansonsten symptomatisch.

Borstenwürmer *(Annelida)*

Borstenwürmer sind in allen Weltmeeren beheimatet. Feuerwürmer (*Hermodice carunculata*, **B**) werden z.B. gerne als Angelköder verwendet. Vergiftungen beim Menschen ereignen sich häufig durch unvorsichtiges Hantieren. Die bis zu 1 m langen Tiere besitzen viele zu Büscheln vereinigter Borsten (Setae) und vier spitze Greifzähne, durch die das Gift beim Biß injiziert wird. Das Gift ist ein Proteingemisch. Hauptkomponente ist das Glycerotoxin (MM ca. 300.000 Dalton) das an den Synapsen die Neurotransmitter-Freisetzung stimuliert.

Toxizität. Die Vergiftung äußert sich vorwiegend im Auftreten eines brennenden Schmerzes an der Bißstelle, Kopfschmerzen und Erbrechen.

Therapie. In der Regel sind keine therapeutischen Maßnahmen nötig.

Stachelhäuter *(Echinodermata)*

Stachelhäuter sind z.B. Seegurken, Seeigel und Seesterne. Der Dornenkronenseestern (*Acanthaster planci*, **C**) besitzt z.B. Stacheln, die bei Berührung schmerzhafte Wunden beim Menschen hervorrufen und gleichzeitig ein Gift einbringen können. Diese Stacheln sind mit einem giftigen Drüsengewebe umzogen, das nach dem Eindringen in der Wunde verbleibt und so Vergiftungen hervorruft. Aus dem Giftgemisch wurden ein Glykoproteintoxin (MM ca. 25000) und Phospholipase A isoliert.

Toxizität. Häufig treten Übelkeit, Erbrechen und Kreislaufbeschwerden auf.

Therapie. Eine Behandlung ist meist nicht nötig.

Fische *(Pisces)*

Von den mehr als 20.000 Arten können nur ca. 200 durch Knochenstrahlen, die mit einer Giftdrüse in Verbindung stehen, oder durch Absonderung giftiger Hautsekrete bei Kontakt beim Menschen Vergiftungen hervorrufen. Diese Giftapparate dienen ausschließlich der Abwehr. Die Gifte sind meist sehr labile Proteingemische. Zu den Fischen mit giftigen Strahlenapparaten zählen: z.B. Stachelrochen (*Dasyatidae*), Stachelhaie (*Squalidae*), Muräne (*Muraenidae*), Weberfische (*Trachinidae*), Doktorfische (*Acanthuridae*) und Skorpionsfische (*Scorpaenidae*, z.B. Strahlenfeuerfisch, **D**).

Kofferfische (*Ostraciontidae*, **E**) sondern mittels Hautdrüsen Gifte (Ichthyocrinotoxine, z.B. Pahutoxin) ab, die bei Kontakt zu Vergiftungen beim Menschen führen können. Die Gifte dienen dem Fisch als Abwehrfunktion vor Freßfeinden und schützen die Haut vor Infektionen (antibiotische Wirkung).

Toxizität. Bei Kontakt mit dem Gift stehen beim Menschen allergische Reaktionen im Vordergrund.

Therapie. Eine Behandlung ist meist nicht nötig.

Tierspezies	Gifte	Therapie	Toxizität
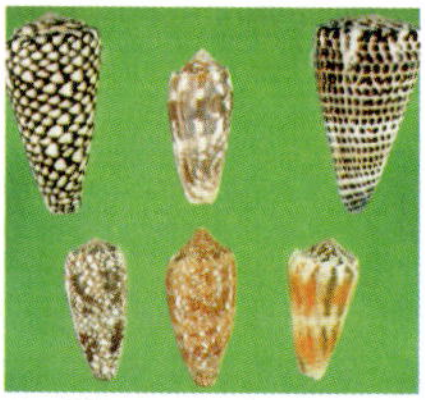 *Conidae* **A. Kegelschnecken**	– Conotoxine (aus 13 – 29 Aminosäuren bestehende Peptide) – Conopressin (Peptidhormon)	Behandlung symptomatisch	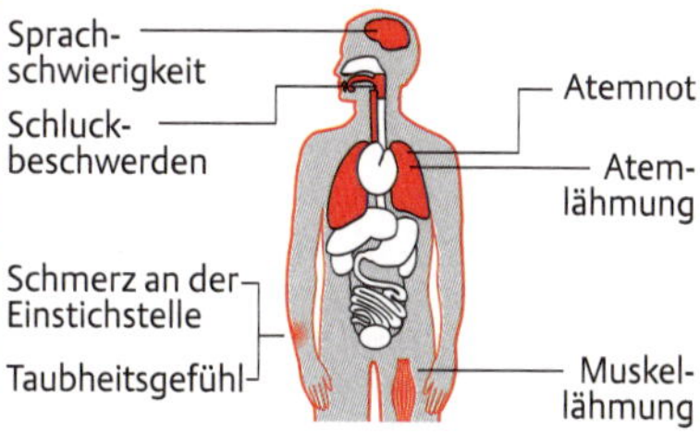
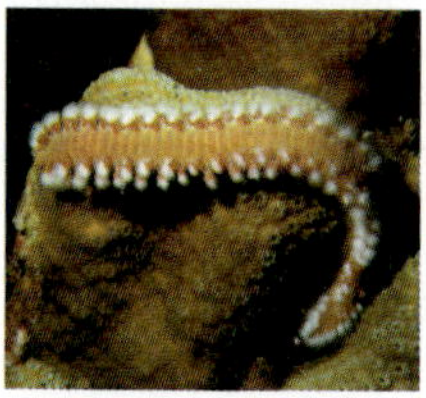 *Hermodice carunculata* **B. Feuerwurm**	Protein-Toxin-Gemisch (Glycerotoxin, (MM ~300 000)	Behandlung symptomatisch, evtl. Wunden mit Alkohol (70 %ig) desinfizieren	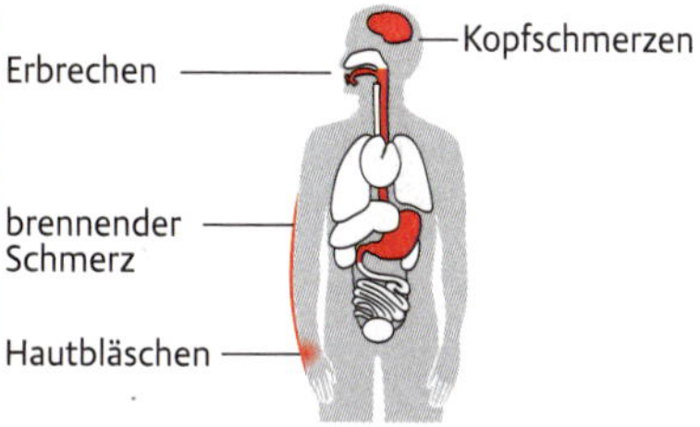
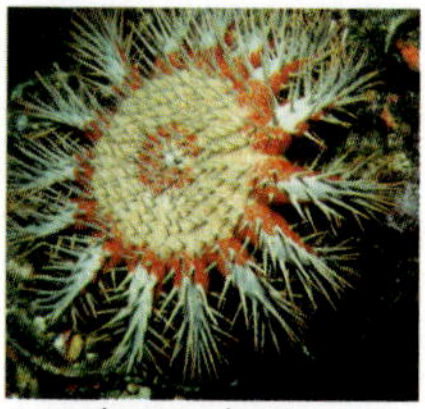 *Acanthaster planci* **C. Dornenkronenseestern**	Protein-Toxin-Gemisch (Glykoprotein, MM ~25 000) Phospholipase A	Behandlung symptomatisch	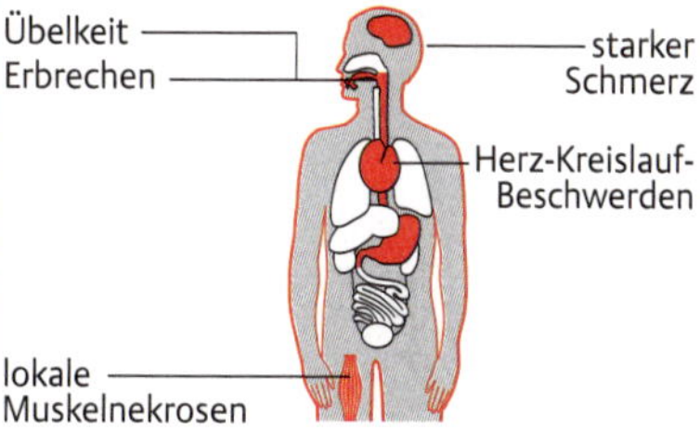
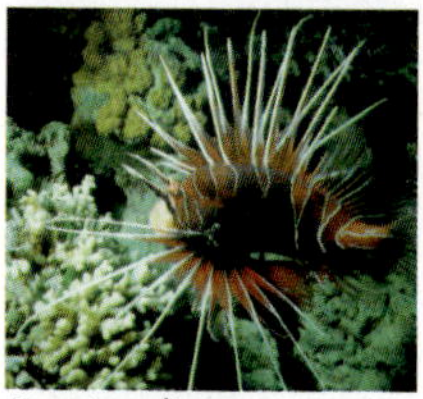 *Pterois radiata* **D. Strahlenfeuerfisch**	Protein-Toxin-Gemisch + Acetylcholin	Behandlung symptomatisch	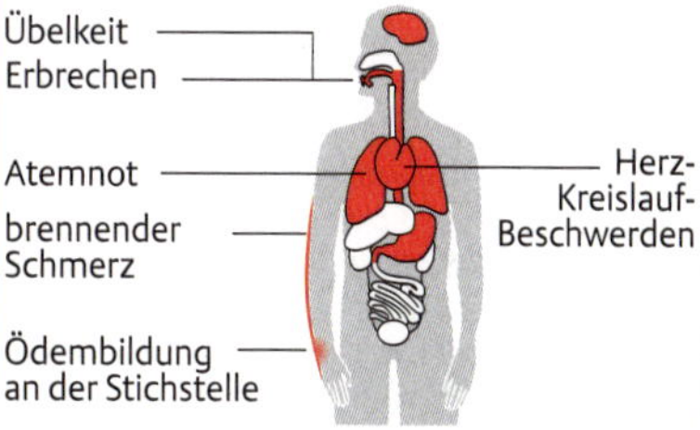
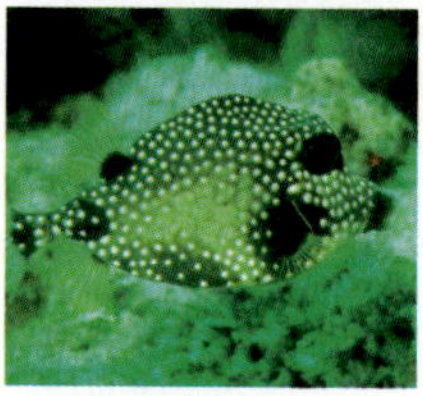 *Lactophrys triqueter* **E. Kofferfisch**	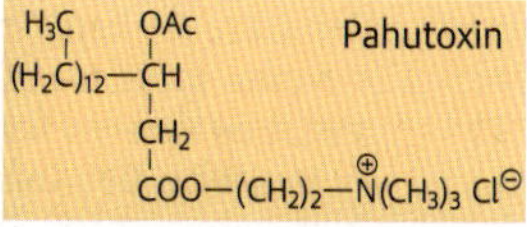	Behandlung symptomatisch, bei Verletzungen mit den spitzen Flossen, Wunden mit Alkohol (70 %ig) desinfizieren	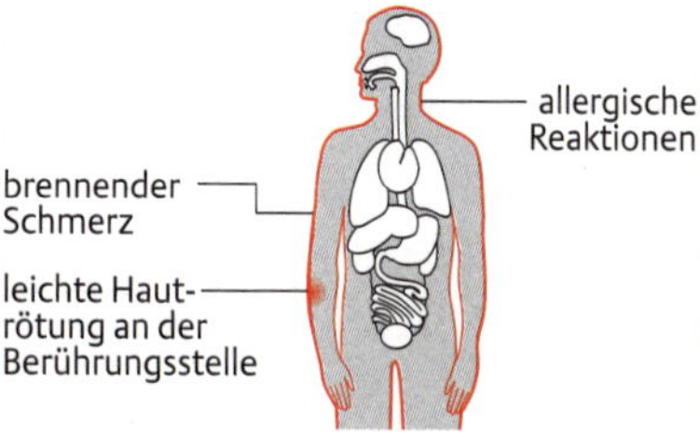

Passiv giftige Meerestiere

Diese Meerestiere können nach dem Verzehr zu Vergiftungen beim Menschen führen (vgl. Umwelttoxikologie, S. 56). Rohe, aufgeschnittene Fleischscheiben der Kugelfische (*Tetraodontidae*) heißen „Fugu" und gelten in Japan als Delikatesse. Nur lizensierte Köche dürfen den giftigen Fisch zubereiten. Jährlich kommt es dennoch zu ca. 80 Todesfällen. Der maßvolle Verzehr bewirkt eine erwünschte, leichte Vergiftung. Hauptkomponente des Gifts ist das von Bakterien (z. B. *Bacillus*) in der Haut des Fisches produzierte Tetrodotoxin (**A**). Seine hohe Toxizität beruht auf der Blockade des Na^+-Transports, die schließlich zur Muskellähmung führt.

Toxizität. 10–20 Minuten nach dem Verzehr können folgende Anzeichen auftreten: Parästhesien auf Lippe und Zunge, Übelkeit, Muskelkrämpfe, Atembeschwerden und Lähmung der Atemmuskulatur.

Therapie. Sofortige Magenspülung; ansonsten symptomatisch.

Giftige terrestrische Tiere

Diese Tiere übertragen ihr Gift meist durch Stich oder Biß.

Skorpione (*Scorpiones*, **B**)

Skorpione umfassen ca. 1500 Arten, von denen ca. 25 durch einen Stich einen Menschen töten können. Allein in Mexiko ereignen sich jährlich ca. 100.000 Unfälle, von denen ca. 800 tödlich enden. Tödliche Unfälle kommen aber auch in Europa durch einheimische Arten vor. Skorpione besitzen einen Stachel mit 2 Ausführungsgängen von paarigen Giftdrüsen. Skorpiongifte bestehen aus hochwirksamen Polypeptidtoxinen, von denen z. B. die Neurotoxine den Na^+-Transport und die Neurotransmitterfunktion beeinflussen.

Toxizität. Die Neurotoxine lösen bei Menschen z. B. Erbrechen, Hyperglykämie, Hypertonie, Tachykardie und schließlich Tod durch Kreislaufversagen aus.

Therapie. Es stehen spezifische Antiseren zur Verfügung.

Spinnen (*Araneae*)

Spinnen umfassen ca. 30.000 Arten, von denen ca. 300 dem Menschen gefährlich werden können. Gefährliche Spinnenarten sind: Bananen-, Sack-, Vogel-, Spei-, Trichternetz-, Kugel- und Wolfsspinnen. In Drüsen, die vorwiegend im Kopfbruststück liegen, wird Gift gebildet und durch Biß mit Giftklauen injiziert. Die Giftmenge einer Spinne beträgt ca. 0,2 mg. Die Gifte bestehen vorwiegend aus Peptiden, Proteinen und Polyaminen. Sie wirken als Neurotoxine oder nekrosebildende Toxine (Nekrotoxine). Hauptkomponente des Gifts der einzigen in Europa heimischen gefährlichen Spinne, der Schwarzen Witwe (*Latrodectus mactans*, Kugelspinne, **C**), ist ein Polypeptid (Latrotoxin) mit 42 Aminosäuren, das eine massive Transmitter-Freisetzung aus Synapsen bewirkt und beim Menschen Muskelkrämpfe auslöst.

Toxizität. 10–15 Minuten nach dem Biß klagen Betroffene über starke Schmerzempfindlichkeiten, Lider und Bindehaut der Augen sind geschwollen, das Gesicht durch Grimassen verzerrt (*Latrodectismus*).

Therapie. Es stehen spezifische Antiseren zur Verfügung.

Insekten (*Hexapoden*)

Insekten stellen mit mehr als 1,5 Millionen Arten die größte Tiergruppe dar. Bienen (*Apidae*, **D**) und Wespen (*Vespidae*, **E**) gelten als wichtigste Gifttiere Europas. Die Biene injiziert pro Stich ca. 100 µg Gift. Der Mensch müßte ca. 1000 Stiche erhalten, um eine tödliche Dosis zu bekommen.

Toxizität. Ca. 4% der Bevölkerung reagiert allergisch auf Bienenstiche. In Deutschland kommt es pro Jahr zu ca. 10 Todesfällen durch ausgelöste, anaphylaktische Reaktionen nach einem Stich.

Bienengift ist das am besten erforschte Tiergift. Es besteht aus Enzymen (z. B. Phospholipase A_2; es ist das wichtigste Allergen), Peptiden (z. B. Melittin, macht 50% des Trockengewichts aus, besteht aus 26 Aminosäuren und ist für die Schmerzwirkung verantwortlich), Histaminen, Monosacchariden und Lipiden.

Therapie. Auflegen von Eisbeuteln. Behandlung der allergischen Reaktionen durch Gabe von Adrenalin, Antihistaminika und Corticosteroiden.

Tierspezies	Gifte	Therapie	Toxizität
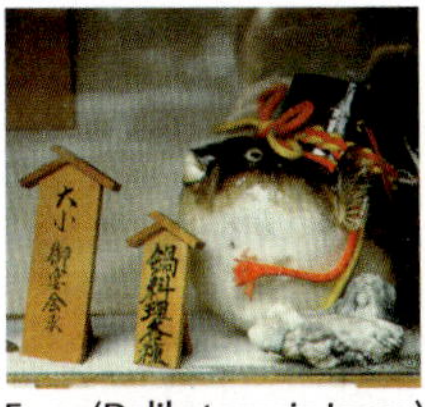 Fugu (Delikatesse in Japan) **A. Kugelfisch**	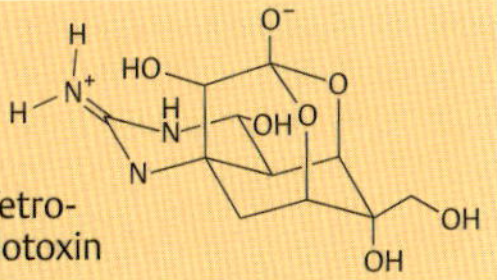 Tetrodotoxin	sofortige Magenspülung, ansonsten symptomatisch	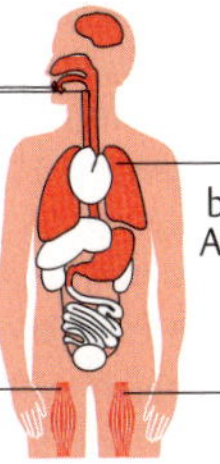
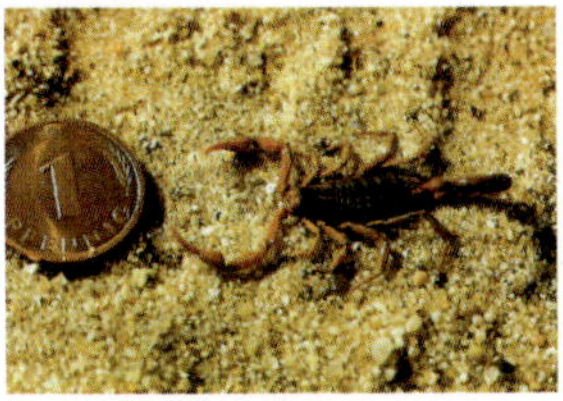 *Centruroides noxius* **B. Mexikanischer Skorpion**	Gemisch aus Polypeptidtoxinen (Neurotoxine aus bis zu 70 Aminosäuren)	spezifische Antiseren stehen zur Verfügung	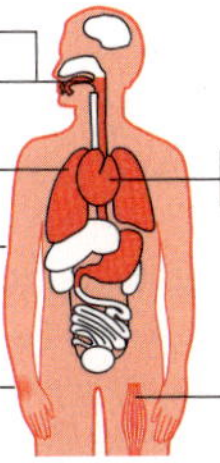
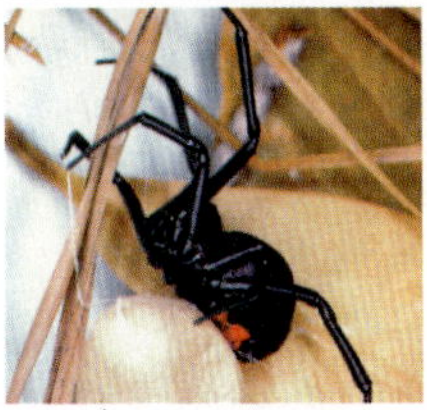 *Latrodectus mactans* **C. Schwarze Witwe**	Gemisch aus Polypeptidtoxinen (Latrotoxin aus 42 Aminosäuren)	spezifische Antiseren stehen zur Verfügung	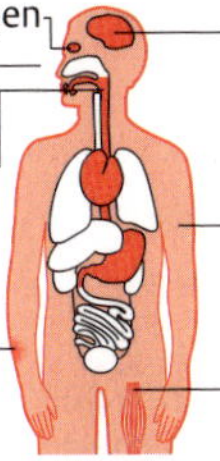
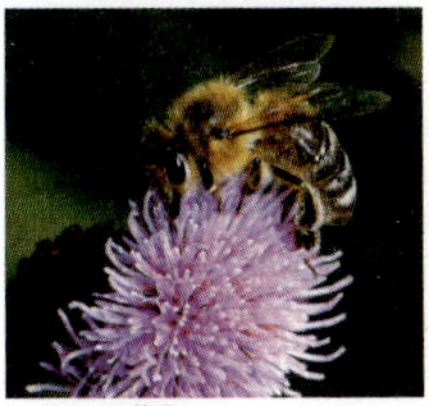 *Apis mellifica* **D. Honigbiene**	aktive Peptide + Enzyme, z. B. – Melittin (aus 26 Aminosäuren) – Apamin (aus 18 Aminosäuren) – Phospholipase A_2 – Histamin, Hyaluronidase – Monosaccharide, Lipide	Auflegen von Eisbeuteln	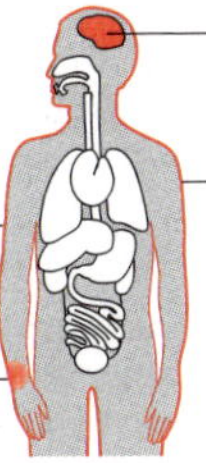
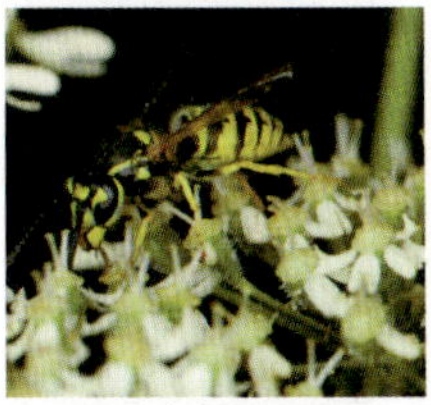 *Paravespula germanica* **E. Deutsche Wespe**	aktive Peptide + Enzyme, z. B. – Mastoparane (aus 13 – 17 Aminosäuren) – Wespenkinine – Histamin, Hyaluronidase	Auflegen von Eisbeuteln	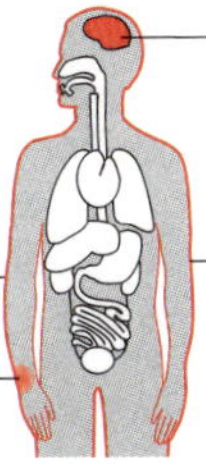

Amphibien *(Amphibia)*

Amphibien können in Hautdrüsen Gifte produzieren, die sie vor Freßfeinden und die Haut vor Infektionen schützen. Der europäische Feuersalamander (*Salamandra salamandra*) enthält in seinem Hautsekret zentralwirkende, krampfauslösende Steroidalkaloide (z. B. Samandarin, **A**). Das Gift der tropischen Baumsteigerfrösche (*Dendrobates histrionicus,* **A**) enthält komplexe Alkaloide, z. B. das sehr giftige Batrachotoxin (von den Indianern Kolumbiens als Pfeilgift verwendet, LD_{50} für Mäuse 2 µg/kg $_{s.c.}$). Das Gift eines einzigen Tieres genügt, um 20.000 Mäuse oder 10 Menschen zu töten.

Toxizität. Das Toxin beeinflußt den Na^+-Transport, Lähmungen und Herzstillstand können auftreten. Vergiftungen beim Menschen sind extrem selten. Kontakte mit Hautsekreten führen zu Reizungen der Schleimhäute.

Therapie. Wegen fehlender Antiseren kann sie nur symptomatisch erfolgen.

Reptilien *(Reptilia)*

Von den 2000 Eidechsenarten gelten nur 2 Krustenechsen (*Heloderma,* **B**) als giftig. Das Gift besteht aus Serotonin und Proteinen (z. B. Hyaluronidase, Kallikrein) und wird über die Vorderzähne durch Biß übertragen.

Toxizität. Die Vergiftung äußert sich im Auftreten von Übelkeit, Erbrechen und Kopfschmerz.

Therapie. In der Regel ist eine Therapie nicht erforderlich.

Schlangen *(Serpentes)*

Schlangen besitzen Giftdrüsen und Giftzähne, über die das Gift in die Beute injiziert wird. Von den knapp 4000 Arten sind nur ca. 10% giftig. Weltweit ereignen sich pro Jahr ca. 2 Millionen Unfälle durch Schlangenbisse, von denen ca. 2,5% tödlich verlaufen. Dabei beträgt die Mortalität nach Bissen von Kreuzottern ca. 1%, Kobras 32% und der Schwarzen Mamba 100%. Zu den Giftschlangen zählen: Vipern/Ottern (*Viperidae*, z. B. Klapperschlange und die in Europa heimische Kreuzotter), Erdvipern (*Atractaspididae*, z. B. Maulwurfsviper), Nattern (*Colubridae*, z. B. Trugnatter) und Giftnattern (*Elapidae*, z. B. Kobra, Mamba, Krait, Korallen- und Seeschlange).

Schlangengifte beinhalten verschiedene Toxine, die aus bis zu 74 Aminosäuren aufgebauten Peptiden bestehen. Sie wirken vorwiegend neurotoxisch und ermöglichen eine rasche Paralyse des Beutetiers oder Angreifers. Die Toxine der Giftnattern blockieren die Acetylcholin-Rezeptoren an der neuromuskulären Endplatte und führen so zur schnellen Lähmung. Mittlerweile wurden fast 30 verschiedene Enzyme mit unterschiedlichen Wirkungen aus Schlangengiften isoliert. In fast allen Schlangengiften sind enthalten: Proteolytische Enzyme (bauen Proteine ab und führen zu schweren Nekrosen; dabei wird die Haut unterblutet und hebt sich blasig ab, z. B. nach Klapperschlangenbissen, **C**). Nukleotidasen bauen z. B. DNA und Energieträger (ATP) ab und wirken so zytotoxisch. Kollagenasen und Hyaluronidasen schädigen das Gewebe und ermöglichen so ein rasches Eindringen des Gifts in den Körper. Phospholipase A_2 hydrolysiert Phospholipide mit vielfältigen Wirkungen. Viperidengifte, z. B. bei Kreuzottern, enthalten noch Gerinnungsenzyme, die die Blutgerinnung beeinflussen (**D**). Schlangen beißen nur in äußerster Bedrängnis zu, wobei sie häufig nicht mal Gift injizieren. 50% aller Verteidigungsbisse sind ungiftig.

Toxizität. Die unterschiedliche Zusammensetzung der Schlangengifte führt zu vielen Vergiftungssymptomen. Die in Südafrika beheimatete Schwarze Mamba (**E**) ejiziert pro Biß ≈ 1 g Gift, die tödliche Dosis für den Menschen beträgt ≈ 120 mg. Die in Europa heimische Kreuzotter ejiziert nur ≈ 10 mg Gift, die tödliche Dosis ist ≈ 75 mg.

Therapie. Antiseren stehen heute für fast alle Schlangengifte zur Verfügung. Sie sollten aber nur in lebensbedrohlichen Zuständen eingesetzt werden, da nach Serumgabe (Fremdeiweiß) allergische Reaktionen mit einem tödlich verlaufenden anaphylaktischen Schock auftreten können (bei ca. 0,3% der Fälle).

Tierspezies	Gifte	Therapie	Toxizität

A. Baumsteigerfrosch

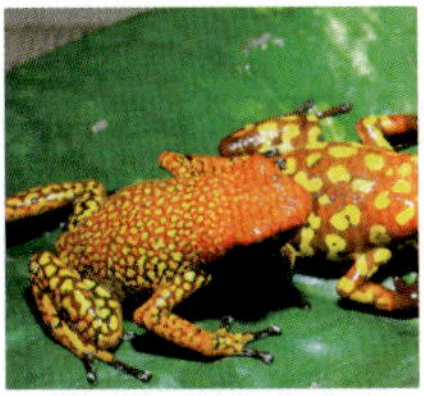

Dendrobates histrionicus

Gifte:

Samandarin (im Feuersalamander)

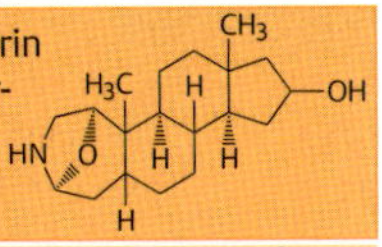

Batrachotoxin

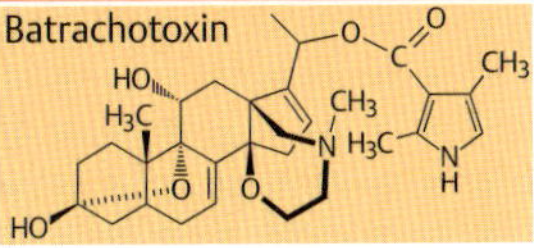

Toxizität:

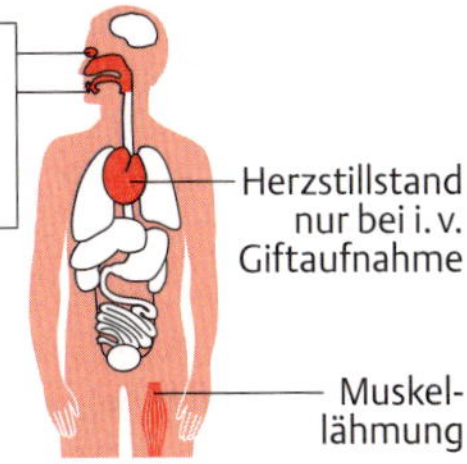

B. Krustenechse

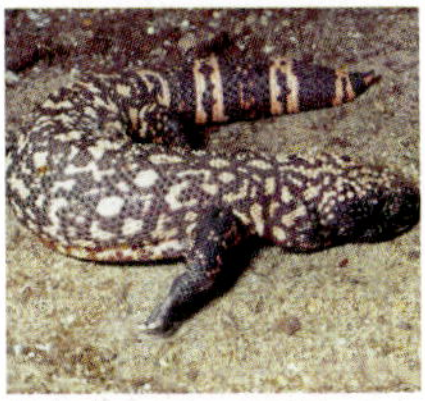

Heloderma suspectum

Gifte:

Protein-Toxin-Gemisch
- Hyaluronidase
- Kallikrein
- Serotonin

Therapie:

Behandlung symptomatisch

Toxizität:

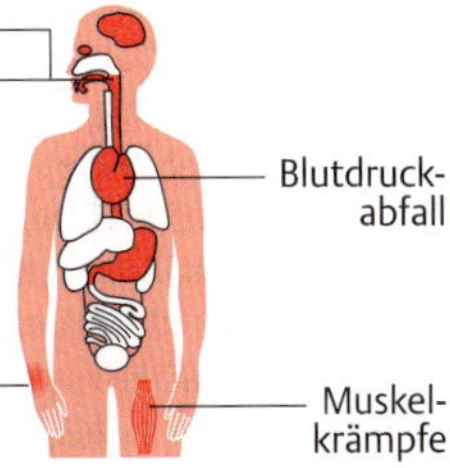

C. Prärieklapperschlange

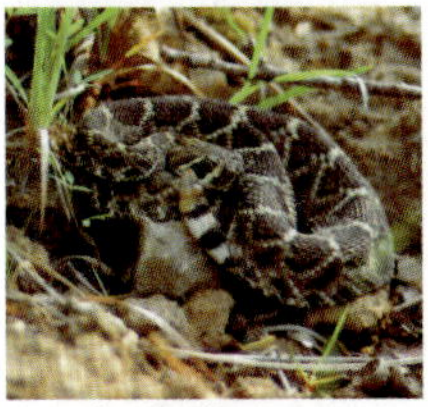

Crotalus viridis

Gifte:

komplexes Protein-Toxin-Gemisch:
- Neurotoxine
- Enzyme (z. B. Proteasen, Peptidasen)

Therapie:

spezifische Antiseren stehen zur Verfügung

Toxizität:

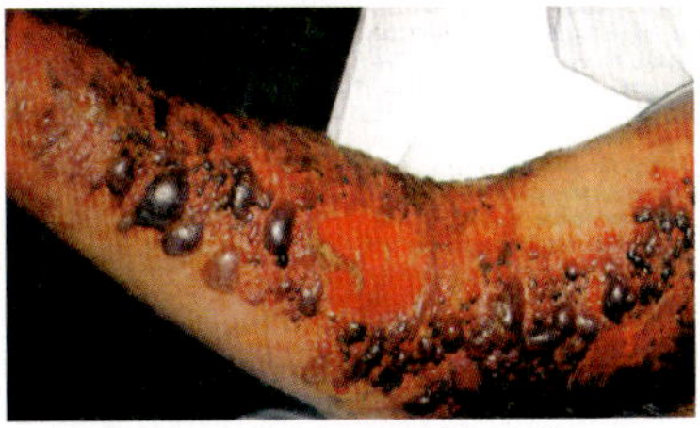

Folgen eines Klapperschlangenbisses

D. Kreuzotter

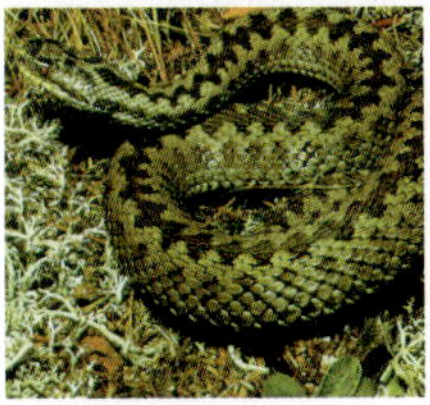

Vipera berus

Gifte:

Protein-Toxin-Gemisch:
- Neurotoxine
- Enzyme (z. B. Gerinnungsenzyme, Proteasen)

Therapie:

spezifische Antiseren stehen zur Verfügung

Toxizität:

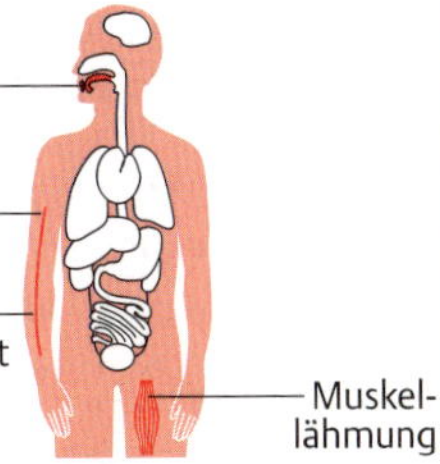

E. Schwarze Mamba

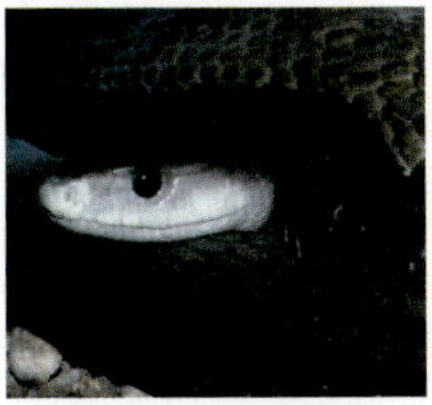

Dendroaspis polylepis

Gifte:

Protein-Toxin-Gemisch:
- Neurotoxine (Peptide, die aus bis zu 74 Aminosäuren bestehen)
- Dendrotoxine (blockieren K^+-Kanäle) (Polypeptide)

Therapie:

spezifische Antiseren stehen zur Verfügung

Toxizität:

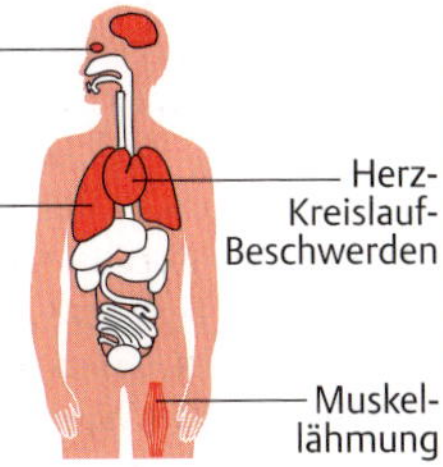

Vögel (Aves)

Hooded-Pitohui (Pitohui dichrous, A) und Blauer Ifrita (Ifrita kowaldi, B)

Im Regenwald von Papua-Neuguinea leben Vögel, die Giftstoffe in den Federn und auf der Haut enthalten. Fünf giftige Spezies gehören zur Gattung Pitohui, eine Art zur Gattung Ifrita. Zu ihrer Verteidigung setzen diese Vögel u. a. das sehr toxische Homobatrachotoxin ein (LD_{50} 2 µg/kg KG Maus i. v.), das vom Vogel möglicherweise aus aufgenommener Nahrung gebildet wird. Dieses Toxin gehört zur Toxingruppe, die bisher nur in Pfeilgiftfröschen gefunden wurde (vgl. S. 252). Die höchsten Toxinkonzentrationen weisen die Vögel in den Federn, am Bauch, der Brust sowie an den Beinen auf (ca. 30 µg Toxin pro Vogel). Daraus können die Substanzen auch zum Schutz vor Feinden und Parasiten leicht auf Eier oder Nester „gerieben" werden. Die Eingeborenen bezeichnen die Pitohuis wegen ihres bitteren Geschmacks als „Abfallvögel", die man nur essen könne, wenn sie sorgfältig enthäutet und besonders zubereitet werden. Wird das Fleisch gegessen, verursacht es ein Brennen im Mund. Beim Menschen kann es bei Körperkontakt mit den Federn zu Entzündungesreaktionen an den Kontaktstellen kommen. Beim Einatmen der Giftstoffe kann eine allergene Symptomatik (z. B. Niesen, Husten) auftreten.

Toxizität: Das Toxin beeinflusst den Na-Transport. Lähmungen beim Feind sind die Folge. Die Wirkung ist ähnlich dem Batrachotoxin aus dem Pfeilgiftfrosch (vgl. S. 252).

Therapie: Sie ist nur symptomatisch.

Säugetiere (Mammalia)

Australisches Schnabeltier (Ornithorhynchus anatinus, C)

Nur das männliche Schnabeltier besitzt hinter dem Knie Giftdrüsen, die durch einen Kanal mit einem Hornstachel auf der Innenseite des hinteren Fußgelenkes verbunden sind. Dieser hohle Stachel (Giftsporn) kann aufgerichtet werden. Er sitzt in einer Hautfalte. Das Gift (u. a. Neurotoxin) wird verwendet um z. B. größere Beutetiere (z. B. Frösche) zu lähmen, aber auch um Feinde abzuwehren. Es wird durch einen kräftigen Stoß der hinteren Gliedmaßen ausgespritzt. Da sich die Giftdrüse zu Beginn der Paarungszeit vergrößert, steht sie auch mit dem Paarungsverhalten in Zusammenhang. In der Paarungszeit setzen Männchen ihre Giftstachel bei aggressiven Begegnungen häufiger ein. Vielleicht hat sich aber das Giftsystem auch als Verteidigung gegen irgendeinen Feind entwickelt, der längst ausgestorben ist. Das Gift ist für Menschen bei einmaligen Kontakt nicht gefährlich, kann aber ein kleines Säugetier (z. B. einen kleinen Hund) töten. Beim Menschen schwellen die vom Giftsporn verletzten Körperteile stark an. Die Schmerzen dauern ca. einen Tag lang. Die Wunde ist noch längere Zeit empfindlich gegen Berührung. Die Ausheilung der Verletzung kann mehrere Wochen dauern.

Nordamerikanische Spitzmaus (Blarina brevicauda, D)

Das Tier ist das einzige giftige, natürlich vorkommende Säugetier in Nordamerika. Das Gift wird in den Speicheldrüsen des Unterkiefers produziert, die zwischen den Frontzähnen münden. Es wird beim Kauen ständig in den Speichel sezerniert. Es schützt die Maus auch vor Freßfeinden. Das Gift beinhaltet ein Neurotoxin, das die Beute lähmt und ein Hämotoxin, das eine schnellere Verteilung des Giftes bewirkt. Durch das Gift betäubte Insekten bleiben noch 3 – 5 Tage am Leben und liefern somit eine für die Maus frische Nahrungsquelle bei Nahrungsknappheit. Beim Menschen kann das Gift nach einem Biß an der Bißstelle eine 7 Tage andauernde Entzündung hervorrufen.

Haiti-Schlitzrüßler (Solenodon paradoxus, E)

Auch Schlitzrüßler produzieren ein Gift (u. a. Neurotoxin), das sich mit dem Speichel vermischt. Das Gift wird in den Ausfuhrgängen der Speicheldrüsen des Unterkiefers produziert, die sich beiderseits des Unterkiefers an den Wurzeln der Schneidezähne befinden. Diese haben eine tiefe Furche, durch die der Speichel wie in einem Kanal geleitet wird (daher der wissenschaftliche Gattungsname „Solenodon" = Furchenzähner). Das Gift wird benutzt wie bei der nordamerikanischen Spitzmaus.

Tierspezies	Gifte	Therapie	Toxizität
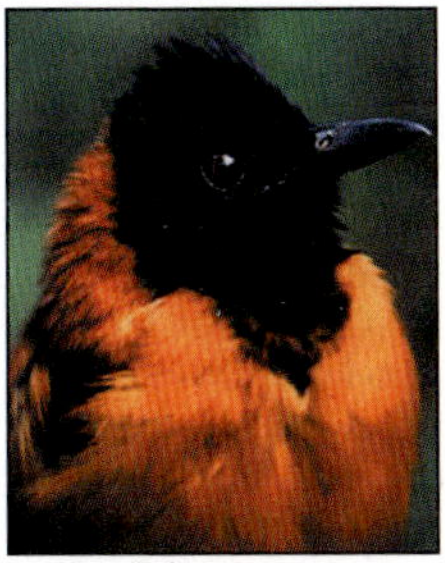 *Pitohui dichrous* **A. Hooded-Pitohui**	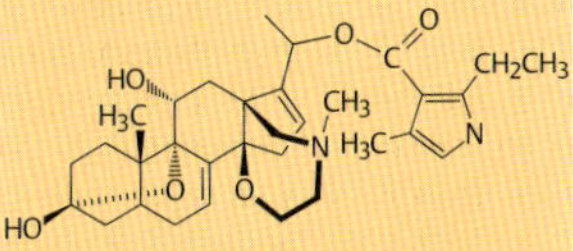 Homobatrachotoxin	Behandlung symptomatisch	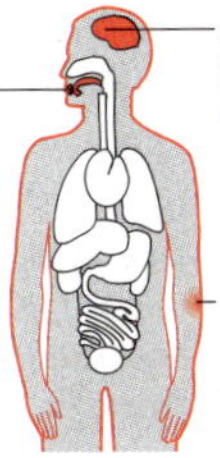
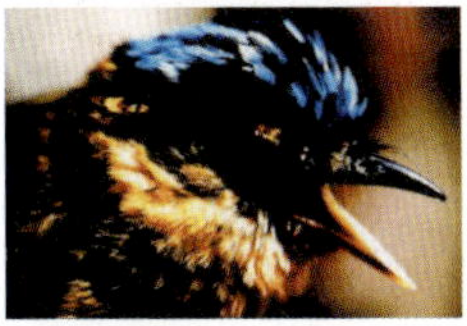 *Ifrita kowaldi* **B. Blauer Ifrita**	Homobatrachotoxin	Behandlung symptomatisch	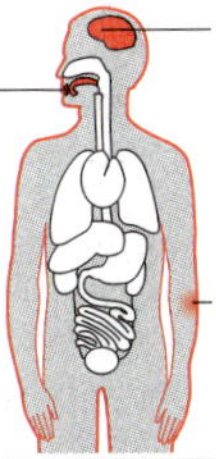
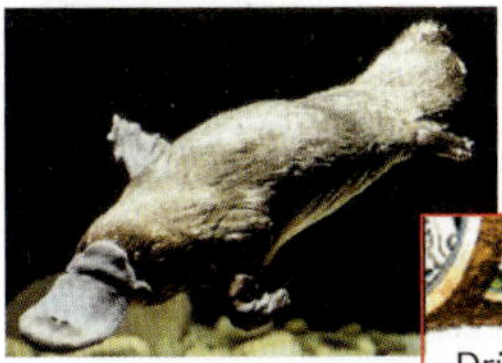 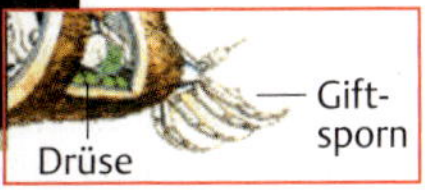 *Ornithorhynchus anaticus* **C. Australisches Schnabeltier**	Protein-Toxin-Gemisch	Behandlung symptomatisch	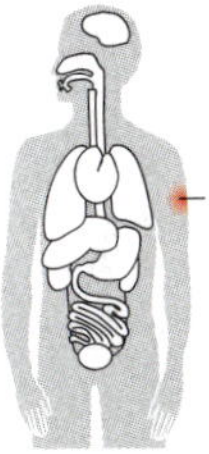
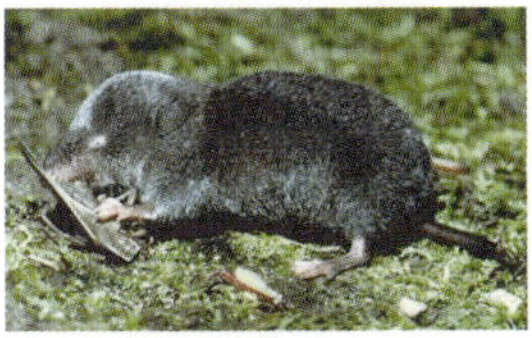 *Blarina brevicauda* **D. Nordamerikanische Spitzmaus**	– Protein-Toxin-Gemisch – Neurotoxin – Hämotoxin	Behandlung symptomatisch	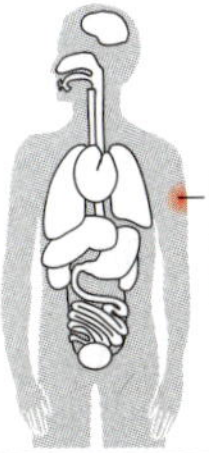
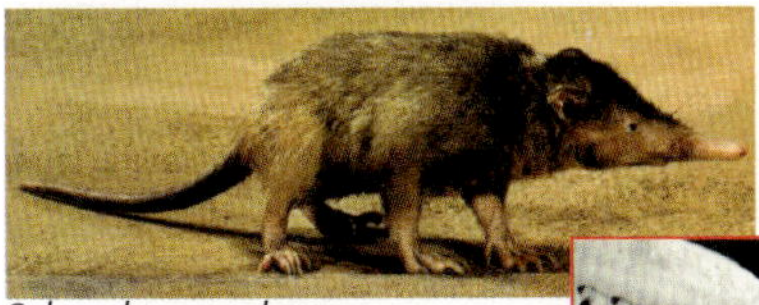 *Solenodon paradoxus* Schneidezahnfurche 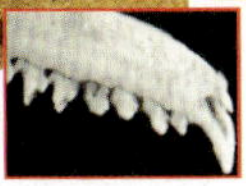 **E. Haiti-Schlitzrüßler**	– Protein-Toxin-Gemisch – Neurotoxin u. a.	Behandlung symptomatisch	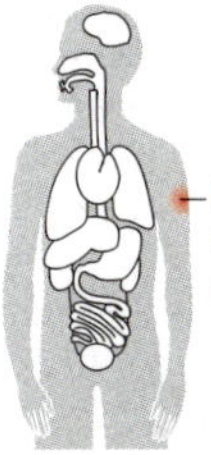

Grundlagen

Schon 1500 v. Chr. wird im ägyptischen medizinischen Dokument „Papyrus Ebers“ die Giftpflanze Safran (*Crocus sativus*) erwähnt. Sokrates (470 – 399 v. Chr.) wurde von den Athenern zum Tode durch Trinken des „Schierlingbechers“ (*Conium maculatum*) verurteilt.

Heute sind mehr als eine halbe Million Pflanzenarten bekannt. Jede zehnte Pflanze ist giftig. Die Inhaltsstoffe sind aber nur bei etwa 1000 Arten eingehend erforscht. In Europa gibt es ca. 50 Pflanzenfamilien mit giftigen Spezies. Bei Giftpflanzen werden folgende Giftigkeitsstufen unterschieden: sehr stark giftig (+++, mg-Mengen können lebensbedrohlich wirken), stark giftig (++, schwere Vergiftungserscheinungen) und giftig (+). Giftige Stoffe in Pflanzen werden eingeteilt in **Alkaloide, Triterpen-Glykoside, zyanogene Glykoside** und **andere Giftstoffe.** Giftpflanzen beinhalten meist mehrere dieser Stoffe. In der richtigen Dosierung können einige auch als Arzneimittel genutzt werden (vgl. Arzneimittel, S. 62); *Dosis sola fecit venenum* = die Dosis allein macht das Gift, Paracelsus 1493 – 1541).

Alkaloide

Aconitin

Aconitin ist der Hauptwirkstoff des Blauen Eisenhuts (*Aconitum napellus*, **A**), und Rittersporns (*Delphinium sp.*), Pflanzen der Familie der Hahnenfußgewächse (*Ranunculaceae*). Der Blaue Eisenhut ist eine der giftigsten Pflanzen in Europa. Das Gift befindet sich besonders in den Knollen in Mengen von 0,2 – 3 %.

Toxizität. Die Aufnahme von 6 mg Toxin kann beim Menschen tödlich sein. Bereits die unverletzte Haut resorbiert das Toxin. Nach wenigen Minuten kommt es zu Brennen im Mund und Kribbeln in Fingern und Zehen, Schweißausbrüchen, Bradykardie, Diarrhöen und Koliken. Letale Dosen führen zu Herzstillstand und Atemlähmung. LD_{50} (Maus p.o.): 1 mg Aconitin/kg.

Erste Hilfe und Therapie. Flüssigkeitszufuhr und Magenspülung mit Kaliumpermanganat, anschließend Zufuhr von 10 g Kohle. Bei starker Bradykardie Gabe von Atropin.

Chelerythrin

Chelerythrin ist das wirksamste Alkaloid (Gehalt bis 2 %) des Schöllkrauts (*Chelidonium majus*, **B**). Die Pflanze scheidet bei Verletzung einen gelben Milchsaft aus.

Toxizität. Die orale Aufnahme ruft beim Menschen Erbrechen, Gastroenteritis und Diarrhö hervor. In höheren Dosen hat es zentrallähmende Wirkung insbesondere auf das Vasomotoren- und Atemzentrum. LD_{50} (Maus s.c.): 95 mg Toxin/kg.

Erste Hilfe und Therapie. Erbrechen auslösen, Magenspülung mit Kaliumpermanganat, Instillation von 10 g Kohle.

Coniin

Coniin ist der Hauptwirkstoff (in den Früchten bis zu 3,5 %) des Gefleckten Schierlings (*Conium maculatum*, **C**).

Toxizität. Es wird von den Schleimhäuten und sogar von der unverletzten Haut rasch resorbiert. Coniin verursacht eine Paralyse der motorischen Nervenendungen und beeinflußt die Chemorezeptoren des Carotissinus. Erste Symptome sind Brennen im Mund, Lähmung der Zunge und Erbrechen, danach Lähmung, Kälte und Gefühllosigkeit, zuletzt (nach 0,5 bis 5 h und letaler Dosis = ca. 0,5 g) Tod durch Atemlähmung. LD_{50} (Maus p.o.): 100 mg/kg.

Erste Hilfe und Therapie. Wie bei Chelerythrin.

Cytisin

Cytisin kommt vor allem in den Hülsenfrüchten (Gehalt bis 3 %) des Goldregens (*Laburnum anagyroides*, **D**) und Ginsters (*Spartium junceum*) vor.

Toxizität. Es ist wie Nicotin ein Ganglienblocker und ruft Erbrechen, Tachykardie, Halluzinationen und bei letalen Dosen (bei Kleinkindern nach Aufnahme von 3 – 4, bei Erwachsenen von 15 – 20 Goldregenfrüchten) zentrale Atemlähmung hervor.

Erste Hilfe und Therapie. Wie bei Chelerythrin: bei Krämpfen Gabe von Biperiden; bei Atemlähmung Intubation und Sauerstoffbeatmung.

Pflanzenspezies	Toxin	Toxizität

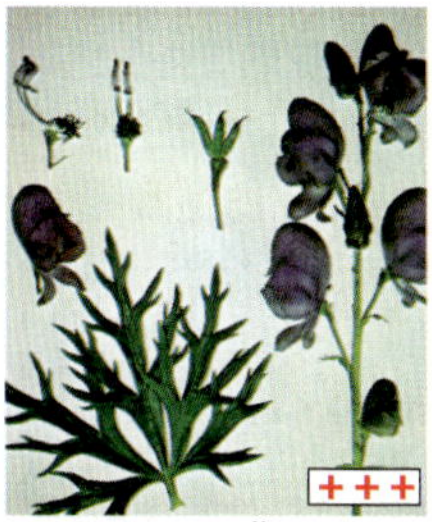

Aconitum napellus

A. Blauer Eisenhut

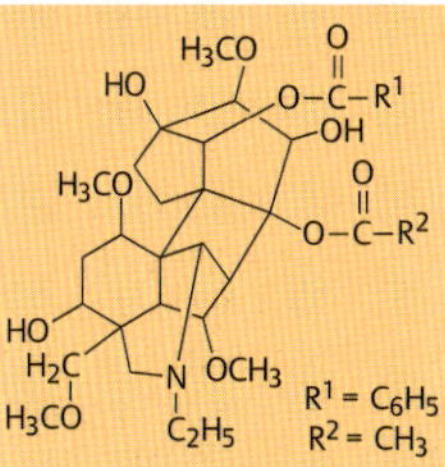

Aconitin

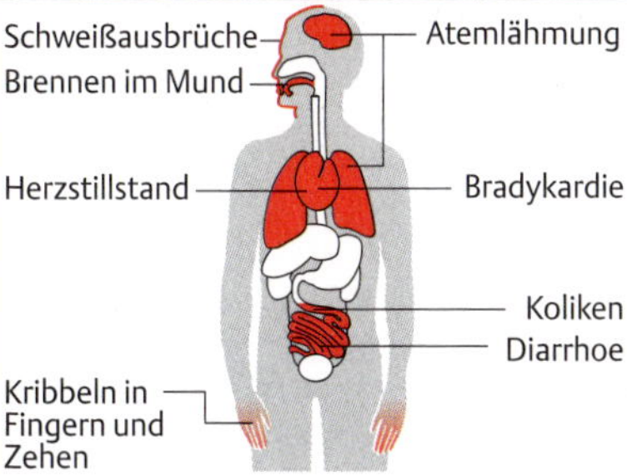

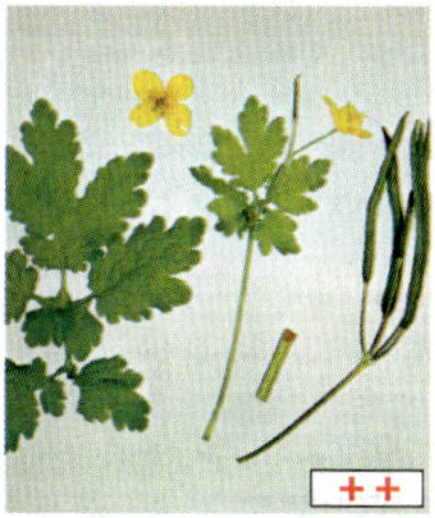

Chelidonium majus

B. Schöllkraut

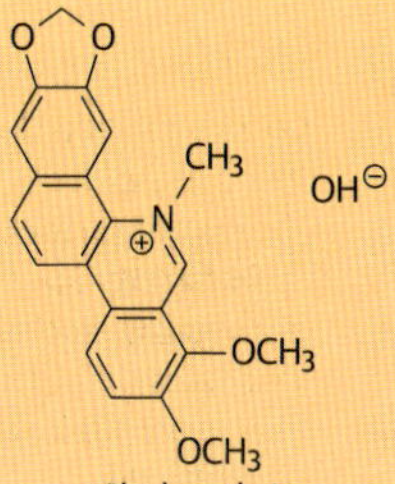

Chelerythrin

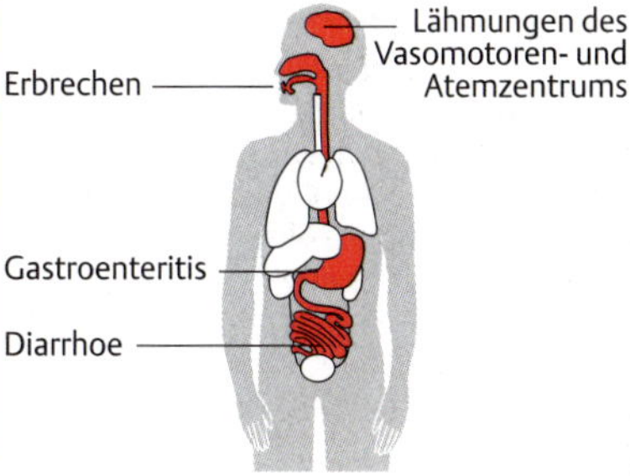

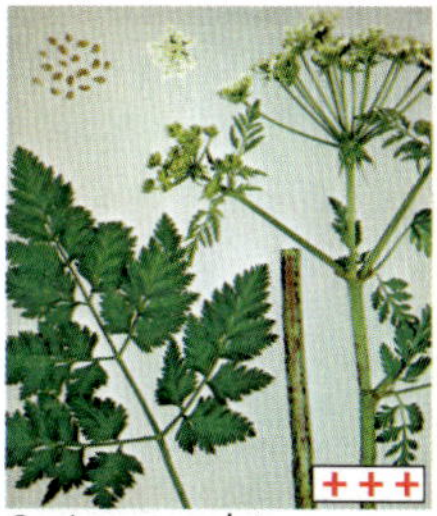

Conium maculatum

C. Gefleckter Schierling

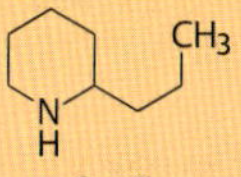

Coniin

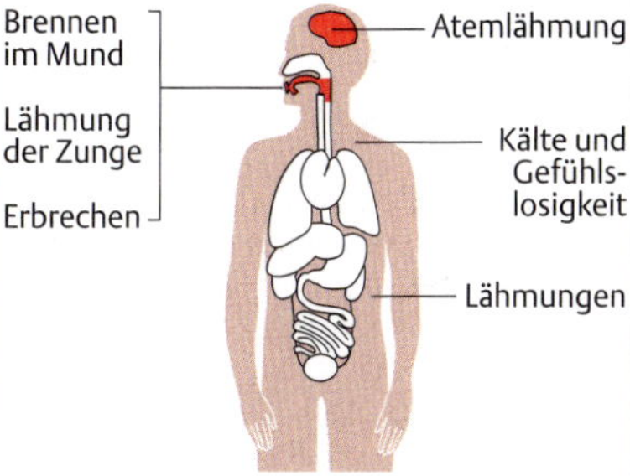

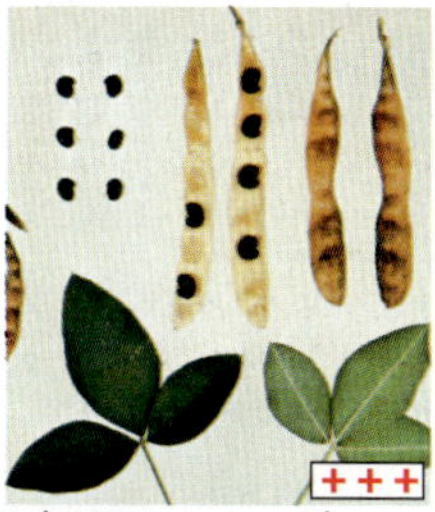

Laburnum anagyroides

D. Goldregen

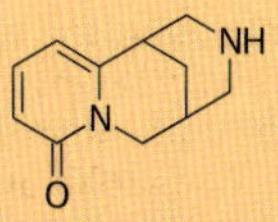

Cytisin

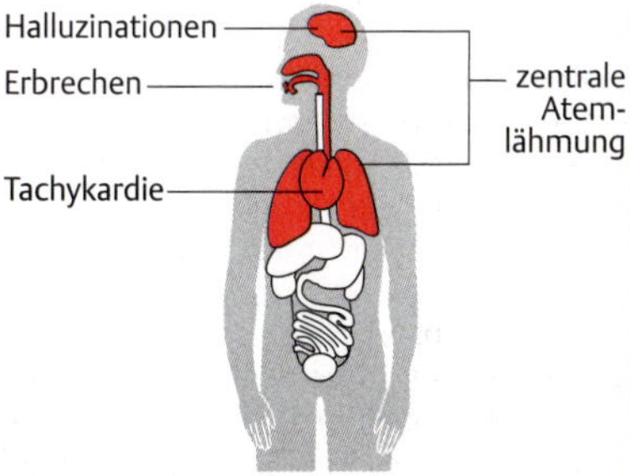

Evonin, Evonosid

Evonin (Polyesteralkaloid) und Evonosid (Glykosid) finden sich in allen Pflanzenteilen, besonders aber in den Früchten des Pfaffenhütchens (*Euonymus europaea*, **A**). Die Form der reifen vierteiligen Früchte stand bei der deutschen Benennung der Pflanze Pate. Früher wurde die Pflanze pulverisiert gegen Läuse und Krätzmilben verwendet.

Toxizität. Der Verzehr von 2 Früchten kann bei Kleinkindern schwerste Vergiftungserscheinungen auslösen, ca. 36 Früchte beim Erwachsenen zum Tode führen. Nach einer Latenzzeit von etwa 15 Stunden treten erst Übelkeit, Beschwerden im GIT mit Koliken und blutigen Diarrhöen, dann Herzrhythmusstörungen, Lähmungen der Kaumuskulatur und tonisch-klonische Krämpfe auf.

Erste Hilfe und Therapie. Erbrechen auslösen und anschließend warmen Tee trinken bzw. Magenspülung mit Kaliumpermanganat und anschließend Elektrolytsubstitution durchführen. Bei Krämpfen Gabe von Diazepam.

Hyoscyamin

Hyoscyamin (s. S. 62) ist ein wirksames Alkaloid folgender Nachtschattengewächse (*Solanaceae*): Bilsenkraut (*Hyoscyamus niger*, **B**), Tollkirsche (*Atropa belladonna*), Alraune (*Mandragora officinarum*) und Stechapfel (*Datura sp.*). Da Hyoscyamin zu Atropin razemisiert, gleicht die Vergiftung der durch Atropin. Extractum Hyoscyami wird wie Extractum Belladonnae benutzt. Indikationen sind Verletzungen am Auge und spastische Zustände, besonders der glatten Muskulatur. Hyoscyamin wirkt parasympatholytisch durch Verdrängung von Acetylcholin. Bei Tagesdosen von mehr als 3,6 mg über längere Zeit wurde eine Entwicklung einer Abhängigkeit beobachtet.

Toxizität. Die minimal toxische Dosis liegt bei 5 mg Hyoscyamin. Höhere Dosen führen zu Halluzination, Mydriasis, Sprechstörung, Tachykardie, zuletzt Koma und Atemlähmung. Die letale p.o-Dosis beim Erwachsenen liegt bei ca. 10 mg Toxin. 15 Bilsenkrautsamen wirken bei Kindern tödlich.

Erste Hilfe und Therapie. Erbrechen, evtl. Magenspülung mit paraffingeöltem Schlauch. Gabe von 2 mg Physostigmin (Anticholium) i. m. oder i. v.

Imperialin

Imperialin kommt vorwiegend in der Zwiebel (0,1 – 2%) der Kaiserkrone (*Fritillaria imperialis*, **C**) und Schachblume (*Fritillaria meleagris*) vor. Diese Liliengewächse (*Liliaceae*) sind in Europa verbreitete und beliebte Gartenpflanzen. Beide Arten verströmen einen unangenehmen strengen Geruch, der sogar Wühlmäuse vertreibt. Die Kaiserkrone enthält in Blüte, Blättern und Stengeln zusätzlich das Kontaktallergen Tulipalin A, so daß bei häufigem Berühren auch eine Sensibilisierung induziert werden kann.

Toxizität. Die Vergiftung äußert sich durch das Auftreten von Erbrechen, Krämpfen, Blutdrucksenkung, zuletzt Herzstillstand.

Erste Hilfe und Therapie. Erbrechen auslösen und Gabe von 10 g Kohle. Evtl. Gabe von Spasmolytika.

Lycorin

Lycorin kommt in allen Pflanzenteilen, besonders in der Zwiebel (0,1 – 1%) von Narzisse (*Narcissus pseudonarcissus*, **D**), Schneeglöckchen (*Galanthus nivalis*), Märzenbecher (*Leucojum vernum*), Clivie (*Clivia miniata*) und Amaryllis (*Hippeastrum sp.*) vor. Vergiftungen treten meist auf durch Verzehr von Zwiebeln, die mit Küchenzwiebeln verwechselt wurden oder bei Kleinkindern durch Trinken von Blumenwasser.

Toxizität. Nach Aufnahme treten Erbrechen, Übelkeit, Schweregefühl in den Beinen und zentralnervöse Störungen auf. Schon der Verzehr von einer Narzissenzwiebel kann bei Kleinkindern tödlich sein. Die „Narzissendermatitis“ (Kontaktdermatitis durch Alkaloide des Pflanzensafts) ist eine der häufigsten Berufserkrankungen bei Floristen und Gärtnern.

Erste Hilfe und Therapie. Erbrechen auslösen, Flüssigkeitszufuhr, Instillation von 10 g Kohle.

Pflanzenspezies	Toxin	Toxizität

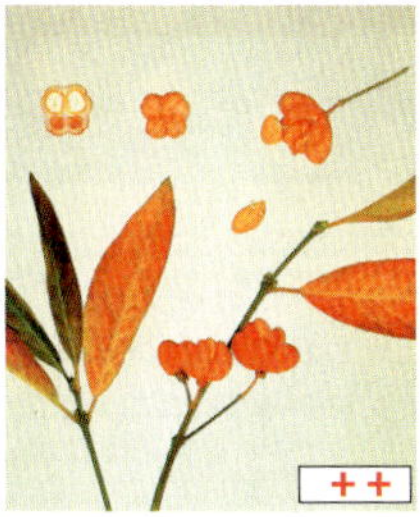

Euonymus europaea

A. Pfaffenhütchen

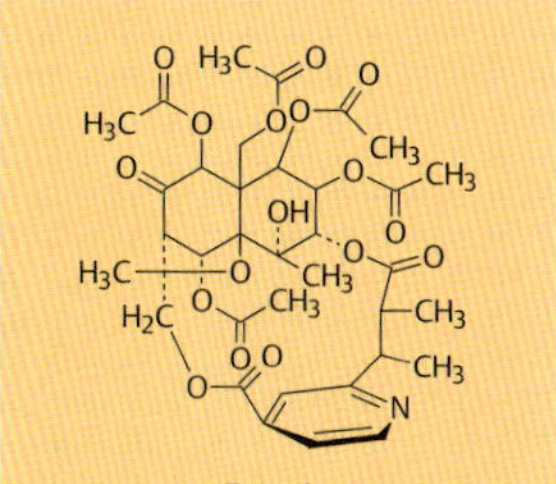

Evonin

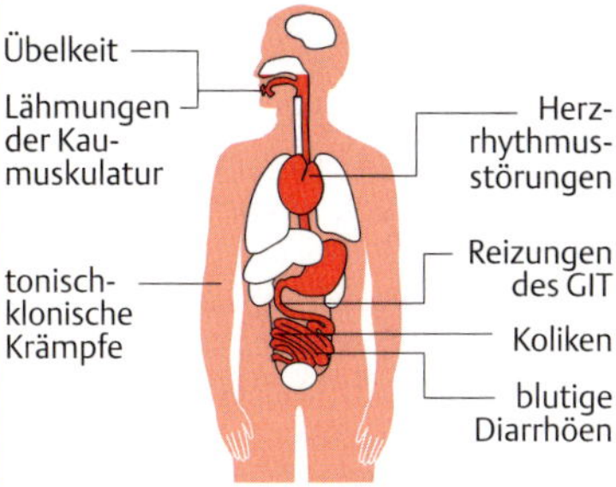

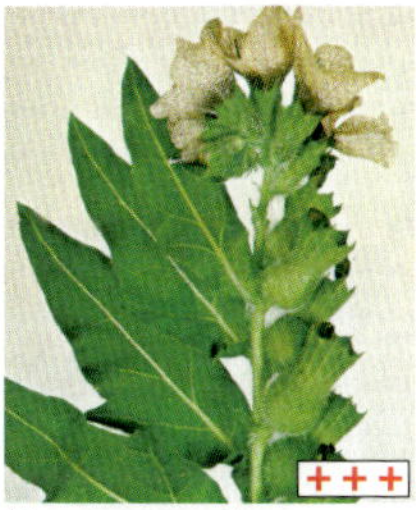

Hyoscyamus niger

B. Bilsenkraut

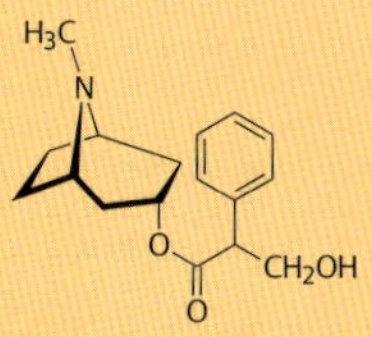

Hyoscyamin

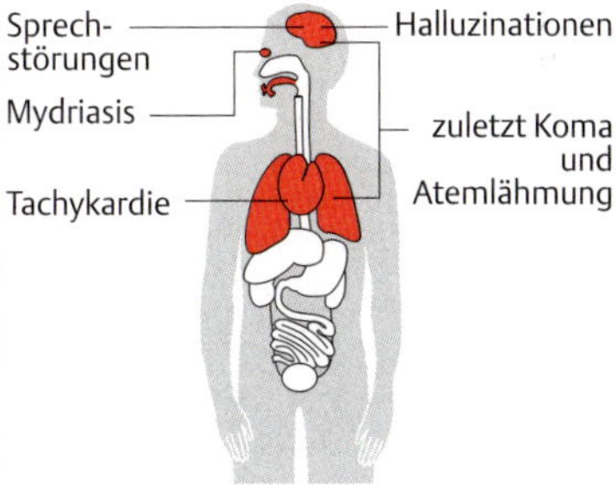

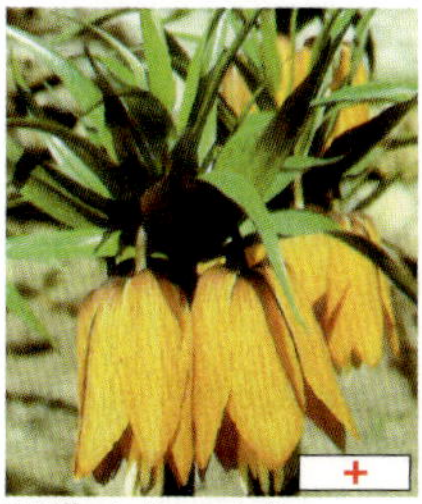

Fritillaria imperialis

C. Kaiserkrone

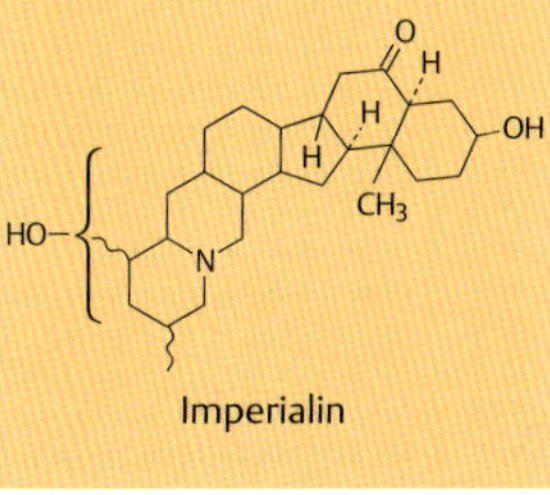

Imperialin

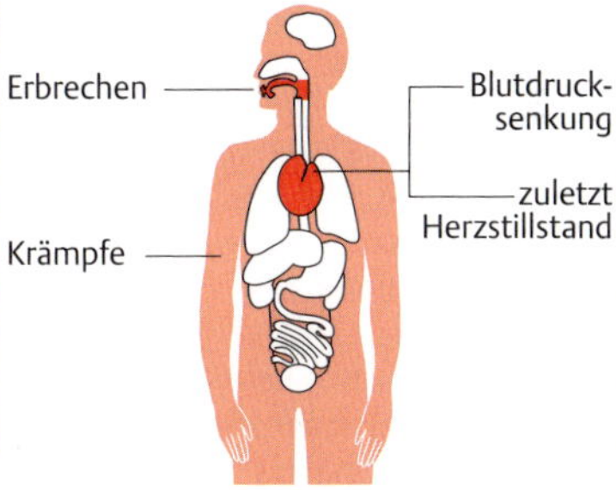

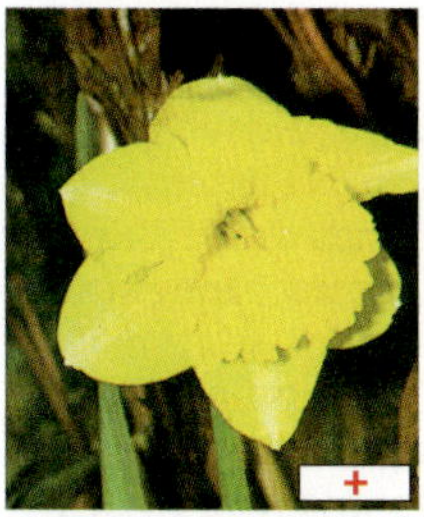

Narcissus pseudonarcissus

D. Gelbe Narzisse

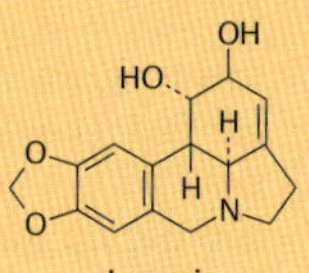

Lycorin

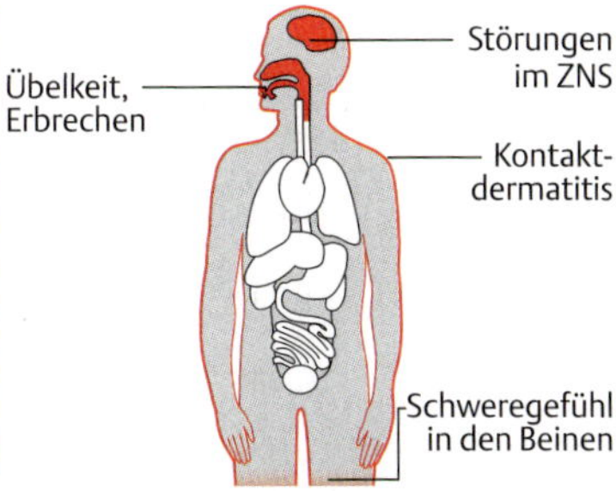

α-Solanin

α-Solanin ist in allen Teilen (außer der Knolle) der Kartoffel (*Solanum tuberosum*, **A**) und (außer in den reifen Früchten) in der Tomate (*Lycopersicon lycopersicum*) enthalten. Belichtete Keimlinge enthalten bis zu 5% Solanin. Es ist ein starkes lokales Reiz- und Protoplasmagift.

Toxizität. Da Solanum-Alkaloide hitzebeständig sind, können auch grüne, gebratene Kartoffeln toxisch sein. Nach der Aufnahme treten auf: Übelkeit, Diarrhoe, Mydriasis, Schwindel, Krämpfe, Fieber, Dyspnoe, zuletzt Atemlähmung. Bereits 0,2 g Solanin können beim Erwachsenen erhebliche Reizungen im GIT und im Blutkreislauf eine Hämolyse erzeugen. LD_{50} (Maus i.p.): 42 mg/kg.

Therapie. Erbrechen auslösen bzw. Magenspülung durchführen. Gabe von 10 g Kohle. Bei anticholinerger Symptomatik Gabe von Physostigmin.

Spartein

Spartein ist vorwiegend im Samen (bis 0,2%) der Lupine (*Lupinus polyphyllus*, **B**) und in allen Teilen des Besenginsters (Besenginster = Sarothamnus scoparius) vorhanden. Vergiftungen nehmen in Asien zu, da dort neuerdings Lupinensamen als Sojaersatz bei der Herstellung von Tofu und Temphe Verwendung finden. Spartein wird im GIT fast vollständig resorbiert.

Toxizität. Nach Aufnahme von 0,01 – 0,1 g Spartein kommt es beim Menschen zu einem Abfall der Herzfrequenz und des Blutdrucks. Bei Überdosierung kann es nach 2 – 3 Stunden zu kurareartigen Lähmungen, Krämpfen und Tod durch Atemlähmung kommen. LD_{50} (Maus p.o.): 220 mg Spartein/kg.

Therapie. Erbrechen auslösen, Magenspülungen mit Kaliumpermanganat durchführen, anschließend Gabe von 10 g Kohle. Bei Herzrhythmusstörungen Gabe von Orciprenalin bzw. Lidocain.

Taxine

Taxine sind, mit Ausnahme des eßbaren roten Samenmantels, in allen Teilen der Eibe (*Taxus baccata*, **C**) bis zu einem Gehalt von 2% enthalten. Besonders giftreich sind die Nadeln und die Samenkerne. Die Indianer Nordamerikas verwenden Eibenextrakte gegen Rheumatismus.

Toxizität. 1 Stunde nach der Aufnahme kommt es beim Erwachsenen zu schmerzhafter Diarrhoe, Mydriasis und Schwindel, später zu Bradykardie, Arrhythmie und u. U. bereits nach 2 Stunden zu Koma und Tod durch Kreislauf- und Atemlähmung. Die Herzwirksamkeit von Taxin ist sogar stärker als die von Digitalis. Als tödliche Dosis werden für den Erwachsenen 50 – 100 Nadeln angegeben. LD_{50} (Ratte i. v.): 4,5 mg Taxin/kg.

Therapie. Erbrechen auslösen bzw. Magenspülung durchführen. Gabe von 10 g Kohle. Bei Krämpfen Gabe von Diazepam.

Veratrum-Alkaloide

Veratrum-Alkaloide sind in allen Pflanzenteilen, besonders aber in den Wurzelstöcken (bis zu 2%) des Germers (*Veratrum album*, **D**) enthalten. Dabei handelt es sich um Steroid oder steroidähnliche Alkaloide. Hauptwirkstoffe sind das Protoveratrin A und B und Germerin. Vergiftungen mit Germer kommen häufig vor, da der Germer im nicht blühenden Zustand leicht mit dem Gelben Enzian verwechselt wird und dann aus den Wurzeln versehentlich ein giftiger „Germer-Schnaps" gebrannt wird. Veratrum-Alkaloide werden von den Schleimhäuten und sogar von der unverletzten Haut rasch resorbiert.

Toxizität. Durch Reizen der peripheren sensiblen Nervenenden kommt es zu Jucken, Brennen und Rötungen der Haut. In die Augen gebracht, führt es zu starkem Tränenfluß und Schmerzen. Später zeigt sich eine völlige Anästhesie. Große Mengen (letale Dosis für den Erwachsenen: 1 – 2 g Toxin) führen zu einer Abnahme der Diurese, Krämpfen bis hin zu Kollapszuständen. Nach 3 – 12 Stunden kann der Tod durch Lähmung des Kreislaufs und der Atmung eintreten.

Therapie. Wie bei der Taxinvergiftung. Bei drohender Atemlähmung Intubation und Sauerstoffbeatmung durchführen.

Pflanzenspezies	Toxin	Toxizität

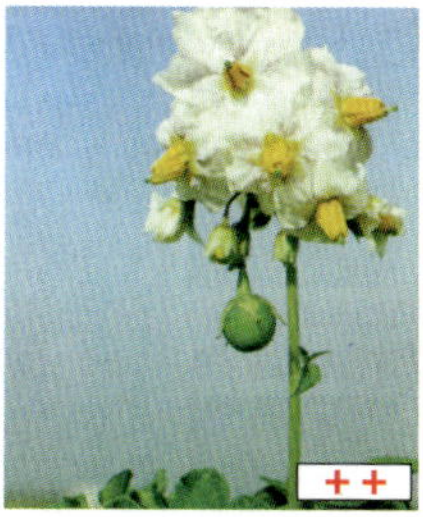

Solanum tuberosum

A. Kartoffel

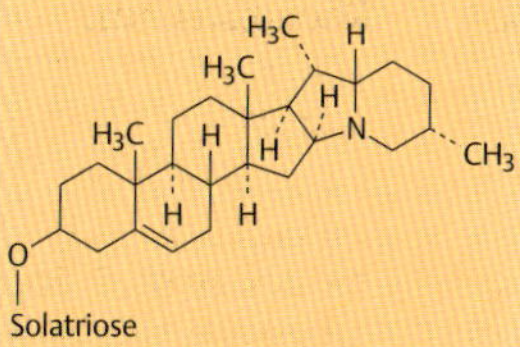

α-Solanin

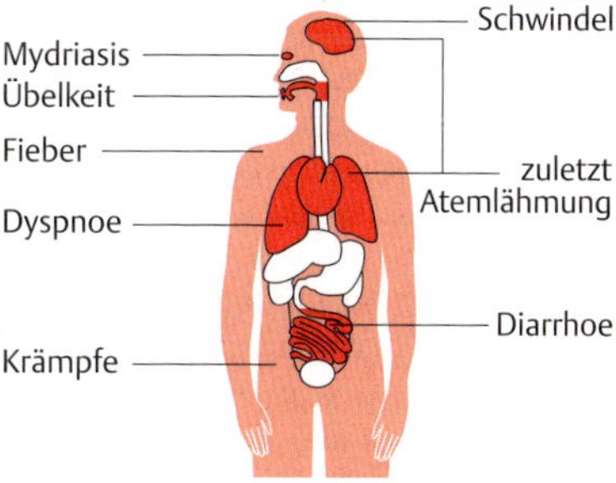

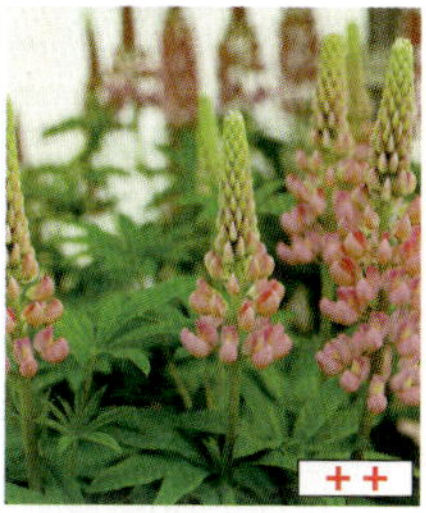

Lupinus polyphyllus

B. Lupine

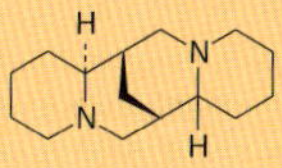

Spartein

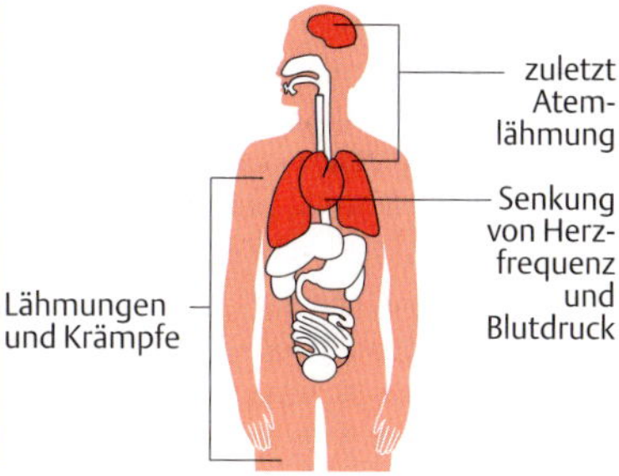

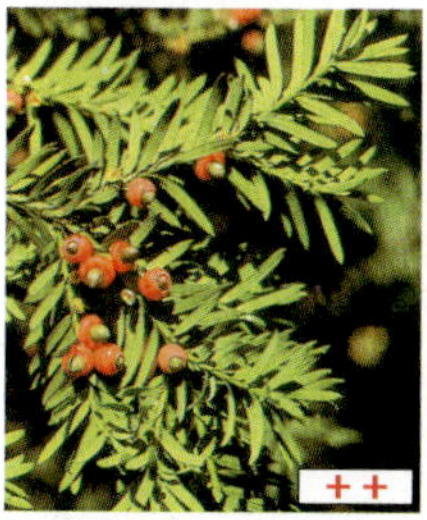

Taxus baccata

C. Eibe

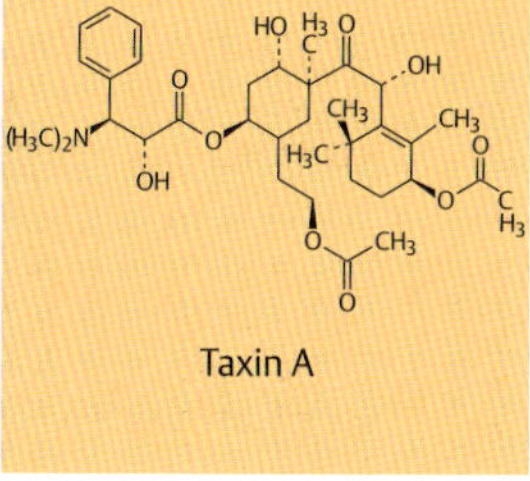

Taxin A

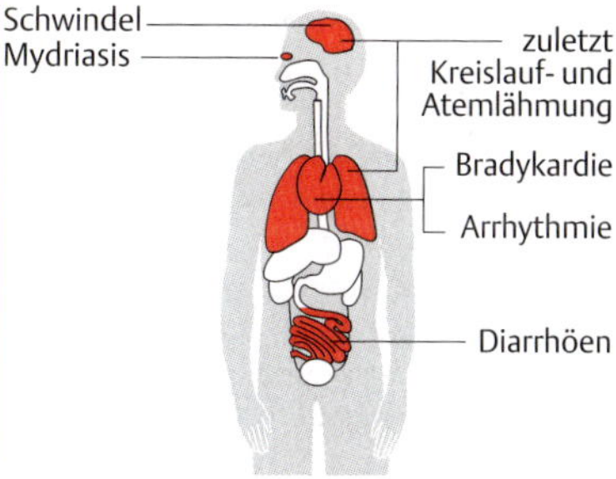

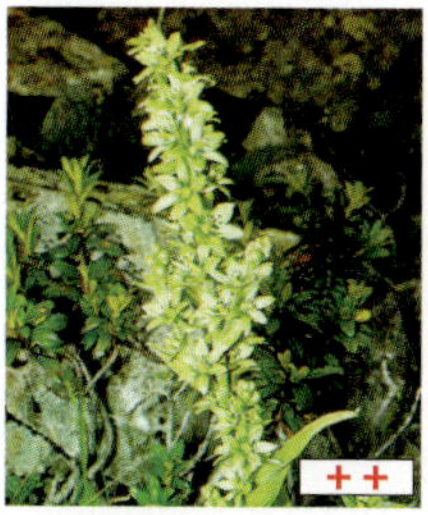

Veratrum album

D. Weißer Germer

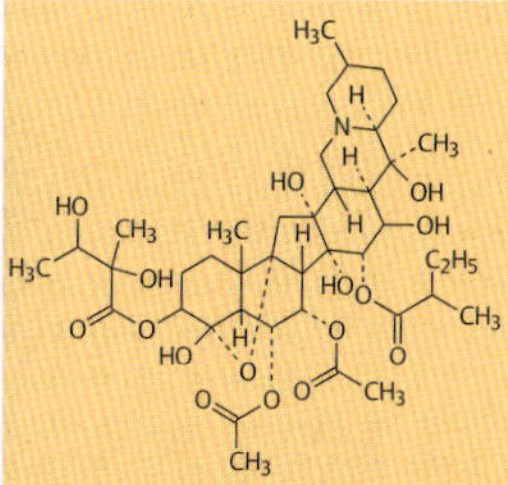

Protoveratrin B

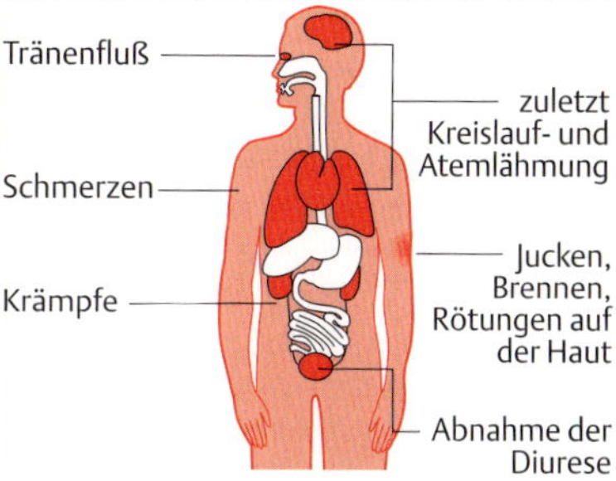

Triterpen-Glykoside

Adonitoxin

Adonitoxin ist in allen Pflanzenteilen (bis zu 1%) des Frühlings-Adonisröschens (*Adonis vernalis*, **A**) enthalten. Das Adonitoxin ist ein Herzglykosid der Cardenolidreihe, zu dem auch die Inhaltsstoffe des Fingerhuts gehören, hat aber weniger Nebenwirkungen als z.B. Digitalis, wodurch die Verwendung als Arzneipflanze zunimmt. Die Vorteile der Adonisdroge liegen im Vergleich zu Digitalis in einer schnelleren, aber weniger nachhaltigen Wirkung, so daß auch bei längerer Anwendung keine Akkumulation zu befürchten ist.

Toxizität. Bereits eine Menge von 2 g Adonisröschen-Blättern wirken beim Menschen giftig. Typische Vergiftungsreaktionen sind: Übelkeit, Erbrechen, Koliken und Atemnot.

Erste Hilfe und Therapie. Erbrechen auslösen, Gabe von 10 g Kohle. Gegen vagale Herzsymptome Gabe von Atropin. Für die zentrale Beruhigung Gabe von Sedativa. Nach nicht tödlichen Vergiftungen erholt sich das Herz nur langsam. LD_{50} (Katze i.v.): 0,19 mg Adonitoxin/kg.

Convallatoxin

Convallatoxin ist ein Cardenolid-Glykosid und in allen Teilen, besonders aber in der Blüte (bis zu 0,7%) und Frucht (bis zu 0,2%) des Maiglöckchens (*Convallaria majalis*, **B**) enthalten. Bisher wurden 38 verschiedene Glykoside im Maiglöckchen gefunden. Der Hauptvertreter ist das Convallatoxin. Es wird vom menschlichen GIT nur zu 10% resorbiert, so daß die schnelle Entleerung des GIT eine wichtige Maßnahme bei der Therapie ist. Früher wurden pulverisierte Maiglöckchenblüten oft als Niespulver verwendet, heute wird das wirksame Glykosid auch als Therapeutikum, z.B. bei der Behandlung der akuten Herzinsuffizienz, Rhythmusstörung, Herzneurose oder bei Arteriosklerose im Klimakterium, eingesetzt.

Toxizität. Convallatoxin hat eine typische Digitaliswirkung. Werden größere Mengen des Toxins durch Essen von Blättern, Blüten bzw. 3–5 Beeren oder durch Trinken von Blumenwasser (meist von Kindern) aufgenommen, kommt es zu Übelkeit, Erbrechen, Diarrhoe, Sehstörung und Schwindel. Bei letalen Dosen (eine Handvoll Beeren) kann es zum Entstehen von Bradykardie, Kammerflimmern und schließlich Herzstillstand kommen.

Erste Hilfe und Therapie. Magenspülung mit Kaliumpermanganat, Gabe von 10 g Kohle. Bei Bradykardie Gabe von Atropin oder Orciprenalin.

Oleandrin

Oleandrin ist ein Cardenolid und in allen Pflanzenteilen (bis zu 1,5%) des Oleanders (*Nerium oleander*, **C**) enthalten. Der Glykosidgehalt ist zur Blütezeit am höchsten.

Toxizität. Die Vergiftung äußert sich mit Übelkeit, Kopfschmerz, Diarrhoe, Mydriasis, Herzrhythmusstörung. Bei Aufnahme von letalen Dosen kommt es schon nach 2–3 Stunden zur Herzschwäche und Tod durch Herzlähmung. Tödliche Vergiftungen durch das Toxin aus dem Holz kommen immer wieder in Kalifornien bei Personen vor, die Äste von Oleandersträuchen abbrechen und als Fleischspieße („Barbecue") verwenden. 1–5 g Oleanderblätter wirken beim Schaf tödlich. LD_{50} (Katze i.v.): 0,3 mg Oleandrin/kg.

Erste Hilfe und Therapie. Wie bei Convallatoxin.

Zyanogene Glykoside

Prunasin

Prunasin kommt hauptsächlich in den Samen und Blättern (bis zu 1,5%) vieler Rosengewächse, z.B. Kirschlorbeer (*Prunus laurocerasus*, **D**), Amygdalintoxin in den Samen vieler Steinfrüchten vor. Die Samen können bis zu 0,2% Blausäure enthalten.

Toxizität. Nach Aufnahme von Blättern oder bis zu 10 Samen kann es zu Übelkeit, Erbrechen, Tachykardie und Krämpfen, bei mehr als 10 Samen zu Herz- und Atemstillstand kommen.

Therapie. Siehe Blausäurevergiftung S. 134.

Pflanzenspezies	Toxin	Toxizität

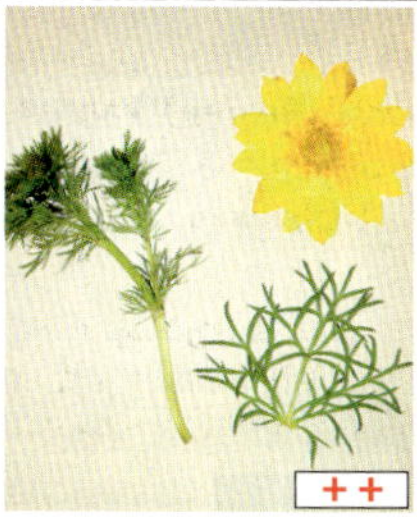

Adonis vernalis

A. Frühlings-Adonisröschen

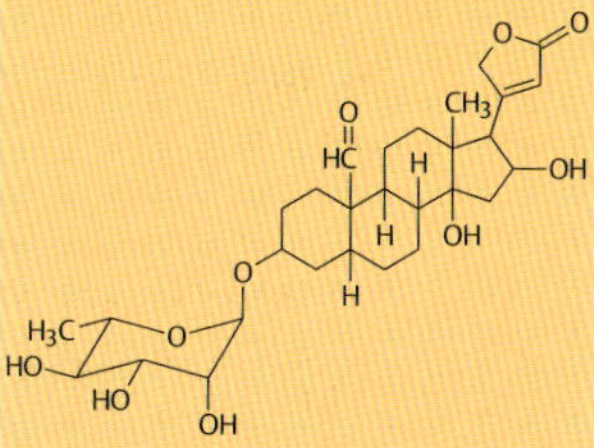

Adonitoxin

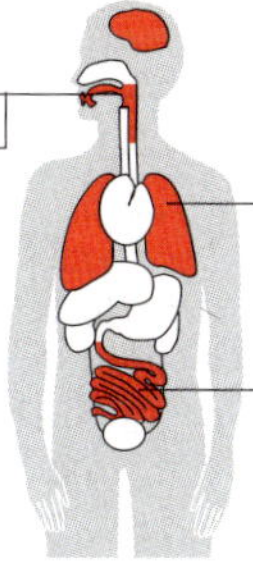

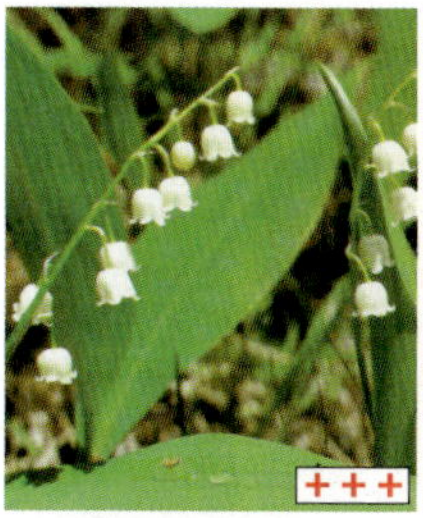

Convallaria majalis

B. Maiglöckchen

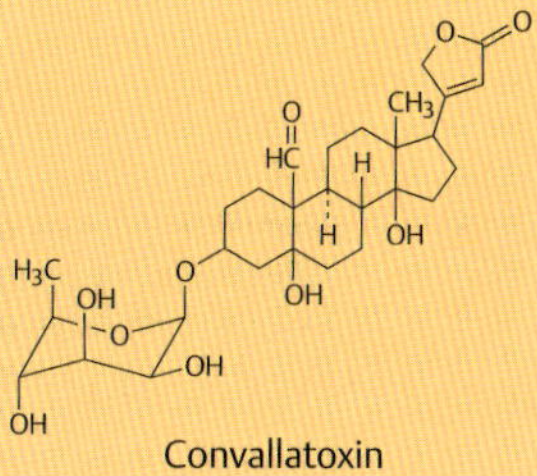

Convallatoxin

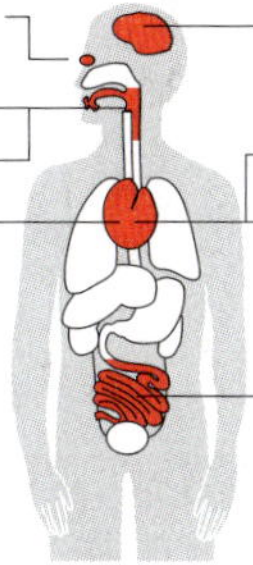

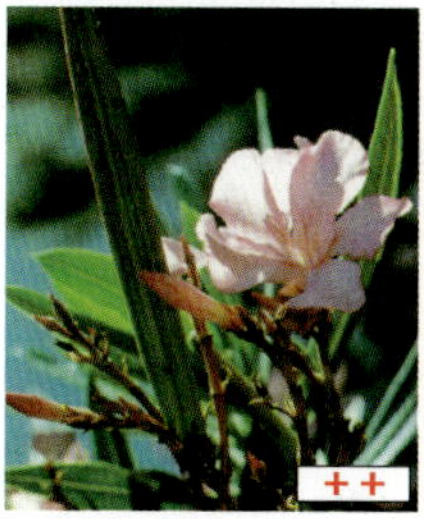

Nerium oleander

C. Oleander

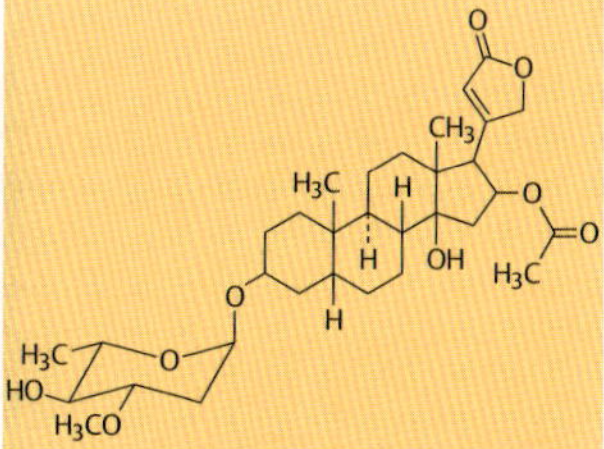

Oleandrin

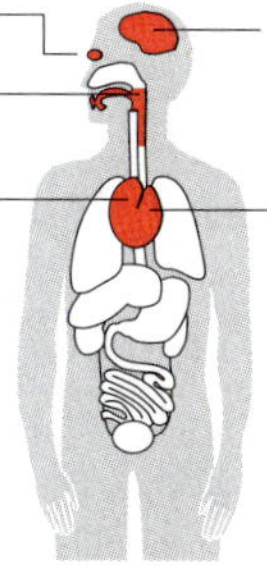

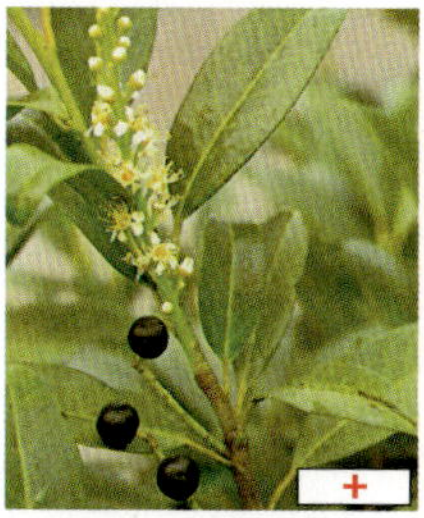

Prunus laurocerasus

D. Kirschlorbeer

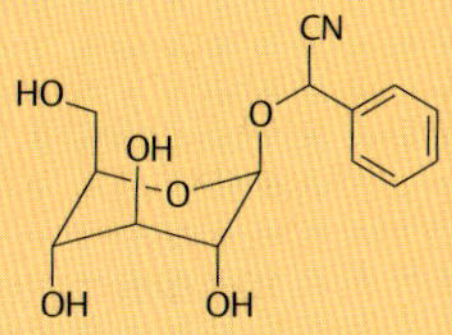

Prunasin

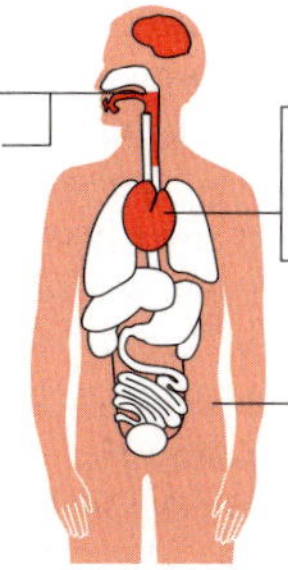

Andere Giftstoffe

Grundlagen. Andere Giftstoffe in Pflanzen können sein: giftige etherische Öle, giftige Proteine (Toxalbumine), hämolytische Saponine oder ätzende Substanzen wie giftige Scharf- oder Bitterstoffe.

Aethusin

Aethusin ist ein Polyacetylen-Derivat (Polyin) und in allen Pflanzenteilen der Hundspetersilie (*Aethusa cynapium*, **A**) zu finden. Aethusa leitet sich vom griechischen Wort für „brennen" ab, als Hinweis auf den scharfen Geschmack. Die Verwechslung von Hundspetersilie mit Wilder Möhre führt immer wieder zu schweren Vergiftungen. Im Gegensatz zu Wilder Möhre hat Hundspetersilie charakteristische, lange, einseitig herabhängende Hüllchenblätter.

Toxizität. Die ersten Symptome der Vergiftung sind: Brennen im Mund, Erbrechen, Leib- und Kopfschmerzen, kalter Schweiß, Mydriasis. Dann folgen Seh- und Bewußtseinsstörungen, Krämpfe, zuletzt Atemlähmung. Die tödliche Menge für Rinder beträgt 15 kg Hundspetersilie pro Tier.

Erste Hilfe und Therapie. Nach Aufnahme von Hundspetersilie beim Menschen Erbrechen auslösen bzw. Magenspülung mit Kaliumpermanganat durchführen. Anschließend Gabe von 10 g Kohle. Acidoseausgleich mit Natriumbicarbonat (Urin pH 7,5).

Andromedotoxin

Andromedotoxin ist ein Diterpen-Derivat und in allen Pflanzenteilen des Rhododendrons (*Rhododendron sp.*, **B**) und der Lavendelheide (*Pieris sp.*) sowie in den Blättern des Berglorbeers (*Kalmia sp.*) vorhanden. Vergiftungen durch Verzehr von andromedotoxinhaltigen Honig kommen vor.

Toxizität. Die Vergiftung äußert sich im Auftreten von Erbrechen, Gastroenteritis, Krämpfen, Schweißausbrüchen, Bradykardie, zuletzt Atemlähmung. LD_{50} (Maus i.p.): 1,28 mg Andromedotoxin/kg.

Therapie. Erbrechen auslösen, dann vermehrte Flüssigkeitszufuhr und Gabe von 10 g Kohle. Bei Krämpfen, Gabe von Diazepam.

Cicutoxin

Cicutoxin ist ein Polyacetylen-Derivat und kommt in allen Pflanzenteilen des Wasserschierlings (*Cicuta virosa*, **C**) vor. Schierlinge wurden im Altertum auch als Heilpflanzen, z. B. als Schmerzmittel bei Brüchen, eingesetzt.

Toxizität. Bereits 20 Minuten nach der Aufnahme des Toxins treten beim Menschen auf: Brennen im Mund, Mydriasis, Schwindelanfälle. Cicutoxin ist ein starkes Krampfgift (Krampfanfälle mit Zähneknirschen und Schaumabsonderung alle 15 Minuten). Die erregende Wirkung erstreckt sich auf das Vasomotoren- und Atemzentrum sowie auf die Vaguskerne. Der Erregung folgen (je höher die Dosis je schneller) schließlich Lähmung der lebenswichtigen Zentren. Der Tod tritt dann durch die zentrale Atemlähmung ein.

Erste Hilfe und Therapie. Erbrechen auslösen, evtl. Magenspülung durchführen. Klysmen mit Chloralhydrat. Gegen die Krämpfe Gabe von Thiobarbituraten. Forcierte Diurese.

Cucurbitacine

Cucurbitacine sind Bitterstoffe mit tetrazyklischer Triterpenstruktur, die in allen Pflanzenteilen der Spritzgurke (*Ecballium elaterium*, **D**), Zaunrübe (*Bryonia sp.*), Gnadenkraut (*Gratiola officinalis*) und in geringeren Mengen in der Frucht der Koloquinte (*Citrullus colocynthis*) vorkommen.

Toxizität. Beim Menschen treten nach oraler Aufnahme Erbrechen, Salivation, Diarrhoe, Koliken und Krämpfe auf. Der eingetrocknete Milchsaft der Frucht der Spritzgurke ruft, z. B. bei Berührung, Entzündungen mit Blasenbildung auf der Haut und Nekrosen hervor. Dosen über 0,6 g p.o. des frischen Saftes können den Tod beim Menschen hervorrufen. LD_{50} (Maus p.o.): 340 mg Cucurbitacin E/kg.

Erste Hilfe und Therapie. Erbrechen auslösen, dann viel Tee trinken. Gabe von 10 g Kohle, bei Krämpfen Diazepam. Haut und Schleimhautblasen steril abdecken.

Pflanzenspezies	Toxin	Toxizität

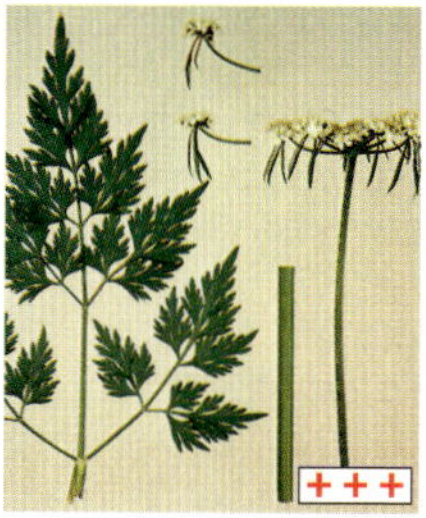

Aethusa cynapium

A. Hundspetersilie

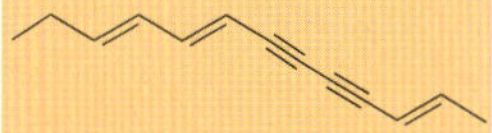

Aethusin

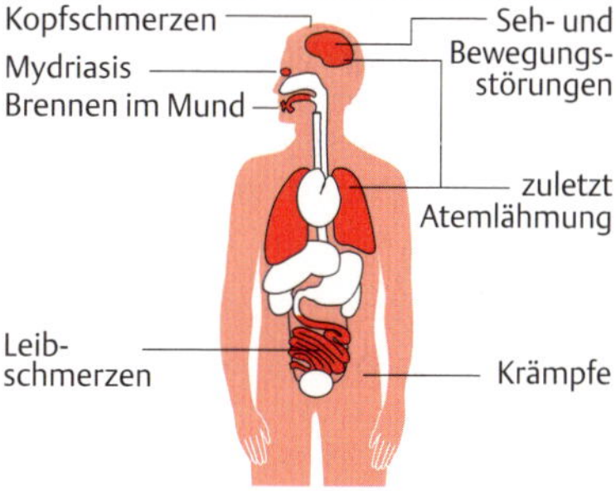

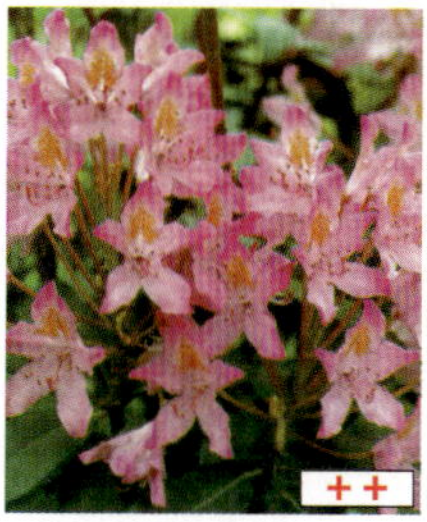

Rhododendron sp.

B. Rhododendron

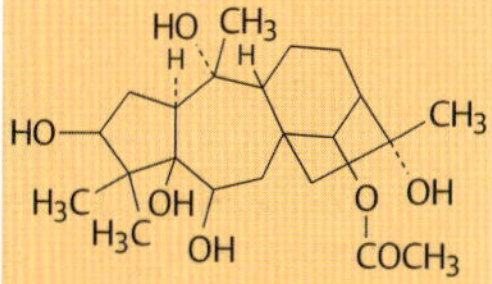

Andromedotoxin

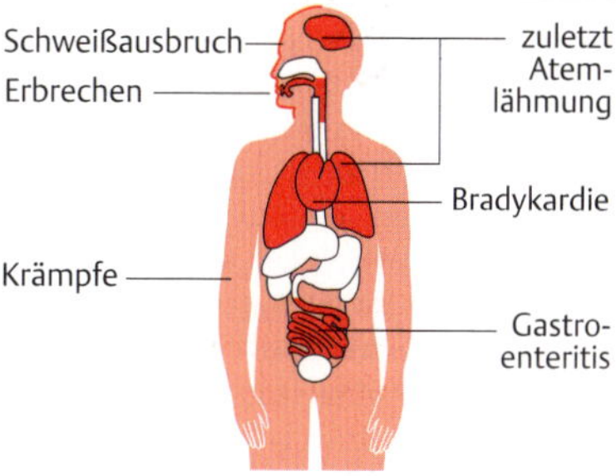

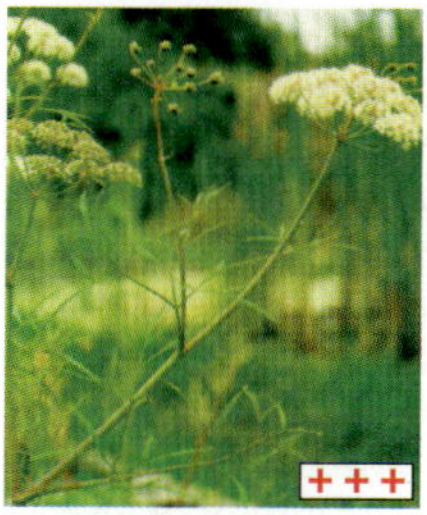

Cicuta virosa

C. Wasserschierling

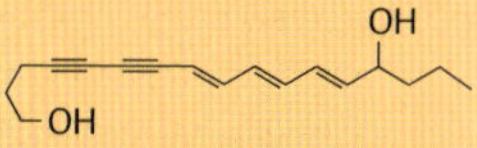

Cicutoxin

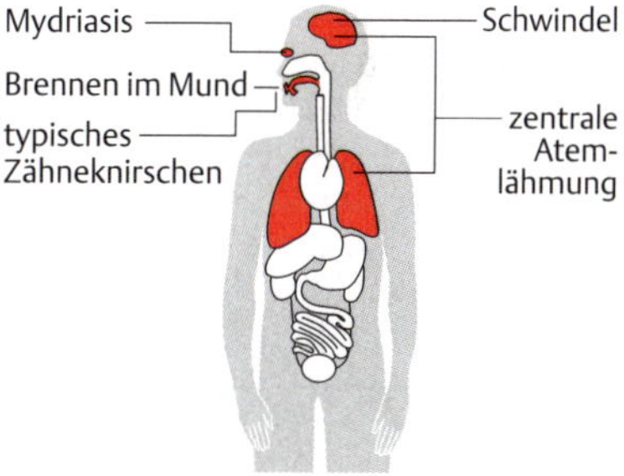

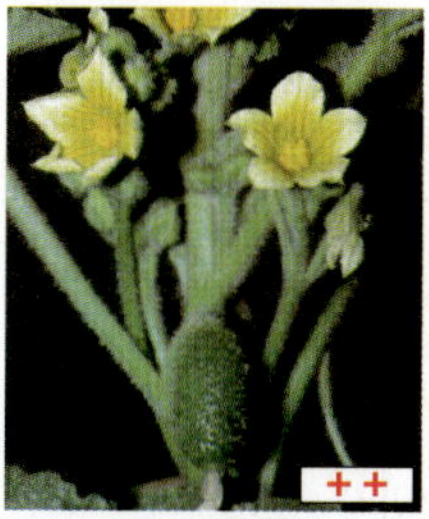

Ecballium elaterium

D. Spritzgurke

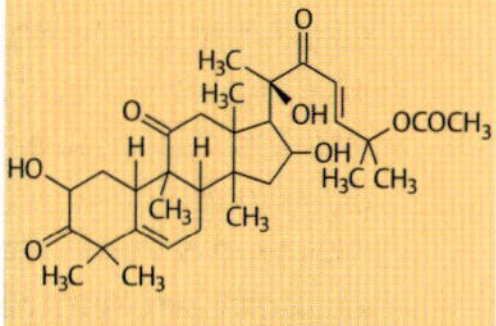

Cucurbitacin I

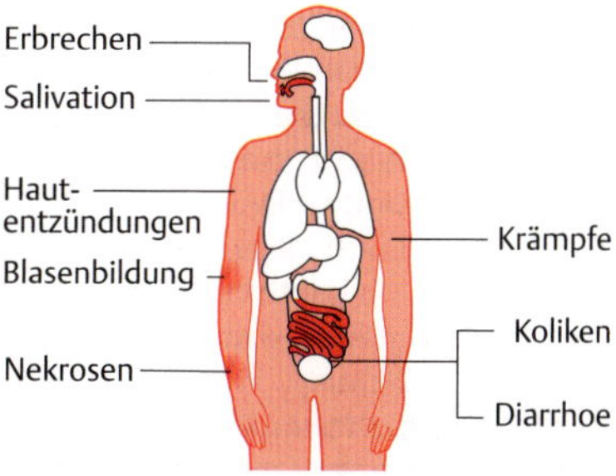

Daphnetoxin, Mezerein, Daphnin

Daphnetoxin, ein Cyclopentenon-Derivat, Mezerein, ein Terpen, und Daphnin, ein Cumarin-Derivat, sind besonders in den roten Beeren und der Rinde (bis zu 20%) von Gemeinem Seidelbast (*Daphne mezereum*, **A**) und Heideröschen (*Daphne cneorum*) vorhanden, alles Pflanzen mit seidenartigem zähem Rindenbast. Hippokrates benutzte den Gemeinen Seidelbast als Abführmittel.

Toxizität. Vergiftungserscheinungen beim Menschen sind: Niesen, Übelkeit, Fieber, Gastroenteritis, Koliken, Krämpfe, Nierenschädigung, Tachykardie, zuletzt Kreislaufkollaps. Bei äußerlicher Einwirkung kommt es zu erysipelartiger Rötung der Haut bzw. Mundschleimhaut mit Blasenbildung. Bei Erwachsenen gelten 10–12 Beeren, bei Kindern bereits 6 Beeren als tödlich. Die Mortalität der Seidelbastvergiftung liegt mit 30% sehr hoch. Mezerein wirkt kokarzinogen.

Erste Hilfe und Therapie. Erbrechen auslösen, dann Flüssigkeitszufuhr. Gegen die Reizungen im GIT Gabe von Mucilaginosa, bei Krämpfen Diazepam.

Euphorbol

Euphorbol ist ein Triterpen und kommt in Wolfsmilchgewächsen (z. B. Zypressenwolfsmilch, *Euphorbia cyparissias*, **B**, und Weihnachtsstern, *Euphorbia pulcherrima*) vor. Weiter sind in Euphorbiaceen Phorbole (Tigliane) enthalten. Der eingedickte, scharf schmeckende Milchsaft dieser Pflanzen wurde früher als Brech- und Abführmittel eingesetzt.

Toxizität. Die Milchsäfte wirken hautreizend. Bei äußerlicher Einwirkung kann es zur Blasenbildung und Nekrose sowie auf den Schleimhäuten zur Zerstörung des Gewebes kommen, was am Auge zur Erblindung führen kann. Bei oraler Aufnahme werden beobachtet: Mydriasis, Magenschmerzen, Diarrhoe, Herzrhythmusstörungen, Delirien, Lähmungen, nach 1–3 Tagen Tod durch Kreislaufversagen.

Erste Hilfe und Therapie. Erbrechen auslösen, dann Flüssigkeitszufuhr und Gabe von 10 g Kohle. Gegen die Reizungen im GIT Gabe von Mucilaginosa, bei Krämpfen Diazepam.

Protoanemonin

Protoanemonin ist ein Lacton und kommt in allen Pflanzenteilen von Hahnenfußgewächsen (z. B. *Ranunculus acris*, **C**), Anemone (*Anemone sp.*), Küchenschelle (*Pulsatilla sp.*), Leberblümchen (*Hepatica sp.*), Clematis (*Clematis sp.*) und im Wurzelstock der Christrose (*Helleborus sp.*) vor.

Toxizität. Protoanemonin wirkt stark haut- und schleimhautreizend. Hahnenfußgewächse gelten als Mitauslöser der „Wiesendermatitis", die häufig bei Personen nach dem Liegen auf Badewiesen auftritt. Das Gift führt bei oraler Aufnahme zu Störungen in der Niere (Oligourie, Anurie) und im ZNS, mit zunächst zentraler Erregung, dann Lähmungserscheinungen bis Atemlähmung.

Erste Hilfe und Therapie. Erbrechen auslösen bzw. Magenspülung durchführen, dann Gabe von 10 g Kohle. Gegen die Reizungen im GIT Gabe von Antacida. Kontrolle der Nierenfunktion!

Ricin

Ricin ist ein toxisches Protein (Toxalbumin) im Samen des Wunderbaums (Rizinus, *Ricinus communis*, **D**) und Wunderstrauchs (*Croton sp.*). Der deutsche Name spricht für die vielseitige Verwendbarkeit des aus den Samen gewonnenen Öls. Es wird in der Medizin seit langem als mildes Abführmittel eingesetzt. Ricin ist eines der stärksten Toxine. Es wurde 1962 als Kampfstoff (Atemgift) patentiert. Es hemmt die Proteinsynthese. Alle Toxalbumine werden im GIT gut resorbiert.

Toxizität. Nach Übelkeit können auftreten: Schwindel, Diarrhoe, Nierenentzündung, Blutagglutination (Thrombose), nach 48 Stunden Tod durch Kreislaufkollaps. Die tödliche Dosis beim Erwachsenen beträgt 5 µg Ricin/kg. Bereits ein verschluckter Samen kann tödlich sein. LD_{50} (Maus i. v.): 12 µg Ricin/kg).

Erste Hilfe und Therapie. Erbrechen, Flüssigkeitszufuhr, Gabe von 10 g Kohle.

Pflanzenspezies	Toxin	Toxizität

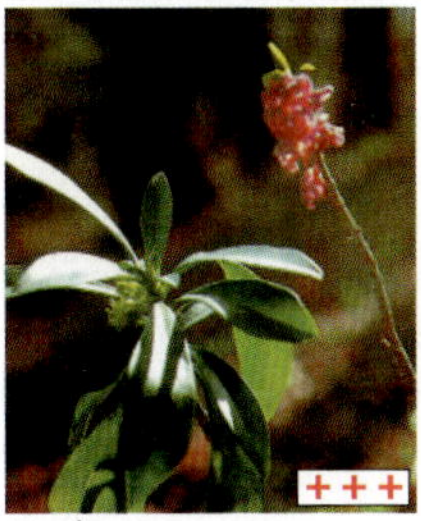

Daphne mezereum

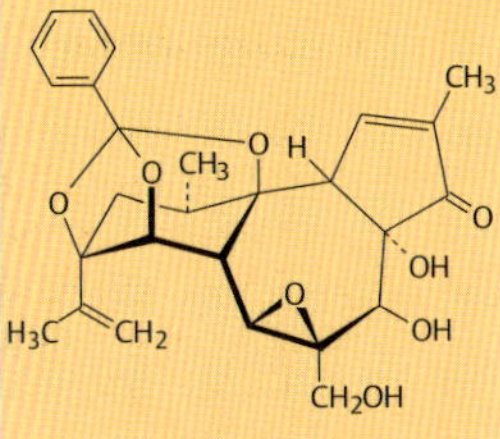

Daphnetoxin

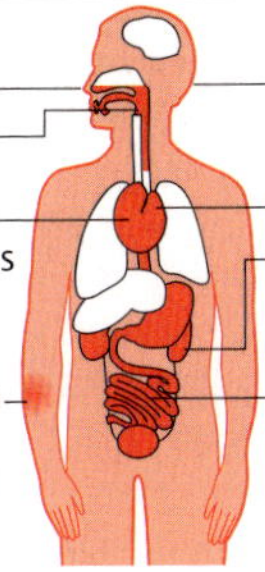

A. Gemeiner Seidelbast

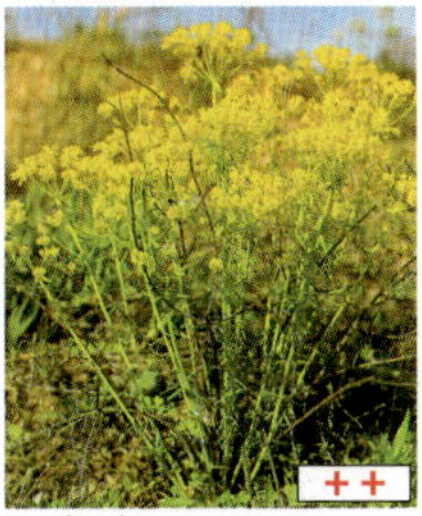

Euphorbia cyparissias

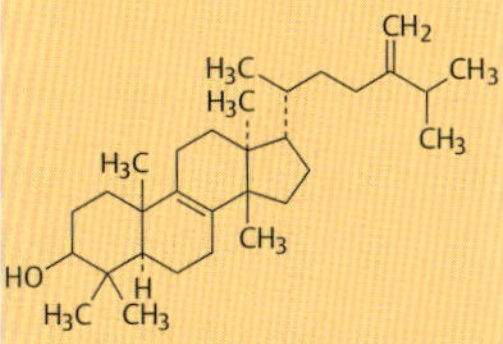

Euphorbol

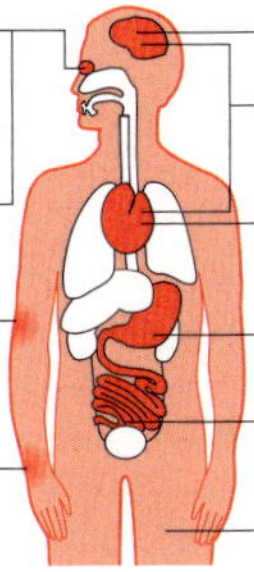

B. Zypressenwolfsmilch

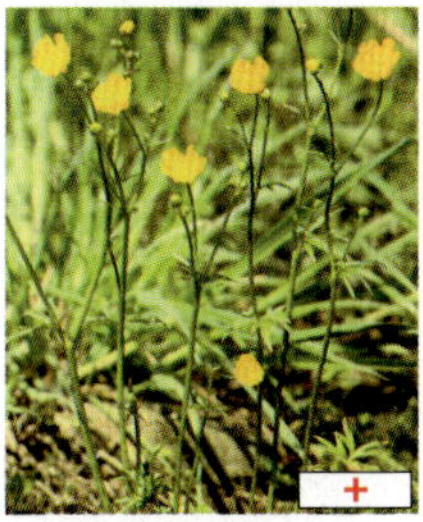

Ranunculus acris

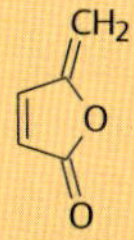

Protoanemonin

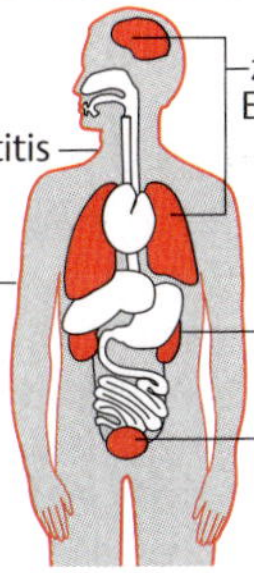

C. Scharfer Hahnenfuß

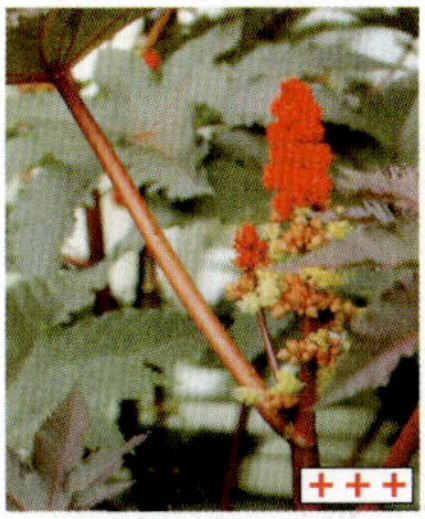

Ricinus communis

Toxalbumin

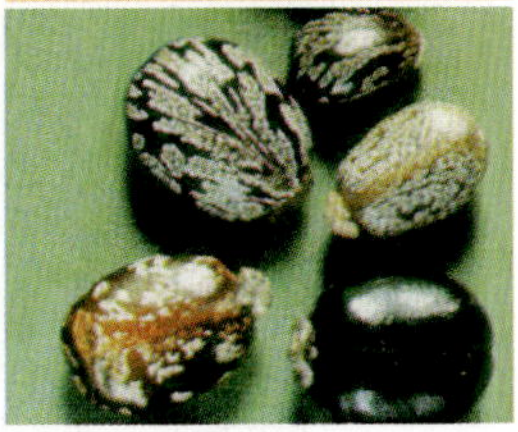

Samen von Rizinus

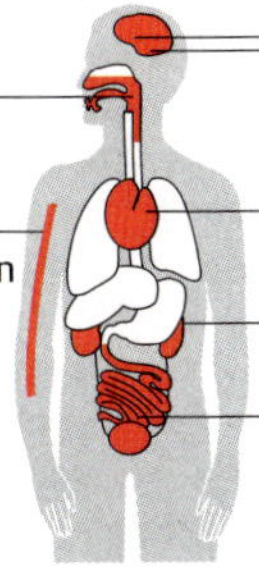

D. Wunderbaum = Rizinus

Sabinen, Thujon

Sabinen und Thujon sind giftige Monoterpene in etherischen Ölen, die in allen Pflanzenteilen von Zypressengewächsen (bis zu 5% etherisches Öl, davon bis zu 20% Toxin), besonders aber in den Nadeln des Sadebaums (*Juniperus sabina*, **A**) und Lebensbaums (*Thuja occidentalis*, **B**) enthalten sind. Thujon ist außerdem in Rainfarnblüten, Salbei- und Wermutöl vorhanden. In Zypressengewächsen kommt noch das Fungizid Thujaplicin vor, das für die lange Haltbarkeit des Holzes garantiert, das deshalb gerne als Bauholz verwendet wird. Die giftigen Beerenzapfen der Sadebäume können durch ihre ovale, abgeplattete und hellblaugestreifte Form von den ungiftigen runden, dunklen Gewürzwacholderbeeren unterschieden werden. Sabinen und Thujon werden im GIT, aber auch von der unverletzten Haut und Schleimhaut rasch resorbiert, im Körper verteilt und vorwiegend renal ausgeschieden.

Toxizität. Beim Erwachsenen kommt es bei Einnahme von tödlichen Mengen (6 Tropfen des reinen etherischen Öls oder ca. 7 g Sadebaumzweigspitzen) erst zu Übelkeit, Herzrhythmusstörung, Gastroenteritis, dann zu Krämpfen, Nierenschädigung und nach einem Tag zum Tod durch zentrale Lähmung. Bei Hautkontakt mit dem Öl können an den Berührungsstellen Entzündung, Blasenbildung und Nekrose auftreten. LD_{50} (Maus s.c.): 88 mg α-Thujon/kg.

Erste Hilfe und Therapie. Erbrechen auslösen bzw. Magenspülung durchführen. Gabe von 10 g Kohle, bei Krämpfen Gabe von Diazepam. Elektrolytsubstitution. Kontrolle der Nierenfunktion!

Ursolsäure

Ursolsäure ist ein Triterpen und kommt in vielen Pflanzen vor: z.B. Stechpalme (*Ilex aquifolium*, **C**), Alpenrose (*Rhododendron ferrugineum*), Rhododendron (*Rhododendron sp.*), Gemeiner Trompetenbaum (*Catalpa bignioides*) und Krähenbeere (*Empetrum nigrum*). Ilexzweige mit charakteristisch stachelspitzig gezähnten Blättern und roten Beeren sind ein beliebter Weihnachtsschmuck. Die verlockenden roten Beeren führen bei Kindern immer wieder zu Vergiftungen. Die Blätter von Ilexarten werden in Amerika zur Herstellung des berauschenden „Mate-Tees“ verwendet.

Toxizität. Vergiftungen äußern sich durch Erbrechen, Schmerzen, Bradykardie, Nierenschädigung, Gastroenteritis und Diarrhoe. Für Erwachsene gelten 20–30 Beeren der Stechpalme als tödlich. Bereits 2 Beeren führen bei Kindern zum Erbrechen.

Erste Hilfe und Therapie. Erbrechen auslösen bzw. Magenspülung vornehmen, dann Flüssigkeitszufuhr und Gabe von 10 g Kohle. Kontrolle der Nierenfunktion!

Urushiole

Urushiol III ist ein Brenzkatechin-Derivat und kommt in allen Pflanzenteilen (bis zu 4% des Giftefeus (Giftsumach, *Toxicodendron quercifolium*, **D**) vor. Typisch ist der toxinhaltige gelbweiße Milchsaft, der sich an der Luft schwarz verfärbt.

Toxizität. Nach oraler Aufnahme des Giftes kommt es erst zu Reizungen im Mund, Rachen und GIT, dann zu Erbrechen, heftiger Kolik, Nierenschädigung und blutiger Diarrhoe. Urushiol wirkt bereits in µg-Mengen stark hautreizend. Beim Pflücken von Blättern kann es zu einer Hautentzündung (Dermatitis) mit Juckreiz, Rötung und Bläschenbildung kommen. Gelangt der Milchsaft in die Augen, z.B. durch Verwischen, kann eine Hornhauttrübung sogar zur Erblindung führen. Bereits ein einziger Kontakt mit den Blättern des Giftefeus kann innerhalb von wenigen Tagen zu einer Sensibilisierung führen, die beim nächsten Kontakt eine schwere allergische Reaktion auslöst.

Erste Hilfe und Therapie. Schnelles Abwaschen des Giftes von der Haut mit Seife und Wasser, besser mit Alkohol oder Ether. Gegen den Juckreiz Gabe von Zinkoxidpuder. Bei oraler Aufnahme Therapie wie bei Ursolsäure.

Pflanzenspezies	Toxin	Toxizität
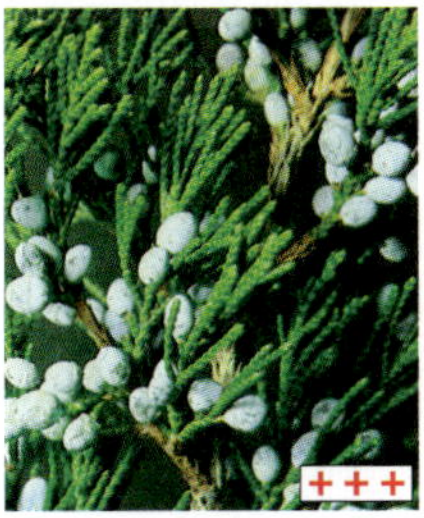 *Juniperus sabina* **A. Sadebaum**	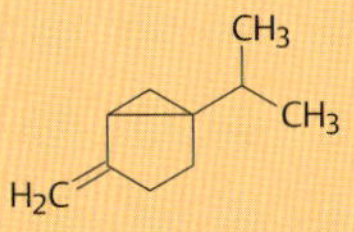 Sabinen	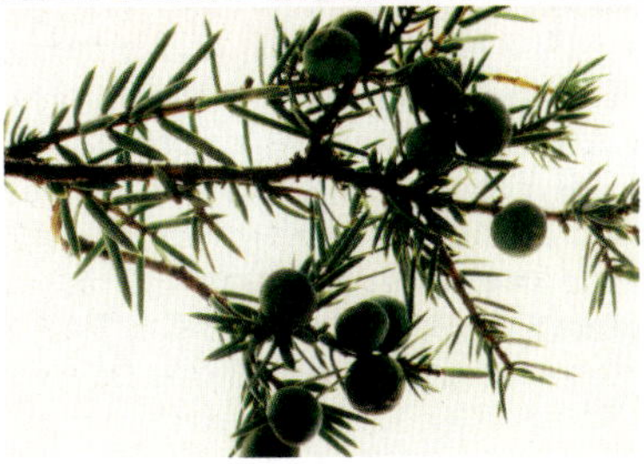 ungiftige Gewürzwacholderbeeren
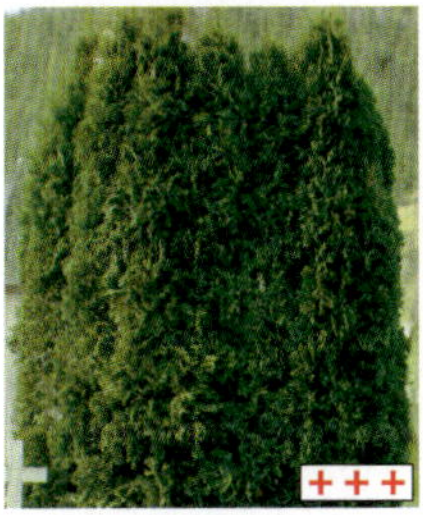 *Thuja occidentalis* **B. Alpenländischer Lebensbaum**	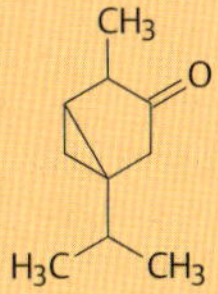 β-Thujon	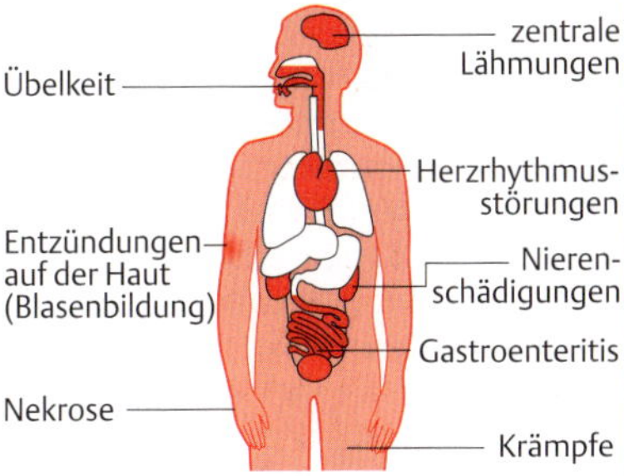
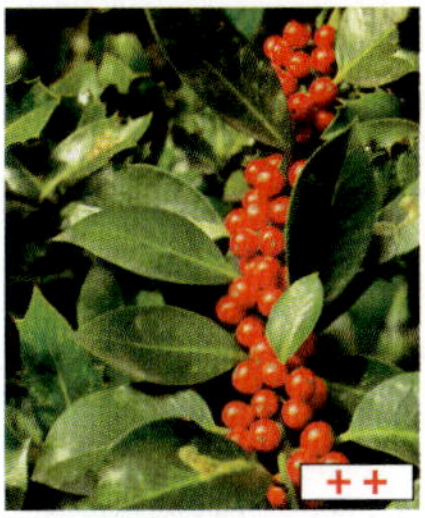 *Ilex aquifolium* **C. Stechpalme**	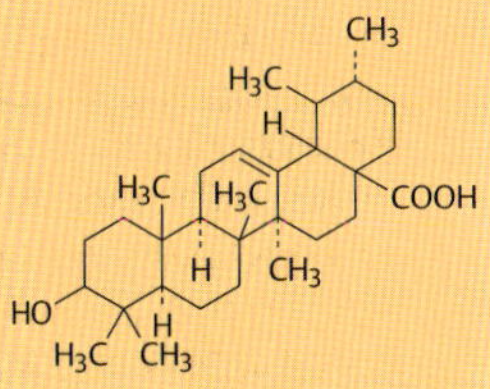 Ursolsäure	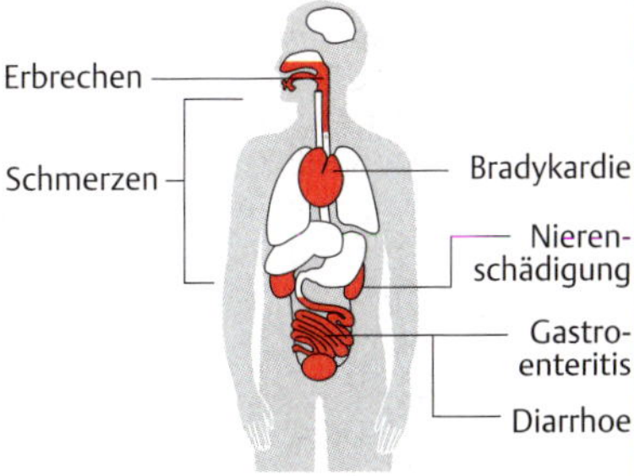
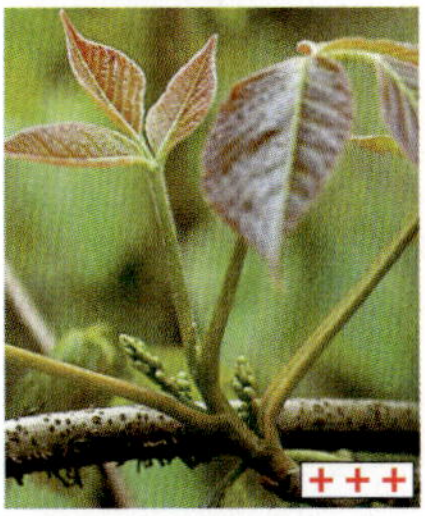 *Toxicodendron quercifolium* **D. Giftefeu = Giftsumach**	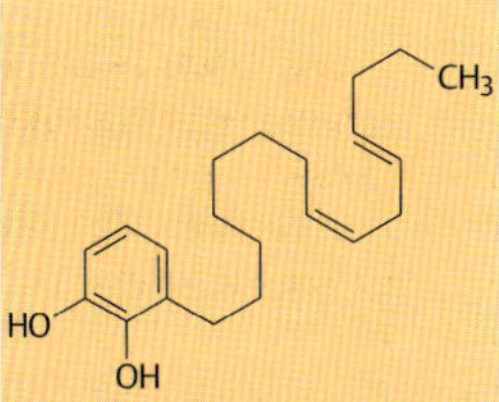 Urushiol (III)	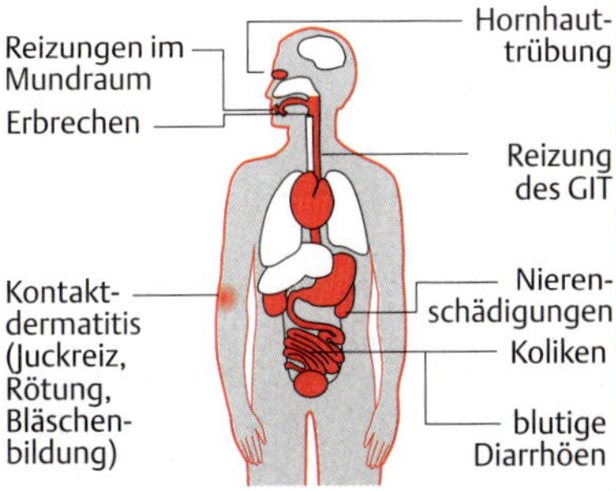

Pilzgifte

Grundlagen. In Deutschland sterben jährlich 50 – 60 Menschen durch den Verzehr von Giftpilzen. 90 % davon betreffen Vergiftungen durch Knollenblätterpilze. Der Anteil der Pilzvergiftungen an den zur Behandlung gekommenen Intoxikationen beträgt seit Jahren in Europa 1 – 3 %. In Europa gibt es ca. 100 giftige Pilzarten und ca. 50 Arten, die nur roh gegessen toxisch wirken, sowie ca. 30 giftverdächtige Arten. Viele Pilzvergiftungen geschehen nicht durch Giftpilze, sondern durch den Genuß verdorbener Pilzgerichte, z. B. durch Toxine aus Bakterien oder Mykotoxine aus niederen Pilzen (Schimmelpilzen = Ascomyzeten); s. Lebensmittelvergiftung, S. 204. Der Gehalt an toxischen Substanzen in Giftpilzen ist sehr unterschiedlich. Nach ihrer Wirkung werden Gifte aus höheren Pilzen (Basidiomyzeten) eingeteilt in **Parenchymgifte, Nervengifte, gastrointestinale Reizstoffe und anders wirkende Gifte.**

Parenchymgifte

Parenchymgifte schädigen oder zerstören lebenswichtige Organe.

Amatoxine, Phallotoxine

Amatoxine sind thermostabile zyklische Octapeptide, Phallotoxine Heptapeptide im Grünen Knollenblätterpilz (*Amanita phalloides*, **A**) und Spitzhütigen Knollenblätterpilz (*Amanita virosa*, **B**).

Toxizität. Amatoxine (z. B. α- und β-Amanitin) hemmen die DNA-abhängige RNA-Polymerase II. Es kommt zum Zusammenbruch der Proteinsynthese, der besonders in Leber und Niere zur Zellschädigung führt. Phallotoxine (z. B. Phalloidin) gelangen nicht in die Zellen, sondern binden an das Actin der Zellmembran und führen so zur Zelldegeneration. Erst nach einer Latenz von ca. 12 Stunden zeigen sich erste Vergiftungssymptome: Brechdurchfall, Exsikkose, Störung der Blutgerinnung, Nieren- und Lebernekrosen, schließlich führen nach 3 – 10 Tagen Anurie, Urämie oder Leberkoma zum Tode. Die tödlichen Dosen betragen beim Erwachsenen ca. 0,1 mg Amatoxine bzw. 5 mg Phallotoxine/kg KG. In 100 g Frischpilz sind bis zu 17 mg Amanitin enthalten. Der Verzehr eines einzigen Pilzes kann somit tödlich sein. Die Amanitin-Mortalität beträgt beim Erwachsenen 10 – 15 %, bei Kindern sogar 50 %.

Therapie. Erbrechen auslösen bzw. Magenspülung vornehmen, dann Gabe von Aktivkohle. Bei Aufnahme tödlicher Mengen Gabe von Penicillin G und Silibinin, das die Aufnahme von Amanitin in die Leberzelle hemmt. Bei Leberversagen evtl. Lebertransplantation.

Gyromitrin

Gyromitrin ist das *N*-Methyl-*N*-formylhydrazon des Acetaldehyds und kommt vorwiegend in der Frühjahrslorchel (*Gyromitra esculenta*, **C**) vor. Ein Teil des Giftes wirkt im Körper als Methylhydrazin. Da das Toxin thermolabil und flüchtig ist, lassen sich Lorcheln durch zweimaliges Auskochen größtenteils entgiften. Als Marktpilz ist die Frühjahrslorchel in Deutschland nicht mehr zugelassen. Als Trockenpilz ist der Handel jedoch erlaubt (enthält dann nur mehr Spuren an Gyromitrin). Gyromitrin wirkt im Tierexperiment teratogen und kanzerogen.

Toxizität. Die Vergiftungserscheinungen beginnen 2 – 20 Stunden nach der Aufnahme. Sie ähneln denen der Knollenblättervergiftung. Zusätzlich treten auf: Unruhe, Delirien, Krämpfe und Koma.

Therapie. Sie wird wie bei der Vergiftung mit Knollenblätterpilzen vorgenommen.

Orellanine

Orellanine sind thermostabile Toxine, die vorwiegend im Orangefuchsigen Hautkopf oder Schleierling (*Cortinarius orellanus*, **D**), bis zu 1 % der Pilztrockensubstanz, enthalten sind.

Toxizität. Der Ablauf ist hinsichtlich der Therapie besonders gefährlich, da die ersten Anzeichen erst nach 3 – 14 Tagen auftreten: z. B. Kopfschmerz, starker Durst, Polyurie, später folgen irreversible Schädigungen der Nieren und dann Tod durch Urämie.

Therapie. Symptomatisch.

Pilzspezies	Toxin	Toxizität

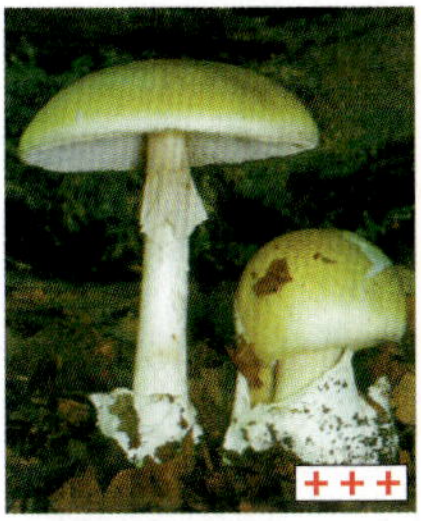

Amanita phalloides

A. Grüner Knollenblätterpilz

Amatoxine

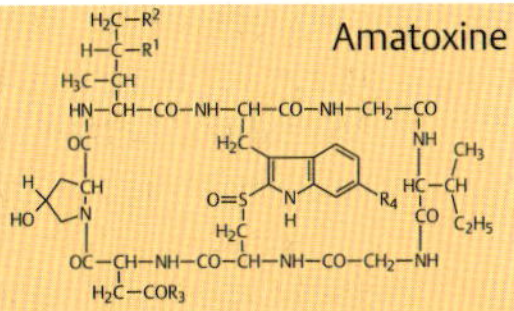

R^1	R^2	R^3	R^4	
OH	OH	NH_2	OH	α-Amanitin
OH	OH	OH	OH	β-Amanitin
OH	H	NH_2	OH	γ-Amanithin
OH	H	OH	OH	ε-Amanitin
OH	OH	OH	H	Amanin
H	H	NH_2	OH	Amanullin

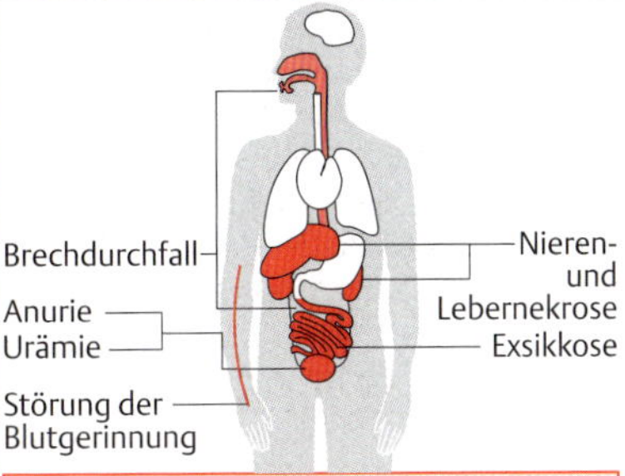

Hemmung der Proteinsynthese

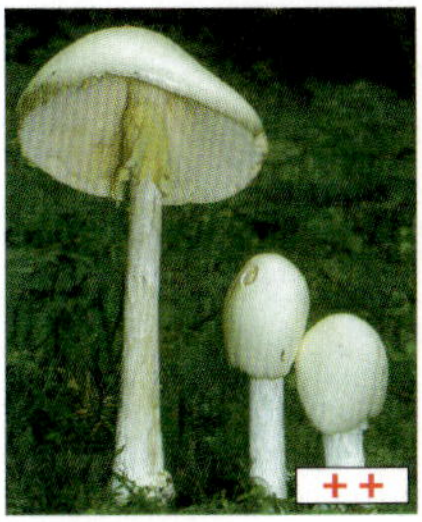

Amanita virosa

B. Spitzhütiger Knollenblätterpilz

Phallotoxine

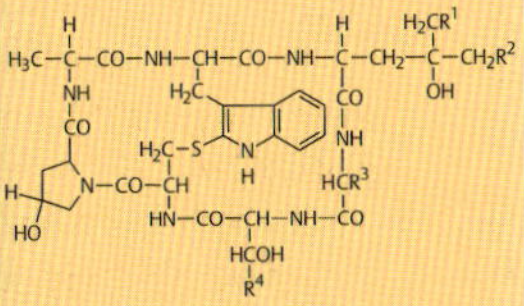

R^1	R^2	R^3	R^4	
OH	H	CH_3	CH_3	Phalloidin
H	H	CH_3	CH_3	Phalloin
OH	OH	CH_3	CH_3	Phallisin
OH	H	$CH(CH_3)_2$	COOH	Phallacidin

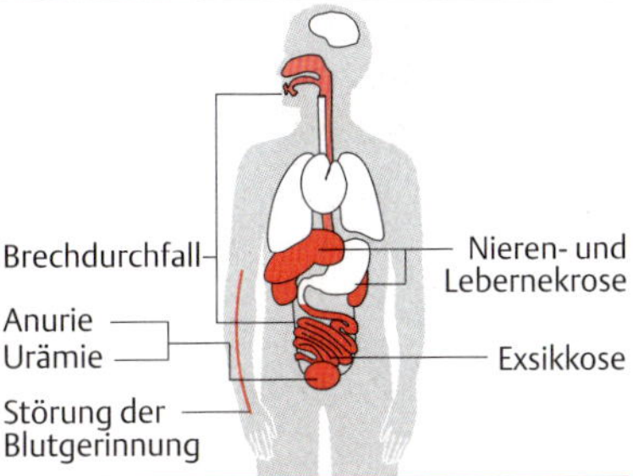

Zerstörung der Zellmembranen

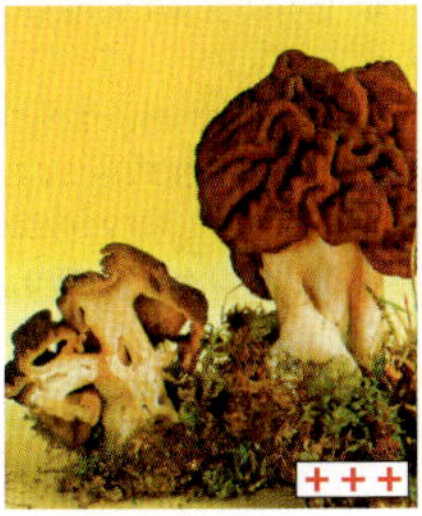

Gyromitra esculenta

C. Frühjahrslorchel

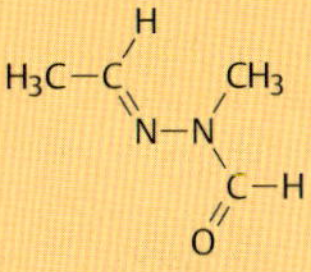

Gyromitrin

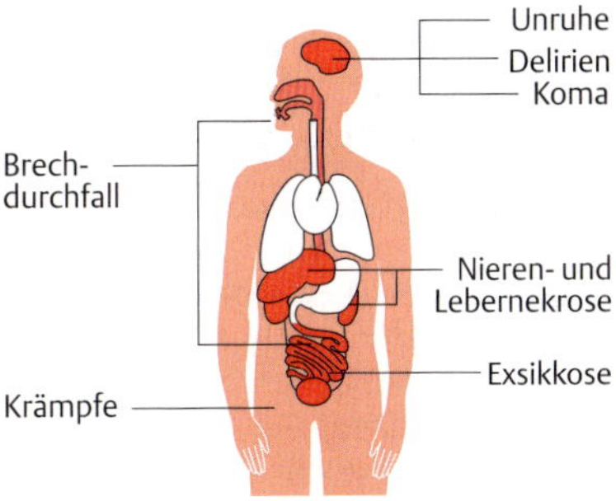

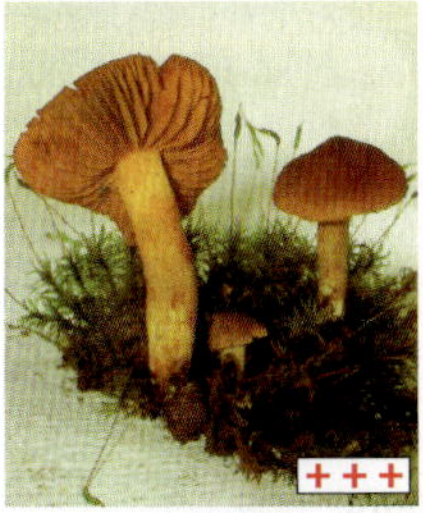

Cortinarius orellanus

D. Orangefuchsiger Hautkopf

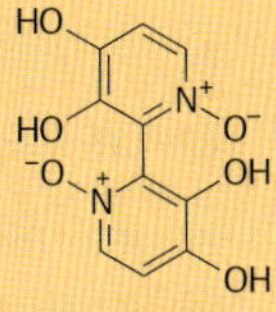

Orellanin

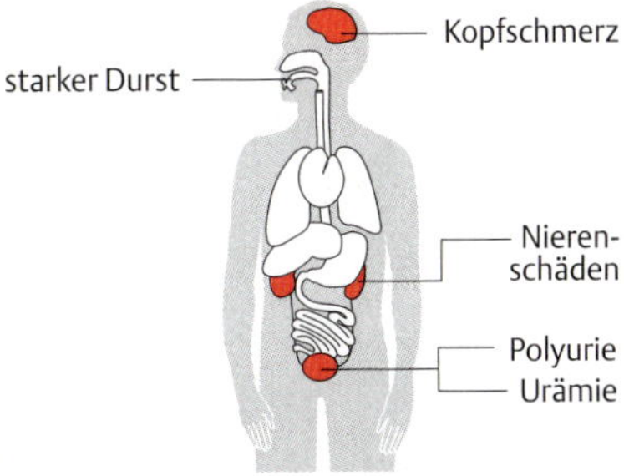

Nervengifte

Bufotenin

Bufotenin kommt im Gelben Knollenblätterpilz (*Amanita citrina*, **A**) vor. Der Pilz hat einen gelblichen Hut und riecht charakteristisch nach rohen Kartoffeln.

Toxizität. Bufotenin verursacht eine Tachykardie. Es wirkt vorwiegend auf die glatte Muskulatur der Blutgefäße (Verengung). Personen mit hohem Blutdruck sind deshalb besonders gefährdet.

Therapie. Erbrechen auslösen bzw. Magenspülung durchführen, dann Gabe von Aktivkohle.

Ibotensäure, Muscimol

Ibotensäure und Muscimol sind Isoxazole, die im Pantherpilz (*Amanita pantherina*, **B**) und Fliegenpilz (*Amanita muscaria*, **B**) vorkommen. Der bekannte Fliegenpilz gelangt kaum durch Verwechslung zum Verzehr, so daß Vergiftungen äußerst selten sind. Er wird aber zunehmend als Rauschdroge eingesetzt. Der Pantherpilz unterscheidet sich im Hut- und Knollenrand und der Farbe unter der Huthaut von dem eßbaren Perlpilz (*Amanita rubescens*, **B**). Der Gehalt an Muscimol und seiner Vorstufe Ibotensäure (α-Amino-3-hydroxy-5-isoxazolessigsäure) liegt beim frischen Fliegenpilz bei ca. 500 mg/kg. Pantherpilze enthalten etwas mehr. Daneben enthalten beide Pilze noch geringe Mengen (2 – 3 mg/kg) Muscarin, das aber nur wenig zur Toxizität beiträgt.

Toxizität. Der Verzehr von 10 Fliegenpilzen ist für den Erwachsenen tödlich. 1 – 2 Pilze führen zum Auftreten erster Vergiftungssymptome: z. B. 0,5 – 2 Stunden nach der Mahlzeit, Sekretionssteigerung der Drüsen, Störung der Bewegungskoordination (Ataxie) und einer typischen toxischen Psychose, die anfangs einem Alkoholrausch ähnelt, mit Euphorie, Schwindel und Gangunsicherheit. Dann folgen Erregungszustand mit Muskelkrampf, Sehstörung und Halluzination bis hin zu Schläfrigkeit und Koma. Es wird kein Erbrechen beobachtet. Vergiftungen mit dem Pantherpilz verlaufen im allgemeinen schwerer als beim Fliegenpilz.

Therapie. Erbrechen auslösen bzw. Magenspülung durchführen, dann Gabe von Aktivkohle. Symptomatisch lassen sich die Erregungen mit Sedativa behandeln. Bei Krämpfen Gabe von Diazepam. Atropin gilt als kontraindiziert.

Muscarin

Muscarin kommt in ca. 50 Rißpilzarten (*Inocybe patouillardii*, **C**) und einigen Gifttrichterlingen (*Clitocybe sp.*) vor. Es war das erste, 1869 entdeckte Pilzgift. Der Verzehr von ca. 50 g dieser Pilze ist tödlich. Rißpilze bekommen mit steigendem Alter zunehmend Risse im Hut (Name!). Rißpilze enthalten die bis zu 200fache Muscarinmenge eines Fliegenpilzes.

Toxizität. Muscarin führt 0,5 – 2 Stunden nach der Aufnahme zur Sekretionssteigerung der Schweiß-, Speichel- und Tränendrüsen (Schweißsyndrom). Später folgen Gastroenteritis, Sehstörung, Bradykardie, Bronchospasmus, Atemnot und Kreislaufinsuffizienz, die nach 8 – 9 Stunden zum Tod durch Kreislauflähmung führen kann.

Therapie. Die sofortige Gabe von Atropin hat Vorrang vor jeder Behandlung. Atropin verdrängt als kompetitiver Antagonist Muscarin von den Acetylcholin-Rezeptoren.

Psilocybin

Psilocybin (s. S. 86) kommt bis zu 1% im Spitzkegeligen Kahlkopf (*Psilocybe semilanceata*, **D**) und bis zu 0,1% im Gezonten Düngerling (*Panaeolus subbalteatus*) vor. Es wird zunehmend als Rauschgift verwendet.

Toxizität. 6 mg Psilocybin führen beim Erwachsenen zu leichter Stimmungsveränderung, 10 mg zur akuten toxischen Psychose. Die psychotrope Wirkung entspricht der von Mescalin und LSD: z. B. nach ca. 1 Stunde Auftauchen von farbigen Bildern, Dehnung von Raum und Zeit. Euphorie und Dysphorie. Optische und akustische Halluzinationen. Daneben werden beobachtet: Brechreiz und Kribbeln in den Extremitäten.

Therapie. Da der Rauschzustand nicht lange anhält, ist eine Therapie kaum erforderlich.

Pilzspezies	Toxin	Toxizität

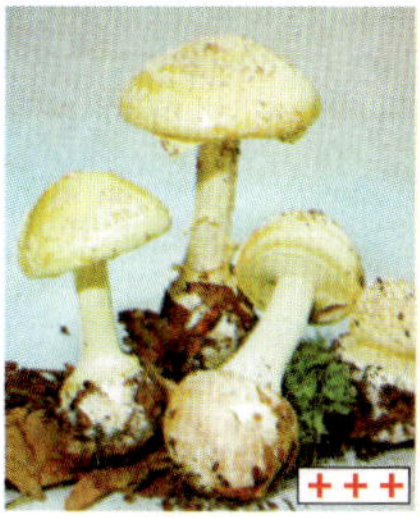

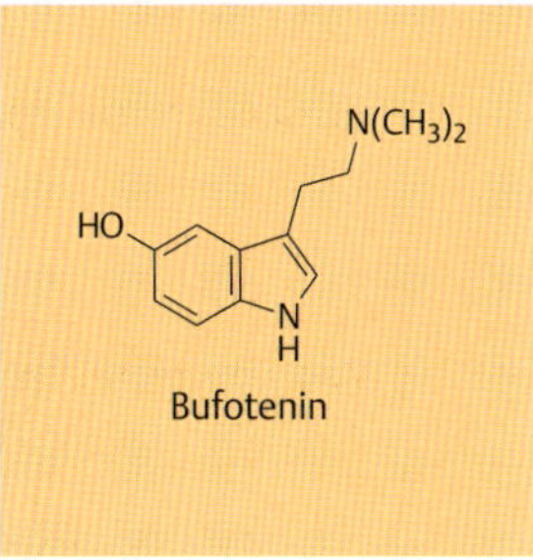

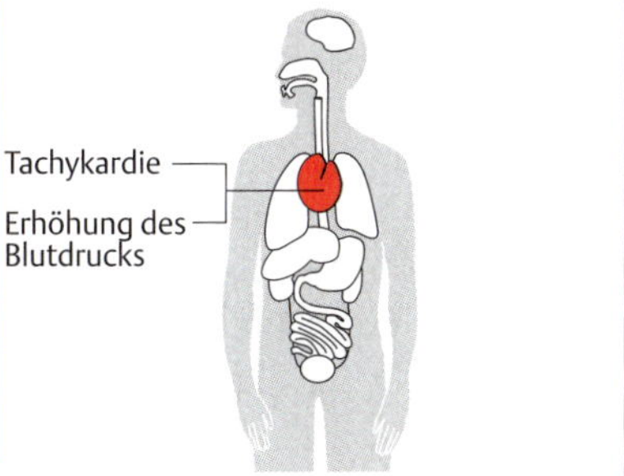

Amanita citrina

A. Gelber Knollenblätterpilz

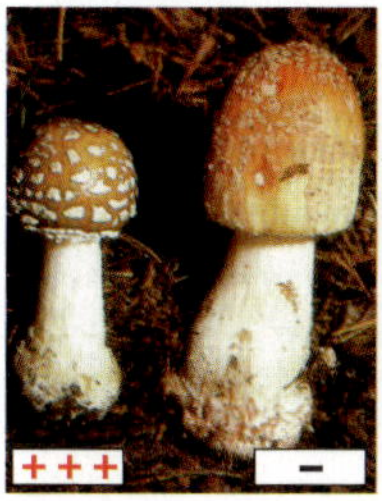

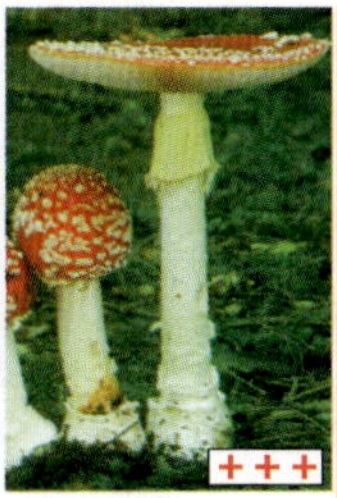

giftiger Pantherpilz eßbarer Perlpilz

Fliegenpilz *Amanita muscaria*

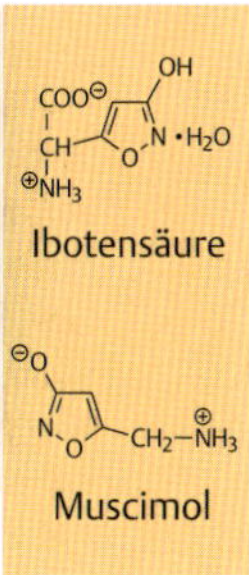

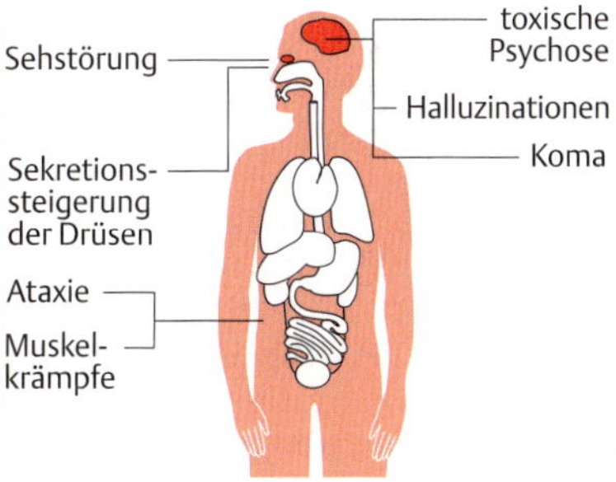

B. Giftiger Pantherpilz, eßbarer Perlpilz und giftiger Fliegenpilz

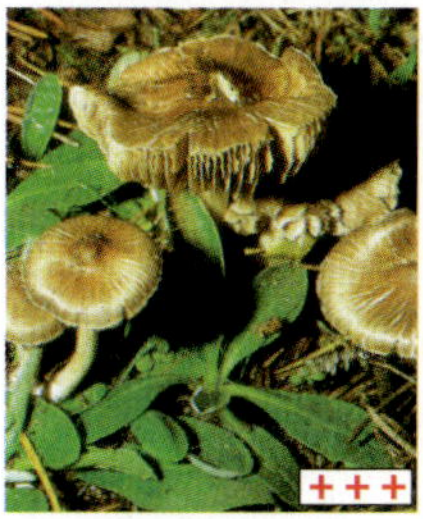

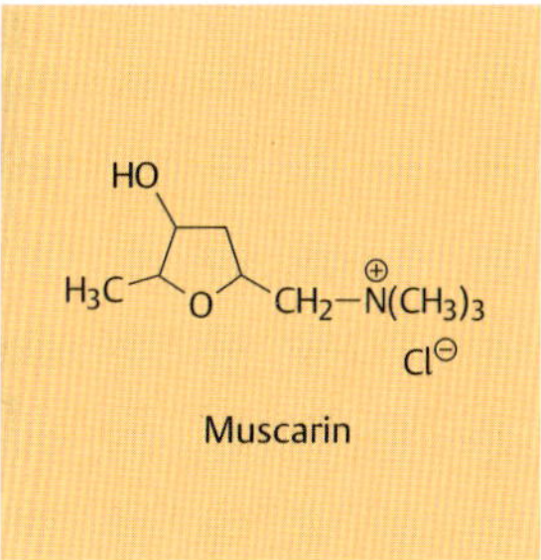

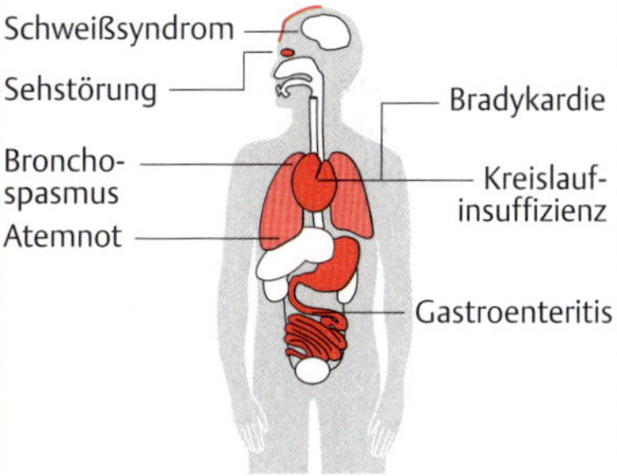

Inocybe patouillardii

C. Rißpilze

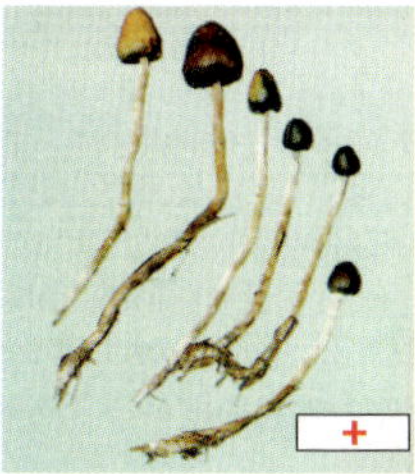

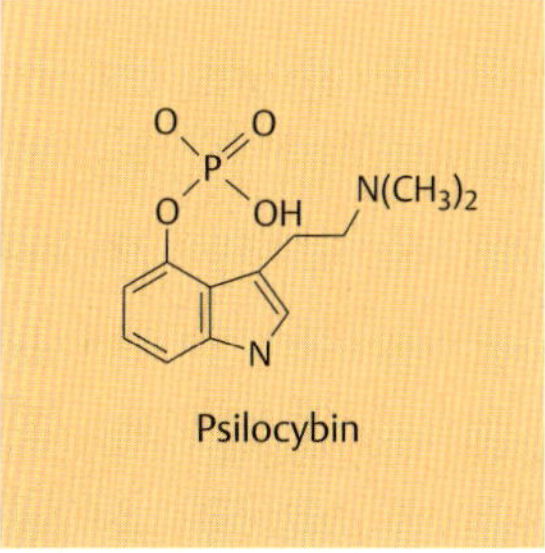

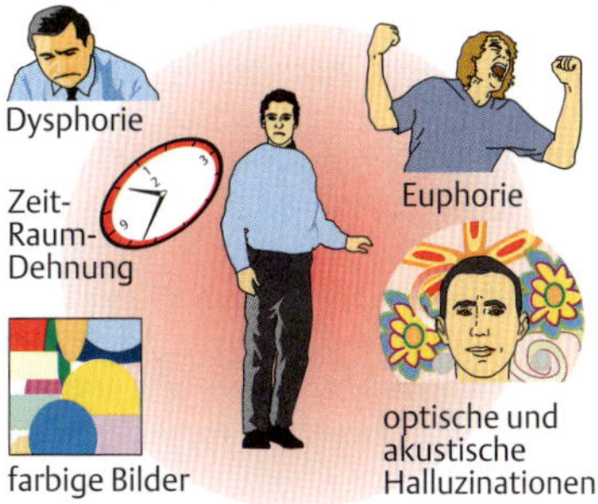

Psilocybe semilanceata

D. Spitzkegeliger Kahlkopf

Gastrointestinale Reizstoffe und anders wirkende Gifte

Phenole, Anthrachinone und einige Terpenverbindungen

Dieses sind lokal reizende Inhaltsstoffe zahlreicher Pilze: z. B. Speitäubling (*Russula emetica*, **A**), Karbolegerling (*Agaricus xanthoderma*), Birkenreizker (*Lactarius torminosus*), Riesenrötling (*Rhodophyllus sinuatus*), Bauchwehkoralle (*Ramaria formosa*), Tigerritterling (*Tricholoma pardinum*), Holzrübling (*Megacollybia platiphylla*) und Satanspilz (*Boletus satanas*), der auch noch zentralnervöse Symptome hervorruft. Der Verzehr dieser schwach giftigen Pilze (viele schmecken sehr scharf) ruft häufig eine akute Gastroenteritis hervor. Vergiftungen sind sehr selten.

Toxizität. Ca. 1 Stunde nach dem Essen treten Übelkeit, Erbrechen und heftige Diarrhöen auf, die zu Exsikkose mit Muskelkrämpfen und Kreislaufkollaps führen können.

Therapie. Ohne weitere Behandlung verschwinden die Symptome meist nach 1–2 Tagen. Falls erforderlich, Flüssigkeitszufuhr und Elektrolytersatz.

Coprin

Coprin ist ein toxischer Inhaltsstoff des Faltentintlings (*Coprinus atramentarius*, **B**), Glimmertintlings (*Coprinus micaceus*), und Netzstieligen Hexenröhrlings (*Boletus luridus*).

Toxizität. Coprin hemmt den Alkoholabbau auf der Stufe des Acetaldehyds. Die genannten Pilze werden gern jung gegessen. Die gleichzeitige Aufnahme von Alkohol ist dabei strikt zu vermeiden (vgl. Antabus-Effekt, s. S. 200). Wird er dennoch getrunken, tritt kurze Zeit danach erst eine rote Färbung des Gesichts, später eine violette am ganzen Körper auf. Ohrläppchen und Nasenspitze verfärben sich hingegen nicht. Des weiteren werden beobachtet: Tachykardie, Hitzewallung, Sprach- und Sehstörung. Typisch für die Vergiftung ist das Fehlen von Erbrechen und Diarrhoe. Innerhalb weniger Tage verschwinden die Symptome. Sie erscheinen aber sofort wieder, wenn zwischenzeitlich Alkohol getrunken wird.

Therapie. Zufuhr von reichlich Flüssigkeit. Alkoholgenuß unbedingt innerhalb der folgenden 4 Tage vermeiden.

Hämolysine

Hämolysine sind toxische Stoffe, die vorwiegend im Kahlen Krempling (*Paxillus involutus*, **C**) zu finden sind. Dieser Pilz sollte auch scharf gebraten nicht gegessen werden, da ein Teil seiner Giftstoffe nicht zerstört wird und durch Verbleib und Anreicherung im Körper erst nach Jahren zur Hämolyse führen kann.

Toxizität. Nach dem Verzehr kann zunächst eine Allergie mit Übelkeit, Schüttelfrost, Fieber, Brechreiz, Kreislaufstörung und Nierenversagen auftreten. Erst später folgt die Hämolyse. Bei entsprechender genetischer Veranlagung kommt es im Blut zur Bildung spezifischer Antikörper und irgendwann zu einer Antigen-Antikörper-Reaktion mit einer Hämoylse der Erythrozyten, die dann zum plötzlichen Tod führen kann.

Therapie. Da es bisher keine Therapie bei dieser genetisch bedingten Vergiftung gibt, sollte generell auf den Verzehr dieses Pilzes verzichtet werden.

Schwermetalle, Radioaktivität und Pilze

Einige Speisepilze können Schwermetalle akkumulieren, die dann bei häufigem Pilzverzehr vermehrt in den Körper gelangen.

Cadmium kann auf schadstoffreichen Böden bis zu 3 mg/kg, z. B. vom Schafegerling (*Agaricus arvensis*, **D**) und Riesenchampignon (*Agaricus perrarus*), angereichert werden, Quecksilber sogar bis zu 6 mg/kg vom Wiesenchampignon (*Agaricus campester*, **D**) und Steinpilz (*Boletus edulis*). Der Maronenpilz (*Xerocomus badius*, **D**) speichert besonders radioaktives ^{137}Cäsium (nach dem Tschernobyl-Fallout) und überschreitet mancherorts heute noch den Grenzwert von 600 Bq/kg.

Pilzspezies	Toxin	Toxizität

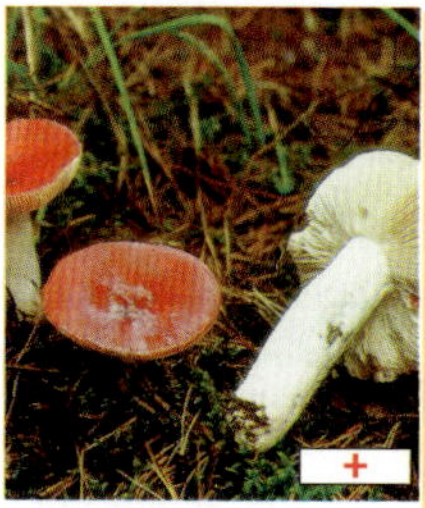

Russula emetica

A. Speitäubling

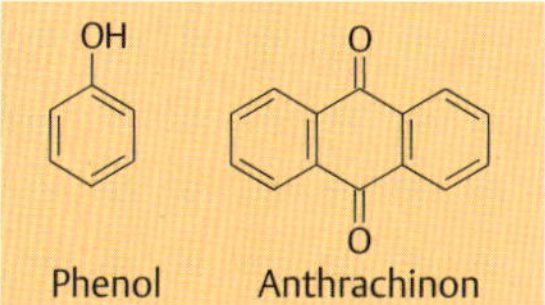

Phenol

Anthrachinon

Terpen (Grundstruktur)

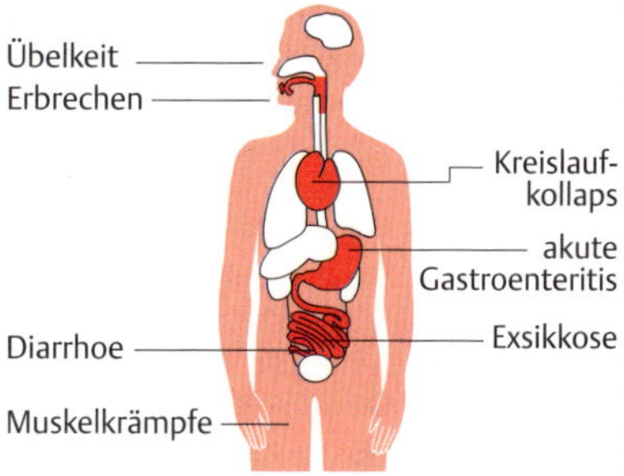

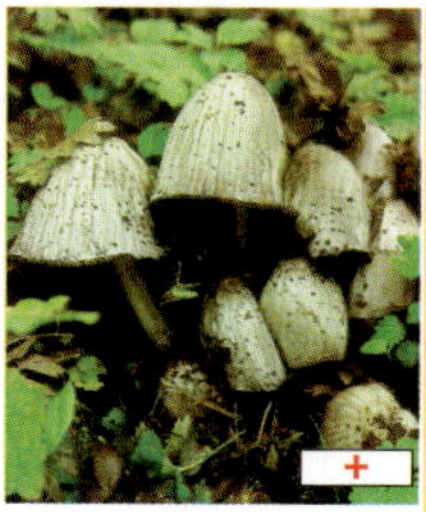

Coprinus atramentarius

B. Faltentintling

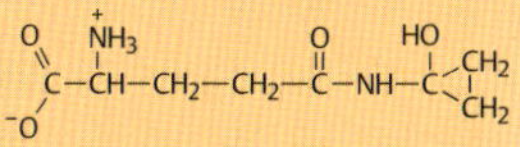

Coprin

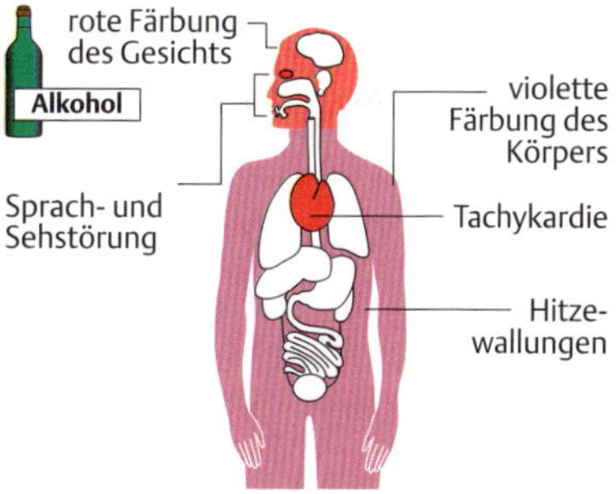

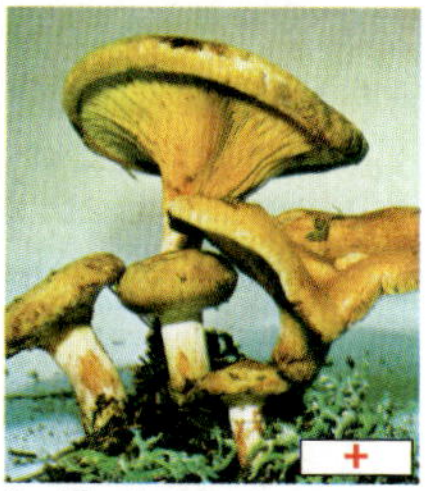

Paxillus involutus

C. Kahler Krempling

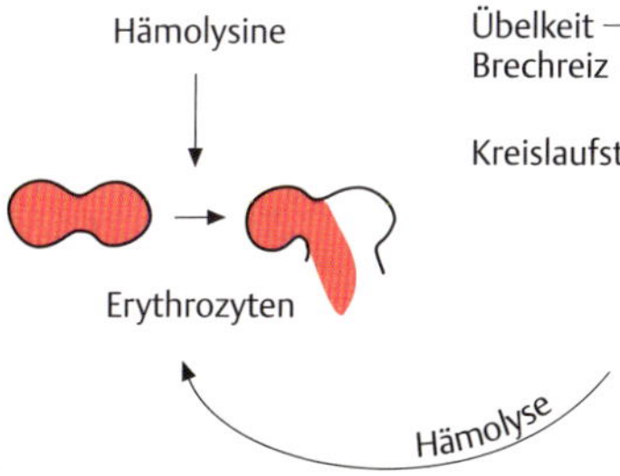

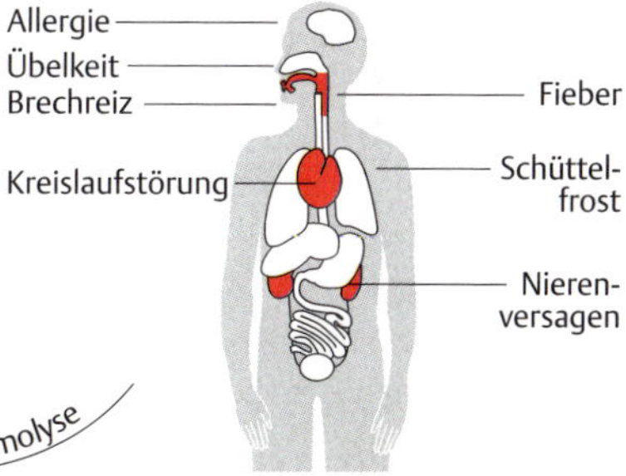

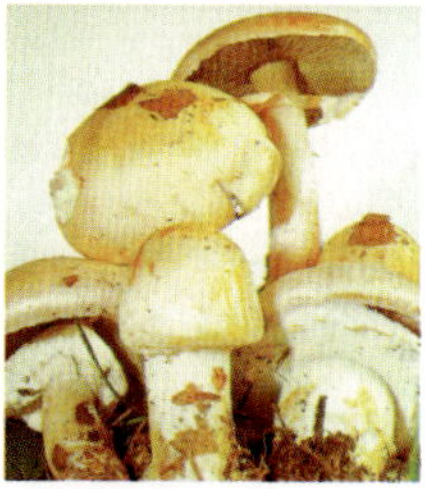

Schafegerling
Agaricus arvensis

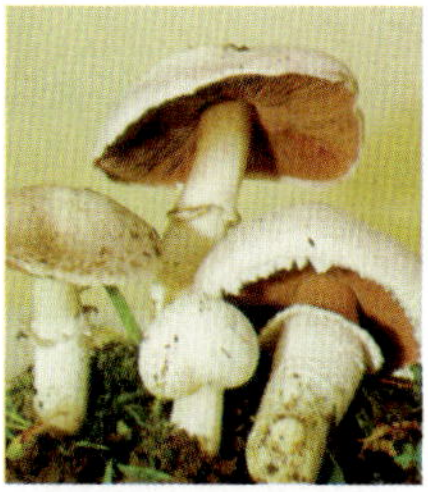

Wiesenchampignon
Agaricus campester

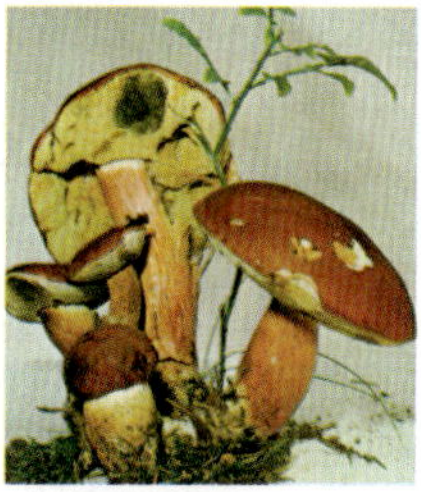

Maronenpilz
Xerocomus badius

D. Schafegerling, Wiesenchampignon und Maronenpilz

Bakterielle Gifte

Grundlagen. Gifte können von Bakterien produziert werden, um Nahrungskonkurrenten wie Pilze, andere Bakterien oder den gesamten Wirtsorganismus zu schädigen und so Lebensvorteile erlangen. Man unterscheidet Endo- und Exotoxine (s. S. 204).

Endotoxine. Diese Toxine sind meist Bestandteile der Zellwände (z. B. Lipopolysaccharide) von abgestorbenen gramnegativen Bakterien. Sie können andere Zellen (z. B. Makrophagen) aktivieren, die dann Mediatoren (z. B. Prostaglandine, Interleukine oder freie Radikale) freisetzen. Diese können beim Menschen unspezifische Entzündungsreaktionen auslösen, z. B. Fieber und Gerinnungsstörungen, „Endotoxinschock".

Exotoxine. Diese Toxine werden intrabakteriell produziert und dann freigesetzt. Sie bestehen immer aus Peptiden/Proteinen, die unterschiedliche Schadwirkungen in den Zielzellen verursachen können. Die genetische Sequenz zur Toxinsynthese liegt fast immer extrachromosomal, z. B. auf einem Phagen bzw. Plasmiden, und kann auf artfremde Bakterien übertragen werden. Bakterielle Toxine werden häufig nach ihrem Wirkungsmechanismus eingeteilt (**A**).

Extrazellulär wirkende Toxine

Extrazellulär wirkende Toxine können Endo- und Exotoxine sein. Sie binden an bestimmte Strukturelemente oder Rezeptoren, die sich entweder an oder in der Zellhülle (z. B. Zellwand, Zellmembran) befinden. Sie können diese Zellhülle nicht durchdringen. Die schädigenden Wirkungen geschehen deshalb an oder in der Zellhülle und nicht intrazellulär.

Porenbildende Toxine

Porenbildende Toxine schädigen durch die Bindung an Rezeptoren und anschließender Bildung von ca. 2 – 10 nm großen Poren die Membran der Zielzellen (z. B. Makrophagen, Blutzellen), die daraufhin zugrunde gehen: Cholesterinbindende Toxine, z. B. **Streptolysin O** aus *Streptokokken*, können spezifisch an Cholesterin in der Plasmamembran der Wirtszelle z. B. menschliche Erythrozyten binden und diese lysieren. Diese Toxine werden deshalb auch als Lysine bezeichnet. Streptolysin O besteht aus 538 Aminosäuren und gilt auch als starkes Immunogen. Nach der Porenbildung können niedermolekulare Substanzen (z. B. Ionen) die Zelle verlassen, hochmolekulare (z. B. Proteine) bleiben intrazellulär. Aus osmotischen Gründen fließt dann Wasser gleichzeitig in die Zelle, bis sie platzt (**B**).

Staphylokokken-α-Toxin aus *Staphylococcus aureus* bildet nach der Bindung an die Zellhülle ebenfalls Poren in den Zielzellen (z. B. Erythrozyten), die dann lysieren. Die freigesetzte Menge an Hämoglobin ist ein Maß für die Lysekapazität des Toxins. Die Porenbildung wird auch in der experimentellen Forschung genutzt, um bestimmte Moleküle in eukaryotische Zellen einzuschleusen.

Indirekt wirkende Toxine

Indirekt wirkende Toxine verursachen ihre Schadwirkung extrazellulär ohne Porenbildung: **Enterotoxine** werden z. B. auch von *Staphylococcus aureus* synthetisiert, der bevorzugt auf warmen proteinhaltigen Speisen wächst. Nach Aufnahme (z. B. mit der Nahrung) können beim Menschen Gastroenteritiden, Darmspasmen und schwere Durchfälle auftreten. Diese Toxine können aber auch an Zellen des Immunsystems (z. B. Lymphozyten, Makrophagen) beim Menschen binden, die dann, ähnlich den Endotoxinen, Mediatorstoffe (z. B. Interleukine) freisetzen und Entzündungsreaktionen auslösen können (**C**). Jedes der Proteintoxine besteht aus ca. 235 Aminosäuren. Normales Erhitzen zerstört diese Toxine nicht. In Europa werden durch die Enterotoxine die meisten Lebensmittelvergiftungen verursacht (vgl. auch Lebensmitteltoxikologie, S. 204). Da nur das Toxin die Schäden verursacht, ist eine Antibiotikabehandlung unwirksam.

Therapie. Für die Therapie der Durchfälle wird ein Wasser- und Elektrolytersatz empfohlen.

extrazellulär wirkende Toxine	intrazellulär wirkende Toxine
Porenbildner (Lysine) α-Toxine aus *Staphylococcus aureus* Streptolysin O Pneumolysin Tetanolysin **indirekt wirkende Toxine** Enterotoxine aus *Staphylococcus aureus* Lipopolysaccharide (Endotoxine)	**ADP-Ribosyltransferasen** Diphtherie-Toxin Botulinus-Toxin Typ C_2 Cholera-Toxin Pertussis-Toxin **Glykosidasen** Shiga-Toxin, „shiga-like toxins" **neurotoxische Proteasen** Tetanus-Toxin Botulinus-Neurotoxine der Typen A, B, C_1, D, E, F, G

A. Einteilung bakterieller Toxine

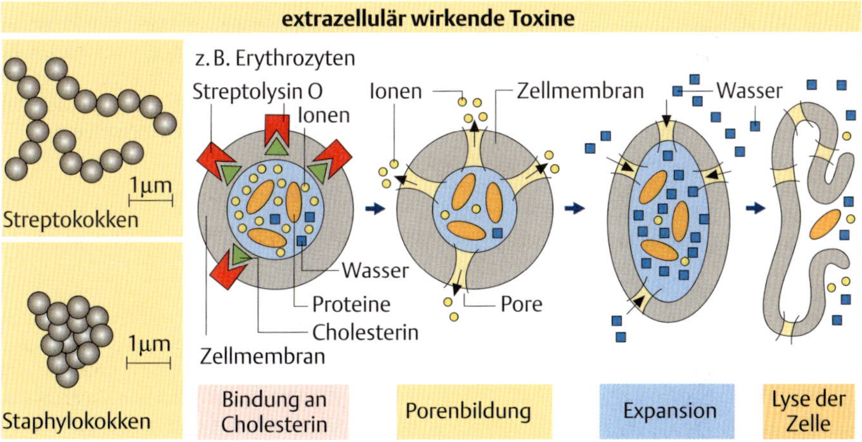

B. Wirkung des porenbildenden Toxins Streptolysin O aus Streptokokken

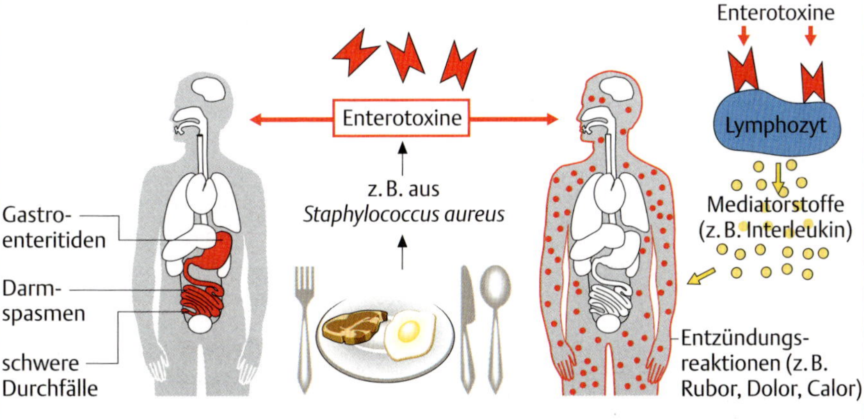

C. Indirekt wirkende Toxine

Intrazellulär wirkende Toxine

Intrazellulär wirkende Toxine können an ganz bestimmte Rezeptoren, die sich entweder auf oder in den Zellhüllen (z.B. Zellmembran) der Zielzellen (z.B. menschliche Blutzellen, Schleimhautzellen) befinden, binden und dann auf raffinierte Weise in die Zellen gelangen und dort verschiedene Schadwirkungen verursachen.

Alle diese Toxine sind Proteine. Sie besitzen fast alle zwei Proteinkomponenten, von denen eine für die Bindung an den Rezeptor verantwortlich ist und den Eintransport in die Zelle ermöglicht („Kinetikteil") und eine, die die Schadwirkung in der Zelle verursacht („Wirkteil"). Bevor eine Schadwirkung ausgelöst werden kann, müssen beide Proteinkomponenten enzymatisch getrennt werden („nicking"). Einige intrazellulär wirkende Toxine können auch durch Porenbildung in die Zelle gelangen.

ADP-Ribosyltransferasen

ADP-Ribosyltransferasen gehören zu den bakteriellen Toxinen, die eine Adenosindiphosphat-Ribose-Gruppe auf Aminosäuren (z.B. Arginin, Cystein) in regulatorischen Guanosin-Triphosphat (GTP)-bindenden Proteinen oder auf Strukturproteine im Zytoskelett (z.B. Actin) übertragen und so deren Funktion in der Zelle beeinflussen.

Diphtherie-Toxin wird von *Corynebacterium diphtheriae* (grampositive Stäbchen mit unregelmäßiger Form, **A**) synthetisiert. Diphtherie-Toxin wird nur von Stämmen gebildet, die mit einem bestimmten Bakteriophagen befallen sind. Die Erreger wurden 1884 von Löffler entdeckt. Sie wachsen bevorzugt auf den Schleimhäuten im Nasen-Rachen-Raum des Menschen und werden als Tröpfcheninfektion von Mensch zu Mensch übertragen. Die Inkubationszeit beträgt 3–5 Tage. Das Toxin verursacht entzündliche Gewebsveränderungen im Rachenraum, die zu lokalen Fibrin-Ausscheidungen und Leukozyten-Invasionen führen. Dadurch entstehen graue Pseudomembranen, die z.B. auf den Tonsillen, der Pharynxschleimhaut und im Larynx zu finden sind und zu Atembehinderungen und sogar zum Erstickungstod führen können. Des weiteren können am Herzen Arrhythmien und an den Extremitäten sogar Lähmungserscheinungen auftreten (**A**). Das Toxin besteht aus 535 Aminosäuren und ist auch zur Porenbildung befähigt. Es gelangt aber auch durch adsorptive Endozytose in die Zelle. Im Cytosol der Zelle bewirkt das Toxin eine ADP-Ribose-Gruppenübertragung vom NAD^+ auf den Elongationsfaktor 2, der für die Translokation (Weiterwandern des Ribosoms auf der mRNA) der wachsenden Polypeptidkette verantwortlich ist. Dies führt zur Hemmung der Proteinbiosynthese in der Zielzelle (**A**). Bereits ein Toxinmolekül kann eine Zelle zerstören, 7 µg Toxin einen Menschen töten.

Therapie. Die Therapie erfolgt durch Gabe von Diphtherie-Antitoxin. Gegen Diphtherie kann mit „abgeschwächtem" Toxin (Toxoid) aktiv immunisiert werden.

Botulinus-Toxin C_2 wird von *Clostridium botulinum* synthetisiert. Das Proteintoxin bindet an Rezeptoren der Zellmembran und kann über Endozytose in die Zelle gelangen. Dort verhindert es durch Übertragung einer ADP-Ribose-Gruppe auf Monomere des Actins (G-Actin) die Bildung des filamentären F-Actins. G-Actin-Monomere lagern sich normalerweise zu F-Actin zusammen, das Grundgerüst des Zytoskeletts (**B**). Der Zusammenbruch des mikrofilamentären Netzwerks führt schließlich zur Zerstörung der Zelle. Folgende Symptome beim Menschen können bei einer Intoxikation beobachtet werden: z.B. Hypotonie, Hämorrhagie und Lungenödem (**B**). Weil *Clostridium botulinum* im Erdboden vorkommt, können Gemüse und Früchte jederzeit kontaminiert sein. Das Bakterium kommt auch in der Sporenform vor und ist deshalb besonders hitzeresistent. Das Toxin ist allerdings hitzelabil und wird in frisch gekochten Speisen zerstört. Das Bakterium produziert noch eine Reihe weiterer Botulinus-Toxine, die aber zum größten Teil neurotoxisch wirken (vgl. Neurotoxische Proteasen, S. 280).

intrazellulär wirkende Toxine, ADP-Ribosyltransferasen

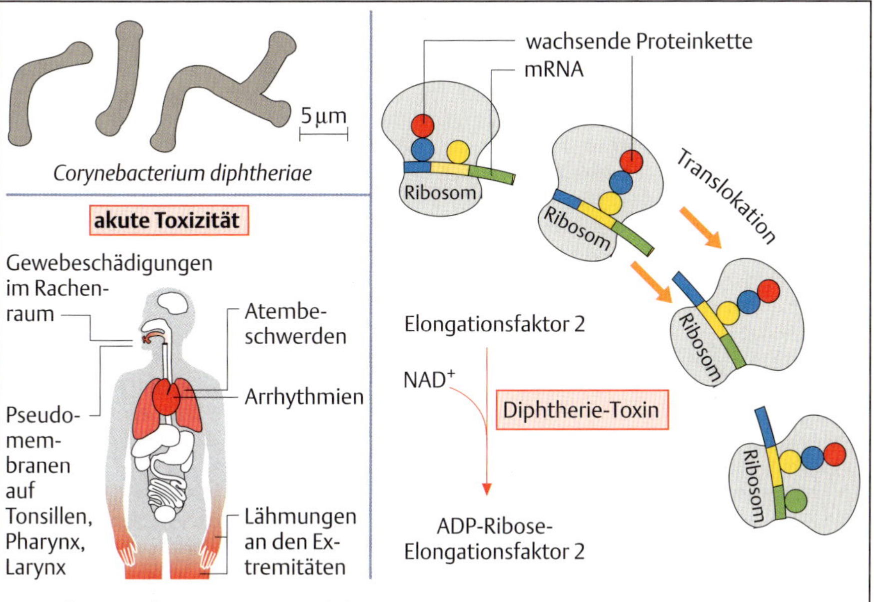

A. Wirkung und Toxizität von Diphtherie-Toxin

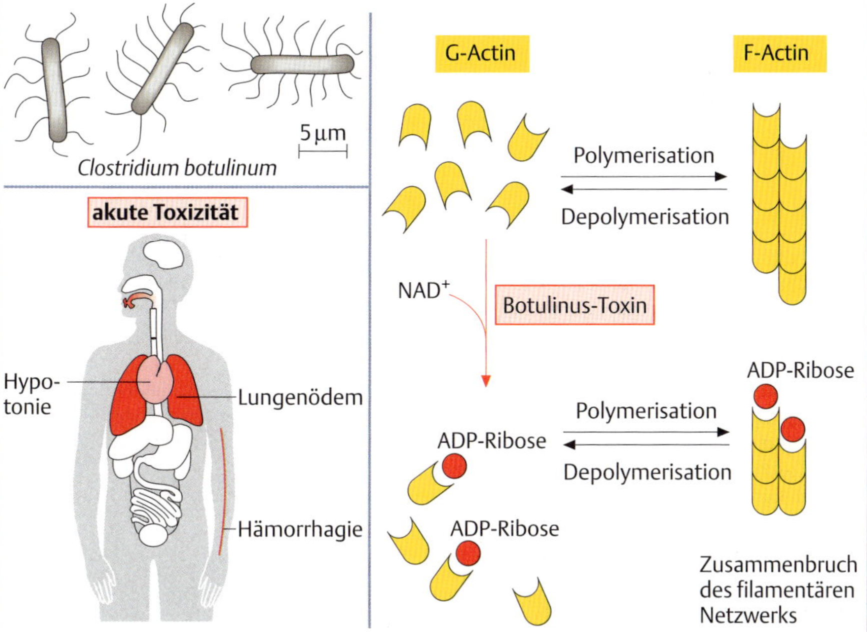

B. Wirkung und Toxizität von Botulinus-Toxin C_2

Cholera-Toxin wird von *Vibrio cholerae* synthetisiert. Das gramnegative, gekrümmte Stäbchen mit endständiger Geißel (**A**) wurde 1883 von Robert Koch entdeckt. Es ist der Erreger der Cholera. Die Bakterien werden mit kontaminiertem Wasser oder Nahrungsmittel aufgenommen und vermehren sich rasch in der Darmschleimhaut des Menschen. Innerhalb weniger Stunden kann es zu schweren Brechdurchfällen mit täglichen Wasserverlusten von bis zu 10 Litern kommen (**A**). Wegen der enormen Salz- und Wasserverluste können die Patienten innerhalb weniger Stunden kollabieren und sterben.

Das Toxin besteht aus zwei Proteinkomponenten. Der Wirkteil überträgt eine ADP-Ribose-Gruppe auf das membranständige, stimulierende G-Protein (G_S). Normalerweise aktiviert G_S das Enzym Adenylatcyclase, das Adenosintriphosphat (ATP) in Diphosphat (PP = Pyrophosphat) und zyklisches Adenosinmonophosphat (cAMP) spaltet, das als intrazellulärer Botenstoff eine Reihe von Funktionen steuert (**A**). Das G_S-Protein beinhaltet eine Guanosindiphosphat (GDP)-Gruppe, die nach Stimulation eines Membranrezeptors gegen Guanosintriphosphat (GTP) ausgetauscht wird (Bildung von GTP-G_S). GTP-G_S stimuliert dann die Adenylatcyclase, das cAMP bildet. Das GTP-G_S-Protein beinhaltet zusätzlich eine GTPase-Aktivität, mit deren Hilfe es ihr eigenes GTP zu GDP hydrolysieren, d.h. die Aktivität vermindern kann und somit auch die Stimulation der Adenylatcyclase wieder aufheben kann. Je nach Bedarf kann so die Bildung von cAMP stimuliert oder inhibiert werden. Cholera-Toxin überträgt auf das GTP-G_S-Protein eine ADP-Ribose-Gruppe und bildet das GTP-G_S-ADP-Ribose-Protein. Durch diese Bindung verliert das Protein aber nur seine GTPase-Aktivität, während die Wirkkomponente ständig im aktiven Zustand bleibt, so daß die Adenylatcyclase ständig aktiviert und so laufend cAMP gebildet wird (**A**). Die ständige Bildung von cAMP führt im Darm zur Aktivierung von Transportmechanismen, die Ionen und Wasser aus dem Blut ins Darmlumen bringen.

Therapie. Die Therapie besteht in der schnellen Wiederherstellung des Wasser- und Mineralhaushalts durch Infusionen, in der Behebung der Acidose sowie in der Verabreichung von Antibiotika (z. B. Tetracyclin). Bei Unbehandelten beträgt die Letalität bis 50%. Reisende in Cholera-endemische Länder (z. B. Indien, Pakistan, Burma) ist eine vorherige aktive Immunisierung zu empfehlen.

Pertussis-Toxin wird von *Bordetella pertussis*, einem nicht begeißelten, bekapselten, gramnegativen Stäbchenbakterium, synthetisiert (**B**). Es wurde 1906 von Bordet entdeckt und nach ihm benannt. Es ist der Erreger des Keuchhustens. Es wächst bevorzugt im Nasen-Rachen-Raum des Menschen und wird im exspiratorischen Aerosol von Mensch zu Mensch übertragen. Das Toxin löst Schleimhautreizungen und schwere Hustenanfälle aus (**B**). Bei Säuglingen kommt es zu Bronchitiden. 60% aller Pertussis-Todesfälle entfallen auf das Säuglingsalter. Die Letalität beträgt im 1. Lebensjahr 1–2%, später weniger als 1‰. Ein Keuchhusten dauert in der Regel ca. 3 Monate und hinterläßt eine fundierte Immunität.

Das Toxin hat eine Molekülmasse von 105.000 Dalton und wird nach Bindung an bestimmte Rezeptoren in die Zelle eingeschleust. Das Toxin überträgt eine ADP-Ribose-Gruppe auf inhibitorische G-Proteine (G_i), die dann nicht mehr aktiviert werden und so nicht mehr hemmend wirken können. Dieses gebildete GDP-G_i-ADP-Ribose-Protein kann kein GTP mehr binden und führt somit ebenfalls zur ständigen Aktivierung der Adenylatcyclase (**B**).

Seit 1996 steht ein neuer azellulärer Impfstoff aus Zellbestandteilen von inaktivierten Erregern mit äußerst geringen Nebenwirkungen zur Verfügung.

Therapie. Gabe von Antibiotika (z. B. Tetracyclin).

intrazellulär wirkende Toxine, ADP-Ribosyltransferasen

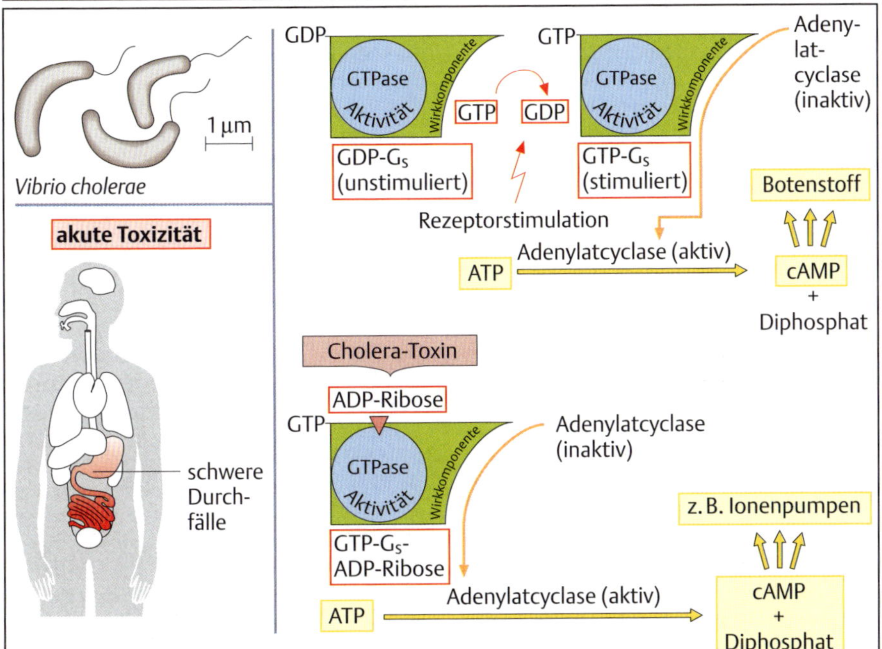

A. Wirkung und Toxizität von Cholera-Toxin

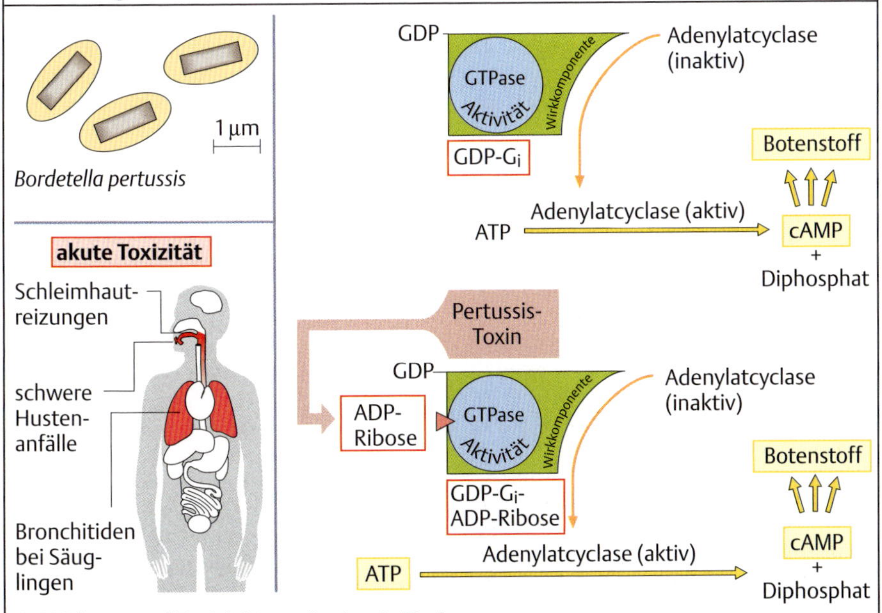

B. Wirkung und Toxizität von Pertussis-Toxin

Glykosidasen

Glykosidasen spalten als bakterielle Toxine Glykosidbindungen zwischen Zuckern (z. B. Ribose) und Nucleinsäurebasen (z. B. Adenin) in Zielzellen.

Shiga-Toxin wird von *Shigella dysenteriae*, **„shiga-like toxins"** werden von verschiedenen Stämmen von *Escherichia coli* synthetisiert. Beide Toxingruppen haben fast identische Wirkprofile. Shigellen sind gramnegative, geißellose Stäbchenbakterien (**A**). Sie gelten als Erreger der bakteriellen Ruhr. Shigellen-Infektionen erfolgen immer peroral. Der Krankheitsprozeß spielt sich vorwiegend im Dickdarm ab und führt nicht zu einer Enteritis, sondern zu einer akuten Kolitis. Im Gegensatz zur Amöbenruhr beginnt die Krankheit akut mit Übelkeit und heftigen Koliken, die sich zu quälenden Tenesmen steigern.

E. coli ist ein gramnegatives, begeißeltes Stäbchenbakterium (**A**) und wird vorwiegend mit kontaminiertem Trinkwasser aufgenommen. Der Wirkteil dieser Bakterientoxine kann durch adsorptive Endozytose in die Zielzellen gelangen. Dort hemmt das Toxin die Proteinbiosynthese durch glykosidische Spaltung von Adenin und Ribose in der 28 S-rRNA-Komponente in eukaryotischen Ribosomen (**A**).

Therapie. Die Therapie besteht meist aus einer symptomatischen Behandlung und der Gabe von Antibiotika (z. B. Tetracyclin).

Neurotoxische Proteasen

Neurotoxische Proteasen spalten spezifisch Peptidbindungen von Proteinen im Nervengewebe. Diese Neurotoxine besitzen alle eine homologe Zink-bindende Aminosäuresequenz.

Tetanus-Toxin wird von *Clostridium tetani* synthetisiert (vgl. Clostridien, S. 276). Das Bakterium ist der Erreger des Tetanus (Starrkrampf). Zu Tetanus kommt es vor allem nach Verletzung der Haut und Kontaminationen der Wunde. Das Toxin gelangt über periphere Nervenendigungen und retrograden axonalen Transport ins Rückenmark. Dort durchquert es den synaptischen Spalt und die präsynaptische Membran von Interneuronen. Es hemmt die Freisetzung von inhibitorischen Neurotransmittern (z. B. Glycin, GABA = γ-Aminobuttersäure). Motoneurone können somit nicht mehr gehemmt werden. Der innervierte Muskel bleibt ständig im Zustand der Dauerkontraktion (Muskelstarre, **B**). Das Toxin verursacht beim Menschen tonische Kontraktionen der willkürlichen Muskulatur, die meistens im Gesichtsbereich beginnen, dann zu Dauerkrämpfen und schließlich zum Tod durch Ersticken führen können (**B**). In Europa tritt Tetanus noch gelegentlich auf. In den Entwicklungsländern sterben aber heute noch bis zu 10% der Lebendgeborenen durch Nabelschnurinfektionen an Tetanus (Tetanus neonatorum).

Therapie. Die Therapie erfolgt durch Gabe von Immunserum (Antitoxin). Gegen Tetanus kann mit „abgeschwächtem" Toxin (Toxoid) aktiv immunisiert werden.

Botulinus-Toxin A—G (und C_1) werden von *Clostridium botulinum* synthetisiert. Eine Intoxikation tritt auf, wenn mit Nahrungsmitteln die Toxine peroral in den Körper gelangen (vgl. Clostridien, S. 204). Die Gene dieser Toxine werden von einem Bakteriophagen ins Bakterium übertragen. Die Toxine haben ein Molekulargewicht von ca. 150.000 Dalton und können über eine Membranpore oder über eine rezeptorvermittelte Endozytose in die Zielzellen gelangen. Botulinus-Toxine hemmen die Freisetzung von Acetylcholin an den neuromuskulären Endplatten (**C**). Die Intoxikation führt deshalb zu Lähmungen der quergestreiften Muskulatur. Erste Symptome beim Menschen sind Doppelsehen durch Funktionsstörungen in den Augenmuskeln, Schluckbehinderungen und Sprechschwierigkeiten (**C**). Botulinus-Toxin ist das wirksamste biologische Toxin. Bei peroraler Aufnahme können 0,1 µg Toxin beim Menschen tödlich wirken, bei aerogener sogar 1/1000 der genannten Dosis. Mit 1 g Toxin könnten somit mindestens 10 Millionen Menschen getötet werden.

Therapie. Die Therapie erfolgt meist symptomatisch und durch Gabe von Antitoxin.

intrazellulär wirkende Toxine, Glykosidasen

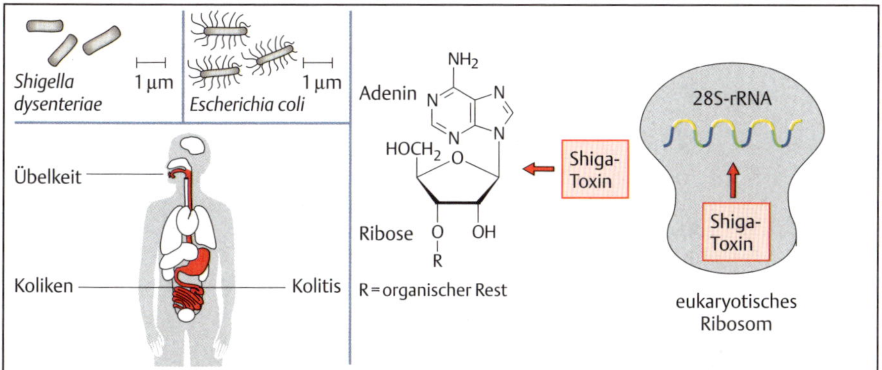

A. Akute Toxizität und Wirkung von Shiga-Toxin

intrazellulär wirkende Toxine, neurotoxische Proteasen

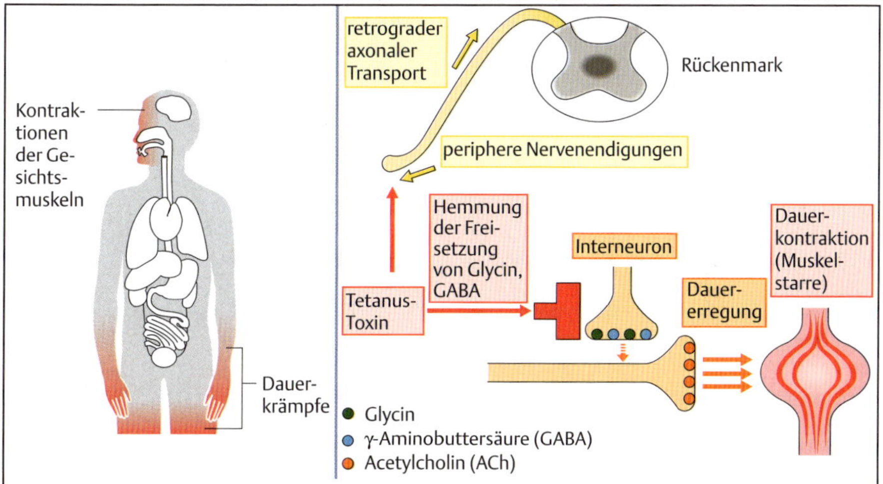

B. Akute Toxizität und Wirkung von Tetanus-Toxin

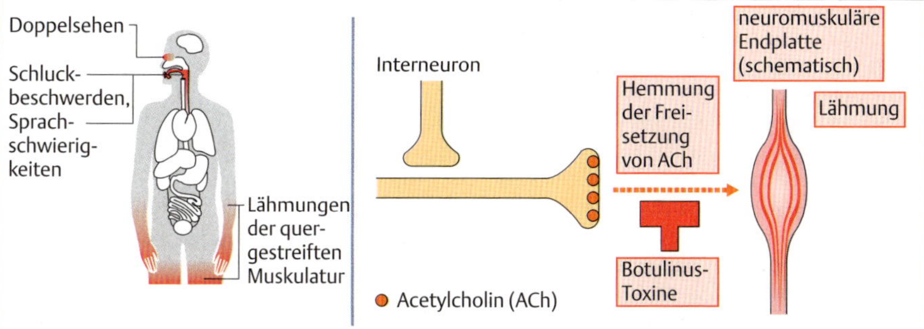

C. Akute Toxizität und Wirkung von Botulinus-Toxin A, B, C_1, D, E, F, G

Grundlagen

Bei vielen Strahlenarten ist heute ein Wissensstand erreicht, der die wissenschaftlichen Kenntnisse im Bereich der Wirkung anderer Schadstoffe bei weitem übertrifft. Je nach Strahlungsart kann ein Übermaß an Strahlenexposition beim Menschen zu komplexen Krankheitsbildern führen.

Ionisierende Strahlen. Darunter versteht man elektromagnetische Strahlen mit hoher Energie (Röntgen- und γ-Strahlen) oder Teilchenstrahlen (α-, β-, Protonen- oder Neutronenstrahlen und schwere Ionen). Treffen solche Strahlen mit hoher Energie auf Materie, kann diese ionisiert werden.

Nichtionisierende Strahlen. Dieses sind kurzwellige Ultraviolett-, Radar- und Laserstrahlen, Radio- und Mikrowellen sowie elektrische und magnetische Felder.

Maßeinheiten. Die Anzahl der Atomkerne, die pro Zeiteinheit zerfallen, bezeichnet man als Aktivität: 1 Becquerel (*Bq*) = 1 Zerfall pro Sekunde. 1 Curie bezeichnet die Aktivität von 1 Gramm ^{226}Radium und entspricht $3{,}7 \times 10^{10}$ Bq.

Strahlen führen Energie mit sich, die von Materie absorbiert werden kann. Wenn pro Kilogramm des durchstrahlten Stoffes die Energie von 1 Joule absorbiert wird, beträgt die *Energiedosis* 1 J/kg = 1 Gray (*Gy*; früher rad, 1 Gy = 100 rad). Die Stärke der biologischen Wirkung ionisierender Strahlung ist nicht nur von der absorbierten Energie abhängig, sondern auch von der Strahlenart. Unterschiedliche Strahlenarten haben eine quantitativ unterschiedliche biologische Wirksamkeit, die von ihrer Ionisationsdichte in der Materie (Zahl der Ionisationsergebnisse pro Wegeinheit in der Materie) abhängt. Dieser Tatsache wird mit dem Qualitätsfaktor Q (Q-Faktor) Rechnung getragen (**A**). Die mit dem Q-Faktor muliplizierte Energiedosis wird als *Äquivalentdosis* bezeichnet und in Sievert (*Sv*) angegeben (früher: *r*öntgen *e*quivalent *m*an = *rem, 1 Sv = 100 rem*). In der Medizin verwendet man häufig die Einheit Gy, da hier fast nur Strahlung zur Anwendung kommt mit einem Q-Faktor von 1.

Die biologische Wirkung ionisierender und nichtionisierender Strahlung auf lebendes Gewebe ist außerdem vom Zeitraum abhängig, in dem eine bestimmte Dosis appliziert wird. Die gleiche Dosis innerhalb kurzer Zeit oder über einen längeren Zeitraum verabreicht, hat unterschiedlich starke Wirkung (**B**). Die Dosis pro Zeiteinheit bezeichnet man als *Dosisleistung*. Sie wird in *Gray* oder *Sievert pro Jahr* angegeben. Wird nur ein Teil des Körpers bestrahlt (Teilkörperdosis), ist die Wirkung erheblich geringer als bei einer Ganzkörperbestrahlung (Ganzkörperdosis).

Gewebe weisen unterschiedliche Strahlenempfindlichkeiten auf: z. B. Gonaden > Brust > Lunge, rotes Knochenmark > Schilddrüse, Knochen > übriges Gewebe. *Effektive Äquivalentdosis* (in Sv) ist die Summe aller entsprechend der Organempfindlichkeit gewichteten Teilkörperdosen und der Ganzkörperdosis. Sie stellt ein Maß für das radiologische Risiko einer Einzelperson dar.

Ein Merkmal radioaktiven Zerfalls ist die *physikalische Halbwertzeit*, die angibt, in welcher Zeit die Hälfte einer vorgegebenen Menge eines radioaktiven Elements zerfallen sein wird (**C**). Die *biologische Halbwertzeit* ist die Zeit, in der die Hälfte des verabreichten Radionuklids im Organismus abgebaut oder auf natürlichem Weg (z. B. Urin, Fäzes) ausgeschieden wird (**D**). α-, β- und γ-Strahlen unterscheiden sich erheblich in ihrer Fähigkeit, Materie zu durchdringen. Die *Halbwertdicke* gibt die Abschirmungsdicke an, in der die Aktivität eines Radionuklids um die Hälfte reduziert wird (**E**).

Strahlenart	Qualitätsfaktor	Strahlenart	Qualitätsfaktor
Röntgenstrahlen	1	thermische Neutronen	2,3
γ-Strahlen	1	schnelle Neutronen	10
β-Strahlen	1	α-Strahlen	20

A. Qualitätsfaktoren für verschiedene Strahlenarten

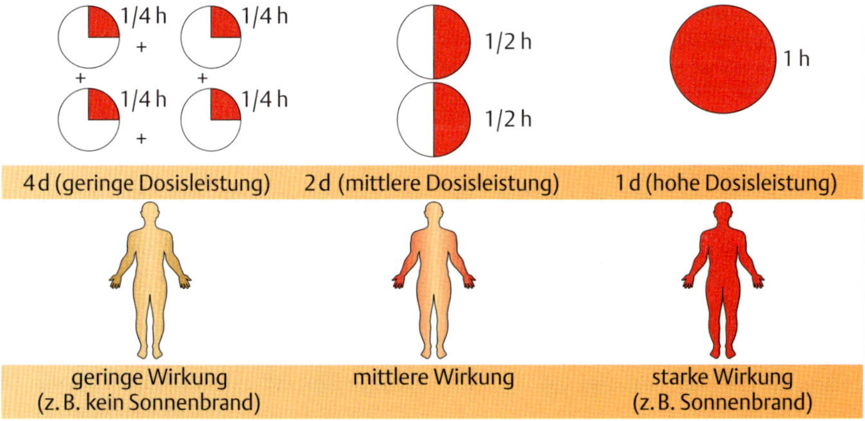

Gleiche Dosis ist bei geringer Dosisleistung weniger wirksam.

B. Dosisleistung

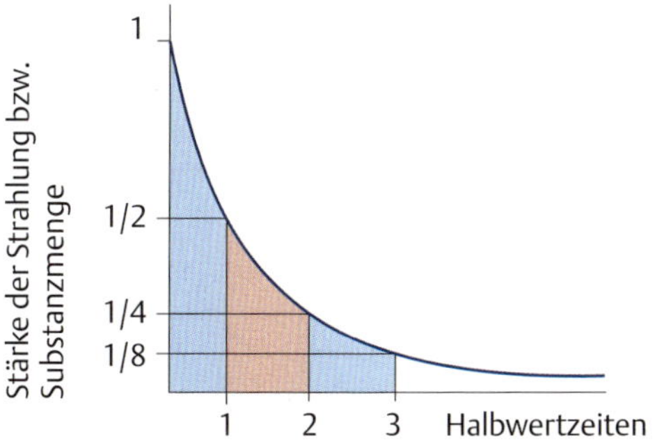

C. Physikalische Halbwertzeit

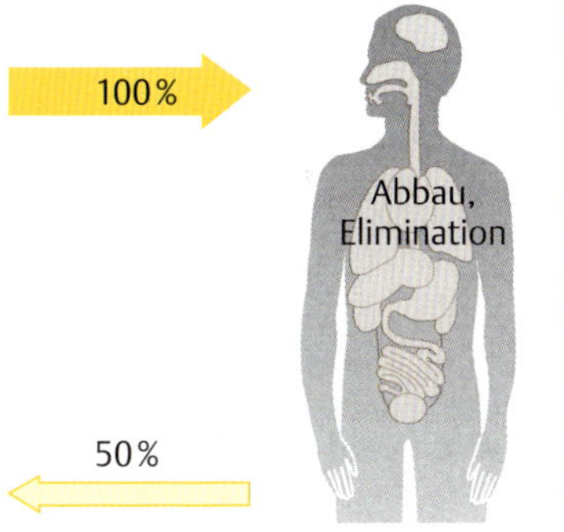

D. Biologische Halbwertzeit

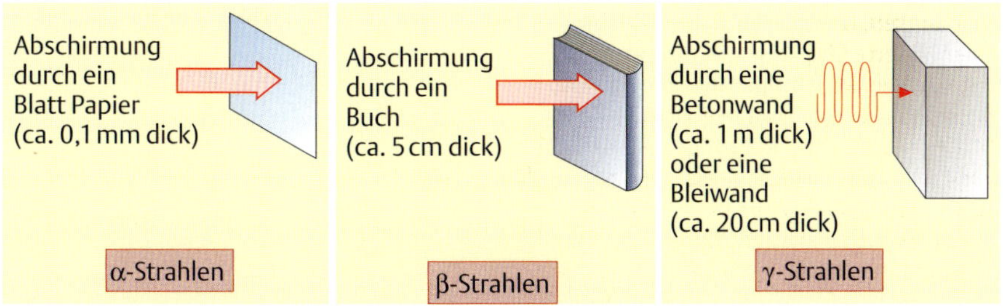

E. Abschirmungsdicken bei verschiedenen Strahlenarten

Ionisierende Strahlung

Das Leben auf der Erde hat sich unter dem ständigen Einfluß von Strahlung entwickelt, die zum einen aus dem Weltall kommt, zum anderen ihre Entstehung in den Gesteinsarten der Erde hat. Neben dieser äußeren Bestrahlung des Menschen erfolgt eine innere Bestrahlung durch Aufnahme natürlicher radioaktiver Stoffe in den Körper.

Äußere Strahlenexposition. Sie erfolgt z. B. durch kosmische Strahlung, die im Weltraum oder auf der Sonne entsteht (primäre kosmische Strahlung: Protonen 86%, α-Teilchen 12%, schwere Kerne 1% und Elektronen 1%). Dabei können z. B. freie Protonen mit großer Energie in den oberen Luftschichten der Erde auf Atomkerne stoßen, die Sekundärteilchen bilden, die weitere Umwandlungen auslösen und dann verschiedene Strahlenarten freisetzen können. Die harte Komponente dieser Sekundärstrahlung besteht vorwiegend aus energiereichen Mesonen, die meterdicke Betonwände durchdringen können. Die weiche, energiearme Komponente besteht aus Elektronen, Positronen und γ-Strahlen. Sie werden z. T. in der Lufthülle absorbiert, so daß die Dosisleistung dieser kosmischen Strahlung von der Höhenlage abhängt. In Meereshöhe liegt die Jahresdosis für den Menschen bei ca. 0,3 mSv, auf der Zugspitze in ca. 3000 m Höhe aber bereits bei 1,4 mSv (**A**). Häufige Flugreisen führen ebenfalls zur Erhöhung der Belastung mit kosmischer Strahlung (ca. 0,005 mSv/Flugstunde).

Die terrestrische Strahlung hat ihren Ursprung in radioaktiven Stoffen, die in der Erde, Wasser oder Luft vorhanden sind oder ständig neu gebildet werden, z. B. Kalium (^{40}K), Rubidium (^{87}Rb), Thorium (^{232}Th), Uran (^{238}U, ^{235}U), Kohlenstoff (^{14}C) und Tritium (^{3}H). Dabei erfolgt die Strahlenexposition des Menschen sowohl im Freien (ca. 0,52 mSv/a) als auch beim Aufenthalt in Wohnungen durch freigesetzte Strahlen aus Baumaterialien (ca. 0,18 mSv/a, **B**).

Innere Strahlenexposition. Sie erfolgt durch Ingestion und Inhalation von radioaktiven Stoffen, z. B. ^{40}K, ^{14}C, Radium (^{226}Ra), Radon (^{222}Rn) und ^{3}H. ^{40}K und ^{14}C werden nach Aufnahme gleichmäßig im Körper verteilt. ^{226}Ra wird bevorzugt in den Knochen, das gasförmige ^{222}Rn in den Luftwegen abgelagert. Im Mittel werden in Deutschland durch Inkorporation von natürlichen radioaktiven Stoffen Belastungen beim Menschen von ca. 0,2 mSv/a erreicht. In Abhängigkeit der verwendeten Baumaterialien und des geographischen Standorts können aber Teilkörperbelastungen (z. B. der Luftwege durch den α-Strahler ^{222}Rn) bis zu 10 mSv/a erreicht werden. Dabei ist zu berücksichtigen, daß es in anderen Ländern (z. B. Schweden) wegen der besseren Isolation von Gebäuden zu einer noch höheren Belastung mit ^{222}Rn kommen kann. Als Faustregel gilt: Eine Halbierung der Belüftungsrate führt in etwa zur Verdoppelung der Strahlenexposition der Lunge.

Neben dieser natürlichen Strahlenexposition unterliegt der Mensch auch Belastungen aus künstlichen Strahlenquellen, z. B. der Verwendung von ionisierender Strahlung in der Medizin und Technik, oder aus Kernwaffenversuchen und kerntechnischen Anlagen. Der größte Stahlenexpositionsanteil (ca. 0,5 mSv/a) wird dabei durch die Röntgendiagnostik hervorgerufen (**C**). Verglichen mit der Anwendung von Röntgenstrahlen sind die sonstigen zivilisatorischen Strahlenexpositionen gering ($<$0,02 mSv/a). Die Strahlenexposition beim Menschen durch kerntechnische Anlagen hat mit 0,005 mSv/a nur einen äußerst geringen Anteil (**C**). Diese sehr geringen Strahlenexpositionen werden fast ausschließlich durch Jod in der Schilddrüse, Strontium im Knochen und Cäsium im Muskel, den Zielorganen für diese Radionuklide, verursacht.

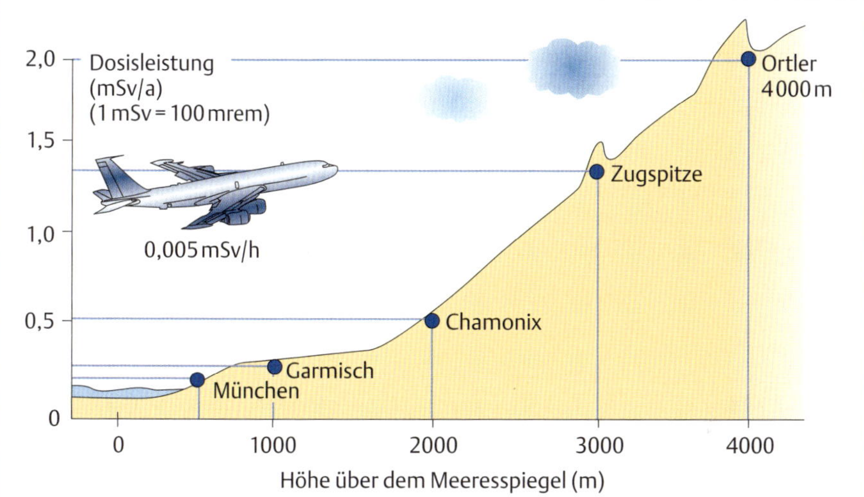

A. Belastung mit kosmischer Strahlung

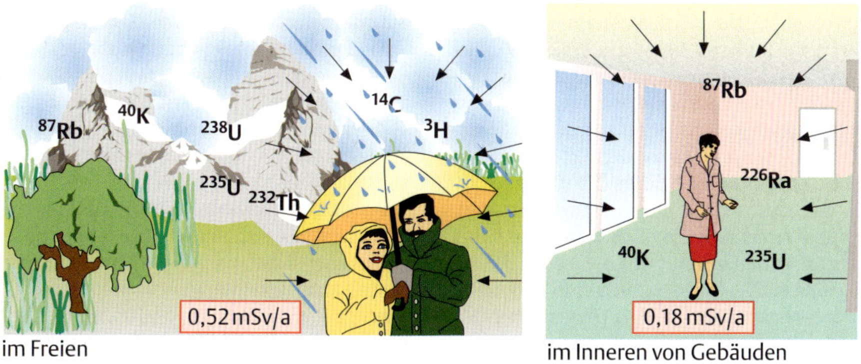

B. Belastung mit terrestrischer Strahlung in Deutschland

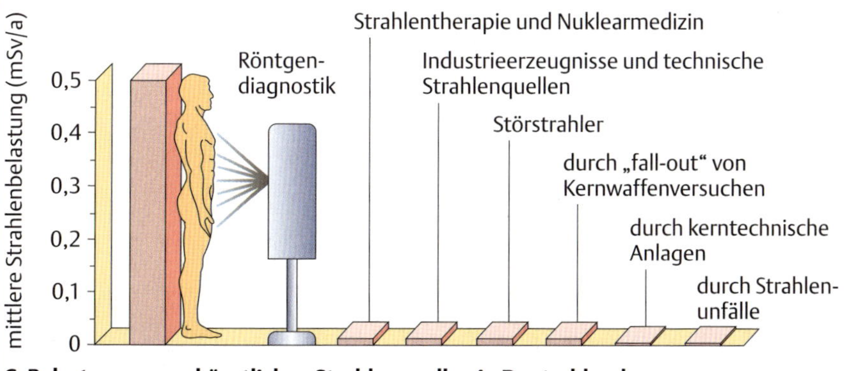

C. Belastungen aus künstlichen Strahlenquellen in Deutschland

Wirkung von ionisierenden Strahlen

Externe oder interne ionisierende Strahlung kann im Körpergewebe zur Bildung von Radikalen und (Per)Oxiden führen, die dann verschiedene Schadwirkungen auslösen (vgl. Bildung von Radikalen, S. 140, **A**). Man unterscheidet zwischen somatischen und genetischen Früh- und Spätschäden. Körperfrühschäden äußern sich spätestens einige Wochen nach der Strahleneinwirkung, Spätschäden erst nach Jahren bzw. Jahrzehnten: Z.B. stieg die Leukämierate in Hiroshima und Nagasaki (Atombombenabwurf im August 1945) ab 1950 an. Das Maximum wurde 5 Jahre später registriert. Tumorerkrankungen hatten eine noch längere Latenzzeit und erreichten ihr Maximum erst um 1970.

Somatische Strahlenfrühschäden. Bei den somatischen Strahlenfrühschäden ist die Beziehung zwischen Dosis und Schaden gut dokumentiert. Bei einer Exposition von ca. 0,25 Sv (Schwellendosis) werden z. B. Verzögerungen der Zellteilungsraten in den strahlenempfindlichen Organen wie Knochenmark, Milz, Lymphknoten, Schleimhäuten, Gonaden und Haarpapillen beobachtet (**B**). Bei Exposition mit höheren Dosen (1 – 6 Sv) kommt es zum Entstehen der Strahlenkrankheit (vgl. Strahlenkrankheit, S. 176). Die tödliche Dosis beim Menschen bei akuter Ganzkörperbestrahlung liegt bei ca. 6 – 10 Sv (**B**).

Somatische Spätschäden. Diese sind vor allem charakterisiert durch das Entstehen von Anämien, Sterilität, Leukämie und Tumoren (z. B. der Schilddrüse). Bei den Spätschäden läßt sich die Dosisschwelle nicht so klar definieren wie bei den Frühschäden, da diese Krankheiten auch spontan in der Bevölkerung vorkommen. Als Konsequenz ergibt sich in bezug auf die Dosis-Wirkungs-Beziehung eine stochastische (zufallsmäßige) Verteilung der Krebsfälle, d. h. mit steigender Dosis nimmt nicht wie bei den (nichtstochastischen) Frühschäden die Schwere der Erkrankung zu, sondern nur die Wahrscheinlichkeit, an Krebs oder Leukämie zu erkranken.

Genetische Strahlenschäden. Sie vollziehen sich an der Desoxyribonucleinsäure (DNA, z. B. Keimzellenmutation). Eine Veränderung der Nukleotidsequenz in einem Gen bedeutet aber noch keine Mutation. Sie muß immer zu einem anderen Genprodukt oder dessen Ausfall führen. Die Mutationen nehmen meist linear mit der Dosis zu. In einer einzigen Zelle entstehen nach einer zusätzlichen Strahlenexposition von 50 mSv 15 – 25 DNA-Einzelstrang- und 1 – 2 Doppelstrangbrüche, die aber zum größten Teil schnell wieder repariert werden können (z. B. 90% der Einzelstrangbrüche innerhalb der ersten Stunde). Für die Beurteilung des Strahlenrisikos ist die Kapazität der Reparatursysteme von Bedeutung. Sie ist z. B. erniedrigt bei den seltenen Erbkrankheiten Ataxia teleangiectatica, Fanconi-Anämie und Progerie. Diese Patienten reagieren deshalb besonders empfindlich gegenüber ionisierenden Strahlen. Berechnungen für das genetische Risiko ergaben, daß nach 1 Sv zusätzlicher Strahlenbelastung eine Häufigkeit von 20 – 50 Erbschäden pro 10.000 Personen auftritt.

Niedrige, fraktionierte Ganzkörperbestrahlung kann aber auch zur Stimulation des Immunsystems beitragen und z. B. bei Wunden ein rascheres Abheilen bewirken.

Therapie. Die Therapie bei Strahlenunfällen richtet sich primär an die Dekorporierung der Radionuklide. Die Aufnahme bzw. Resorption von Radionukliden kann durch Gabe von Laxantien sowie des entsprechenden inaktiven Nuklids (z. B. Jod für Radiojod) oder mit Komplexbildner (z. B. Zn-Diethylentriaminpentaessigsäure für Plutonium) verhindert werden. Das Strahlensyndrom kann nur durch eine Knochenmarkstransplantation behandelt werden. Des weiteren sollen Antibiotika und zur Unterdrückung von Abstoßungsreaktionen immunsuppressive Pharmaka verabreicht werden (**C**).

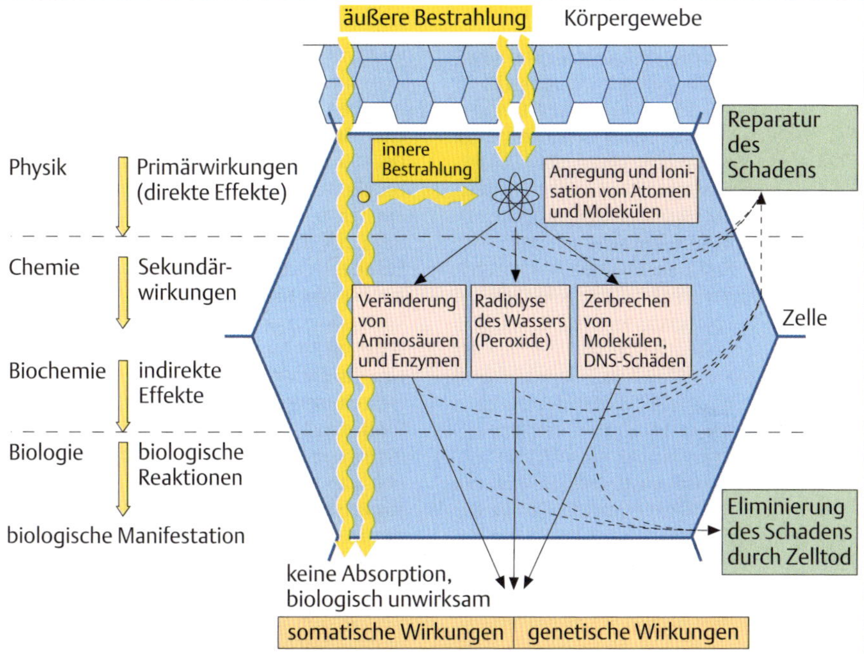

A. Wirkungen von ionisierender Strahlung in lebenden Zellen

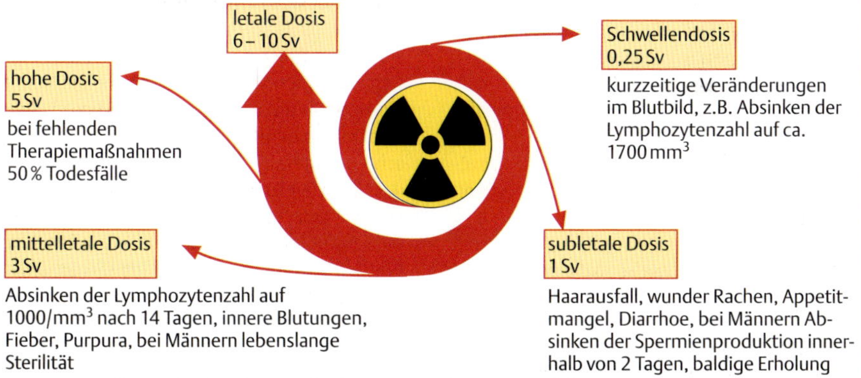

B. Somatische Frühschäden nach akuter Ganzkörperstrahlung

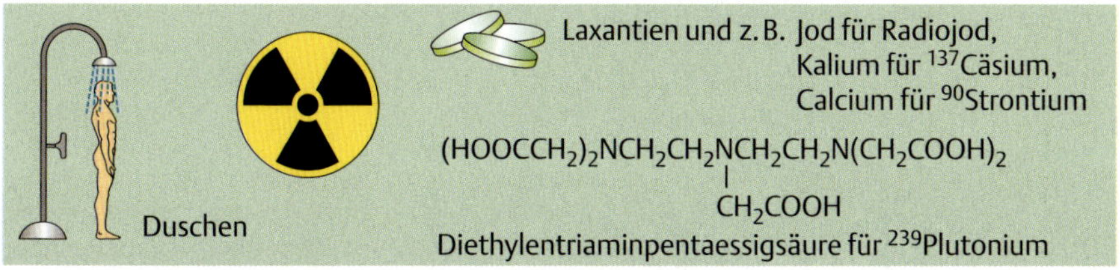

C. Erste Maßnahmen und Therapie bei Strahlenunfällen

Nichtionisierende Strahlung

Ultraviolett (UV)-Strahlung. Sie gliedert sich in Wellenlängen von 200–280 nm (UVC), 280–320 nm (UVB) und 320–400 nm (UVA). UVB und UVC werden zum größten Teil in der Erdatmosphäre absorbiert und sind bei der Bildung von Ozon beteiligt (vgl. Ozon, S. 146). UVB-Licht fördert die Synthese von Vitamin D_3, UVA den Abbau. Eine übermäßige UVA-Exposition (z. B. in Solarien) bei gleichzeitiger Anwendung von UVB-Sonnenschutzsalben kann deshalb zu einer massiven Reduktion des Vitamin-D_3-Gehalts im Blut führen und so den Calcium- und Phosphatstoffwechsel beeinflussen (z. B. Auftreten von Osteoporose). Eine niedrig dosierte UVA-Bestrahlung wird mit Erfolg bei der Behandlung von Psoriasis eingesetzt. UVC-Licht kann Zellen inaktivieren und Mutationen auslösen (z. B. Bildung von Thymindimeren in der DNA). Eine allgemein bekannte Hautreaktion nach UVB-Exposition ist der Sonnenbrand (Dermatitis solaris), der sich mit einer Rötung, ödematöser Schwellung und Brennen äußert. UV-Licht stimuliert die Melaninbildung in der Haut (Bräunung). Personen mit geringen Melaninanteilen in der Haut (blonde Hellhäutige) reagieren besonders empfindlich auf UV-Licht. Starke Lichtexpositionen können zur Entwicklung von Keratosen und Teleangiektasien führen. Beide gelten als Vorläufer von Tumore (z. B. Melanome). Exzessive Lichtexposition (z. B. in Solarien) erhöht das Hautkrebsrisiko.

Laserstrahlen (**l**ight **a**mplification by **s**timulated **e**mission of **r**adiation, 180–1000 nm). Darunter versteht man parallel laufende, monochromatische, gebündelte Strahlen, die je nach Energie im Gewebe Schäden verursachen (z. B. Nekrosen). In der Chirurgie wird Laserlicht z. B. zur Koagulation von Blutgefäßen und bei Netzhautablösungen eingesetzt.

Radarstrahlen, Radio- und Mikrowellen. Diese sind hochfrequente Strahlen. Die Strahlungsleistung verschiedener Einrichtungen sind: Verkehrsradar 25 mWatt, Sprechfunkgeräte 2 Watt, Mikrowellenherde 1 kWatt, Rundfunksender und Militäranlagen ca. 1 MWatt (**A**). Im menschlichen Körper können diese Strahlen bei einer Strahlungsleistung von 70–280 Watt pro Stunde zur Erwärmung, zu Spannungsdifferenzen an Membranen und in der Augenlinse zu Katarakt führen. Die tatsächliche Strahlenbelastung für die Allgemeinbevölkerung liegt aber weit unter 7 Watt.

Elektrische und magnetische Felder. Sie entstehen, wenn Strom durch Leitungen fließt („Elektrosmog"). In Straßen- und U-Bahnen treten magnetische Flußdichten (Induktionen) auf bis 80 μTesla (μT), bei Schwebebahnen bis 1 T, bei Kernspintomographen sogar bis zu 4 T. Hochspannungsleitungen erzeugen die höchsten elektrischen Feldstärken (in V/m) an den Stellen des größten Durchgangs. Die Feldstärke nimmt linear mit der Entfernung ab. Die elektrische Feldstärke beträgt bei Bahnstrecken in Kopfhöhe ca. 0,8 kV/m. In Abhängigkeit vom Abstand zu den Haushaltsgeräten (50 Hz und 220 V) können elektrische Feldstärken bis zu 0,5 kV/m (Heizdecke) und magnetische Flußdichten bis 2000 μT (Haarfön) gemessen werden (**B**). In den üblichen Wechselfeldern (50 Hz) treten bei 3 % der Bevölkerung ab 1 kV/m und bei 50% ab 10 kV/m Vibrationen der Körperhaare auf.

Magnetfelder induzieren in leitenden Medien (auch im Körper) Ströme, die in Abhängigkeit von der elektrischen Stromdichte (in mA/m^2) auch biologische Wirkungen haben, z. B. veränderte Enzymaktivitäten und Ionenflüsse (**C**). Der empfohlene Grenzwert für die elektrische Feldstärke (2–5 kV/m) erzeugt im Körper eine Stromdichte von ca. 1 mA/m^2. Dies entspricht der natürlichen Stromdichte im Körper (**C**). Ein Zusammenhang zwischen der alltäglichen Exposition durch magnetische Felder und dem Auftreten von gesundheitlichen Schäden ist nicht belegt.

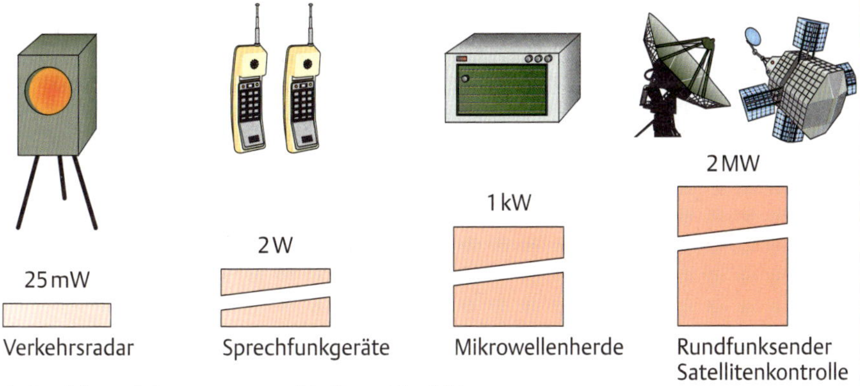

A. Strahlungsleistungen verschiedener Einrichtungen

Haushaltsgeräte, gemessen im angegebenen Abstand

Geräte	elektrische Feldstärke kV/m Abstand 30 cm	magnetische Flußdichte µT in 3 cm	magnetische Flußdichte µT in 30 cm
Heizdecke	0,50	1 – 20	–
Boiler	0,26	–	–
Stereoempfänger	0,18	2,5 – 50	0,04 – 2
Bügeleisen	0,12	8 – 30	0,12 – 0,3
Kühlschrank	0,12	0,5 – 1,7	0,01 – 0,25
Handmixer	0,10	60 – 700	0,6 – 10
Haarfön	0,08	6 – 2000	0,01 – 7
Toaster	0,08	7 – 18	0,06 – 0,7
Kaffeemaschine	0,06	0,3 – 1,5	0,1 – 0,2
Staubsauger	0,05	200 – 800	2 – 20
Mikrowellengerät	–	73 – 200	4 – 8

B. Elektrische Feldstärken und magnetische Flußdichten

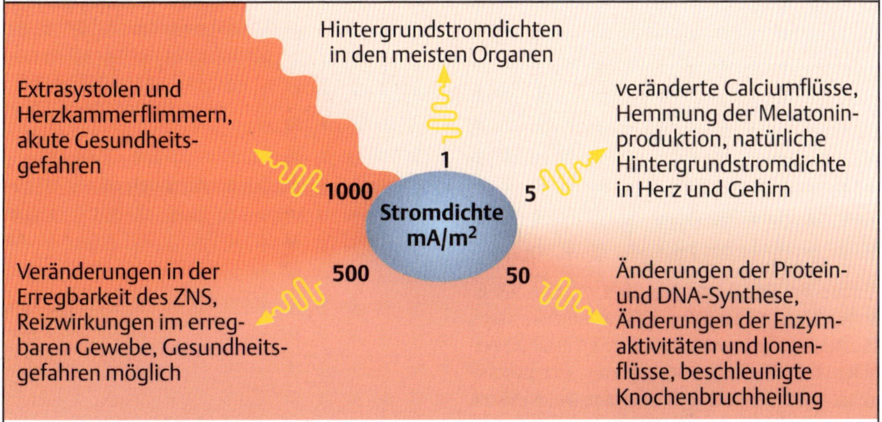

C. Biologische Wirkungen bei zunehmenden Stromdichten im Körper

Grundlagen

Unter Lärm versteht man ein Gemisch aus mechanischen Wellen (Schall) im hörbaren Frequenzbereich von 16–20.000 Hz. Diese Schallwellen breiten sich mit Schallgeschwindigkeit aus, die in Luft bei 0 °C 332 m/s beträgt. Der Schalldruckpegel wird in Dezibel (dB) angegeben. Die Hörempfindlichkeit entspricht nicht dem physikalischen meßbaren Schalldruckpegel. Das physikalische Meßergebnis wird mit einer Bewertungsskala auf die menschliche Hörempfindlichkeit angepaßt und mit $dB_{(A)}$ angegeben.

Die Einheit des Lautstärkepegels ist das Phon. Nur bei der Frequenz von 1000 Hz entspricht die Phonskala der Dezibelskala.

Der Grenzwert für den noch erträglichen Schalldruckpegel beim Menschen liegt bei 85 $dB_{(A)}$, die Schmerzgrenze bei 130 $dB_{(A)}$ (**A**). Umweltmedizinisch am relevantesten ist der Verkehrslärm (z.B. Autos, Flugzeuge, Eisenbahn), gefolgt von Freizeitlärm (Sportveranstaltungen, Gaststätten, Diskotheken) und Industrielärm (z.B. Produktionsstätten).

Die Dauer der Einwirkung von Lärm ist für die Belastungsempfindung beim Menschen maßgebend. Die Lärmemissionsgrenzwerte für PKWs liegen bei 74 $dB_{(A)}$, für LKWs bei 80 $dB_{(A)}$.

Mehr als 60% der Bevölkerung in Deutschland fühlen sich durch Straßenlärm gestört, über 20% stark belästigt. Hier stellt die Lärmbelästigung bereits ein größeres Problem dar als die Luftverschmutzung. In deutschen Großstädten fühlen sich bereits Bewohner jeder 4. Wohnung von Lärm stark belästigt. Die Grenze zum krankmachenden Lärm (ab ca. 70 $dB_{(A)}$) wird in deutschen Großstädten tagsüber bei ca. 90% der Hauptverkehrsstraßen überschritten.

Wirkungen von Lärm

Ständige Lärmexposition führt beim Menschen zum Auftreten von Gereiztheit und zu Beeinträchtigungen von Schlaf und Erholung; eine Leistungsminderung und psychische Störungen sind die Folgen. Bei Kindern kommt es häufig zur Ausbildung einer Angstsymptomatik (z.B. Schreckhaftigkeit) und zu Störungen in der Artikulation der Sprache. Der Mensch kann sich nur sehr schwer an ständige Schallreize im Schlaf (etwa 40 $dB_{(A)}$) gewöhnen. Die Verkürzung des besonders für die Erholung wichtigen REM-Schlafs hat häufige Wachperioden zur Folge, die zu Störungen des Gesundheitszustandes führen können: z.B. Zunahme von Kopfschmerzen, Herz- und Atemfrequenz und Abnahme der Durchblutung (Streßreaktionen).

Ständige Lärmexposition stellt beim Menschen auch ein Risikofaktor für Bluthochdruck und den koronaren Herzinfarkt dar. Bei ca. 90.000 tödlichen Herzinfarkten in Deutschland pro Jahr sollen 1000–3000 auf Lärmbelästigung beruhen. Wer ständig mit 66 und mehr $dB_{(A)}$ beschallt wird, hat ein Herzinfarktrisiko, das um fast das Doppelte erhöht ist.

Lärm führt auch beim Menschen zu meßbaren Veränderungen von physiologischen Parametern: Z.B. konnte in Studien gezeigt werden, daß eine ständige Lärmbelastung von 65–70 $dB_{(A)}$ zur Zunahme der Plasmaviskosität und des Gehalts an Cholesterin sowie Gesamt-Triglyceriden im Blut führt (**B**).

Maßnahmen zur Verringerung von Lärm

Lärmemissionsminderungen können erreicht werden, z.B. durch Entwicklung von leiseren Motoren (z.B. für Auto, LKW, Bahn, Flugzeug), verbesserten Reifen und optimierten Straßenbelägen (Verminderung der Rollgeräusche). Die Lärmimmission kann durch Installation von Schallschutzwänden/-fenstern sowie durch Benutzung von Lärmschutzkopfhörern reduziert werden. Im Einwirkungsbereich von Kurgebieten, Krankenhäusern und Pflegeanstalten gelten tagsüber Immissionsrichtwerte von 45 $dB_{(A)}$, nachts von 35 $dB_{(A)}$.

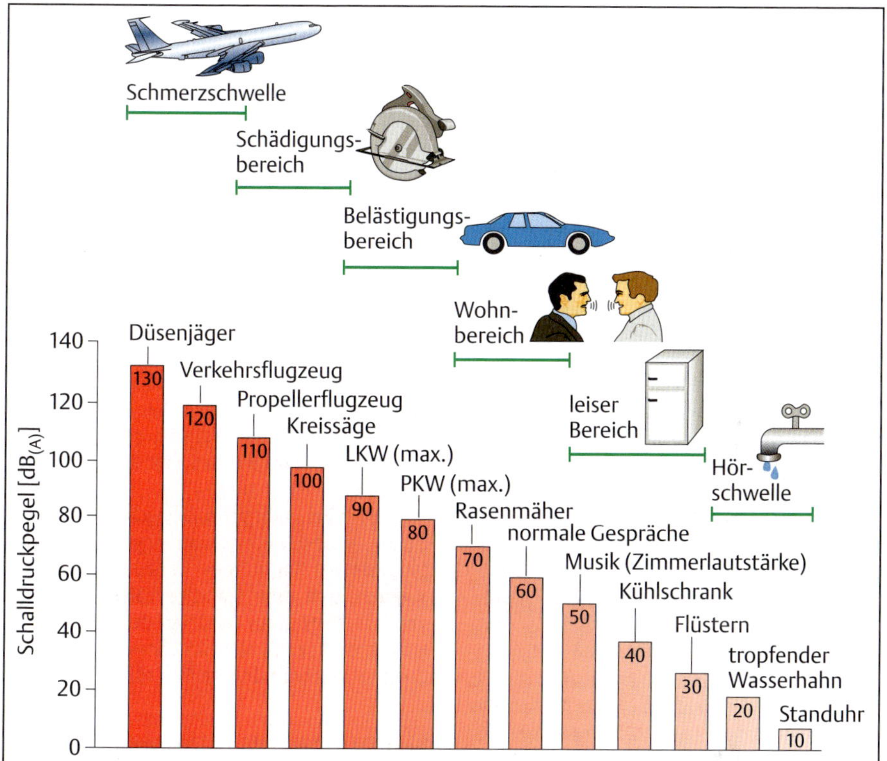

A. Schalldruckpegel von typischen Geräuschen

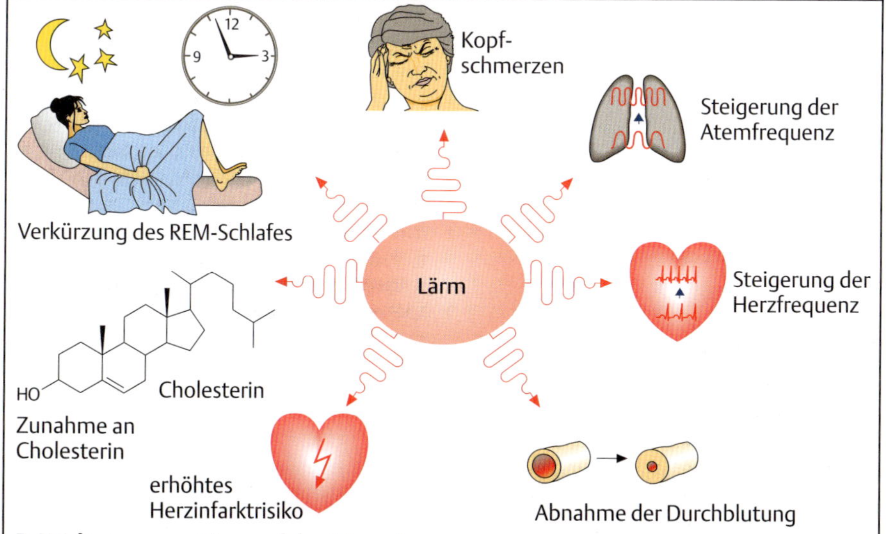

B. Wirkungen von Lärm auf den Menschen

Glossar

inkl. Abkürzungsverzeichnis

a: (lat. annus), Jahr.

Abundanz: Anzahl von Organismen pro Flächen- oder Raumeinheit.

Abusus: Missbrauch von Pharmaka oder Genussmitteln (z.B. Alkohol, Tabak). Von der WHO definiert als Anwendung von Pharmaka ohne medizinische Indikation bzw. in übermäßiger Dosierung.

Adaptation: Anpassung von Organen oder Organismen an bestimmte Umwelt-Reizbedingungen durch Übung oder Gewöhnung.

additive Wirkungen: → Synergismus; synergistische Wirkungen.

Adenom: Vom Epithelgewebe endokriner und exokriner Drüsen oder der Schleimhaut des GIT ausgehendes, primär benignes (= gutartiges) Neoplasma, das maligne (= bösartig) entarten kann.

ADI-Wert: A cceptable daily **i**ntake, → DTA. Dosis eines Schadstoffes, die nach dem gegenwärtigen Kenntnisstand bei lebenslanger täglicher Aufnahme nicht zu Gesundheitsstörungen führt. Der ADI-Wert wird von der WHO festgelegt und durch Division des → NO(A)EL mit einem → Sicherheitsfaktor errechnet.

Agonist: Substanz, die wie ein physiologischer Mediator einen Rezeptor aktivieren kann.

Akkumulation: Anreicherung einer Substanz im Organismus.

Akme: Höhepunkt im Verlauf einer (Fieber-) Kurve bzw. Krankheit.

Akne: Bezeichnung für verschiedene Erkrankungen der Talgdrüsenfollikel, gekennzeichnet durch Sekretionsstörungen, Verhornungsstörungen mit nachfolgender Entzündung und Vernarbung.

Akupunktur: Alte asiatische Heilmethode, die davon ausgeht, dass sich Energie auf bestimmten Körperbahnen, den sog. Meridianen, bewegt. Auf diesen 14 Meridianen, die bestimmmten Organen zugeordnet sind (z. B. Herz- oder Lungenmeridian), liegen ca. 700 genau definierte Akupunkturpunkte. Ziel der Behandlung ist es, durch Einstechen von Nadeln an den Akupunkturpunkten den gestörten Energiefluss eines Organs zu stimulieren oder zu beruhigen.

akute Toxizitätsprüfung: Toxizitätstest einer Substanz nach einmaliger Verabreichung bei einer Beobachtungszeit bis zu 14 Tagen (→ LD_{50}).

ALARA: As **l**ow **a**s **r**easonably **a**chievable. Das ALARA-Prinzip steht für „so niedrig wie vernünftig erreichbar" und ist ein Begriff aus dem amerikanischen Atomgesetz, d.h. Umweltrisiken werden so weit reduziert, wie es technisch machbar und wirtschaftlich finanzierbar ist. Dabei werden gesundheitliche Risiken bewußt in Kauf genommen.

Allergen: Bezeichnung für ein Antigen, das eine allergische Immunantwort (durch Induktion der Synthese von IgE-Antikörpern) und eine allergische Reaktion vom Soforttyp (Typ I) an Haut und Schleimhaut auslösen kann. Allergene sind meist Polypeptide oder Proteine (M_r 5000 – 50000), deren Sensibilisierungspotenz durch chemischen Aufbau und Kombination der allergenen Determinanten (→Epitop) bestimmt wird. In Abhängigkeit von der Häufigkeit, Bindungsaffinität zu basophilen Granulozyten und Mastzellen sowie Stimulierungsfähigkeit der IgE-Synthese werden Major-, Intermediär- und Minorallergene unterschieden.

Allergie: Überempfindlichkeit des Organismus gegen körperfremde Stoffe, die zu Störungen besonders im Bereich der Haut, Schleimhäute und Atemwege führt (z. B. Urtikaria, Ekzeme, Ödeme, Bindehautentzündung, Heuschnupfen, Asthma).

Allopathie: Aus der → Homöopathie stammende Bezeichnung für Heilmethoden, die Erkrankungen mit Mitteln entgegengesetzter Wirkung behandeln (sog. Schulmedizin).

ALT: Alanin-Amino-Transferase; synonym zu Glutamat-Pyruvat-Transaminase (→ GPT).

Altlasten: Bodenflächen, die mit gesundheitsgefährdenden Stoffen kontaminiert sind

(z. B. frühere Deponien oder stillgelegte Anlagen (Altstandorte).

Altstoffe: Sammelbezeichnung für Chemikalien, die vor Inkrafttreten des Chemikaliengesetzes auf dem Markt waren und keiner Prüfungsverpflichtung auf die gefährlichen Eigenschaften unterzogen waren. Das Chemikaliengesetz ermächtigt die Bundesregierung, auch Altstoffe auf ihre Umweltverträglichkeit zu prüfen. Inventarisiert sind Altstoffe in Listen wie EINECS (**E**uropean **in**ventory of **e**xisting **c**ommercial **s**ubstances).

Ames-Test: Nachweis des mutagenen Effektes verschiedener Substanzen an Mikroorganismen (z. B. Salmonella-Bakterien), Zell- oder Gewebekulturen. Mit diesem Testverfahren (benannt nach dem Entdecker Bruce Ames) lässt sich z. B. die mutagene und teratogene Wirkung von Inhaltsstoffen des Zigarettenrauchs direkt nachweisen. Da ein Zusammenhang zwischen Mutagenität und Kanzerogenität angenommen wird, kann dieser Test potenziell karzinogene Substanzen identifizieren.

Anosmie: Völlige Aufhebung des Geruchsvermögens (→ Hyposmie, → Hyperosmie, → Parosmie).

Antagonismus: Entgegengesetzte Wirkung von zwei funktionellen Einheiten (→ Agonist/Antagonist). Hemmung oder Aufhebung der Wirkung eines physiologischen Transmitters durch ein Pharmakon. Formen: 1. *kompetitiver A.:* durch Blockierung des Rezeptors wird je nach Rezeptortyp die Aktivität der Zelle gehemmt oder gesteigert, eine Konzentrationserhöhung des Agonisten bewirkt Verdrängung des kompetitiven Antagonisten vom Rezeptor. 2. *nicht-kompetitiver A.:* durch Veränderung der molekularen Rezeptorstruktur wird eine Reaktion der Zelle verhindert, die Bindung des Agonisten an den Rezeptor wird nicht beeinflusst. 3. *funktioneller A.:* Aktivierung eines anderen Systems mit entgegengesetzter Wirkung, das an anderen Rezeptoren derselben Zelle oder vermittelt über andere Zellen hemmen kann.

Antagonist: Pharmakon, das aufgrund seiner Struktur an eine inaktive Konformation eines Rezeptors angepaßt ist und dadurch seine Aktivierung verhindert.

Anthroposophische Medizin: In der Anthroposophie Rudolf Steiners begründeter Versuch einer geisteswissenschaftlichen Erweiterung des naturwissenschaftlichen Menschenbildes. → Nosologisch wird zwischen einem Nerven-/Sinnespol und einem Stoffwechsel-/Gliedmaßenpol mit gegenseitiger Beeinflussung und Ausgleich durch das rhythmische System (Atmung, Herz-Kreislauf) unterschieden; ethische Überlegungen beschäftigen sich mit dem Sinn von Erkrankungen und einer Existenz nach dem Tod. Die Therapie erfolgt überwiegend mit pflanzlichen und mineralischen Heilmitteln sowie weiteren Methoden der Naturheilkunde und künstlerischen Übungen (z. B. Heilurythermie, therapeutische Sprachgestaltung).

Antidot: Gegengift. Substanz, die die Wirkung eines Giftstoffes reduziert.

Antigen: Substanz, die von einem lebenden Organismus als fremd erkannt wird und dadurch eine spezifische Immunantwort (z. B. Bildung von Antikörpern oder immunkompetenten Lymphozyten) auslöst. Ein Antigen verfügt i.d.R. über mehrere antigene Determinanten (Teilstrukturen, die als Epitope bezeichnet werden), die mit den induzierten Immunprodukten reagieren (z. B. Antigen-Antikörper-Reaktion).

Antioxidanzien: Oxidationsinhibitoren, Antioxigene. Verbindungen, die unerwünschte, durch oxidative Prozesse bedingte Veränderungen an den zu schützenden Stoffen hemmen oder verhindern sollen.

Antitoxine: Mikrobielle, pflanzliche oder tierische Toxine neutralisierende Antikörper (meist Immunglobuline der Klasse IgG).

Applikation: Zufuhr von Stoffen in den Organismus. Experimentell sind gebräuchlich: p. o. – per os (über den Magen-Darm-Trakt); s. c. – subcutan (unter die Haut); i. m. – intramuskulär (in die Skelettmuskulatur); i. v. – intravenös (in die Blutbahn), i.p. – intraperitoneal (in die Bauchhöhle).

Arbeitsmedizin: Wissenschaft, die sich mit Berufskrankheiten, Arbeitsunfällen, gewerbehygienischen und arbeitstoxikologischen Fragen befasst.

Asepsis: Keimfreiheit. Methode der Wundbehandlung und Wundversorgung, bei der von vornherein jegliches Berühren der Wunde mit unsterilem Material (Instrumente, Verbandstoffe) vermieden wird. Gegensatz ist Antisepsis, bei der versucht wird, bereits eingedrungene Bakterien mit chemischen Mitteln zu bekämpfen.

AST: Aspartat-Amino-Transferase, synonym zu Glutamat-Oxalacetat-Transaminase (→ GOT).

Asthma: Anfallsweise auftretende Verengung der Atemwege auf dem Boden eines chronisch entzündeten, überempfindlichen Bronchialsystems.

Ataxie: Störung der Koordination von Bewegungsabläufen.

Atopiker: Personen mit angeborener Neigung zur Entwicklung von Allergien.

Atrophie: Rückbildung eines Organs oder Gewebes. Bedingt z.B. durch Unterernährung, Durchblutungsstörung oder endokrin bei Hypophysenvorderlappen-Insuffizienz.

Aufnahme: Übertritt eines Stoffes in den Organismus bzw. in ein Kompartiment (z.B. Lunge, GIT). Aufgenommene Menge eines Stoffes ist diejenige Menge, die in den Organismus bzw. in ein Kompartiment (z.B. Lunge, GIT) gelangt.

Ayurveda: Aus Indien stammendes Wissen vom Leben, den Krankheiten und ihrer Überwindung. Erde, Wasser, Feuer, Luft und Raum dienen als Metaphern der elementaren Zustände des kosmischen Seins. Die wichtigsten Prinzipien der irdischen Natur (Doshas) werden als Kapha (beständig, kalt, feucht), Pitta (leicht, heiß, leuchtend) und Vata (veränderlich, kalt, trocken) bezeichnet. Die Entstehung von Krankheiten wird interpretiert als Folge eines Ungleichgewichts der Doshas bzw. durch Ablagerung von Schlacken (Ama). Die Therapie strebt die Ausscheidung von Ama und den allopathischen Ausgleich der Doshas an. Dazu werden pflanzliche und mineralische Zubereitungen, Spezialdiäten und verschiedene physiotherapeutische Maßnahmen angewendet.

Bakterizide: Bezeichnung für die zu den Mikrobiziden gehörenden Bakterien abtötenden Substanzen. Hierzu gehören z.B. Ethanol, Phenole, Seifen und Tenside, die die Zellmembran der Bakterien zerstören; andere Substanzen schädigen den Stoffwechsel der Bakterien.

Basaliom: Semimaligner Tumor der Haut, ausgehend vom embryonalen Haarkeim. Langsames infiltrierendes Wachstum, ohne Metastasierung, meist an chronisch lichtexponierten Stellen.

bathmotrop: Die Reizschwelle des Herzens verändernd. Positiv bathmotroper Effekt: die Reizschwelle herabsetzend (Erregbarkeit steigernd), negativer bathmotroper Effekt: die Reizschwelle heraufsetzend (Erregbarkeit mindernd).

BAT-Wert: **B**iologischer **A**rbeitsstoff-**T**oleranz-Wert. Die beim Menschen höchste zulässige Quantität eines Arbeitsstoffes bzw. dessen Metaboliten im Organismus oder die dadurch ausgelöste Abweichung eines biologischen Indikators, die die Gesundheit des Beschäftigten nicht beeinträchtigt.

Befindlichkeit: Gefühlsqualität und Verfassung einer Person zu einem bestimmten Zeitpunkt. Diese Verfassung kann sich beziehen auf psychische (z.B. Angst), körperliche (z.B. Schmerz), soziale (z.B. Einsamkeit) oder funktionale (z.B. Konzentrationsfähigkeit) Dimensionen. Befindlichkeitsstörungen können als Veränderungen der Befindlichkeit gelten, die vom Befragten als beeinträchtigend erlebt werden, die von der statistischen Verteilung von Befindlichkeitsbewertungen in einer Referenzgruppe signifikant in negativer Richtung abweichen oder die über einem bestimmten, als relevant erachteten kritischen Schwellenwert liegen. Befindlichkeit ist das psychologische Äquivalent des (biologischen) Erfolgs. Die Befindlichkeit einer Person ist mit psychometrischen Methoden messbar. Vom Begriff der Befindlichkeit ist der Begriff der → Belästigung abzugrenzen.

BEI: **B**iological **e**xposure **i**ndex. Wird in den USA analog zu den BAT-Werten in Deutschland angewendet.

Belästigung: Emotional negative Aktivierungsreaktion, die von unerwünschten oder als aufgezwungen erlebten Umweltreizen ausgeht; bzw. Gefühl des Unbehagens, hervorgerufen durch Stoffe oder Umstände, die eine negative Auswirkung auf das Individuum oder die Gruppe haben. Belästigung muss sich auf einen Reiz beziehen, → Befindlichkeit nicht.

Belastung: *Äußere B.:* Kurz- oder längerfristiger Kontakt des Organismus mit Schadstoffen oder Strahlungen, die von außen auf den Körper wirken. *Innere B.:* Kurz- oder längerfristiger Kontakt des Organismus mit Schadstoffen oder Strahlungen, die von innen auf den Körper wirken. Die innere Belastung ist eine Funktion der Konzentration und der Verweildauer eines Schadstoffes bzw. Strahlungsquelle im Organismus. Eine Risikoabschätzung für den Organismus beruht auf Kenntnissen des Wirkmechanismus, der Toxikokinetik, der Dosis-Wirkungs-Beziehung und der inneren Belastung.

Belastungspfade: Zufuhrwege, über die eine Fremdstoffaufnahme (= Belastung) in den Organismus erfolgen kann (z. B. inhalativ, dermal oder oral über Luft, Nahrung, Wasser, Boden).

Benchmark-Konzept: Abschätzung eines nicht toxischen Dosisbereichs mit Hilfe des 95%-Konfidenzintervalls.

Berufskrankheit (BK): Nach §9 SGB VII sind BK solche, die die Bundesregierung durch Rechtsverordnung mit Zustimmung des Bundesrates als BK bezeichnet und die Versicherte infolge einer dem Versicherungsschutz begründeten Tätigkeit erleiden. Darunter fallen Krankheiten, die nach den Erkenntnissen der medizinischen Wissenschaft durch besondere Einwirkungen verursacht sind, denen bestimmte Personengruppen durch ihre Tätigkeit in erheblich höherem Grade als die übrige Bevölkerung ausgesetzt sind. Bisher (Stand 1999) sind 61 BK registriert; darunter 26 durch chemische Einwirkungen verursachte Gesundheitsschäden z. B. durch Metalle, Schwefelwasserstoff, Lösungsmittel, Halogene, Benzol, SiO_2 etc.

BgVV: **B**undesinstitut für **g**esundheitlichen **V**erbraucherschutz und **V**eterinärmedizin (ehemals im Bundesgesundheitsamt, BGA).

Bigeminie: Doppelschlägigkeit; jeder Systole folgt über längere Zeit regelmäßig eine Extrasystole, so dass auf je zwei dicht aufeinanderfolgende Herzschläge eine Pause folgt (→ Trigeminie).

Bioakkumulation: Anreicherung von Substanzen aus der Umwelt in Mikroorganismus, Pflanze, Tier und Mensch, über die → Belastungspfade Wasser, Luft, Boden und Nahrung.

Bioaktivierung: Umwandlung eines Fremdstoffes (z. B. über Enzyme) in einen toxischen oder kanzerogenen Metaboliten.

Biokatalysatoren: Substanzen, die eine Reaktion im lebenden Organismus anregen oder beschleunigen. Zu den Biokatalysatoren zählen z. B. Enzyme, Hormone, Vitamine, Wuchsstoffe, Makro- und Spurenelemente.

Biomonitoring, Biological Monitoring: Messung der inneren und äußeren Exposition mit Fremdstoffen (= Belastung) und ihrer Folgen (= Beanspruchung) bei einzelnen Personen (interne individuelle Expositionskontrolle).

Biotop: Abiotischer, d. h. durch physikalische und chemische Eigenschaften geprägter Lebensraum der →Biozönose.

Biotransformation: Enzymatische Umwandlung von Fremdstoffen im Organismus.

Bioverfügbarkeit: Ausmaß und Geschwindigkeit, mit welcher ein Wirkstoff aus einer Arzneiform resorbiert wird und am Ort der Wirkung zur Verfügung steht, bzw. der Anteil eines Pharmakons, der unverändert ins systemische Blut gelangt. Bioverfügbarkeit stellt das Verhältnis zwischen der dem Organismus zugeführten und der resorbierten Menge eines Stoffes dar. *Absolute B.:* Bioverfügbarkeit eines Arzneistoffs aus einer Arzneiform mit Bezug auf i. v. Gabe als Referenz. *Relative B.:* Bioverfügbarkeit eines Arzneistoffs aus einer Arzneiform mit Bezug auf die Gabe einer Vergleichsarzneiform als Referenz.

Biozönose: Lebensgemeinschaft von Organismen innerhalb eines → Biotops.

Bq: Becquerel.

Bradykardie: Verlangsamung der Herzfrequenz unter 60/min.

BUA: **B**eratungsgremium für **u**mweltrelevante **A**ltstoffe der Gesellschaft deutscher Chemiker (GDCh). Das aus Vertretern der Industrie, der Behörden und Hochschulen gebildete Gremium identifiziert umweltrelevante Altstoffe in Prioritätensetzungsverfahren, dokumentiert die Datenlage und beschreibt das Risiko.

Bundesimmissionsschutzgesetz (BImSchG): Das Gesetz zum Schutz vor schädlichen Umwelteinwirkungen durch Luftverunreinigungen, Geräusche, Erschütterungen und ähnliche Vorgänge enthält Vorschriften zu Genehmigung, Betrieb und Überwachung von potenziell umweltschädlichen Anlagen.

CFS: Chronic-Fatigue-Syndrom.

Chelate: Scherenbindungskomplexe (lat. chelae = Scheren). Verbindungen, bei denen Moleküle, die zwei oder mehr freie Elektronenpaare (Donorgruppen) besitzen, mehrere Bindungen gleichzeitig mit einem Zentralatom eingehen. Voraussetzung ist, dass diese Elektronenpaare genügend weit auseinander liegen. Auf diese Weise entstehen „mehrzähnige" (oder auch mehrzählige), meist sehr stabile, wasserlösliche Komplexe oder Chelate. Als Chelatbildner kommen Aminocarboxylate, Hydroxyaminocarboxylate und Hydroxycarbonsäuren in Frage, als Zentralionen mehrwertige Metallionen. Die Chelatbildung wird verwendet zur Bindung der Härtebildner des Wassers (Ca^{2+}- und Mg^{2+} - Ionen), aber auch z. B. von Kupfer-, Eisen-, Nickel-, Mangan-, Arsen- oder Quecksilberionen.

chinesische Medizin, traditionelle: Seit ca. 3000 v. Chr. entwickeltes und überliefertes System chinesischer Volksheilkunde mit philosophischem Hintergrund im Buddhismus und Taoismus. → Nosologisch werden fünf wesentliche Organsysteme mit dazugehörigen Metaphern unterschieden: Milz/Magen (Erde), Lunge/Dickdarm (Metall), Niere/Harnblase (Wasser), Leber/Gallenblase (Holz), und Herz/Dünndarm (Feuer), zwischen denen Energieströme in sog. Meridianen fließen. Übergreifende Prinzipien mit Entsprechungen in allen Seins- und Lebensbereichen sind das Yin und das Yang mit gegensätzlichen Qualitäten, die auch in Nahrungsmitteln und Medikamenten gefunden werden. Die Therapie stützt sich auf Akupunktur (Ausgleich der Störungen in energetischen Beziehungen und Flüssen), Ernährungstherapie, Phytotherapie, physiotherapeutische Maßnahmen (Quigong, Shiatsu) und umfassende Regeln zu allgemeiner körperlicher und seelischer Hygiene.

Chiropraktik: Eine auf Handgrifftechnik beruhende Heilmethode, bei der blockierte Rückenwirbel eingerenkt werden sollen und durch Wirbelfehlstellung verursachte Schmerzen beseitigt werden können.

Chloasma: Hautpigmentierungen, mit gelblich braunen, flächenhaften Verfärbungen im Gesicht durch Hormone oder Arzneimittel.

Chlorakne: Schwere Hauterkrankung mit langsam abheilenden, akneartigen Hyperkeratosen und Narbenbildung, z. B. nach hoher Exposition gegenüber Chlorphenolen oder polychlorierten Dibenzodioxinen und Dibenzofuranen.

chronischer Toxizitätstest: Toxizitätstest einer Substanz nach wiederholter Verabreichung und einer Versuchsdauer von mindestens 3 Monaten.

chronotrop: Den Zeitablauf, i.e.S. die Schlagfrequenz des Herzens beeinflussend; positiv chronotrop (z. B. Sympathikus): Frequenz steigernd; negativ chronotrop (z. B. Parasympathikus): Frequenz mindernd.

CKW: Chlorkohlenwasserstoffe.

Clearance: Die Clearance ist ein Maß für die Fähigkeit des Organismus, einen Fremdstoff zu eliminieren. Neben der renalen Elimination führen auch die Metabolisierung einer Substanz in der Leber, ihre biliäre und intestinale Ausscheidung zur Abnahme eines Fremdstoffes im Organismus. Die totale Clearance (Cl_{tot}) eines Fremdstoffes setzt sich aus der renalen (Cl_R) und der extrarenalen Clearance (Cl_{NR}) zusammen.

Cokanzerogen: Stoff, der in der ersten Phase der → Kanzerogenese wirksam ist und die Entstehung von DNA-Schäden und initiierten Zellen begünstigt, ohne allein kanzerogen zu wirken.

Comorbidität: Gleichzeitiges Auftreten mehrerer Störungen in einer Person. Bei der → Dysthymie ist Comorbidität die Regel. Mindestens 60 % der dysthym Erkrankten weisen im Lauf ihres Lebens eine weitere psychiatrische Störung auf.

Concern Level: Konzentration einer Umweltchemikalie, bei der mit einer Schädigung von Populationen im Freilandversuch zu rechnen ist.

Cytochrom-P450-abhängige Enzymsysteme: Reihe von Enzymen, die jeweils das Protein Cytochrom P-450 beinhalten. Cytochrom bindet in seiner oxidierten Form das zu oxidierende Substrat. Das dreiwertige Eisen im Cytochrom wird zum zweiwertigen Eisen reduziert. In dieser Form bindet es Sauerstoff. Es kann aber auch Kohlenmonoxid binden unter Bildung eines Komplexes mit charakteristischem UV-Maximum bei 450 nm. Aufgrund dieser Absorption kann das Cytochrom in Präparationen bestimmt werden (daher trägt es seinen Namen).

d: (lat. dies), Tag.

dB: Dezibel.

DDT: **D**ichlor-**d**iphenyl-**t**richlorethan (Chlorphenotan). Kontaktinsektizid. Wegen seiner hohen Persistenz in der Umwelt und seiner Bioakkumulation in der Nahrungskette ist die Anwendung in Deutschland seit 1974 verboten.

Dekontamination: Entfernung von Schadstoffen, z. B. aus Materie oder aus toten und lebenden Geweben.

Dekorporation: Entfernung von Schadstoffen aus dem Organismus.

Delir: Form der akuten organischen Psychose mit Bewusstseins- und Orientierungsstörungen, Halluzinationen, vegetativen Störungen, Tremor und motorischer Unruhe.

Demenz: Oberbegriff für die Veränderung und Neuanpassung auf früherem Entwicklungsniveau von erworbenen intellektuellen Fähigkeiten als Folge einer Hirnschädigung mit kognitiven Störungen, Störungen der Wahrnehmung, Gedächtnisstörungen, Konfabulation, Denkstörungen, Orientierungsstörungen, Apraxie, Stereotypien und Veränderungen der Persönlichkeit.

Depigmentierung: Lokal begrenzte oder generalisierte Verminderung oder Fehlen der normalen Hautfarbe.

Deposition: Ablagerung von festen, flüssigen und gasförmigen Teilchen im Organismus.

Depravation: Verschlechterung einer Krankheit.

Dermatitis: Entzündliche Reaktion der Haut auf meist äußere Schädigung.

Dermatosen: Hautkrankheiten.

Desinfektionsmittel: Stoffe, die zur Bekämpfung pathogener Mikroorganismen angewendet werden.

Desinfektionsverfahren: Maßnahmen, die geeignet sind, Krankheitserreger auf mechanischem Wege zu beseitigen oder durch physikalische bzw. chemische Verfahren in einen Zustand zu versetzen, dass sie nicht mehr infizieren können.

Destruenten: Im Sinne der Ökologie: Organismen, die von toter organischer Substanz leben.

Detergenzien: Stoffe, deren Moleküle sowohl hydrophile als auch hydrophobe (= lipophile) Gruppen besitzen, die die Oberflächenspannung des Wassers herabsetzen und damit die Wasserbenetzbarkeit von Oberflächen erhöhen bzw. ermöglichen.

Detoxifikation: Entgiftung. Verfahren zur mechanischen Entfernung exogen zugeführter Gifte, z. B. durch Blutreinigungsverfahren, zur Inaktivierung von Giften (→ Antidot) oder zur Verminderung der Giftresorption sowie zur forcierten Giftelimination. Auch Unschädlichmachen endogen entstandener toxischer Substanzen, meist durch Umwandlung in leichter ausscheidbare Stoffe, v. a. in der Leber durch Abbau, Umwandlung (z.B. Oxidation, Reduktion) oder Kopplung an andere Substanzen (z.B. Glucuronsäure, Sulfat).

Devianz: Verhaltensweisen, die im Widerspruch zu geltenden Normen und Werten des umgebenden sozialen Systems stehen (z.B. Alkoholismus, Drogenmissbrauch).

Dioxin(e): Systematische Bezeichnung für ein zweifach ungesättigtes sechsgliedriges Ringsystem mit 2 Sauerstoff-Atomen im Ring. In der Umgangssprache bezeichnet Dioxin die Gruppe der polychlorierten Dibenzodioxine (→ PCDD) und gelegentlich auch die polychlorierten Dibenzofurane (→ PCDF); von ersteren existieren 75, von letzteren 135 Isomere (→ Kongenere). Das bekannteste Dioxin, das „Seveso-Gift" 2,3,7,8-Tetrachlordibenzo[1,4,]dioxin (→ 2,3,7,8-TCDD), ist z. B. wesentlich toxischer als alle anderen Kongeneren.

Distribution: Verteilung. Übergang einer Substanz aus einem → Kompartiment (z.B. Blut, extrazelluläre Flüssigkeit) in ein anderes (z.B. Fettgewebe) in Richtung der Gleichgewichtseinstellung.

DNA: Desoxyribonucleinsäure.

Doping: Versuch der unphysiologischen Steigerung der Leistungsfähigkeit des Sportlers durch Anwendung (z.B. Einnahme, Injektion) einer Doping-Substanz (z.B. durch Stimulanzien, Narkotika, Anabolika, Betarezeptorenblocker, Diuretika, Peptidhormone), verabreicht durch den Sportler selbst oder einer Hilfsperson (z.B. Trainer) vor oder während eines Wettkampfs bzw. eines Trainings.

Dosis: Menge eines Stoffs, die dem Organismus zugeführt wird (Angabe meist in mg/kg Körpergewicht).

Draize-Test: Hautverträglichkeitsprüfung einer Substanz. Dabei werden Patch-Tests (→ Epikutantests) an mindestens sechs Kaninchen auf geschorener Haut durchgeführt und die Bewertung der Reaktion nach einer Punkteskala von 0–6 vorgenommen. 0 = keine Reaktion, 1 = leichtes Erythem, 2 = Schwellung usw.

Drogen: Ursprünglich getrocknete Stoffe pflanzlicher oder tierischer Herkunft, die entweder erweichende, heilende, entzündungswidrige, adstringierende, tonisierende oder halluzinogene Eigenschaften haben. Heute auch für chemisch-synthetisch hergestellte Arznei- und Suchtmittel benutzt.

dromotrop: Die Leitungsgeschwindigkeit des Herzmuskels beeinflussend; positiv bzw. negativ dromotroper Effekt: die Reizleitungsfähigkeit des Herzens steigernd bzw. senkend.

DTA: Duldbare tägliche Aufnahmemenge, → ADI-Wert. Dosis eines Schadstoffes, die nach dem gegenwärtigen Kenntnisstand bei lebenslanger täglicher Aufnahme nicht zu Gesundheitsstörungen führt. Der DTA-Wert wird durch Division des → NO(A)EL mit einem → Sicherheitsfaktor errechnet. Der DTA-Wert wurde in Deutschland für die Pflanzenschutzmittel eingeführt, für die kein ADI-Wert existiert.

Dyspepsie: Verlaufsform einer akuten, nicht organisch bedingten Ernährungsstörung im Kindesalter. Häufigste Ursache ist eine infektiöse Gastroenteritis durch Viren oder Bakterien.

Dysthymie: Chronisch milde Depression. Konstante oder konstant wiederkehrende Depression über einen Zeitraum von mindestens zwei Jahren. Dazwischen liegende Perioden normaler Stimmung dauern selten länger als einige Wochen. Hypomanische Episoden kommen nicht vor (vgl. auch → Zyklothymie).

EC_{50}: Effective concentration. Konzentration eines Wirkstoffs, die bei 50% der exponierten Individuen die erwartete Wirkung hervorruft.

ED_{50}: Effective dose. Dosis eines Wirkstoffs, die bei 50% der exponierten Individuen zur erwarteten Wirkung führt.

Effloreszenzen: Hautausschläge.

Eigenbluttherapie: Unspezifische Reiz- und Umstimmungstherapie, die für sich alleine oder zusammen mit Naturheilmitteln zur Aktivierung des Immunssystems eingesetzt wird. Dabei wird dem Patienten Blut aus der

Armvene entnommen und unmittelbar in den Gesäßmuskel injiziert.

Ejektion: Im Sinne der Toxikologie und Umweltmedizin: Auswurf von Schad- bzw. Giftstoffen.

EKA-Wert: **E**xpositionsäquivalent für **k**rebserzeugende **A**rbeitsstoffe (vgl. auch → BAT-Wert).

Ekzem: Eine auf Überempfindlichkeit der Haut (gegen meist wiederholt einwirkende Reize) beruhende Gruppe von Erkrankungen der Oberhaut und des Papillarkörpers. Im akuten Stadium kommt es zu Juckreiz, Rötung, Bläschenbildung, Nässen und Krusten, im chronischen Stadium zu Lichenifikation, Desquamation, Hyperkeratosen, Rhagaden u. a.

Embryotoxizität: Schädigung des Embryos während der Organogenese, z. B. durch Chemikalien, die zum Absterben, zur Verzögerung der Entwicklung, Störung von Organfunktionen oder zu Missbildungen führt.

Emission: Aussendung von ionisierender Strahlung (z. B. α-, β-, γ-Strahlen), nicht ionisierende Strahlung (z. B. UV-Strahlung, Radio- und Mikrowellen), elektromagnetischen oder mechanischen Wellen, sowie Teilchen, Atomen oder chemischen Verbindungen. → Immission.

Emittent: Quelle für die Aussendung von ionisierender Strahlung (z. B. α-, β-, γ-Strahlen) nicht ionisierende Strahlung (z. B. UV-Strahlung, Radio- und Mikrowellen), elektromagnetischen oder mechanischen Wellen, sowie Teilchen, Atomen oder chemischen Verbindungen. → Emmission, → Immission.

Emphysem: Ansammlung von Gasen (z. B. als Fäulnisemphysem durch gasbildende Bakterien) oder Luft in ungewöhnlichem Maß in bereits lufthaltigen Geweben und Organen (z. B. → Lungenemphysem) oder in Geweben ohne Luftgehalt (z. B. Hautemphysem).

endogen: Im Körper selbst entstanden.

Entzündung: Abwehrreaktion des Organismus und seiner Gewebe gegen verschiedenartige (schädigende) Reize.

EPA: **E**nvironmental **p**rotection **a**gency, US-amerikanische Umweltschutzbehörde.

Ephapse: Unphysiologische Kontaktstelle zwischen zwei Nervenfasern am Ort einer Nervenläsion, an der es zu abnormer Erregungsübertragung (sog. Cross talk) kommt; z. B. beim tonischen Fazialiskrampf.

Epidemiologie: Medizinische Disziplin, die die Häufigkeit von Krankheiten, die physiologischen Variablen und sozialen Krankheitsfolgen in menschlichen Bevölkerungsgruppen untersucht sowie die Faktoren, die diese Häufigkeit beeinflussen.

Epididymis: Nebenhoden.

Epikutantest: Läppchenprobe (Patch-Test). Er dient zur Feststellung der lokalen Verträglichkeit eines Präparates. Die zu prüfende Substanz wird auf ein Läppchen von 1 cm^2 und für 24 h auf die gesunde Haut geklebt. Dann wird das Testpflaster abgenommen und die Reaktion nach 10 min, 12 h und 24 h abgelesen. Bei positivem Test entstehen Rötung (+), Papulo-Vesikel (++) oder Blasen (+++). Voraussetzung ist, dass die geprüfte Substanz nicht toxisch ist. Toxische Substanzen rufen fast immer eine toxische Dermatitis hervor. Zur Prüfung auf sensibilisierende Eigenschaften wird der Epikutantest weitere fünfmal im Abstand von 48 h und dann noch mal nach 5 Tagen wiederholt.

Epitop: Der spezifische antigene Ort auf einer Moleküloberfläche, der durch das → Paratop des entsprechenden Antikörpers spezifisch gebunden wird. Syn.: antigene Determinante (vgl. → Antigen).

Epoxide: Sehr reaktive, meist in der Leber gebildete Metaboliten, die mit Zellbestandteilen reagieren können. Epoxide sind verantwortlich für toxische und kanzerogene Wirkungen (z. B. von organischen Lösungsmitteln).

Erfahrungsheilkunde: Teilgebiet der praktizierten → Medizin, dessen Inhalte und Aussagen mehr auf Erfahrung als auf naturwissenschaftlich anerkannter klinischer Evaluation und Grundlagenforschung beruhen. Die theoretischen Grundlagen stützen sich auf tradierte Modelle (z. B. → Ethnomedizin, Humoralpathologie), Geisteswissenschaft, (z. B. → anthroposophische Medizin) und Spekulation (z. B. ausleitende Therapie, Umstimmungstherapie, Reizkörpertherapie).

Erhaltungsdosis: Die Erhaltungsdosis entspricht dem Anteil eines Pharmakons, der bei der therapeutischen Konzentration im Dosierungsintervall eliminiert wird.

erste Hilfe: Erstmaßnahmen durch medizinisch Geschulte oder Laien bei medizinischem Notfall.

Erysipel: Durch intrakutane Streptokokken verursachte ansteckende Entzündung der Haut und des Unterhautzellgewebes, die zur Ausbreitung auf dem Lymphwege neigt.

Erythem: Durch Hyperämie bedingte entzündliche Rötung der Haut; oft krankheitsbedingt mit vielen, z. T. infektiösen Sonderformen, die der ärztlichen Beobachtung und Behandlung bedürfen. Von Erythemen seien erwähnt: Erythema autumnale = Herbsterythem; Erythema caloricum = Hitzeerythem; Erythema solare = Sonnenbrand.

esoterisch: Geheim, nur für Eingeweihte verständlich. Gegensatz exoterisch: allen zugänglich, gemeinverständlich.

Ethnomedizin: → Anthroposophische Disziplin, die in Anlehnung an ethnologische Methoden Konzepte von Gesundheit, Krankheit und Heilung in Ethnien und Populationen jeglicher Provenienz beschreibt; i.w.S. vergleicht die Ethnomedizin verschiedene Heilweisen und untersucht deren Interaktion durch ihre Träger in Kontaktsituationen. Eine besondere Aufgabe bildet neben dem sammelnden Beschreiben der Heilmittel, deren Techniken und Konzepten die Konfliktanalyse in medizinischen Transfersituationen und die wissenschaftlich fundierte Neubewertung der Heilkunden und Volksmedizinen, die nicht mit den Begriffen der akademischen, naturwissenschaftlichen Schulmedizin erfasst werden können (z. B. → Ayurveda, → Schamanismus, → traditionelle chinesische Medizin).

Evasion: Verstoffwechselung (Metabolisierung) und Ausscheidung (Elimination) eines Schadstoffes. Metabolisierung (z. B. Biotransformation) kann zur Entgiftung aber auch zur → Giftung eines Schadstoffes führen.

Exanthem: Hautausschlag, der meist auf größere Hautpartien ausgedehnte, multiple Hautveränderungen zeigt. Die Erscheinungen müssen einen zeitlichen Ablauf (Anfang, Höhepunkt, Ende) erkennen lassen. Ein Exanthem besteht aus Effloreszenzen.

exogen: Von außen wirkend.

Exposition: Kurz- oder längerfristiger Kontakt mit einem Schadstoff oder Strahlung ohne Angabe einer Quantifizierung.

Fetotoxizität: Schädigende Wirkung auf den → Fetus nach Abschluss der Organogenese.

Fetus: Bezeichnung für die Frucht im Mutterleib nach Abschluss der Organentwicklung. Beim Menschen ab der 12. Schwangerschaftswoche.

Fibrose: Häufig auch als → Sklerose bezeichnete Vermehrung des Bindegewebes (z. B. in Lunge, Pankreas).

First-pass-Effekt: Extraktion einer Substanz aus dem Pfortaderblut durch die Leber oder bereits durch die Mukosa im Darm.

Fissur: Spaltbildung, Schrunde, Rhagade. Hauteinriss bei unelastisch gewordener, spröder Haut.

Flugasche: In unbehandelter Flugasche können je nach Verbrennungsgut toxische Verbindungen (z. B. Schwermetalle, organische Stoffe) hoch konzentriert vorliegen. Sie muss wie Filterstäube aus der Rauchgasreinigung umweltgerecht entsorgt werden.

Funktion: In Ökosystemen ablaufende Prozesse (z. B. Energiefluss und Stoffkreisläufe).

GABA: γ-Aminobuttersäure.

Gangrän: Form der ischämischen → Nekrose mit Autolyse des Gewebes und Verfärbung durch Hämoglobinabbau. → Kolliquationsnekrose.

Gentoxizität: Toxische Wirkungen auf das genetische Material von Zellen bzw. Zellteilungsbestandteilen (z.B. DNA-Schäden und Schäden des Mitoseapparates).

Germizide: Verbindungen, die keimtötend wirken.

Gesamt-Kohlenwasserstoffe: Die Summe aller Kohlenwasserstoffe.

Gesundheit: Definition der WHO 1998: Stadium des vollständigen physikalischen, mentalen und sozialen Wohlbefindens.

Gesundheitsrisiko: Wahrscheinlichkeit des Eintritts einer bestimmten gesundheitlichen Störung bei einer Population, die einem schädlichen Faktor ausgesetzt ist. Das G. ist von der Höhe und der Dauer der Exposition gegenüber einem Schadstoff bzw. einem schädlichen Faktor und von dessen Wirksamkeit abhängig.

Gesundheitsschädigung: Alle vorübergehenden oder bleibenden unerwünschten Veränderungen, die z.B. durch Chemikalien, Strahlen, Unfälle oder Lebensgewohnheiten ausgelöst werden.

Gift: Stoff, der in einer bestimmten Dosis durch seine chemischen oder physikalischen Eigenschaften toxische Wirkungen, u.U. den Tod herbeiführen kann. Gifte sind meist Gemische aus verschiedenartigen Substanzen, die u.a. giftig sind. Vielfach ist ein Gift ein Sekretionsprodukt (z.B. Bienen-, Schlangengift) aus Gemischen, die aus einer Vielzahl von Einzelkomponenten bestehen, unter denen sich auch → Toxine und/oder verschiedene Enzyme befinden können.

Giftklassen: Einteilung von Stoffen entsprechend ihrer → LD_{50}. Nach dem Chemikaliengesetz unterscheidet man (bei oraler Applikation bei der Ratte in mg/kg Körpergewicht):
sehr giftig: $LD_{50} < 25$; giftig: 25–200; minder giftig: 200–2000; nicht giftig: > 2000.
Bei genauerer Klassifizierung werden noch unterschieden: Aufnahmeweg der Substanz (z.B. s.c., i.v.), Stoffzustand (z.B. Gas, Feststoff) und die Tierspezies.

Giftung: Umwandlung einer Substanz im Organismus (z.B. durch Enzyme) zu einem Stoff mit höherer Toxizität als die Ausgangssubstanz.

GIT: Gastro**i**ntestinal**t**rakt.

Glutathionkonjugate: Zahlreiche Fremdstoffe (z.B. Paracetamol, organische Halogenverbindungen) können in der Leber und in anderen Organen mit dem Tripeptid Glutathion reagieren und dadurch in ungiftige, leicht eliminierbare Produkte umgewandelt werden. Bestimmte G. weisen eine erhöhte Organtoxizität (z.B. Niere) auf. Auch der Verbrauch von Glutathion (z.B. Arzneimittel-Überdosierung) kann zu toxischen Wirkungen führen.

GOT: Glutamat-Oxalacetat-Transaminase; synonym zu Aspartat-Amino-Transferase (→ AST).

GPT: Glutamat-Pyruvat-Transaminase; synonym zu Alanin-Amino-Transferase (→ ALT).

Grenzwerte: Grenzwerte sollen die Konzentrationen von Schadstoffen in der Umwelt limitieren und damit Mensch und Umwelt vor schädlichen Auswirkungen von Chemikalien oder Strahlen schützen. Sie sind rechtsverbindlich. Toxikologisch begründete Grenzwerte sind z.B. die Höchstmengen von Pestiziden in Nahrungsmitteln oder die maximalen Arbeitsplatz-Konzentrationen (→MAK).

Gy: Gray.

Hämangiome: Gutartige Blutgefäßgeschwülste.

Hämangiosarkom: Maligner Tumor, ausgehend von den Blutgefäßen.

Hämatopoese: Blutbildung, z.B. Bildung von roten Blutkörperchen (Erythropoese) bzw. weißen Blutkörperchen (Leukopoese).

Hämoperfusion: Extrakorporales Blutreinigungsverfahren, insbesondere zur Elimination toxischer Substanzen aus dem Blut unter Verwendung von Adsorbenzien (z.B. Aktivkohle oder Neutralharze).

Halbwertzeit, biologische: Zeitraum nach Verabreichung eines Stoffes, in dem die Hälfte der ursprünglich vorhandenen Dosis eliminiert, d.h. abgebaut oder ausgeschieden wird.

Hautsensibilisierung: Sensibilisierungsreaktionen gehören zur Immunabwehr des Körpers. Wenn eine Sensibilisierung erfolgt ist, führt die bei erneuter Exposition auftretende immunologische Reaktion zu Hautveränderungen wie Rötung, Ödem- oder Schorfbildung.

Hb: Hämoglobin.

HBM-Werte: → Humanbiomonitoring-Werte I und II.

HCB: Hexachlorbenzol.

γ-HCH: γ-Hexachlorbenzol, → Lindan.

HC-Werte: **H**azardous **c**oncentration. Ökotoxikologisch akzeptierbare Werte für Konzentrationen.

Hintergrundwert: → Referenzwert.

holistische Medizin: Medizin, die sich um alle Bereiche des Menschen und seiner Umwelt bemüht; im engeren Sinne nicht naturwissenschaftliche Medizinsysteme (z.B. → Ayurveda, Humoralpathologie, →anthroposophische und → traditionelle chinesische Medizin, → Schamanismus), die davon ausgehen, dass übergreifende Wirklichkeiten nur den Ideen, partikuläre Aspekte auch wissenschaftlichen Theorien zugänglich sind (→Erfahrungsmedizin).

Hollandliste: Die Hollandliste enthält Referenzwerte zu Schadstoffkonzentrationen. Sie wird in den Niederlanden zur Beurteilung von kontaminierten Standorten verwendet.

Homöopathie: Durch Samuel Hahnemann (1755–1843) begründetes medikamentöses Therapieprinzip, das Krankheitserscheinungen nicht durch exogene Zufuhr direkt gegen die Symptome gerichteter Substanzen behandelt (sog. → Allopathie), sondern bei dem (meist in niedriger Dosierung) Substanzen eingesetzt werden, die in hoher Dosis den Krankheitserscheinungen ähnliche Symptome verursachen (z.B. Thallium in niedrigster Dosis zur Behandlung der Alopezie). Dieses sog. Ähnlichkeitsprinzip (Similia similibus curentur) wird in der klassischen Homöopathie ergänzt durch ein komplexes System von Zuschreibungen sowohl im Hinblick auf Patienteneigenschaften (Konstitutionstypen) als auch im Hinblick auf die eingesetzten Arzneimittel (Pflanze, Tier, Mineral), das bei der individuellen Verordnung berücksichtigt wird. Die Arzneistoffe, die durch Verreibung oder Verschüttelung eine energetische Umwandlung erfahren sollen (sog. Potenzierung) werden meist extrem niedrig dosiert, wobei der Ausgangsstoff meist in Dezimalpotenzen verdünnt wird und der Dezimalexponent die Verdünnungsstufe charakterisiert: D1 = 1 : 10, D2 = 1 : 100 usw.

Human-Biomonitoring-Werte I und II (HBM I, II): Von der Kommission „Human-Biomonitoring" des Umweltbundesamtes festgelegte, auf der Basis von arbeits- und umweltmedizinisch-toxikologischen Untersuchungen wissenschaftlich begründete, biologische Expositionsgrenzwerte für relevante Umweltschadstoffe. Der HBM-I-Wert grenzt den Bereich unbedenklicher gegen einen Bereich kontrollbedürftiger Werte ab. Bei Überschreitung des HBM-II-Wertes ist eine relevante gesundheitliche Beeinträchtigung des Betroffenen möglich. Medizinische Betreuung, expositionsmindernde Maßnahmen und ggf. spezifische weiterführende Diagnostik (Effektmonitoring) sind angezeigt.

Humantoxizität: Bezeichnung für toxische Wirkungen von Noxen auf Menschen.

Hyperämie: Blutfülle. Vermehrte Blutansammlung in Organen oder begrenzten Körperbezirken infolge verstärkten Blutzuflusses oder verminderten Blutabflusses.

Hyperosmie: Gesteigertes Geruchsvermögen (vgl. → Hyposmie, → Anosmie, → Parosmie).

Hyperpigmentierung: Lokalisiert oder generalisiert auftretende, verstärkte Färbung der Haut durch vermehrte Bildung oder Ablagerung von Pigment.

Hypopigmentierung: (Syn.: → Depigmentierung).

Hyposensibilisierung (Desensibilisierung): Schrittweises Herabsetzen einer allergenspezifischen IgE-vermittelten Reaktionsbereitschaft durch regelmäßige, über einen längeren Zeitraum erfolgende subkutane Injektion oder orale Zufuhr (bei Kleinkindern) des auslösenden Allergens in unterschwelligen, langsam ansteigenden Konzentrationen.

Hyposmie: herabgesetztes Geruchsvermögen (vgl. → Anosmie, → Hyperosmie, → Parosmie).

IARC: **I**nternational **a**gency for **r**esearch on **c**ancer.

ICRP: **I**nternational **c**ommission on **r**adiological **p**rotection.

Idiosynkrasie: Angeborene Überempfindlichkeit gegenüber bestimmten (exogenen) Stoffen bereits beim ersten Kontakt aufgrund eines Enzymdefekts (z. B. Favismus, vgl. → Allergie).

i. m.: **i**ntra**m**uskulär, Applikation in den Skelettmuskel.

Immission: Einwirkung von ionisierender Strahlung (z. B. α-, β-, γ-Strahlen), nichtionisierender Strahlung (z. B. UV-Strahlung, Radio- und Mikrowellen), elektromagnetischen oder mechanischen Wellen, sowie Teilchen, Atomen oder chemischen Verbindungen auf den Organismus. → Emission.

Immissionswerte (IW): Für Kurzzeit- und Langzeiteinwirkung festgelegte maximal zulässige Immissionskonzentrationen von Luftverunreinigungen (Beispiele → IW).

Immunsuppression: Schwächung oder Unterdrückung der Immunantwort, die eine Beeinträchtigung der Immunabwehr bei Infektionen zur Folge haben kann.

Immuntoxizität: Schädliche Folge einer Beeinflussung des Immunsystems durch Chemikalien oder andere Faktoren.

In dubio pro aegroto: Begriff aus der Rechtswissenschaft: „Im Zweifelsfall wohlwollend oder aus Mitleid für den Angeklagten." Vom Gutachter beim Erstellen von medizinischen Gutachten z. B. für Entschädigungsansprüche für Betroffene nicht anwendbar.

In dubio pro rheo: Begriff aus der Rechtswissenschaft: „Im Zweifelsfall für den Angeklagten." Vom Gutachter beim Erstellen von medizinischen Gutachten z. B. für Entschädigungsansprüche für Betroffene nicht anwendbar.

Infektion: Übertritt eines infektiösen Agens (z. B. Parasit, Bakterium, Virus, Prion) in den Organismus.

Initiator: Stoff, der eine irreversible Schädigung der DNA verursachen und dadurch die Entstehung von Tumoren auslösen (= initiieren) kann.

Injektion: Einspritzung.

Inkorporation: Übertritt eines Schadstoffes in den Organismus bzw. in ein Kompartment (z. B. Lunge, GIT).

inotrop: Die Schlagstärke oder Kontraktionskraft des Herzmuskels beeinflussend. Positiv inotroper Effekt: die Schlagstärke oder Kontraktionskraft des Herzmuskels fördernd; negativ inotroper Effekt: die Schlagstärke oder Kontraktionskraft des Herzmuskels senkend.

Intake: → Aufnahme.

Intertrigo: Rote, erosive, juckende und brennende Hautveränderungen in den Körperfalten (z. B. unter den Brüsten, in der Analfalte, am Damm, zwischen den Schenkeln).

Interventionswert: Im Zusammenhang mit einer Kontaminationsverordnung diskutierter Wert für Rückstände oder Verunreinigungen von Nahrungsmitteln, die unterhalb der entsprechenden Grenzwerte liegen. Bei Überschreitung sollen geeignete Maßnahmen eingeleitet werden, die den Eintrag der betreffenden Substanz in die Umwelt und damit die Kontamination der Nahrungsmittel vermindert.

Intoleranz: (med.) Unverträglichkeit.

Intoxikation: Vergiftung. Einwirkung von Stoffen, die in der Regel chemisch definierbar sind. Diese Stoffe können auch mineralischen, pflanzlichen, tierischen oder mikrobiellen Ursprungs sein. Sie können über den GIT, die Atmungsorgane, die unverletzte Haut, aber auch durch Wunden oder durch Injektion in den Körper gelangen. Die Schwere der Erkrankung hängt von der Giftigkeit

(Toxizität) des Stoffes (Gift), der Menge (Dosis), der Einwirkzeit (Dauer) und von der Empfänglichkeit (Suszeptibilität) des von der Vergiftung betroffenen Menschen ab. Der Vergiftete zeigt i.d.R. eine für den Krankheitsprozess charakteristische Symptomatik.

Intubation: Einführen eines Spezialtubus in die Trachea oder einen Hauptbronchus.

Invasion: Übergang eines vom Organismus aufgenommenen Stoffes in den Kreislauf (z. B. Blut- und/oder Lymphkreislauf, → Resorption) und anschließender Verteilung (Distribution) im Körper.

Inversionsschicht: Luft mit gleicher Dichte und Temperatur. Da der vertikale Austausch von Stoffen durch Transportbarrieren, wie sie Inversionsschichten darstellen, gestört werden kann, kann es bei austauscharmer Witterung in bodennahen Schichten zur Smogbildung (→ Smog) kommen.

Inzidenz: Anzahl der Neuerkrankungsfälle einer bestimmten Erkrankung innerhalb eines bestimmten Zeitraums; epidemiologisches Maß zur Charakterisierung des Krankheitsgeschehens in einer bestimmten Population.

Inzidenzrate: Anzahl der Personen mit Neuerkrankungen pro Zeiteinheit im Verhältnis zur Anzahl der exponierten Personen (vgl. → Prävalenz).

i.p.: **i**ntra**p**eritoneal, Applikation in den Bauchraum.

Isotonie: Konstanz des osmotischen Druckes der Körperflüssigkeiten (z. B. des Blutplasmas) beim Gesunden. Isotonische Lösungen sind Lösungen von gleichem osmotischen Druck.

i. v.: **i**ntra**v**enös, Applikation in die Blutbahn.

IW: Immissionswert, z. B. IW1 = Jahresmittelwert, IW2 = meist Halbstundenwert; → TA Luft.

Kakosmie: unangenehme Geruchstäuschung (vgl. → Parosmie, → Hyposmie, → Hyperosmie, → Anosmie).

Kammertest: Duhring-Kammer-Test. Hautverträglichkeitsprüfung. Härtetest unter extremen Bedingungen zur Ermittlung geringer Irritationspotenziale (z. B. bei Tensiden). Dabei wird die Testsubstanz auf Baumwolle oder Filterpapier in kleinen Aluminiumkammern auf dem Unterarm befestigt, und zwar am 1. Tag für 18 h., am 2.–5 Tag jeweils mit frischer Testsubstanz je 6 h. Danach wird die Reaktion bewertet.

Kanzerogen: Stoff, dessen Einwirkung auf Tiere oder Menschen zur Bildung von Tumoren führt.

Kanzerogenese, chemische: Prozess der unkontrollierten Neubildung (Neoplasie) von Geweben infolge der Einwirkung krebserzeugender Stoffe. Es werden die Phasen der Initiation, Promotion und Progression unterschieden.

Kanzerogenitätsindex: Das im Mai 1994 vom Ausschuss für Gefahrstoffe (AGS) verabschiedete und in der Technischen Regel für Gefahrstoffe TRGS 905 im Bundesarbeitsblatt veröffentlichte Bewertungsschema für Faserstäube differenziert diese produktgruppenbezogene Bewertung im Hinblick auf die chemische Zusammensetzung der jeweiligen Faserart durch Einführung eines Kanzerogenitätsindexes K_i. Dieser verknüpft tierexperimentelle Ergebnisse zur Faserkanzerogenität mit der chemischen Zusammensetzung der jeweiligen Faser(Glas-)art. Danach sind glasige Faserstäube mit einem $K_i < 30$ als krebserzeugende Stoffe (Kategorie K2 gemäß der Gefahrstoffverordnung), mit einem $K_i > 30$ und $K_i < 40$ als Stoffe mit begründetem Krebsverdacht (Kategorie 3) und $K_i > 40$ als nicht krebserzeugende Stoffe einzustufen.

Kanzerogenitätstest: Sonderform des chronischen Toxizitätstests *in vivo*, die speziell auf den Nachweis der krebserzeugenden Wirkung von Stoffen ausgerichtet ist. Die Testsubstanz wird 18–24 Monate lang fünfmal pro Woche an Versuchstiere verabreicht und das Auftreten von Tumoren untersucht.

Karzinom: Bösartige epitheliale Geschwulst mit raschem, destruierendem, infiltrativem Wachstum, wobei Metastasen (Tochtergeschwülste) gesetzt werden.

Katalysatoren: Stoffe, die durch ihre Gegenwart die Gleichgewichtseinstellung von chemischen Reaktionen beschleunigen, ohne in der Brutto-Reaktionsgleichung aufzutreten und ohne ihre Zusammensetzung zu verändern. Kleine Mengen der Katalysatoren genügen, um unbestimmte Mengen der reagierenden Substanzen zu beeinflussen. Biokatalysatoren wirken spezifisch oder selektiv nur auf ganz bestimmte Reaktionen oder Stoffe.

KG: Körpergewicht.

KHK: Koronare Herzkrankheit.

Klastogen: Substanz, die Chromosomenbrüche auslöst.

Kohäsion: Durch echte chemische Bindung oder durch zwischenmolekulare Kräfte verursachter Zusammenhalt von Stoffen. Kohäsion spielt bei der Formbeständigkeit von Gelen eine Rolle und bei der Grenzflächenspannung.

Kolliquationsnekrose: Verflüssigung der nekrotischen Zellen und strukturlosen Gewebe (Erweichungsnekrose) → Nekrose, → Gangrän.

Kombinationswirkung: Wirkungsverstärkung oder -abschwächung, die eintreten kann, wenn mehrere gleichzeitig vorhandene Chemikalien vergleichbare Wirkungsmechanismen besitzen und damit z. B. auf bestimmte Organe oder biochemische Funktionen des Organismus einwirken.

Kompartiment: Teil des gesamten Verteilungsraums einer in den Organismus eingebrachten Substanz (z. B. Pharmakon, Radionuklid, Toxin), in dem sich diese homogen verteilt und gleichen biokinetischen Gesetzen unterliegt. Mit Ausnahme des Blutgefäßsystems, dessen räumliche Ausdehnung (Volumen) relativ genau erfassbar ist, handelt es sich um einen fiktiven Raum eines hypothetischen Volumenbereichs, der sich je nach betrachteter Substanz aus verschiedenen Körperflüssigkeiten bzw. Geweben zusammensetzen kann. Zur Erfassung pharmako-, toxiko- oder tracerkinetischer Prozesse in biologischen Systemen wurden verschiedene Kompartimentmodelle entwickelt, die eine grobe physiologische Näherung unter Vereinfachung der tatsächlichen Gegebenheiten darstellen (Ein-, Zwei-, Mehr- und Multikompartimentmodelle).

Komposite: In der Zahnmedizin werden darunter zahnfarbene, plastische Füllungswerkstoffe verstanden, die nach Einbringen in eine Kavität chemisch oder durch Energiezufuhr aushärten.

Kongenere: Stammverwandte Verbindungen, z. B. verschiedene polyhalogenierte Dibenzodioxine und -furane (→ Dioxine). Sie können toxikologisch unterschiedliche Eigenschaften haben.

Konsistenz: Sammelbezeichnung für rheologische Eigenschaften einer Substanz, die den Zusammenhang einzelner Eigenschaften wie → Viskosität, → Thixotropie, → Kohäsion u. a. einschließt. Sie trägt zur Charakterisierung eines Stoffes bei, z. B. breiige oder spröde Konsistenz.

Kontamination: Haftung von Schadstoffen an Materie oder an toten bzw. lebenden Geweben.

Kostenerstattung: Die Kostenerstattung auf Rezepte von Naturheilmitteln wird durch verschiedene Reglementierungen seitens des Bundesgesundheitsministeriums und der Krankenkassen stark beschnitten (Negativliste, Festbeträge). Da sich die Erstattungsfähigkeit von Arzneimitteln aufgrund pharmapolitischer Reglementierungen schnell ändern kann, empfiehlt sich bei Erstattungsproblemen von Naturheilmitteln die rechtzeitige Kontaktaufnahme mit der zuständigen Krankenkasse.

Krebsrisikofaktoren, chemische: Stoffe oder Stoffgemische, die beim Menschen oder im → Kanzerogenitätstest an der Krebsentstehung beteiligt sind.

Kreuzallergie: Sensibilisierung gegenüber biologischen oder chemischen verwandten Substanzen mit (Teil-)Identität der allergenen Strukturen, wodurch es schon bei Erstkontakt zu allergischen Reaktionen kommen kann. Vorkommen z. B. gegenüber Tieren (Haus- und Raubkatzen, Wasserflöhe und Milben), Pflanzen (Beifußpollen und Sonnenblume, Arnika und Kamille) und Medikamenten (Penicilline und Cephalosporine).

Kreuzreaktion: Immunologische Reaktion spezifischer Antikörper bzw. spezifischer sensibilisierter T-Lymphozyten mit Substanzen, die ähnliche oder identische antigene Determinanten wie ihr sogenanntes homologes Antigen besitzen.

Kreuzresistenz: Resistenzentwicklung bei Bakterien, die gegen ein bestimmtes Anbiotikum resistent sind, gegen ein chemisches verwandtes Antibiotikum oder Chemotherapeutikum; z. B. Kanamycin und Neomycin.

Kumulation: Durch besondere Haftfestigkeit, geringen Abbau und/oder langsame Ausscheidung bedingte Anhäufung einer Substanz im Organismus (mit entsprechenden Symptomen), die auftritt, wenn nach Erreichen der Sättigungsgrenze oder Sättigungsdosis mehr Substanz fortgesetzt weiter verabfolgt wird, als der durch Abbau und/oder Ausscheidung bedingten Verminderung (Abklingquote) der Wirkkonzentration entspricht.

LAI: Der **L**änder**a**usschuss für **I**mmissionsschutz ist ein fachkundiges Gremium aller für den Immissionsschutz zuständigen obersten Behörden des Bundes und der Länder zur Beratung wichtiger Fragen aus den Bereichen des Immissionsschutzes. Der LAI hat Unterausschüsse für Recht, Luft/Technik, Luft/Überwachung, Lärmbekämpfung, Anlagensicherheit und Wirkungsfragen.

LC_{50}: **L**ethal **c**oncentration. Konzentration eines Wirkstoffes in der umgebenden Atmosphäre bzw. bei wasserlebenden Organismen im Wasser, die bei 50% der exponierten Individuen zum Tod führt.

LCt_{50}: **L**ethal **c**oncentration **t**ime. Belastung von Organismen mit Schadstoffen oder Giften (in Abhängigkeit des Konzentrations-Zeit-Produkts; Angabe meist in $mg \cdot min/m^3$), bei der 50% der exponierten Individuen versterben.

LD_{50}: **L**ethal **d**ose. Dosis eines Wirkstoffes, die bei 50% der behandelten Lebewesen innerhalb von 1 – 2 Wochen zum Tod führt (Angabe meist in mg/kg Körpergewicht).

Leukämie: → Neoplasie (Tumorbildung, Hämoblastose) der Blut bildenden Organe. Durch die akute und chronische Verlaufsform können verschiedene Krankheitsbilder unterschieden werden.

Lichen: Bezeichnung für verschiedene Krankheitsbilder der Haut, deren Haupteffloreszenz ein kleines papulöses Knötchen ist.

Lichtdermatosen: Photodermatosen. Hautkrankheiten, die durch die UV-Strahlung des Lichts ausgelöst werden (z. B. Sonnenbrand, Lichturtikaria, Sommerprurigo, Seemannshaut, Pigmentanomalien, Bindegewebsatrophien, Hautkarzinome).

Lichtschutzfaktor (LF): Der Quotient Q = Zeit bis zur Hautrötung mit Sonnenschutzmittel dividiert durch die Zeit bis zur Hautrötung ohne Sonnenschutzmittel. Die Bestimmung des Lichtschutzfaktors erfolgt an einer Reihe von mindestens 20 Testpersonen unterschiedlicher Hauttypen entweder unter einem künstlichen UV-Strahler oder bei natürlicher Sonnenbestrahlung. Dabei werden einzelne Felder der nicht vorgebräunten, sonnenungewohnten Haut des Rückens ungeschützt einer stufenweise zunehmenden Bestrahlung unterworfen und nach 22 – 26 Std. die Erythemschwellenzeiten der Testpersonen abgelesen. Der LF ergibt sich aus den Mittelwerten der Ergebnisse und bedeutet, dass z. B. mit einem Sonnenschutzmittel mit LF = 6 man sich 6-mal so lange der Sonne aussetzen kann wie mit ungeschützter Haut.

Lichtschutzmittel: Sonnenmittel. Sie sollen die Haut vor der schädigenden Wirkung der UV-Strahlen (UV-A, -B und -C) des Sonnenlichts schützen, aber die Pigmentbildung als natürlichen Eigenschutz möglichst nicht unterbinden. Die nur in der Epidermis wirkenden UV-B-Strahlen rufen oberhalb einer bestimmten Strahlendosis Erytheme hervor (Sonnenbrand), in deren Folge die indirekte Pigmentierung durch Bildung von Melanin entsteht.

Lindan: γ-1,2,3,4,5,6-Hexachlorcyclohexan (→ γ-HCH).

LO(A)EL: **L**owest **o**bserved (**a**dverse) **e**ffect **l**evel. Niedrigste Dosis eines Stoffes, bei der noch schädliche Wirkungen nachgewiesen werden können.

LOEC: Lowest **o**bserved **e**ffect **c**oncentration. Niedrigste Konzentration eines Stoffes, bei der gerade noch ein Effekt zu beobachten ist.

Lungenemphysem: Irreversible Vergrößerung des Luftraums distal der Bronchioli terminales durch Zerstörung von Alveolen und Lungensepten. Bei Patienten unter 40 Jahren meist durch Alpha-1-Antitrypsinmangel, v. a. bei Rauchern.

MAK-Wert: Maximale **A**rbeitsplatz-**K**onzentration. Die höchst zulässige Konzentration eines Arbeitsstoffes als Gas, Dampf oder Schwebstoff in der Luft am Arbeitsplatz, die nach langfristiger Exposition (8 Stunden pro Tag, an 5 Tagen pro Woche, ein Arbeitsleben lang [ca. 40 Jahre]) die Gesundheit des Beschäftigten nicht beeinträchtigt. Die MAK-Werte werden von einer Kommission der Deutschen Forschungsgemeinschaft (DFG) festgelegt und gelten für gesunde Personen im erwerbsfähigen Alter. MAK-Werte sind toxikologisch und arbeitsmedizinisch begründet. Die MAK- und → BAT-Werte-Liste erscheint jährlich und kann von der DFG, 53175 Bonn, Kennedyallee 40, bezogen werden.

Die Stoffe werden darin zusätzlich nach ihren fruchtschädigenden, erbgutverändernden und krebserzeugenden Eigenschaften klassifiziert:

Fruchtschädigende Arbeitsstoffe:
A: sicher fruchtschädigend,
B: wahrscheinlich fruchtschädigend,
C: nicht fruchtschädigend,
D: noch keine Einstufung möglich.

Erbgutverändernde Arbeitsstoffe:
1: nachgewiesen erbgutverändernd beim Menschen,
2: nachgewiesen erbgutverändernd bei Säugern im Tierversuch,
3: Schädigung des genetischen Materials von Keimzellen beim Menschen oder im Tierversuch.

Krebserzeugende Arbeitsstoffe:
- III: eindeutig krebserzeugend,
- III/1: beim Menschen eindeutig krebserzeugend,
- III/2: im Tierversuch eindeutig krebserzeugend unter Bedingungen, die der möglichen Exposition des Menschen entsprechen,
- III/3: begründeter Verdacht auf krebserzeugendes Potential,
- III/4: krebserzeugende Stoffe, bei denen genotoxische Effekte keine oder nur eine untergeordnete Rolle spielen,
- III/5: Stoffe mit krebserzeugender und genotoxischer Wirkung, deren Wirkungsstärke aber als sehr gering erachtet wird.

Malignom: Bösartige Geschwulst.

Maximale **A**rbeitsplatz**k**onzentration: → MAK.

Maximale **E**missions**k**onzentration: → MEK.

Maximale **I**mmissions**k**onzentration: → MIK.

MCS: Multiple chemical sensitivity.

Medizin: Wissenschaft vom gesunden und kranken Menschen, von den Ursachen, Wirkungen und der Vorbeugung und Heilung der Krankheiten.

MeHgX: Methyl-Quecksilberverbindungen. X = z. B. Chlor

MEK: Maximale **E**missions**k**onzentration. In der TA Luft wird der Ausstoß luftverunreinigter Stoffe in Abluft oder Abgase begrenzt. Die Emissionsobergrenze wird in g/m^3 oder ppm bzw. mg/l eines bestimmten Abluft- oder Abgasvolumens angegeben.

Melanom: Durch Ablagerung von Melanin gelb bis schwarz gefärbte bösartige Geschwulst an Haut, Schleimhäuten oder am Auge (frühe Metastasierung).

Mesofauna, Meiofauna (Ökologie): Gesamtheit aller sehr kleinen (0,2 – 2 mm) Tiere, die vorwiegend im oder am Boden leben.

MIK-Wert (Maximale **I**mmissions**k**onzentration): Die höchst zulässige Konzentration von Schadstoffen als Gas, Dampf oder Schwebstoff in der Atmosphäre. MIK-Werte sind toxikologisch begründet und werden zum Schutz der Gesundheit der Bevölkerung festgelegt.

Monographie: Für den Wirksamkeitsnachweis von Naturheilmitteln wurden beim Bundesinstitut für Arzneimmittel und Medizinprodukte (BfArM) sog. Monographien, d.h. Wirkprofile für bestimmte Arzneistoffe, erstellt. Hierbei wird u.a. zwischen homöopathischen (→ Homöopathie) und phytotherapeutischen (→ Phytotherapie) Therapieprinzipien unterschieden.

Monopräparat: Arzneimittel, die nur *einen* wirksamen Bestandteil enthalten.

Morbidität: Krankheitshäufigkeit, Anzahl von Erkrankungen innerhalb einer Population; wird beschrieben durch bestimmte Morbiditätsziffern, z.B. → Inzidenz und → Prävalenz; vgl. → Mortalität.

Mortalität: Sterblichkeit; Sterbe- bzw. Mortalitätsziffer: das Verhältnis der Anzahl der Sterbefälle zum Durchschnittsbestand der Population.

Mutagenität: Die Eigenschaft eines Stoffes, Mutationen hervorrufen zu können.

Mutagenitätsprüfung: Testsysteme zur Untersuchung der mutagenen Eigenschaften von Substanzen, z.B. an Bakterien (→ Ames-Test, Salmonella-Mutagenitätstest) und Säugetierzellen.

Mutation: Eine persistente Änderung des genetischen Materials einer Zelle, die an die Tochterzellen weitergegeben wird.

Nahrungskette: Die Beziehung zwischen Nahrungsproduzenten und -konsumenten (z.B. Futterpflanze – Pflanzenfresser – Fleischfresser). Persistente, lipophile Schadstoffe können sich im Laufe der Zeit über die N. stark anreichern (→ Bioakkumulation).

Nebenwirkungen: Alle unerwünschten oder nicht primär erwünschten Effekte der Behandlung mit Arzneimitteln. Bekannte und voraussehbare Nebenwirkungen müssen in der Gebrauchsanweisung (Beipackzettel) vermerkt werden.

Nekrose: Örtlicher Gewebstod. Absterben von Gewebeteilen oder Organteilen, während die umliegenden Zellen weiterleben. Nekrosen entstehen z.B. durch Verletzungen, Sauerstoffmangel, Vergiftungen, Verbrennungen, Strahlenschäden. Anstelle des toten Gewebes entsteht Granulationsgewebe. Es kommt zur Narbenbildung.

Neoplasie: Neubildung von Gewebe, 1. im Rahmen der Regeneration (z.B. von Granulationsgewebe bei Wundheilung), 2. als → Neoplasma.

Neoplasma: Neubildung von Gewebe, die im Gegensatz zu Hyperplasie, Hypertrophie und Regeneration auf einer Störung oder dem Verlust der Wachstumsregulation beruht (vgl. → Tumor).

Neuraltherapie: Sie beruht auf dem Grundgedanken, dass alle lebenswichtigen Vorgänge über das vegetative Nervensystem gesteuert werden. Kommt es zu sog. „Störfeldern" wie z.B. Narben, Entzündungsherde, soll durch gezielte Injektion von Neuraltherapeutika wie z.B. Lidocain oder Procain die gestörte Selbstregulation des Organismus positiv beeinflusst werden.

NO(A)EL: **N**o **o**bserved (**a**dverse) **e**ffect **l**evel. Die höchste Dosis eines Stoffes, bei der gerade noch kein (schädlicher) Effekt feststellbar ist.

Nocebo: Mittel oder Faktoren, die eine glaubensbedingte Wahrnehmung eines der Gesundheit abträglichen Effekts bewirken (vgl. → Placebo).

Noceboeffekt: Glaubensbedingte Wahrnehmung eines der Gesundheit abträglichen Effekts (vgl. → Placeboeffekt).

NOEC: **N**o **o**bserved **e**ffect **c**oncentration. Die höchste Konzentration eines Stoffes, bei der gerade noch kein Effekt feststellbar ist.

Normalwert: Natürlicherweise vorkommende Konzentration von Stoffen und Stoffgemischen im Organismus bzw. in der Umwelt.

Nosologie: Krankheitslehre.

Noxe: Schadfaktor, d.h. allgemein jeder schädigende Einfluss, z.B. physikalischer Art (Lärm, Vibration, Strahlung) oder chemischer Art (Schadstoffe).

o.B.: ohne Befund.

Objektivität: Gütekriterium für Testverfahren, das beschreibt, in welchem Umfang die Ergebnisse durch die Person des Untersuchenden verändert werden bzw. ob verschiedene Auswerter zu identischen Messergebnissen gelangen.

Ödem: Schwellung, die durch Ansammlung wässriger (seriöser) Flüssigkeiten in den Gewebsspalten, z. B. der Haut und der Schleimhäute infolge venöser Stauung, Lymphstauung oder gestörter Kapillarsekretion hervorgerufen wird.

Orientierungswert: → Referenzwert.

Ozontherapie: Ozon wird mit normalem Sauerstoff verdünnt und entweder dem Blut beigemischt oder direkt in den Organismus injiziert.

PAK: **P**olyzyklische **a**romatische **K**ohlenwasserstoffe.

Parästhesie: Subjektive Missempfindung mit Schmerzkomponente, z. B. Kribbeln oder taubes, brennendes Gefühl. → Sensibilitätsstörung.

Paramedizin: Bezeichnung für medizinische Systeme mit diagnostischen und therapeutischen Prinzipien und Erklärungsmodellen, die außerhalb der gängigen und naturwissenschaftlich fundierten Schulmedizin liegen.

Paratop: Sterisch komplementär zur antigenen Determinante (→ Epitop) geformter Teil des Antikörpers (er besteht aus den hypervariablen Teilen der H- und C- Ketten im Fab-Fragment) bzw. der antigenbindende Teil der T-Zell-Rezeptoren. Synonym Antigenbindungsstelle.

Parosmie: Häufig unangenehme Geruchstäuschung (vgl. → Kakosmie, → Hyposmie, → Hyperosmie, → Parosmie).

Patch-Test: → Epikutantest.

PCB: **P**oly**c**hlorierte **B**iphenyle.

PCDD: Verbindungsklasse der **p**oly**c**hlorierten **D**ibenzo**d**ioxine (→ Dioxine), die aus 75, teilweise hochgiftigen Vertretern besteht. Sie entstehen ggf. aus Pentachlorphenol und sind ubiquitär verbreitet. Ihr bekanntester Vertreter ist 2,3,7,8-Tetrachlordibenzo[1,4]dioxin.

PCDF: **P**oly**c**hlorierte **D**ibenzo**f**urane (vgl. → PCDD; → Dioxine).

PCP: **P**enta**c**hlor**p**henol.

Permeation: Wandern (lat. permeare = durchgehen) eines Stoffes durch die Zellmembran bzw. Zelle.

Persistenz: Beständigkeit eines Stoffes gegenüber dem Abbau in der Umwelt oder im Organismus.

Persorption: Durchtritt fester, ungelöster Partikel (5 – 150 µm) durch die intakte Epithelschicht des Darms.

Phobie: Exzessive inadäquate Angstreaktion, die durch bestimmte Gegenstände oder Situationen ausgelöst wird und i.d.R. mit Einsicht in die Unbegründetheit verbunden ist.

Photodermatosen: → Lichtdermatosen.

Phytotherapie: Therapeutische Anwendung von Heilpflanzen zur Behandlung und Vorbeugung von Krankheiten.

PL: **P**ermissible **l**evel. Der PL-Wert gibt die zulässigen Höchstwerte für Schadstoffe in einzelnen Lebensmitteln an, ohne dass der → ADI-Wert für diese Schadstoffe überschritten wird. Dabei wird von typischen Ernährungsgewohnheiten ausgegangen.

Placebo: Scheinpräparat ohne Wirkstoff, das in Form, Farbe, Geschmack und Aussehen einem echten Präparat („Verum") gleicht. Placebos sind Mittel oder Faktoren, die eine glaubensbedingte Wahrnehmung eines die Gesundheit fördernden Effekts bewirken (vgl. → Nocebo).

Placeboeffekt: Glaubensbedingte Wahrnehmung eines der Gesundheit förderlichen Effekts (vgl. → Noceboeffekt).

Plasmapherese: Plasmaaustausch. Nach Blutentnahme erfolgende apparative Trennung von korpuskulären Elementen und Plasma durch Plasmaseparation. Die korpuskulären Blutbestandteile werden nach vollständigem oder partiellem Volumenersatz des entzogenen Plasmas mit geeigneten Lösungen reinfundiert.

p. o.: per os, Applikation durch die Mundöffnung bzw. Mundhöhle.

Polyneuropathie: Erkrankung der peripheren Nerven aus nicht traumatischer Ursache. Typische Symptome sind: distal betonte Parästhesie und Sensibilitätsminderung, im weiteren Verlauf schlaffe Lähmung, Areflexie, evtl. Muskelatrophie und trophische Störungen der Haut. Typisch ist ein symmetrisches Verteilungsmuster der Symptome.

Porphyrie: Angeborene oder erworbene Störung der Biosynthese von Häm mit Überproduktion, Akkumulation oder vermehrter Exkretion von Porphyrinen oder deren Vorstufen.

ppb: parts per billion.

ppm: parts per million.

Prätoxikose: Vorstadium der → Säuglingstoxikose.

Prävalenz: Anzahl der Erkrankungsfälle einer bestimmten Erkrankung bzw. Häufigkeit eines bestimmten Merkmals zu einem bestimmten Zeitpunkt (Punktprävalenz) oder innerhalb einer bestimmten Zeitperiode (Periodenprävalenz); epidemiologisches Maß zur Charakterisierung des Krankheitsgeschehens in einer bestimmten Population.

Prävalenzrate: Anzahl der Erkrankten bzw. Häufigkeit des Merkmals im Verhältnis zur Anzahl der untersuchten Personen (vgl. → Inzidenz).

Progression: Phase der zunehmenden Wachstumsautonomie und Malignität bei der Entwicklung eines Tumors (→ Kanzerogenese).

Promotion: Phase der Vermehrung von initiierten Zellen in der → Kanzerogenese.

Promotor: Stoffe, die die Entwicklung von Tumoren aus vorgeschädigten (initiierten) Zellen beschleunigen, selbst aber nicht in der Lage sind, die Tumorentstehung auszulösen.

Prurigo: Ätiologisch und morphologisch uneinheitliche Gruppe von Hauterkrankungen mit juckenden, teilweise urtikariellen Papeln, Seropapeln oder Knötchen.

Pruritus: Hautjucken mit zwanghaftem Kratzen, an dessen Zustandekommen und Verarbeitung die Schmerzrezeptoren, das vegetative System, die Hirnrinde und Psyche, bestimmte Mediatoren (z. B. Histamin, Trypsin, Kallikrein), das Gefäßsystem der Haut und die inneren Organe beteiligt sind. P. kann zahlreiche Ursachen haben. Innere Krankheiten können ebenso auslösend wirken wie Nervosität, tierische und pflanzliche Parasiten, Überempfindlichkeitserscheinungen, Unverträglichkeiten sowie Intoxikationen. Die durch Kratzen verursachten Hautveränderungen sind strichförmige Rötungen, Krusten, Hyperpigmentierung, Lichenifikation und Pyodermie.

PTWI: **P**rovisional **t**olerable **w**eekly **i**ntake = vorläufig duldbare wöchentliche Aufnahme. Dosis eines Schadstoffes, die nach dem gegenwärtigen Kenntnisstand auch bei lebenslanger wöchentlicher Aufnahme (nicht gleichzusetzen mit Resorption) nicht zu Gesundheitsstörungen führt. Der PTWI-Wert wird von der WHO für Umweltkontaminanten in Lebensmitteln vorgeschlagen (→ ADI-Wert).

PVC: **P**oly**v**inyl**c**hlorid.

Pyrolyseprodukte: Substanzen, die vorwiegend beim Kochen proteinhaltiger Nahrung oder während des Bratens von Fleisch oder Fisch entstehen (z. B. aromatische und heterozyklische Amine). P. beinhalten meist ein kanzerogenes Potenzial.

Quick-Test: Nach Armand J. Quick (Arzt aus Milwaukee, 1894 – 1978) benannter Test zum Nachweis von Störungen im Blutgerinnungssystem. Bestimmung durch Messung der Gerinnungszeit (Thromboplastinzeit) nach Inkubation von Citratplasma mit Gewebethromboplastin und Calciumionen. Messwert in Prozent der normalen Zeit. Referenzbereich der Thromboplastinzeit (Quick-Wert): 70 – 125 %.

Radikale: Freie Radikale sind Substanzen, die ungepaarte Elektronen besitzen, wobei ein ungepaartes Elektron ein Molekülorbital alleine besetzt. Radikale sind deshalb paramagnetisch, d.h. sie richten sich an einem Magnetfeld aus. Radikale können durch Ab- oder Aufnahme eines Elektrons bzw. durch Spaltung einer kovalenten Bindung entstehen. Sie zeichnen sich durch eine sehr hohe Reaktivität aus. Sie entstehen bei (patho)physiologischen Prozessen in allen Lebensformen.

Radiodermatitis: Synonym zu Strahlendermatitis.

Radioimmunoassay (RIA): Verfahren der Nuklearmedizin und der analytischen Immunchemie, bei denen in vitro mit Hilfe spezifisch wirkender Antikörper (meist monoklonale Antikörper) und eines radioaktiven Indikators Antigene und Haptene wie Hormone, Vitamine und Arzneimittel quantitativ bestimmt werden.

RAST: Radio-allergo-sorbent-Test.

Raynaud-Syndrom: Vom Pariser Internisten Maurice Raynaud (1834–1881) entdecktes Syndrom. Durch Vasokonstriktion (Gefäßkrämpfe) bedingte, anfallsweise auftretende, schmerzhafte Ischämiezustände meist an den Arterien der Finger (2–5). Auslösung durch endogene und exogene Noxen, verschiedene Traumen (z.B. Preßlufthammerarbeit) und Intoxikationen (z.B. Schwermetalle, Vinylchlorid) sowie psychische Belastungen.

Reference dose (RfD): Synonym zu → ADI.

Referenzwert: Wert zur Quantfizierung des Vorkommens eines bestimmten Schadstoffs in der Bevölkerung. Aus der Häufigkeitsverteilung der in zahlreichen Proben gemessenen Konzentrationen wird meist die 95 %-Perzentile als Referenzwert angegeben. Der Referenzwert hat keinerlei toxikologische oder epidemiologische Aussagekraft über eine mögliche pathophysiologische Funktion des Stoffes im Organismus. Über dem Referenzwert liegende Werte zeigen lediglich eine ungewöhnlich hohe Belastung an. Syn.: Orientierungswert, → Hintergrundwert.

Reizschwelle: Quantitatives Maß für die Empfindlichkeit der Nerven. Eine Reizwirkung, die gerade noch empfunden wird.

Reliabilität: Gütekriterium für Testverfahren, das beschreibt, mit welcher Sicherheit eine Messung bei Wiederholung zu identischen Ergebnissen führt, d.h. wie ähnlich eine Messung gegenüber solchen mit anderen Instrumenten ist.

Reproduktionstoxizität: Schädigung des Reproduktionsvorganges (z.B. durch Arzneimittel oder Chemikalien), die die Fertilität, die Embryonal- und Fetalphase und die peri- und postnatale Entwicklung umfasst.

Resistenz: Unspezifischer Schutz von Organismen gegenüber Infekten oder Giften. Es bestehen Resistenzunterschiede der Arten (z.B. nur menschenpathogene Keime), der Individuen (z.B. Umweltschäden, Alter), der Organe (z.B. Hautpilze) u.a.

Resorption: Übergang eines vom Organismus aufgenommenen Stoffes in den Kreislauf (z.B. Blut- und/oder Lymphkreislauf).

Resorptionsvermittler: Gleitschienen. Substanzen, die dafür sorgen sollen, dass hautaktive Wirkstoffe in die tieferen Hautschichten eingeschleust werden. Zu diesen Stoffen gehören z.B. Substanzen, die die Oberflächenspannung herabsetzen und die Benetzung fördern (Emulgatoren), sowie lipidlösliche Substanzen wie Lecithin, Cholesterol, Lanolin oder Isopropylfettsäureester, die die Resorption fettlöslicher Wirkstoffe fördern.

Retention: Zurückhaltung von Substanzen, deponierten Partikeln oder Gasen in den verschiedenen Organen des Körpers (z.B. Atemwegen).

Revertante: Umkehrung eines Mutationsereignisses durch Rückmutation. Gegenüber der spontanen Mutationsrate ist die Reversionsrate mindestens um den Faktor 1000 geringer.

RF: Risikofaktor.

RfD: **R**e**f**erence **d**ose, synonym zu → ADI.

Rhabdomyolyse: Myolyse der quergestreiften Muskulatur mit Muskelschwäche, Abschwächung der Muskeleigenreflexe, Muskelschmerzen und Myoglobinurie.

Rhagaden: Schrunden. Kleine Hautspalten, die entstehen, wenn die Elastizität der Haut verändert ist. Am häufigsten treten Rhagaden an den Übergangsstellen zwischen Haut und Schleimhaut auf (z. B. an der Nase, an den Lippen).

RIA: → **R**adio**i**mmuno**a**ssay.

Richtwerte: Anhaltswerte zur Beurteilung von Schadstoffkonzentrationen in Boden, Luft, Wasser und Nahrungsmitteln, die aus Vergleichsmessungen in belasteten und unbelasteten Medien abgeleitet werden und der Orientierung dienen. Sie sind nicht rechtlich verbindlich.

Risiko: Das *absolute R.* ist bei einer gleich belasteten Personengruppe das Verhältnis der Zahl der Erkrankungen zur Gesamtzahl der Personen. Das *relative R.* ist das Verhältnis des absoluten Risikos der belasteten zu jenem der unbelasteten Gruppe.

Risikoabschätzung (Risikobeschreibung, Risk Assessment): Quantitative Bestimmung der möglichen Gesundheitsgefährdung durch Chemikalien oder Strahlung in Abhängigkeit von Wirksamkeit, Expositionsdauer und Expositionshöhe bzw. der aufgenommenen Dosis.

Risikobewertung: Beurteilung eines Risikos hinsichtlich der Duldbarkeit unter gesellschafts- und gesundheitspolitischen Aspekten.

Risk Assessment: → Risikoabschätzung.

RNA: Ribonucleinsäure.

RR: Blutdruck nach Riva Rocci, im umweltmedizinischen Zusammenhang auch → relatives Risiko.

Säuglingstoxikose: Synonym zu Enzephaloenteritis. Schwere Verlaufsform einer → Dyspepsie mit toxischen Symptomen, z. T. infolge unzureichender Behandlung im Anfangsstadium.

Sarkom: Von mesenchymalem Gewebe ausgehender maligner Tumor, der frühzeitig hämatogen metastasiert. Eine sarkomatöse Entartung primär benigner, mesenchymaler → Tumoren (z. B. Meningeomen) ist möglich.

SBS: Sick-Building-Syndrom.

s. c.: subcutan, Applikation unter die Haut.

Schamanismus: Bezeichnung für therapeutische Maßnahmen und geistige Einflußnahme auf Erkrankung durch Ausüben verschiedener Kulte oder Techniken (z. B. Handauflegen) mit Übergängen zu naivem Dilettantismus, Scharlatanerie und Betrug (→ Ethnomedizin, → Placebo).

Schwellenwert, Schwellenkonzentration: Dosis oder Konzentration im Bereich der Wirkungsschwelle, d. h. zwischen gerade noch nachweisbarer Wirkung (→ LOEL) bzw. nicht mehr nachweisbarer Wirkung (→ NOEL).

Screening-Verfahren: Epidemiologische Untersuchungsmethode zur Erfassung eines klinischen symptomlosen oder prämorbiden Krankheitsstadiums, z. B. Reihenuntersuchung auf Lungentuberkulose, Diabetes mellitus.

Selbstbeschädigung: (engl. self injurious behaviour). Eingriffe in die eigene körperliche Unversehrtheit aufgrund autoagressiver, psychischer Einflüsse, die ihrerseits Folgen von Krankheit, personaler, materieller oder situativer Überforderungen sein können. Es liegt meist ein multifaktorielles Geschehen vor.

Selbstmedikation: Eigenbehandlung bestimmter Erkrankungen ohne Einschaltung eines Therapeuten.

Sensibilisierung: Durch Kontakt mit einem Antigen induzierte (primäre), bei erneutem Antigenkontakt verstärkte (sekundäre) Immunantwort bzw. Überempfindlichkeitsreaktion (→ Allergie) eines Organismus.

Sensibilität: Fähigkeit zur Wahrnehmung verschiedener Reize, die durch Rezeptoren, über afferente Nerven und Rückenmarksbahnen zur sensiblen Hirnrinde (Sinneszentren) vermittelt und auf dieser Strecke moduliert werden. Vgl. → Sensibilitätsstörung.

Sensibilitätsstörung: Veränderte Wahrnehmung von Sinnesreizen. → Parästhesie, → Sensibilität.

Sensitivität: Fähigkeit eines diagnostischen Tests, Personen mit der fraglichen Erkrankung herauszufiltern. S. ist das Verhältnis der Personen mit positivem Testergebnis zu den tatsächlich Kranken (zu denen auch die falsch negativen gehören).

Sicherheitsfaktor: Um zu berücksichtigen, dass der Mensch empfindlicher gegenüber Schadfaktoren (z.B. Chemikalien, Strahlung) reagieren könnte als die empfindlichste Versuchstierspezies, und dass auch in der Bevölkerung Unterschiede in der Empfindlichkeit bestehen, wird bei der Festlegung von Grenzwerten (→ ADI) die im Tierversuch ermittelte höchste unwirksame Dosis meist um einen S. von 100 verringert.

Silikose: Pneumokoniose durch Einwirkung lungengängigen, kieselsäurehaltigen Staubes bei exponierten Personen (z.B. Bergleuten, Steinmetzen).

Sirup Ipecacuanha: Sirup aus der Wurzel von Cephaelis Ipecacuanha (Brechwurz) mit den Alkaloiden Emetin und Cephaelin. Verwendung als Expektorans mit sekretolytischen und sekretorischen Eigenschaften und/oder in hoher Dosierung als Emetikum bei Vergiftungen.

Sklerodermie: Autoimmunkrankheit des Gefäß- und Bindegewebesystems, die in einer systemischen und einer lokalisierten Form auftritt.

Sklerose: Krankhafte Verhärtung eines Organs (vgl. → Fibrose).

Smog: Starke gesundheitsschädigende Luftverschmutzung aus Rauch (**Sm**oke) und Staub (**fog**), die insbesondere bei Inversionswetterlagen über Ballungsräumen entsteht. Bei Überschreiten von Grenzwerten muß eine öffentliche Warnung erfolgen.

Solitärkanzerogen: Veraltete Bezeichnung für Stoffe, die im Tierversuch bei chronischer Verabreichung ohne zusätzliche Maßnahmen Tumoren hervorrufen. Entsprechend dem Mehrstufenkonzept der → Kanzerogenese besitzen S. sowohl initiierende als auch promovierende Wirkung. Sie werden daher auch als komplette Kanzerogene bezeichnet.

Somatisierung: Synonym zu Somatisierungsstörung. Psychische Erkrankungen, die vage, vielfältige und verwirrende somatische Symptome zeigen, z.B. Schmerzen in den Extremitäten, Taubheitsgefühl, Übelkeit, Amnesie.

Sozialmedizin: Wissenschaft, die sich mit den durch die soziale Umwelt verursachten Gesundheitsstörungen und deren Prävention befasst.

Spezifität: In der *Immunologie:* Selektive Reaktion eines Antikörpers oder immunkompetenter Zellen mit einem spezifischen Antigen. In der *Epidemiologie:* Fähigkeit, ausschließlich die Personen mit fraglichen Erkrankungen zu erfassen. Verhältnis der Personen mit negativem Testergebnis zu den Nichtkranken.

Spitzenbegrenzung: Für einige Arbeitsstoffe gibt es nicht nur → MAK-Werte, sondern auch Spitzenbegrenzungen. Sie werden in Kategorien von I (z.B. lokal reizend) bis V (z.B. geruchsintensive Stoffe) eingeteilt.

Staub: In der Luft schwebende, kleine, feste, anorganische Teilchen (z.B. Gesteinssplitter, Aschepartikel, Sand- und Lehmteilchen) und/oder organische Teilchen (z.B. Pflanzenteilchen, Pollenkörner, Pilzsporen, Mikroorganismen, Säugetierepithelien, Federfragmente, Milben-, Insekten- und Rußpartikel). Bei einer Partikelgröße von weniger als 5 µm sind Staubteilchen lungengängig.

Sterilisation: Abtötung von biologischen Stoffen einschließlich deren Ruhestadien durch physikalische und/oder chemische Verfahren.

subakute (subchronische) Toxizitätsprüfung: Toxizitätstests mit einer Versuchsdauer von 28–90 Tagen und mehrfach wiederholter Verabreichung der Testsubstanz (subakut ist sprachlich unrichtig; eigentlich müßte es superakut heißen).

Summationsgifte: Schadstoffe, die sich aufgrund besonders schlechter Abbaubarkeit bzw. ungenügender Ausscheidung in Organismen in immer höherer Konzentration anreichern (z. B. chlorierte Kohlenwasserstoffe, DDT, Cadmium- oder Quecksilberverbindungen).

Suszeptibilität: Empfänglichkeit, Reizbarkeit.

Sv: Sievert.

Symptomatologie: Lehre von den Krankheitszeichen.

Symptome: Fassbare Krankheitszeichen.

Symptomenkomplex: → Syndrom.

Syndrom: (griech. syn = zusammen; dromos = Lauf). Symptomenkomplex; Krankheitsbild mit mehreren charakteristischen → Symptomen bzw. Gruppe von Krankheitszeichen, die für ein bestimmtes Krankheitsbild mit meist uneinheitlicher oder unbekannter Ätiologie bzw. Pathogenese charakteristisch sind.

Synergismus: Bezeichnung für das Zusammenwirken mehrerer Stoffe oder Faktoren, wobei die gemeinsame Wirkung größer ist als die Summe der Einzelwirkungen. Die synergistische (synergetische) Wirkung übertrifft demnach die additive Wirkung. Nach anderer Definition ist bei einem Synergismus die gemeinsame Wirkung größer als die größte Einzelwirkung, so dass dann für die gemeinsame Wirkung multiplikative, additive und potenzierende Kombinationswirkungen unterschieden werden.

Synkanzerogenese: Zusammenwirken mehrerer kanzerogener Stoffe. Im Gegensatz dazu steht die Cokanzerogenese, bei der die Wirkung eines Kanzerogens durch die gleichzeitige Einwirkung eines nicht krebserzeugenden Stoffes verstärkt wird.

Synkope: Metabolisch oder toxisch verursachte (komatöse) Bewusstseinsstörung; psychogene Anfälle (Kollaps, Koma, Schock). Plötzlicher Kräfteverlust mit kurz dauerndem (Sekunden bis Minuten) Bewusstseinsverlust (Ohnmacht) aus unterschiedlichen Ursachen: 1. kardial bedingt, z. B. bei Herzrhythmusstörungen, Herzinsuffizienz, 2. vaskulär bedingt, z. B. bei peripherer Vasodilatation, 3. zerebrovaskulär bedingt, z. B. bei Stenosen oder 4. zerebral bedingt, z. B. bei Epilepsie, Hysterie.

T: Tesla.

TA: Technische Anleitung.

Tachykardie: Anstieg der Herzfrequenz über 100/min.

TA Luft: Technische Anleitung Luft, Verwaltungsvorschrift nach dem Bundes-Immissionsschutzgesetz. Sie beinhaltet stoffbezogene Emissions- und Immissionsgrenzwerte zum Schutz vor Gesundheitsgefahren (→ Immissionswerte).

TCDD: **T**ri**c**hlor**d**ibenzo[1,4]**d**ioxin(e) oder **T**etra**c**hlor**d**ibenzo[1,4]**d**ioxin(e); meistens Abk. für 2,3,7,8-Tetrachlordibenzo[1,4]dioxin; → Dioxine.

TCDF: **T**ri**c**hlor**d**ibenzo**f**uran(e) und **T**etra**c**hlor**d**ibenzo**f**uran(e) (→ Dioxine).

TDI-Wert: **T**olerable **d**aily **i**ntake. Duldbare Dosis eines Schadstoffes, die bei lebenslanger täglicher Aufnahme keine schädliche Wirkung hervorruft (synonym zu → ADI).

TE: Toxizitätsäquivalent.

technische Richtkonzentration: → TRK.

TEF: → Toxizitätsäquivalentfaktor.

Teleangiektasie: Bleibende Erweiterung kleiner, oberflächlicher Hautgefäße. Selten angeboren, meist erworben z. B. im Gesicht (witterungsbedingt), Nase (Nasenbluten) sowie nach längerer Anwendung von halogenierten Corticoidexterna.

Tenesmus: beständiger schmerzhafter Stuhl- oder Harndrang.

Teratogene: Stoffe, die grobstrukturelle Fehlbildungen während der Organentwicklung hervorrufen können. Das bekannteste Beispiel für ein Teratogen ist Thalidomid (Contergan), das schwere Missbildungen innerer Organe, vor allem aber der Extremitäten verursacht.

Teratogenität: Die Eigenschaft eines Stoffes, die während der Entwicklung des Keimes von der befruchteten Eizelle zum Embryo zu Störungen führen kann.

Thixotropie: Mechanisch bedingter Übergang vom Sol- in den Gelzustand. Gegenteil: Rheopexie.

Thrombose: Lokalisierte Blutgerinnselbildung durch intravitale Blutgerinnung in Venen oder Arterien.

TLV: **T**hreshold **l**imit **v**alue. Grenzwerte für Schadstoffe in der Luft am Arbeitsplatz in den USA zum Schutz der Beschäftigten vor Gesundheitsschäden. Sie werden von der ACGIH (**A**merican **c**onference of **g**overnmental **i**ndustrial **h**ygienists) festgelegt. TLV-Werte entsprechen den MAK-Werten in Deutschland.

Tolerable Schadstoffkonzentration im Boden: (noch tolerable Schadstoffkonzentration im Boden) → TSKB.

Toxämie: Auftreten von Bakterientoxinen im Blut bzw. toxisch bedingten Blutbildveränderungen.

Toxikodynamik: Beschreibt die Veränderungen des Organismus unter der Einwirkung eines Schadstoffes.

Toxikokinetik: Teilgebiet der Toxikologie mit der Aufgabe, den Weg und das Schicksal eines Schadstoffes im Organismus quantitativ zu erfassen, d. h. Aufnahme (Resorption), Verteilung (Distribution), Umwandlung (Metabolismus) und Ausscheidung (Elimination).

Toxikologie: Lehre von den schädlichen Wirkungen von Substanzen und Faktoren auf lebende Organismen. Sie beschreibt die Art der Wirkungen in Abhängigkeit von der Dosis sowie die zellulären, biochemischen und molekularen Wirkungsmechanismen und die Kinetik.

Toxikopie: Auftreten manifester Symptome, die solchen bei Vergiftungen gleichen, ohne dass bei den betroffenen Personen eine Giftbelastung erfasst werden könnte.

Toxikose: Durch endogen oder exogen gebildete toxische Substanzen verursachte Erkrankung.

Toxine: Meist immunogen wirkende, wasserlösliche Giftstoffe von Mikroorganismen (z. B. Mykotoxine aus Pilzen), Pflanzen (z. B. Phytotoxine) oder Tieren, mit nach unterschiedlichen Inkubationszeiten auftretender spezifischer Wirkung (im Unterschied zu chemisch definierten Giften).

Toxinologie: Wissenschaftliche Disziplin, die sich mit → Giften und → Toxinen tierischen, pflanzlichen und mikrobiellen Ursprungs befasst.

Toxizität: Gesamtheit der unerwünschten oder gesundheitsschädigenden Wirkungen einer Substanz. Giftige, evtl. gesundheitsschädigende, grundsätzlich von der Dosis abhängige Eigenschaft und Wirkung von chemischen Substanzen und physikalischen Faktoren. Man unterscheidet u. a. Organotoxizität, Karzinogenität, Mutagenität, Embryotoxizität, Teratogenität.

Toxizitätsäquivalentfaktoren (TEF): Zur groben Abschätzung der Toxizität bestimmter Stoffgemische wurden TEF eingeführt. Für polychlorierte Dioxine und Furane wird z. B. die relative Wirkungsintensität der einzelnen Verbindungen im Vergleich zu 2,3,7,8-Tetrachlordibenzodioxin (TEF = 1) ermittelt. Unterschiedliche toxische Endpunkte führen zu differierenden TEF.

Toxizitätstest: Test bei Versuchsspezies, bei denen die Individuen mit verschiedenen Dosen des Stoffes kurzzeitig oder chronisch exponiert und dann die Wirkungen zeit- und dosisabhängig untersucht werden.

Toxoide: Durch Formaldehyd und Erwärmung (z. B. 39 – 41 °C für 3 – 4 Wochen) entgiftete → Toxine. Toxoide behalten ihre immunisierenden Eigenschaften (erhalten gebliebene haptophore Gruppe, zerstörte toxophore Gruppe). Anwendung, z. B. bei der aktiven Schutzimpfung gegen Diphtherie und Tetanus.

Transfer: Im Sinne der Umwelttoxikologie: Übergang eines Fremdstoffs (z. B. Cadmium) von einem Umweltmedium (z. B. Boden) in die Pflanze.

Trigeminie: Herzrhythmusstörung, bei der auf einen Normalschlag zwei Extrasystolen folgen (→ Bigeminie).

TrinkwV: Trinkwasserverordnung.

TRK: **T**echnische **R**ich**k**onzentration. Der TRK-Wert ist die nach dem Stand der Technik erreichbare Konzentration unter Berücksichtigung toxikologisch-arbeitsmedizinischer Erkenntnisse. TRK-Werte werden für krebserzeugende oder krebsverdächtige Stoffe angegeben, für die kein → MAK-Wert besteht. Trotz Einhaltung der TRK-Werte wird eine möglice Beeinträchtigung der Gesundhit im Gegensatz zum MAK-Wert nicht völlig ausgeschlossen. TRK-Werte gelten wie MAK-Werte für gesunde Personen im erwerbsfähigen Alter und sind auf eine 8-stündige tägliche bzw. 40-stündige wöchentliche Exposition bezogen.

Trophieebene: Durch Energiefluss verbudene, voneinander abhängige Ernährungsgruppen. Sie bilden z. B. die Nahrungskette Pflanzen, Pflanzenfresser, Fleischfresser (Ökologie; Ernährungsstufe).

TSKB: Noch **t**olerable **S**chadstoff**k**onzentration im **B**oden. Die TSKB-Werte markieren eine Schwelle, die für die definierten Bedingungen einen Bereich tolerabler Schadstoffgehalte vom Bereich einer Schadstoffbelastung trennt, bei dessen Erreichen aus gesundheitlicher Sicht bodenbezogene Maßnahmen zu ergreifen sind. TSKB-Werte sind gesundheitlich begründet und von der Akademie für das Öffentliche Gesundheitswesen in Bayern, Gesundheitsministerium, festgelegt. Sie beziehen sich auf Arsen, Blei, Cadmium, Chrom, Kupfer, Nickel, Quecksilber und Zink.

Tumor: (lat. Geschwulst). Örtliche umschriebene Zunahme des Gewebevolumens. Neubildung in Form eines spontanen, verschiedengradig enthemmten, autonomen und irreversiblen Überschußwachstums von körpereigenem Gewebe, das i.d.R. mit unterschiedlich ausgeprägtem Verlust spezifischer Zell- und Gewebefunktionen verbunden ist. → Neoplasie, → Neoplasma.

UBA: **U**mwelt**b**undes**a**mt.

überadditive Wirkungen: → Synergismus; synergistische Wirkungen.

Überempfindlichkeit: Man unterscheidet: 1. erworbene Ü. = → Allergie. 2; angeborene Ü. = → Idiosynkrasie (in den meisten Fällen verkannte Allergie); 3. unzureichende Schutzfunktion = chemische Schädigung.

Umweltepidemiologie: Wissenschaft von der Verteilung von Krankheiten und deren physikalischen, chemischen, psychischen und sozialen Determinanten und Folgen in der Bevölkerung.

Umwelthygiene: Wissenschaft von der Erforschung von Umweltwirkungen auf die Bevölkerung oder aufBevölkerungsgruppen und das Erkennen und Ausschalten ungünstiger oder die Nutzung günstiger Faktoren.

Umweltmedizin: Umweltmedizin betrifft, im Gegensatz zur Umwelthygiene, den einzelnen Menschen im Sinne der klinischen Medizin. Wo umweltbedingte Schädigungen vermutet werden, wird eine Anamnese (Erhebung) der Belastungsbedingungen durchgeführt, und die notwendigen therapeutischen Maßnahmen werden eingeleitet.

Umweltschutz: Verhinderung bzw. Beseitigung von Störungen der Ökosysteme durch gesellschaftliche und individuelle Maßnahmen und Lebensgestaltung, z. B. durch Schaffung eines Umweltbewusstseins durch Aufklärung, Kennzeichnung umweltfreundlicher Produkte, Festlegung und Einhaltung von Schadstoff- und Lärmgrenzwerten im Produktionsbereich bzw. von Verboten für besonders schädliche Stoffe (z. B. Asbest, DDT), Kennzeichnungspflicht (z. B. Formaldehyd), Recycling, Verbot bzw. Einschränkung von Einwegverpackungen, Verminderung des Energie- und Wasserverbrauchs, umweltschonende Abwasser- und Abfallbeseitigung, Einschränkung des motorisierten Individualverkehrs und Anpassung des Verkehrs an die ptiale Geschwindigkeit (Verbrauchsoptimum).

Umwelttoxikologie: Lehre von der Beschreibung und Erforschung der Wirkungen von Umweltschadfaktoren (z. B. Chemikalien, Strahlung, Lärm) in Luft, Wasser und Erde, die das ökologische Gleichgewicht stören und Mikroorganismen, Pflanzen, Tiere und Menschen bedrohen. U. hat das Ziel, gesundheitliche Risiken durch Umweltschadfaktoren zu erkennen und zu quantifizieren.

Unit risk: Die Unit-risk-Methode ist ein amerikanisches Krebsrisikomodell im Niedrigdosisbereich. Es gibt das durch Extrapolation geschätzte zusätzliche mögliche Krebsrisiko bei einer bestimmten Konzentration eines Schadstoffes an und ist bezogen auf eine Lebenszeit von 70 Jahren.

Uptake: → Resorption.

Urtinktur: Unverdünnte Arznei, aus der Verdünnungen (Potenzen) mit Flüssigkeiten, z. B. Alkohol, Wasser oder mit Milchzucker hergestellt werden.

Validität: Gütekriterium für Testverfahren, das beschreibt, wie geeignet ein Verfahren zur Abbildung de zu messden Sacherhalts ist. Zur Prüfung der Validität dienen u. a. Vergleiche mit Messungen anderer Merkmale am gleichen Individuum oder die Prüfung der Vereinbarkeit der Meßergebnisse mit dem zugrunde liegenden theoretischn Konstrukt.

Verhalten: Verhalten ist eine Grundeigenschaft des lebenden Organismus, mit der er sich mit seiner Umwelt abstimmt. Verhalten wird von einer Vielfalt von biochemischen und elektrophysiologischen Funktionen in verschiedenen Organen und Organsystemen, wie dem ZNS, gesteuert.

Verteilung: → Distribution.

Virtually safe dose: Sie wird aus dem → Unit-risk-Konzept abgeleitet und ist diejenige Konzentration eines Schadstoffes, bei dem ein zusätzlicher Krebsfall auf 1 000 000 exponierte Personen bei lebenslanger Exposition entsteht. Sie bezeichnet eine praktisch unschädliche Dosis.

Viskosität: Zähigkeit. V. ist die innere Reibung einer Flüsigkeit, sie ist meist stark temperaturabh[aungig und wichtig für das Strömungsverhalten von Flüssigkeiten.

Vitalität: Lebenstüchtigkeit, Vermehrungsvermögen.

Weltgesundheitsorganisation: World Health Organization (WHO). Selbstständige Organisation der Vereinten Nationen mit beratender Funktion, z. B. Herausgabe von Leitlinien für Schadstoffe in Luft, Wasser Lebensmitteln und Empfehlungen zur maximalen Aufnahme von Schadstoffen in Lebensmitteln (→ ADI; → PTWI).

WHO: → Weltgesundheitsorganisation.

Wirkungsmechanismus: Ausdeutung der Elementarvorgänge pharmakologischer und toxikologischer Wirkungen auf biochemischer, physikalischer und physiologischer Ebene. Jeder Wirkung liegt ein chemischer Mechanismus zugrunde. Sind die Mechanismen nicht hinreichend bekannt, spricht man von Wirkungsweise.

Wirkungsschwelle: → NOEL, → LOEL.

Xenobiotika: Fremdstoffe.

Zelltherapie: Umstrittenes Verfahren, bei dem tierische Zellen (z. B. von ungeborenen Lämmern) injiziert werden, um das menschliche Gewebe „aufzufrischen“ bzw. zu „verjüngen“.

Zyanose: Blaurote Färbung der Haut und Schleimhäute infolge einer Abnahme des Sauerstoffgehalts im Blut.

Zyklothymie: Affektive Störung, die während mindestens zweier Jahre mit Stimmungsinstabilität in Form von wiederholten leichten depressiven und sog. „hypomanen“ Episoden einhergeht, das heißt, dass während dieser zwei Jahre trotz häufiger Stimmungsschwankungen nie die Kriterien depressiver oder manischer Episoden erfüllt werden (vgl. auch → Dysthymie).

zytotoxisch: zellschädigend.

Weiterführende und ergänzende Literatur

Lehrbücher

Forth, W., Henschler, D., Rummel, W., Starke, K. Allgemeine und Spezielle Pharmakologie und Toxikologie, Wissenschaftsverlag, Mannheim 2001

Hayes, A.W. Principles and Methods of Toxicology, Raven Press, New York, USA, 2001

Marquardt, H., Schäfer, S. Lehrbuch der Toxikologie, Wissenschaftsverlag, Mannheim, 1997

Wirth, W., Gloxhuber, C. Toxikologie, Thieme, Stuttgart, 1994

Seidel, H.J. Umweltmedizin, Thieme, Stuttgart, 1996

Tischendorf, F.W. (Hrsg.). Der dignostische Blick, Schattauer, Stuttgart, 1998

Römpp Lexikon der Chemie, Römpp, Stuttgart, 1999

Römpp Lexikon der Umwelt, Römpp, Stuttgart, 2000

Weiterführende Literatur, Nachschlagewerke

Ellenhorn, M.J., Barceloux, D.G. Medical Toxicology – Diagnosis and Treatment of Human Poisoning, Elsevier Science Publishing Company, Inc., New York, 1997

Hardman, J.L., Limbird, L.E., Molinoff, P.B., Ruddon, P.W. A Goodman Gillman (eds.). Goodman and Gilman's: The Pharmacological Basis of Therapeutics, The McGraw-Hill Companies, Inc., New York, 1996

Kimbrough, R.D., Jensen, A.A. Halogenated Biphenyls, Terphenyls, Naphthalenes, Dibenzodioxins and Related Products, Elsevier, Amsterdam, New York, Oxford, 1989

Klimmek, R., Szinicz, L., Weger, N. Chemische Gifte und Kampfstoffe – Wirkung und Therapie, Hippokrates, Stuttgart, 1983

Mebs, D. Gifttiere, Wissenschaftliche Verlagsgesellschaft, Stuttgart, 2000

Reichl, F.X. Taschenatlas der Umweltmedizin, Thieme, Stuttgart, 2000

Wichmann, H.E., Schlipköter, H.W., Fülgraff, G. Handbuch der Umweltmedizin, Ecomed Verlagsgesellschaft, Landsberg/Lech, 2001

Periodica

(Zeitschriften und regelmäßig erscheinende Bücher)

Archives of Toxicology (Official Journal of EUROTOX), Springer, Heidelberg, Germany

Ecotoxicology and Environmental Safety (Official Journal of the International Society of Ecotoxicology and Environmental Safety), Academic Press, Orlando, USA

Environmental Toxicology and Pharmacology (An International Review Journal), Elsevier, New York, USA

Fundamental and Applied Toxicology (Official Journal of the Society of Toxicology), Academic Press, Orlando, USA

Human and Experimental Toxicology (Official Journal of the British Toxicology Society), Stockton Press, Hampshire, Great Britain

Naunyn-Schmiedeberg's Archives of Pharmacology (Official Journal of Deutsche Gesellschaft für Experimentelle und Klinische Pharmakologie und Toxikologie), Springer, Heidelberg, Germany

Pharmacology and Therapeutics (An International Review Journal), Elsevier Science Inc., New York, USA

Science, American Association for the Advancement of Science (AAAS), Washington, USA

Toxicology and Applied Pharmacology (Official Journal of the Society of Toxicology), Academic Press, Orlando, USA

Toxicology in Vitro (An International Journal), Elsevier Science Ltd. (Pergamon), Oxford, Great Britain

Toxicon (Official Journal of the International Society on Toxinology). An interdisciplinary journal on the toxins from animals, plants and microorganisms. Elsevier Science (Pergamon), Oxford, Great Britain

Online-Informationssysteme:

Allgemeine Informationen: www.toxikologie.de

Deutsche Datenbanken. www.dimdi.de

Europäische Datenbanken: www.ecdin.etomep.net

UNO-Datenbanken: www.irptc.unep.ch

Sachverzeichnis

Halbfette Seitenzahl = Abbildung

A

ABC-Regel 24
Abfall 48 f
Abfallaufkommen 48
Abfallbeseitigung 48
Abfallentsorgung 46 f, **49**
- unsachgemäße **49**
Abfallverbrennung, Dibenzodifurane, polychlorierte 110 f
- Dibenzodioxine, polychlorierte 110 f
Abgaskatalysator 130, 132, 138, **139**, 165
- Funktion 138 f
Abgasreinigung 44
Abundanz 294
Abusus 294
Acceptable daily intake (ADI) 40, 294, 298
Acetaldehyd, N-Methyl-N-formylhydrazon 270
Aceton in Haushaltschemikalien 228
Acetylcholinesterase-Hemmstoff 194 f, 197
- Kampfstoffe 234
Acetylcholinfreisetzung, Hemmung 204
Acetylierung 14, **15**
Acetylsalicylsäure 15
Ackerboden 54
Aconitin 256, **257**
Acridin 220
Acrolein 130
Acrylcyanid 136
Actin 270, 278
Acute-Toxic-Class-Test 20, **21**
Adaptation 294
Adaptionsmechanismen 78
Adduktbildung 94
Adenokarzinom 118
Adenom 294
Adenylatcyclase 162, 280, **281**
Adipinsäure 180
ADI-Wert (acceptable daily intake) 40, 294, 298
Adonitoxin 262, **263**
ADP-Ribose-Elongationsfaktor 278 f
ADP-Ribosyltransferase 277 ff
Adstringentien in Kosmetika 218
Aerosol 42
Äethusin 264, **265**
Affektive Störung 36
Affinität von Schadstoffen 30
Aflatoxin 56, 204, **205**
Agency for the Research on Cancer (IARC) 58
Aggregatzustand 12
Agonist 294
Agricola 2
Ah-Rezeptor 114 f
Akarizide 186 f
Akkommodationsstörung 62
Akkumulation 30, 54, 294
Akrodynie 170
Aktivkohle 26
Aktivrauchen 148, **149**
- Risiken 151
Albumin, Cadmiumbindung 160
- Nickelbindung 168
Alchemie 2
Aldehyd-Dehydrogenase 89
Aldehyde 130
Aldrin 188, **189**
Algen 54
Alginate 214
Alkalien in Haushaltschemikalien 227 f
Alkaloide 62 ff
- Pflanzengifte 256
Alkane 88
- polychlorierte 96
Alkene, polychlorierte 96
Alkine, polychlorierte 96
Alkohol 78 ff, 150
- Resorptionsgeschwindigkeit 78
Alkoholabbauhemmung 274
Alkoholdehydrogenase 78, 89
Alkoholentzug 38
Alkoholentzugssyndrom 80, **81**
Alkoholintoleranz 200
Alkoholismus, chronischer 80 f
- - Folgekrankheiten 81
Alkoholkrankheit 80
Alkoholvergiftung, akute 78
Alkoxy-Radikal 140 f
Alkylanzien, Kampfstoffe 236 f
Alkylbenzolsulfonat 226
Alkyldiazohydroxid 118
Alkylierungsreaktion 102
Alkylphosphat 24
Allergene in Kosmetika 216 f
- in Lebensmitteln 206
Allergie 294
- durch Lebensmittel 206
- nach Pilzgenuß 272
Allopathie 2

Alpenländischer Lebensbaum **269**
Alpenrose 268
Alraune 2, 256
ALT 294
Alternativhypothese 18
Altertum, griechisches 2
Altlast 46, 294
- gesundheitsgefährdende 46
Altöl 48
Altstoff 294
Altstoffverwertung 111
Aluminium 154f
- Resorption 154, **155**
- Toxizität 154f, **155**
Aluminiumphosphid 136
Alveolarzellenhyperplasie 144
Alveolitis 202
Amalgam 170, 244, **245**
- Legierungspulver 244
Amanitin 270
- Mortalität 270
Amaryllis 258
Amatoxin 24, 270, 271
Ameisenbekämpfung 188
Ameisensäure 88
- in Haushaltschemikalien 228f
Ames-Test 22, **23**, 294
Amide, Nitrosierung 118
Amidoschwefelsäure 229
Amine, aromatische, heterozyklische 126
- biogene, in Lebensmitteln 206, **207**
- primäre 118
- sekundäre 118
- tertiäre 118
Aminoacetylierung **15**
4-Aminodiphenyl 124
α-Amino-3-hydroxy-5-isoxazolessigsäure 272
δ-Aminolävulinsäure-Dehydratase 158
2-Amino-4-nitrophenol 220
Aminophenazon 118
Aminoverbindungen, aromatische 124ff
Aminoxid 226
Ammoniumbicarbonat 246
Amotivales Syndrom 86
Amphetamine 77, 84, **85**
Amphibien, giftproduzierende 252, **253**
Amygdalin 56f, 260
Amylnitril 134
Anal leakage 208
Analgetika 64
Analgo-Antipyretikum 74
Anämie, aplastische 126
- hypochrome 158, 166
- normochrome 202
- xylolbedingte 92
Anaphylaktische Reaktion nach Insektenstich 250
- - bei Nesseltierkontakt 246
Anästhesie, Germervergiftung 260
Anästhetikum 96
Anatoxin A 56
Andromedotoxin 264, **265**
Anemone 266
Angina pectoris, Cocain-bedingte 82
Angststörung 36
Anilin 124
Aniontenside 226
Annelida 248, **249**
Anorexie 86
ANOVA **19**
Anpassungsstörung 36
Antabuswirkung 200
Antacidum 266
- aluminiumhaltiges 154f
Antagonismus 294
Antagonist 294
Anthrachinon **275**
- in Pilzen 274
Antiarrhythmikum 72
Antibiotika in Lebensmitteln 212f
Anticholinergikum 62
Antidigoxin-Fab 72
Antidot 294
- Depots, mobile 59
Antidottherapie 24ff
Antifettwirkstoffe in Kosmetika 218
Antigen 294
Antihelminthika 186
Antihydrotika 218
Antiklopfmittel 158
Antikörperfragmente, Digoxin-Digitoxin-bindende 72
Antimuskarinika 234, 240
Antimykotika 186
Antioxidans 212, 295
- Kunststoffherstellung 180
- lipophiles 142
Antioxidatives System 144
Antiparkinsonmittel 62
Antiseptika in Kosmetika 218
Antistatika in Kosmetika 218
Antitoxin 295
Apamin 246
Apis 251
Apomorphin 74
Appetitzügler 84
Applikation 295

- intravenöse 12
- perkutane 12
Äquivalentdosis 284
- effektive 284
Arbeitsmedizin 28
Arbeitsräume, Schadstoffe **51**
Arbeitsstoff-Toleranz, biologische (BAT) 34, 295
Arginin-HCl-Infusion 202
Argyrie 164f
Aroclor 108
Arsen 156f
- Biotransformation 156, **157**
- Verteilung im Körper 156f
Arsenik 24, 156
Arsenverbindungen, Kampfstoffe 238, **239**
Arsin 156
Arylamine 124, **125**
- bizyklische 124, **125**
- Giftung 124
- monozyklische 124, **125**
Aryl-hydrocarbon-Rezeptor 114f
Arzneimittel 124
- Zusatzstoffe 214, **215**
Arzneimittelgesetz 58
Arzneistoffe in Lebensmitteln 212f
Asbest 50f
Asbestexposition 152f
Asbestfasern 152, **153**
Asbestkörperchen 152
Asbestose 152
Asbestverbrauch 153
Ascorbinsäure 119f, 142f, 208f
Asepsis 295
Aspergillus 56
Aspirationsprophylaxe 24
Assekuranz 52
Asservierung 24ff
- Proben für Biomonitoring 32
AST 295
Asystolie 24
Ataxie 295
Atemdepression, Heroinvergiftung 76
Atemfunktionsstörung, organophosphatbedingte 194
Atemgift 130, 266
Atemlähmung durch Nervenkampfstoff 234
- zentrale, Atropinvergiftung 62
- - Barbituratvergiftung 68
- - Morphinvergiftung 64
- - Physostigminvergiftung 66
Atemvolumina 42
Atemwege freimachen 24
- Partikel-Deposition 117
Atemwegswiderstand 128
Atombombe 176f
- Wirkung 288
Atombombenkrankheit 176
Atropa belladonna 62, **63**
Atropin 27, 62, **63**
- bei Alkylanzienvergiftung 236f
- Antagonist 62
- bei Convallatoxinvergiftung 262
- bei Organophosphatvergiftung 196, 234f
- bei Vergiftung mit zyklischer Organochlorverbindung 190
Atropinsulfat 66
Attribution 36
Ätzende Substanz 24
AUC 12, **13**, **17**
Aufnahme eines Stoffes 295
Aufnahmemenge, tägliche, duldbare, einer Substanz (ADI-Wert) 40, 294, 298
Aufputschmittel 84
Augenreizstoffe 232f
Augentropfen 62
Auriasis 165
Aurothioglucose 164
Aurothiopolypeptid 164
Auspuffgase 94
Ausscheidungsleistung 16
Außenseitermedizin 28
Australisches Schnabeltier 254
Autoabgas 130, 138, **139**
- Katalysator s. Abgaskatalysator
- Zusammensetzung 138f
Auxiloson 27
Auxin 200
Aziridiniumionen 236
Azofarbstoffe 50f

B

Bacillus cereus 204, 209
Backpulver 214, 246
Bakterien, gramnegative 276
Bakteriophage 282
Bakterizid 295
Bananenspinne 250
Barbiturate 68
Barbituratsucht 68
Barbituratvergiftung 68f
Basaliom 295
BAT (biologische Arbeitsstoff-Toleranz) 34, 295
Batrachotoxin 253f
Batterien 48

Batterien, Bleigehalt 158
- Cadmiumgehalt 160
- Chromgehalt 162
- Nickelgehalt 168
Bauchwehkoralle 274
Baumsteigerfrosch 252, **253**
Baumwolle, Behandlung 51
Becquerel 284
Bedarfsgegenstände 50f
Befindlichkeitsstörung 34
Begasung, technische Regeln 136f
Begasungsmittel 136f
BEI (biological exposure indices) 295
Belastung 295
Belastungspfad 40, 295
Benchmark-Konzentration 8
Benchmark-Konzept 295
Benzidine 124
Benzin 88
Benzo[a]anthracen **95**
Benzo[a]pyren 94f
- in Lebensmitteln 212
Benzochinon **91**
Benzodiazepine 68
Benzodiazepinvergiftung 68f
Benzoesäure 92
- in Lebensmitteln 214
Benzol(e) 88, 90f
- chlorierte 106, **107**
Benzolepoxid **91**
Benzoylmethylecgonin s. Cocain
Benzpyrene 56
Berglorbeer 264
Berliner Blau 172
Besenginster 260
Bestrahlung von Lebensmitteln 56, 210f
Betain 226
Beteman-Funktion **13**
BgVV (Bundesinstitut für gesundheitlichen Verbraucherschutz und Veterinärmedizin) 222, 295
Biene 251
Bienenstich 246, 250
Bilsenkraut 258, **259**
Binges 82
Bioakkumulation 32, **57, 295**
Bioaktivierung 295
Bioassay 40
Biochemische Mechanismen 8
Bioindikator 188
Biokatalysator 295
Biological exposure indices (BEI) 295
Biometall 30
Biometrie 18
Biomonitoring 32, 296
- Probenkennzeichnung 33
Bioresonanz 28
Biosis Previews 58
Biostatistiker 41
Biotop 294
Biotransformation 12, 14, 296
Bioverfügbarkeit 12, 296
- absolute 12
Biozide 110, 186ff
- Arsenverbindungen 156
- Resistenzentwicklung 186
- Rückstandsproblematik 186
Biozönose 296
Biperiden 256
Biphenyle, polychlorierte 50, 108, **109**, 303
- - Chlorierungsgrad 108
- - in Lebensmitteln 210, 212
Bipyridilium-Verbindungen 202f
Birkenreizker 274
Bisphenol-A-(di)glycidylmethacrylat 243
Bi-Trigeminie 73
Bittermandeln 56f, 134
Bitterstoffe 264
Blattgemüse 120
Blauasbest 153
Blaue Liste 216
Blauer Eisenhut 256, **257**
Blausäure 134, **135**, 184, 262
- in Lebensmitteln 208
Blausäureinhalation 134
Blei 158f
Bleichaktive Verbindungen in Haushaltschemikalien 227, 230
Bleichcreme 218
Bleidepot 158
Bleienzephalopathie 158
Blei-Fänger 102
Bleikolik 158
Bleikrise 158
Bleilähmung 158
Bleiphosphat 158
Bleisaum 158
Bleiverbindung, Autoabgas 138
α-Blockade 82
β-Blockade 82
Blut, Biomonitoring 33
- Schadstoffreferenzbereiche 33
Blutagglutination 266
Blut-Hirn-Schranke 14
Blutkampfstoff 232f, 238
Blutprobe 32
Boden 46f
- belasteter, Nutzungskriterien 47

Bodenaustausch 47
Bodenbelag 50
Bodennutzungsbeschränkung 46
Bodensanierung 46 f
Bodenschadstoffe, anthropogene 46 f
- Emissionsquellen 46
Bodypacker 76
Bohnen 56
Bordetella pertussis 280
Borsäurevergiftung 230
Borstenwürmer 248, **249**
Botulinus-Toxin 56, 120, 204, 275 f, 282
- Wirkung 282, **283**
Botulinus-Toxin C_2 277 ff
Bradykardie 296
Brandgase 184 f, 224 f
Brechdurchfall, Colchicinvergiftung 64
- Cholera-Toxin 280
- nach Pilzgenuß 274
Brennspiritus 88
Brenzkatechin-Derivat 268
2-Brom-2-chlor-1,1,1-trifluorethan s. Halothan
4-Brom-2,5-dimethoxyamphetamin 84
Bromdesoxyuridin 22
Brommethan 136
Bronchialkarzinom 150, 237
Bronchiolitis obliterans 202
- ozonbedingte 144
Bronchitis, chronische, tabakrauchbedingte 150
Broncholytikum 62
Bronchopulmonale Erkrankung, Staubemission 116
Bronchorrhoe 234
Bronchospasmus 234
Bronzediabetes 71
BUA 296
Bufotenin 272, **273**
Bundes-Immissionsschutzgesetz 42, 100, 296
Bundesinstitut für gesundheitlichen Verbraucherschutz und Veterinärmedizin 222, 295
Butan 88, 230 f
Butoxyethanol in Haushaltschemikalien 228
Butylglykol in Haushaltschemikalien 228
Butylhydroxytoluol 228
Butyrylesterase 234

C

Cadmium 160 f
- Akkumulation in Pilzen 272
- Toxizitätsmechanismus 162
Cadmium-Metallothionein 160, **161**
Cadmiumsaum 158
Cadmiumoxid 180
Cadmiumschnupfen 158
Caeruloplasmin 166
Calciumcyclamat 168 f
Calciumhypochlorit 228
Calciumhypochlorit-Chlorid 232
Calciumstoffwechsel 208
Cannabis 77, 86 f
Carbamate 196 f
Carbaminsäure 196
Carbenium-Intermediat 122
Carbo medicinalis bei Arylaminvergiftung 125
- - bei Atropinvergiftung 62
Carbohydrate Deficient Transferrin (CDT) 80 f
Carbondisulfid 136
Cardenolide **73**, 262
β-Carotin 142
Carotissinus-Chemorezeptoren 254
Carrageenan 214
Carrier 12, **13**
Casein 206
Cäsium 176 f
Cäsium-137-Speicherung in Pilzen 274
Cathinon 77, 86 f
CDT (Carbohydrate Deficient Transferrin) 80 f
Cetylalkohol 180
Chelatbildner **11**, 26, 70, 158
Chelate 296
Chelerythrin 256, **257**
Chemical-sensitivity-Syndrom 34
Chemiewaffenübereinkommen 232
Chemikalien, chlorhaltige 96
- im Haushalt s. Haushaltschemikalien
- Umweltgefährdungspotential 54
- Versickerung im Grundwasser 46
Chemikaliengesetz 58, 222
Chemikalienvergiftung 224, **225**
Chemische Industrie 90
Chemisierung 38
Cheyne-Stokes-Atmung 64
China-Restaurant-Syndrom 214
Chinin 15
Chinuklidinylbenzilat 240 f
Chloasma 296
Chloracetophenon 240 f
Chlorakne 106, 109 f, 296
Chloralhydrat 100 f
Chloralhydrat-Klysmen 264
Chloralkane 98
Chloranilin 124 f
Chlorbenzol 106, **107**

Chlordifluormethan 105
Chlorethen 102
Chlorgas 230, **231**
Chlorgas als Kampfstoff 240
Chlorkohlenwasserstoffe 88
- zyklische, Insektizide 188 f
Chlormonoxid 146 f
Chlornitrat 146
1-Chlor-4-nitrobenzol 126
o-Chlorobenzylidenmalodinitril 240
Chloroform 96, 100
Chlorogensäure 208 f
Chlororganika 110
Chlorphenole 106, **107**
Chlorphenoxyessigsäure-Verbindung 110
Chlorpikrin 136
Chlorplatin-Verbindung 164
Chlorprothixen 80, **81**
4-Chlor-o-toluidin 124 f
Chlorvinylarsindichlorid 238, **239**
Cholera, Endemiegebiete 280
Cholera-Toxin 277, 280
- Wirkung 280, **281**
Cholinesterase, Cocainmetabolismus 82, **83**
Cholinesterasehemmer 62, 66
Chorionallantoismembran 21 f
Christrose 266
Chrom 162 f
Chromenteropathie 162
Chromosomenaberration 106
Chromsalze 50
Chrysiasis 165
Chrysotil 153
α-C-Hydroxylierung 122
Cicutoxin 264
Cimetidin 118
Claviceps purpurea 66, 204, **205**
Clearance 16, 296
- extrarenale 16
- renale 16
- ziliäre 116
Clematis 266
Clomethiazol 80, **81**
Clonidin 64, 80
Clophen 108
Clostridien 120
Clostridium botulinum 120, 204, 210, 278, 282
- perfringens 204
- tetani 282
CN-Glykoside 134
Cocain 15, 77, 82, **83**
- Toxizität 82 f
Cocainhydrochlorid 82
Cocainmetabolismus 82, **83**
Coca-Pflanze 82, **83**
CO-Hämoglobin 98 f
Colchicin 64, **65**
Colchicinvergiftung 64 f
Colchicum autumnale 64, **65**
Colestyramin 72, **73**
Coma hepaticum, Paracetamolvergiftung 74
Concern level 54, 296
Coniin 256, **257**
Conotoxin 248 f
Convallatoxin 262, **263**
Coprin 274, **275**
Cotinin 148
Crack 77, 82, **83**
Creatinin-Ausscheidung 32
CS-Symptomatik 198
Cucurbitacine 264
Cumarin-Derivat 266
Cyanid 135 f
- Entgiftung 26, 134
Cyanin 220
Cyclodiene, chlorierte 188
Cyclopentenon-Derivat 266
Cyclosarin 234
Cypermethrin **199**
Cysteinyl-Leukotriene 142
Cytisin 256, **257**
Cytochrome, mitochondriale 134
Cytochrom-P-450-Enzyme s. Enzymsystem, Cytochrom-P-450-abhängiges

D

Dämmstoffe 152 f
Daphnetoxin 266, **267**
Daphnien 54
Daphnin 266
Darmatonie, Atropinvergiftung 62
Darmpassage, Beschleunigung 26
Datenbank über Vergiftungsfälle (INTOX) 58
Datensammlung 58
Dauerleistung, körperliche 84
Dauerwelle 220
DDT (Dichlordiphenyltrichlorethan) 16, 188, **189**, 297
- in Lebensmitteln 212
Defekt, genetischer 14
Deferoxamin 70, **71**, 154 f
DEF-Regel 24
Dehalogenierung 98 f
Dekontamination 297
Dekontaminationsmittel 232

Dekorporation 297
- Radionuklide 288
Delir 240, 297
Delirium tremens 80f
Deltamethrin 199
Demenz 297
Demulgatoren in Kosmetika 218
Denitrosierung 122
Dentalamalgam 170
Dentinwunde 242
Deodorant 216, 218
Depersonalisation 86
Depilatorien 218
Deponie 111
Deposition 297
Depravation 297
Dermatitis 297
Dermatologie 28, 297
Dermatose 297
- lichtsensible 106
Designer drugs 84f
Desinfektionsmittel 297
- in Kosmetika 218
Desinfektionsmittelrückstände in Lebensmitteln 210
Desquamation 16
Destruenten 297
Detergenzien 8, 297
Detoxifikation 297
Deutsche Wespe **251**
Deutsches Institut für Medizinische Dokumentation und Information (DIMDI) 58
Devianz 297
DHC (Dihydrocodein) 76
Diacetylmorphin 76
Diagnosesicherung 26
Dialyse 154
Dialyseenzephalopathie 154f
cis-Diamindichlorplatin 164, **165**
Diätverordnung 186
Diazepam 27, 66, 190, 234f, 260
- bei Alkaloidvergiftung 62f
- bei Cocainintoxikation 82
- bei Vergiftung mit organischer Phosphorverbindung 234f
- - mit zyklischer Organochlorverbindung 190
Diazonium-Intermediat 122
Dibenzo[a,h]anthracen 94f
Dibenzodioxine 106, 184
- polychlorierte 110ff
- - Aufnahmemenge, tägliche, duldbare 112
- - Chlorierungsgrad 112
- - Epidemiologie 114
- - Risikoabschätzung 112
- - Toxizitätsäquivalentfaktoren 110f
- - WHO-Interventionswert 112f
Dibenzofurane 184
- polychlorierte 108, 110ff
- - Aufnahmemenge, tägliche, duldbare 112
- - Chlorierungsgrad 112
- - Epidemiologie 114
- - Risikoabschätzung 112
- - Toxizitätsäquivalentfaktoren 110f
Dibromchlorpropan 136
1,2-Dibromethan 102
Dichlorbenzol 106, **107**
Dichlordifluormethan 105
Dichlordiphenyltrichlorethan s. DDT
Dichlorethan 97, 102
1,1-Dichlorethen 102
Dichlorfluorethan 105
Dichlordiethylsulfid 236, **237**
Dichlormethan 98f
2,4-Dichlorphenoxyessigsäure 200f
- als Kampfstoff 240
Dichlorvos, Neurotoxizität 196
Dieldrin 188, **189**
- in Lebensmitteln 212
Diene, Toxizität 190
Dieselabgas 126
Diethylenglykol 88
Diethylentriaminpentaessigsäure 176, 288, **289**
Di-2-Ethylhexyl-Adipat 180
Di-2-Ethylhexylphthalat 180
Diethylnitrosamin 122
Diffusion 12, **13**
- erleichterte **13**
Digitalis 262
- lanata 72f
- purpurea 72f
Digitoxin 72
- Arzneimittel-Wechselwirkung 72
Digoxin 72
Dihydrocodein (DHC) 76
Diisocyanate, Kreuzreaktivität 182
DIMDI (Deutsches Institut für Medizinische Dokumentation und Information) 58
Dimercaptobernsteinsäure 170f
Dimercaptopropanol 136
Dimercaptopropansulfonat 170f
Dimethylamin 208
Dimethylaminophenol (DMAP) 26f, 134
7,12-Dimethylbenzo[a]anthracen 95
Dimethylether 230

Dimethylnitrosamin 122
Dinitrobenzol 126
Dinitrotoluol 126
Diol-Epoxide 94
Dioskurides 2
Dioxine 48, 110 ff, 184
- in der Frauenmilch 212
Diphenylkresylphosphat 180
Diphtherie-Toxin 277 ff
- Wirkung 278, **279**
Diquat 202, **203**
Dismutation 142
Dispersblau 220
Dispersionsfarbstoff 50
Dispersionsgrad 12
Dissonanz, kognitive 52
Distickstoffoxid 119
Distribution 14, **15**, 297
Disulfiram 200
Diterpen-Derivat 265
Dithiocarbamate 200 f
Diurese, forcierte 26
DMAP (Dimethylaminophenol) 26 f, 134
DNA-Material, extranukleäres 22
DOB (4-Brom-2,5-dimethoxyamphetamin) 84 f
Doctorshopping 34 f
Doktorfisch 248
DOM (4-Methyl-2,5-dimethoxyamphet-amin) 84 f
Dopamin-Wiederaufnahmehemmung 82, **83**
Doping 297
Dornenkronenseestern 248, **249**
Dosen, nichtletale, multiple 6
Dosis 298
- effektive 8
- letale 8
- tödliche **5**
Dosisleistung 284, **285**
Dosisschwelle 30
Dosis-Wirkungs-Beziehung 8, 9
D-Penicillamin 166
Draize-Test 20, **21**, 298
Drogen 298
Drogenentzug 38
DTA (duldbare tägliche Aufnahmemenge) 40, 294, 298
Duftstoffe in Kosmetika 217 f
Düngemittel 130
Durchschnittswert 18
Duroplaste 178 f
Dysplasie, epitheliale, nickelbedingte 168 f

E

EC_{50} 298
EC_x 8
ECDIN (European Chemicals Data and Information Network) 58
Echinodermata 248, **249**
Ecothiopath 194
Ecstasy 77, 84 f
ED_{50} 298
ED_x 8
Edelgase 130
Edelmetalle 164 ff
Effektive Konzentration 8, 298
Effektive Dosis 8, 298
Effloreszenzen 298
EG-Giftklassen 20
Eibe 260, **261**
Einstiegsdroge 86 f
Eintrittswahrscheinlichkeit 52
Einzelindividuum 54
Eisen 70
Eisenbindungskapazität 70
Eisen(III)-hexacyanoferrat 172
Eisen(II)sulfat 70
Eisencarbonat 70
Eisenvergiftung 70 f
EKA-Wert 298
Ekzem 298
Elastomere 178 f
Elektroakupunktur 28
Elektrofilter **45**
Elektrosmog 29, 290
Elementarhilfe 24, **25**
Elimination 12
Eliminationsordnung **17**
EMBASE 58
Embryotoxizität 6, 298
Emission 298
- gasförmige 44
- partikelförmige 44
Emulgatoren in Kosmetika 217 f
Endotoxin 276
- in Lebensmitteln 204
Endotoxinschock 276
Energiedosis 284
Energisierung 38
Enfluran 102
Enterohepatischer Kreislauf 16, **17**
- - Thallium 172
Enterotoxin 276
Entfärben 230
Entgiftung 297
- sekundäre 26

Entschäumer 226
Entscheidungsbaum 19
Entstaubungsmaßnahmen 116
Entzündung **277**, 298
Entzündungsreaktion, pulmonale, akute 130
Environmental Protection Agency (EPA) 58
Enzym, proteolytisches, Schlangengift 252
Enzyminduktion 14
Enzymsystem, Cytochrom-P-450-abhängiges 14f, 90, 94, 106, 297
– – Induktion durch PCB 108
EPA (Environmental Protection Agency) 58
Epidemiologie 52, 298
Epididymis 298
Epikutantest 298
Episulfoniumionen 236
Epoxide 94, 100, 298
Erbrechen, Auslösung 24
– spontanes 24
Erbschaden, strahlenbedingter 288
Erdatmosphäre 138f
Erdgas 132
Ergometrin 204, **205**
Ergotalkaloide 204f
Ergotamin 66, **67**
Ergotismus 66
Erhaltungsdosis 298
Eronitfasern 152
Erregung, epileptiforme 234
Erste Hilfe 24ff, 299
Erstversorgung, ärztliche 24ff
Erysipel 299
Erythem 299
Erythoxylum Coca 82
Erythroblastenreifungsstörung 10
Erythrozytenvolumen, korpuskuläres, mittleres, Alkoholismus 80f
Esterase 194
– neurotoxische 196
Ethan 88
Ethanol 15
– in Haushaltschemikalien 228
Ethanolmetabolisierung 78, **79**
Ethanol-oxidierendes System, mikrosomales (MEOS) 78
Ethanolvergiftung s. Alkoholvergiftung
Etherisches Öl 268
Ethyl(2,2'-dichlordiethyl)amin 237
Ethylarsindichlorid 239
Ethylendibromid 136
Ethylenglykole 88
Ethylenoxid 136
Ethylenthioharnstoff 200
Euphorbol 266, **267**
Euphorie, Cocain-bedingte 82
European Chemicals Data and Information Network (ECDIN) 58
Evasion 12, 30, 299
E605-Vergiftung, Antidot 62
Evonin 258, **259**
Exanthem 299
Exkretion 16, **17**
– renale 16f
Exotoxin 276
– in Lebensmitteln 204
Exposition 4, 299
– innere 4
Exraucher 150
Exsudation 16
Externalisierung 36f
Extrapolationsgrößen 54
Extremitätenanlage 22
Exzitation 96
– Alkoholvergiftung, akute 78

F

Fadenwürmer, phytopathogene 186
Fall-out 176, **287**
Faltentintling 274, **275**
Färbemittel in Kosmetika 217f
Farbenindustrie 124
Farbstoff 124
– in Arzneimitteln 214, **215**
– in Lebensmitteln 214, **215**
– semipermanenter 220
– temporärer 220
Farbstofftest 22
Farbveränderung, kosmetische 218
Faserstaub 116f
Faulgas 132
FCKW 104, **105**
– chlorierte 104f
– nichtchlorierte 104f
– Ozondepletion 146f
– teilchlorierte 104f
Feer-Krankheit 170
Fehler 1. Art 18
– 2. Art 18
– systematischer 18
– zufälliger 18
Fehlereinschätzung 18
Feinstaub 116
Feld, elektrisches 290
– magnetisches 290
Feldstärke, elektrische 290
Fenfluramin 84f

Fenton-Reaktion 140, **141**
Ferrochelatase 158
Fertilitätstoxizität 6
Fetotoxizität 6, 299
- Biphenyle, polychlorierte 108
Fettersatzstoff, unverdaulicher 208
Fetus 299
Feuchthaltemittel in Kosmetika 218
Feuerlöschmittel 98
Feuerqualle 246, **247**
Feuersalamander 252
Feuerwurm 248, **249**
Filterstaub 45
Filtration, renaltubuläre 16 f
Fingerhut 72, **73**, 262
First-Pass-Effekt 14, 122, 299
Fische, giftige 248, **249**
Fissur 299
Fixerstraße 76 f
Flammschutzmittel 180 f
Flash-backs 86
Fliegenpilz 272, **273**
Flugasche 48, 299
Flugstaub, aluminiumhaltiger 154
Flugzeugabsturz 52 f
Flumazenil 68
Fluor(chlor)kohlenwasserstoffe s. FCKW
Flush, Morphinvergiftung 64
Flußdichte, magnetische 290 f
Formaldehyd 50 f, 88, 122, 130, 182 f
Formatio reticularis, Alkoholwirkung 78 f
Formazan-Bildung 22, **23**
Formgebung, kosmetische 218
Fotokopiergerät 126
Frauenmilch s. Muttermilch
Free basing 82, **83**
Freizeitlärm 292
Frigene 104
Frühjahrslorchel 270, **271**
Frühlings-Adonisröschen 262, **263**
Fünf-Finger-Regel 24 f
Fungizide 106, 186 f, 200 f
Funktion, Ökosystem 299
Funktionalisierung 14, **15**
Furane 48, 110 ff
Futtermittelzusatzstoffe in Lebensmitteln 212 f

G

GABA 282
Galen 2
Ganglienblocker 256
Gangrän 66 f
Ganzkörperbestrahlung 284
Ganzkörperdosis 284
Gap junction 10
Gärkeller 132
Gaspatronenbeschuß 240 f
Gefahrstoffverordnung 136, 222
Gefäßerkrankung, nicotinbedingte 150 f
Gefleckter Schierling 256, **257**
Gegengiftdepots, mobile **59**
Gehirnblutung, Cocain-bedingte 82 f
Gelber Enzian 260
Gelber Knollenblätterpilz 272, **273**
Geliermittel 214
Gemeiner Seidelbast 266, **267**
Gemeiner Trompetenbaum 268
Gentoxizität 6, 299
Gerbstoffe in Lebensmitteln 208
Germer 260, **261**
Germerin 260
Germizid 299
Gesamtpopulation 54
Geschädigtengruppe 38
Geschichte 2, **3**
Geschirrspülmittel 228
Geschmacksverstärker 214
Gesundheitsdienst, öffentlicher 28
Gesundheitsrisiko 299
- Quantifizierung 40
Gesundheitsschädigung 299
Getreide 56
Getreidesaatgut, Schädlingsbekämpfung 188
Gewebefilter 45
Gewerbemüll **49**
Gewürzwacholderbeeren 268
Gezonter Düngerling 272
Gichtanfall 64
Gift 4, 299
- Angriffspunkte **9**
- bakterielles 276 ff, **277, 279, 281, 283**
- Einwirkzeit 4
- im Haushalt 222 ff, **223, 225, 227, 229, 231**
Giftefeu 268, **269**
Giftentfernung 24 ff
Giftigkeit 4
Giftinformationszentrale 222, 224
Giftklassen 20, 299
Giftkonzentration 4
Giftnotrufzentrale 24, 58 f, 222
Giftpflanzen 256 ff, **257, 259, 261, 263, 265, 267, 269**
Giftpilze 270 ff, **271, 273, 275**
Giftschlangen 252
Giftstoffe 254
Giftsumach 268, **269**
Gifttiere 246 ff, 254

Gifttrichterling 272
Giftung 300
- Arylamine 124
- Nitrosamin **123**
Gingivitis, alkoholbedingte 81
Ginster 256, **257**
Gipsfasern 152
Glasfasern 153
Glasreiniger 228
Glaubersalz 124
Glaukom 66
Glimmertintling 274
D-Gluconsäure 167
Glucose-6-Phosphat-Reaktion 142
Glucose-Toleranzfaktor 162
β-Glucosidase 126
Glucuronidierung **15**
Glucuronsäure 14
Glutamat-Pyruvat-Transaminase (GPT), Alkoholismus 80 f
Glutaminsäure 214
γ-Glutamyl-Transpeptidase (γ-GT), Alkoholismus 80 f
Glutathion 14, 142 f
Glutathiondisulfid 142
Glutathionkonjugate 300
Glutathion-Peroxidase 142 f
Glutathion-Reserve 74
Glutathion-S-Transferase 142 f
Glutathionylierung **15**
Glycerotoxin 248 f
Glycyrrhetinsäure 56 f
Glykoproteintoxin 248
Glykosidase 277, 282
Glykoside, zyanogene 256, 262
Gnadenkraut 264
Gold 164 f
Goldfüllung 242
Gold-Influenza 164
Goldregen 256, **255**
Goldtherapie 164
Gonaden, Strahlenfrühschaden 288
Göttin des Mohns 2
GPT (Glutamat-Pyruvat-Transaminase), Alkoholismus 80 f
Gray 284
Grenzwerte 300
Grillen 118, 126, 212
Grundwasser 46
Grüner Knollenblätterpilz 270, **271**
γ-GT (γ-Glutamyl-Transpeptidase), Alkoholismus 80 f
GTP-G_s-ADP-Ribose-Protein 280
Guanin 236
Guanosindiphosphat 280 f
Guanosintriphosphat 280 f
Gyromitrin 270, **271**

H

Haarausfall, PCB-bedingter 109
Haare, Biomonitoring 33
- Giftelimination 30
Haarfärbung 218
Haarpapillen, Strahlenfrühschaden 288
Haarpflegemittel 216 f
Haarschädigung, kosmetikabedingte 216, **221**
Habersche Regel 4
Haber-Weiss-Reaktion 140, **141**
Hahnenfußgewächse 266
Haiti-Schlitzrüßler 254
Halbwertzeit, biologische 300
- - Strahlung 285
- initiale 16
- physikalische, Strahlung 285
- terminale 16
Haldane-Effekt 132
Halluzinationen 38 f, 273
- Alkoholentzugssyndrom 80
Halluzinogene 77, 86, **87**
- als Kampfstoffe 240
Halogenverbindungen 96 ff
Halothan 96, 102 f
Hämagglutinine 56
- in Lebensmitteln 208
Hämangiom 300
Hämangiosarkom 300
- der Leber 102
Hämatopoese 300
- Bleiwirkung 158 f
- Benzolwirkung 90
Hämochromatose 70 f
Hämodialyse 26
Hämolyse nach Pilzgenuß 274
Hämolysine in Pilzen 274
Hämoperfusion 26
Hämosiderose 70 f
Hämostyptika 218
Hamsterfibroblasten 22
Hämsynthesehemmung durch Blei 158, **159**
Haptenisierung 182
Harnblasenkarzinom 118, 122 ff, **123**
Harnsäure 142 f
Harnverhaltung, Atropinvergiftung 62
Haschisch 77, 86 f

Hauptstrom-Tabakrauch 120, 148, **149**
- Nitrosamingehalt 120
Hausbrand 42
Haushaltschemikalien 222 ff, **223, 225**
- Gefahrensymbole **223**
- Inhaltsstoffe 226 ff
Haushaltschemikalienvergiftung 224, **225**
Haushaltsgeräte 291
Haushaltsreiniger, basische 228
- saure 228
Haushaltsreinigungsmittel 222
Hausmüll 49
Hausstaub, Pentachlorphenolgehalt **193**
Hautabschilferung, Giftelimination 30
Hautkampfstoffe 232, 236, **237**
- arsenhaltige 238 f
- Schwefelverbindungen 236 f
- Stickstoffverbindungen 236 f
Hautkrebs 290
Hautpflegemittel 217
Hautschädigung durch Lewisit **239**
- durch Stickstofflost **237, 239**
Hautsensibilisierung 300
Hautulzera 96 f
Hazardous concentration 54, 300
HCB (Hexachlorbenzol) 106, **107**, 188, **189**, 192
HCH (Hexachlorcyclohexan) 188, **189**
HC-Wert (hazardous concentration) 54, 300
Heideröschen 266
Heiserkeit 62 f
Heißwelle 220
α-Helix **221**
Hemmkonzentration 8
Henna 220
Hepatachlor 188, **189**
Hepatitis, toxische 96
Hepatosplenomegalie 102
Hepatotoxizität, Halothan 102
- Kohlenwasserstoffe, halogenierte 96, 98 f
Heptan 88
Heptapeptide 270
Herbizide 186 f, 200 ff
- als Kampfstoffe 240
Herbstzeitlose 64, **65**
Heroin 76 f
Heroinvergiftung 76 f
Herzarrhythmie 72
Herzglykosid 72 f, 262
- Wirkungen 72
Herzglykosidvergiftung 72
Herzinfarkt, Cocain-bedingter 82
Herzmassage 24
Herzmuskeldegeneration 136
HET-CAM 20, **21**
Hexachlorbenzol (HCB) 106, **107**, 188, **189**, 192
Hexachlorcyclohexan (HCH) 188, **189**
Hexachlorethan 98
Hexan 88
HG-PRT-Test 22, **23**
Hippokrates 2
Histamin 206
HIV-Infektion 76
Hochspannungsleitung 290
von Hohenheim, Theophrastus Bombastus 2
Holzbeizmittel, Chromgehalt 162
Holzleim 50
Holzrübling 274
Holzschutzmittel 106, 192, 198
- Arsenverbindungen 156
Holzspanplatten 89
Holzstaub 116 f
Homobatrachotoxin 254
Homöopathie 28
Honig, andromedotoxinhaltiger 264
Honigbiene **251**
Hörempfindlichkeit 292
Hornhauttrübung 268
H-Test **19**
Hühnerei-Test 20, **21**
Human-Biomonitoring 32, **33**
Humantoxizität 300
Hundspetersilie 264, **265**
Hyaluronidase **251**, 252
- Schlangengift 252
Hybridkomposite 242
Hydrochinon **91**
Hydrolyse 184
Hydroperoxid, organisches 142
Hydroxyalkyl-Nitrosamine 122
p-Hydroxyamphetamin 84, 85
p-Hydroxybenzoesäure-Ester in Lebensmitteln 214
Hydroxycobalamin 134
2-Hydroxyethylmethacrylat 243
Hydroxyl-Radikal 140, **141**
α-Hydroxynitrosamin 122
Hydroxyperoxide 144
Hydroxypyridinone 176
Hyoscyamin 258, **259**
Hyperämie 300
Hyperkeratose, arsenbedingte 156
Hypersekretion, bronchiale 196
Hyperthermie, Atropinvergiftung 62
- maligne 84
Hypervitaminose 56
Hypnotika, barbiturathaltige 68 f

Hypochloritbleichmittel 230
Hypotension, Heroinvergiftung 76
- Morphinvergiftung 64
Hypothermie 69
Hypothesentestung 18
Hypoxie, intrazelluläre 136

I

IARC (International Agency for the Research on Cancer) 58
Ibotensäure 272, **273**
Ichthyocrinotoxin 248
Idiopathic environmental intolerance 34
Idiosynkrasie 300
Ileus, paralytischer 69
Immission 28 f, 42, 300
- Inhaltsstoffe 42
Immissionsgrenzwerte 42 f
Immissionskonzentration, maximale 303
Immissionswert 300
Immunogen 276
Immunsuppression 8, 300
Immunsystem, Enterotoxinwirkung 276
Immuntoxizität 300
- Tetrachlordibenzo-p-dioxin 114
Imperialin 258, **259**
Indian/German childhood cirrhosis 166
Indigo 220
Indolenzsyndrom 68
Industrielärm 292
Industrielle Produktion 46
Infektabwehr 140
Infektion 300
- aerogene 42
Informationssystem 58 f
Ingestion 4, 12, 33
Inhalation 4, 12, 33
Inhalationsnarkotikum 102
Initiator 300
Inkorporation 300
Input **5**
Insektengift 250
Insektizid 106, 136 f, 186 f, 200 f
- Verteilung 188 f
- Wirkungsfächer 186
Interaktion 8 f
International Register of Potentially Toxic Chemicals (IRPTC) 58
Interventionswert 112 f, 192 f, 301
Intestinaltraktverätzung 228
Intoleranz 301
INTOX (Datenbank über Vergiftungsfälle) 58
Intoxikation 4, 301
Intubation, endotracheale 24, 26
Invasion 12, 30, 301
Inversionsschicht 42
Inversionswetterlage 44, 128, **129**
In-vitro-Assay 20
In-vitro-Test 22, **23**
- ökotoxikologischer 54
In-vivo-Modell 20
In-vivo-Test, ökotoxikologischer 54
Ionen, schwere 284
Ionisationsdichte 284
Ionisationsgrad 12
Ipecacuanha-Sirup 26
Iridium 165
IRPTC (International Register of Potentially Toxic Chemicals) 58
Irritationstest 20
Irrtumswahrscheinlichkeit 18
Islanditoxin 204 f
Isobologramm 8, **9**
Isobutan 230 f
Isocyanate 50 f
Isofluran 102
Isopropanol in Haushaltschemikalien 228
Isotonie 301
Isoxazole 272
Itai-Itai-Krankheit 161

K

Kaffee 208
Kahler Krempling 274, **275**
Kaiserkrone 258, **259**
Kakodylsäure 240
Kalabarbohne 66, **67**
Kaliumpermanganat 256
Kallikrein 252
Kammerflimmern 24
- Herzglykosidvergiftung 72
Kammertest 301
Kampfstoffe 194, 266
- chemische 232 ff, **233, 235, 237, 239, 241**
- - arsenhaltige 238 f, **239**
- - Persistenz 232 f
- - phosphororganische 234 f
Kanzerogen 301
- komplettes 152
- Tabakrauch 148, 150
Kanzerogenese, chemische 301
Kanzerogenität 6, **7**
- Aflatoxin 204
- Kohlenwasserstoffe, aromatische, polyzyklische 94 f

Kanzerogenität, Kunststoffe 182 f
- Tetrachlordibenzo-p-dioxin 114 f
Kanzerogenitätstest 301
Kapillarstromgebiet 14
Karbolegerling 274
Kartoffel 260 f
Karzinogen, ultimales 102
Karzinom 301
- hepatozelluläres 122
Katalase 89, 142 f
Katalysator 301
- Autoabgase s. Abgaskatalysator
Katarakt 126
Katecholamin 24, 84
Kationtenside 226
Kautabak 120
Kegelschnecken 248, **249**
Keramikinlay 242
Kernbrennstoff 176
Kernspintomograph 290
Kerntechnische Anlage 286
Khatamine 77, 86
Kinetik 0. Ordnung 16 f
- 1. Ordnung 16 f
Kirschlorbeer 262, **263**
Klapperschlangenbiß 252
Kläranlage 46
Klärschlamm 46, **49**
Klastogen 22, 301
Kleinhirnatrophie, alkoholbedingte 81
Klimaveränderung 138
Kloakengas 136
Knochenmark, toxische Wirkung 10, **11**
Knochenmarkschädigung, benzolbedingte 90
- N-Nitrosamide 118
Knochenmarktransplantation 288
Knollenblätterpilz 270, **271**
- Gelber 272, **273**
- Grüner 270, **271**
- Spitzhütiger 270, 271
Koagulationsnekrose 228
Kobaltverbindung, organische 134
Kobra 252, **253**
Kofferfisch 248, **249**
Kohäsion 301
Kohlendioxid 132 f
- Autoabgas 138
- Emissionsreduzierung 138
Kohlenmonoxid 132 f
- Autoabgas 138 f
Kohlenmonoxidkonvertierung 139
Kohlenwasserstoffe, aliphatische 88, **89**
- - halogenierte 96 ff, **97**
- aromatische 90 ff, **91**
- - polyzyklische 46, 94, **95**
- - - Grenzwerte 95
- - - krebserzeugende 94 f
- - - in Lebensmitteln 212
- - - partikelgebundene 94
- - - staubgebundene 94
- polyzyklische 50 f
- - halogenierte 108, **109**, 110, **111**, 112, **113**, 114, **115**
- Smog, photochemischer 128
- zyklische 90 ff, **91, 93, 95**
- - chlorierte, Akkumulation 190
- - - Insektizide 187 ff
- - - Neurotoxizität 190 f
- - - Persistenz 190
- - - Verteilung 188 f
- - halogenierte 106, **107**
Koinitiatoren, Kompositzahnfüllung 242
Kokanzerogen 301
Koks 77, **83**
Kollagenase, Schlangengift 252
Kolliquationsnekrose 228
Kolon-Kanzerogen 126
Koloquinte 264
Kombinationswirkung 40, 302
Komonomere, Kompositzahnfüllung 242
Kompartiment 302
- offenes 16, **17**
- zentrales 16
Kompartimentmodell 16, **17**
Kompositzahnfüllung 242, **243**
Kompostierung 48
Kongenere 302
Konjugation 14, **15**
Konkordanz 19
Konservierungsmethode 210
Konservierungsstoffe in Kosmetika 217 f
- in Lebensmitteln 214 f
Konsistenz 302
Kontakdermatitis, formaldehydbedingte 182
Kontaktallergene in Kosmetika 216 f
Kontaktinsektizid 194
Kontamination 302
Konvektion 42
Konzentration, effektive 8
- letale 8
Koordinationsstörung 104
- Alkoholvergiftung, akute 78
Koprogenase 158
Korkenzieherhaar-Syndrom 166
Korneaerosion 237
Korneaschädigung 136 f
Körperwasser 14
Korsakow-Psychose 81

Kortex, limbischer 78 f
Kosmetika 216 ff
- Inhaltsstoffe 216 f
- unerwünschte Reaktionen 216 f
- Wirkstoffgruppen 216 ff
Krabben 56 f
Kraftstoff, bleifreier 138
- bleihaltiger 102
Kraftstoffverbrennung 138
Krähenbeere 268
Krampfgift 264
Krankenhausabfall 48
Krankheitskonzept, fixiertes 36
Krebsentstehung 6
Krebsrisikofaktoren, chemische 302
Kreislauf, enterohepatischer 16, **17**
- - Thallium 172
Kreuzotter 252, **253**
Krokydolith 153
Krustenechse 252, **253**
Küchenschelle 266
Kugelfisch 250, **251**
Kugelspinne 250
Kühlmittel 98, 104
Kuhmilchlipoproteine 206
Kumulation 302
Kunstfaserherstellung 136
Kunstharz 50
Kunstharz-Hämoperfusion 74
Kunststoffabfall 184
Kunststoffe 178 ff
- Heizwerte 185
- Hilfsstoffe 178
- Recycling 184 f
- Spaltprodukte, Toxizität 184 f
- Verbraucherschutz 182, 184
- Wirkung, allergische 182 f
- - kanzerogene 182
- Zusatzstoffe 180 f
Kunststoffimplantat 182 f
Kunststoffschwelbrand 184 f
Kunststoffzahnfüllung 242 f
Kupfer 166 f
Kupfermangel 166
Kurzzeitgedächtnisstörung, cannabisbedingte 86

L

Labetolol 82
Labilität, emotionale 86
Laborzentren, toxikologische **59**
Lachgas 132
Lack 50
α-Lactalbumin 206
Lactanring **73**
Lactatazidose 132, 134
β-Lactoglobulin 206
Lacton 266
Lagerung 24 f
LAI (Länderausschuß für Immissionsschutz) 302
Laienhilfe 24 f
Lakritze 56 f
Lampenöl 230 f
Länderausschuß für Immissionsschutz 302
Landwirtschaft 46
Lärm 292, **293**
- Wirkung 292, **293**
Lärmemissionsgrenzwerte 292
Lärmemissionsverminderung 292
Lärmschutz 292
Laserdrucker 50
Laserstrahlen 290
Latenzzeit 6, **7**
Latrodectismus 250
Latrotoxin 250 f
Lauge 26
Lautstärkepegel 292
Lavendelheide 264
Laxans 26
LC_{50} 302
LC_x 8
LCt_{50} 302
LD_{50} 302
LD_x 8
LD_{50}-Test 6, 20
Lebensbaum 268, **269**
Lebenserwartung, Verringerung, risikoabhängige 52 f
Lebensmittel, Desinfektionsmittelrückstände 210
- cadmiumkontaminierte 158
Lebensmittel, gentechnologisch produzierte 208
- nickelarme 168
- Nitritgehalt 121
- Quecksilbergehalt 245
- Reinigungsmittelrückstände 210
- Rückstände 212 f
- Schadstoffentstehung durch Zubereitung 212
- Toxine s. Toxine in Lebensmitteln
- Verpackungsmaterialrückstände 210
- Zusatzstoffe 214, **215**
- - chemische 206
Lebensmittelallergene 206

Lebensmittelallergie 206
Lebensmittel- und Bedarfsgegenständegesetz 58, 222
Lebensmittelbestrahlung 56, 210 f
- Nachteile 210 f
- Nachweis 210
Lebensmittelschadstoffe 56 f
- anthropogene 56, **57**
- - Bioakkumulation **57**
- native 56, **57**
- - pflanzliche 56, **57**
- - tierische 56, **57**
- - Zerstörung 56 f
- natürliche 208 f
Leberatrophie, akute 96
Leberblümchen 266
Leberdystrophie 102
Leberenzyme, Alkoholismus 80 f
Leberhämangiosarkom 102
Leberkarzinom, Latenzzeit **7**
Leberzirrhose, kupferbedingte, beim Kind 166
- Mortalität 78
Lectin 208
Leistungsfähigkeit, sportliche, bei Smog 128
Leistungsminderung, ozonbedingte 144
Lethal concentration 8, 302
Lethal dose 8, 302
Lethargie 104
Leuchtgas 132
Leuchtpetroleum 227
Leuchtqualle 246, **247**
Leukämie 302
Leukose, myeloische 90
Leukozytopenie, xylolbedingte 92
Levin, Louis 2
Lewisit 156, 238, **239**
- Hautschädigung **239**
LICAM-Gruppe 176
Lichen 302
Lichtschutzmittel 217, 220 f
- Kunststoffherstellung 180
Lidocain 260
von Liebig, Justus 2
Liliengewächse 258
Limb bud/whole embryo culture-Test 22
Limulus-Test 22
Lindan 188 f
Linsentrübung, Deferoxamin-bedingte 70
Lipidperoxidation 98, 130, 142
Lipopolysaccharide 276
LO(A)EL (lowest observed [adverse] effect level) 302
Lockstoffalle 186
LOEC (lowest observed effect concentration) 302
Logistik 26
Londonsmog 128 f
Los-Angeles-Smog 128
Löslichkeit 12
Lost 236, **237**
Lösungsmittel 8, 26, 50 f, 190
- in Haushaltschemikalien 227 f
- Kohlenwasserstoffe, aliphatische 88
- - - halogenierte 96
- in Lebensmitteln 210
- organische, wasserlösliche 227 f
- - wasserunlösliche 227 f
Lösungsvermittler in Kosmetika 218
Love pill 84
Lowest observed (adverse) effect level 302
Lowest observed effect concentration 302
LSD (Lysergsäurediethylamid) 77, 86 f
Luft 42 ff
- Cadmiumgehalt 160
- Toxikologie 44
- Zusammensetzung **43**
Luftbelastung 42, 126, **127**
Luftreinhaltung 44
Luftschadstoff 42 ff
- anthropogener 42
- Erkrankung, Epidemiologie 44
- - präventive Maßnahmen 44
- Schwellenkonzentration 44
- Toxizität **45**
Luftschadstoffreduktion **45**
Luftverunreinigung, atmosphärische 130
- partikelförmige 116 f
Lungenemphysem 130
Lungenfibrose, progrediente 202
Lungenkampfstoffe 232 f, 240
Lungenödemprophylaxe bei Ozonvergiftung 144 f
Lungentumor 152
Lupine 260, **261**
Lycorin 258, **257**
Lysergsäurediethylamid 86 f
Lysin 276

M

Magensonde 26
Magenspülung 26
Magnesiumsulfat-Lösung 246
Magnetfeld 290
Maiglöckchen 262, **263**
Maillard-Reaktion 212, **213**

Maitotoxin 56f
MAK-Liste 58
Makrofüller 242
MAK-Wert 303
Malariabekämpfung 196
Malariamorbidität 187
Malignom 303
Mandragora 2, 258
Maniokknollen 134
Marihuana 77, 86f
Maronenpilz 274, **275**
Marsh, James 2
Märzenbecher 258
Maschinenreinigung 98
Maskenfilter 232
Massenschadstoffe, anthropogene 42
Massenvernichtungsmittel 232
Masthilfsmittel in Lebensmitteln 212f
Mastoparane 251
Mate-Tee 268
Maximale Immissionskonzentration 303
MDA (Methylendioxyamphetamin) 84f
MDMA (Methylendioxymethamphetamin) 84f
Mediatoren 10
MEDLINE 58
Meerestiere, aktiv giftige 246ff
- passiv giftige 250, **251**
Mees-Streifen 156f, 172
Mehlasthma 116
Meiofauna 303
Melaninbildung 290f
Melanom 290, 303
Melittin 246, 250
MelQx-Quinoxalin 126
Membranpotential 172
Menke's Kinky Hair Disease 166
MEOS (Mikrosomales Ethanol-oxidierendes System) 78
Mercaptane in Kosmetika 218
Mercaptidbildung 170f
Mercaptursäure 14, 101, 142
Mescalin 77, 272
Mesofauna 303
Mesonen 286
Mesotheliom 152
Meßwerte, Zuverlässigkeit 18
Metaldehyd 187
Metallbearbeitung 238
Metalle 154ff
- Akkumulation in Pilzen 274
- radioaktive 176f
Metallhärtung 134
Metalloenzym(e) 134, 142
- kupferhaltige 166
- nickelhaltige 168
Metallothionein 160f, 166
Metallsalze 50
Metallstaub 116f
Metallverwertung 111
Metamphetamin 84f
Meteoritenabsturz 52f
Methacrylat, Kompositzahnfüllung 242
Methadon 64, 76f
Methämoglobinbildung 26, **125**, 130, 208
Methan 88, 132
Methanol 88
Methyl(2,2'-dichlordiethyl)amin 237
4-Methyl-2,5-dimethoxyamphetamin 84
Methylarsindichlorid 239
Methylbromid 136
Methylchlorid 98
Methyldiazohydroxid 122
Methylenblau 124
Methylenchlorid 98
Methylendioxyamphetamin 84f
Methylendioxymethamphetamin 84f
Methylhydrazin 270
Methylierung 14, **15**
N-Methyl-N-formylhydrazon des Acetaldehyds 270
Methylnitrosamin **7**
4-Methylnitrosamino-1-(3-pyridyl)-1-butanol 122
Methylphenidat 84f
Methylquecksilber 244
Mezerein 266
Mikrofüller 242
Mikrokoagulation 32
Mikronukleus-Test 22
Mikrosomales Ethanol-oxidierendes System (MEOS) 78
Miktionsstörung 64
MIK-Wert 303
Milbenbekämpfung 186f
Mineralfasern 152, **153**
- künstliche 152
- natürliche 152
Miosis, Heroinvergiftung 76
- Morphinvergiftung 64
Miotikum 194, 196
Mischintoxikation 8
Mitochondrium **135**
Mitose 22
Mitosegift 64
Mittelwert 18
Mobilität einer Substanz 54
Molluska 248, **249**

Molluskizide 186 f
Monoacetylmorphin 76
Monoaminoxidase 206
Monoaminoxidase-Hemmer 84
Monochlormethan 98 f
Monoethylzinn 174
Monomere 178
- Kompositzahnfüllung 242
- in Lebensmitteln 210
- Wirkung, allergische 182
Monooxygenase, Cytochrom-P-450-abhängige 135, 194
Monoterpen 268
Morphin 15, 64, **65**
- Entzugssymptome 64
Morphine 76 f
Morphinismus 64
Mottenbekämpfung 188
Mucilaginosa 266
Mukosahypertrophie 128
Müllverbrennungsanlage 48
- Konzentration polychlorierter Dibenzofurane 113
- - - Dibenzodioxine 113
- Staubgehalt der Abgase 48
Müllvermeidung 48
Müllverwertung 48
Multispeziestest 54
Mundkrebs 150
Mundpflegemittel 217
Mundtrockenheit, Atropinvergiftung 63
Muscarin 272, **273**
Muscheln 56 f
Muscimol 272, **273**
Muskarinrezeptorenaktivierung 66
Muskelstarre 282
Mutagenität 303
- In-vitro-Test 22
- Tetrachlordibenzo-p-dioxin 114
Mutagenitätsprüfung 6, 22, 303
Mutagenitätstest 6
Mutation 288, 303
Mutterkorn 204, **205**
Mutterkornalkaloide 66, **67**
Muttermilch, Biomonitoring 33
- Dioxingehalt 112 f, 212
- Furangehalt 112 f
- Giftelimination 30
- Insektizidgehalt 188, 190
- PCB-Gehalt 108
- Pestizidgehalt 212
- Schadstoffaufnahme 48 f
Mydriatikum 62
Mykotoxine 66
- in Lebensmitteln 204
Myoglobinurie 133
Myokardschädigung, xylolbedingte 92

N

N-Acetyl-4-aminophenol **75**
N-Acetyl-4-aminophenoxyl **75**
N-Acetylcystein 74
N-Acetyl-p-benzochinonimin **75**
Nachtschattengewächse 258
Nagelschädigung, kosmetikabedingte 216
Nahrungskette 303
Nahrungsmittel s. Lebensmittel
Na^+-K^+-ATPase-System 172, **173**
N-Alkyl-Nitrosamine 122
Naloxon **65, 77**
- bei Heroinvergiftung 76
- Nebenwirkungen 76
- bei Opioidvergiftung 64
Naphthylamin 23, 124
Narkotikum 132
Narzisse 258, **259**
Narzissendermatitis 258
Nasenseptumulzeration 82 f, 162
National Institute of Occupational Safety and Health (NIOSH) 58
Natriumbromat 220
Natriumcarbonat 228
Natriumdiethyldithiocarbamat 168
Natriumdithionit 230
Natriumhydrogensulfat in Haushaltschemikalien 228 f
Natriumhypochlorit 228
Natriumperborat 230
Natriumsilicat 228
Natriumsulfat 26
Naturalis Historia **3**
N-Butyl-(4-hydroxybutyl)nitrosamid 118
Nebenstrom-Tabakrauch 120, 148, **149**
- Nitrosamingehalt 120
Nekrose 303
Nematizide 186 f
Neoplasie 303
Neostigmin 196
Nephritis, toxische 202
Nervengift in Pilzen 270, 272 f
Nervenkampfstoffe 232 ff
- Wirkung, muskarinische 234
- - nicotinische 234
Nesseltiere 246, **247**
Netzmittel in Kosmetika 218
Netzstieliger Hexenröhrling 274

Neuropathie, verzögerte 196 f
Neurose, hypochondrische 37
Neurotoxin 246, 250, 254
Neurotoxizität, Organochlorverbindungen, zyklische 190
- Pyrethroide 198 f
Neurotransmitter, inhibitorische 282
Neutralrot 22
Neutronenstrahlung 284
Nickel 168 f
Nickel-Aerosol 168
Nickeldermatitis 168
Nickeltetracarbonyl 168
Nickel-Überempfindlichkeitsreaktion 168
Nicotin 120, 148
- Toxizität 148
Nicotinrezeptorenaktivierung 66
Nicotinwirkungen 148, **149**
Niedrigdosisbereich 30
Niedrigkonzentrationsbereich 38
Nierenschädigung, quecksilberbedingte 170
Nikotin 120
NIOSH (National Institute of Occupational Safety and Health) 58
Nitrat in Lebensmitteln 208 f, 214
Nitrile, organische 135
Nitrite in Lebensmitteln 208 f, 214
- organische, bei Ergotaminvergiftung 66
Nitritpökelsalz 118
Nitroaromaten 126 f
- heterozyklische 126 f
- monozyklische 126 f
Nitrobenzol **125**, 126
4-Nitrobiphenyl 126
Nitroglycerin bei Cocainintoxikation 82
1-Nitronaphthalin 126
2-Nitro-p-phenylendiamin 220
Nitroreduktase 126
Nitrosamidzerfall 118 f
Nitrosamin(e) 118 ff, 206
- Biotransformation 122, **123**
- Bildung **207**
- first pass effect 122
- Giftung **123**
- tabakspezifische 120
- - partikelgebundene 148 f
Nitrosaminbildung 118 f
Nitrosobenzol 124
Nitrosocimetidin 118
Nitrosoethylamin 122
Nitrosohämochromogen 214
Nitrosohämoglobin 214
Nitrosoverbindung 118 ff
Nitrotoluole 126
Nitroverbindungen, aromatische 124 ff
Nitrozellulose 130
N-Methyl-N-formylhydrazon des Acetaldehyds 270
N-Nitrosamide 118 f
- Zerfall 118 f
N-Nitrosamine 118 f
- Bildung 118 f
N-Nitrosoanabasin 121
N-Nitrosodibutylamin 122
N-Nitrosodimethylamin 118 f
- in Zigaretten 120
N-Nitrosomethylharnstoff 118 f
N-Nitrosonornicotin 121
N-Nitrosoverbindung 118 f
No observed (adverse) effect level 303
No observed effect concentration 303
No observed effect level (NOEL) 6, 30, 40
NO(A)EL (no observed [adverse] effect level) 303
NOEC (no observed effect concentration) 303
NOEL (no observed effect level) 6, 30, 40
Noradrenalinausschüttung, vermehrte, Tyramin-bedingte 206 f
Noradrenalin-Wiederaufnahmehemmung 82, **83**
Nordamerikanische Spitzmaus 254
Notfallausrüstung, toxikologische **27**
Novel Food 56, 208
Noxe 303
Noxenspektrum 224
Nullhypothese 18
Null-Linien-EEG 68, **69**
Nützlinge 186

O

Oberbauchschmerzen, Paracetamolvergiftung 74
Oberflächenwasser 46
Obidoxim 196, 235
Obstipation, Atropinvergiftung 62
- Morphinismus 64
Octan 88
Octapeptide 270
Ödem 303
p-OH-Amphetamin 84
Ohrensausen, Herzglykosidvergiftung 72
Ökologie 12
Ökosystem 54 f
Ökoterrorismus 54, **55**
Ökotoxikologie 54 f

Oleander 262, **263**
Oleandrin 262, **263**
Olestra 208
Opiatentzugssyndrom 76
Opioid 64
Opioid-Antagonist 64
Orangefuchsiger Hautkopf 270, **271**
Orciprenalin 260, 262
Orellanin 270, **271**
Organische Verbindung, chemische Lebensdauer 42f
Organochlorverbindungen, zyklische, Persistenz 190
- - Toxizität 190f
Organophosphate 136
- Insektizide 194ff, **195**
- Wirkung, muskarinartige 194f
- - nicotinartige 194f
Organozinnverbindung 180
Organtoxizität 6f
Orientierungsdosis 21
Orientierungssuchende, fixierte 34
- flexible 34
Orotsäure 167
Orthophosphorsäure in Lebensmitteln 210, 214
Osmium 165
Ösophaguskarzinom, alkoholbedingtes 81
Osteomalazie, cadmiumbedingte 161
Output **5**
Oxalsäure 56
- in Lebensmitteln 208
Oxidantien, photochemische 128
Oxidationsmittel 140, 144
- in Haushaltschemikalien 230
Oxim 196, 234
Oxiran 136
Ozon 50f, 128, 144ff
- Wirkmechanismen 144, **145**
Ozonabbau 146f
Ozonbildung 146f
Ozondepletion 146f
Ozonkreislauf 146f
Ozonloch 104, 146
Ozonschicht 146

P

Pahutoxin 248f
PAK s. Kohlenwasserstoffe, aromatische, polyzyklische
PAK-Profile 94
Palpitationen 84
Pancuronium 82
Panikattacken 86
Pankreatitis, alkoholbedingte 81
Pantherpilz 272, **273**
Panzytopenie 10
Papaverin 66
Papierherstellung 136
Paracelsus 2
Paracetamol 15, 74, **75**
Paracetamol-Metaboliten, reaktive 74, **75**
Paracetamolvergiftung 74f
Parästhesie 303
Paraffin(e) 50, 180, 227, 230
Paranoia 86
Paraquat 24, 202, **203**
Parasympthomimetikum, indirektes 66
Parathion 194, **195**
Parathionvergiftung, Antidot 62
Parenchymgift 268
Parotitis, alkoholbedingte 81
Partikel-Deposition im Atemtrakt 117
Passivrauchen 120f, 130, 148, **149**
- Risiken 151
- Bronchialkarzinomrisiko 150
Patulin 204f
PCB s. Biphenyle, polychlorierte
PCB-Syndrom, fetales 109
PCDD/PCDF 303
PCP s. Pentachlorphenol
PCP-Glucuronid **107**
Penicillin G 268
Pentachlorphenol 106f, 110, 188, 192f
- Eliminationshalbwertzeit 192
- Interventionswert 192f
- Konzentration im Blutplasma 193
- Referenzwerte 192f
Pentafluorethan 105
Pentazocin 64
Perchlorethylen in Lebensmitteln 210
Perlpilz 272, **273**
Permeation 304
Permethrin **199**
Peroxidbleichmittel 230
Peroxide in Lebensmitteln 212
Peroxy-Radikal 140f
Peroxyschwefelsäure 230
Persistenz 304
Personendosimeter, Vinylchloridexposition 102
Persönlichkeitsveränderung 38f
Persorption 12, 304
Pertussis-Toxin 277, 279
- Wirkung 280, **281**
Pestizide 124

- in Lebensmitteln 212
Pethidin 64
Petroleumvergiftung 224 f
Pfaffenhütchen 258, **259**
Pfeilgift 253
Pflanzengift 256 ff, **257, 259, 261, 263, 265, 267, 269**
Pflanzenschutzmittel, Höchstmengenverordnung 186
- Quecksilbergehalt 170
Phagen 276, 282
Phagozytose 12, 140 f
Phalloidin 270
Phallotoxin **11**, 270, **271**
Phenoclor 108
Phenol(e) 50 f, 90, **91**
- chlorierte 106, **107**
- halogenierte 106
- in Pilzen 274 f
Phenoxycarbonsäuren, chlorierte 200 f
p-Phenylendiamin 124, 220
- in Kosmetika 216 f
Phenylhydroxylamin 124
β-Phenylisopropylamin 84
Phenytoin 72
δ-Phenylmercaptorsäure 90
Pheromon 186
PhIP-Pyridin 126
Phobie 304
Phosgen 96 f, 240
Phosphatdepletion 154 f
Phosphin 136
Phospholipase A 248, 250
Phosphorsäure in Lebensmitteln 210, 214
Phosphorverbindungen, organische, Kampfstoffe 234 f
- - Wirkung, muskarinische 234
- - - nicotinische 234
Phosphorwasserstoff 136
Photokopiergerät 144
Photolyse 190, 202
Photooxidantien 128
Photooxidation 130
Photosensibilisierung 190
Photosynthesehemmung 202
Phthalsäure 180
Physostigmin 62, **63**, 66, **67**, 240 f, 258, 260
- Antidot 66
Physostigminvergiftung 66 f
Phytinsäure 56
Picloram 240
Pilzbekämpfung 186 f
Pilze, Radioaktivität 274
- Schwermetallspeicherung 274
Pilzgifte 270 ff, **271, 273, 275**
Pilzsporen 42
Pinozytose 12
Plasmapherese 26
Plasmid 276
Platin 164 f
cis-Platin, Tumortherapie 164
Platinallergie 164
Plazebo 304
Plinius 2
Plutonium 176 f
Pneumokoniose bei Nickelinhalation 168
Pneumolysin 275
Pneumonie, chemische 228, 230
Pneumonitis, Cadmiumaufnahme, inhalative 158
Pökeln 118 ff
Pollen 42
Polyacetylen-Derivat 264
Polyadduktbildung 178
Polyin 262
Polykondensation 178
Polymere 178
Polymerisation 178
Polymorphismus 14
Polyneuropathie 88, 304
Polyp 246
Polypeptidtoxin 250 f
Polyphosphate in Lebensmitteln 214
Polytetrafluorethylen 104
Polytoxikomanie 68
Polyurethan-Schaum 50
Polyvinylchlorid 102 f
Polyvinylchlorid-Staub, MAK-Wert 178
Porphyria cutanea tarda 190
Portugiesische Galeere 246, **247**
Potenzierung 8
Potenzverlust, Morphinismus 64
Prädelir 80
Pralidoxim 235
Prävalenz 19
Produzentenrisiko 18
Progression 304
Prokanzerogene, Tabakrauch 150
Promotion 304
Promotor 304
Propan 88, 230 f
Propanol 88
Propylenglykol 88
Protease, neurotoxische 277, 282
Proteaseinhibitoren in Lebensmitteln 208
Proteinsynthesehemmung 270 f, 278, 282
Protoanemonin 266, **267**
Protonenstrahlung, kosmische 286

Protoveratrin A 260
Protoveratrin B 260, **261**
Protonenstrahlung 284
Provisonal tolerable weekly intake 304
Prüfverfahren, statistische, Entscheidungsbaum **19**
Prunasin 262, **263**
Prurigo 304
Pruritus 304
Pseudomembranen 278 f
Psilocybin 77, 272, **273**
Psychische Krankheit 34
Psychische Störung, organisch bedingte 36
Psychokampfstoffe 232 f
Psychopharmaka in Lebensmitteln 212
Psychopharmakaintoxikation 69
Psychose, exogene, akute 86
- organische 38
Psychosomatische Krankheit 34
Psychotische Störung 36
PTWI (provisonal tolerable weekly intake) 304
Pulpadevitalisierung 242
Pyrethroide 198, **199**
- harte **199**
- weiche **199**
Pyridin-N-Oxidation 122
Pyrolyse 184
Pyrolyseabgas 116
Pyrolyseprodukte 94, 304
Pyrotechnik 172 f
Pyrrolfarbstoffmetabolismus 132

Q

Qualle 246, **247**
Quarzlunge 116
Quecksilber 170 f
- Akkumulation in Pilzen 272
- anorganisches 170
- Bioakkumulation 170 f
- dampfförmiges 170
- in Lebensmitteln 245
Quecksilberbelastung 244
- Amalgam-bedingte 244
Quecksilberverbindung, organische 170
Quorn 208

R

Radarstrahlen 290
Radikalanion 141
Radikal(e) 304
- freie 140 ff, **141**
- - Entstehung 140, **141**
- - organische 140
- ladungsfreies 141
Radikalkation 141
Radioaktivität, Pilze 274
Radium 176 f, 284
- Halbwertzeit, biologische 176
- - physikalische 176
Radon 50 f, 176, 286
Rainfarnblüte 268
Rauchen, Nitrosaminaufnahme 120
Raucher s. Tabakrauch
Raucherin, Schwangerschaft 150
Räucherwaren 94 f, 212
Rauchgasreinigungstechnik 110
Rausch, alkoholbedingter 78
- psilocybinbedingter 272
Reabsorption, renaltubuläre 16 f
Reaktionen, biochemische, Entkopplung 8
Recycling, Kunststoffe 184 f
Redoxfarbstoff 124
Reduktionsmittel in Haushaltschemikalien 230
Refrigerant 104
Regen, saurer 128
Regenwurm 54
Reinigung, chemische 100 f
Reinigungsfunktion, mukoziliäre 116
Reinigungsmittelrückstände in Lebensmitteln 210
Reisöl, PCB-Vergiftung 108
Reizschwelle 304
Reizstoffe 240 f
- gastrointestinale, in Pilzen 270, 274 f
Reizstoffidentifizierung 20
Reizwirkung, Feststellung 20
rem 284
REM-Schlaf, Lärmwirkung 292
Repellent 218
Reproduktionstoxizität 6, 305
- Tetrachlordibenzo-p-dioxin 114
Reptilien, giftige 252, **253**
Resistenz 305
Resorption 12, 305
Resorptionsoberfläche 12, **13**
Resorptionsvermittler 305
Revertante 22, 305
Rezeptoren **77**
α_2-Rezeptoren 64
μ-Rezeptoren 76
Rhabarber 56 f
Rhabdomyolyse 133, 305
Rhagaden 305
Rhodanase 135

Rhodium 165
Rhododendron 264, **265**, 268
Ribosom, eukaryotisches 282 f
Richtwerte 305
Ricin 266
Riechstoffe 217
Riesenchampignon 274
Riesenrötling 274
Risiko 52, **53**, 305
- absolutes 52
- relatives 52
Risikoabschätzung 8, 52, 305
- obere 40
Risikoakzeptanz 52
Risikobeschreibung 52
Risikobewertung 305
Risk assessment 40
Rißpilz 272, **273**
Rittersporn 256
Rizinus 266, **267**
Rodentizid 137, 186 f
- Thalliumgehalt 172
Rohöl 90
Röntgendiagnostik, Strahlenexposition 286
Röntgenstrahlen 284
Rosengewächse 262
Rote Beete 56 f
Rückmutation 22
Rumack-Matthew-Nomogramm 74
Ruß 116, 128
Rußentwicklung 54

S

Sabinen 268, **269**
Saccharose, Fettersatzstoff 208
Sackspinne 250
Sadebaum 268, **269**
Salbeiöl 268
Salicylsäure 50
Salmonellen 204, 210
Salmonellen-Endotoxin 204 f
Salmonellose 204
Salpetersäure in Lebensmitteln 210
Samandarin 252 f
Sanitärreiniger, Chlorgasentstehung **231**
Saponine 56
- hämolytische 264
Sarin 194, 234, **235**
- Persistenz 233
Sarkom 305
Satanspilz 274
Sauerstoff, molekularer 140
Sauerstoffspezies, reaktive 140 ff
Sauerstofftoxizität 140
- Abwehrsystem 142
- Schutzmechanismus, enzymatischer 142, **143**
- - nichtenzymatischer 142, **143**
Sauerstofftransportkapazität 132 f
Säuerungsmittel in Lebensmitteln 214
Säugetiere 254
Säure 26
- in Haushaltschemikalien 227 f
Saurer Regen 128
Saxitoxin 56 f
Schachblume 256
Schadenshöhe 52
Schädlingsbekämpfung 186 f
- integrierte 186 f
- Getreidesaatgut 188
Schadstoff, Aufnahmemenge, tägliche, duldbare 40, 294, 298
- natürlicher, in Lebensmitteln 208 f
- Wirkungsentfaltung **31**
Schadstoffeintrag 46 f
Schadstoffentstehung durch Lebensmittelzubereitung 212
Schadstoff-Filter **45**
Schadstoffgemisch 40
Schadstoffingestion 33
Schadstoffinhalation 33
Schadstoffminderung in Räumen 50
Schadstoffresorption, perkutane 32
Schafegerling 274, **275**
Schall 292
Schalldruckpegel 292, **293**
Schallgeschwindigkeit 292
Schallschutz 153, 292
Scharfer Hahnenfuß **267**
Scharfstoffe 264
Schaumbildner 26
Schierling 264
Schierlingsbecher 2
Schimmelpilze 50, 270
Schimmelpilzprodukte 208
Schlafmittelintoxikation 68
Schlangen, giftige 252, **253**
Schleierling 270
Schmelzkäse 120
Schneckenbekämpfungsmittel 186 f
Schneeglöckchen 258
Schnüffeln 88, 100, 104
Schnupftabak 120
Schöllkraut 256, **257**
Schornsteinfegerkrebs 94
Schrader-Formel 195
Schutzanzug 232 f
Schwangerschaft, Rauchen 150

Schwarze Mamba 252, **253**
Schwarze Witwe 250, **251**
Schwebstaub 50, 116
Schwebstoffe 128
Schwefeldioxid 128 f, 214
Schwefellost 236, **237**
Schwefelsäure in Lebensmitteln 210
Schwefelsubstitution 134
Schwefelverbindungen, Lebensmittelkonservierung 214
Schwefelwasserstoff 136 f
Schweiß, Giftelimination 30
Schweißsekretionsstörung, Atropinvergiftung 62
Schweißsyndrom 272
Schwelbrand 184 f
Schwellenkonzentration 4, 305
- von Luftschadstoffen 44
Schwellenwert 305
Schwermetalle 158 ff
- Akkumulation in Pilzen 274
- in Lebensmitteln 212
Schwesterchromatidenaustausch 22
Second messenger 10, **11**
Sedativa 68 f
Seeanemone 246, **247**
Seebarsch 56 f
Seegurke 248
Seeigel 248
Seestern 248
Sehstörungen, Alkoholvergiftung, akute 78
- Herzglykosidvergiftung 72
Seidelbast 266, **267**
Sekalealkaloid 86
Sekretion, renaltubuläre 16 f
Sekundärstrahlung 286
Selbstschutz 240
Selektion 186
Selen 142
Sensibilisierung 305
Sensitivität 18 f, 305
Sequestrierungsmittel in Kosmetika 218
Serotonin 206
- Krustenechsengift 252
Serotoninrezeptor 86
Serum, Biomonitoring 33
Seveso-Dioxin 110
Sexualhormone in Lebensmitteln 212 f
Shiga-Toxin 277, 282
- Wirkung 282, **283**
Shigellen 282
Sicherheitsfaktor 306
Siedlungsabfall 48 f
- Zusammensetzung **49**
Sievert 284
Signalübertragungshemmung 10
Silan-Haftvermittler 242
Silber 164 f
Silbersaum 164
Silbersulfid 164
Silibinin 270
Siliciumdioxidpartikel, pyrogene 242
Silikose 116, 306
Singulett-O_2 140 f
Skelettdeformation, cadmiumbedingte 161
Sklerodermie 102, 306
Skorpion 250, **251**
Skorpionfisch 248
S-Lost, Persistenz 233
Smog 116, 128 f, 306
- Ozonentstehung 146
- photochemischer 128
- saurer 128, **129**
Smogbildung 42
Sokrates 2
Solanin 56 f, 260, **261**
Solanum-Alkaloide 260
Solarium 144
Solid state cancerogenesis 182
Solitärkanzerogen 306
Solvatation 4
Solvolyse 184
Soman 194, 234, **235**
- Persistenz 233
Somatisierungsstörung 34
Somatoforme Störung 36
Somatotrophe Störung 37
Somnolenz, Morphinvergiftung 64
Spanplatten 50
Spargel 56 f
Spartein 260, **261**
Spasmolytikum 62
Speiseröhrenkarzinom 150
Speispinne 250
Speitäubling 274, **275**
Spermienproduktion, Strahlenwirkung 289
Spezifität 18 f, 306
S-Phenylmercaptursäure 90
Spinat 56 f
Spinnen, giftige 250, **251**
Spitzhütiger Knollenblätterpilz 270, **271**
Spitzkegeliger Kahlkopf 272, **273**
Sprechfunkgerät 290
Sprengstoff 124
Springschwanz 54
Spritzgurke 264, **265**
Sprühdosen 104
Sprühteflon 104

Stabilisator 180 f
- in Kosmetika 218
- in Lebensmitteln 214
Stachel 254
Stachelhai 248
Stachelhäuter 248, **249**
Stachelrochen 248
Standardabweichung 18
Staphylococcus aureus, Toxin 276
Staphylokokken-Exotoxin 204
Staphylokokken-α-Toxin 276
Statistik 18
- deskriptive 18
Staub 304
Staubemission 116, **117**
Staubgehalt im Abgas der Müllverbrennung 48
Staubpartikelgröße 116
Staubwirkung, überadditive 116
Stechapfel 258
Stechpalme 268, **269**
Steinpilz 274
Steinwolle 153
Stereotypien 84
Stichprobenuntersuchung 18
Stickgase 130
Stickoxidkonvertierung 139
Stickstoff 130
- Autoabgas 138
Stickstoffdioxid 130 f
Stickstofflost 236, **237**
- Hautschädigung **237, 239**
Stickstoffmonoxid 130 f
- Ozonaufbau 146
Stickstoffoxide 130 f
- Smog, photochemischer 128
Stoffaustauschgeschwindigkeit 14
Stoffdurchlässigkeit, selektive 14
Stomatitis, alkoholbedingte 81
Strahlen, elektromagnetische 284
- ionisierende 284, 286 ff, **287, 289**
- - Wirkung 288, **289**
- nichtionisierende 284, 290, **291**
- Qualitätsfaktor 284 f
γ-Strahlen 284
Strahlenexposition, äußere 286
- innere 286
Strahlenfeuerfisch 248, **249**
Strahlenfrühschaden, somatischer 288 f
Strahlenquelle, künstliche 286, **287**
Strahlenrisiko 288
- genetisches 288
Strahlenschaden, genetischer 288 f
- somatischer 288 f
Strahlenschild 146
Strahlenspätschaden, somatischer 288
Strahlensyndrom 288
Strahlenunfall 288, **289**
Strahlung 176, 284 ff, **285, 287, 289, 291**
- Abschirmungsdicke 284, **285**
- Halbwertdicke 284 f
- Halbwertzeit, biologische 284, **285**
- - physikalische 284, **285**
- Jahresdosis 286
- kosmische 286, **287**
- terrestrische 286, **287**
Stratosphäre 144, 146
Streptokokken, Toxinbildung 276, **277**
Streptolysin O 276, **277**
Streß, stiller 148
Streßreaktion, lärmbedingte 292
Streumaß 18
Stromdichte, elektrische 290 f
Strontium 176 f
Struktur, Ökotoxikologie 306
Suchtstoffe 76 ff
Suizid, Alkoholbeteiligung 78
Sulfanschwefel 134
Sulfatierung **15**
Sulfonamide 50
Summationsgifte 306
Sumpfgas 88
Superoxid-Dismutase 142 f
Superoxid-Radikalanion 140 ff
Sympathikusaktivierung, nicotinbedingte 148
Sympathomimetika, indirekte 84
Symptomatologie 306
Synapse, cholinerge, Nervenkampfstoffwirkung 234
Syndrom 306
Synergismus 8
Synkanzerogenese 306
Systeminsektizid 194

T

TA Luft (Technische Anleitung zur Reinhaltung der Luft) 42 f, 306
TA Si (Technische Anleitung Siedlungsabfall) 48
Tabak, Nitrosamine 120
Tabak-Alkohol-Amblyopie 81
Tabakfermentation 120 f
Tabakrauch 52 f, 148 ff, **149, 151**
- Benzpyren 149
- Cadmium 160

Tabakrauch, Nitrosamine 149
- Partikelphase 148 f
- Schäden 150 f
- Stickstoffoxide 130
Tabun 194, 234, **235**
- Persistenz 233
Tachykardie 306
Tagträume 86
Taurin 142 f
Taxine 260, **261**
2,3,7,8-TCDD 45, 200
TDI-Wert 307
TE 47, 110
Technische Anleitung zur Reinhaltung der Luft (TA Luft) 42 f, 306
- - Siedlungsabfall (TA Si) 48
- Regeln für Gefahrstoffe 58
Tee 208
Teerlunge 150
TEF s. Toxizitätsäquivalentfaktoren
Teflon 104
Teilchenstrahlen 284
Teilkörperdosis 284
Teleangiektasien 290
Temphe 260
Tenside 226 f
- amphotere 226
- in Lebensmitteln 210
- nichtionische 226
Teratogen 307
Teratogenität 307
- In-vitro-Test 22
Teratogenitätsstudie 6
Terpen 266, **275**
Tesla 290
Testergebnis **19**
Tetanolysin 277
Tetanus-Toxin 277, 282
- Wirkung 282, **283**
Tetraalkylammoniumchlorid 226
Tetrachlorbenzol 106, **107**
2,3,7,8-Tetrachlordibenzo-p-dioxin 110 f, 114 f
- Epidemiologie 114
- Letalität 115
Tetrachlorethan 102 f, 188
Tetrachlorethen 100 f
- MAK-Wert 100
Tetrachlorkohlenstoff 98 f
Tetrachlormethan 98 f
- Dehalogenierung 98 f
Tetrachloroxiran 100
Tetrachlor-p-hydrochinon **107**
Tetrachlor-p-hydrochinon-Glucuronid **107**
Tetracyclin 280
Tetraethylblei 158
Tetrafluorethan 105
Tetrahydrocannabinol 86 f
Tetrazoliumsalz 22
Tetrodotoxin 250 f
Textilindustrie 102
Textilschutzmittel 198
Thalidomid **11**
Thallium 172 f
- Wirkungsprinzip 172 f
THC (Tetrahydrocannabinol) 86 f
Thermoplaste 178 f
Thermostabilisatoren, Kunststoffherstellung 180
Thiobarbiturate 264
Thiocyanate, organische 135
Thiodiglykol 236
Thioglykolsäure 220
Thioglykolsäureglycerylester in Kosmetika 216 f
Thioguanin 22
Thioharnstoff 212
Thioridazin 86
Thiuram 200
Thixotropie 218, 307
Thorium 176 f
Threshold limit values 307
Thrombose 307
- ricinbedingte 266 f
Thrombozytenaggregation 130
Thrombozytopenie 10
Thujaplicin 268
Thujon 268, **269**
Thyreostatika in Lebensmitteln 212
Tiefenrausch 130
Tiere, aktiv giftige 246
- passiv giftige 246
- terrestrische, giftige 250, **251**
Tiergift 246 ff, **247, 249, 251, 253, 255**
Tiermodell 20
Tigerritterling 274
Tipp-Ex 102
Titan(IV)-oxid 220
TLV (Threshold limit values) 307
TNT-Star 126
Tobsucht, Atropinvergiftung 63
Tocopherol 142, 208 f, 212
Tofu 260
Tolerable daily intake (s. auch ADI-Wert) 307
Tollkirsche 62, **63**, 258
Toluen-Diisocyanat 182
Toluidin 124

Toluidinblau 27
Toluol 92 f
– in Haushaltschemikalien 228
Tomate 260
Toxalbumin 264, 266
Toxämie 307
TOX-BOX **27**
Toxikodynamik 8 ff, 307
Toxikokinetik 12 f, 307
Toxikologie 307
– experimentelle 20
– forensische 2
Toxikon 2
Toxikophobie 36
Toxikose 307
Toxin 4, 246, 276 ff, 307
– Angriffspunkte **9**
– cholesterolbildendes 276
– extrazellulär wirkendes 276 f
– indirekt wirkendes 276, **277**
– intrazellulär wirkendes 277 ff
– in Lebensmitteln 204 ff
– porenbildendes 276, **277**
Toxinologie 246, 307
Toxizität 6, **7**, 307
Toxizitätsäquivalentfaktoren (TEF) 307
– Dibenzofurane, polychlorierte 110 f, 307
– Dibenzodioxine, polychlorierte 110 f, 307
Toxizitätsprüfung 307
– akute 294
– chronische 296
– subakute 306
Toxizitätsuntersuchungen 6
Toxogonin 27
Toxoid 308
Tranquilizer 68
Transfer 308
Transferrin 154
Transmittersubstanz 10
Transport, aktiver 12, **13**
– des Vergifteten 24 ff
Traubenkerne, geräucherte 212
Treibgase 230, **231**
Treibhauseffekt 138
Treibhausgase 138
Treibmittel 104
Treibstoffgemisch 138
Triarylmethan 220
Trichlorbenzol 106, **107**
Trichloressigsäure 100 f
Trichlorethan 97, 102 f, 188
1,1,1-Trichlorethan 102
1,1,2-Trichlorethan 102 f
Trichlorethanol 100 f
Trichlorethen 100 f
Trichlormethan 96 ff
2,4,6-Trichlorphenol 106 f
2,4,5-Trichlorphenoxyessigsäure 200
– als Kampfstoff 240
Trichlor-p-hydrochinon **107**
2,2',2"-Trichlortriethylamin 237
Trichternetzspinne 250
Trieethylentetraminhydrochlorid 166 ff
TRIEN 166 ff
Tri(ethylenglykol)-dimethacrylat 243
Triethylzinn 174 f
Trifluormethan 105
Tri-o-kresylphosphat 180 f
– Giftung **181**
Trimethylzinn 174
2,4,7-Trinitrofluoren-9-on 126
2,4,6-Trinitrotoluol 126
Trinkwasser 46
– Bleigehalt 158
– Kohlenwasserstoffe, aromatische, polyzyklische 95
– kupferhaltiges 166
– Nitratgehalt 208
Trinkwasserverordnung 186
Triplett-O_2 140
Triterpen 268
Triterpen-Glykoside 256, 262 f
Trompetenbaum 268
Tropasäure **65**
Trophieebene 308
Tropin **65**
Trypanblau 22
T-Symptomatik 198
Tubulusepithel 16 f
Tulipalin A 258
Tumor 308
– Nitrosamin-induzierter 120, 122
– PCB-bedingter 109
Tyramin 206, **207**

U

Überempfindlichkeit 308
Ultrafiltration 16
Ultraviolettstrahlung 290
Umweltbelastung, toxikologische Beurteilung 40
Umweltchemikalien, Wirkungsabschätzung 54, **55**
Umweltgefährdungspotential einer Substanz 54
Umweltgefährdungsrisiko 54

Umweltgesetzgebung 30
Umweltgift 38
– psychische Störung 34 ff
Umwelthygiene 28, 308
Umweltkarzinogen 118
Umweltmedien 32
– anthropogene Beeinflussung **41**
Umweltmedizin 28 f, 308
– Disziplinen 28 f
– relevante Stoffgruppen 30
Umweltschadstoffe, Referenzbereiche **34**
Umweltschutz 308
Umwelttoxikologie 28, 308
Umweltvergifteter 34 f, **37**
Umweltvergiftung, Epidemiologie 40
– Risikoabschätzung 40
Umweltwahn 38
Unbedenklichkeitsprüfung 6
Unit risk 4
Unkrautbekämpfungsmittel 186 f
Unruhebekämpfung 240
Uran 176 f
Uranhexafluorid 176
Urannephritis 176
Uranyl-Ion 176
Urethan-di-methacrylat 243
Urin, Biomonitoring 33
– Schadstoffreferenzbereiche 33
Ursolsäure 268, **269**
Urushiol 268, **269**
U-Test **19**
UVA-Strahlung 146 f, 290
UVB-Strahlung 146
UVC-Strahlung 146 f
UV-Strahlung 290

V

Varianz 18
Vasodilatation 130
Vasokonstriktion, nicotinbedingte 148
Vehikel 14
Venenthrombose 76 f
Veratrum-Alkaloide 260
Verätzung, intestinale 228
Verbraucherrisiko 18
Verbraucherschutz, Kunststoffe 182, 184
Verdickungsmittel in Kosmetika 218
– in Lebensmitteln 214
Verdünnungstherapie 174
Verfügbarkeit, biologische 54
Vergifteter, Erstversorgung, ärztliche 24 ff
– Transport 24 ff
Vergiftung 301
– akzidentelle 224
– Erste Hilfe 24 ff
– Phasen **9**
Vergiftungshäufigkeit 224, **225**
Vergiftungsopfer 34 f
Vergiftungsoptimisten 34
Vergiftungsorientierungssuchende 34
Vergiftungswahn 38 f
Verkehr, Schadstoffemission 138
Verkehrslärm 292 f
Verkehrsradar 290 f
Verpackungsmaterialrückstände in Lebensmitteln 210
Verstärkungsmittel 180 f
Versuchstier 6, 20 f
Verteilung einer Substanz 14, **15**, 297
Verteilungsvolumen, kinetisches 14
Vinylchlorid 102 f, 178
– in Lebensmitteln 210
– Technische Richtkonzentration 210
Vinylchloridexposition 102
Vinylidenchlorid 102 f
Viperidengift 252
Viskosität 308
Visusverschmelzungsfrequenz 133
Vitalität 308
Vitamin A 142
Vitamin C 119 f, 142 f, 208 f
Vitamin-D_3-Stoffwechsel, Cadmiumeinfluß 160, 162
Vitamin-D-Synthese 290
Vitamine, lipophile 208
– als Masthilfsmittel 212 f
Vögel 254
Vogelspinne 250
Volumengabe 24
Vorhersagewert 18 f
VX 234, **235**
– Persistenz 233

W

Wahn 38
Wahrheitstafel 18, **19**
Waldsterben 128
Wärmeschutzmittel 217, 220 f
Wasch- und Reinigungsmittelgesetz 222
Wasser 46 f
Wassernutzungsbeschränkung 46
Wasserqualität 46
Wasserschadstoffe, anthropogene 46 f
– Emissionsquellen 46

Wasserschierling 264, **265**
Wasserstoffperoxid 140, 230
WC-Reiniger, Chlorgasentstehung **231**
Weberfisch 248
Weichmacher 180 f
- in Lebensmitteln 210
Weichspüler 228
Weichtiere 248, **249**
Weihnachtsstern 266
Weißasbest 153
Weißer Germer **261**
Weiterbildung 30, **31**
Welch-Test **19**
Wellen, mechanische 292
Weltgesundheitsorganisation 58, 309
Wermutöl 268
Wernicke-Enzephalopathie 81
Wespenkinine 251
Wespenstich 246, 250
WHO 58, 309
Wiederbelebung 24
- medikamentöse 24
Wiesenchampignon 274, **275**
Wiesendermatitis 266
Wilde Möhre 264
Wilson-Krankheit 166
Winde, zirkumpolare 146
Wintersmog 128
Wirbelwind 146
Wirkung, synergistische 306
Wirkungsmechanismus 309
Wirkungsschwelle 309
Wohnräume, Schadstoffe **51**
Wolfsmilchgewächse 266
Wolfsspinne 250
Wunderbaum 266, **265**
Wunderstrauch 266
Würfelqualle 246, **247**

X

Xenobiotika 4
χ^2-Test **19**
XTT 22
Xylol 92, **93**
- in Haushaltschemikalien 228

Y

Yusho-Krankheit 108

Z

Zähne, Biomonitoring 33
Zahnfüllungsmaterial 242 ff, **243**, **245**
- anorganisches 242
Zahnnervenentzündung 242
Zahnpflegemittel 217
Zahnrestaurationsmaterial, direktes 242
- Hilfmaterial 242
- indirektes 242
Zaunrübe 264
Zeit-Raum-Dehnung 272 f
Zelladhäsionshemmung 10, **11**
Zellaggregationshemmung 10, **11**
Zelle, Botulinus-Toxin-Wirkung 278 f
- Giftwirkung 10, **11**
- Ozonwirkung 144
- Polaritätsverlust 10
- Wirkung ionisierender Strahlen 288, **289**
Zellkultur 20
Zellmembranzerstörung 270 f
Zellproliferationshemmung 8, 10
Zellteilungshemmung 10
Zellwachstumshemmung 10
Zementherstellung 128
Zigarettenaufnahme 24
Zigarettenrauchen s. Tabakrauch
Zilienschlagfrequenz, verringerte 128 f
Zinn 174 f
Zinnverbindung, anorganische 174
- organische 174
Ziram 200
Zirkulation-Aufrechterhaltung 24
Zitronensäure in Haushaltschemikalien 228 f
Zuckmücke 54
Zungenkarzinom, alkoholbedingtes 81
Zuverlässigkeit von Meßwerten 18
Zwei-Kompartiment-Modell 16
Zyanose 309
- Colchicinvergiftung 64 f
- Herzglykosidvergiftung 72
- Nitrit-bedingte, beim Säugling 208 f
- Physostigminvergiftung 66
Zypressengewächse 268
Zypressenwolfsmilch 266, **267**
Zytokine 10
Zytolysine 246
Zytostatika 236
Zytotoxizität 309
- In-vitro-Test 22